Chirurgische
Operationslehre
Ergänzungs- und
Gesamtregisterband

Chirurgische Operationslehre

Spezielle Anatomie, Indikationen, Technik, Komplikationen

In 10 Bänden

Herausgegeben von

K. Kremer, W. Lierse, W. Platzer, H. W. Schreiber, S. Weller

Georg Thieme Verlag Stuttgart · New York

Ergänzungs- und Gesamtregisterband

Herausgegeben von

K. Kremer, W. Platzer, H. W. Schreiber, S. Weller

Bearbeitet von J.-R. Allenberg, H. Bauer, K. Bauwens, B. Brand, A. Ekkernkamp, G. Germann, P. A. Grützner, S. Heuer, G. Krupski, W. Lauchart, R. R. Olbrisch, W. Sandmann, H. Schepler, H.-L. Schreiber, H. W. Schreiber, H.-J. Schröder, N. Soehendra, D. Stengel, A. Wentzensen

162 meist farbige Zeichnungen in 262 Einzeldarstellungen
von F. von Aspern, P. Haller, R. Henkel
32 Tabellen

Georg Thieme Verlag Stuttgart · New York 1999

Die Deutsche Bibliothek – CIP-Einheitsaufnahme

Chirurgische Operationslehre : spezielle Anatomie, Indikationen, Technik, Komplikationen ; in 10 Bänden / hrsg. von K. Kremer ... – Stuttgart ; New York : Thieme

Ergänzungs- und Gesamtregisterband : 32 Tabellen / hrsg. von K. Kremer ... Bearb. von J.-R. Allenberg ... Zeichn. in Einzeldarst. von F. von Aspern ... – 1999

Umschlaggestaltung: Renate Stockinger

Wichtiger Hinweis:

Wie jede Wissenschaft ist die Medizin ständigen Entwicklungen unterworfen. Forschung und klinische Erfahrung erweitern unsere Erkenntnisse, insbesondere was Behandlung und medikamentöse Therapie anbelangt. Soweit in diesem Werk eine Dosierung oder eine Applikation erwähnt wird, darf der Leser zwar darauf vertrauen, daß Autoren, Herausgeber und Verlag große Sorgfalt darauf verwandt haben, daß diese Angabe **dem Wissensstand bei Fertigstellung des Werkes** entspricht.

Für Angaben über Dosierungsanweisungen und Applikationsformen kann vom Verlag jedoch keine Gewähr übernommen werden. **Jeder Benutzer ist angehalten,** durch sorgfältige Prüfung der Beipackzettel der verwendeten Präparate und gegebenenfalls nach Konsultation eines Spezialisten festzustellen, ob die dort gegebene Empfehlung für Dosierungen oder die Beachtung von Kontraindikationen gegenüber der Angabe in diesem Buch abweicht. Eine solche Prüfung ist besonders wichtig bei selten verwendeten Präparaten oder solchen, die neu auf den Markt gebracht worden sind. **Jede Dosierung oder Applikation erfolgt auf eigene Gefahr des Benutzers.** Autoren und Verlag appellieren an jeden Benutzer, ihm etwa auffallende Ungenauigkeiten dem Verlag mitzuteilen.

Unsere homepage: http://www.thieme.de

Printed in Germany

Satz und Reproduktion: Hofacker Digitale Druckvorbereitung, D-73614 Schorndorf-Haubersbronn (Berthold Color-System)

Druck: Karl Grammlich, D-72124 Pliezhausen

ISBN 3-13-111811-3 1 2 3 4 5 6

Vorwort zum Ergänzungsband und Nachwort zum Gesamtwerk

„Die Operation ist mehr als operieren. Sie ist Ergebnis ärztlicher Indikation und sie definiert das chirurgische Arbeitsfeld wie kein anderes sonst."

Die „Chirurgische Operationslehre" schließt mit diesem Ergänzungs- und Registerband ihre erste Auflage. Unserer Zielsetzung folgend, dem praktisch tätigen Chirurgen verläßlicher Ratgeber zu sein, werden hier einige allgemeine Aufgaben und spezielle chirurgische Techniken ergänzt oder aktualisiert. Dazu zählen u. a. die Behandlung des chirurgischen Notfalls, der Verbrennungskrankheit, der Problemwunden und einige allgemeine Prinzipien der plastischen Chirurgie. Drainage- und Sondensysteme sowie definierte interventionelle wie endoskopische Techniken erfahren wissenswerte Ergänzungen. Der Aufgabenkatalog der Organspende und -gewinnung verlangt vielfältige Kenntnisse über allgemeine Grundlagen, juristische Voraussetzungen und spezielle chirurgische Maßnahmen. Dem großherzigen Verständnis und dem engagierten Einsatz der Mitarbeiter dieses Bandes gebühren Respekt und ein besonderer Dank!

Das Werk umfaßt 11 Bände in 13 Büchern sowie fremdsprachige Ausgaben. Die Gliederung fokussiert regelhaft operative Ziele, Methoden, Indikationen, Kontraindikationen, besondere Vorbereitungen, Risiken und Aufklärungsinhalte, klassische Verfahren und Ausweichmethoden, detaillierte Arbeitsschritte, Verhütung und Reparation von Komplikationen sowie Besonderheiten der Nachsorge. Nach gleichem Konzept werden intrakavitäre wie intraluminale endoskopische Methoden dargestellt. Operationen imponieren in dichter Folge mit realen Bildern und exakten technischen Details. Die Bildausstattung dominiert großzügig mit farbigen Aquarellen. Kompetente anatomische Paten unterlegen die einschlägigen Biostrukturen. Das Konzept spiegelt die Anliegen des chirurgischen Alltags wider. Es möchte der Sorgfalt, dem Kennzeichen der modernen Chirurgie, dienen. Unsere Operationslehre möchte objektiven Wissensbedarf und subjektives Lernbedürfnis bieten, dem Meister Übersichten sowie Bestätigung seiner Erfahrung vermitteln und einen innovativen Dialog mit anderen und mit sich selbst anregen.

Chirurgische Möglichkeiten werden im gültigen Wissensstand erkannt, im Gewissen entschieden und human angewandt. In solchem ethischen Verständnis kann die „Chirurgische Operationslehre" ein fachlich verläßlicher und zugleich auch guter Ratgeber im humanen Sinne sein.

Wir freuen uns über die Akzeptanz des Werkes. Verlag und Herausgebern steht es gut an, den Mitarbeitern zu danken. Sie haben uns und den Lesern ihre Zeit, ihre Erfahrungen, ihr Wissen und ihr Wort zu einer förderlichen Nachdenklichkeit geschenkt. Respekt gilt den Graphikerinnen *F. v. Aspern, G. Bauer, R. Baumann, K. Holmehave, L. Kellner, H. Schimek* und den Graphikern *P. v. Aspern, R. Brammer, P. Haller, R. Henkel, H. Konopatzki, G. Spitzer* und *S. Spitzer.* Sie haben mit Engagement, mit Verständnis und mit bewundernswertem Können ca. 10 000 exzellente Zeichnungen im Operationssaal und in der Anatomie geschaffen. Im ständigen Dialog mit den Operateuren haben sie dem Werk die notwendige chirurgische Wirklichkeit und Abgreifbarkeit sowie mit ihren graphischen Techniken Leben und Glanz vermittelt.

Wir möchten allen danken, die wir angesprochen oder die mit uns und mit den Autoren Kontakt gesucht und das Werk mit Vorschlägen, Zustimmung und auch mit Kritik bereichert haben.

Dank gilt Herrn Dr. med. h. c. *Günther Hauff* und Herrn *Albrecht Hauff*, ihren Mitarbeiterinnen und Mitarbeitern, besonders Frau *S. Buhl*, Herrn *A. Menge*, Herrn Dr. *U. Schiller* sowie Herrn *W. Tannert* im Georg Thieme Verlag, Stuttgart, New York. Sie haben uns vertraut, mit klugem Verständnis und mit Geduld geholfen. Sie haben das Werk großzügig ausgestattet.

Stuttgart, im Frühjahr 1999

Die Herausgeber:
K. Kremer, Düsseldorf
W. Lierse†, Hamburg
W. Platzer, Innsbruck
H. W. Schreiber, Hamburg
S. Weller, Tübingen

Anschriften

Herausgeber

Kremer, K., Prof. Dr. med.
em. Direktor der Chirurgischen Universitätsklinik
Moorenstr. 5, 40225 Düsseldorf

Lierse, W., Prof. Dr. med. †
ehem. Direktor der Abteilung für Neuroanatomie -
Anatomisches Institut der Universität
Martinistr. 52, 20246 Hamburg

Platzer, W., Univ.-Prof. Dr. med. univ., Dr. sci. h. c.
em. Vorstand des Instituts für Anatomie
der Universität
Müllerstr. 59, A-6010 Innsbruck

Schreiber, H.W., Prof. Dr. med., Dr. med. h. c.
em. Direktor der Abteilung für Allgemeinchirurgie
Chirurgische Universitätsklinik
Martinistr. 52, 20246 Hamburg

Weller, S., Prof. Dr. med., Dr. med. h. c. (mult.)
em. Ärztlicher Direktor der
Berufsgenossenschaftlichen Unfallklinik und
der Unfallchirurgie am Universitätsklinikum
Schnarrenbergstr. 95, 72076 Tübingen

Autoren

Allenberg, J.-R., Prof. Dr. med.
Leiter der Sektion Gefäßchirurgie
Chirurgische Universitätsklinik
Im Neuenheimer Feld 110, 69120 Heidelberg

Endovaskuläre Eingriffe in der Gefäßchirurgie,
S. 149-164

Bauer, H., Prof. Dr. med.
Chirurgische Abteilung
Kreiskrankenhaus Alt/Neuötting
Vinzenz-von-Paul-Str. 10, 84503 Altötting

Logistik der Organspende,
S. 105-114

Bauwens, K., Dr. med.
Unfallkrankenhaus Berlin
Rapsweg 55, 12683 Berlin

Behandlung von Problemwunden,
S. 1-44

Brand, B., Dr. med.
Universitätskrankenhaus Hamburg-Eppendorf
Abteilung Endoskopische Chirurgie
Martinistr. 52, 20251 Hamburg

Endoskopische Behandlungen bei frühen und späten postoperativen Störungen,
S. 165-177

Ekkernkamp, A., Prof. Dr. med.
Unfallkrankenhaus Berlin
Rapsweg 55, 12683 Berlin

Behandlung von Problemwunden,
S. 1-44

Germann, G., Univ.-Prof. Dr. med.
Berufsgenossenschaftliche Unfallklinik Ludwigshafen
Abteilung für Verbrennungen, Plastische und
Handchirurgie
Ludwig-Guttmann-Str. 13, 67071 Ludwigshafen

Thermisches Trauma,
S. 69-85

Grützner, P. A., Dr. med.
Berufsgenossenschaftliche Unfallklinik Ludwigshafen
Ludwig-Guttmann-Str. 13, 67071 Ludwigshafen
Gewebebanken in der Traumatologie,
S. 131–136

Heuer, Stefanie
Lehrstuhl Prof. Dr. H.-L. Schreiber
Juristische Fakultät der Universität Göttingen
Platz der Göttinger Sieben 6, 37073 Göttingen
Gesetzliche Regelungen in Deutschland und in anderen europäischen Ländern,
S. 100–104

Krupski, G., Dr. med.
Universitätskrankenhaus Eppendorf
Radiologische Klinik und Strahleninstitut
Martinistr. 52, 20246 Hamburg
Interventionelle chirurgische Radiologie sive interventionelle Chirurgie,
S. 139–148

Lauchart, W., Prof. Dr. med.
Chirurgische Klinik der Universität
Abteilung für Allgemeine Chirurgie
Hoppe-Seyler-Str. 3, 72076 Tübingen
Technik der Nieren- und Mehrorganentnahme,
S. 115–129

Olbrisch, R. R., Prof. Dr. med.
Kaiserswerther Diakonie
Krankenanstalten Florence Nightingale
Klinik für Plastische Chirurgie
Kreuzbergstr. 79, 40489 Düsseldorf
Plastisch-chirurgische Prinzipien,
S. 87–98

Sandmann, W., Prof. Dr. med.
Universitätsklinikum für Chirurgie
Abteilung Gefäßchirurgie
Moorenstr. 5, 40225 Düsseldorf
Endovaskuläre Eingriffe in der Gefäßchirurgie,
S. 149–164

Schepler, H., Dr. med., Dipl.-Biol.
Berufsgenossenschaftliche Unfallklinik Ludwigshafen
Abteilung für Verbrennungen, Plastische und Handchirurgie
Ludwig-Guttmann-Str. 13, 67071 Ludwigshafen
Thermisches Trauma,
S. 69–85

Schreiber, H.-L., Prof. Dr., Dr. h.c.
Juristische Fakultät der Universität Göttingen
Platz der Göttinger Sieben 6, 37073 Göttingen
Gesetzliche Regelungen in Deutschland und in anderen europäischen Ländern,
S. 100–104

Schreiber, H. W., Prof. Dr. med., Dr. med. h.c.
em. Direktor der Abteilung für Allgemeinchirurgie
Chirurgische Universitätsklinik
Martinistr. 52, 20246 Hamburg
Interventionelle chirurgische Radiologie, Allgemeines,
S. 138

Schröder, H.-J., Dr. med.
Chefarzt der Chirurgie
Kreiskrankenhaus
Erichsenweg 16, 25813 Husum
Katheter, Sonden, Drainagen,
S. 45–68

Soehendra, N., Prof. Dr. med.
Universitätskrankenhaus Hamburg-Eppendorf
Abteilung Endoskopische Chirurgie
Martinistr. 52, 20251 Hamburg
Endoskopische Behandlungen bei frühen und späten postoperativen Störungen,
S. 165–177

Stengel, D., Dr. med.
Unfallkrankenhaus Berlin
Rapsweg 55, 12683 Berlin
Physiologie und Pathologie der Wundheilung,
S. 2–6

Wentzensen, A., Prof. Dr. med.
Ärztlicher Direktor der
Berufsgenossenschaftlichen Unfallklinik Ludwigshafen
Ludwig-Guttmann-Str. 13, 67071 Ludwigshafen
Gewebebanken in der Traumatologie,
S. 131–136

Inhaltsverzeichnis

Behandlung von Problemwunden

Allgemeines 2

Physiologie und Pathologie der Wundheilung 2

Ätiologie und Erscheinungsbild von Wunden 2
Phasen der Wundheilung 2
1. Exsudative (inflammatorische) Phase: Tage 0 bis 5 4
2. Proliferative Phase: Tage 3 bis 14 4
3. Regenerationsphase: Tag 7 bis 1 Jahr 6
Ausblick 6

Prinzipien der Wundbehandlung 7

Die traumatische Wunde 7
Die chronische Wunde 9

Wundauflagen 11

Mullkompressen, Vlieskompressen, kombinierte Saugkompressen 11
Salbenkompressen 11
Calciumalginate 11
Hydrokolloide und Hydrogele 12
Folienverbände 12
Polymere Schwämme 12
Vakuumversiegelung 12

Verletzungen, spezielle Erkrankungen und Behandlungsmethoden 13

Operative Strategie bei schwerer Weichteilverletzung 13

Schußverletzungen 17

Vorgehen bei Schußverletzungen des Schädels 18
Vorgehen bei Schußverletzungen des Halses 18
Versorgung von Schußverletzungen des Thorax 18
Versorgung von Schußverletzungen des Abdomens 19
Versorgung von Schußverletzungen der Extremitäten 19

Bißwunden 20

Vorgehen bei Bißwunden mit manifester Infektion 21

Säuren- und Laugenverätzungen 22

Ulcus cruris venosum 24

Konservative Therapie 24
Kompressionstherapie 25
Invasive Therapie 26
Ulkusumschneidung 26
Paratibiale Fasziotomie 26
Endoskopische Perforansligatur 28

„Diabetischer Fuß“ 29

Transmetatarsale Zwei-Drittel-Resektion des Os metatarsale II bei Malum perforans 30
Amputationen 32

Nekrotisierende Fasziitis 33

Vorgehen bei einer nekrotisierenden Fasziitis der unteren Extremität 34

Dekubitalulzera 36

Konservative Therapie 37
Lagerungstherapie 37
Behandlung von Begleiterkrankungen 37
Desinfektion und Débridement 38
Operative Versorgung von Dekubitalulzera 38
Radikale Dekubitusexzision 39
Versorgung eines Dekubitalulkus der Beckenregion mittels Rhomboidlappenplastik 40
Versorgung eines Dekubitalulkus über dem Sakrum mittels mykokutanem Glutaeus-maximus-VY-Insellappen 40

Schweißdrüsenabszeß 42

Konservative Behandlung 42
Operative Behandlung 42
Abszeßexzision eines axillären Schweißdrüsenabszesses 42
Radikale Exzision der axillären Schweißdrüsenregion 43

Katheter, Sonden, Drainagen

Intravasale Katheter 46

Venös implantierbare Kathetersysteme 46
Portsysteme 47
Herzschrittmacherelektrode 49
Venöse Zugänge 51
Hickman- oder Broviac-Katheter 51
Arteriell implantierte Katheter 52
Zur Chemotherapie bei Lebermetastasen 52
Zur Chemotherapie anderer Organe 53
Zur Therapie von arteriellen Durchblutungsstörungen 53
Intrakavitäre Katheter 54
Intraperitoneale Katheter 54
Intrapleurale Katheter 54
Epidurale Katheter 54
Portpunktion 54

Enterale intraluminäre Sonden 56

PEG-Sonden 56
Jejunum-Ernährungssonde 58
Celestin-Tubus 60
Witzel-Fistel und Kader-Fistel 60

Drainagen (Ableitungen) 61

Drainmaterialien 61
Drainageprinzipien 62
Therapeutische Drainagen 62
Prophylaktische Drainagen 62
Ableitungsarten 62
Drainagetechnik 63
Drainagearten 64
Schwerkraftdrainage 64
Heberdrainage 64
Penrose-Drainage 64
Saugdrainage 66
Vakuumversiegelung 67
Schlürfdrainagen 68
Spül-Saug-Drainagen 68
Mikulicz-Tamponaden 68

Thermisches Trauma

Verbrennungstiefe und Ausmaß 70
Präklinische Phase 72
Erstversorgung 72
Klinische Phase 72
Schockraum 72
Intensivstation 74
Pathophysiologische Grundlagen der „Verbrennungskrankheit“ 74
Systemische Reaktion 74
Metabolismus 74
Anämie 75
Elektrolytstoffwechsel 75
Immunsystem 75
Behandlung 75
Schockbehandlung 76
Atmung 78
Ernährung 78
Konservative und operative Therapie der Verbrennungswunde 78
Konservative Wundbehandlung 78
Operative Maßnahmen 79
Komplikationen und Folgen 82
Wundinfektion 82
Sepsis 82
Ulkus 83
Spezielle Verbrennungen 83
Elektoverbrennung 83
Friction Burn 83
Chemische Verletzungen 83
Rehabilitation und Nachsorge 84
Rehabilitation 84
Operative Rehabilitation 85

Plastisch-chirurgische Prinzipien

Operative Strategie 88
Spezielle Anatomie 88
Präoperative Planung/Schnittführung 89
Spezielle Operationstechniken 93
Defektverschluß 93
Wundrandmobilisierung 93
Hauttransplantation 93
Lappen 95
Muskel- bzw. Haut-Muskel-Lappen 97
Mikrochirurgischer Lappentransfer 97
Straffung 97
Bauchstraffung 97
Straffung der Oberschenkel 98
Oberarmstraffung 98

Organentnahme

Gesetzliche Regelungen in Deutschland 100

Auswirkungen der gesetzlichen Neuregelungen der Transplantation auf die Klinik 100
Organgewinnung 100
Organvermittlung 100
Entnahmevoraussetzung Hirntod 101
Entnahmevoraussetzung Zustimmung 101
Lebendspende 102
Straf- und Bußgeldvorschriften 102

Gesetzliche Regelungen der Organtransplantation in anderen europäischen Ländern 102
Österreich 102
Belgien 103
Frankreich 103
Großbritannien 103
Niederlande 103
Schweiz 103

Logistik der Organspende in Deutschland 105

Aufgaben und Anforderungen an das kooperierende Krankenhaus 105
Rahmenbedingungen 105
Ausgangssituation und gesetzliche Vorgaben in Deutschland 105
Erkennen eines potentiellen Spenders 106
Ursachen für den Hirntod 107
Spenderkriterien 107
Spendermeldung 109
Hirntodfeststellung 109
Neurologische Untersuchung 109
Dokumentation 110
Das Gespräch mit den Angehörigen 111
Psychologischer Hintergrund 111
Methodik der Gesprächsführung 111
Organprotektive Intensivtherapie 111
Prävention und Behandlung von Instabilitäten 111
Spenderbetreuung 112
Organisation und Durchführung der Explantation 112
Kooperation mit dem Transplantationszentrum 112
Abstimmung der Abläufe 112
Explantation 113
Information an die Krankenhausverwaltung 113
Handlungsbedarf bei Umsetzung des Transplantationsgesetzes 114

Technik der Nieren- und Mehrorganentnahme 115

Allgemeines 115
Operative Strategie 115
Spezielle Anatomie 116
Lagebeziehung der viszeralen Organe 116
Gefäße des Pankreas 117
Trennung von Leber und Pankreas 118
Technik der Entnahme viszeraler Organe bei intaktem Kreislauf 119
„Konventionelle" Entnahmetechnik der viszeralen Organe (In-situ-Dissektion von Leber und Pankreas vor der Perfusion, aortale und ggf. portalvenöse Perfusion) 120
„No-touch"-Entnahmetechnik der viszeralen Organe (En-bloc-Entnahme von Leber und Pankreas, ausschließlich aortale Perfusion der viszeralen Organe) 126
Technik der In-situ-Trennung beider Nieren 128
Technik der aortalen Perfusion der viszeralen Organe bei Kreislaufstillstand 129

Gewebebanken in der Traumatologie 131

Aufklärungspflicht 131
Spender 131
Empfänger 131
Spenderauswahl 131
Anamnese 131
Laboruntersuchungen 132
Knochenentnahme 132
Makroresektate 133
Lagerung 133
Kühleinrichtung 134
Nativtransplantation 134
Inaktivierung von Erregern 134
Autoklavierung 134
Strahlensterilisation 134
Gas- und Lösungsmittelsterilisation 134
Thermodesinfektion 134
Einbauverhalten 134
Alternative Verfahren 135
Autogene Knochengewinnung 135
Kallusdistraktion 135
Knochenersatzmittel 135
Aufbau einer Knochenbank 135
Apparative Voraussetzungen 135
Personelle Voraussetzungen 135
Dokumentationsbogen 135

Interventionelle Eingriffe

Interventionelle chirurgische Radiologie sive interventionelle Chirurgie 138

Allgemeines 138

Drainage 139

Perkutane Abszeßdrainage 139

Embolisation 142

Perkutane Biopsie 146

Endovaskuläre Eingriffe in der Gefäßchirurgie 149

Allgemeines 149

Operative Strategie 149
Spezielle Anatomie 149
Topographie der Zugangswege 150

Spezielle Erkrankungen und Behandlungsmethoden 151

Verschlüsse und Stenosen der iliakalen Achse 152
A.-iliaca-communis-Stenose 154
Technik der abstromverbessernden endovaskulären Therapie 155
Endoluminale Exklusion eines abdominellen Aortenaneurysmas 159
Bifurkationsstentgraft 162
Aneurysma der deszendierenden thorakalen Aorta 163

Endoskopische Behandlungen bei frühen und späten postoperativen Störungen

Allgemeines 166

Spezielle Erkrankungen und Behandlungsmethoden 168

Postoperative Blutung 168
Magen-Darm-Atonie 169
Pseudoobstruktion des Kolons 170
Postoperativer Frühileus 171
Nahtinsuffizienz 172
Anastomosenstriktur 173
Passagestörung durch Rezidivtumor 174

Literatur 178

Abbildungsverzeichnis 182

Sachverzeichnis des Ergänzungsbandes 183

Gesamtregister aller Bände 187

Inhaltsübersicht

Band 1: Hals, Gefäße

Band 2: Thorax

Band 3: Ösophagus, Magen, Duodenum

Band 4: Gallenblase, Gallenwege, Pankreas

Band 5: Peritoneum, Staging-Laparotomie, Leber, Pfortader, Milz

Band 6: Darm

Band 7/Teil 1: Bauchwand, Hernien, Relaparotomie, Retroperitoneum, Urologische Notfälle, Gynäkologische Notfälle

Band 7/Teil 2: Minimal-invasive Chirurgie

Band 8–10: Schädel, Haltungs- und Bewegungsapparat

Band 8: Posttraumatische Defekt- und Infektsanierung, Schädel, Wirbelsäule, Becken

Band 9: Schultergürtel, obere Extremität

Band 10/Teil 1: Untere Extremität

Band 10/Teil 2: Arthroskopie - obere und untere Extremität

Behandlung von Problemwunden

Von K. Bauwens, A. Ekkernkamp und D. Stengel

Allgemeines

„Unsere Doctores practici sind noch lange nicht so gelehrt, als sie seyn könnten, sollten und müßten, wenn man sie für würdige Aerzte anerkennen soll. Sie müßten mehr, und vernünftiger studieren."

Ernst Gottfried Baldinger (1738–1804), Medizinprofessor an der Universität Marburg

Physiologie und Pathologie der Wundheilung

Die Chirurgie ist traditionsgemäß die medizinische Fachrichtung, die sich mit der Erkennung und Behandlung von Wunden, aber auch deren Komplikationen beschäftigt. Die historische Entwicklung der operativen Medizin führt von den hauptsächlich religiös begründeten Eingriffen der ägyptischen, persischen und sumerischen Schulen über das Zeitalter von Baderchirurgen und nicht akademisch ausgebildeten Wundärzten bis hin zu Verletzungen behandelnden Scharfrichtern. Die Anerkennung der Chirurgie und ihre Integration in die Hochschulmedizin wurde im deutschsprachigen Raum erst im 18. Jahrhundert Wirklichkeit.

Verglichen mit der über Jahrhunderte vorherrschenden, rein handwerklich-empirischen Betrachtungsweise chirurgischer Wundversorgung wirkt der Erkenntnisgewinn der letzten Jahre rasant. Dies ist nicht zuletzt ein Ergebnis der zunehmenden Verlagerung chirurgischer Wissenschaft auf die molekularbiologische und gentechnologische Grundlagenforschung.

Ätiologie und Erscheinungsbild von Wunden

Für den Kliniker stehen zunächst weiterhin die unverändert gültigen makromorphologischen Aspekte der Wunde im Vordergrund. Eine Klassifikation kann erfolgen nach:

- Ätiologie (traumatische, radiogene, thermische oder chemische Wunde),
- Ausdehnung (Flächen- und Tiefenausdehnung, Beteiligung von Muskulatur, Knochen, Gelenken oder parenchymatösen Organen),
- Alter (frisch, älter, chronisch),
- Kontaminationsgrad (aseptisch, potentiell kontaminiert, kontaminiert, infiziert).

Tabelle **1** Wundformen

Offene Wunde	**Geschlossene Wunde**
Schürfwunde	Quetschung
Stichwunde	Décollement
Schnittwunde	
Rißwunde	
Quetschwunde	
Riß-Quetsch-Wunde	
Bißwunde	
Schußwunde	
Radiogene Wunde	
Chemische Wunde	
Säuren- und Laugenverätzung	
Thermische Wunde	
Verbrennungen	
Erfrierungen	

Die Qualität der chirurgischen Wundversorgung hat einen entscheidenden Einfluß auf das funktionelle und kosmetische Ergebnis. Die adäquate chirurgische Wundrevision unter OP-Bedingungen sollte Inzisionen, „Laschen-Behandlung" und nicht indizierte systemische und lokale Antibiotikatherapien überflüssig machen.

Phasen der Wundheilung

Im Hinblick auf die Erkenntnisse der molekularbiologischen Grundlagenforschung muß eine chronologisch definierte Abgrenzung von klassischen Wundheilungsphasen (Abb. **1** und **2**) heute kritisch diskutiert werden. Die Unterscheidung zwischen serologischen und zellulären Reparationsvorgängen, insbesondere die strikte Differenzierung von „immunkompetenten" und „synthetisierenden" Zellen, kann vor dem Hintergrund von Prostaglandin-, Zytokin- und Chemokin-Wirkungen, Expression von Membranproteinen und Zell-Zell- bzw. Zell-Matrix-Interaktion nicht länger aufrechterhalten werden.

Zur systematischen Betrachtung der ultrastrukturellen Vorgänge der Wundheilung soll das Phasenmodell unter Berücksichtigung der o. g. Anmerkungen dennoch als Grundlage dienen.

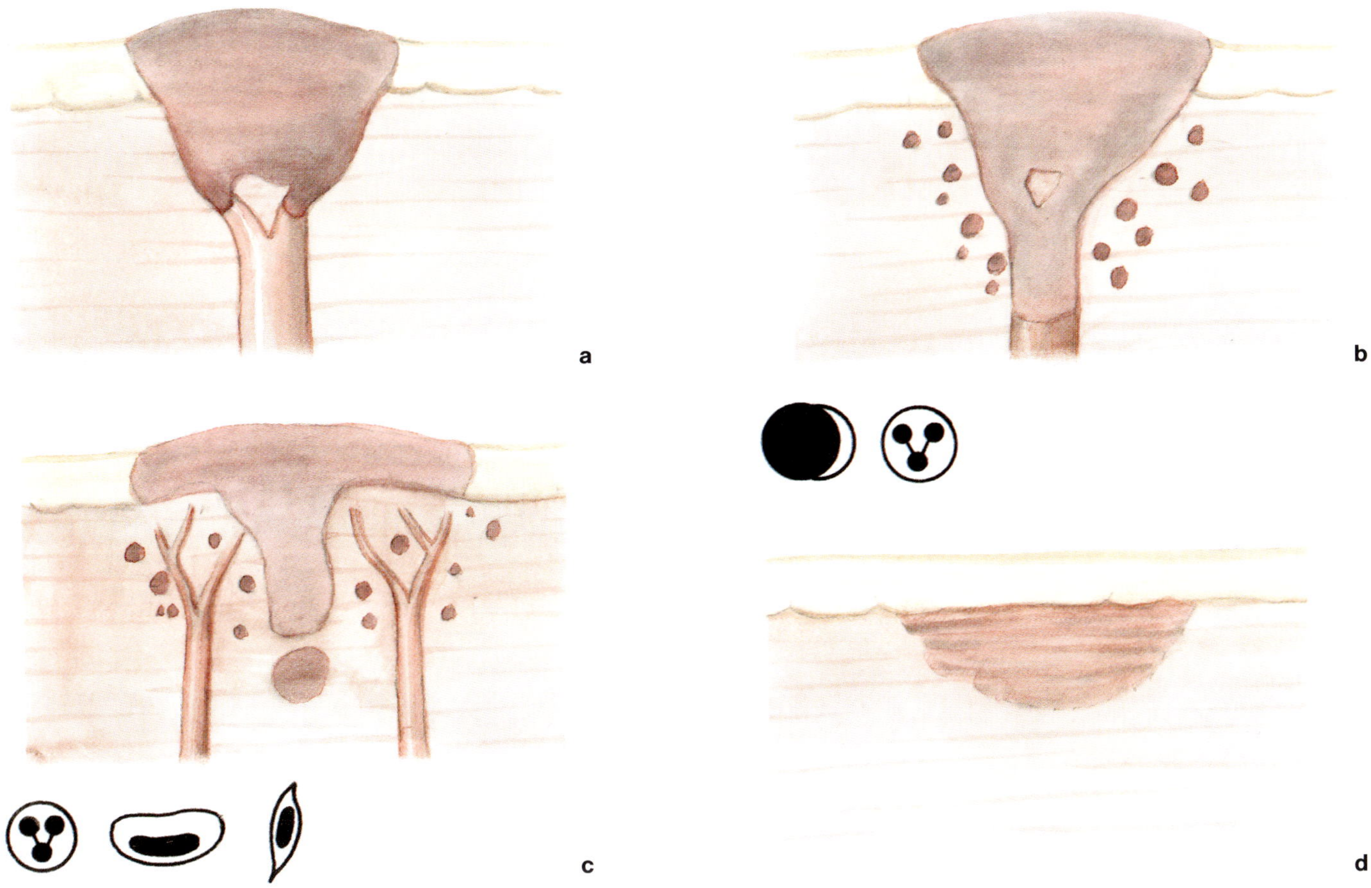

Abb. **1a – d** Phasen der Wundheilung (nach Riede, Schäfer, Wehner).
a Bildung eines Wundschorfes.
b Exsudative (inflammatorische) Phase.
c Proliferative Phase.
d Regenerationsphase.

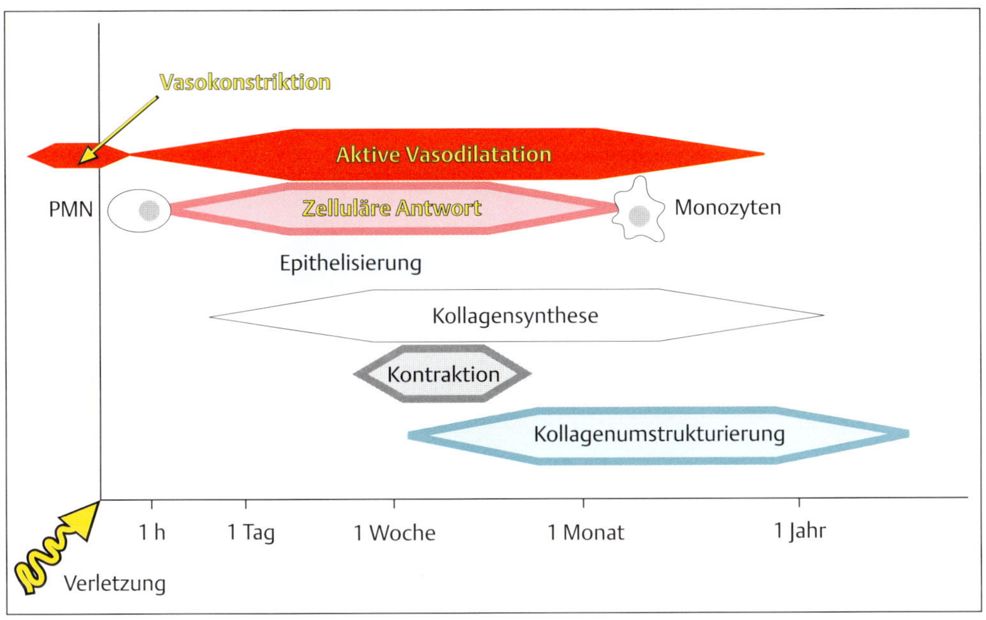

Abb. **2** Zeitlicher Ablauf der Wundheilung. PMN = polymorphkernige Leukozyten

1. Exsudative (inflammatorische) Phase: Tage 0 bis 5

Ab dem Verletzungszeitpunkt beginnt bereits der Reparationsvorgang. Durch die initiale Vasokonstriktion im Wundgebiet, Freisetzung von Gewebsthrombokinase und Arachidonsäure-Metaboliten sowie Ausschwemmung gerinnungsaktiver Plasmaproteine wird neben der aktiven Blutstillung auch eine Defektauffüllung erzielt. Dabei entsteht durch die Degranulation von Thrombozyten eine primäre, chemotaktisch wirksame Matrix aus Fibrin, Fibrin-Spaltprodukten, Fibronectin, Kollagen Typ V und Membran-Glykoproteinen. Thrombozyten sezernieren zudem aktiv PDGF (platelet-derived growth factor), ADP, TGF-ß (transforming growth factor) und Plättchenfaktor 4, die zur Signalverstärkung führen (Abb. **3**). Im Gegensatz zum PDGF ist sein Rezeptor in der intakten Haut kaum nachweisbar, wird jedoch nach Verletzungen über einen längeren Zeitraum vermehrt exprimiert. Die für die Bildung von Granulationsgewebe wichtige Hyperämie ist endothelabhängig und wird durch die Stickstoff- (NO-)getriggerte Aktivierung intrazellulärer Guanylat-Cyclase und ihrer löslichen Isoform (sGC), aber auch vasodilatatorische Prostaglandine wie PGE_2 induziert. Vasodilatation und kinin- und prostaglandinabhängige Erhöhung der Kapillarpermeabilität führen zu Ödem und Schmerzsensibilisierung. Die wichtigste Zellform im Zeitraum von 6 bis durchschnittlich 48 Std. nach Verletzung stellt der polymorphkernige neutrophile Granulozyt (PMN) dar. Dieser gelangt sowohl durch direkte Ausschwemmung als auch durch Diapedese in das Wundgebiet. Primäre Funktion der Neutrophilen ist die Phagozytose von Bakterien und Zelldetritus. Interessant ist in diesem Zusammenhang, daß unter aseptischen Bedingungen im Kleintiermodell auch leukozytendepletierte Tiere einen regulären Wundheilungsverlauf zeigen. Im Gegensatz zur kurzen Halbwertzeit von PMN sind Makrophagen, mit einem Peak um 48–96 Std. nach Verletzung, bis zum Abschluß der Wundheilung nachweisbar und leiten zur *proliferativen* Phase über.

Analog der aus der Tumorbiologie bekannten Mechanismen der Zellzyklusregulation scheint auch dieser zelluläre Shift maßgeblich durch Apoptose bestimmt zu sein. Neben dem für den Transkriptionsfaktor p53 codierenden Gen werden u. a. c-myc, Bcl-2 und MDM 2 als wichtige Regulatoren für die Steuerung von intrazellulären Signalkaskaden, Expression von Transmembranproteinen und DNA-Reparatur diskutiert. Für die Zukunft sollte die Erforschung dieser komplexen Vorgänge Ziel interdisziplinärer Arbeitsgruppen sein.

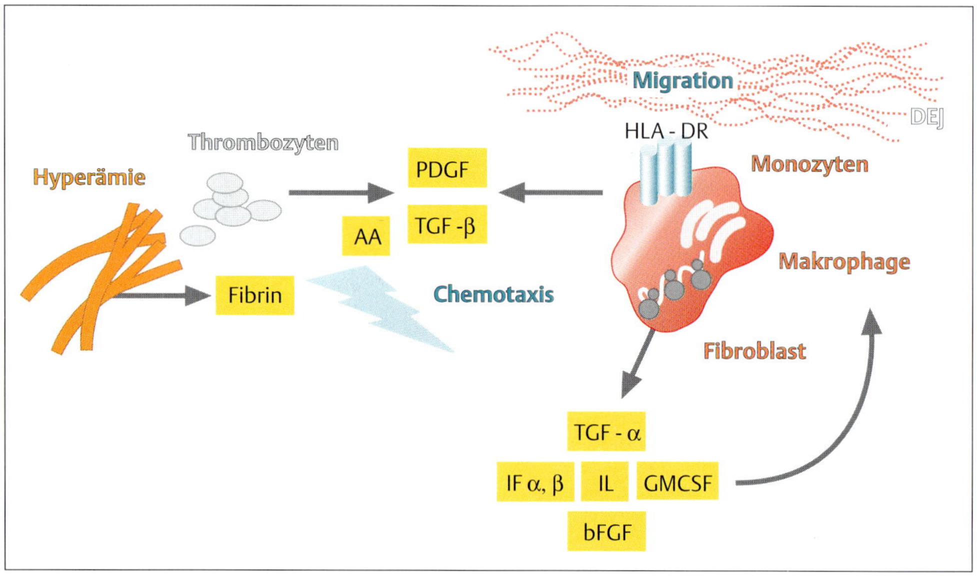

Abb. **3** Wachstumsfaktorexpression und Chemotaxie während des Wundheilungsprozesses.

AA	=	Arachidonsäure
bFGF	=	basischer Fibroblasten-Wachstumsfaktor
HLA-DR	=	„human leucocyts antigens-D-related“
IF	=	Interferone
IL	=	Interleukine
GMCSF	=	Granulozyten-/Makrophagen-koloniestimulierender Faktor
PDGF	=	Plättchen-Wachstumsfaktor
TGF	=	„transforming growth factor“

2. Proliferative Phase: Tage 3 bis 14

Die proliferative Phase der Wundheilung wird durch die Bildung von Granulationsgewebe, die Reepithelisierung der Wundoberfläche durch randständige Keratinozyten und den Nachweis der Markerzelle Monozyt bzw. ihrem gewebeständigen Äquivalent, dem Makrophagen, definiert. Die sekretorischen und antimikrobiellen Leistungen dieser Funktionseinheit sind unüberschaubar. Die Stimulation von Monozyten und Makrophagen erfolgt auto-, para-, juxta- und intrakrin. Als mikrobielle Produkte sind hierbei v. a. Lipopolysaccharid und Lipoteichonsäure zu nennen. Inflammatorische Th1- und Helfer-Th2-CD^{4+}-Lymphozyten sezernieren IL-3 (Multi-CSF), M-/GM-CSF und IFN-ß als wichtigste koloniestimulierende Peptide. Nach Rezeptorbindung und Tyrosinkinase-vermittelter Expression von Integrinen, wie z. B. LFA-1 (CD11a/ CD 18), CR3,

p150,95, VLA-4, Fibronectin-Rezeptor und Vertretern der Immunoglobulin-Superfamilie wie FcR III, wird die Adhäsion zwischen Monozyten und Matrix durch endotheliale und extrazelluläre Adhäsionsmoleküle wie ICAM-1 und -2, ELAM-1 und VCAM ermöglicht. Die monozytäre Diapedese erfolgt im weiteren entlang des Konzentrationsgradienten von Zytokinen wie IL-1, IL-6, IL-8, TNF-α.

Der durch autokrine Stimulation aktivierte Makrophage exprimiert wiederum MHC-Klasse-II-Moleküle und TNF-α-Rezeptoren auf seiner Oberfläche – die interzelluläre und Zell-Matrix-Signalübertragung wird hierdurch exponentiell verstärkt.

Der Makrophage trägt sauerstoffabhängige und -unabhängige Systeme zur Abwehr einer bakteriellen Wundkontamination.

Sauerstoffabhängige Enzymkomplexe wie NADPH-Oxidase, Myeloperoxidase und Superoxid-Dismutase führen nach intralysosomaler Inkorporation von Mikroorganismen zum sog. „oxidative burst" der bakteriellen Membran durch Bildung reaktiver Sauerstoffintermediate (ROI) wie Superoxidanion, Peroxiden und Haliden. Unter Eisenkatalyse werden zudem aus H_2O_2 im Rahmen der Haber-Weiss-Reaktion hochreaktives OH- und ·OH gebildet. Die genannten Enzyme finden sich auch in neutrophilen Granulozyten. Weitere antibakterielle Metabolite wie Peroxinitrit werden durch die induzierbare Stickstoffmonoxid-Synthase (iNOS) aus L-Arginin synthetisiert.

Sauerstoffunabhängig wird die mikrobielle Proteinsynthese durch den Entzug von Eisen, aber auch von Tryptophan gehemmt. Das hierfür verantwortliche Enzym Indolamin-2,3-Dioxygenase wird durch Interferon-γ induziert. Daneben synthetisieren Makrophagen und Monozyten eine Vielzahl antimikrobiell wirksamer Peptide wie Lysozym, BPI (bactericidal/permeability increasing protein), Defensine und die als Serprocidine (serine proteases with microbicidal activity) bezeichneten Enzyme Cathepsin G, Elastase, Proteinase 3 und Azuricidin.

Die Zentraleinheit der folgenden Reparaturvorgänge und weitere Zielzelle für die genannten Transmissionsvorgänge ist der Fibroblast. Fibroblasten entstammen lokalen mesenchymalen und Zellen der Gefäßadventitia. Die Zellzyklusregulation fetaler Fibroblasten unterliegt sog. Homeobox-Genen, die zum Ende des 3. Fetalmonats inaktiviert werden. Sie scheinen maßgeblich an der narbenfreien Wundheilung des Fetus mitzuwirken. Im Gegensatz zum adulten Fibroblast produziert die fetale Bindegewebszelle hohe Konzentrationen an Proteoglykanen und Glykosaminoglykanen, die ihrerseits permissiv auf Zellmotilität und -proliferation wirken. Das Schrittmacherenzym der Kollagensynthese, die Prolylhydroxylase, wird durch die im adulten Fibroblasten kaum nachweisbare Poly-ADP-Ribose-Synthetase reguliert. Kollagen Typ III und I werden im Verhältnis von 3 : 1 synthetisiert; dieses Verhältnis kehrt sich beim Erwachsenen um. Zudem finden sich im fetalen Wundareal hohe Konzentrationen an Kollagen-Typ-I-Fibrillen geringen Durchmessers, die einem hohen „Turnover" unterliegen. Die fehlende enzymatische Abspaltung von Typ-I-Aminopropeptid verhindert zudem die Kollagen-Quervernetzung. Ähnliche Kollagenstrukturen findet man beim Erwachsenen in der epidermal-dermalen-Grenzzone, die nach Verletzung die geringsten narbigen Veränderungen zeigt.

Die für die Steuerung der proliferativen Phase verantwortlichen Wachstumsfaktoren entstammen einer Superfamilie, die sich im wesentlichen in IGF (insulin-like growth factor), EGF (epidermal growth factor) und TGF (transforming growth factor) mit 3 bekannten Isoformen unterteilen lassen. Ihre Rezeptoren sind z. T. identisch. TGF-β wirkt als Immunosuppressor, Wachstumsinhibitor und Differenzierungsinduktor. Für die Angioneogenese wird zudem der basische Fibroblasten-Wachstumsfaktor (bFGF) als essentieller Stimulator diskutiert. Spaltprodukte des plasmatischen Gerinnungssystems wie Fibrinogen A-α_1, A-α_2 und A-β stellen ebenfalls potente Induktoren der Fibroplasie dar.

Nach einer initialen proliferativen Phase migrieren Fibroblasten am 4. Tag nach Verletzung in Richtung des Wundrandes und produzieren dort Pro-Kollagen Typ I. Neben der Synthese von Kollagenen werden zahlreiche Bestandteile der extrazellulären Matrix wie Laminin, Fibronectin, SPARC u. a. synthetisiert. TGF-β-1a führt zur Ausbildung von Pseudopodien und smooth-muscle-Actin (smA) und damit Transformation zu Myofibroblasten. Kontakt zu Proteinen der extrazellulären Matrix wie Fibronectin leitet die Wundkontraktion ein, an deren Ende erneut Apoptosevorgänge stehen.

Metabolische Entgleisungen führen ebenso wie Störungen der Mikrozirkulation zu verminderter Kollagen-Akkumulation im Wundgebiet. Die Bedeutung von Hypovolämie, verminderter Sauerstoffspannung im Gewebe und Hypothermie für die Ausbildung von Wundheilungsstörungen konnte in zahlreichen Studien demonstriert werden. TGF-β1 und 2 werden als mögliche Komponenten bei der Ausbildung hypertropher Narben diskutiert („cytokine poisoning"). Erste Ergebnisse klinischer Studien mit Anti-TGF-β-Antikörpern, TGF-β3 und Antisense-Oligonucleotiden müssen jedoch noch kritisch gewürdigt werden. Simultan zur Ausbildung von Granulationsgewebe erfolgt die epitheliale Defektdeckung sowohl durch Epithelzell-Proliferation als auch durch Lokomotion wundrandständiger Keratinozyten. Fibroblasten sezernieren den stark mitogenen Keratinozyten-Wachstumsfaktor (KGF), die epitheliale KGF-Rezeptor-1- und -2-Konzentration wird dementsprechend hochreguliert. Die Keratinozyten-Migration wird durch EGF und TGF-α stimuliert. Voraussetzung für diese Migration ist die Lockerung von tight-junctions. Für die Differenzierung der Epidermis und ihre reguläre Schichtung ist neben der Luft-Gewebe-Grenze die dermo-epidermale Grenzzone von entscheidender Bedeutung. Ihre Stabilisierung beruht hauptsächlich auf keratinozytärem Kollagen VII („anchoring fibrils") als Verbindung zwischen Basalmembran und dermaler Matrix. Epidermale Zellen produzieren ihrerseits innerhalb der ersten 24 Std. nach Verletzung der Gewebeintegrität TGF-β1 und 2. Dies macht die enge Verzahnung der genannten Mechanismen deutlich.

3. Regenerationsphase: Tag 7 bis 1 Jahr

(Abb. 4 u. 5)

Dieser Wundheilungsabschnitt wird durch Remodellierungsvorgänge geprägt. Die Zusammensetzung der extrazellulären Matrix verändert sich zugunsten ihres Kollagengehaltes. Das durch Fibroblasten synthetisierte Prokollagen wird nach Glykosylierung aktiv sezerniert. Im Extrazellulärraum erfolgt zunächst die Abspaltung der N- und C-terminalen Registerpeptide durch spezifische Prokollagenpeptidasen und schließlich die kovalente Quervernetzung durch kupferabhängige Lysylhydroxylase. Das entstandene native Kollagen reift zu säureunlöslichen Mikrofibrillen aus. Am Prozeß des Remodeling sind zudem Kollagenasen beteiligt, die die Balance zwischen Kollagen-Synthese und -Abbau aufrechterhalten.

Die Reißfestigkeit des entstandenen Gewebes liegt 3 Wochen nach Verletzung bei etwa 20 % der erreichbaren Stabilität und erreicht nach Abschluß der Narbenreifung durchschnittlich 70 % intakter Haut.

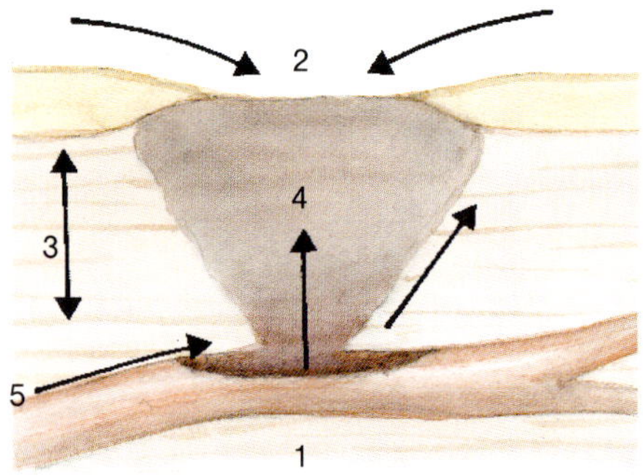

Abb. 4 Wundheilung: Regenerations- und Reparationsprozesse.

1 Ausschwemmung und Diapedese von Monozyten und polymorphkernigen Leukozyten
2 Epithelzell-Migration
3 Zell-/ Matrix-Interaktion
4 Fibroblastenproliferation
5 Endothel-/Angiogenese

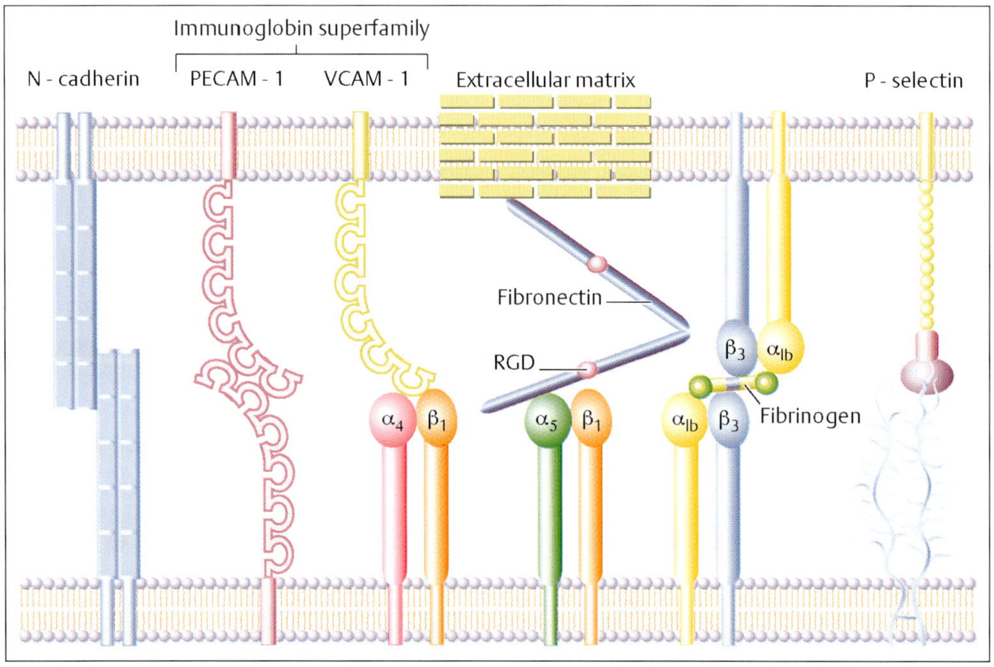

Abb. 5 Wundheilung: Zell-Matrix-Interaktion und intrazelluläre Signaltransduktion.

Ausblick

Die geschilderten Mechanismen der Wundheilung gelten in der genannten Form v. a. für kleinere Verletzungen. Fremdkörper oder Infektionen, aber auch eine unzureichende Wundadaptation im Rahmen der chirurgischen Primärversorgung können zu ausgeprägten Störungen der Regeneration und zur Ausbildung chronischer Wunden führen. In diesem Zusammenhang sollte auch auf eine adäquate Nahtspannung beim Hautverschluß und die Verwendung geeigneten Nahtmaterials hingewiesen werden. Für die Deckung großer Hautdefekte, insbesondere in der Verbrennungsmedizin, stehen neben auto- und homologer Bankhaut mittlerweile kultivierte Keratinozyten in Form von Layern und Suspensionen zur Verfügung. Die Langzeitergebnisse verschiedener Zentren stehen z. Z. jedoch noch aus. Eine Alternative könnten synthetische Hautersatzmaterialien aus Kollagen, Chondroitin-6-Sulfat und einer Deckschicht aus Silikon darstellen. Erste Versuche mit kultivierten fetalen Fibroblasten i. S. von Composite-grafts erscheinen erfolgversprechend – verläßliche klinische Ergebnisse prospektiv-randomisierter Studien liegen jedoch auch hier noch nicht vor.

Für die molekularbiologisch orientierte chirurgische Forschung eröffnen sich damit auch in Zukunft interessante Perspektiven, um die gewonnenen Grundlagen dem klinischen Alltag zu öffnen.

Prinzipien der Wundbehandlung

Als Wunde wird eine Durchtrennung von Körpergewebe bezeichnet. Ist die Haut mitverletzt, entsteht eine offene Wunde mit daraus resultierender Gefahr einer pathologischen Keimbesiedlung und nachfolgender Wundinfektion. Ziel jeder Wundbehandlung ist die Ausheilung der Wunde mit gutem funktionellem Ergebnis und kosmetisch sauberer Narbe. Eine falsche Behandlung kann zu Wundinfektionen, zur Ausbildung von hypertrophen Narben und zu Funktionsminderungen bis hin zum Verlust der betroffenen Region führen.

Die traumatische Wunde

Die meisten Verletzungen betreffen Kopf, Gesicht und Hände. Über die Hälfte aller traumatischen Wunden wird durch stumpfe Gewalteinwirkungen verursacht, der überwiegende Rest betrifft Schnittverletzungen. Biß- und Schußverletzungen kommen in Mitteleuropa vergleichsweise selten vor.

Anamnese und klinische Befunderhebung

Der Behandlung traumatischer Wunden geht immer eine ausführliche Anamnese voraus. Diese beinhaltet Fragen nach einer Prädisposition zur Keloidbildung, Allergien gegen Lokalanästhetika, Latex oder Antibiotika sowie dem Tetanusimpfstatus (Tab. **2**).

Tabelle **2** Postexpositionelle Tetanusschutzimpfung in Deutschland gemäß den Impfempfehlungen der Ständigen Impfkommission (STIKO) am Robert-Koch-Institut (Stand März 1998)

Impfstatus (Anzahl der Impfungen)	**Kleine saubere Wunden**		**Alle anderen Wunden**	
	Td/DT[1]	**TIG**[2]	**Td/DT**[1]	**TIG**[2]
Unbekannt oder 0–1	Ja	Nein	Ja	Ja
2	Ja	Nein	Ja	Nein[3]
3 oder mehr Letzte Auffrischimpfung				
<5 Jahre	Nein	Nein	Nein	Nein
5–10 Jahre	Nein	Nein	Ja	Nein
>10 Jahre	Ja	Nein	Ja	Nein

[1] Kinder unter 6 Jahren DT, ältere Personen Td – d.h. Tetanus-Diphtherie-Impfstoff mit gegenüber dem DT-Impfstoff verringertem Diphtherietoxoid-Gehalt

[2] TIG = Tetanus-Immunglobulin 250 IE, bei stark tetanusgefährdeten Wunden und schweren Verbrennungen 500 IE

[3] Ja, wenn die Verletzung länger als 24 Stunden zurückliegt

Ferner müssen Faktoren, die eine Wundinfektion oder Wundheilungsstörungen begünstigen, erfaßt werden.
Bei der Untersuchung steht die Einschätzung des Ausmaßes der Gewebeschädigung im Vordergrund. Optimale Lichtverhältnisse und Bluttrockenheit sind Voraussetzung zur Erkennung von Fremdkörpern und möglichen Nerven-, Gefäß- und Sehnenverletzungen. Ein häufiger Fehler bei der Untersuchung von frischen Verletzungen ist das Versäumen einer chirurgischen Exploration des Wundgebietes unter optimalen Bedingungen im Operationssaal.
Ein detaillierter neurovaskulärer Status sollte stets erfaßt und dokumentiert werden. Die klinische Untersuchung der Durchblutung geschieht durch Palpation der Pulse und Überprüfung der Kapillardurchblutung distal der Verletzung. Im Zweifel sollte die Indikation zur dopplersonographischen Untersuchung und Angiographie großzügig gestellt werden.
Bei offenen Wunden über Gelenken müssen diese vollständig durchbewegt werden, da die Gelenkstellung während des Traumas unterschiedlich zu dieser während der Untersuchung sein kann. Patienten mit nachgewiesener oder vermuteter Beteiligung von Gelenken, Nerven oder Beugesehnen sollten, wenn möglich, im Operationssaal versorgt werden.

Hautdesinfektion

Die Hautdesinfektion ist wie bei allen chirurgischen Eingriffen die Grundvoraussetzung zur Infektvermeidung. Es werden die in der Chirurgie üblichen Desinfektionsmittel verwendet. Im Augen- und Schleimhautbereich sollten jedoch alkohol- und quecksilberhaltige Desinfektionsmittel vermieden werden. Die offiziell zur Hautdesinfektion zugelassenen Antiseptika werden regelmäßig in einer aktuellen Liste der Deutschen Gesellschaft für Mikrobiologie herausgegeben.

Anästhesie

Zur genauen Wundexploration und zum Wundverschluß ist eine adäquate Schmerzausschaltung Voraussetzung. Lokalanästhetika gehören zur Gruppe der Ester- oder Amidverbindungen. Allergische Reaktionen sind selten und werden zumeist durch beigefügte Konservierungsstoffe ausgelöst. Bei bekannten Allergien gegen ein spezielles Lokalanästhetikum einer Klasse (z. B. Lidocain), kann ein Mittel der anderen Gruppe (z. B. Procain) verwendet werden (Tab. **3**).
Schmerzen während der lokalen Infiltration können verringert werden durch Verwendung von vorgewärmten Lösungen, kleinen Injektionsnadeln, langsamer Injektion, Infiltration durch die Wundränder bei nicht kontaminierten Wunden und Vorbehandlung mit topischen Lokalanästhetika.

Tabelle **3** Eigenschaften der gebräuchlichsten Lokalanästhetika

	Gruppe	Empfohlene Konzentration Prozent	Maximale Dosis mg/kg	Wirkungsdauer
Procain	Ester	0,5–1,0	7	15–45 min
Plus Epinephrin			9	30–90 min
Lidocain	Amide	0,5–2	4,5	1–2 h
Plus Epinephrin			7	2–4 h
Bupivacain	Amide	0,125–0,25	2	4–8 h
Plus Epinephrin			3	8–16 h

Wunddébridement und Wundspülung

Avitales Gewebe behindert die Wundheilung und fördert das Ent- und Fortbestehen einer Wundinfektion. Die sorgfältige Entfernung sämtlicher avitaler Strukturen ist daher ein essentieller Bestandteil jeder Wundversorgung. Die anschließende Wundspülung führt durch eine Beseitigung von Schmutzpartikeln und Fremdkörpern zu einer weiteren Reduzierung der bakteriellen Kontamination. Die Wundspülung sollte unter Verwendung von physiologischer Kochsalzspülung mit hohem Spüldruck vorgenommen werden. Ein geeigneter Druck wird mit einer 50-ml-Spritze und einer 16- oder 19-gauge starken Kanüle erreicht. Höhere Spüldrücke können zu einer Gewebsschädigung führen und sollten nur bei hochgradig kontaminierten Wunden verwendet werden.

Wundverschluß

Die Wahrscheinlichkeit einer Wundinfektion ist indirekt proportional zum Zeitintervall zwischen Auftreten der Verletzung und Wundverschluß. Da dieses „goldene Zeitintervall" jedoch stark variiert, ist eine individuelle Einschätzung unter Berücksichtigung der Wundlokalisation, des Ausmaßes der Wundkontamination sowie aller Faktoren, welche die Wundheilung beeinflussen können, notwendig. Wunden mit niedrigem Infektionsrisiko können bis zu einem Zeitintervall von 12–24 Stunden primär verschlossen werden, während bei Wunden mit hohem Infektionsrisiko der Wundverschluß innerhalb der ersten 6 Stunden erfolgen muß. Im Falle einer offenen Wundbehandlung sollte ein verzögerter Wundverschluß nach 3–5 Tagen in Erwägung gezogen werden.
Tiefgreifende Nähte reduzieren die Hautspannung, vermeiden Toträume und verhindern die Bildung von Hämatomen. Im Fettgewebe sollten tiefgreifende Nähte jedoch nicht erfolgen, da sie nicht zur Wundfestigkeit beitragen und das Risiko einer Wundinfektion erhöhen. Während für tiefgreifende Nähte resorbierbares Nahtmaterial benutzt wird, eignen sich zum Hautverschluß am besten nichtresorbierbare Nähte wie Nylon (Ethilon) und Polypropylen (Prolene) (Tab. **4**).
Alternativ kann der Hautverschluß mit Hilfe von Klammern, Gewebeadhäsiva (Cyanoacrylate) oder Pflasterstreifen (Steri Strips) erfolgen (Tab. **5**).

Tabelle **4** Eigenschaften der gebräuchlichsten Nahtmaterialien

Nahtmaterial	Fadenfestigkeit	Knotensicherheit	Dauer der Wundfestigkeit[1]	Gewebereaktion
Resorbierbar				
Katgut	+	-	5–7 Tage	–
Polyglactin (Vicryl)	+	++	30 Tage	++
Polyglycolsäure (Dexon)	++	+++	30 Tage	++
Polydixanon (PDS)	+++	+	45–60 Tage	+++
Polyglyconat (Maxon)	+++	+	45–60 Tage	+++
Nichtresorbierbar				
Nylon (Ethilon)	++	++	> 60 Tage	++
Polypropylen (Prolene)	+++	–	> 60 Tage	+++
Seide	–	+++	> 60 Tage	–

[1]Zeitintervall, bis zu dem mindestens 50 % der Fadenfestigkeit erhalten bleiben

Tabelle **5** Vor- und Nachteile verschiedener Wundverschlußtechniken

Technik	Vorteile	Nachteile
Naht	• Exakter Wundverschluß • Hohe Wundfestigkeit • Niedrige Wunddehiszenzrate	• Entfernung notwendig • Anästhesie notwendig • Hohe Gewebereaktion • Zeitaufwendig • Hohe Kosten
Klammern	• Schneller Wundverschluß • Geringe Gewebereaktion • Niedrige Kosten	• Weniger exakter Wundverschluß • Entfernung notwendig • Artefakte im CT und MRT
Gewebeadhäsiva	• Schneller Wundverschluß • Hoher Patientenkomfort • Niedrige Kosten • Keine Entfernung notwendig • Antibakterielle Wirkung • Keine Gefahr der Nadelstichverletzung	• Geringe Wundfestigkeit • Hohe Dehiszenzrate
Pflasterstreifen (Steri Strips)	• Schneller Wundverschluß • Geringe Gewebereaktion • Hoher Patientenkomfort • Niedrige Kosten • Keine Gefahr der Nadelstichverletzung	• Geringe Wundfestigkeit • Hohe Dehiszenzrate

Nachbehandlung

Primär verschlossene Wunden sollten für die ersten 24 - 48 Stunden mit einem schützenden Verband bedeckt sein. Anschließend ist von einer ausreichenden Epithelisation auszugehen, und die Wunden können vorsichtig gewaschen werden.

Bei ausgedehnten Wunden und Verletzungen über Gelenken sollte eine temporäre Ruhigstellung in Erwägung gezogen werden. Eine routinemäßige Antibiose ist hingegen nicht erforderlich und sollte auf ausgewählte Fälle beschränkt bleiben.

In jedem Falle müssen alle Patienten über Infektionszeichen wie Rötung, Überwärmung und Schwellung aufgeklärt werden.

Die Entfernung des Faden- oder Klammermaterials erfolgt nach ca. 7 Tagen, im Gesicht jedoch bereits nach 3 - 5 Tagen und in Regionen mit hoher Gewebespannung, wie z. B. über Gelenken oder an der Hand, nach 12 - 14 Tagen.

Die chronische Wunde

Chronische Wunden durchlaufen nicht oder nur unvollständig den zeitlich geordneten physiologischen Wundheilungsprozeß und gelangen daher nicht zu einer funktionellen Ausheilung. Definitionsgemäß wird eine Wunde, die trotz sachgerechter Therapie innerhalb von 8 Wochen keine Abheilungstendenz zeigt, als chronische Wunde bezeichnet. Chronische Wunden können durch inadäquate Versorgung frischer traumatischer Wunden entstehen - z. B. durch nicht erkannte persistierende Wundinfektionen. Überwiegend entstehen chronische Wunden jedoch bei älteren Menschen infolge einer progredienten Gewebezerstörung durch Allgemeinerkrankungen wie Diabetes mellitus, chronische venöse und arterielle Insuffizienz, Bindegewebserkrankungen oder Tumorleiden. Mit Zunahme der Lebenserwartung ist in Zukunft mit einer Zunahme chronischer Wunden zu rechnen.

Anamnese und klinische Befunderhebung

Die kausale Behandlung der chronischen Wunde erfordert eine exakte Anamnese- und klinische Befunderhebung. Faktoren, welche die Wundheilung negativ beeinflussen können, müssen identifiziert werden (Tab. **6**). Die Untersuchung erfordert daher neben einer genauen Erfassung der Wunde die sorgfältige Untersuchung des gesamten Patienten.

Tabelle **6** Faktoren, welche die Wundheilung negativ beeinflussen

Diabetes mellitus
Fettsucht
Malnutrition
Fortgeschrittenes Alter
Einnahme von immunsuppressiven Medikamenten
Chronische Niereninsuffizienz
Herzinsuffizienz
Chronische venöse und arterielle Insuffizienz
Tumorerkrankungen
Immunstörungen
Bindegewebserkrankungen

Die Ausdehnung der Wunde wird am besten morphometrisch erfaßt und beinhaltet neben der Bestimmung des Längs- und Querdurchmessers die Tiefenausdehnung. Zusätzlich werden der Wundaspekt sowie die umgebenden Weichteile möglichst genau beschrieben.

Weiterführende Diagnostik

Konventionelle Röntgenaufnahmen der betroffenen Körperregionen sollten immer erfolgen, um eventuelle knöcherne Veränderungen, Weichteilverkalkungen oder Skelettdeformitäten zu erkennen. Die Indikation zur Dopplersonographie, Angiographie und Phlebographie ist großzügig zu stellen, da sich mögliche therapeutische Ansätze ergeben können. Fisteldarstellung, Sonographie, Magnetresonanztomographie und szintigraphische Untersuchungen sind bei speziellen Fragestellungen zusätzlich indiziert.

Therapie

Übergeordnetes Ziel in der Behandlung chronischer Wunden ist die Wiederherstellung bzw. Unterstützung der physiologischen Wundheilung. Im Vordergrund steht daher die Verbesserung der Makro- und Mikroperfusion im betroffenen Wundgebiet, um die defizitäre nutritive Situation zu beheben. Hierzu ist neben der Behandlung zugrundeliegender systemischer Begleiterkrankungen eine möglichst gründliche lokale Wundbettreinigung notwendig.
Bei allen Therapiemaßnahmen sollte ein standardisiertes Vorgehen eingehalten werden, da insbesondere bei der Behandlung chronischer Wunden die polypragmatische Anwendung verschiedenster Methoden weit verbreitet ist.
Ob sich durch den Einsatz molekularbiologischer Techniken wie den Einsatz autologer Keratinozyten-Suspensionen und spezifischer Wachstumsfaktoren eine Beschleunigung und Lenkung der Wundheilung erreichen läßt, ist derzeitiger Gegenstand wissenschaftlicher Untersuchungen. Bei aller Begeisterung im Umgang mit neuartigen Methoden zur Wundbehandlung, sollten vor einem breiten Einsatz jedoch kontrollierte klinische Studien abgewartet werden und zudem der oft erhebliche Kostenfaktor nicht außer acht gelassen werden.

Behandlung zugrundeliegender Allgemeinerkrankungen

Ein kausaltherapeutisches Vorgehen umfaßt neben der Ausschaltung möglicher Noxen, z. B. Nikotin, verschiedenste Therapieansätze wie Gefäßrekonstruktionen bzw. interventionelle Verfahren zur Rekanalisation, Entfernung von Knochensequestern, Kompressionstherapie, Behandlung von Stoffwechselerkrankungen, Lymphdrainage usw. und erfordert eine enge interdisziplinäre Kooperation.

Wunddébridement

Die schnellste und gründlichste Reinigung des Wundbettes wird durch ein chirurgisches Débridement mit anschließender Wundspülung, am besten durch Jet-Lavage erreicht. Nekrotisches und nicht mehr durchblutetes Gewebe muß komplett und gegebenenfalls wiederholt entfernt werden. Bei ausgedehnten Nekrosebezirken, Gelenk- oder Knochenbeteiligung sollte das Débridement immer im Operationssaal unter antibiotischer Abschirmung erfolgen.
Desinfektionsmittel, lokale Antibiotika, gefärbte Lösungen und metallhaltige Salben sollten vermieden werden, da sie potentiell zytotoxisch sind und die Bildung von Granulationsgewebe sowie die Reepithelisierung hemmen.
Idealerweise erfolgt nach dem chirurgischen Débridement der direkte Verschluß der Wunde mittels Lappenplastik oder Spalthauttransplantation. Ist eine weitere Wundkonditionierung notwendig, eignen sich als Verbandsmaterial hydroaktive Verbandsstoffe, die über eine Reduzierung des Wundödems die Mikrozirkulation verbessern und gleichzeitig ein Austrocknen der Wunde verhindern.

Wundverschluß

Voraussetzung für jeden Wundverschluß ist ein durchbluteter infektfreier Wundgrund. Bei ungenügender Epithelisation kommen neben dem Wundverschluß durch Spalthauttransplantation oder Reverdin-Plastik das gesamte Spektrum der plastischen Chirurgie (s. Kap. „Plastisch-chirurgische Prinzipien“, S. 87) einschließlich freier, vaskulär gestielter Lappenplastiken (s. Bd. 8, S. 5ff) zur Anwendung.

Wundauflagen

Ziele und Methoden

Wundauflagen sind wichtige Bestandteile des Wundverbandes. Grundsätzlich besteht ihre Aufgabe in:
- dem Schutz der Wunde vor Verschmutzung sowie vor mechanischen und chemischen Irritationen,
- der Wärmeisolierung,
- der Retention von Körperflüssigkeit (Elektrolytverlust),
- dem Schutz vor Infektionen.

Im einfachsten Fall kommen nach primärem Defektverschluß klassische Wundauflagen wie Mullkompressen, Tupfer oder Pflaster zum Einsatz.

Ist kein primärer Wundverschluß möglich und wird eine offene Wundheilung angestrebt, ist zur optimalen Wundkonditionierung eine differenziertere Auswahl der „richtigen Wundauflage" notwendig. Prinzipiell gilt es, bei der offenen Wundbehandlung die Bildung von Granulationsgewebe zu fördern, um dann eine Spontanepithelialisierung des Defektes abzuwarten oder gegebenenfalls eine Deckung durch ein haut- oder körpereigenes Gewebetransplantat vorzunehmen. Hierbei ist zu beachten, daß es sich bei der Wundheilung um einen dynamischen Prozeß handelt, der in verschiedenen Phasen verläuft. Die Wahl der Wundauflage muß dabei unter Berücksichtigung der jeweiligen Wundheilungsphase getroffen werden.

Da die Auflagen bei der offenen Wundbehandlung mit der Wunde selbst interagieren, spricht man im Gegensatz zu den oben beschriebenen klassischen passiven Externa von sog. aktiven Wundauflagen.

Mullkompressen, Vlieskompressen, kombinierte Saugkompressen

Eigenschaften

Diese Kompressen zählen zu den sog. inaktiven Verbandsstoffen. Sie sind luft- und wasserdampfdurchlässig. Durch eine weiche Polsterung schützen sie Wunden vor mechanischen Beanspruchungen. Vor allem Saugkompressen sind durch ihre Feinstruktur in der Lage, große Mengen Wundsekrets aufzunehmen. Viele dieser Wundauflagen bestehen aus hydrophoben Materialien, um ein Verkleben mit der Wunde zu vermeiden.

Indikationen

Primär heilende Wunden und kleinere flächenhafte Bagatellverletzungen.

Kontraindikationen

Offene, sezernierende Wunden mit der Gefahr eines Verklebens von Wundauflage und Wundgrund.

Salbenkompressen

Eigenschaften

Salbenkompressen bestehen aus einem Gittertüll, der mit einer Salbe versetzt ist. Hierbei kann es sich um eine wirkfreie Fettsalbe handeln oder es sind ein Antibiotikum oder eine desinfizierende Substanz zugesetzt. Durch ihre Netzstruktur sind sie gas- und sekretdurchlässig. Salbenkompressen vermeiden ein Verkleben des Verbandes mit der Wunde. Sie halten Wunde und Wundränder geschmeidig. Einem Austrocknen der Wunde wird vorgebeugt.

Indikationen

Schürfwunden, Verbrennungen, Verbrühungen, Spender- und Empfängerregion von Hauttransplantaten.

Kontraindikationen

Unter größerer Hautspannung primär verschlossene Wunden, da eine übermäßige Anwendung von Salbenkompressen zu einem Aufweichen der Wundränder führt, wodurch das Nahtmaterial ausreißen und eine Wunddehiszenz resultieren kann.

Calciumalginate

Eigenschaften

Chemische Grundlage von Calciumalginat-Wundauflagen ist die Algin-Säure. Dieses Polysaccharid wandelt sich nach Kontakt mit Natriumsalzen, die in allen Wundsekreten vorkommen, in ein Gel um. Das Wundsekret und die in der Wunde vorhandenen Keime werden dabei in das Gel eingeschlossen. Mit dem Aufquellen in eine gelartige Masse wird der Defekt ausgefüllt und ein Austrocknen der Wunde verhindert, ohne daß eine vollständige Okklusion entsteht. Calciumalginate verkleben nicht mit den Wundrändern, so daß ein atraumatischer und schmerzloser Verbandswechsel sichergestellt ist.

Indikationen

Wundkonditionierung tief zerklüfteter und schwer zugänglicher Wunden.

Kontraindikationen

Nicht sezernierende Wunden. Hier bleibt die Umwandlung in eine gelartige Masse aus. Bei diesen Wunden müssen Calciumalginat-Auflagen gegebenenfalls vor dem Verbandswechsel zusätzlich mit steriler Kochsalzlösung angefeuchtet werden.

Hydrokolloide und Hydrogele

Eigenschaften

Hydrokolloide sind semipermeable Folien, auf die eine Matrix aus einer Vielzahl von saugfähigen Kolloiden aufgebracht ist. Diese Kolloide sind zur Aufnahme von Wundsekret befähigt, wobei sie zu einem Gel verquellen. Die Sättigung des Gels zeigt sich in einer blasenförmigen Ausformung der Wundauflage.

Hydrogele sind dreidimensionale Netzwerke aus hydrophilen Polymeren. Diese Polymere enthalten in unterschiedlichem Maße Wasser, sind jedoch unlöslich. Bei Aufnahme von Flüssigkeit dehnt sich das Netzwerk aus, so daß auch Zelldetritus und Keime festgehalten und aufgenommen werden. Aufgrund ihres hohen Feuchtigkeitsgehaltes eignen sich Hydrogele auch zum Auflösen und Abweichen eingetrockneter Nekrosen. Da Hydrogele oftmals transparent sind, ist auch bei applizierter Wundauflage eine Beurteilung des Wundzustandes möglich.

Indikationen

Konditionierung flächiger Problemwunden. Hydrogele können zusätzlich zum Auflösen und Abweichen von Nekrosen und Belägen bei stagnierender Wundreinigung eingesetzt werden.

Kontraindikationen

Tiefe, schlecht zugängliche Problemwunden.

Folienverbände

Eigenschaften

Diese keim- und wasserdichten transparenten Folien dienen hauptsächlich dem Schutz vor Sekundärinfektionen primär heilender und trockener Wunden. In geringem Maße bieten sie auch mechanischen Schutz.

Indikationen

Trockene, primär heilende Wunden, Katheter- und Kanülenfixierung.

Kontraindikation

Infizierte oder sezernierende Wunden.

Polymere Schwämme

Eigenschaften

Es handelt sich dabei um Schwämme aus verschiedenen Materialien. Sie werden unter sterilen Kautelen paßgerecht auf tiefe, gut zugängliche Wunden zugeschnitten und in den Defekt eingelegt. Durch einen kontinuierlichen Kapillarsog wird Wundsekret in den Schwamm aufgenommen, wobei das relativ großporige Material auch die Aufnahme von Detritus und Keimen erlaubt. Während viele Schwämme bereits Feuchtigkeit enthalten und so ein Verkleben mit der Wunde verhindern, müssen trockene Schwämme beim Verbandswechsel mit steriler Kochsalzlösung gelöst werden, um eine Wundirritation und Schmerzen zu vermeiden.

Indikationen

Temporärer Hautersatz bei frischen Wunden bis zum Wundverschluß. Infizierte Wunden. Wundkonditionierung bei chronischen Wunden mit starker Sekretion.

Kontraindikationen

Oberflächliche, trockene Wunden.

Vakuumversiegelung

Eigenschaften

Bei der Vakuumversiegelung handelt es sich um eine Kombinationsbehandlung von Problemwunden mit einem polymeren Schwamm, einem integrierten Drainageschlauch und einer atmungsaktiven, jedoch keimdichten Polyurethan-Folie. Nach Einpassen des Schwammes in den Defekt wird die Folie weiträumig über den Wundbereich geklebt. Nach Anschließen einer Unterdruckdrainageflasche entsteht ein Sog, der das kontinuierliche Ablaufen von Wundsekret ermöglicht (s. auch Bd. 8, S. 60f).

Indikationen

Temporärer Hautersatz bei frischen Wunden bis zum Wundverschluß. Wundkonditionierung bei chronischen Wunden mit starker Sekretion.

Kontraindikationen

Oberflächliche, trockene Wunden.

Verletzungen, spezielle Erkrankungen und Behandlungsmethoden

Operative Strategie bei schwerer Weichteilverletzung

Ziele und Methoden

Der schwere traumatische Weichteilschaden ist in der Regel Folge einer erheblichen, auf die betroffene Extremität einwirkenden Kraft („high-energy trauma"). Durch das Trauma kommt es in der Mehrzahl der Fälle auch zu Verletzungen des knöchernen Skeletts, die das Management derartiger Verletzungen wesentlich mitbestimmen. Bereits am Unfallort sollten Frakturen unter Zug und Gegenzug reponiert und in einer Luftkammerschiene stabilisiert werden. Da die Prognose von einer frühzeitigen Therapieeinleitung entscheidend mitbeeinflußt wird, ist der diagnostische Zeitraum möglichst zu begrenzen. Beim polytraumatisierten Patienten erfolgt die Versorgung der Weichteilverletzung jedoch erst im Rahmen der zweiten Operationsphase, nach Durchführung lebenserhaltender Operationen (s. Bd. 10/1, S. 484). Weitere wesentliche Faktoren, die die Therapie muskulo-skelettaler Verletzungen bestimmen, sind begleitende Nerven- und Gefäßverletzungen. Bei der Versorgung von Frakturen mit assoziiertem schwerem Weichteilschaden empfiehlt sich generell zunächst ein primäres Débridement sowie die Stabilisierung des Knochens durch Verfahren, die die Durchblutung nur gering kompromittieren (Fixateur externe [s. Bd. 10/1, S. 329ff], ggf. unaufgebohrter Marknagel [s. Bd. 10/1, S. 319ff]) sowie eine eventuelle Kompartmentspaltung (s. Bd. 10/1, S. 297f). Im nächsten Schritt erfolgt die Rekonstruktion von Gefäßverletzungen und anschließend das weitere Débridement der übrigen Weichteile. Läsionen größerer Nerven werden im allgemeinen bei der Erstversorgung nur durch Markierung der Nervenenden behandelt und zu einem späteren Zeitpunkt rekonstruiert.

Diagnostik

Da es sich häufig um Mehrfachverletzungen handelt, steht die systematische klinische Kontrolle mit gezielter neurologischer und vaskulärer Befunderhebung im Vordergrund. Immer erfolgt eine röntgenologische Untersuchung zum Frakturausschluß. Ergänzend werden bei Bedarf (doppler-)sonographische, computertomographische und angiographische Zusatzuntersuchungen durchgeführt.
An der Unfallstelle steril verbundene Wunden verbleiben in einer Luftkammerschiene und werden erst im Vorbereitungsraum des Operationssaales exploriert. Die exakte Einschätzung des Weichteilschadens erfolgt unter optimalen Lichtverhältnissen im Operationssaal.

Klassifikation

Zur Festlegung der Gesamtverletzungsschwere dienen Score-Systeme (s. Bd. 10/1, Kap. Operative Strategie bei Polytrauma, S. 484ff). Die Einteilung offener und geschlossener Frakturen mit Weichteilschaden wird im deutschsprachigen Raum in der Regel nach Tscherne und Oestern (Tab. 7) vorgenommen. International werden offene Frakturen zumeist nach Gustilo u. Mitarb. klassifiziert (Tab. **8**).

Tabelle **7** Klassifikation der Frakturen mit Weichteilschaden nach Tscherne und Oestern

Geschlossene Frakturen (Grad 0 – III)	
Grad 0	Keine oder unbedeutende Weichteilverletzung, indirekte Gewalteinwirkung, einfache Frakturform (z. B. Drehfraktur des Skifahrers).
Grad I	Oberflächliche Schürfung oder Kontusion durch Fragmentdruck von innen, einfache bis mittelschwere Frakturform (z. B. Luxationsfraktur des oberen Sprunggelenkes)
Grad II	Tiefe kontaminierte Schürfung oder Kontusion durch direkte Gewalteinwirkung, drohendes Kompartmentsyndrom, mittelschwere bis schwere Frakturform (z. B. Stückfraktur durch Stoßstangenanprall)
Grad III	Ausgedehnte Hautkontusion, -quetschung oder Zerstörung der Muskulatur, subkutanes Décollement, manifestes Kompartmentsyndrom, Verletzung eines Hauptgefäßes, schwere Frakturform (z. B. Trümmerfraktur durch Überrolltrauma)
Offene Frakturen (Grad I - IV)	
Grad I	Durchspießung der Haut, unbedeutende Kontamination, einfache Frakturform
Grad II	Durchtrennung der Haut, umschriebene Haut- und Weichteilkontusion, mittelschwere Kontamination. Alle Frakturformen
Grad III	Ausgedehnte Weichteildestruktion, häufig Gefäß- und Nervenverletzung, starke Wundkontamination, ausgedehnte Knochenzertrümmerung (z. B. Schußfrakturen und offene Frakturen mit Verletzung der großen Extremitätenarterien)
Grad IV	Subtotale und totale Amputation

Tabelle **8** Klassifikation offener Frakturen nach Gustilo u. Mitarb.

Grad I	Punktförmige Hautwunde ≦ 1 cm ohne grobe Verschmutzung; Durchspießung von innen mit nur geringer Muskelkontusion oder geringem Weichteilschaden und fehlender Gewebsquetschung; gewöhnlich einfache Quer- oder kurze Schrägfraktur mit kleiner Trümmerzone
Grad II	Hautwunde ≧ 1 cm ohne ausgedehnten Weichteilschaden, Lappenbildung oder Décollement; geringe bis mittelgradige Gewebsquetschung; gewöhnlich einfache Quer- oder kurze Schrägfraktur mit kleiner Trümmerzone
Grad III	Ausgedehnter Weichteilschaden mit Zerstörung von Haut, Muskel und neurovaskulären Strukturen; schwere Gewebsquetschung; Hochrasanztrauma; traumatische Amputationen; offene Frakturen > 8 h alt, Hochgeschwindigkeitsschußverletzungen
Grad IIIa	Ausgedehnte Weichteilwunden mit noch adäquater Knochendeckung
Grad IIIb	Ausgedehnte Weichteilwunden mit Deperiostierung und freiliegendem Knochen; massive Kontamination
Grad IIIc	Rekonstruktionspflichtige arterielle Gefäßverletzung

Indikationen

Die Indikation zum operativen Vorgehen ist beim schweren traumatischen Weichteilschaden immer gegeben. Die Hauptproblematik der Erstversorgung liegt in der Tatsache, daß dieser initial nicht exakt eingeschätzt werden kann. Einerseits kann sich fraglich vitales Gewebe im Verlauf erholen, andererseits wird das volle Ausmaß der Muskelkontusion wie auch die Bildung von Mikroembolien erst nach 24 Stunden sichtbar. Aus diesem Grund hat sich das Konzept einer geplanten Revisionsoperation („second-look“) nach Ablauf von 24 - 48 Stunden zur Einschätzung und Weiterbehandlung des schweren Weichteilschadens allgemein etabliert.

Beim geschlossenen Weichteilschaden kann unter der Voraussetzung engmaschiger klinischer Kontrollen zunächst ein abwartendes, konservatives Vorgehen gewählt werden.

Kontraindikationen

Gegen die operative Behandlung des schweren Weichteilschadens gibt es außer bei allgemeiner Inoperabilität keine Kontraindikationen. Es handelt sich um potentiell extremitätenerhaltende Eingriffe.

Operationsrisiken und Aufklärungshinweise

Intraoperative Risiken

Verletzungsbedingte Infektion, Entstehung eines Weichteildefektes, Gefäß- und Nervenverletzungen. Disseminierte intravasale Gerinnung und Verbrauchskoagulopathie.

Postoperative Risiken

Transfusions- und revisionspflichtige Nachblutungen. Weichteilverknöcherungen. Ausgedehnte Narbenbildungen. Hohes Thrombose- und Embolierisiko insbesondere bei Weichteilverletzungen an den unteren Extremitäten.

Aufklärungsgespräch

Es muß verdeutlicht werden, daß es sich um einen Notfalleingriff handelt und aufgrund der Schwere der Verletzung Defekte mit Funktionseinbußen verbleiben können. Auf die Notwendigkeit eines geplanten Revisionseingriffes („second-look“) und weiterer Folgeoperationen zur Defektdeckung ist unbedingt hinzuweisen.

Spezielle Vorbereitungen

Im Vorbereitungsraum des Operationssaales erfolgt der erste Wundabstrich, die Rasur des Operationsgebietes und eine Grobreinigung der Wunde. Eine Antibiose wird eingeleitet, eine Blutsperre angelegt, sie sollte jedoch nur in Ausnahmefällen benutzt werden.

Narkose: Allgemeinnarkose. Bei isolierten Verletzungen in Ausnahmefällen Regionalanästhesie.

Lagerung: In Abhängigkeit von der verletzten Körperregion.

Arbeitsschritte

1 Entnahme von Wundabstrichen und Grobreinigung der Wunde im Operationsvorbereitungsraum.
2 Festlegung der Operationsstrategie und des Operationszugangs.
3 Lagerung, Desinfektion und steriles Abdecken im Operationssaal.
4 Primäres Débridement und Frakturstabilisierung durch Fixateur externe unter Beachtung von Länge, Rotation und Achsenverhältnissen. Unter Umständen bewußte primäre Verkürzung zum Extremitätenerhalt.
5 Ggf. Kompartmentspaltung.
6 Ggf. Gefäßrekonstruktion entsprechend den üblichen gefäßchirurgischen Kriterien.
7 Ggf. Markierung durchtrennter Nervenenden.
8 Ausgiebiges Débridement mit Exzision der Wundränder und Entfernung allen nichtvitalen oder kontaminierten Gewebes.
9 Wundspülung mittels Jet-Lavage.
10 Ggf. primäre plastische Deckung von freiliegendem Knochen oder offenen Gelenken.
11 Erneuter Wundabstrich.
12 Offene Wundbehandlung, temporäre Hautdeckung mit hydroaktiven Wundauflagen.
13 „Second-look"-Operation nach 24 bis 48 Stunden.

Spezielle Technik

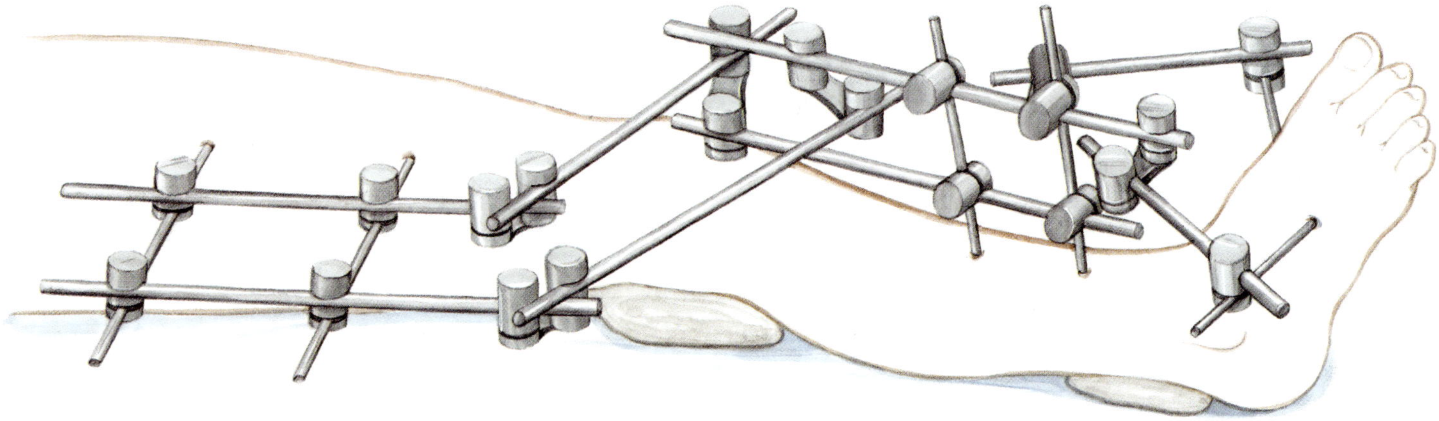

Abb. **6** Stabilisierung der unteren Extremität mittels gelenküberbrückendem Fixateur externe.
Bei der Versorgung von Frakturen mit begleitendem schweren Weichteiltrauma ist der Fixateur externe das Verfahren, welches die Durchblutung des Knochens am wenigsten beeinträchtigt. Beim Polytrauma ermöglicht der Fixateur externe zudem eine schnelle Stabilisierung der frakturierten Knochen mit nur geringer Systembelastung. Ein Verfahrenswechsel kann nach Abheilung des Weichteildefektes und Stabilisierung des Allgemeinzustandes vorgenommen werden.
Die Feinreposition muß unbedingt unter Beachtung von Länge, Rotation und Achsenverhältnissen vorgenommen werden. Bei gelenküberbrückender Fixateur-Anlage werden das obere Sprunggelenk in Funktionsstellung und das Kniegelenk in leichter Beugestellung transfixiert. Zur speziellen Technik s. Chirurgische Operationslehre Bd. 9 und 10.

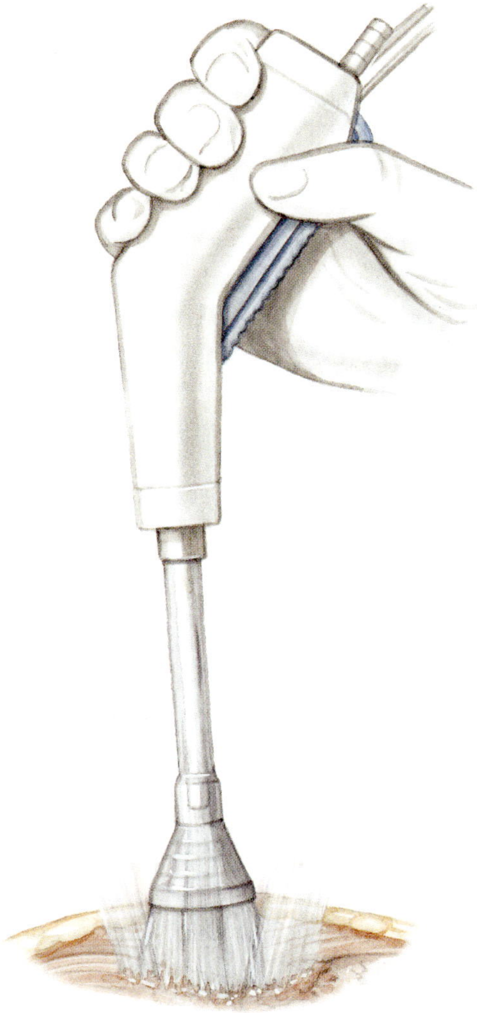

Abb. **7** Die sorgfältige Entfernung sämtlicher avitaler Strukturen ist ein essentieller Bestandteil bei der Versorgung schwerer Weichteilverletzungen. Eine ausgiebige Wundlavage führt zu einer Beseitigung von Schmutzpartikeln und Fremdkörpern sowie zu einer Reduzierung der bakteriellen Kontamination. Die Wundspülung wird unter Verwendung von physiologischer Kochsalzlösung am besten mittels Jet-Lavage vorgenommen.

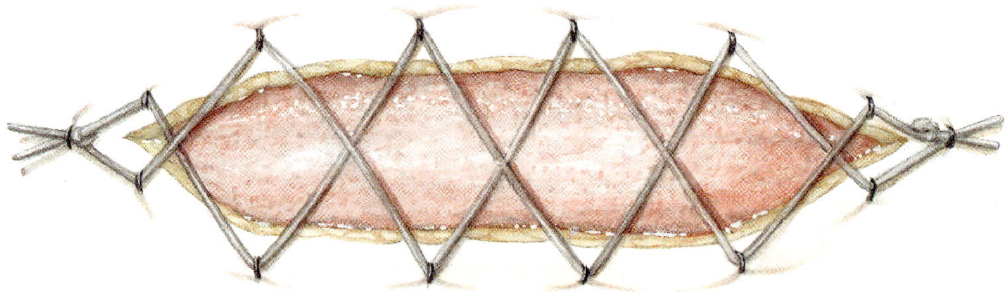

Abb. **8** Bei größeren Hautdefekten und nach Kompartmentspaltung hat sich die Anlage einer Dermatotraktion bewährt. Mit einem Klammernahtgerät wird ein Vessel loop an den Hauträndern zickzackförmig und ohne Spannung befestigt. Als Wundauflage und temporärer Hautersatz wird unter die Dermatotraktion ein hydroaktiver polymerer Schwamm geschoben, der zuvor paßgerecht zugeschnitten wurde. Über einen kontinuierlichen Kapillarsog können große Mengen Wundsekret aufgenommen werden, wobei das großporige Material auch die Aufnahme von Detritus und Keimen erlaubt. Nach Abschwellen der Weichteile kann ein sukzessives Nachspannen des Vessel loop durch Nachziehen der Knoten am distalen und proximalen Wundpol vorgenommen werden.

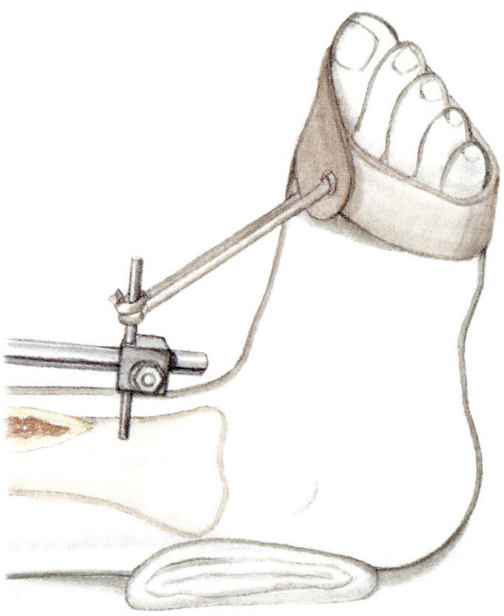

Abb. **9** Bei der postoperativen Lagerung der verletzten Extremität muß darauf geachtet werden, daß keine Druckstellen im exponierten Bereich entstehen. Zur Vermeidung von Beugekontrakturen der Zehen werden Zehenzügel am Fixateur befestigt.

Nachbehandlung

Da sich die Haut bei größeren Weichteilschäden nicht durch eine spannungsfreie Primärnaht verschließen läßt, erfolgt postoperativ eine temporäre Hautdeckung mit hydroaktiven Verbandsstoffen. In Abhängigkeit vom Primärbefund ist nach 24 - 48 Stunden die planmäßige Revisionsoperation durchzuführen. Sind weitere Eingriffe nicht notwendig, kann bei kleineren Weichteildefekten nach Abklingen der Schwellung 4 - 10 Tage nach dem Trauma ein sekundärer Wundverschluß erfolgen. Größere Hautdefekte werden mit Spalthaut gedeckt. Bei ausgedehnten Weichteildefekten, insbesondere mit freiliegenden Knochen, sind aufwendige Rekonstruktionen notwendig. Da der Knochen rasch austrocknet und sich sekundär infizieren kann, ist eine plastische Deckung möglichst primär oder früh sekundär nach 3 - 8 Tagen vorzunehmen.

Schußverletzungen

Ziele und Methoden

Entgegen der weit verbreiteten Annahme, daß Schußverletzungen durch die hohe Geschoßtemperatur steril seien, müssen Schußwunden immer als kontaminiert angesehen werden. Ein gründliches Wunddébridement ist daher obligat.

Metallische Fremdkörper und Bekleidungsstücke, die durch das Geschoß in die Wunde hineingerissen wurden, sollten dabei entfernt werden, soweit dies ohne zusätzliche Traumatisierung wesentlicher Strukturen möglich ist.

Zur Einschätzung des Verletzungsausmaßes sind Kenntnisse über die Ballistik von Geschossen und Splittern hilfreich, da das Ausmaß der Gewebezerstörung von der Geschoßform abhängt. Während Waffen mit niedriger Mündungsgeschwindigkeit (<350 m/s) kaum Gewebsschäden in der Umgebung des Schußkanals verursachen, bewirken sog. Hochgeschwindigkeitsgeschosse trotz oftmals nur kleiner Einschußwunde explosionsartige Gewebezertrümmerungen (Kavitation), die weit über den eigentlichen Schußkanal hinausreichen können (Abb. **10**–**12**). Blutgefäße, Nerven und andere Strukturen können dadurch zusätzlich beschädigt werden, auch wenn sie weit entfernt des Projektils verlaufen und keinen direkten Kontakt mit dem Geschoß hatten.

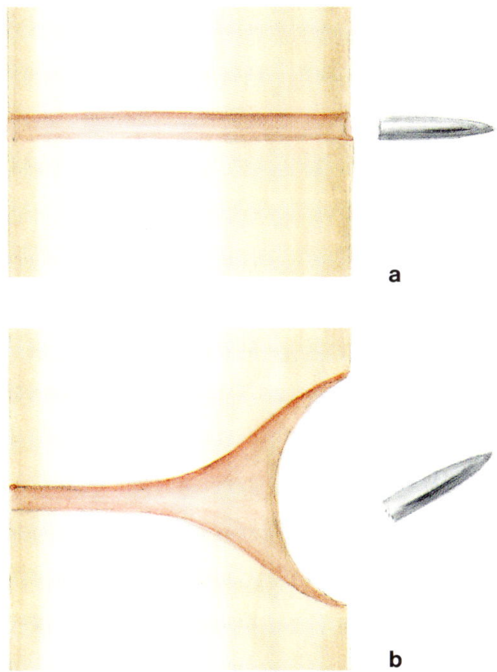

Abb. **11a** u. **b** Hochgeschwindigkeitsgeschoß: Es findet sich ebenfalls eine kleine Einschußwunde, die hohe kinetische Energie bewirkt jedoch eine Gewebezerstörung von erheblichem Ausmaß im Verlauf des Schußkanals. In Abhängigkeit von der Länge des Schußkanals und der Dichte des Gewebes findet sich entweder eine große Kavitation mit kleiner Ausschußwunde (**a**) oder die Ausschußwunde ist um ein Mehrfaches größer als die Einschußwunde (**b**).

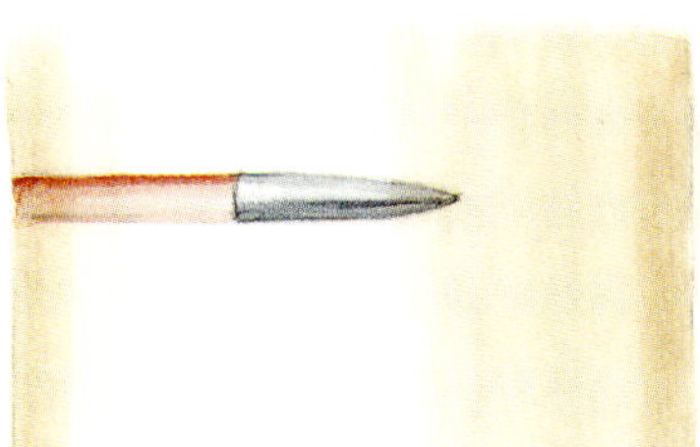

Abb. **10** Geschoß mit niedriger Mündungsgeschwindigkeit: Projektilein- und -austritt sind klein, eine Kavitation fehlt. Hierzu gehören die meisten im außermilitärischen Bereich gebrauchten Waffen.

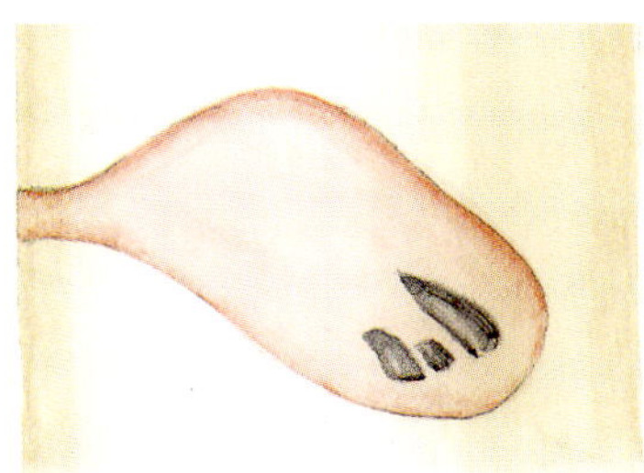

Abb. **12** Neben der Fluggeschwindigkeit bestimmt die Flugstabilität des Geschosses das Verletzungsausmaß. Pendelnde und rotierende Abweichungen um die Längs- und Querachse der Flugbahn verursachen eine asymmetrische Kavitation.

Ferner ist von Bedeutung, daß ein Hochgeschwindigkeitsgeschoß eine erhebliche kinetische Energie auf dichteres Gewebe, wie Knochen oder auch auf Metall von Knöpfen oder Kleidungsbestandteilen, abgeben kann. Diese erscheinen dann als Sekundärgeschosse und können zu weiteren Gewebezerstörungen führen. Außer Hochgeschwindigkeitsgeschossen können auch Nahschüsse mit Schrotflinten sowie „Explosivgeschosse" oder „Dum-Dum-Geschosse" äußerst schwere Verletzungen verursachen.

Diagnostik

Neben lebensrettenden Sofortmaßnahmen steht eine systematische klinische Untersuchung mit gezielter neurologischer und vaskulärer Befunderhebung an erster Stelle. Bei thorako-abdominellen Schußverletzungen erfolgen umgehend eine sonographische Untersuchung sowie Röntgenaufnahmen des Thorax und des Abdomens. Bei Schußverletzungen im Bereich der Extremitäten werden Röntgenaufnahmen in zwei Ebenen angefertigt, um Informationen über die Lage von metallischen Fremdkörpern, zur Geschoßfragmentierung und zur Frakturform zu erhalten. Zur genaueren Einschätzung des Verletzungsausmaßes können bei Bedarf ein Herzechogramm sowie (doppler-) sonographische, computertomographische und angiographische Zusatzuntersuchungen indiziert sein.

Indikationen

Jede Schußverletzung wird chirurgisch versorgt. Das Weichteilmanagement entspricht dem Vorgehen bei schweren Weichteilverletzungen. Die weitere Therapie richtet sich nach dem individuellen Verletzungsausmaß.
Für die Einteilung von Schußverletzungen hat sich die Coupland-Klassifikation bewährt (Tab. **9**), sie berücksichtigt die Größe der Ein- und Austrittswunde und das Ausmaß der Kavitation sowie ob Knochen oder vitale Strukturen beteiligt sind und ob metallische Fremdkörper in der Wunde vorliegen.

Tabelle **9** „Red Cross War Wounds Classification" nach Coupland

Kriterien	
E = Einschußwunde	maximaler Durchmesser in cm
X = Ausschußwunde	maximaler Durchmesser in cm
C = Kavitation	Größe der Höhlenbildung (2-Finger-Probe)
C0 = Höhle faßt weniger als zwei Finger	
C1 = Höhle faßt mindestens zwei Finger	
F = Fraktur	
F0 = keine Fraktur	
F1 = einfache Fraktur	
F2 = komplizierte Fraktur mit Trümmerzone	
V = Vitale Strukturen	
V0 = nicht betroffen	
V1 = Dura, Pleura oder Peritoneum eröffnet, Verletzung großer Gefäße	
M = Metallische Fremdkörper	
M0 = keine	
M1 = ein Fremdkörper	
M2 = multiple Fremdkörper	
Klassifikation	
Die Einteilung des Schweregrades wird in Abhängigkeit von der Ein- und Ausschußwunde, der Kavitation und der Fraktur vorgenommen	
Grad 1:	E + X <10 mit C0/F0 oder F1
Grad 2:	E + X <10 mit C1 oder F2
Grad 3:	E + X >10 mit C1 oder F2

Kontraindikationen

Keine. Es handelt sich fast immer um Notfalleingriffe.

Operationsrisiken und Aufklärungshinweise

Operationsrisiken und Aufklärungshinweise entsprechen der Vorgehensweise bei schweren Weichteilverletzungen. Weitere Risiken ergeben sich entsprechend den zusätzlich verletzten Organsystemen.

Spezielle Vorbereitungen

Die Möglichkeit zur intraoperativen Röntgendiagnostik (Bildwandler) muß gegeben sein. Bei penetrierenden Schußverletzungen des Abdomens und des Thorax sowie bei Verletzungen der Extremitäten mit Gefäßbeteiligung sollte ein „Cell Saver" zum Einsatz kommen.

Narkose: Allgemeinnarkose. Bei isolierten Verletzungen in Ausnahmefällen Regionalanästhesie.

Lagerung: In Abhängigkeit vom Verletzungsmuster.

Vorgehen bei Schußverletzungen des Schädels

Penetrierende Schußverletzungen im Bereich des Schädels und des Gesichts gehören in die Hand des Spezialisten. Ein- und Ausschußöffnung werden débridiert, der Schußkanal wird mit Hilfe des Operationsmikroskopes exploriert.

Vorgehen bei Schußverletzungen des Halses

Die Indikation zur Intubation ist insbesondere bei Verdacht auf eine Trachealverletzung großzügig zu stellen, eine Tracheotomie (s. Bd. 2, S. 296ff) kann erforderlich werden. Verletzungen der großen Halsgefäße werden gemäß den gefäßchirurgischen Regeln rekonstruiert (s. Bd. 1, S. 113ff). Bei starken Blutungen im Bereich der Schilddrüse kann eine subtotale Resektion notwendig werden (s. Bd. 1, S. 21ff).

Versorgung von Schußverletzungen des Thorax

Schußverletzungen können sowohl stumpf als auch penetrierend den Thorax treffen. Bei intrapleuralen Verletzungen wird als erste Maßnahme die Einlage von großlumigen Thoraxdrainagen (32 Ch.) vorgenommen. Besteht zusätzlich der Verdacht auf eine kreislaufwirksame Perikardtamponade, ist eine Perikardpunktion indiziert, die in der Notfallsituation sowohl diagnostischen als auch therapeutischen Charakter besitzt.
In den überwiegenden Fällen kann auf eine Thorakotomie verzichtet werden. Sie ist lediglich indiziert bei:

- anhaltendem, kreislaufwirksamem Blutverlust (>200 ml/h) über die Thoraxdrainage,
- penetrierenden Herzverletzungen und kreislaufwirksamer Perikardtamponade,

– Verletzungen der großen intrathorakalen Gefäße, des Ösophagus, der Trachea und der Hauptbronchien,
– fortbestehendem ausgeprägten Gasverlust.

Die Notfallthorakotomie wird in der Regel als anterolaterale Thorakotomie links im 5. Interkostalraum durchgeführt und kann gegebenenfalls nach dorsal oder über eine Sternotomie zur kontralateralen Seite erweitert werden (s. Bd. 2, S. 176f). Bei isolierter rechtsseitiger Pathologie kann eine rechtsseitige Thorakotomie indiziert sein. Alternativ besteht die Möglichkeit zur medianen Sternotomie (s. Bd. 2, S. 170f).

Versorgung von Schußverletzungen des Abdomens

Bei penetrierenden abdominellen Schußverletzungen ist immer eine operative Revision angezeigt. Der Zeitpunkt des Eingriffs wird vom Kreislaufzustand des Patienten und von den Begleitverletzungen bestimmt. Bei Patienten im dekompensierten Schockzustand gehen Kreislaufstabilisierung, initiale Diagnostik und Therapie fließend ineinander über.

Der Zugang erfolgt über eine mediane Laparotomie, die gegebenenfalls zur queren Oberbauchlaparotomie oder zur anterolateralen Thorakotomie bzw. Sternotomie erweitert werden kann. Als erster Schritt werden zur Blutungskontrolle alle vier Quadranten austamponiert. Erst nach Kreislaufstabilisierung wird die definitive Versorgung der Blutungsquellen vorgenommen. Bei offensichtlicher Darmleckage werden verletzte Darmanteile ausgeklemmt oder mit Klammernahtgeräten temporär verschlossen. Nach der initialen Versorgung erfolgen nun eine ausgiebige Lavage und systematische Exploration des Abdomens. Die definitive Versorgung der verletzten Strukturen geschieht dann unter Berücksichtigung des Gesamtzustandes. Im Extremfall erfolgt primär lediglich ein „packing" der Abdominalhöhle.

Versorgung von Schußverletzungen der Extremitäten

Die Versorgung von Schußverletzungen im Bereich der Extremitäten entspricht den Regeln der operativen Strategie bei schwerer Weichteilverletzung.

Bißwunden

Ziele und Methoden

Bißverletzungen verursachen unterschiedlichste Wundformen und müssen immer als kontaminiert angesehen werden. Wundinfektionen treten in Abhängigkeit von Wundform und -lokalisation in 3–25% aller Fälle auf. Immer muß eine Kontrolle des Tetanusimpfschutzes erfolgen und die Notwendigkeit einer postexpositionellen Tollwutprophylaxe (Tab. **10**) geprüft werden.

Sonderstellungen nehmen Bißverletzungen an der Hand und im Gesicht ein. An der Hand ist aufgrund der anatomischen Situation ein radikales Wunddébridement ohne Gefährdung wesentlicher Strukturen oftmals nicht möglich. Keime können aber direkt oder über Lymphbahnen in vorgeformte Kammersysteme (Gelenke, Sehnenscheiden) gelangen und zu typischen Infektionsverläufen mit gravierenden Funktionsverlusten führen. Im Gesicht hingegen sind Infektionen bedingt durch die gute Durchblutung selten. Hier steht das kosmetische Resultat im Vordergrund.

Bei ausgedehnten Bißwunden oder Verletzungen mit nachgewiesener oder vermuteter Beteiligung von Gelenken, Nerven oder Sehnen erfolgt die Wundversorgung immer im Operationssaal gemäß den üblichen chirurgischen Regeln.

Tabelle **10** Postexpositionelle Tollwut-Immunprophylaxe in Deutschland gemäß den Impfempfehlungen der Ständigen Impfkommission am Robert-Koch-Institut.

Grad der Exposition	**Art der Exposition**		**Immunprophylaxe**
	durch ein tollwutverdächtiges oder tollwütiges Wild- oder Haustier	**durch einen Tollwut-Impfstoffköder**	
I	Berühren/Füttern von Tieren; Belecken der intakten Haut	Berühren von Impfstoffködern bei intakter Haut	Keine Impfung
II	Knabbern an der unbedeckten Haut; oberflächliche, nicht blutende Kratzer durch ein Tier; Belecken der nicht intakten Haut	Kontakt mit der Impfflüssigkeit eines beschädigten Impfstoffköders mit nicht intakter Haut	Impfung
III	Jegliche Bißverletzung oder Kratzwunden; Kontamination von Schleimhäuten mit Speichel (z. B. durch Lecken oder Spritzer)	Kontamination von Schleimhäuten und frischen Hautverletzungen mit der Impfflüssigkeit eines beschädigten Impfstoffköders	Impfung und einmal simultan mit der ersten Impfung passive Immunisierung mit Tollwutimmunglobulin (20 IE/kg Körpergewicht)

Anmerkungen zur postexpositionellen Tollwut-Immunprophylaxe:

- Möglicherweise kontaminierte Körperstellen und alle Wunden sind unverzüglich und großzügig mit Seife oder Detergenzien zu reinigen, mit Wasser gründlich zu spülen und mit 70%igem Alkohol oder einem Jodpräparat zu behandeln. Dies gilt auch bei einer Kontamination mit Impfflüssigkeit eines Impfstoffköders.
  Bei Expositionsgrad III wird das Tollwut-Immunglobulin nach erfolgtem Wunddébridement etwa zur Hälfte soweit möglich in und um die Wunde instilliert und die verbleibende Menge intramuskulär verabreicht. Wunden sollten nicht primär genäht werden.
- Bei Impfanamnese mit unvollständiger Impfung oder Impfung mit in der EU nicht zugelassenen Impfstoffen wird eine vollständige Immunprophylaxe durchgeführt.
- Bei gegebener Indikation ist die Immunprophylaxe unverzüglich durchzuführen und nicht bis zur Klärung des Infektionsverdachtes beim Tier abzuwarten. Wird der Tollwutverdacht beim Tier durch tierärztliche Untersuchungen entkräftet, kann die Immunprophylaxe abgebrochen oder als präexpositionelle Impfung weitergeführt werden.
- Bei erneuter Exposition einer Person, die bereits vorher mit Tollwut-Zellkulturimpfstoffen geimpft wurde, sind die Angaben des Herstellers zu beachten.

Um zu entscheiden, ob eine Bißverletzung primär verschlossen werden kann oder eine offene Wundbehandlung erfolgen sollte, hat es sich bewährt, Bißwunden nach ihrem Infektionsrisiko einzuteilen (Tab. **11**). Ist eine eindeutige Zuordnung nicht möglich, muß der behandelnde Arzt im Einzelfall unter Abwägung der genannten Kriterien entscheiden, ob ein primärer Wundverschluß möglich ist. Bei offener Wundbehandlung kann nach 3–5 Tagen bei fehlenden Infektionszeichen ein sekundärer Wundverschluß vorgenommen werden. Umstritten ist die Frage, wann eine Antibiose indiziert ist. Da es sich bei Bißverletzungen immer um Kontaminationen mit einer Mischflora handelt, werden Breitspektrumantibiotika wie Amoxicillin plus Clavulansäure oder Cephalosporine der II. oder III. Generation verwendet. Aufgrund der verfügbaren Literatur muß eine generelle Antibiotikaprophylaxe jedoch strikt abgelehnt werden.

Tabelle **11** Kriterien für Bißwunden mit hohem und niedrigem Infektionsrisiko

Hohes Infektionsrisiko
- Bißwunden älter als 24 Stunden
- Bißwunden an der Hand
- Tiefe Wunden mit kleiner Wundöffnung
- Beteiligung von Knochen, Gelenken und Sehnen
- Verminderte Immunabwehr (hohes Alter, Immundefekt, Diabetes mellitus, Medikamente)
- Schlechte Kooperation (Compliance)

Niedriges Infektionsrisiko
- Frische Bißwunden
- Bißwunden an Kopf und Gesicht
- Oberflächliche Wunden

Indikationen

Jede Bißverletzung wird chirurgisch versorgt. Im Gesicht wird auf eine Wundrandexzision verzichtet.

Kontraindikationen

Keine.

Operationsrisiken und Aufklärungshinweise

Spezielle Risiken, Funktionseinbußen bis hin zum Gliedmaßenverlust und kosmetische Defekte in Abhängigkeit der betroffenen Körperregion und Schwere der Verletzung.
Auf das besondere Infektionsrisiko nach Bißverletzungen, insbesondere nach primärem Wundverschluß, muß hingewiesen werden. Aufgeklärt werden muß ferner über die Notwendigkeit der engmaschigen Wundkontrolle und eventuell notwendige Wundrevisionen bzw. Rekonstruktionsmaßnahmen.

Spezielle Vorbereitungen

Standard-Röntgenaufnahmen geben Hinweise über knöcherne Beteiligung.

Narkose: Allgemein-, Regional- oder Lokalanästhesie in Abhängigkeit von der betroffenen Körperregion und Schwere der Verletzung.

Lagerung: Entsprechend der betroffenen Körperregion.

Arbeitsschritte

1 Beurteilung der Wunde bezüglich Verletzungsausmaß und Infektionsrisiko.
2 Indikation zur postexpositionellen Tetanus- und Tollwutprophylaxe prüfen.
3 Wundspülung mit antiseptischen Seifen- oder Invertseifenlösungen zur Inaktivierung des Lyssavirus.
4 Débridement unter kompletter Entfernung von avitalem und stark gequetschtem Gewebe. Sparsames Débridement im Gesicht.
5 Wundspülung mit physiologischer Kochsalzspülung und hohem Spüldruck (50 ml Spritze und 16 oder 19 gauge starke Kanüle). Bei hochgradig kontaminierten Wunden Wundspülung mittels Jet-Lavage.
6 Primärer Wundverschluß unter Sicherstellung ausreichenden Sekretabflusses (Wunddrainagen, adaptierende Nähte) oder offene Wundbehandlung.
7. Ggf. Ruhigstellung.
8 Indikation zur Antibiose prüfen.
9 Wundkontrolle nach spätestens 24 Stunden.
10 Ggf. sekundärer Wundverschluß nach 3 bis 5 Tagen.

Nachbehandlung

Eine Wundkontrolle erfolgt in allen Fällen spätestens nach 24 Stunden. Bei Bißwunden im Bereich der Extremitäten muß nach chirurgischer Versorgung eine ausreichende Ruhigstellung und Hochlagerung der verletzten Körperregion erfolgen.

Vorgehen bei Bißwunden mit manifester Infektion

Die Versorgung von Bißwunden mit manifester Infektion erfolgt gemäß den Regeln der septischen Chirurgie (s. Bd. 8, S. 49ff).

Säuren- und Laugenverätzungen

(s. auch Kap. „Thermisches Trauma", S. 69)

Ziele und Methoden

Im Gegensatz zu Verletzungen durch Hitzeeinwirkung können chemische Verbrennungen, insbesondere durch Laugen und aromatische Verbindungen, auch noch Stunden nach direktem Kontakt zu tiefreichenden Nekrosen führen. Substanzspezifische lokaltoxische und systemische Wirkungen, aber auch Phase-II-Reaktionen der Biotransformation müssen diagnostisch und therapeutisch berücksichtigt werden. Die Behandlung großflächiger Säuren- und Laugenverätzungen sollte daher in einem Zentrum erfolgen.

Wichtigster Schritt der chirurgischen Erstversorgung von Säuren- und Laugenverätzungen ist die kontinuierliche Wundlavage mit Wasser. Neutralisierende Lösungen und Komplexbildner führen durch thermische Reaktionen häufig zu sekundären Schädigungen und sind daher für die Akutbehandlung ungeeignet. Ausnahmen sind

1. die lokale oder intraarterielle Injektion von 10 %iger Calcium-Gluconat-Lösung bei Verätzungen durch Fluorwasserstoff (Flußsäure) und
2. die topische Behandlung von Lewisite-induzierten blasigen Nekrosen mit Dimercaprol und anderen Dimercapto-Verbindungen (topisch, oral oder intramuskulär).

Besonders gefährliche Verletzungen können durch Zement und Phenolkomplexe hervorgerufen werden, da diese aufgrund ihrer lokalanästhetischen Wirkung häufig zu schmerzlosen, tiefreichenden Kolliquationsnekrosen führen.

Kleinflächige Verletzungen sollten zumeist durch lokales Débridement und Konditionierung des Wundgrundes mit enzymhaltigen Salben, Polyvidon-Iod oder Polyamid-Silikon-Auflagen (Mepitel) behandelt werden. Größere Wundflächen werden einer tangentialen bzw. epifaszialen Frühnekrektomie zugeführt. Bei Verätzungen durch Säuren ist zumeist in gleicher Sitzung die Deckung durch autologe Spalthaut möglich. Die Wundflächen nach Débridement von Laugenverletzungen sollten zunächst mit einem temporären Hautersatz (Biogard, Epigard) gedeckt und spätestens 48 Std. nach dem Ersteingriff erneut im Rahmen eines „second-look" begutachtet werden.

Indikationen

Jede Säuren- und Laugenverätzung erfordert ein chirurgisches Débridement und ggf. programmierte Revisionen. Bei großflächigen Verletzungen ergibt sich die Indikation zu plastisch-rekonstruktiven Sekundäreingriffen analog den Prinzipien der Chirurgie bei Verbrennungen.

Kontraindikationen

Keine.

Operationsrisiken und Aufklärungshinweise

Intraoperative Risiken

Nerven- und Gefäßverletzung, Blutverlust mit Bluttransfusionen, bei radikalem Débridement möglicher Verlust von Muskelgruppen. Tiefreichende Kolliquationsnekrosen können die Amputation von Gliedmaßen erforderlich machen.

Postoperative Risiken

Chemisch induzierte Nekrosen durch mögliches sekundäres Nachtiefen. Wundheilungsstörungen und Infektionen.

Aufklärungsgespräch

Der Patient ist über die Ernsthaftigkeit der Verletzung und die Notwendigkeit möglicher „Second-look"-Operationen bzw. mehrfacher Revisionen, Hauttransplantationen und Lappenplastiken aufzuklären. Ferner Möglichkeit der Entstehung hypertropher Narben und Kontrakturen mit Funktionseinbußen. Spätere Korrektureingriffe.

Spezielle Vorbereitungen

Die ausgiebige Spülung der Wundflächen mit Wasser im Rahmen der Erstversorgung verbessert die postoperativen Ergebnisse. Flußsäure- und Lewisite-Verätzungen sollten in der o. g. Weise vorbehandelt werden. Ausgedehnte chemische Verletzungen erfordern ein intensivmedizinisches Monitoring.

Narkose: Allgemeinnarkose. Lediglich kleinflächige Verletzungen der distalen Extremitäten können in Leitungs- bzw. Spinalanästhesie versorgt werden.

Lagerung: Abhängig vom Verletzungsmuster Rücken- oder Bauchlage, ggf. Armtisch.

Instrumentarium: Zum kleinflächigen Débridement kleines Wundversorgungsset. Zur tangentialen und epifaszialen Nekrektomie Grund-, ggf. Handsieb, Humby-Knife, Dermatom, Meshgraft-Sieb.

Spezielle Technik

Das chirurgische Débridement erfolgt bis in makroskopisch vitales Gewebe. Bei Säureverletzungen wird diese Schicht zumeist durch die Tiefenausdehnung der Koagulationsnekrose definiert (Abb. **13**). Laugenverätzungen führen zu Kolliquationsnekrosen, deren Grenze mit langen Latenzzeiten nachtiefen kann und beim Ersteingriff häufig nicht eindeutig darstellbar ist (Abb. **14**). Eine epifasziale Nekrektomie und eine programmierte Revision sind zumeist erforderlich.

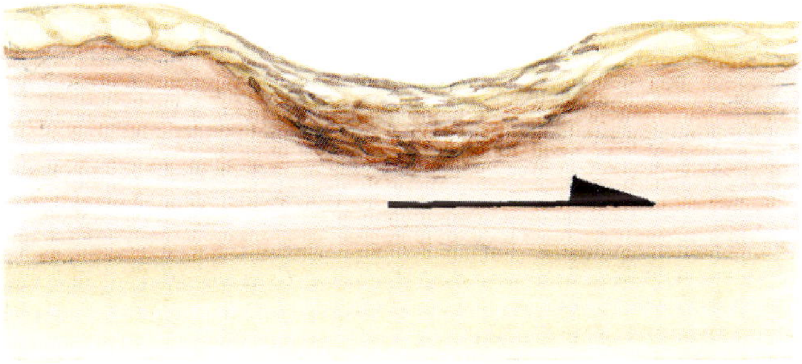

Abb. **13** Koagulationsnekrose. Die Tiefe des Débridements entspricht zumeist der Ausdehnung der Nekrose und wird durch thrombosierte Venen bzw. kapilläre Blutungen aus vitalem Gewebe definiert.

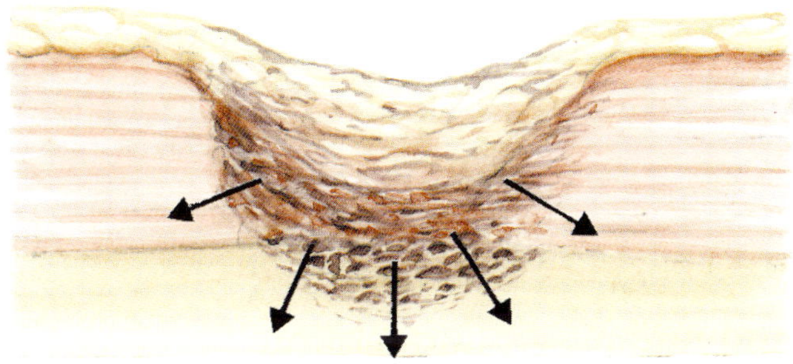

Abb. **14** Kolliquationsnekrose. Die makromorphologisch erkennbare Gewebezerstörung gibt nur eine unzureichende Aussage über die tatsächliche Nekroseausdehnung. Nachtiefungen sind häufig, ein epifasziales Débridement zumeist erforderlich.

Arbeitsschritte

Tangentiale Nekrektomie

1 Tangentiale Gewebeabtragung mit dem Skalpell oder Dermatom. Das Humby-Messer ermöglicht eine gezielte Nekrektomie. Thrombosierte Venen und punktförmige kapilläre Blutungen zeigen die Grenze zwischen nekrotischem und vitalem Gewebe.
2 Blutstillung: zur Granulationsförderung sollte diese möglichst sparsam erfolgen, Verzicht auf ausgedehnte Elektrokoagulation.
3 Wunddeckung: zur temporären Deckung hydroaktive Verbandsstoffe (Biogard, Epigard), ggf. Compound-grafts (Integra), allogene Spalthaut möglich, zur definitiven Deckung Mesh-graft. Die Langzeitergebnisse nach Keratinozytentransplantation sind noch unsicher.
4 Täglicher Verbandwechsel.
5 „Second-look"-Operation: Bei Laugenverätzungen spätestens am 2. postoperativen Tag, bei Säureverletzungen optional.

Arbeitsschritte der epifaszialen Nekrektomie

Nekrektomie bis auf die Faszie, im übrigen wie bei tangentialer Nekrektomie.

Arbeitsschritte bei erforderlichem subfaszialen Vorgehen

Bei direkter toxischer Schädigung oder Ischämie von Sehnen, Muskeln und Nerven ist deren Erhalt unsicher. Ggf. ist bei ausgedehnten Extremitätenverletzungen eine Amputation erforderlich.

Arbeitsschritte plastische Rekonstruktion

s. Plastisch-chirurgische Prinzipien, S. 87.

Ulcus cruris venosum

Krurale Ulzera können durch arterielle, venöse, entzündungs- oder stoffwechselbedingte Gefäßleiden, Druckschädigungen, Strahlenschäden, Tumoren oder posttraumatische Defektzustände bedingt sein (Tab. **12**). Da die Therapie der verschiedenen Ulzera zum Teil gänzlich unterschiedliche Konzepte erfordert, muß zur zielgerichteten Behandlung primär die zugrundeliegende Ursache abgeklärt werden.

Tabelle **12** Klassifikation des Ulcus cruris

- Arterielle Ulzera
- Venöse Ulzera
- Diabetische Ulzera
- Posttraumatische Ulzera
- Neoplastische Ulzera
- Infektiöse Ulzera
- Mischulzera

Ziele und Methoden

Ursache eines Ulcus cruris venosum ist ein verringerter venöser Rücktransport mit erhöhtem Venendruck, der sich bis in die Kapillaren der Endstrombahn fortsetzt und zu einem gestörten Gewebestoffwechsel in Haut und Subkutis führt. Fibrosierungs-, Degenerations- und Entzündungsreaktionen führen schließlich zu trophischen Hautveränderungen mit Hyperpigmentierung, Hyperkeratose und Dermatosklerose.

Aus prognostischen und therapeutischen Gründen sollte die primäre Varikosis (ca. 30% aller Ulzera) vom postthrombotischen Syndrom (ca. 70% aller Ulzera) unterschieden werden. Während es bei der primären Varikosis durch eine Lumenerweiterung und Klappeninsuffizienz der oberflächlichen Venen zu einem Übergreifen auf die Perforansvenen und subfaszialen Venen kommt, werden beim prognostisch ungünstigeren postthrombotischen Syndrom primär die tiefen Venen geschädigt.

In beiden Fällen führt der Verlust der richtunggebenden Venenklappen in den Perforansvenen infolge Klappendegeneration und Wanddilatation zu zusätzlichen Druckbelastungen mit Pendelbewegungen des Blutflusses, insbesondere im Bereich der Knöchel, wodurch es schließlich zur Ausbildung des sichtbaren Ulcus cruris kommt.

Diagnostik

Die Diagnostik beinhaltet eine sorgfältige Anamneseerhebung, die klinische Untersuchung mit venösem und arteriellem Gefäßstatus sowie die apparative Diagnostik mit Gefäß-Doppler-Sonographie, Venenverschlußplethysmographie, Phlebographie und Angiographie.

Konservative Therapie

Das therapeutische Bemühen richtet sich beim Ulcus cruris venosum in erster Linie auf die Beseitigung der venösen Stase, um die trophische Situation im geschädigten Hautareal zu verbessern. Lokale Maßnahmen umfassen die Reinigung des Wundbettes und die Ulkuskonditionierung zur Förderung der Epithelisation. Die gründlichste Reinigung wird durch ein chirurgisches Débridement mit anschließender Wundspülung erreicht. Nekrotisches Gewebe sollte dabei möglichst komplett abgetragen werden. Zur Verbandsbehandlung eignen sich hydroaktive Verbandsstoffe, da sie über eine Reduzierung des Wundödems die Mikrozirkulation verbessern und ein Austrocknen der Wunde verhindern. Bei Vorliegen einer klinisch manifesten Infektion, die sich durch ein lokales Wunddébridement nicht spontan bessert, kann eine systemische Antibiose notwendig werden. Desinfektionsmittel und topische Antibiotika sollten hingegen ebenso wie kurzzeitige Therapieversuche mit unterschiedlichen Salben und Verbandsstoffen vermieden werden, da viele Substanzen zytotoxisch sind und langfristig eine hohe Gefahr der Sensibilisierung besteht.

Ist trotz konsequent durchgeführter konservativer Therapie keine Abheilungstendenz erkennbar, sollte frühzeitig eine operative Versorgung in Erwägung gezogen werden.

Kompressionstherapie

Indikationen

Grundlage jeder Ulkustherapie bildet eine konsequente Kompressionstherapie. Sie wird als Zinkleimdauerverband oder als Wechselverband mit Kurzzugbinden durchgeführt. Die Kompression des Beines bewirkt eine Einengung der suprafaszialen Venen, den Verschluß insuffizienter Perforansvenen mit Unterbindung des Refluxes von sub- nach epifaszial, eine Beschleunigung der Blutströmungsgeschwindigkeit sowie einen Teilersatz der Klappenfunktion. Es kommt zu einer Steigerung des Gewebeperfusionsdrucks und zu einer Erhöhung der Reabsorption in der Endstrombahn und in den Lymphgefäßen. Zudem wirkt die Beschleunigung der Blutströmungsgeschwindigkeit antithrombotisch und in Verbindung mit der erzielten Entstauung antiphlogistisch.

Kontraindikationen

Eine relative Kontraindikation besteht bei gleichzeitiger arterieller Verschlußkrankheit, insbesondere im Stadium größer II b nach Fontaine.

Spezielle Technik

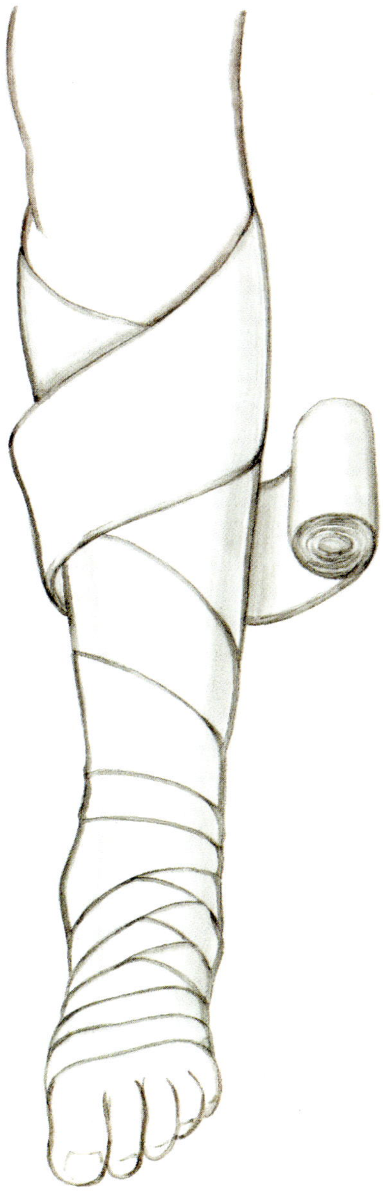

Abb. **15** Ein guter Kompressionsverband erfordert Geschick und eine ausreichende Übung der angewandten Technik. Nach entsprechender Schulung sind die meisten Patienten aber in der Lage, einen guten Kompressionsverband eigenständig anzulegen. Der Verband beginnt immer an der Zehenbasis und bezieht die ganze Ferse mit gekreuzten Achtertouren ein. Es folgen enge Horizontaltouren bis zum Wadenansatz, gefolgt von erneuten Achtertouren bis unterhalb des Knies. Die Kompression sollte dabei im Bereich der Malleolengegend am stärksten sein und bis zum Knie hinauf kontinuierlich abnehmen.

Invasive Therapie

Indikationen

Ulcus cruris venosum, das sich trotz konsequenter konservativer Behandlung als therapieresistent erweist.

Kontraindikationen

Klinisch manifeste Infektion.

Operationsrisiken und Aufklärungshinweise

Die Patienten müssen über alle Risiken der Operation sowie über die Möglichkeit, daß es trotz chirurgischer Therapie zu nicht abheilenden Ulzerationen bzw. Rezidiven kommen kann, aufgeklärt werden.
Subfasziale Hämatome, Wundinfektionen, Thrombophlebitiden der oberflächlichen varikösen Venen und Wundheilungsstörungen mit oberflächlichen Hautnekrosen sind die häufigsten Komplikationen.

Narkose: Allgemein- oder Regionalanästhesie.

Lagerung: Rückenlage.

Phlebochirurgie

Spezielle Anatomie, Indikationen, Technik und Komplikationen der Saphenektomie und der konventionellen Ligatur der Vv. perforantes s. Chirurgische Operationslehre, Bd. 1, S. 287ff.

Ulkusumschneidung

Arbeitsschritte

1 Zirkuläre Umschneidung des Geschwürs ca. 1 – 2 cm von seinem Rand entfernt.
2 Komplette Durchtrennung der Unterschenkelfaszie.
3 Wundspülung.
4 Hydroaktive Wundauflage im Bereich des Ulkus und Anlage eines Kompressionsverbandes mit Kurzzugbinden.

Spezielle Technik

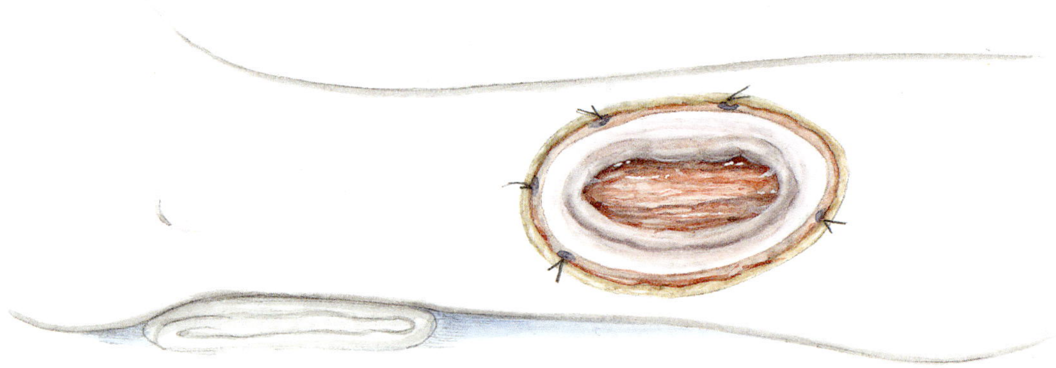

Abb. **16** Zirkuläre Umschneidung eines Ulcus cruris. Das Ulkus wird ca. 2 cm vom Rand entfernt umschnitten. Um eine ausreichende Entspannung zu erreichen, ist es nicht ausreichend, nur Haut und subkutanes Fettgewebe zu durchtrennen. Die Unterschenkelfaszie muß komplett in die Umschneidung miteinbezogen werden.

Paratibiale Fasziotomie

Arbeitsschritte

1 Hautschnitt 2 cm medial der Tibiakante weitab der liposklerotisch veränderten Haut.
2 Inzision der Faszie und digitale Mobilisation des subfaszialen Raumes.
3 Streng paratibiale Spaltung der Faszie mit der langen Metzenbaum-Schere bis zum Innenknöchel.
4 Einlage einer Redon-Drainage und Wundverschluß.
5 Hydroaktive Wundauflage im Bereich des Ulkus und Anlage eines Kompressionsverbandes mit Kurzzugbinden.

Spezielle Technik

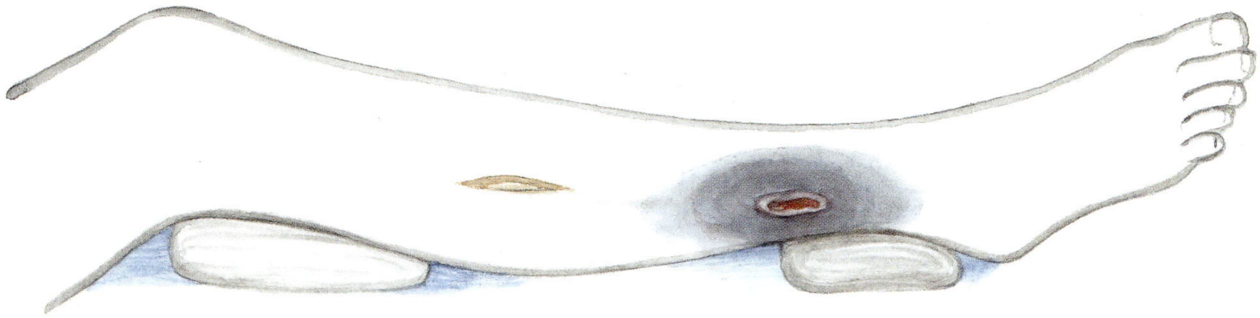

Abb. **17** Die Hautinzision erfolgt ca. 2 cm medial der Tibiakante. Zur Vermeidung von postoperativen Wundheilungsstörungen muß der Zugang weit entfernt vom Ulkus im Bereich gesunder Haut liegen.

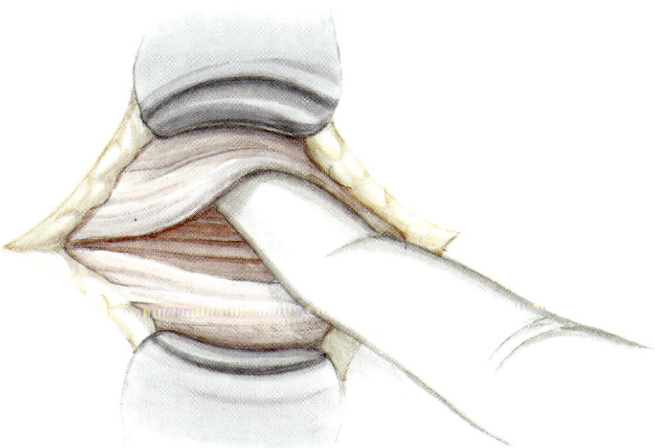

a

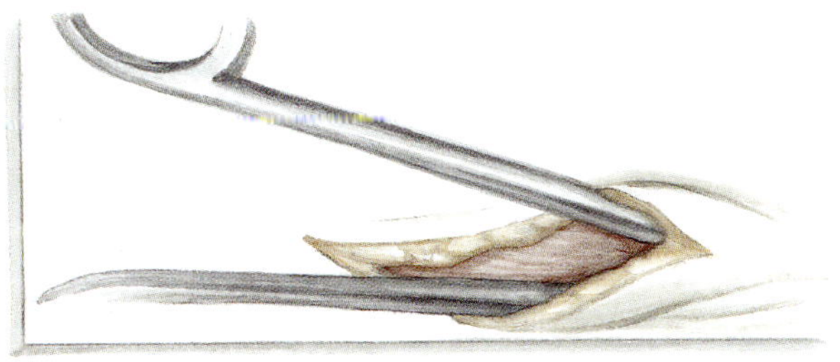

b

Abb. **18a** u. **b** Nach Inzision der Faszie wird der subfasziale Raum digital mobilisiert (**a**). Anschließend wird die Faszie mit einer langen Metzenbaum-Schere streng paratibial bis zum Innenknöchel durchtrennt. Es ist darauf zu achten, daß keine Scherbewegungen ausgeführt werden, sondern die Faszie mit leicht geöffneten Branchen gespalten wird (**b**). Bei Durchtrennung der Perforansvenen kann es zu schwallartigen Blutungen kommen, die jedoch durch Hochlagern des Beines und Anlage eines Kompressionsverbandes immer sistieren.

Endoskopische Perforansligatur

Arbeitsschritte

1 Anlage einer Blutleere in üblicher Technik.
2 Hautinzision in Längsrichtung ca. 2 cm medial der Tibiakante, mindestens 10 cm distal der Tuberositas tibiae.
3 Sparsame Inzision der Faszie und digitale Mobilisation des subfaszialen Raumes.
4 Subfasziales Einbringen eines Dissektionsballons und Auffüllen des Ballons mit 200 – 300 ml Kochsalzlösung.
5 Entfernung des Dissektionsballons, Einführen eines 10-mm-Trokars, Insufflation von CO_2 bis zu einem Druck von 20 mmHg und Einführen einer 30°-Optik.
6 Hautinzision ca. 5 cm lateral und distal der ersten Inzision und Einbringen eines 5-mm-Trokars unter direkter Sicht zum Einführen der Arbeitsinstrumente.
7 Stumpfes und scharfes Präparieren des subfaszialen Raumes mit Hilfe endoskopischer Dissektoren und Scheren.
8 Darstellen, Clippen und Durchtrennen der Vv. perforantes bis zum Innenknöchel. Da die Venen der besonders wichtigen unteren Cockettschen Perforansgruppe in der Regel nicht die oberflächliche Beugerloge kreuzen, ist zu ihrer Darstellung meist eine paratibiale Fasziotomie notwendig.
9 Einlage einer Redon-Drainage und Wundverschluß.
10 Hydroaktive Wundauflage im Bereich des Ulkus und Anlage eines Kompressionsverbandes mit Kurzzugbinden.

Spezielle Technik

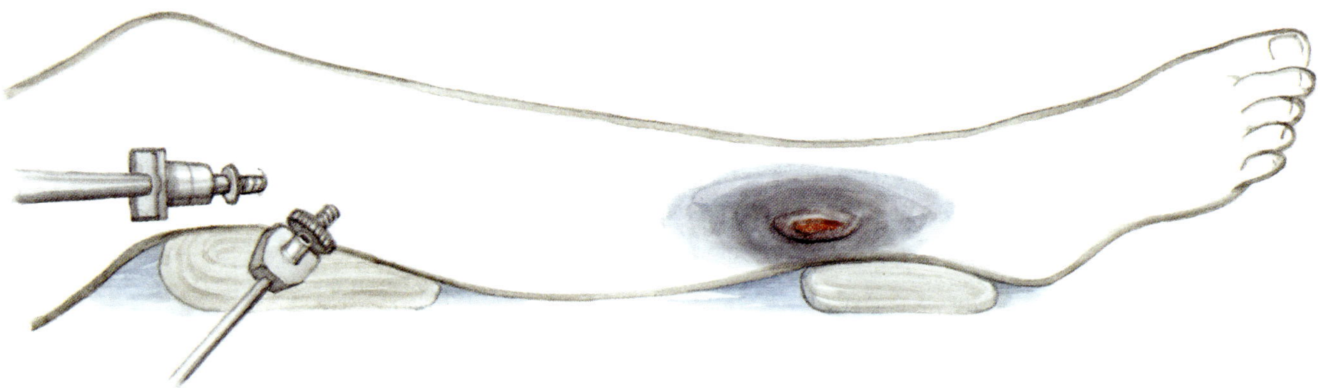

Abb. **19** Die endoskopische Perforansligatur erfolgt über eine 10-mm-Kamera- und eine 5-mm-Arbeitstrokarhülse, die ca. 5 cm lateral und distal der Kameratrokarhülse unter direkter Sicht positioniert wird. Der Unterschenkel wird leicht erhöht auf Unterlegtüchern gelagert, um eine freie Beweglichkeit der Arbeitsinstrumente zu gewährleisten.

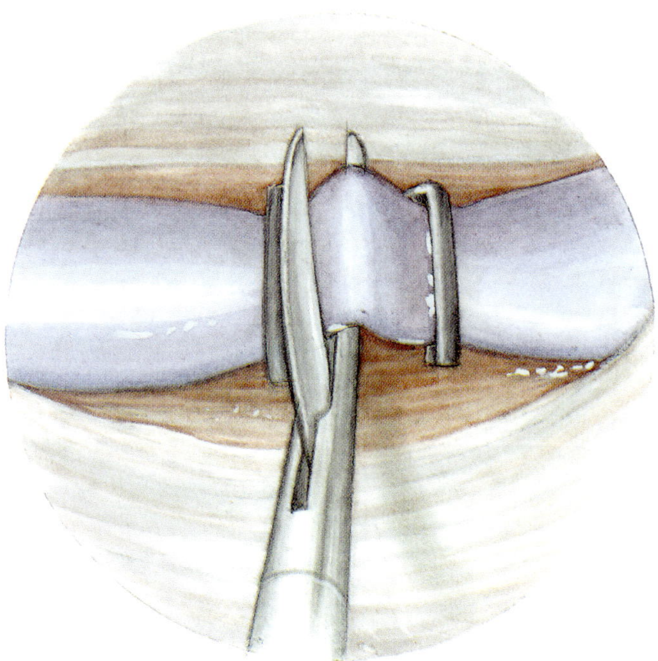

Abb. **20** Nach Präparation des subfaszialen Raumes können die Perforansvenen dargestellt und zwischen Clips durchtrennt werden. Da die Venen der besonders wichtigen unteren Cockettschen Perforansgruppe in der Regel nicht die oberflächliche Beugerloge kreuzen, ist zu ihrer Darstellung meist eine paratibiale Fasziotomie notwendig.

„Diabetischer Fuß“

Ziele und Methoden

Übergeordnetes Ziel aller Behandlungsmaßnahmen bei diabetischen Fußläsionen – sowohl im Rahmen einer nichtoperativen Wundbehandlung, als auch im Rahmen notwendiger operativer Maßnahmen, ist die Erhaltung der erkrankten Extremität. Resezierende Maßnahmen – bis hin zur Amputation – führen neben einer Zunahme der Belastung der verbliebenen Anteile immer zu einer Reduktion der verbliebenen Standfläche.

Ursache für die Wundprobleme im Fußbereich beim Diabetiker sind sowohl neuropathische als auch angiopathische Läsionen (Tab. **13**). Häufig liegt jedoch eine Kombination beider Erkrankungen vor. Die sorgfältige Abgrenzung der verschiedenen Ursachen ist jedoch unabdingbar für eine erfolgreiche Therapie.

Tabelle **13** Charakteristika diabetischer Fußläsionen bei Angiopathie und Neuropathie

	Angiopathie	Neuropathie
Anamnese	Häufig zusätzliche Risikofaktoren, insbesondere Nikotinabusus	Langjähriger Diabetes mellitus mit zusätzlichen Spätschäden, Alkoholmißbrauch
Lokalisation	Akral (Zehen, Ferse)	Plantar, selten dorsal
Hautkolorit	Livide, glänzend	Regelrecht, trocken
Temperatur	Kühl	Warm
Schmerzen	+++	fehlen
Pulse	Fehlen	gut tastbar
Vibration	Normal	Gemindert/fehlt
Röntgen	Frühzeitig osteolytische Herde	Regelrechte Knochenstruktur

Liegt eine Durchblutungsstörung der großen Gefäße als wesentliche Ursache der diabetischen Fußläsion vor, muß zunächst eine Revaskularisierung entsprechend den gültigen Regeln bei arterieller Verschlußkrankheit angestrebt werden.

Der größte Teil der Komplikationswunden am Fuß des Diabetikers hat seine Ursache jedoch in der diabetischen Neuropathie. Da die längsten Axone zuerst betroffen sind, beginnen die klinischen Symptome bevorzugt in der Peripherie. Es kommt zu einem fibrotischen Umbau der kleinen Fußmuskeln mit daraus resultierendem Übergewicht der langen Muskeln und wiederum daraus folgender Krallenzehenstellung. Die Grundglieder dislozieren nach dorsal, daraus resultiert eine Subluxation in den Grundgelenken und eine Mehrbelastung der Bereiche unter den Mittelfußköpfchen (Abb. **21**). Da gleichzeitig die Sensibilität gestört ist, bemerkt der Patient die andauernde Druckbelastung nicht, und es tritt regelhaft ein neuropathisches Ulkus (Malum perforans) mit der Gefahr einer chronischen Infektquelle auf. Das Ulkus ist typischerweise von einer hyperkeratotischen Randzone umgeben. Die Basis ist livide verfärbt und blutet leicht.

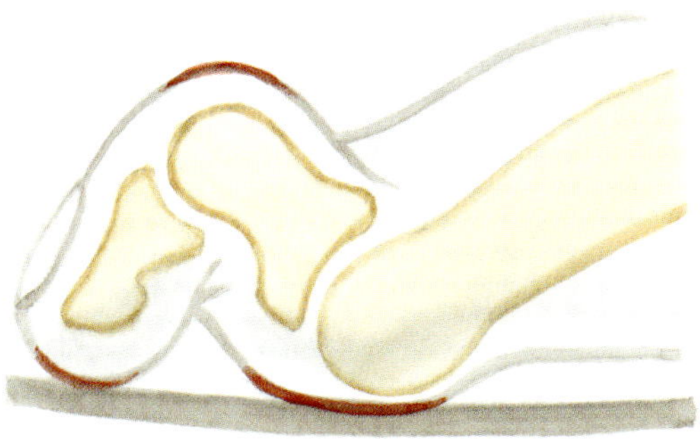

Abb. **21** Die charakteristische Vorfußdeformität bei der diabetischen Neuropathie bildet die Grundlage zur Entstehung eines Mal perforans.

Diagnostik

Neben Erhebung der Anamnese, klinischer Untersuchung, Inspektion des Schuhwerks und Bestimmung der diabetischen Stoffwechsellage werden Doppler-Untersuchungen der Gefäße und Nativ-Röntgenbilder angefertigt. Eine Angiographie ist nur indiziert, falls eine Gefäßintervention angestrebt wird. Für die Diagnose osteitischer Veränderungen erlangt die Magnetresonanztomographie zunehmende Bedeutung.

Transmetatarsale Zwei-Drittel-Resektion des Os metatarsale II bei Malum perforans

Indikationen

Die Indikation zur operativen Therapie richtet sich nach dem Erkrankungsstadium (Tab. **14**). Unkomplizierte neuropathische Ulzera, d. h. solche ohne Zeichen der Infektion oder des Knochenbefalls, heilen unter konsequenter Entlastung. Dies kann in der Frühphase im „Watteschuh", in der weiteren Behandlung im Kontaktgips, durch eine Maßorthese und durch entlastendes Schuhwerk geschehen.

Tabelle **14** Klassifikation des neuropathischen Ulkus

Stadium 1	Druckstelle (Epidermisnekrose)
Stadium 2a	Malum perforans, oberflächlich
Stadium 2b	Malum perforans, tief bis an Knochen
Stadium 3	Knochenläsion, Gelenkeinbruch
Stadium 4	Ausgedehnte Infektion, ausgehend vom Malum perforans

Ein Abszeß muß umgehend gespalten werden, nekrotisches Gewebe wird dabei entfernt. Eine phlegmonöse Infektausbildung hat ihre Ursache meist ebenfalls in einer Infektverhaltung. Zusätzlich sollte durch eine systemische Antibiose versucht werden, den Infekt einzugrenzen. Primär resezierende Operationen sind nicht angezeigt. Ein chronisches Lymphödem, das durch die sympathische Entkoppelung häufig zu finden ist, kann durch Lymphdrainagen behandelt werden.

Ist im Stadium 2a und insbesondere im Stadium 2b durch eine Schuhversorgung eine dauerhafte Entlastung nicht möglich oder kommt es im Rahmen der neuropathischen Osteopathie (Stadium 3) zu einer zunehmenden Knochen- oder Gelenkdestruktion, so ist eine Resektion angezeigt. Die transmetatarsale Zwei-Drittel-Resektion der betroffenen Strahlen, unter Erhalt der Zehen, wie sie von Baumgartner beschrieben ist, stellt eine Alternative zur Amputation ganzer Strahlen dar.

Kontraindikationen

Bei plantaren Ulzera infolge einer zusammengebrochenen Fußwölbung ist gegenüber operativen Maßnahmen Zurückhaltung angezeigt. Im Vordergrund steht die orthopädietechnische Versorgung mit Schuhen oder Orthesen, bis hin zu komplett entlastenden kondylenabstützenden Hülsenapparaten.

Eine Resektion im akuten Infekt sollte immer vermieden werden.

Operationsrisiken und Aufklärungshinweise

Intraoperative Risiken

Eröffnung von Sehnenscheiden. Verletzung von Nerven und Gefäßen.

Postoperative Risiken

Wundheilungsstörung und Infektion. Abszeßbildung. Dehiszens der Wundränder.

Aufklärungsgespräch

Im Aufklärungsgespräch ist auf die Gesamtproblematik des „Diabetischen Fußes" sowie mögliche Folgeoperationen einzugehen. Postoperative Verhaltensregeln und die Notwendigkeit der lebenslangen Nachsorge müssen erläutert werden.

Narkose: Regionalanästhesie oder Allgemeinnarkose.

Lagerung: Standardtisch, Rückenlage.

Arbeitsschritte

1 Malum perforans mit Methylenblau anfärben.
2 Paralleler Längsschnitt zwischen 1. und 2., lateral zwischen dem 4. und 5. Strahl.
Hautbrücke von 5 cm Breite beachten.
3 Nerven, Sehnen und Gefäße schonen.
4 Metatarsale proximal mit Raspatorium freilegen und mit kleinen, runden Hohmann-Hebeln umfahren.
5 Resektion mit oszillierender Säge unter ständiger Kühlung. Winkel von etwa 45° zur Sohle, am lateralen Fußrand etwa 30–40° zum Fußrand.
6 Durchtrennten Strahl mit Hohmann-Hebeln und Kocher-Klemme aus ihrem Bett lösen.
7 Sparsame Exzision des angefärbten Gewebes mit Skalpell oder scharfem Löffel, Abtragung des hyperkeratotischen Randwalls.
8 Subkutaner und kutaner dorsaler Wundverschluß.
9 Drainage mit Silikon-Kapillar-Drainage.

Spezielle Technik

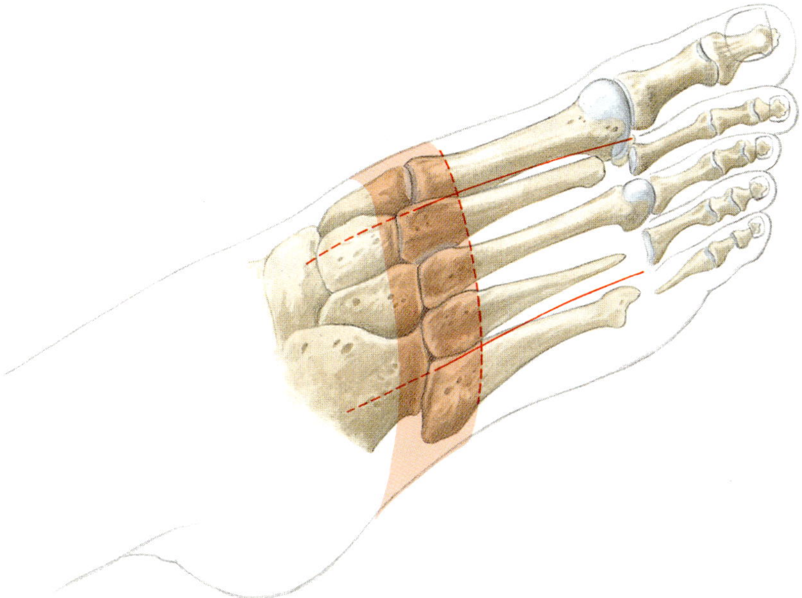

Abb. **22** Zugangswege bei der transmetatarsalen Resektion:
Bei geplanter Resektion des 1. und 2. Strahls erfolgt ein medialer, bei Resektion des 4. und 5. Strahls ein lateraler Zugang. Der 3. Strahl kann von beiden Schnitten nach Resektion des randständigen Strahls angegangen werden. Bei Operation aller Metatarsalia sind zwei dorsale Zugänge notwendig. Zwischen beiden Schnitten sollte eine möglichst breite Hautbrücke verbleiben (aus Bauer, R., F. Kerschbaumer, S. Poisel: Orthopädische Operationslehre, Bd. 2/II. Thieme, Stuttgart 1995).

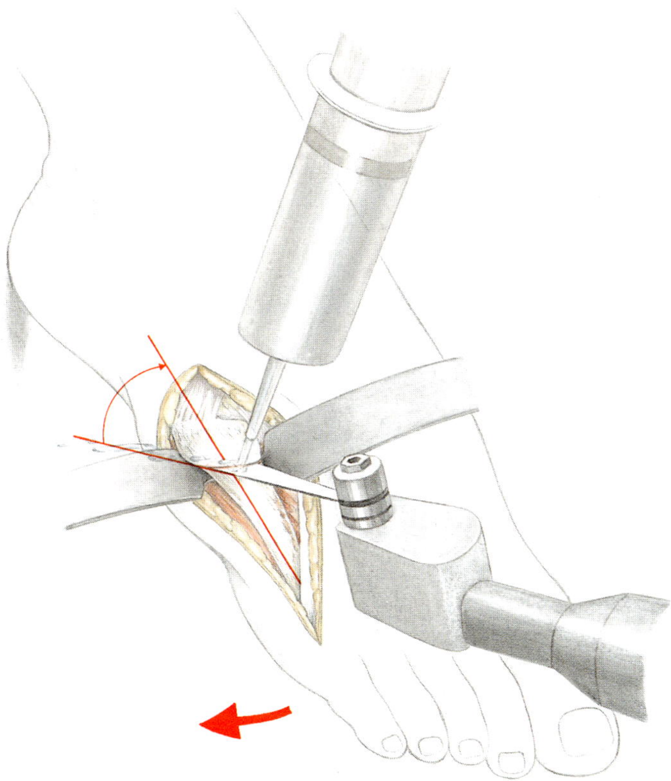

Abb. **23** Transmetatarsale Resektion vom Os metatarsale V bei Malum perforans.
Nach dorsalem Längsschnitt zwischen dem 4. und 5. Strahl erfolgt die Freilegung der Basis unter sorgfältiger Schonung des Gefäß- und Nervenbündels. Eine genügend lange Hautinzision ermöglicht dabei ein weichteilschonendes Vorgehen. Anschließend wird das Metatarsale mit dem Raspatorium proximal freigelegt und mit einem kleinen Hohmann-Haken umfahren. Die Resektion erfolgt mit der oszillierenden Säge unter ständiger Kühlung in einem Winkel von 45°, bei den randständigen Strahlen zusätzlich in einem Winkel von 30–40° zum Fußrand. Durch leichten Druck auf das distale Fragment wird der Sägespalt zum Klaffen gebracht (aus Bauer, R., F. Kerschbaumer, S. Poisel: Orthopädische Operationslehre, Bd. 2/II. Thieme, Stuttgart 1995).

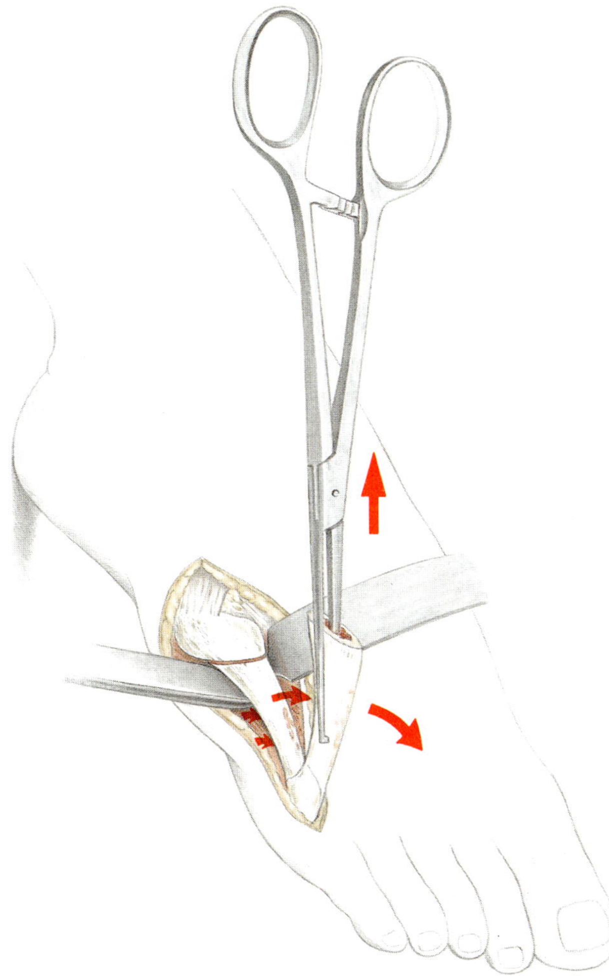

Abb. **24** Atraumatische Lösung des Knochens aus den Weichteilen.
Der durchtrennte Strahl wird mit dem Hohmann-Haken nach ventral aus dem Bett gehebelt. Der Knochen wird anschließend mit einer Kocher-Zange gefaßt. Die Weichteile können nun unter Zug an der Kocher-Zange in Längsrichtung mit dem Raspatorium vom Knochen abgeschoben werden. Der Knochen wird dann in der Sagittalebene atraumatisch aus den verbliebenen Weichteilen herausgeschält (aus Bauer, R., F. Kerschbaumer, S. Poisel: Orthopädische Operationslehre, Bd. 2/II. Thieme, Stuttgart 1995).

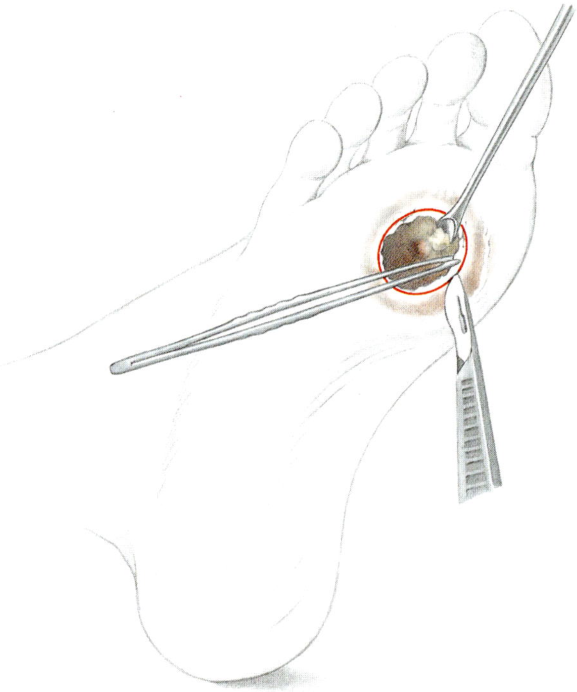

Abb. **25** Sparsame Exzision des plantaren Ulkus mit dem Skalpell und anschließendes Débridement mit dem scharfen Löffel. Der hyperkeratotische Randwall wird komplett abgetragen (aus Bauer, R., F. Kerschbaumer, S. Poisel: Orthopädische Operationslehre, Bd. 2/II. Thieme, Stuttgart 1995).

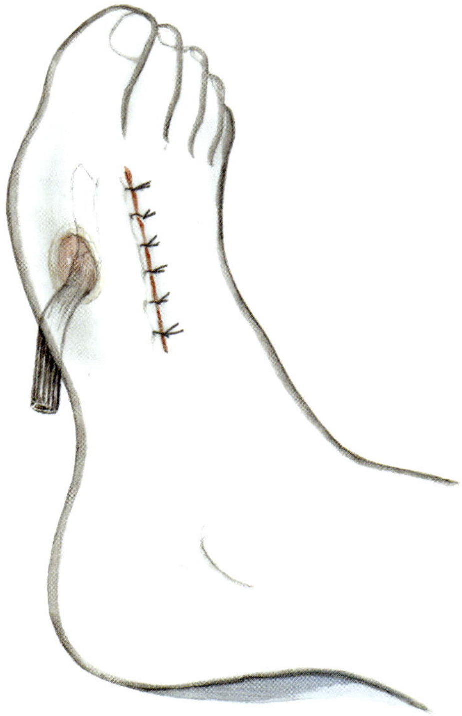

Abb. **26** Wunddrainage mit einer Silikon-Kapillar-Drainage („easyflow") durch die offen gelassene plantare Wunde. Dorsal erfolgt ein primärer Wundverschluß mit Einzelnähten. Die postoperative Mobilisation wird im Verbandschuh, zunächst unter Entlastung mit Hilfe von Gehstützen, durchgeführt.

Nachbehandlung

Die Nachbehandlung der offenen Wunde erfolgt z. B. mit einem temporären Hautersatz aus Polyvenyl-Alkohol-Hydroschaum (Epigard). Die Umgebungshaut ist zu pflegen, ohne sie aufzuweichen.

Die Mobilisation wird im Verbandschuh, anfangs unter Entlastung mit Hilfe von Gehstützen vorgenommen. Eine Vollbelastung des Rückfußes ist möglich.

Nach Wundheilung erfolgt die Anfertigung von einlagengerechtem Schuhwerk mit vor- und rückfußentlastender Schuhzurichtung und Mittelfußrolle sowie darauf abgestimmter Fußbettung nach Maß mit breitflächiger retrokapitaler Abstützung. Eine Absatzrolle oder ein Pufferabsatz wird angepaßt.

Obligat ist eine Patientenschulung mit Betonung der Eigenverantwortlichkeit und Hinweisen zur Fußpflege.

Amputationen

Im Gegensatz zur neuropathischen Fußläsion ist eine Amputation bei angiopathischer Gangrän und bei Mischulzera oftmals nicht vermeidbar. Trotzdem sind Notamputationen bis auf seltene Ausnahmen unnötig, so daß genügend Zeit für eine differenzierte Diagnostik verbleibt.

Spezielle Anatomie, Indikationen, Technik und Komplikationen der Amputationen s. Bd. 1, S. 107ff u. S. 246ff.

Nekrotisierende Fasziitis

Unter dem Begriff der nekrotisierenden Weichteilinfekte wird eine Gruppe verschiedener Krankheitsbilder zusammengefaßt, deren gemeinsames Merkmal eine lebensbedrohliche Weichteilinfektion mit rasch fortschreitenden Nekrosen ist. Die am häufigsten betroffenen Körperareale sind die Leiste, die Perinealregion und die unteren Extremitäten.
Die Fasciitis necroticans hat dabei neben dem seltener gewordenen Gasbrand die größte klinische Bedeutung.

Ziele und Methoden

Die nekrotisierende Fasziitis wird durch Streptokokken der Gruppe A (GAS) sowie synergistisch wirkende Erreger hervorgerufen, die in den meisten Fällen zu einer anaerob-aeroben Mischinfektion führen. Die akute Lebensbedrohung des Patienten wird dabei häufig unterschätzt.
Da die Prognose entscheidend von der frühzeitigen Therapieeinleitung abhängt, ist bereits bei der Verdachtsdiagnose einer Fasciitis necroticans entschlossenes Handeln notwendig und der diagnostische Zeitraum so kurz wie möglich zu begrenzen. Die Diagnose wird klinisch gestellt, beweisende Laborparameter oder andere spezifische diagnostische Hilfsmittel gibt es nicht. Anamnestisch können Bagatellverletzungen, Injektionstraumata, proktologische und urologische Erkrankungen Hinweise geben. Im Anfangsstadium findet sich zumeist nur ein auffällig druckschmerzhaftes, unscharf begrenztes Erythem mit umgebendem Weichteilödem. Zusätzlich bestehen landkartenartige, nach zentral zunehmende Hautverfärbungen, während eine Lymphangitis typischerweise fehlt. Wegweisend können als Krepitationen tastbare Gaseinschlüsse in der Subkutis sein.
Mit fortschreitender Infektion treten schwere systemische Allgemeinsymptome – häufig einhergehend mit Desorientiertheit oder Somnolenz und relativ gering ausgeprägter lokaler Entzündungsreaktion – auf.
Tab. **15** faßt die Diagnosekriterien nach Fisher zusammen.

Tabelle **15** Diagnosekriterien der nekrotisierenden Fasziitis nach Fisher

- Extensive Nekrose der Faszie mit Ausdehnung auf die angrenzende Haut
- Mittlere bis schwere Systemintoxikation mit vermindertem mentalen Status
- Fehlen einer primären Muskelbeteiligung
- Fehlen von Clostridien im Wundabstrich
- Fehlen eines ursächlichen Gefäßverschlusses
- Leukozyteninfiltration, fokale Nekrosen der Faszie und des umgebenden Gewebes sowie mikrovaskuläre Thrombosen bei der histologischen Untersuchung

Indikationen

Bereits bei der Verdachtsdiagnose einer nekrotisierenden Fasziitis ist die Indikation zur operativen Wundexploration gegeben. Bestätigt sich intraoperativ der Verdacht, muß eine kompromißlose und radikale Nekrektomie („tumor like") der betroffenen Areale vorgenommen werden, um eine Ausbreitung der Infektion zu verhindern. Alleinige Entlastungsinzisionen oder Drainageeinlagen sind obsolet und können zu einem deletären Verlauf führen.

Kontraindikationen

Keine.

Operationsrisiken und Aufklärungshinweise

Der bewußtseinsklare Patient und seine Angehörigen sind über die Schwere der Erkrankung und die daraus resultierende operative Konsequenz mit kosmetischen Defekten sowie Funktionseinbußen bis hin zum eventuellen Gliedmaßenverlust aufzuklären. Der postoperative intensivstationäre Aufenthalt, ggf. mit Beatmungstherapie, sowie notwendig werdende Folgeoperationen und plastisch-rekonstruktive Maßnahmen sind zu erwähnen.

Spezielle Vorbereitungen

Bei nekrotisierenden Weichteilinfektionen kommt es häufig zu massiven Flüssigkeitsverschiebungen und Elektrolytverlusten. Bakterientoxine und Muskelzerfallsprodukte können zu Nierenversagen und hämolytischer Anämie führen. Ein engmaschiges perioperatives Monitoring des Flüssigkeits- und Elektrolythaushaltes sowie des Hämoglobins mit ausreichender Substitution ist daher von großer Bedeutung. Urinausscheidung, Nierenretentionswerte, Kreatinphosphokinase, Hämoglobin sowie Myoglobingehalt im Urin müssen wiederholt bestimmt werden.
Die sofortige Einleitung einer systemischen hochdosierten Antibiose ist obligat. Da es sich in der Mehrzahl um synergistische Mischinfektionen handelt, muß ein Antibiotikaregime mit breitem Keimspektrum unter Einbeziehung anaerober Erreger gewählt werden.

Narkose: Allgemeinnarkose.

Lagerung: Rückenlage.

Vorgehen bei einer nekrotisierenden Fasziitis der unteren Extremität

Arbeitsschritte

1 Abwaschen und Abdecken der gesamten Extremität und der Leistenregion.
2 Langstreckige Eröffnung von Haut, Subkutis und Faszie.
3 Exploration des Wundgebietes und Photodokumentation des Befundes.
4 Sicherstellung von Wundsekret zur Anfertigung von Grampräparaten und zur Erreger- und Resistenzbestimmung sowie Einsendung von Gewebematerial zur histologischen Begutachtung.
5 Großzügige Exzision sämtlicher nekrotischer Areale unter Einbeziehung allen Fremdmaterials mit ausreichender Sicherheitszone.
6 Wundspülung mittels Jet-Lavage.
7 Erneute Sicherstellung von Wundsekret zur Anfertigung von Grampräparaten und zur Erreger- und Resistenzbestimmung.
8 Offene Wundbehandlung.
9 Bei ausgedehnten Befunden Ruhigstellung der gesamten Extremität mittels gelenküberbrückendem Fixateur externe.
10 Postoperativ Verlegung auf die Intensivstation.
11 „Second-look"-Operation innerhalb der nächsten 24 Std.

Spezielle Technik

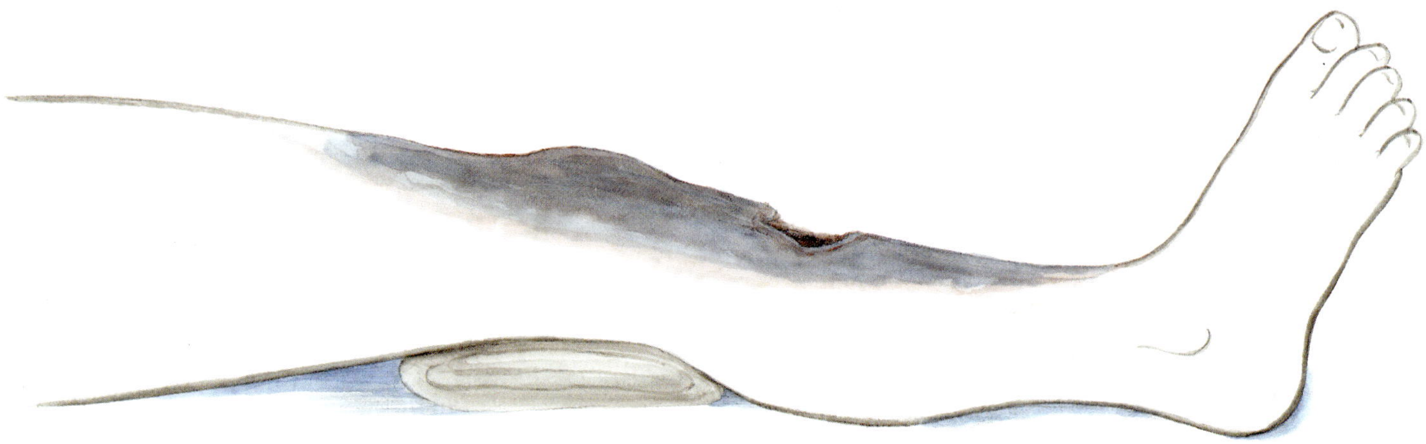

Abb. **27** Perifokale aszendierende Fasciitis necroticans mit bereits beginnender livider Hautverfärbung ausgehend von einem Defekt im Bereich der Schienbeinvorderkante. Cave: Bei lediglich bestehenden Hautverfärbungen ist auch auf Bagatellverletzungen zu achten (neglected wound).

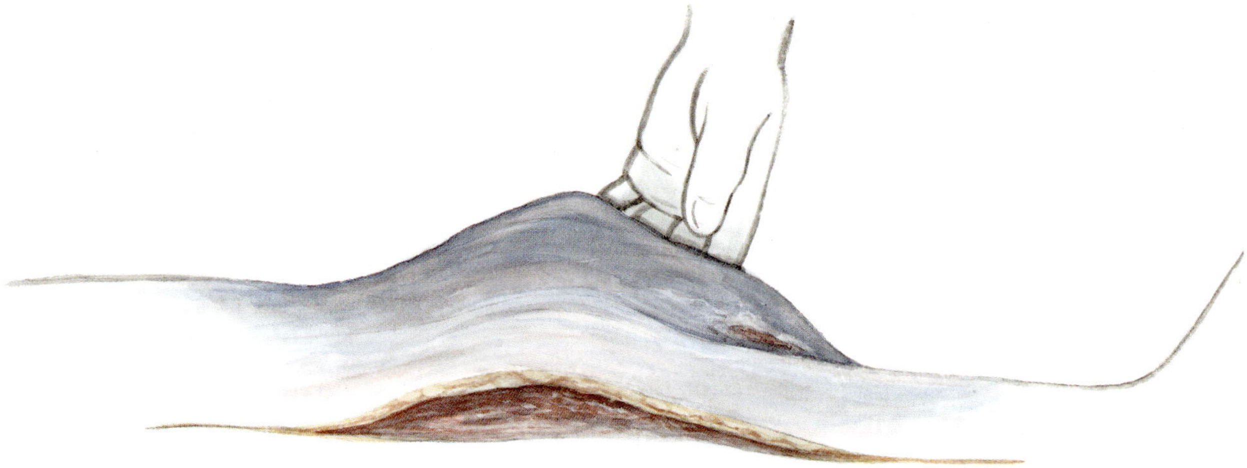

a

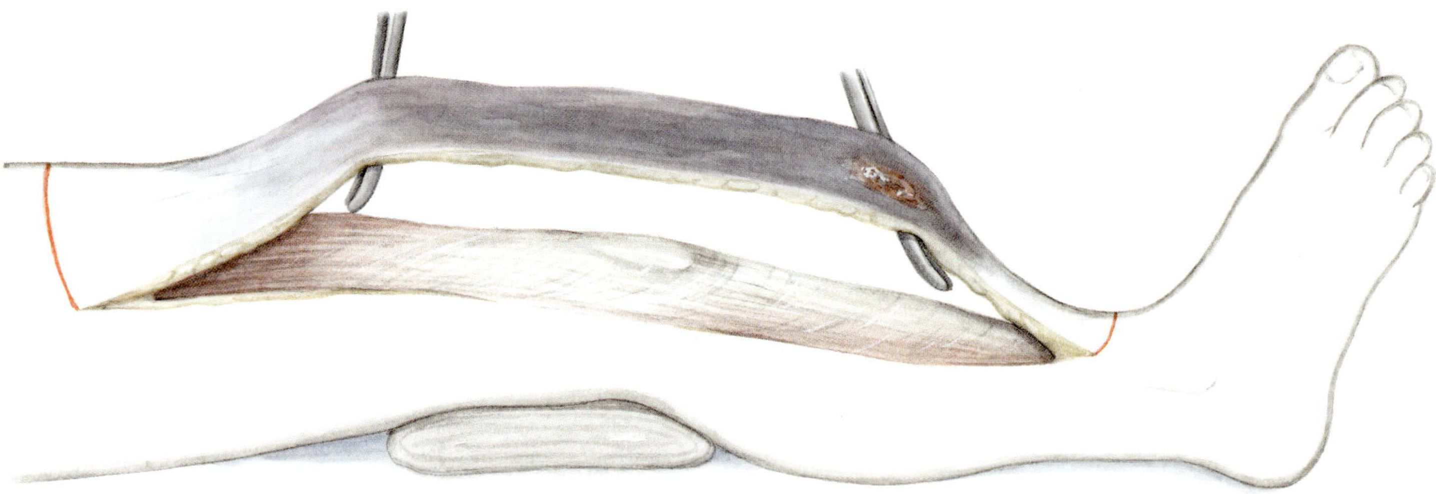

b

Abb. **28a** u. **b** Nach langstreckiger Inzision im Bereich des Überganges der Fasziitis zum Gesunden werden das Ausmaß der Veränderungen festgestellt, erste Abstriche entnommen und Gewebeproben zur histologischen Untersuchung entsandt. Die Inzision ist soweit wie nötig durchzuführen und nimmt keine Rücksicht auf chirurgische Schnittführungen bzw. anatomische Grenzlinien. Nach scharfer und stumpfer Präparation (**a**) erfolgt die radikale Dissektion („tumor like") des gesamten infizierten Haut- und Faszienareales (**b**). Bei großen Defekten und muskulärer Beteiligung müssen die Gelenke durch einen gelenküberbrückenden Fixateur externe transfixiert werden. Nach ausgiebiger Spülung des Wundgrundes mittels Jet-Lavage folgt die Wundbedeckung mit hydroaktiven Wundauflagen.

Nachbehandlung

Die rasche Besserung des Allgemeinzustandes ist das beste Indiz für eine erfolgreiche lokale Therapie. Kommt es innerhalb von 12 Stunden zu keiner deutlichen Besserung des Allgemeinbefindens, muß ein erneutes radikales chirurgisches Débridement vorgenommen und die Amputation bzw. Exartikulation in Erwägung gezogen werden. Die plastische Deckung der Wunde erfolgt, sobald der Infekt lokal beherrscht ist und keine Sepsiszeichen mehr vorhanden sind. Neben dem Wundverschluß durch Spalthauttransplantation kommt das gesamte Spektrum der plastischen Chirurgie zur Anwendung.

Dekubitalulzera

Ziele und Methoden

Dekubitalulzera finden sich vor allem bei zwei immer größer werdenden Risikogruppen: Den zumeist jungen Unfallopfern mit Para- oder Tetraplegie und den geriatrischen Patienten. Trotz verbesserter medizinischer Betreuung sind Druckgeschwüre ein häufiges und oftmals vernachlässigtes Problem der chronisch kranken Patienten.

Die Prädilektionsstellen für Druckgeschwüre sind anatomisch vorgegeben. Ungefähr 70 Prozent der Dekubitalulzera sind in der Beckenregion lokalisiert, 15–20 Prozent finden sich über den Malleolen oder den Fersen. Abb. **29** zeigt die typischen Lokalisationen im Beckenbereich.

Dekubitalulzera entstehen nicht nur durch lokale Druckeinwirkung. Zusätzlich sind wiederholte Scher- und Reibungskräfte – wie sie z. B. beim Transport vom Rollstuhl ins Bett oder auf die Toilette gegeben sind – für die Entstehung verantwortlich.

Der chirurgische Eingriff stellt nur einen Teil der komplexen Therapie der Dekubitalulzera dar. Die Erfassung aller Risikofaktoren, welche die Entstehung von Dekubitalulzera begünstigen, hat sowohl für die Erkennung gefährdeter Patienten als auch bei der Therapie manifester Ulzera eine besondere Wichtigkeit (Tab. **16**).

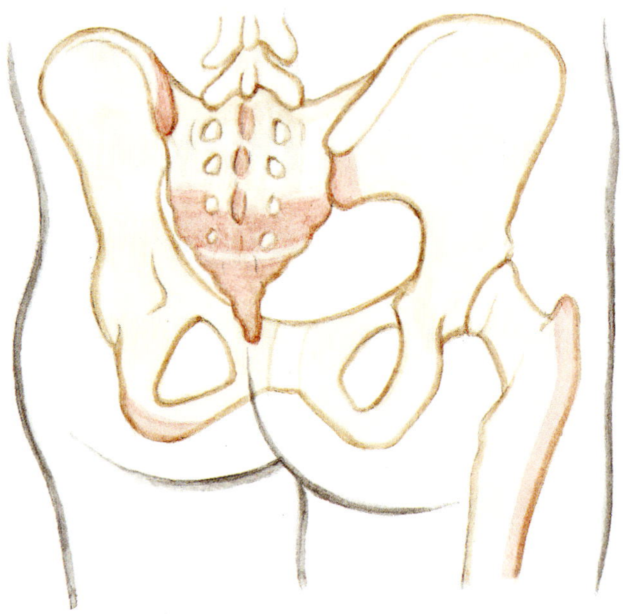

Abb. **29** Die meisten Dekubitalulzera entstehen im Bereich des Beckengürtels. Im Gegensatz zu den Ulzera im Bereich des oberen Sakrums und der Crista sacralis mediana, die durch reine Druckbelastungen im Liegen entstehen, werden die Ulzera über dem unteren Teil des Os sacrum, dem Os coccygis und dem Tuber ischiadicum durch kombinierte Druck- und Scherkräfte im Sitzen verursacht.

Tabelle **16** Risikofaktoren für die Entstehung eines Dekubitus

Intrinsische Risikofaktoren	Extrinsische Risikofaktoren
Hohes Alter/reduzierter Allgemeinzustand	Harte Unterlagen/fehlende Polsterung
Infekte	Rauhe Oberflächen
Eingeschränkte Beweglichkeit/Lähmungen	Unzureichende Pflege und Körperhygiene
Spastik	Falsche Lagerung/mangelndes Umlagern
Sensibilitätsstörungen	Medikamente
Mangelernährung	
Durchblutungsstörungen	
Skelettdeformitäten	
Inkontinenz	

Klassifikation

Voraussetzungen für eine erfolgreiche Therapie von Dekubitalulzera sind die exakte Erfassung der Oberflächen- und Tiefenausdehnung und der entzündlichen Reaktion der umgebenden Weichteile. Für den chirurgischen Eingriff sind besonders die Gradeinteilung nach Daniel (Abb. **30**) und die Stadieneinteilung nach Seiler (Tab. **17**) relevant. Oberflächliche Läsionen (Grad 1 und 2) können spontan durch Reepithelialisierung aus den tiefen Schichten der Haut heilen, während sich drittgradige und tiefere Ulzera nur vom Wundrand her durch sekundäres Einsprossen von Epithelzellen schließen.

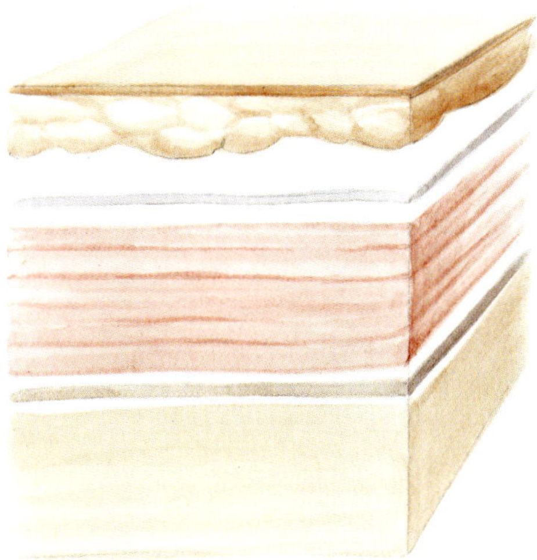

Abb. **30** Zur Therapieplanung eignet sich am besten die Klassifikation nach Daniel, ergänzt durch die Stadieneinteilung nach Seiler (Tab. **17**):

Grad 1	fixierte Hautrötung,
Grad 2	oberflächliche Ulzeration der Dermis,
Grad 3	Ausdehnung bis in das subkutane Fettgewebe,
Grad 4	tiefes Ulkus mit Beteiligung von Fettgewebe, Faszien und Muskulatur, ohne Beteiligung des Knochens,
Grad 5	Ulkus mit Beteiligung von Knochen oder Gelenken, Einbruch in Beckenorgane wie Urethra, Rektum, Vagina.

Tabelle **17** Stadieneinteilung des Wundzustandes nach Seiler

Stadium A	Wunde „sauber", Granulationsgewebe
Stadium B	Wunde schmierig belegt, Restnekrosen, fehlende Infiltration des umgebenden Gewebes
Stadium C	Wunde wie Stadium B mit zusätzlicher Infiltration des umgebenden Gewebes und/oder Allgemeininfektion (Sepsis)

Diagnostik

Neben der klinischen Untersuchung stellt die konventionelle Röntgendiagnostik zur Erkennung von Skelettdeformitäten, Weichteilverkalkungen und osteitischen Veränderungen die wichtigste Untersuchungsmethode dar. Kontrastmitteldarstellung, Sonographie, Magnetresonanztomographie und Angiographie können bei speziellen Fragestellungen zusätzlich indiziert sein.

Konservative Therapie

Von großer Bedeutung ist eine standardisierte Therapie, womit Polypragmasie am besten vermieden werden kann.

Lagerungstherapie

Grundlage jeder Dekubitusbehandlung ist die Druckentlastung verletzter Körperstellen zur Verbesserung der lokalen Durchblutung und zur Vermeidung zusätzlicher Läsionen. Neben dem regelmäßigen Umlagern in Rückenlage, 30°-Seitenlage und wenn möglich Bauchlage stehen verschiedene Anti-Dekubitus-Matratzen sowie Spezialbetten mit automatisierten, drehbaren Liegeflächen (Rotorest) oder Betten mit kontinuierlichem Luftstrom (Clinitron-Bett) zur Verfügung.

Behandlung von Begleiterkrankungen

Neben der Vermeidung von Druck- und Scherkräften, stellt die Behandlung von Begleiterkrankungen und die Eliminierung von Risikofaktoren die zweite Basismaßnahme in der Therapie des Dekubitus dar. Tab. **18** zeigt die wichtigsten Begleiterkrankungen, die die Entstehung eines Dekubitus begünstigen und deren mögliche Therapie.

Tabelle **18** Begleiterkrankungen und deren mögliche Therapie

Erkrankung	Therapie
Herz und Kreislauf	
– Primäre arterielle Verschlußkrankheit	Gefäßrekonstruktion, Amputation, Rauchverbot, medikamentöse Therapie
– Chronisch venöse Insuffizienz	Kompressionstherapie
– Herzinsuffizienz	medikamentöse Therapie
– Anämie	Eisensubstitution, Transfusionen
Neurologische Erkrankungen	
– Lähmungen	Lagerungstherapie, Mobilisation, Physiotherapie
– Spastik	Physiotherapie, medikamentöse Therapie
– Depressionen	Gesprächstherapie, Psychotherapie, medikamentöse Therapie
Gastrointestinale Erkrankungen	
– Stuhlinkontinenz	Stuhlregulierung, Fäkalkollektor, Optimierung der Hygiene
– Mangelernährung	Hyperkalorische Diät, PEG, Infustionstherapie
– Kolorektale Fistel	Kolostomie, Fistelresektion
Stoffwechselerkrankungen	
– Diabetes mellitus	Diät, orale Antidiabetika, Insulintherapie
– Adipositas	Gewichtsreduktion
Urogenitalsystem	
– Urininkontinenz	Suprapubische Harnableitung, urethral beim Mann
– Neurogene Blasenstörung	Neuro-urologische Vorstellung
Bewegungsapparat	
– Skelettdeformitäten	Physiotherapie, angepaßte Lagerung, operative Korrektur
– Periartikuläre Verkalkungen	operative Korrektur

Desinfektion und Débridement

Oberflächliche Dekubitalulzera (Grad 1 und 2) heilen unter konsequenter konservativer Therapie spontan ab. Geschlossene Blasen läßt man dabei eintrocknen, alternativ können sie unter sterilen Bedingungen punktiert werden. Oberflächliche Krusten werden nur bei Infektionszeichen entfernt. Desinfektionsmittel, lokale Antibiotika, gefärbte Lösungen und metallhaltige Salben sollten vermieden werden, da sie die Bildung von Granulationsgewebe und damit die Epithelisation hemmen. Bei oberflächlichen Ulzera haben sich als Wundauflage neutrale Fettgaze bewährt. Sie halten die Haut geschmeidig und verhindern ein Austrocknen. Beim tiefen Dekubitus müssen alle Nekrosen entweder enzymatisch aufgelöst oder operativ entfernt werden. Bei ausgedehnten Nekrosebezirken oder tiefer Taschenbildung sollte das Débridement immer im Operationssaal unter antibiotischer Abschirmung erfolgen. Bei notwendigen Schnitterweiterungen müssen spätere Lappenplastiken bedacht werden. Bei Mitbeteiligung von Knochen sollte ein primäres Knochendébridement erfolgen. Als Verbandmaterial sind hydroaktive Verbandsstoffe zu benutzen, die über eine Reduzierung des Wundödems die Mikrozirkulation verbessern und gleichzeitig ein Austrocknen der Wunde verhindern.

Operative Versorgung von Dekubitalulzera

Indikationen

Absolute Indikationen

Bei septischen Komplikationen und sehr tiefen Ulzera mit Arrosion größerer Gefäße kann akute Lebensgefahr bestehen, so daß eine vitale Indikation zur Operation besteht. Eine absolute Operationsindikation besteht ferner beim Dekubitus im Stadium 5, insbesondere bei Einbruch in das Hüftgelenk oder dem Auftreten von Rektum-, Blasen- oder Urethrafisteln.

Relative Indikationen

Ohne Beteiligung von Knochen und Gelenken heilen Dekubitalulzera unter konsequenter Entlastung und korrekter konservativer Therapie aus. Der Heilungsprozeß kann jedoch bei höhergradigen Ulzera über 6 Monate betragen. Durch die damit verbundene Immobilisation treten während dieser Zeit leicht zusätzliche Krankheiten auf, wodurch die Rehabilitation des Patienten behindert wird. Relative Operationsindikationen sind außerdem rezidivierende Dekubitalulzera, eine erfolglose konservative Therapie sowie Ulzera, die durch knöcherne Deformitäten bedingt sind.

Kontraindikationen

Allgemeine Inoperabilität des Patienten, fehlende Voraussetzungen der postoperativen Pflege und einer druckentlastenden Lagerung.

Operationsrisiken und Aufklärungshinweise

Intraoperative Risiken

Gefäß- und Nervenverletzungen können das Ergebnis gefährden. Beim Para- und Tetraplegiker kann es durch eingeschränkte Vitalkapazität, labilen Kreislauf, Muskelspasmen, Skelettdeformitäten, Nichtverträglichkeit von Muskelrelaxanzien und Massenreflexen zu spezifischen Komplikationen kommen.

Postoperative Risiken

Nachblutungen sind die häufigste postoperative Komplikation nach plastischer Deckung von Dekubitalulzera. Sorgfältige Blutstillung, Deckung offener spongiöser Flächen, Vermeidung von Hohlräumen und ausreichende Drainage sind wichtige Vorbeugungsmaßnahmen. Sie helfen gleichzeitig, Wundinfektionen und Wundserome zu vermeiden. Minderperfusionen treten vor allem in der frühpostoperativen Phase auf und können zum Absterben des zur Deckung verwendeten Lappens führen, wobei venöse Stauungen häufiger sind als eine arterielle Minderdurchblutung. Insbesondere bei Tetra- und Paraplegikern besteht ein erhöhtes Pneumonie- sowie Thrombose- und Lungenembolierisiko.

Aufklärungsgespräch

Die Kooperation des Patienten ist von großer Bedeutung für das Gelingen einer plastischen Deckung. Die postoperative Lagerung, insbesondere die Bauchlagerung über einen längeren Zeitraum erfordert von allen Seiten besonderes Verständnis. Der Patient muß daher intensiv über die Erkrankung, die geplante Operation, mögliche Folgeeingriffe, die postoperative Nachbehandlung, Vor- und Nachteile alternativer Therapiemöglichkeiten sowie die hohe Rezidivgefahr aufgeklärt werden.

Spezielle Vorbereitungen

Bei allen Dekubitalulzera im Beckenbereich empfiehlt sich eine Darmentleerung und die Anlage einer suprapubischen Harnableitung. Eine Antibiotikaprophylaxe erfolgt entsprechend dem präoperativen Antibiogramm.
Genaue anatomische Kenntnisse sind Voraussetzung. Daneben müssen alternative Operationsverfahren bekannt sein, da oftmals erst intraoperativ die beste Operationsstrategie gewählt werden kann. Zur Operationsplanung werden die Schnittführung, anatomische „Landmarken“ und zu schonende Gefäße und Nerven auf der Haut angezeichnet. Um die Hautdurchblutung intraoperativ beurteilen zu kön-

nen, erfolgt die Hautdesinfektion mit farblosen Desinfektionsmitteln.

Narkose: Vollnarkose. Beim Querschnittgelähmten kann oftmals auf eine Anästhesie verzichtet werden.

Lagerung: Bei Ulzera über dem Kreuz-, Steiß- oder Sitzbein Bauchlage, bei Ulzera im Bereich des Trochanter major oder bei Hüftgelenkskontrakturen Schräg- oder Seitenlage.
Da neue Nekrosen bzw. Geschwüre bereits nach zeitlich kurzen Eingriffen auftreten können, müssen alle gefährdeten Hautpartien sorgfältig gepolstert werden.

Radikale Dekubitusexzision

Arbeitsschritte

1 Ausstopfen des Ulkus mit in Desinfektionsmitteln getränkten Kompressen.
2 Umschneidung der Wundränder ca. 2 cm vom Ulkusrand entfernt.
3 Vernähung der Wundränder über dem Ulkus mit Haltefäden.
4 „En-bloc"-Exzision des Ulkus, bei Knochenbeteiligung zuvor sparsame Knochenresektion.
5 Wundspülung und Kontrolle auf Bluttrockenheit.
6 Entscheidung über das weitere Verfahren zur Defektdekkung.

Spezielle Technik

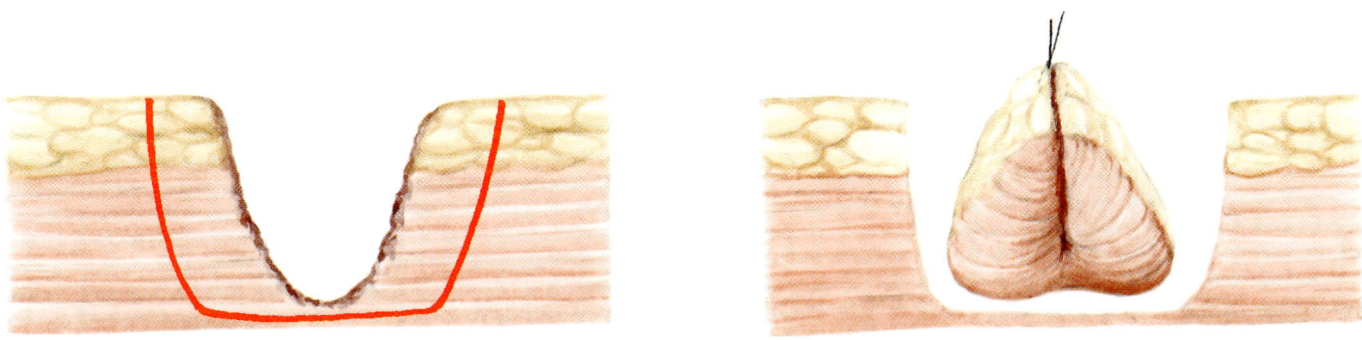

a b

Abb. **31a** u. **b** Um eine primäre Lappendeckung nach Dekubitusexzision zu ermöglichen, müssen alle Nekrosen und sämtliches infiziertes Gewebe radikal entfernt werden. Bewährt hat sich die „En-bloc"-Resektion des gesamten Ulkus in der Pseudotumortechnik nach Guttmann: Die Resektion erfolgt mindestens 2 cm im Gesunden, bei Knochenbeteiligung unter Mitnahme des pathologisch veränderten Knochens (**a**). Nach Umschneidung des Ulkus werden die Wundränder mit Haltefäden einstülpend vernäht, um eine Kontamination des umgebenden Gewebes zu vermeiden. Die Entfernung des gesamten Präparates erfolgt „en bloc", ohne die Ulkushöhle zu eröffnen (**b**).

Versorgung eines Dekubitalulkus der Beckenregion mittels Rhomboidlappenplastik

Spezielle Indikationen

- Kleine Ulzera der Kreuz-, Steiß- und Sitzbeinregion.

Spezielle Kontraindikationen

- Tiefer Defekt mit Knochenbeteiligung.
- Rezidivulkus nach vorangegangener plastischer Deckung.

Arbeitsschritte

1 Rautenförmige Exzision des Ulkus (s. radikale Dekubitusexzision).
2 Anzeichnen der Hautschnittlinien.
3 Präparation des Lappens unter Mitnahme der Muskelfaszie.
4 Probeweises Einschwenken des mobilisierten Lappens in den Defekt.
5 Verschluß des Hebedefektes.
6 Einlage einer Redon-Drainage und spannungsfreie Naht des eingeschwenkten Lappens.

Spezielle Technik

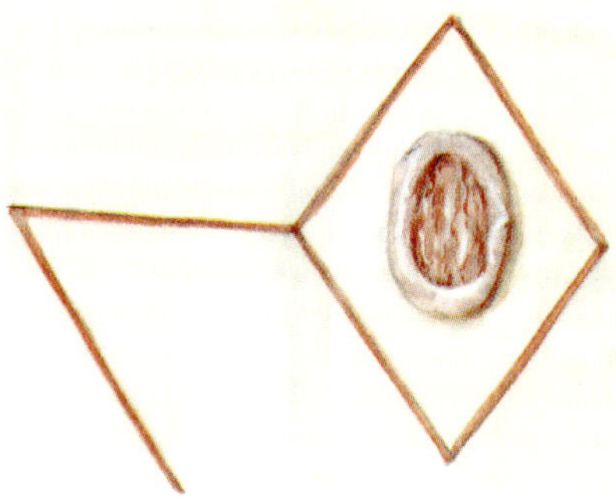

a

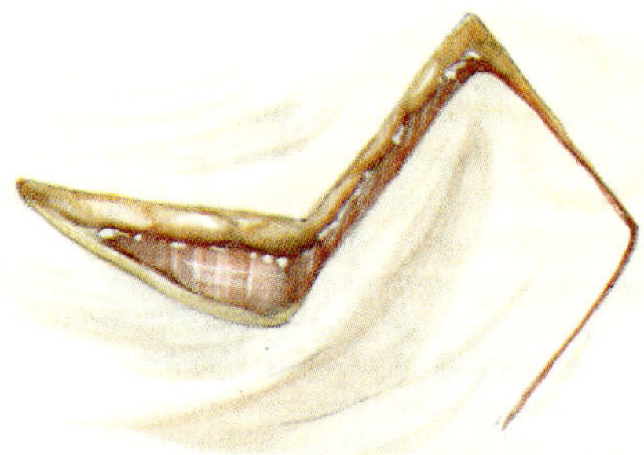

b

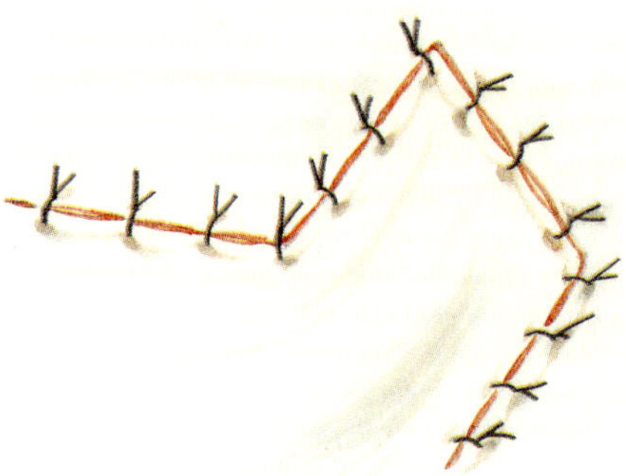

c

Abb. **32a – c** Der Rhomboidlappen eignet sich besonders für kleine Ulzera über dem Kreuz-, Steiß- und Sitzbein. Die Lokalisation des Hebedefektes kann variiert werden und muß so gewählt werden, daß der Hebedefekt weder in einer druckbelasteten Zone liegt, noch mit eventuell später durchzuführenden Lappenplastiken interferiert. Bei Deckung eines Ulkus über dem Sakrum wird der Lappen aus der distalen Glutäalregion, bei Ulzera über dem Sitzbein aus der Innenseite des Oberschenkels entnommen. Nach Anzeichnen der Hautschnittlinien (**a**) erfolgt die rautenförmige Exzision des Ulkus. Der Lappen wird etwas größer als der Defekt gewählt, die Winkel sollten leicht gebogen geschnitten werden. Nach Präparation wird der Lappen probeweise in den Defekt eingeschwenkt (**b**). Der Hebedefekt kann dann unter Spannung verschlossen werden. Anschließend folgt die spannungsfreie Naht des Lappens mit Einzelnähten (**c**).

Versorgung eines Dekubitalulkus über dem Sakrum mittels myokutanem Glutaeus-maximus-VY-Insellappen

Der M. glutaeus maximus zieht von der Crista iliaca und vom Sakrum schräg absteigend zum lateralen Oberschenkel, wo er an der Tuberositas glutaealis sowie am Tractus iliotibialis ansetzt. Als wichtiger Strecker und Außenrotator ist er beim Treppensteigen nicht ersetzbar. Der M. glutaeus maximus kann aufgrund der Gefäßversorgung in zwei Hälften unterteilt werden. Der obere Anteil wird von der A. glutaealis superior versorgt, der untere von der A. glutaealis inferior. Eine zusätzliche Blutversorgung erfolgt im Bereich der distalen Muskelinsertion über Äste der Aa. circumflexae femoris lateralis und medialis.

Die über dem Muskel gelegene Hautinsel kann in VY-Technik verschoben oder mit dem desinserierten Muskel rotiert werden. Der M. glutaeus maximus ist der einzige Muskel, der zur Deckung größerer Defekte im Bereich des Sakrums geeignet ist und sollte daher, wenn möglich, nicht zur Deckung von Ulzera über dem Trochanter oder dem Sitzbein verwendet werden. Bei doppelseitiger Verwendung können auch größere Defekte gedeckt werden.

Spezielle Indikationen

- Tiefe Dekubital- oder Rezidivulzera nach vorangegangener kutaner Lappenplastik der Kreuz- und Steißbeinregion.
- Sakrumosteomyelitis.
- Defekt nach Steißbeinresektion.

Spezielle Kontraindikationen

- Patienten mit abgeschwächter Muskelkraft (partielle motorische Ausfälle, geriatrische Patienten), bei denen eine spätere Mobilisation vorgesehen ist, nur ohne Desinsertion des M. glutaeus maximus.

Arbeitsschritte

Verwendung der oberen Hälfte des M. glutaeus maximus

1 Exzision des Ulkus (s. radikale Dekubitusexzision), Abflachung der Sakrumoberfläche.
2 Planung und Anzeichnen der Hautschnittlinien.
3 Umschneiden der Hautinsel.
4 Darstellung des oberen Randes des M. glutaeus maximus in ganzer Breite.
5 Stumpfe Lösung der unter der Hautinsel liegenden Muskelhälfte vom M. glutaeus medius sowie von der anderen Hälfte des M. glutaeus maximus.
6 Desinsertion des Muskels mit zugehöriger Muskelfaszie vom Sakrumrand.
7 Kontrolle der A. glutaealis superior, die ca. 5 cm vom Sakrumrand entfernt dargestellt und palpiert werden kann.
8 Ggf. zusätzliche Desinsertion des Glutäus an der Tuberositas glutaealis über eine separate Inzision, es läßt sich ein Längengewinn von ca. 3 cm erreichen.
9 Einschwenken des mobilisierten Lappens in den Defekt und Naht des vom Sakrumrand desinserierten Muskelrandes an die Faszie über dem Sakrum.
10 Einlage von Redon-Drainagen und spannungsfreier Wundverschluß.

Spezielle Technik

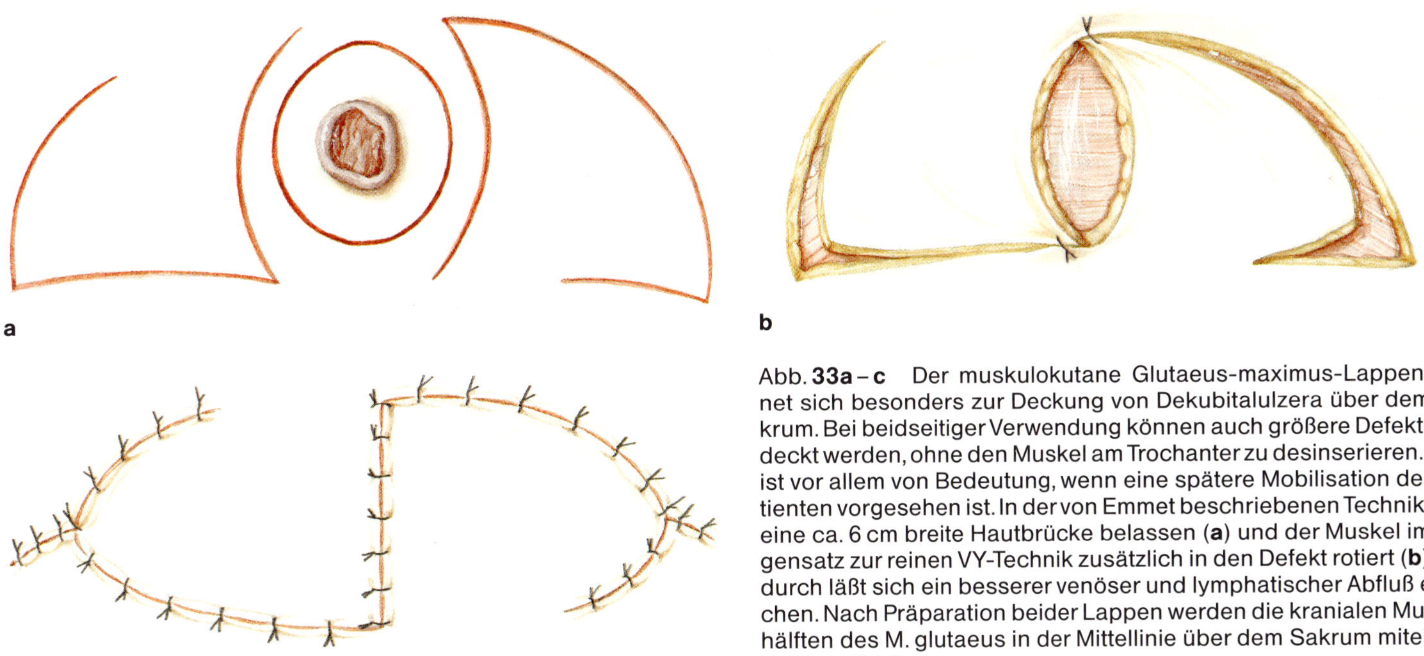

a b c

Abb. **33a–c** Der muskulokutane Glutaeus-maximus-Lappen eignet sich besonders zur Deckung von Dekubitalulzera über dem Sakrum. Bei beidseitiger Verwendung können auch größere Defekte gedeckt werden, ohne den Muskel am Trochanter zu desinserieren. Dies ist vor allem von Bedeutung, wenn eine spätere Mobilisation des Patienten vorgesehen ist. In der von Emmet beschriebenen Technik wird eine ca. 6 cm breite Hautbrücke belassen (**a**) und der Muskel im Gegensatz zur reinen VY-Technik zusätzlich in den Defekt rotiert (**b**). Dadurch läßt sich ein besserer venöser und lymphatischer Abfluß erreichen. Nach Präparation beider Lappen werden die kranialen Muskelhälften des M. glutaeus in der Mittellinie über dem Sakrum miteinander vernäht (**c**).

Nachbehandlung

Postoperativ müssen die Patienten auf den Bauch oder in Spezialbetten gelagert werden (Clinitron, Rotorest). Sie sollen den Auflagedruck so weit vermindern können, daß eine Entlastung durch regelmäßiges Umlagern nicht mehr erforderlich ist. Anti-Dekubitus-Matratzen mit alternierend gefüllten Luftkammern sind *nicht* ausreichend.

Der zur plastischen Deckung verwendete Lappen muß zur Kontrolle der Durchblutung alle 2 Stunden bezüglich Hauttemperatur, Farbe und Kapillarfüllung untersucht werden, Temperatursonden haben sich bewährt.

Drainagen können ab dem 2. postoperativen Tag entfernt werden, Drainagen, die im ehemaligen Wundgebiet liegen, verbleiben im Einzelfall 5–7 Tage. Eine Fortführung der perioperativen Antibiose für mindestens 5 Tage ist empfehlenswert.

Die krankengymnastische Betreuung des Patienten beschränkt sich in der frühpostoperativen Phase auf Atemgymnastik und Durchbewegung nicht beteiligter Gelenke, da eine zu frühe Mobilisation durch eine vermehrte Druckbelastung die Durchblutung der Lappenplastik gefährdet und Scherbewegungen zum Einreißen der frischen Operationswunden führen können.

Schweißdrüsenabszeß

Ziele und Methoden

Der Schweißdrüsenabszeß ist eine entzündliche Erkrankung apokriner Drüsen. Gemäß der Verteilung sind die Prädilektionsstellen neben der Axilla die Perianal-, Inguinal- und Genitalregion. Durch bakterielle Kontamination wird der Entzündungsprozeß aufrechterhalten und schreitet via Lymphbahnen fort. Das Auftreten von multiplen konfluierenden Abszessen bezeichnet man als Hidradenitis suppurativa. Bei der chronischen Form kommt es zur flächenhaften, derben Infiltration mit zum Teil multiplen Abszessen und der Neigung zur Fistelbildung. Die chronische Eitersekretion führt zu einer starken Geruchsbelästigung sowie Diskomfort und bis zur sozialen Isolierung des Patienten.

Konservative Behandlung

Die konservative Therapie besteht aus allgemein hygienischen Maßnahmen, Lokalbehandlung mit antimikrobiellen Lösungen und Ichthyol-Salbe, Infrarotlichtbestrahlung und systemischer Antibiose. Bei der chronischen Form kann eine Behandlung mit oraler Gabe von 13-cis-Retinsäure und konventioneller Bestrahlung versucht werden.

Operative Behandlung

Abszeßexzision eines axillären Schweißdrüsenabszesses

Indikationen

Versagen konservativer Therapie bei einem fortgeschrittenen Stadium.

Kontraindikationen

Keine.

Operationsrisiken und Aufklärungshinweise

Im Aufklärungsgespräch ist auf die offene Wundbehandlung sowie die Gefahr von Rezidiven und den Übergang in eine chronische Form hinzuweisen.

Spezielle Vorbereitungen

In schweren Fällen ist eine Antibiotikatherapie zu erwägen.

Narkose: Vollnarkose. Eine Intubationsnarkose kann zumeist vermieden werden.

Lagerung: Rückenlage mit ausgelagertem Arm.

Arbeitsschritte

1 Ovaläre Exzision der entzündeten Schweißdrüsenregion.
2 Débridement mit dem scharfen Löffel.
3 Wundspülung.
4 Offene Wundbehandlung.

Spezielle Technik

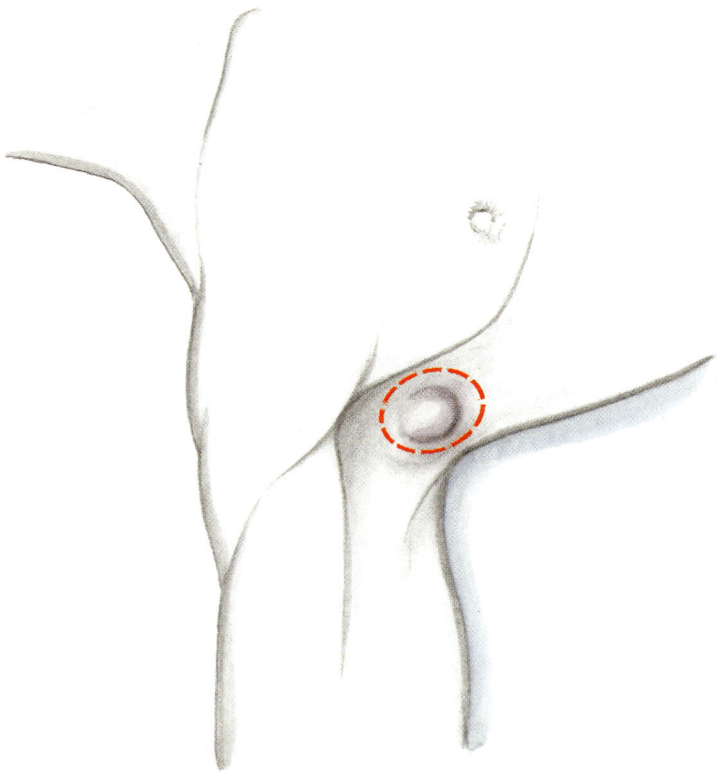

Abb. **34** Versorgung eines axillären Schweißdrüsenabszesses durch ovaläre Exzision der entzündeten Region. Nach Débridement mit dem scharfen Löffel und Wundspülung folgt eine offene Wundbehandlung.

Radikale Exzision der axillären Schweißdrüsenregion

Indikationen

Chronische Form der Hidradenitis suppurativa.
Aufgrund der hohen Rezidivgefahr ist die Ausräumung des gesamten Entzündungsherdes mit Entfernung aller axillären Schweißdrüsen notwendig. Bei ausgeprägten Befunden führt eine sparsame Exzision mit primärem Wundverschluß fast zwangsläufig zum Rezidiv. Die Defektdeckung kann verzögert oder primär durch lokale Rotations- oder Verschiebelappen bzw. Spalthauttransplantation erfolgen. Bei sehr großen Defekten hat sich die Verwendung eines partiellen myokutanen Insellappens vom M. latissimus dorsi bewährt.

Kontraindikationen

Allgemein eingeschränkte Operabilität.

Operationsrisiken und Aufklärungshinweise

Intraoperative Risiken

Gefäß- und Nervenverletzungen. Unzureichendes Débridement.

Postoperative Risiken

Nachblutung, Wundinfektion, Fistel-, Serombildung, Wundheilungsstörung und Wundrandnekrosen. Nach Z-Plastiken und Hauttransplantationen kann es zu Narbenkontrakturen und Transplantatschrumpfungen mit Bewegungseinschränkung im Schulterbereich kommen. Bei Defektdeckung mittels Rotations-, Verschiebe- oder Insellappen besteht die Gefahr der Lappenminderperfusion.

Aufklärungsgespräch

Die Patienten müssen über die Vor- und Nachteile einer offenen Wundbehandlung sowie über die verschiedenen Möglichkeiten einer Defektdeckung aufgeklärt werden. Auf eventuell notwendige Folgeeingriffe sowie die nicht unerhebliche Rezidivgefahr ist hinzuweisen.

Spezielle Vorbereitungen

Eine Antibiotikaprophylaxe erfolgt ggf. entsprechend dem präoperativen Antibiogramm.

Narkose: Vollnarkose.

Lagerung: Halbseitenlage mit ausgelagertem Arm.

Arbeitsschritte

1 Radikale Ausräumung des Entzündungsherdes weit im Gesunden und Exzision sämtlicher Schweißdrüsen der betroffenen Axilla.
2 Wundspülung.
3 Wahl der Defektdeckung in Abhängigkeit vom intraoperativen Befund.
4 Bei Defektdeckung mit einer Lappenplastik Planung und Anzeichnen der Hautschnittlinien.
5 Präparation des Lappens und probeweises Einschwenken in den entstandenen Defekt.
6 Verschluß des Hebedefektes.
7 Einlage von Redon-Drainagen und spannungsfreier Wundverschluß.

Spezielle Technik

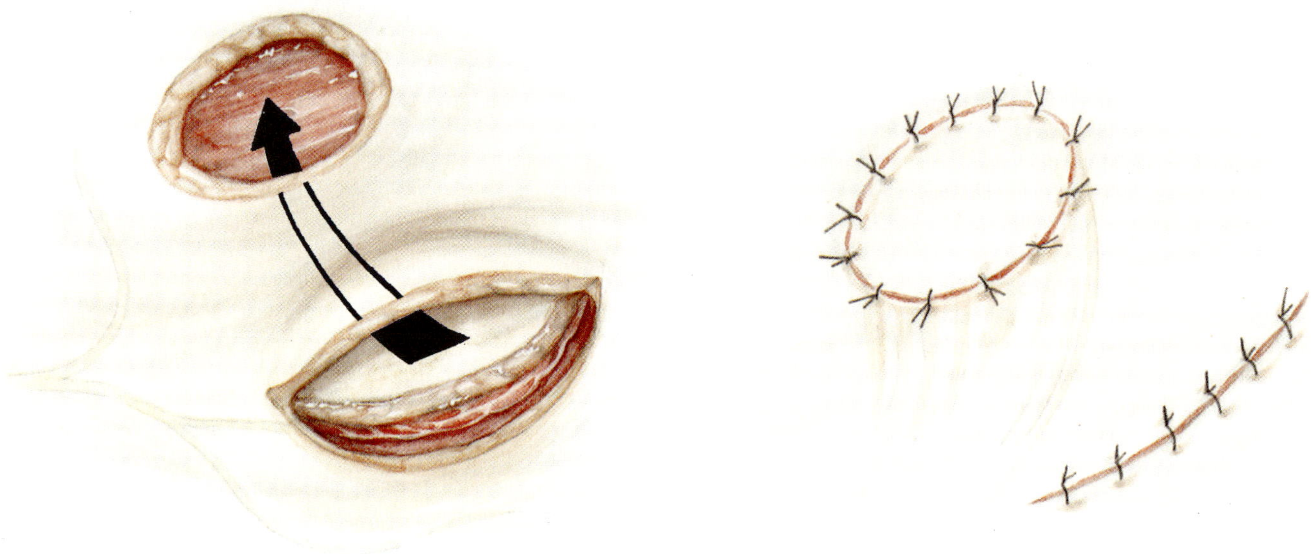

a b

Abb. **35a** u. **b** Nach radikaler Exzision der gesamten axillären Schweißdrüsenregion wird bei großer Defektzone ein myokutaner Insellappen aus dem ventralen Anteil des M. latissimus dorsi unter Erhaltung des vaskulären Stiels präpariert und in die Defektzone eingeschwenkt (**a**). Eine definitive Versorgung der entzündeten Region kann somit primär erfolgen. Durch den großen Verschieberadius des Lappens ist ein spannungsfreier Verschluß des Defektes möglich (**b**). Der transponierte Muskel dient zusätzlich zur Ausfüllung des Defektes und Wiederherstellung der Achselhöhlenkontur.

Katheter, Sonden, Drainagen

Von H.-J. Schröder

Intravasale Katheter

Ziele und Methoden

Vollständig implantierbare - subkutan liegende und durch einfache Punktion leicht erreichbare - Portsysteme finden in vielen Bereichen Anwendung.
Zusätzlich können Dauerzugänge zu Körperhöhlen erforderlich werden. Mittels Ports mit *intraperitonealen, intrapleuralen* und *epiduralen Kathetern* sind bestimmte Therapien einfacher, kostengünstiger und vor allem für den Patienten angenehmer. Sie werden meistens in lokaler Anästhesie implantiert. Katheter-Portsysteme - seien sie intravasal oder intrakavitär -, werden in der Chemotherapie, bei länger dauernder hyperosmolarer Ernährung, in der Schmerztherapie, aber auch in Spezialfällen, wie z. B. bei der Knochenmarktransplantation, in der AIDS-Therapie und in der Behandlung von arteriellen Durchblutungsstörungen benützt.

Venös implantierbare Kathetersysteme

Risiken und Aufklärungshinweise

Der Patient ist, wenn er selbst den implantierten Port benutzen soll, eingehend über die Asepsis und Antisepsis aufzuklären, ebenso über die Notwendigkeit der Anwendung spezieller Nadeln und über die erforderlichen Maßnahmen vor und nach der Infusion bzw. Medikamentengabe. Es ist sehr wichtig, dem Patienten die besondere Gefahr eines Portinfektes und den genauen Gebrauch der Spezialnadeln aufzuzeigen.
Bei Implantation über die obere Hohlvene muß auf die Gefahr der Entstehung eines Pneumothorax hingewiesen werden.
Zur Applikation von Medikamenten über längere Zeit eignen sich auch Zugänge über die V. subclavia und die V. jugularis interna (Hickman- oder Broviac-Katheter), aber auch Verweilkatheter in der Ellenbeuge oder über die Leistenbeuge.
Diese halboffenen Systeme haben - im Gegensatz zu den „geschlossenen Portsystemen" - den Nachteil, sehr pflegebedürftig zu sein und häufiger zu Venenreizungen, Thrombosen und nachfolgenden Phlebitiden zu führen.
Der Zugang über die V. femoralis oder V. saphena magna bleibt wegen der Gefahr einer Infektion, einer Thrombose oder Embolie nur Spezialfällen vorbehalten. Seine Anwendung ist in der Regel auf den stationären Bereich zu beschränken.

Portsysteme

Spezielle Vorbereitungen

Es ist notwendig, vor der Operation die genaue Lage des Ports am stehenden, sitzenden und liegenden Patienten zu bestimmen. Zu vermeiden sind Portanlagen unter den Trägern, z. B. Büstenhalter, Hosenträger oder in der Gürtelgegend (Abb. **1**).

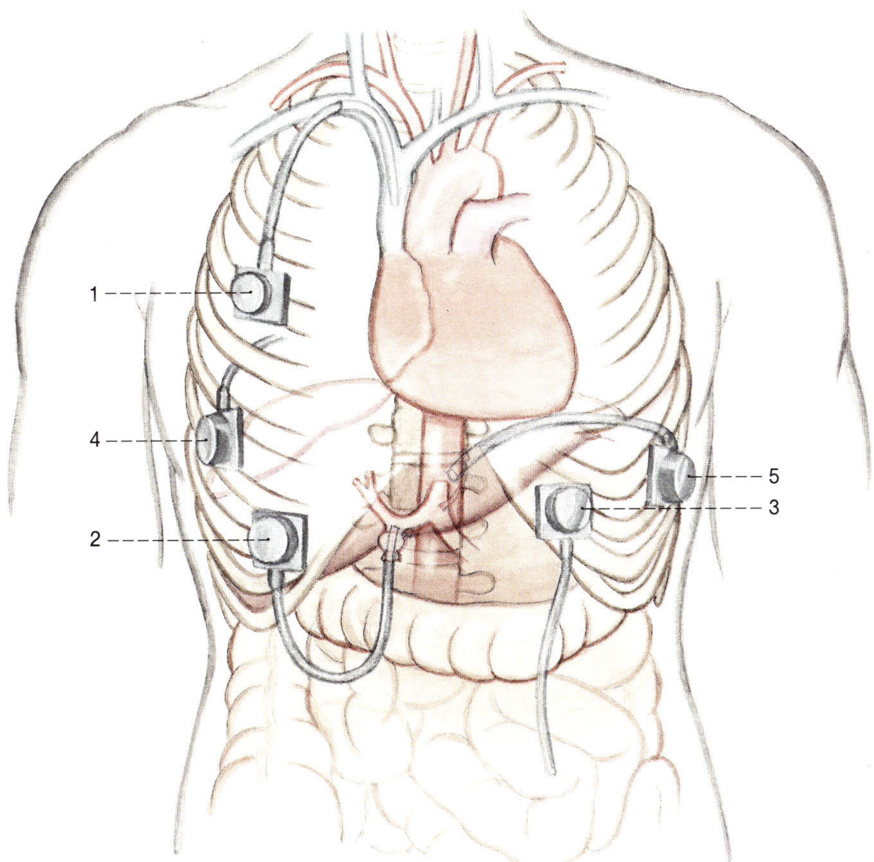

Abb. **1** Venöser (1), arterieller (2), peritonealer (3), pleuraler (4) und epiduraler (5) Portzugang und Portplazierung.

Narkose: Lokalanästhesie: Lidocain, Prilocain, Mepivacain. Für längere Wirkzeit: Bupivacain oder Etidocain. Toxische Grenzdosen: Lodicain 40 ml einer 0,5 % Lösung und Bupivacain 80 ml einer 0,25 % Lösung.
Eine Prämedikation mit einer leichten Sedierung und Atropin sollte erfolgen (z. B. Atropin 0,5 mg, Psyquil 10 mg und 1-2 ml Dipidolor).
Ein Venenzugang sollte aus Sicherheitsgründen vorhanden sein.
Beim Vorschieben des Katheters über die obere Hohlvene: EKG-Monitoring.

Lagerung: Rückenlage mit angelegtem rechten Arm auf einem für Röntgenstrahlen durchlässigen Tisch.

Arbeitsschritte

1 1 % Lokalanästhetikum ins Trigonum clavipectorale.
2 10 – 12 cm langer Hautschnitt bis zur Muskelfaszie. Präparation am Vorderrand des M. deltoideus in die Tiefe. Aufsuchen der V. cephalica. Sie verläuft schräg von lateral distal nach medial proximal (Abb. **2**).
3 Unterfahren der Vene mit zwei Zügeln, Nahtmaterial 2×0.
4 Eröffnen der Vene mit einem schrägen Schnitt maximal bis zur Hälfte ihres Durchmessers.
5 Vorsichtiges Dehnen des Lumens mit einer gebogenen Moskito-Klemme oder einer kleinen Einführungshilfe.
6 Einführen des Kunststoffkatheters, der zuvor mit Heparin-Kochsalz-Lösung (100 IE / ml Heparin in 5 ml 0,9 % Kochsalzlösung) gefüllt ist, mit Hilfe einer **anatomischen** Pinzette.
7 Venenvarianten in der Mohrenheimschen Grube machen das Einführen oft schwierig. Manchmal hilft dann weiteres Vorschieben, bei Abweichen des Katheters in einen Ast vorsichtiges Zurückziehen und erneutes Vorschieben. Geduld und Fingerspitzengefühl sind gefordert.
Das Einführen des flexiblen, für die Seldinger-Technik benötigten Führungsdrahtes ermöglicht eine gewisse Steuerfunktion.
8 Bei Schwierigkeiten schafft weiteres Freilegen der Vene Übersicht, um den Katheter in die obere Hohlvene zu plazieren. Der Katheter kann abbrechen, wenn er zu weit zentral eingeführt wird.
9 Kontrolle der richtigen Lage des Katheters durch Füllung mit Kontrastmittel unter Bildwandlerkontrolle. Die Katheterspitze soll in der oberen Hohlvene, vor deren Einmündung in den rechten Vorhof liegen.
10 Man beachte, daß sich beim Aufrichten die Lage der Katheterspitze um ca. 1,5 – 2 cm zurückzieht.
11 Nach Bestimmung der Länge des Katheters ist es sinnvoll, den peripheren Teil der Vene zu ligieren und mit der proximalen Unterbindung den Katheter vorsichtig im Lumen zu fixieren (Abb. **3**). Bei zu festem Knoten der fixierenden Naht bzw. Einbindung besteht die Gefahr des Abklemmens oder sogar des Abscherens des Katheters. Das ist auf jeden Fall zu vermeiden, da das Bergen des nach zentral abgewanderten Katheterteiles oft sehr aufwendig ist.
12 Je nach Portmodell erfolgt jetzt die Konnektion mit dem Portausgang, der konisch oder zylindrisch ist, mit sicherer Fixierung. Eine Probeinjektion mit Heparin-Kochsalz-Lösung ist sinnvoll. Der Port muß mit seinen Verankerungsösen auf der Pektoralfaszie fixiert werden.
Die Tasche für den Port sollte man möglichst klein halten, um eine sekundäre Dislokation zu vermeiden.
Sie sollte nicht zu tief liegen, besonders bei Adipösen, da die Punktionsnadel die Kunststoffmembran gut erreichen muß, aber auch nicht zu dicht unter der Haut, damit keine Drucknekrosen auftreten.

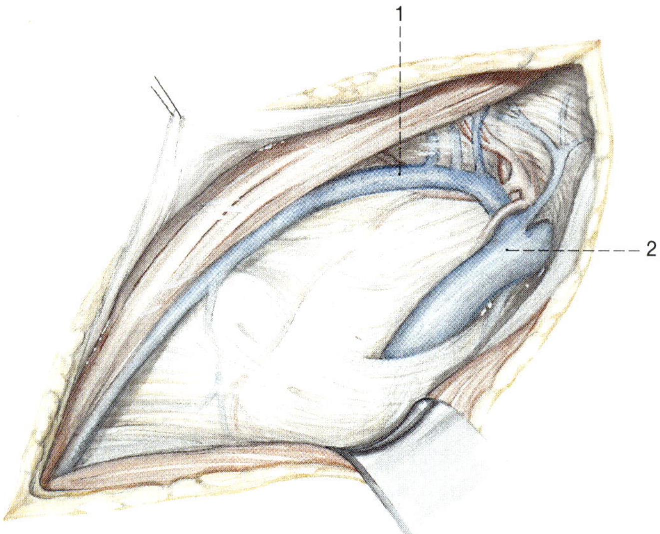

Abb. **2** Trigonum clavipectorale. V. cephalica und ihre Einmündungsstelle in die V. axillaris.

1 V. cephalica
2 V. axillaris

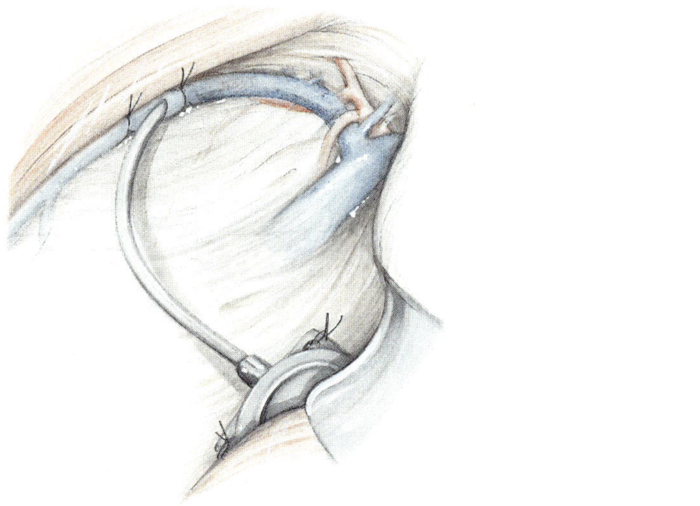

Abb. **3** Venöser Port in situ.
Nach distal ist die V. cephalica unterbunden, nach proximal wird der Katheter vorsichtig eingebunden, ohne diesen einzuschnüren.

Achtung:
Es ist wichtig, die Portanlage regelmäßig mit Heparin-Kochsalz-Lösung (100 IE/ml Heparin auf 5 ml 0,9 % Kochsalzlösung) zu durchspülen, um das Eindringen von Blut - Gefahr der Okklusion durch Blutgerinnsel - zu vermeiden.

Die Punktion des Ports erfolgt mit Huber-Nadeln (Abb. **4**). Diese sind gerade und seitlich im Winkel abgebogen und so angeschliffen, daß sie keine Löcher in die Kunststoffmembran des Ports stanzen oder kleine Kunststoffzylinder ausstechen, die dann entweder den Katheter verstopfen können oder zu „Miniemboli“ werden.

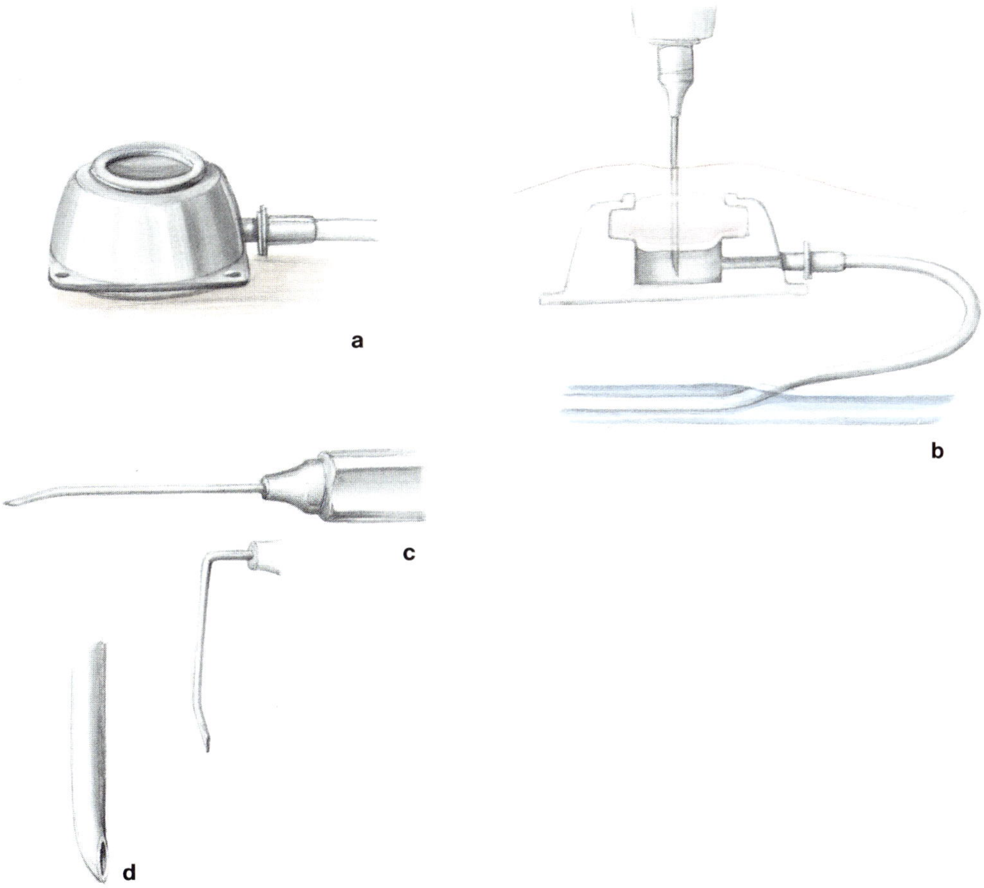

Abb. **4a** Port mit angeschlossenem Katheter. **b** Der Port wird punktiert. **c** Gerade Huber-Nadeln für direkte Injektionen und gebogene, vorzugsweise für Infusionen. **d** Spitze der Huber-Nadel.

Komplikationen

- Katheterokklusion: Thrombose.
  Therapie: Versuch der Lyse mit 2 ml einer Lösung aus 50 000 IE Urokinase plus 1 ml Heparin, 24 Stunden einwirken lassen, Wiederholung bei Mißerfolg.
- Hautläsionen im Bereich des Ports aseptisch (z. B. durch Paravasat bei der Infusion, besonders bei Beginn oder am Ende einer Infusion) oder septisch.
  Therapie: Kühlung und lokale Anwendung von Diclofenac-Gel oder Furacin Sol und Abwarten ohne Fortsetzung der Infusion.
- Pseudoaneurysmen der Katheterspitze.
  Therapie: Ausbau des Systems.
- Venenthrombosen.
  Therapie: Lyseversuch. Bei Abscheidungsthromben an der Katheterspitze kommt der Versuch des Abstreifens durch einen Radiologen mittels eines Schlaufenkatheters, einer sog. „Snare“, in Frage.
- Portdislokation.
  Therapie: Revision des Ports.
- Portinfektion.
  Therapie: Ausbau des Ports oder des Venenverweilkatheters.

Herzschrittmacherelektrode

Mit der gleichen operativen Technik werden auch die Elektroden für Herzschrittmacher eingeführt.
Die Implantation einer Herzschrittmacherelektrode erfolgt in der Regel in Zusammenarbeit mit einem Kardiologen.

Risiken und Aufklärungshinweise

Chirurg und Kardiologe klären den Patienten über mögliche Komplikationen auf. Neben den elektrophysiologischen Grundlagen muß auf eine Elektrodendislokation (erneuter Eingriff), auf das Muskelzucken, speziell das vorübergehende Zwerchfellzucken, eine Infektion der Schrittmachertasche und des Kabellagers, einen Bluterguß, auf Narbenbildungen und auf das Fremdkörpergefühl hingewiesen werden, bei eventuell notwendiger Punktion der V. subclavia auf die Gefahr des Entstehens eines Pneumothorax.

Narkose: Lokalanästhesie.

Lagerung: Rückenlage mit angelegtem Arm auf strahlendurchlässigem Tisch.

Zugangswege

Das Einführen der Elektrode geschieht wie bei der Einlage des Venenkatheters. Die anatomischen Besonderheiten der kleinen Begleitvenen sind zu berücksichtigen. Es gelingt nicht immer, auf der günstigen rechten Seite eine entsprechend große Vene zu finden. Hier bieten sich Zugänge alternativ von links – ebenfalls über die linke V. cephalica oder über die V. jugularis interna an.
Die Elektrode ist am Bildschirm gut erkennbar. Sie läßt sich durch gebogene Mandrins besser steuern.
Die Positionierung der Elektrode im Herzen bzw. im Vorhof muß gut gesichert sein und in Zusammenarbeit und nach Anweisung des Kardiologen erfolgen.

Arbeitsschritte

Vorhofelektrode

1 Einführen mit geradem Mandrin bis auf die untere Klappenebene, d. h. bis etwa Zwerchfellhöhe.

2 Wechsel des geraden Mandrins gegen einen gebogenen Mandrin, der die Elektrode in die nach oben konkave Form bringt und die richtige Lage herstellt (leicht geneigte U-Form). Manchmal ist es schwierig, den gebogenen Mandrin in die bereits liegende Elektrode einzuführen. Hier hilft es, den Mandrin zusammen mit der Elektrode zu bewegen, besonders im oberen Bereich. Jetzt muß die korrekte Lage im Vorhof durch den Kardiologen bestimmt werden (Abb. **5**).

2a Bei Schraubenelektroden ist die an der Spitze der Elektrode gelegene Schraube zunächst durch eine lösliche Substanz überkapselt, meist Zucker, der sich auflöst und die Schraubspitze freigibt. Hier muß der Zeitfaktor mitberücksichtigt werden. Die Anwendung von Cortison wird diskutiert, um die Leitungsfähigkeit der Elektrode unter Umständen zu verbessern.

3 Nach Feststellen der richtigen Lage kann die Elektrode durch leichte Linksdrehung in der empfindlichen Vorhofwand fixiert werden (große Vorsicht!). Danach langsames und vorsichtiges Zurückziehen des Mandrins unter Bildwandlerkontrolle.

Kammerelektrode

1 Vorschieben der Elektrode unter Bildwandlerkontrolle bis in die rechte Herzkammer. Hierzu muß gelegentlich der gerade Mandrin gegen einen leicht gebogenen ausgewechselt werden. Die Elektrode wird fast bis zur radiologisch sichtbaren Spitze der rechten Kammer vorgeschoben und sollte ein wenig in den sichtbaren Zwerchfellschatten eintauchen (ca. ein Bildschirmzentimeter).

2 Fixation durch bewegliche Silicon-Anker in den Trabeculae carneae (Abb. **5**).

3 Nach Bestimmung der korrekten Lage wird der Mandrin sehr vorsichtig unter Bildwandlerkontrolle zurückgezogen. Dabei kann es zu einer Elektrodendislokation kommen.

4 Bei Beendigung der Implantation wird die korrekte Länge des Bogens der Elektroden kontrolliert. Er soll weit im Vorhof sein, um bei Bewegungen, besonders des Armes, keine Dislokation zu verursachen.

5 Nach der Implantation ist für 1 – 2 Tage Bettruhe ratsam.

Punktion der V. subclavia

Häufig ist es nicht möglich, für getrennte Vorhof- und Kammerstimulation beide Elektroden durch die V. cephalica vorzuschieben. In diesem Fall ist die „blinde“ Punktion der V. subclavia mit Einbringen der Elektrode in der Seldinger-Technik hilfreich.

1 Mit einer langen Spezialkanüle, die auf einer mit Kochsalzlösung gefüllten 10-ml-Spritze sitzt, punktiert man die V. subclavia rechts durch Eingehen in die Op-Wunde in kranial-medialer Vorwärtsbewegung unter leichtem Aspirationszug am Spitzenstempel, bis ein kräftiger Blutrückfluß erfolgt.

2 Die Kanüle bleibt liegen. Durch sie wird ein strahlensichtbarer Guide in die Vene eingeführt und die korrekte Lage durch leichtes Vorschieben und Röntgenkontrolle verifiziert.

3 Zurückziehen der Kanüle und Positionieren eines größeren Trokars in die Vene, über den dann die Elektrode eingeführt werden kann.

4 Die auseinanderziehbare („peel down“) Hülle der großen Punktionsnadel wird nun entfernt. Die Elektrode ist in der Vene gut manövrierbar. Sie muß an der Faszie oder dem Muskel fixiert werden, nachdem die korrekte Lage bestimmt wurde.

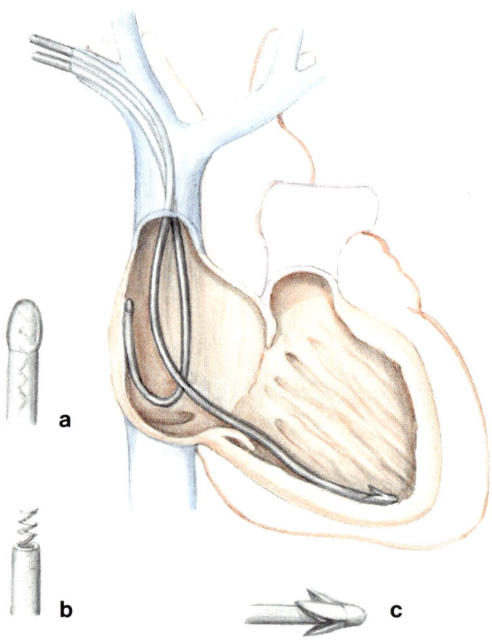

Abb. **5** Herzschrittmacherelektroden in situ.
a Als Vorhof-Schraubelektrode – noch mit Zuckerüberzug zum Einführen.
b Mit freiliegender Schraube.
c Kammer-Elektrode mit beweglichem Kunststoffanker.

Komplikationen

- Die Elektrode kann sich in einer kleinen Vene verfangen.
- Beim Einbringen der Kammerelektrode ins Herz können Rhythmusstörungen auftreten. Ehe die Kammerelektrode in die rechte Kammer gleitet, rutscht sie häufig ein wenig in die pulmonale Ausflußbahn und weicht nach oben ab. Sie kann auch nach kaudal in die V. cava inferior gleiten. In diesen Fällen muß die Elektrode zurückgezogen werden. Meistens gelingt die Plazierung der Elektrode erst nach mehreren Versuchen. Nach Zurückziehen des Mandrins treten häufig Elektrodendislokationen auf. Diese sind sorgfältig zu beobachten. Vor Abschluß der Lagebestimmung muß noch eine „Probereizung“ mit „high power“ durchgeführt werden, um zu vermeiden, daß die Elektrode das Zwerchfell reizt und lästiges Zwerchfellzucken entsteht.
- Fehlpunktion und Irritation oder Verletzung des Plexus brachialis manifestieren sich durch ziehende Schmerzen im Arm. Punktionen der Arterie führen zu starkem, hellrotem Blutrückfluß und u. U. zu großen Hämatomen. Durch vorsichtiges Vorführen der Punktionskanüle kann man dieses vermeiden. Wegen der Gefahr eines unbemerkt gesetzten Pneumothorax bei Verletzung der Pleura sollte nach der Punktion eine Röntgenaufnahme des Thorax erfolgen.

Venöse Zugänge

Die großen Venen der oberen Körperhälfte eignen sich auch zum Einbringen großlumiger Verweilkanülen, über die man über längere Zeit infundieren kann, z. B. bei hyperosmolarer Ernährung und länger dauernder Infusionstherapie.
Gerinnungsstörungen, Hautreizungen im Punktionsbereich oder schwierige anatomische Verhältnisse stellen eine Kontraindikation dar. Es gibt - besonders für die V. subclavia - zwei mögliche Punktionsstellen: infra- oder supraklavikulär (Abb. **6**).
Weitere Zugangswege für Venenverweilkatheter und Schrittmacherelektroden sind die Vv. jugulares externa et interna (Abb. **7a**).
Bei der V. jugularis externa kann man die periphere Unterbindung, bei der V. jugularis interna eine Tabaksbeutelnaht wählen (Abb. **7b**).
Achtung: Gefahr der Luftaspiration!

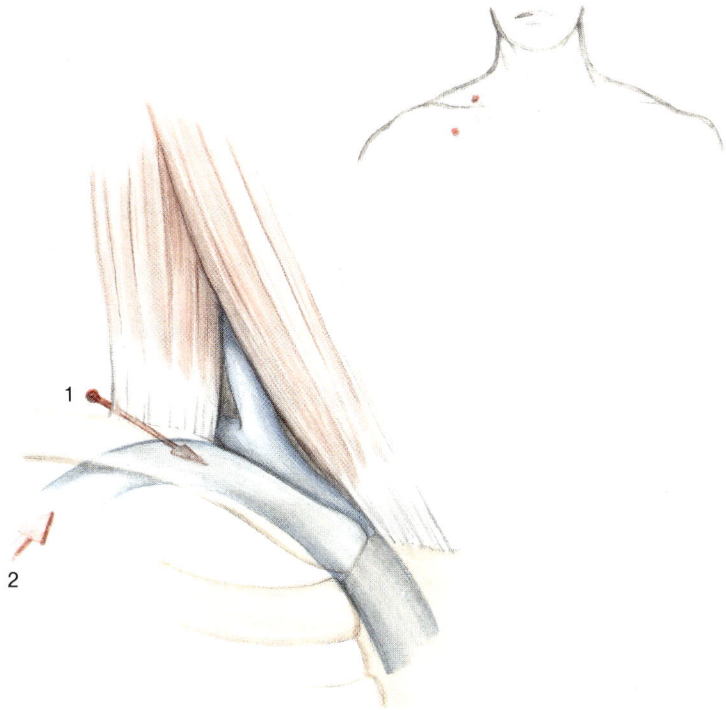

Abb. **6** Punktionsstellen der V. subclavia rechts.

1 supraklavikulär
2 Infraklavikulär

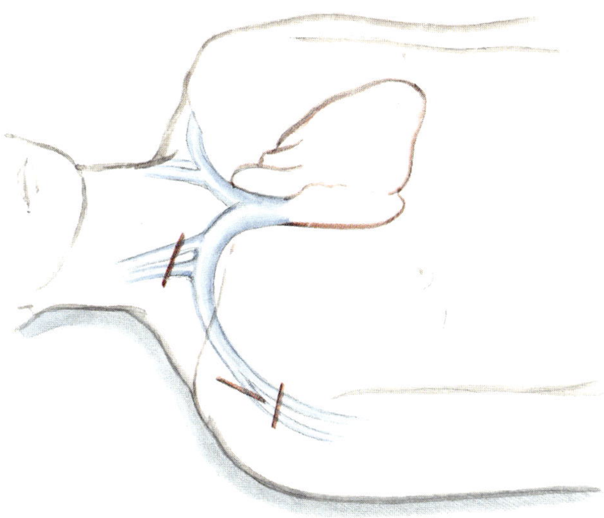

Abb. **7a** Zugangsmöglichkeiten für venöse Katheter.

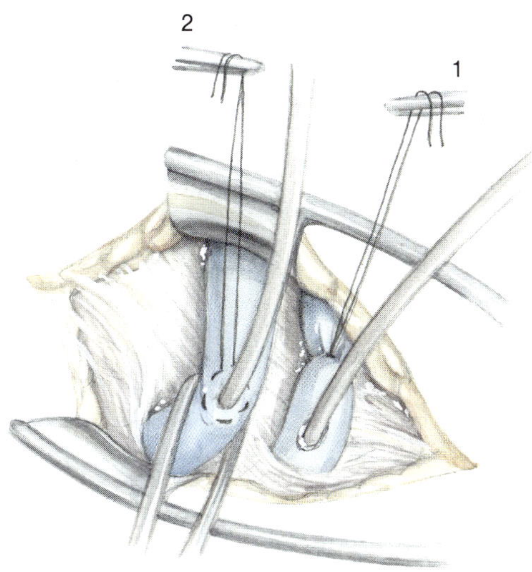

Abb. **7b** Einführen von Kathetern in großlumige Venen (am Beispiel der V. jugularis interna mit peripherer Unterbindung [1] und mit einer Tabaksbeutelnaht [2]).

Komplikationen

- Pneumothorax und Fehlpunktionen von Arterien, Nervenverletzungen - speziell Plexusirritationen.

Hickman- oder Broviac-Katheter

Es handelt sich um venös implantierbare Systeme mit über dem Hautniveau liegenden Zugängen, die vorwiegend im stationären Bereich Anwendung finden, da ihre Versorgung unter streng aseptischen Kautelen zu erfolgen hat. Man legt bei der Präparation die betreffende Vene zunächst frei und untertunnelt die Haut vor dieser Stelle am besten mit einem Bülau-Drainageschlauch. Der venös zu implantierende Katheter wird unter Röntgenkontrolle eingeführt (am sinnvollsten im Bereich der V. cephalica) und doppelt fixiert. Er wird dann distal im Hautdurchtrittsbereich mit einer Dacronmanschette subkutan vor dem Austritt nochmals befestigt.
Ports und Hickman-Katheter (auch Groshong- oder Broviac-Katheter) sind sofort benutzbar, dies sollte jedoch - insbesondere wegen der Wundheilung - erst nach 24 Stunden geschehen.

Arteriell implantierte Katheter

Indikationen

Arteriell implantierte Kathetersysteme werden vorwiegend zur Behandlung von Lebermetastasen und in der lokoregionalen Tumortherapie bei Extremitäten, aber auch mit Kanülierung der A. mammaria interna bei fortgeschrittenem Mammakarzinom angewandt.
Ports werden auch in die A. femoralis oder in femoropopliteale Bypässe zur Verbesserung der peripheren Perfusion bei arteriellen Durchblutungsstörungen der Stadien III und IV nach Fontaine eingesetzt.

Zur Chemotherapie bei Lebermetastasen

Ziele und Methoden

Das schlechte Ansprechen einer allgemeinen Chemotherapie bei Lebermetastasen kolorektaler Karzinome führte dazu, eine lokale Perfusion der Leber über Katheter, die in Leberarterien implantiert werden, zu versuchen.
Die Vorteile dieser Methode werden darin gesehen, daß eine regionale Einwirkung auf das tumorbefallene Gewebe über die arterielle Perfusion besser erreicht werden kann, da Lebermetastasen bereits ab einer Größe von 2 mm zunehmend arteriell perfundiert werden und so eine medikamentös gezielte Anwendung möglich wird (z. B. mit magnetischen Mikrosphären oder Liposomen). Auf diese Weise kann auch eine spezifische Metabolisierung von Medikamenten im Tumorgewebe allein erreicht werden.

Kontraindikationen

Von einer arteriellen Leberperfusionstherapie sollten Patienten ausgeschlossen werden, deren Kanofsky-Index unter 70 % liegt, bei denen der Primärtumor kurativ reseziert wurde oder resektabel ist. Weiterhin dürfen keine extrahepatischen Metastasen vorliegen, eine Leberzirrhose oder Pfortaderthrombose ist auszuschließen.

Spezielle Vorbereitungen

Zuerst ist die Gefäßanatomie durch Angiographie abzuklären. Eine Truncus-coeliacus-Stenose muß präoperativ und zusätzlich intraoperativ durch ein probeweises Abklemmen der A. gastroduodenalis ausgeschlossen werden.

Narkose: Intubationsnarkose.

Lagerung: Rückenlage, strahlendurchlässiger Tisch.

Arbeitsschritte

1 Der Zugang zur A. gastroduodenalis erfolgt über eine Laparotomie, gelegentlich bei einer Second-Look-Operation oder bei Revisionen bzw. direkt bei der Implantation des Katheters. Der Katheter sollte dickwandig und kleinlumig sein und Wandverstärkungen aufweisen, um eine sichere Verankerung zu garantieren (Abb. **8**).
2 Vor Implantation des Katheters sollte die Gallenblase entfernt werden. Die A. gastroduodenalis wird aufgesucht, skelettiert und auch peripher ligiert. In den Stumpf muß der Katheter eingeführt und bis an das Lumen der A. hepatica herangeführt werden. Er wird mit den Wandauftreibungen und nicht resorbierbarem Nahtmaterial fixiert (Abb. **9**). Dadurch wird die hohe Medikamentenkonzentration am Ausgang des Katheters sofort durch den starken Fluß der A. hepatica communis ausreichend verdünnt (Abb. **9**).
3 Aufwendige gefäßchirurgische Eingriffe – wie Gefäß-Transplantationen oder Implantationen von Prothesen – sind zu vermeiden. Mit Gefäßligaturen werden zusätzliche Leberarterien verschlossen, da sich innerhalb weniger Tage ausreichend intrahepatische Shunts entwickeln.
4 Nach der Implantation des Katheters wird der Port subkutan im linken Oberbauch epifaszial fixiert.
5 Vor der ersten Chemotherapie ist ein Perfusionsszintigramm mit Technetium-99m-Humanpartikeln nötig, um das Ausmaß der Perfusion festzustellen und Fehlperfusionen anderer Organe zu vermeiden.

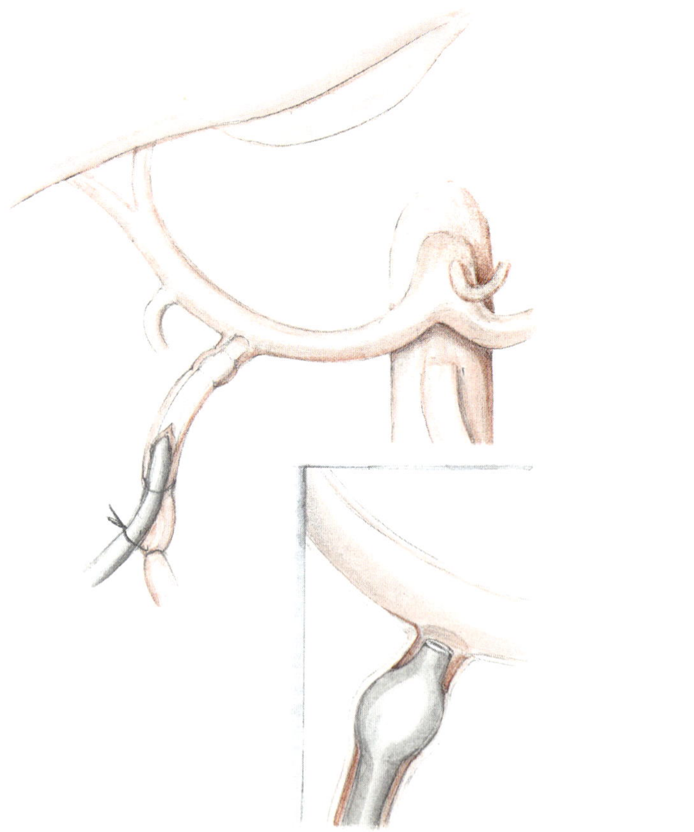

Abb. **8** In der Leberarterie implantierter arterieller Portkatheter zur Chemotherapie. Wichtig: Das Lumen des Katheters muß das Lumen der A. hepatica communis gerade erreichen (Insert).

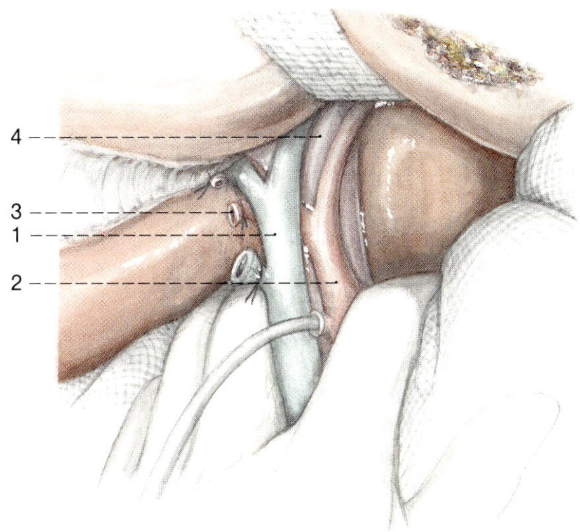

Abb. **9a** Arterieller Katheter in situ am Leberhilus.

1 Ductus hepaticus
2 A. hepatica communis
3 A. cystica (hier schon abgesetzt)
4 V. portae

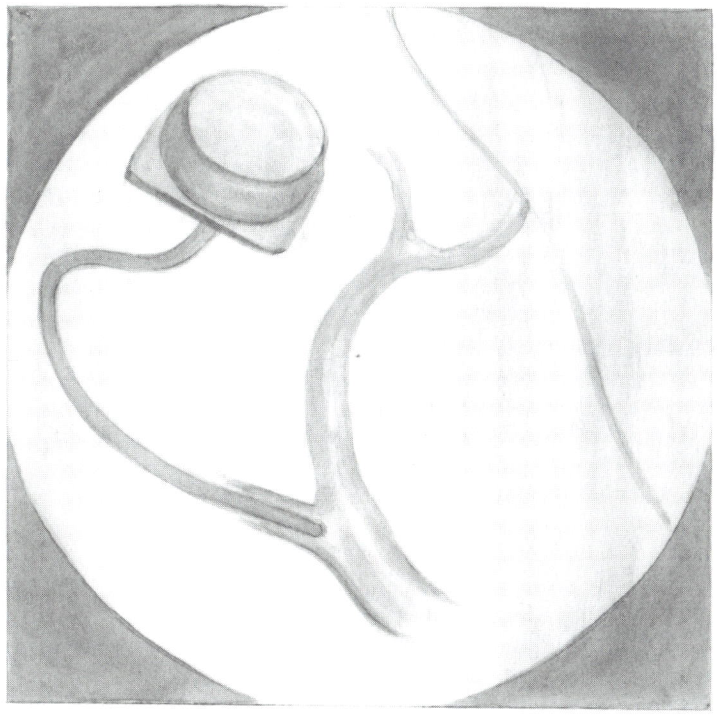

Abb. **9b** DSA über das Portsystem zur Überprüfung der Gefäßanatomie und Vermeidung von Fehlperfusionen.

Komplikationen

- Der Katheter läßt sich nicht anspülen: Portkammer nicht getroffen.
- Katheterokklusion durch Thrombose.
  Therapie: 50 000 IE Urokinase mit 1 ml Heparin. 2 ml davon werden in das System installiert. Nach 24 Stunden wird der Spülversuch wiederholt.
- Fehlperfusion, erkennbar durch Schmerzen: Die Ursache kann eine Embolisation des fehlperfundierten Gefäßes sein.
  Therapie: Infusion über den Port wird beendet.
- Port-Taschenreizung oder Infekt.
  Therapie: Kühlung, lokale Anwendung entzündungshemmender Agenzien wie Diclofenac oder Furacin Sol. Keine Chemotherapie bis zum Abklingen der Reizzustände.
- Port nicht zu punktieren.
  Therapie: Portdrehung, Nadel nicht lang genug, u. U. Revision des Ports.

Bei Beendigung der Chemotherapie bleibt das Portsystem liegen, oder es muß relativ aufwendig explantiert werden.

Zur Chemotherapie anderer Organe

Berichte über Therapien des hepatozellulären Karzinoms mit der Leberperfusion belegen deutlich erhöhte Überlebenszeiten.
Über die Chemotherapie anderer Organe mit implantierbaren Kathetern, z. B. bei Mamma- oder Magenkarzinomen, neuroendokrinen Tumoren, liegen nur wenige Berichte vor, so daß allgemeingültige Hinweise noch fehlen.

Zur Therapie von arteriellen Durchblutungsstörungen

Die etablierte Therapie von arteriellen Durchblutungsstörungen durch arterielle Infusionen kann durch die Implantation eines Portsystems verbessert werden.
Über den Katheter können Prostaglandine, Urokinase, Streptokinase, Antibiotika, aber auch Heparin und gefäßerweiternde Medikamente perfundiert werden.

Narkose: Intubationsnarkose oder Lokalanästhesie.

Lagerung: Rückenlage auf einem strahlendurchlässigen Tisch.

Arbeitsschritte

1 Freilegen der A. femoralis in der Leistengegend. Aufsuchen eines geeigneten kleinen Astes – wie z. B. die A. circumflexa iliaca superficialis oder die A. epigastrica superficialis (Abb. **10**).
2 Einführen eines Silicon-Katheters in das Gefäß und Fixation, so daß er gerade das Lumen der A. femoralis erreicht, ohne hineinzuragen.
3 Implantation des Ports am Oberschenkel oder im Unterbauch kurz oberhalb des Leistenbandes – auf keinen Fall in Gürtelhöhe.

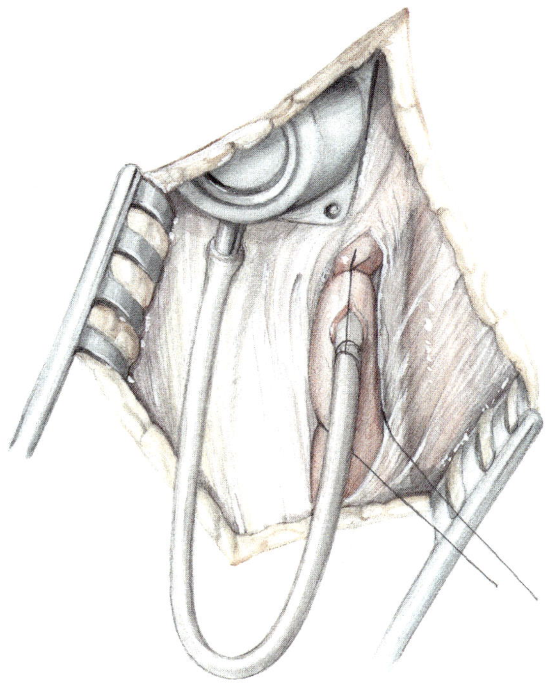

Abb. **10** Arterielle Perfusion in der Leistenbeuge über einen geeigneten Ast der A. femoralis.

Komplikationen

- Katheterokklusion bei nicht ausreichender Spülung mit Heparin-Kochsalz-Lösung. Lumeneinengung durch die Katheterspitze, falls sie zu weit in das Lumen hineinragt.
- Nach längerer Benutzung kann ein Leck an der Implantationsstelle des Katheters eintreten.
  Therapie: Der Katheter muß operativ entfernt werden.
- Durch den höheren Systemdruck und die häufigere systemische Heparin- oder Marcumar-Therapie kann es zu Hämatomen am Port kommen.
- Portinfektionen.
  Therapie: Ausbau des ganzen Systems.

Intrakavitäre Katheter

Intraperitoneale Katheter

Intraperitoneale Katheterimplantationen haben sich in der Behandlung von peritoneal metastasierten Ovarialkarzinomen oder bei der Therapie anderer peritoneal metastasierender gastrointestinaler Karzinome als anwendbar erwiesen. Jedoch ist die Zahl der Untersuchungen noch gering, so daß ihre Anwendung hier nur erwähnt wird.
Auch bei häufiger Aszitespunktion hat sich das System bewährt.

Intrapleurale Katheter

Intrapleural implantierte Katheter finden Anwendung in der Behandlung von Pleuramesotheliomen. Auch hier ist die Erfahrung noch sehr gering.

Epidurale Katheter

Sehr gut bewährt haben sich die periduralen und epiduralen Katheter in der Schmerztherapie sowie bei der Behandlung peripherer arterieller Durchblutungsstörungen. Es liegt deshalb nahe, den Zugang mit einem Port zu versehen, der die Applikation eines Schmerzmittels auch für den Patienten möglich macht.
Nach Einlage des periduralen oder epiduralen Katheters - meistens durch den Anästhesisten - wird nach Untertunneln der Haut und der Subkutis der Port an die Rumpfvorderseite gelegt und dort subkutan verankert.

Portpunktion

Die Portpunktion erfordert bei arterieller oder venöser Implantation streng aseptisches Vorgehen. Es dürfen nur seitlich angeschliffene, sog. Huber-Nadeln verwendet werden, die die Kunststoffmembran des Ports nicht verletzen. Die Nadel darf nicht offen im System stecken. d. h. sie muß immer mit einer Spritze oder einer Infusion konnektiert sein (Abb. **11**).
Bei Gaben von verschiedenen Medikamenten ist eine NaCl-Zwischenspülung durchzuführen.
Cave: Zu forciertes Einführen der Nadel. Es führt zu einem Verbiegen der Nadelspitze auf dem Boden der Portkammer und zur Verletzung der Membran beim Zurückziehen der Nadel.
Es gibt Zweikammerports für die Verwendung unterschiedlicher Substanzen, die nicht gemischt werden sollen.
Die Kammergrößen der Ports sind unterschiedlich. Sie liegen bei 0,3 - 0,5 ml je Kammer. Nach der Punktion müssen der Port und das gesamte System mit Ringer-Heparin-Lösung gespült werden, um die häufigste Komplikation, die Katheterthrombose, zu verhindern.

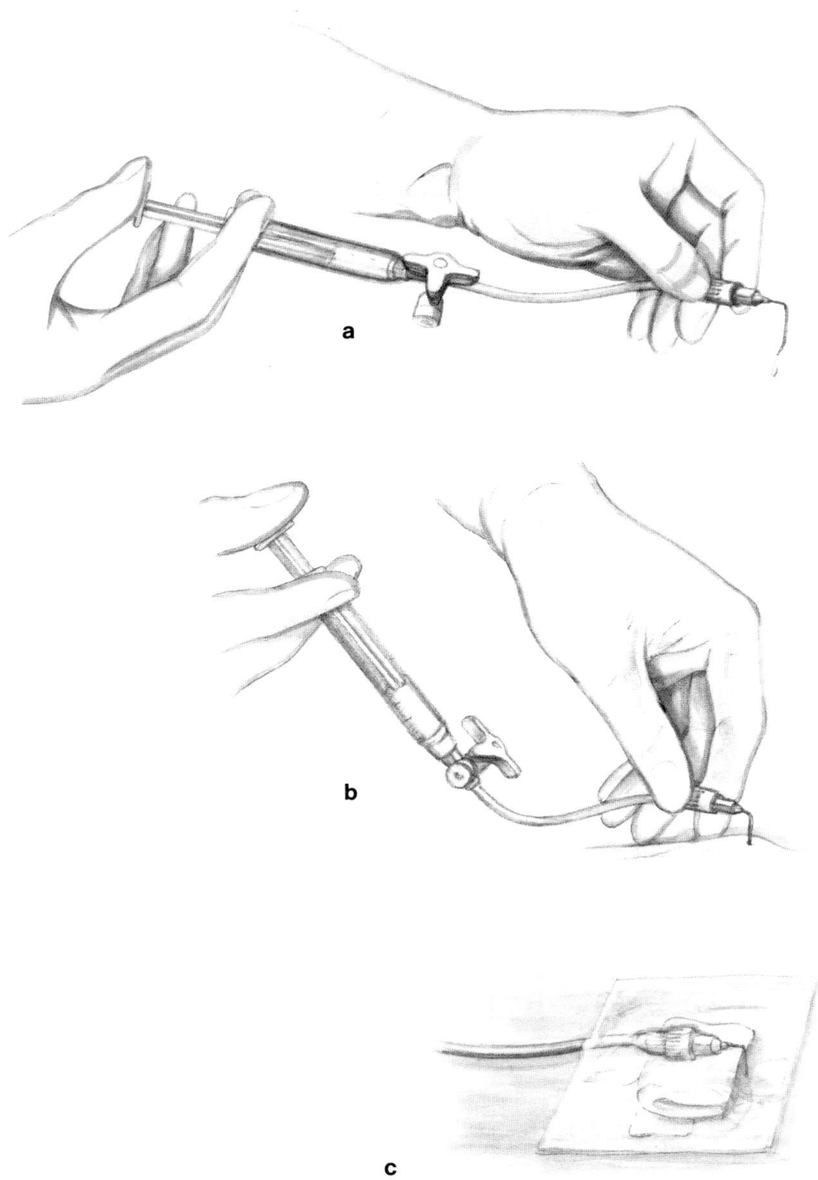

Abb. **11** Portpunktion.
a Vorbereitung zur Portpunktion.
b Punktion des Ports mit gebogener Huber-Nadel.
c Fixieren der Huber-Nadel bei einer Infusion.

Enterale intraluminäre Sonden

PEG-Sonden

Ziele und Methoden

Als palliative Maßnahme zur Ernährung bei fortgeschrittener, auch maligner Ösophagusstenose und der Schluckunfähigkeit bei Tumoren oder bei bulbärer Paralyse haben sich der Celestin-Tubus in den verschiedenen Variationen und die **p**erkutane (**e**ndoskopische) **G**astrostomie (PEG) bewährt. Sie haben die Witzel-, Stamm- oder Kader-Fisteln weitgehend abgelöst, die allerdings bei Versagen oraler Zufuhr häufig als Ultima ratio verbleiben.

Indikationen

Enterale Ernährung bei vorübergehenden oder permanenten Schluckstörungen durch stenosierende Malignome, neurologisch bedingten Schluckstörungen oder als Operationsvorbereitung und vor einer Strahlenbehandlung.

Kontraindikationen

Die PEG-Sonde darf nicht angewendet werden bei signifikantem gastroösophagealem Reflux, nicht oder nicht ausreichend funktionierendem Würgereiz bzw. Schluckfunktion oder bei Magenlähmung.

Operationsrisiken und Aufklärung

Meistens handelt es sich um schwerkranke und alte Menschen, deren rechtmäßige Einwilligungsfähigkeit häufig besonderen Bedingungen unterliegt, z. B. bei bestehender Vormundschaft oder anderen rechtlichen Einschränkungen.

Arbeitsschritte
(Abb. **12**)

1. Gastroskopie. Luftfüllung des Magens, bis dieser sich – erkennbar an der Diaphanoskopie – der vorderen Bauchwand anlegt. Vorwölben der Bauchwand durch das Gastroskop.
2. Infiltration aller Schichten der Bauchwand im Implantationsgebiet mit 1 % Lokalanästhetikum.
3. Probepunktion des Magens von außen unter Sicht. Nun wird unter endoskopischer Sicht auch die Magenwand mit dem Lokalanästhetikum infiltriert.
4. Vorschieben einer Kunststoffhülse von außen unter Sicht in den Magen (Abb. **13**).
5. Einbringen eines kräftigen Fadens in das Magenlumen.
6. Fassen des Fadens mit Biopsiezange und Herausziehen aus dem Mund.
7. Befestigen der PEG-Sonde mit Rückhalteplatte am Faden.
8. Zurückziehen des Fadens und der Sonde in den Magen.
9. Herausleiten vor die Bauchhaut unter Kontrolle durch das Gastroskop.
10. Befestigen der PEG-Sonde an der Bauchhaut.

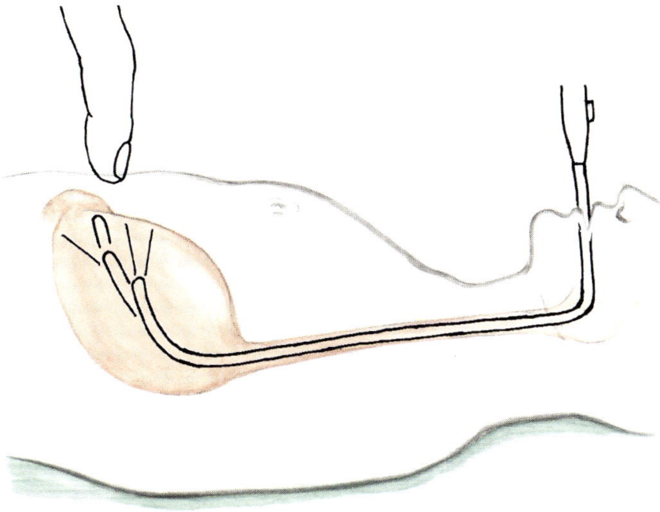

a

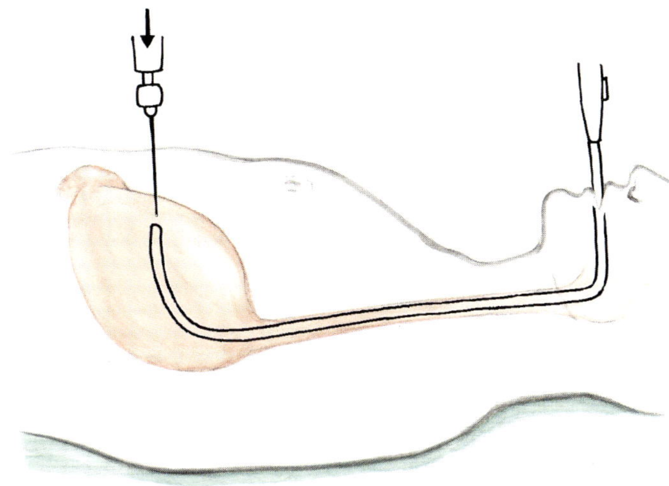

b

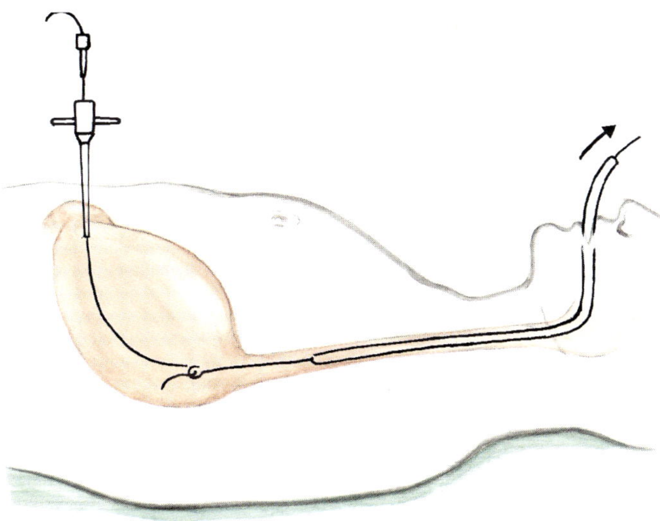

c

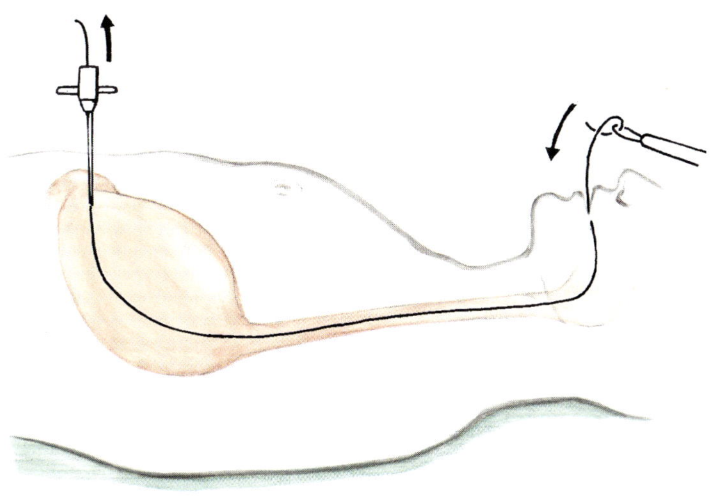

d

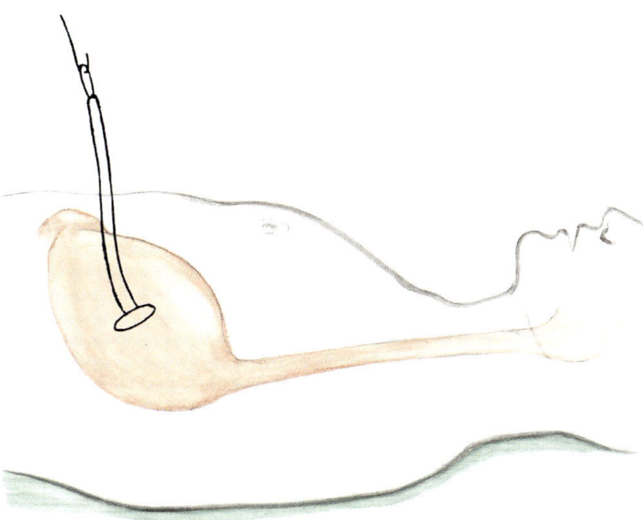

e

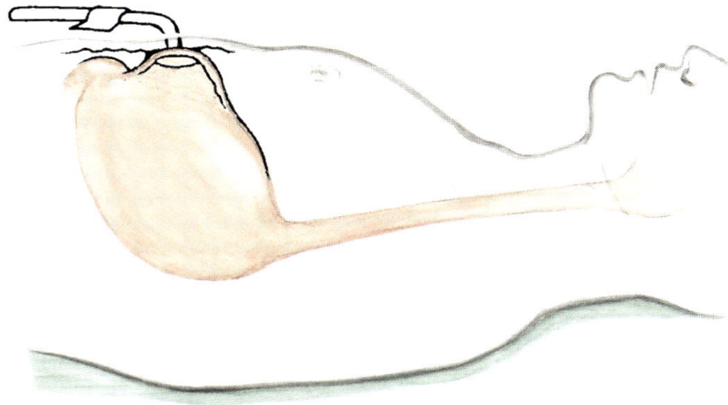

f

Abb. **12** PEG-Sonde.
a Gastroskopie und Diaphanoskopie der Magen- und der Bauchwand.
b Einbringen der Punktionsnadel und Lokalanästhesie.
c Der Faden wird von außen über die Punktionskanüle in den Magen eingebracht.
d Der Faden wird mit dem Gastroskop per os herausgezogen.
e Durchzug der PEG-Sonde über den Mund und Ösophagus in den Magen und Durchzug über die Magenwand nach außen.
f Fixieren der Halteplatte auf der Bauchwand.

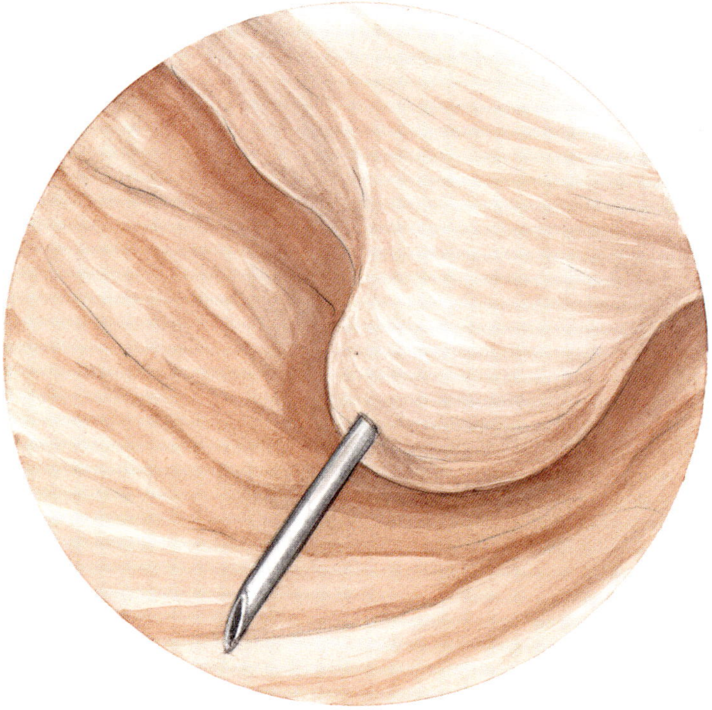

Abb. **13** Die von außen eingebrachte Punktionskanüle im Magenlumen.

Der Patient sollte weitere ca. 24 Stunden nüchtern bleiben, dann kann er vorsichtig mit Tee, anschließend mit Sondenkost durch Einspülen über die PEG-Sonde mit einer Blasenspülspritze oder Pumpe ernährt werden. Teespülungen nach jeder Sondengabe.

Alternativmethode. Über das Gastroskop wird der Magen mit Luft gefüllt und dann von außen über eine Splitkanüle (wie bei der suprapubischen Harnblasenpunktion) ein Schlauch unter Sicht in den Magen eingelegt.

Komplikationen

– Bei nicht ausreichender Aufblähung des Magens kann sich dieser nicht an der Bauchwand anlegen. Folge: Fehlinjektion des Lokalanästhetikums in die Bauchhöhle (unbedenklich).
– Einblutung in die Magenwand nach der Punktion, die in der Regel durch Kompression der PEG-Sonde an der Magen- und Bauchwand zum Stillstand kommt.
  Ursache: Undichtigkeit im Bereich des PEG-Sondendurchtritts aus dem Magen in die Bauchhöhle. Die peritoneale Verklebung zwischen Magen und Bauchwand ist nicht ausreichend. Mit nachfolgender Peritonitis durch den in die Bauchhöhle austretenden Mageninhalt ist zu rechnen.
  Therapie: Sofortige Laparotomie. Da es sich bei Patienten, die eine PEG-Sonde bekommen müssen, in der Regel um alte und/oder schwerkranke, resistenzgeminderte Menschen handelt, ist es zweckmäßig, die PEG-Sonde unter Sicht nach der Methode einer Kader- oder Witzel-Fistel erneut einzulegen (s. auch Bd. 3, S. 309–311).

Jejunum-Ernährungssonde

Die Anlage einer Jejunum-Ernährungssonde erfordert eine Laparotomie bei einem meist Schwerkranken. Sie kann auch endoskopisch oder in interventioneller Technik in das obere Jejunum plaziert werden. Diese Methoden erfordern Spezialinstrumente und weisen eine beträchtliche Komplikationsrate wie Verschluß, Verschieben der Sonde und Leckagen aus.

Eine gute Alternative bietet die laparoskopische Plazierung unter Sicht (Abb. **14**).

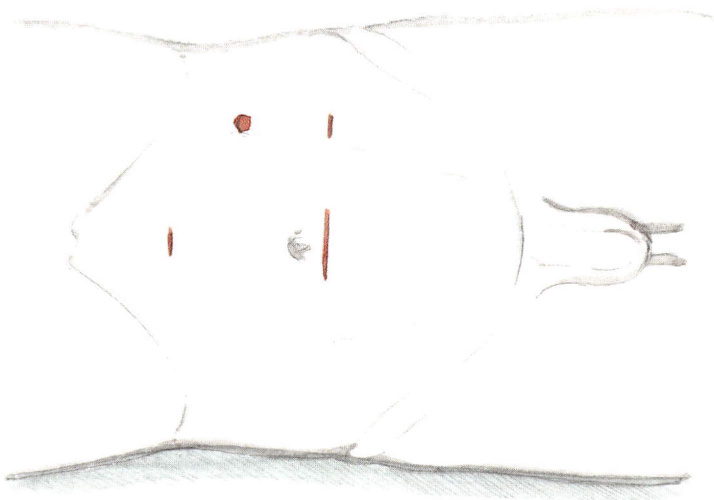

Abb. **14a** Perkutane Jejunum-Ernährungsfistel.

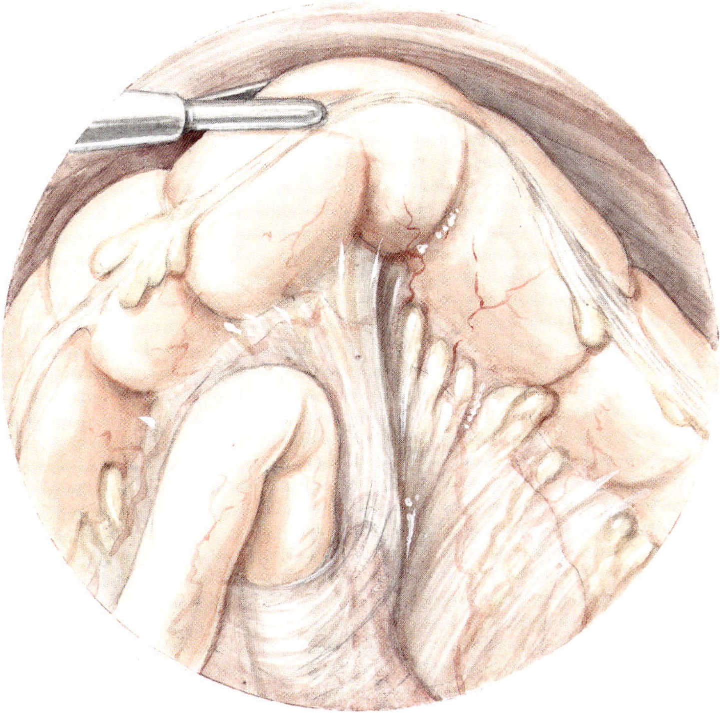

Abb. **14b** Anheben und Beiseitehalten des Querkolons.

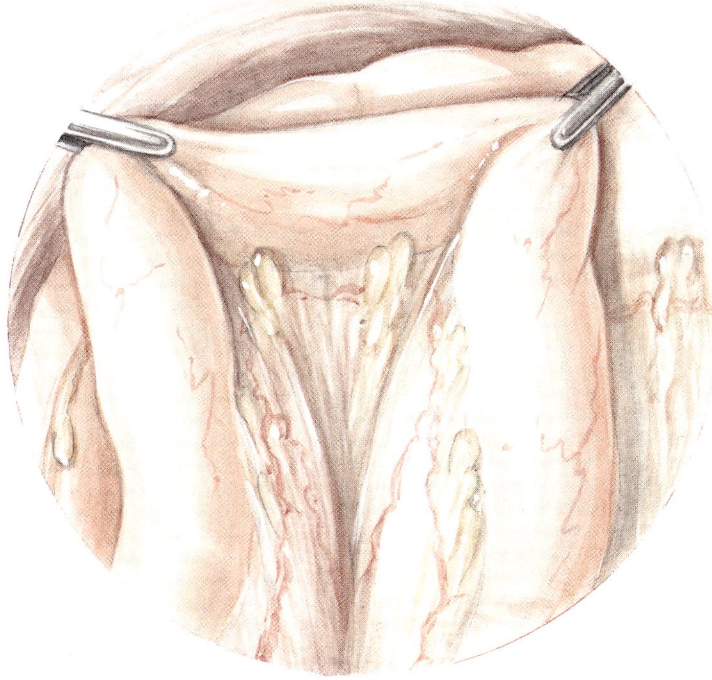

Abb. **14c** Vorsichtiges Anheben der Jejunumschlinge mit atraumatischen Haltezangen.

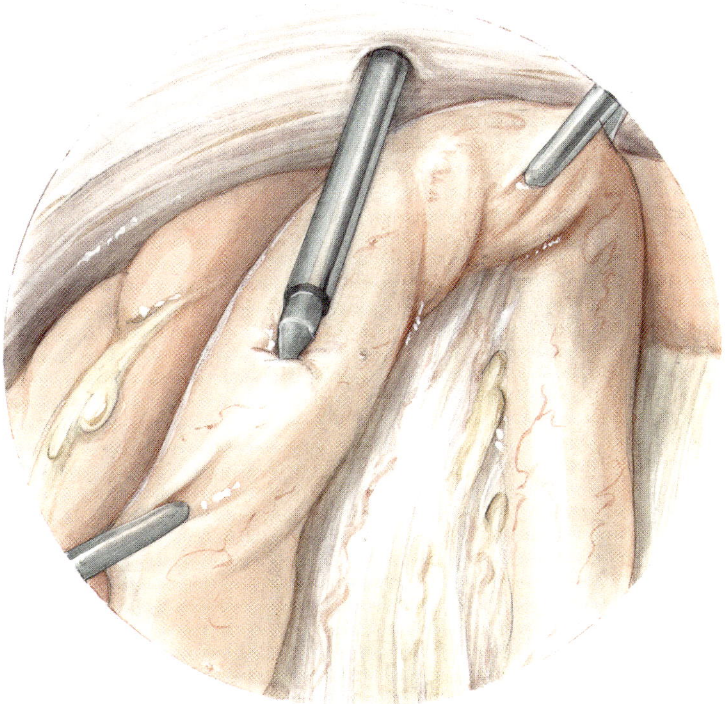

Abb. **14d** Kanülierung des Jejunums unter Sicht.

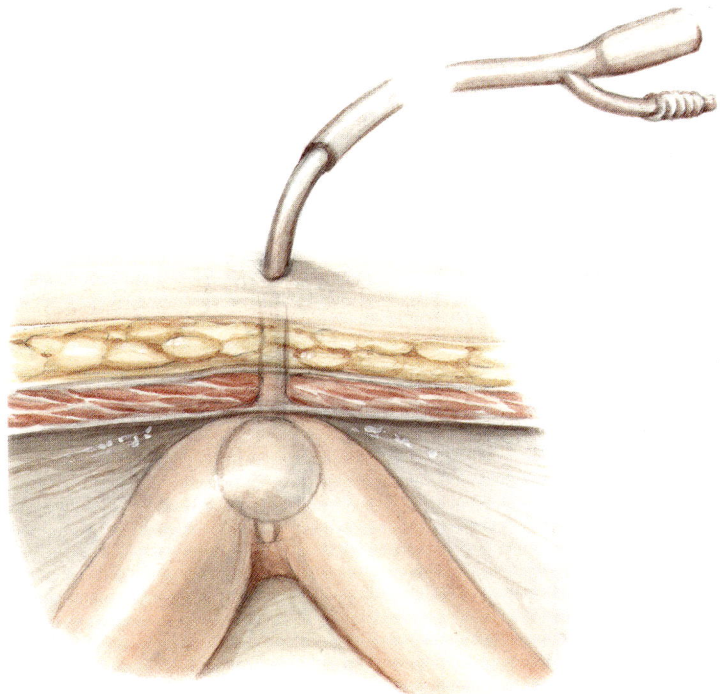

Abb. **14e** Einbringen und Auffüllen des Ballons mit 10 cm^3 NaCl.

Arbeitsschritte

1 Anlage eines CO_2-Pneumoperitoneums mit der Veress-Nadel und Einbringen eines 10-mm-Optiktrokars subumbilikal und zwei 5-mm-Trokare in linker Medioklavikularposition in Nabelhöhe und in Mittellinienposition oberhalb des Nabels.
2 Kopftieflage.
3 Verlagerung von Kolon und Omentum majus nach oben und Darstellen der Flexura duodenojejunalis.
4 Fassen der obersten Jejunumschlinge mit beiden Haltezangen.
5 Einbringen eines suprapubischen Katheters (16 French) mit Führungshülse durch günstig plazierte Stichinzision.
6 Punktion der angespannten Jejunumschlinge und Einführen des Katheters mit Führungshülse.
7 Der Ballon wird nun vorsichtig mit ca. 10 cm^3 NaCl-Lösung aufgefüllt. Danach wird die Jejunumschlinge an die Bauchwand herangezogen und dort mit zwei Nähten von innen fixiert.
8 Der Katheter wird auch außen an der Bauchwand mit Verankerungsnähten fixiert, die nach ca. 1 Woche entfernt werden können.
9 Das System kann nach 48 Stunden zur Nahrungsinstillation benutzt werden, da sich bis dahin ein ausreichender Kontakt durch Verklebung zwischen der Jejunumschlinge und der Bauchwand gebildet hat.

Der Ballon sollte bald vorsichtig entlüftet werden, da er sonst durch sein Volumen die Passage behindert.
Die Anlage kann aber auch ohne Blasenkatheter durchgeführt werden unter zusätzlichem Einführen von geraden Nadeln, die unter Kontrolle über das Laparoskop durch die vordere Bauchwand geführt werden. Die Dünndarmschlinge kann nun vorsichtig gefaßt werden, und die Nadeln werden wieder - stets unter Sicht - durch die vordere Bauchwand nach außen geführt.
Durch Knüpfen eines Knotens, außen auf der Bauchwand, wird der Dünndarm an die Bauchwand fixiert, nachdem die Ernährungssonde unter Sicht durch die vordere Bauchwand in das Dünndarmlumen eingelegt worden ist.

Komplikationen

- Obliteration durch Tumorwachstum.
- Verschluß der Sonde.
  Therapie: Nach jeder Gabe von dickflüssiger Sondennahrung muß die Sonde mit Wasser oder Tee (ca. 10 - 15 cm^3) durchspült werden.
- Zu große Bolusgaben von Sondennahrung sind zu vermeiden, da sonst wegen der akuten Darmdehnung heftige Schmerzen oder starke Diarrhöen eintreten.
  Therapie: Dauerperfusion, obwohl sich viele kachektische Patienten durch die Pumpe benachteiligt fühlen und lieber die intermittierende Ernährung bevorzugen.

Die Ernährungssonde muß neu angelegt werden, wenn es nicht gelingt, sie wieder durchgängig zu machen.
Um den Fortgang zu kontrollieren, sollte man einen stumpfen Katheterguide (wie bei einer Punktion der A. subclavia) unter Bildwandlersicht vorsichtig durch die Ernährungssonde vorschieben und Kontrastmittel einfüllen. Manchmal gelingt es dann so eine erneute Durchgängigkeit zu erzielen.
Wichtig ist die regelmäßige Nachspülung des Katheters mit Tee oder Kochsalz-Ringer-Lösung.

Celestin-Tubus

Siehe Bd. 3, S. 71

Witzel-Fistel und Kader-Fistel

Siehe Bd. 3, S. 309 - 311.

Drainagen (Ableitungen)

Allgemeines

Die Drainage soll eine der Heilung entgegenstehende Flüssigkeits- oder Gasansammlung aus dem Inneren des Körpers nach außen ableiten.

Bei sicheren chirurgischen Verhältnissen ist eine Drainage nicht zwingend notwendig, zumal sich eine Nahtinsuffizienz nicht immer durch eine fördernde Drainage anzeigt. Andererseits kann sich entlang einer Drainage eine Infektion ausbreiten. Die Ansichten gehen weit auseinander von: „Im Zweifel immer" (Tait) bis zu Halstedt: „Keine Drainage ist besser als eine falsche Anwendung derselben". Es ist daher kein Fehler, bei chirurgisch einwandfreien lokalen Verhältnissen nicht zu drainieren. Das Einlegen einer Drainage sollte aber auch nicht zu der Sicherheit verleiten, daß Komplikationen wie Nachblutungen, Serom- oder Lymphansammlungen, Nahtinsuffizienzen oder lokale Nekrosen ausreichend sicher erkannt werden.

Die nichtinvasiven Methoden der Sonographie und des CT haben die Notwendigkeit von Drainagen erheblich vermindert.

Bei geplanter Relaparotomie ist eine Drainage überflüssig. Die Meinungen zur Drainage sind noch geteilt. Bei einer sicheren Anastomose oder bei einem bluttrockenen Wundgebiet ist sie entbehrlich. Es gibt aber auch Operationen, z.B. am Ösophagus und Pankreas, bei welchen selbst strenge „Drainagegegner" eine sog. Zieldrainage akzeptieren.

Folgende Regeln sollten beachtet werden:

- Nur gewebeverträgliche Drainagen verwenden.
- Sie sollen für den Patienten nicht belastend sein.
- Sie müssen in der Nähe, auf keinen Fall direkt an Darm- oder Gefäßanastomosen plaziert sein.
- Sie sollen Hohlräume gut entlasten. Bei zusätzlichen, selbst geschnittenen Perforationen sind diese in den „Röntgenstreifen" zu plazieren, um die Lage der zusätzlichen Perforationen gut beurteilen zu können. Bei Redon- oder Thoraxdrainagen eignet sich hierfür die Zange nach Luer.
- Wenn keine Sekretion erfolgt, sind Drains möglichst bald zu entfernen.
- Die Dislokation des Drains ins Körperinnere ist durch Nahtfixation zu vermeiden.
- Geschlossene Drainagesysteme haben den Vorrang.
- Drainagen werden durch separate Inzisionen und nach Möglichkeit nicht durch die Wunde herausgeleitet.
- Drainagen bleiben nur so lange, wie sie fördern. Besonders intraperitoneale Drains als Reiz „per se" können ein Peritonealexsudat erzeugen.
- Drainagen werden gekürzt, wenn die Mengen der Absonderung zurückgehen, um die Drainagekanäle nur langsam und kontrolliert zu schließen.
- **Achtung:** Es ist wichtig, daß Drainagen, die gekürzt wurden, sicher und vor allem sofort fixiert werden, da sie sonst sehr rasch in der Tiefe der Wunde verschwinden können. Am besten verwendet man dazu eine sterilisierte Sicherheitsnadel und fixiert diese im Verband. Ein in die Wunde - z. B. das Abdomen - dislozierter Drain erfordert u. U. eine Relaparotomie.

Drainmaterialien

- Weichgummi,
- Naturkautschuk,
- Polyvinylchlorid (PVC),
- Polyäthylen,
- Polyäthylenfluoräthylen (PTFE),
- Silikonkautschuk,
- Polyurethane (PUR).

Diese industriell hergestellten Drains erfüllen die Anforderungen, um klinisch wirkungsvoll und sicher zu sein.

Die Durchmesser der Drains werden in French oder in Charrière angegeben. Beide Male handelt es sich um je $^1/_3$ mm (ISO/DIN 9629).

Für die Förderleistung eines Drainagerohres ist es nicht entscheidend, ob ein Drain im Querschnitt rund, oval oder viereckig ist. Es resultiert der gleiche Volumenstrom. Nur bei Drainagen mit Sog sind Innenwandstege als Schutz gegen ein Kollabieren von Vorteil. Die Förderleistung steigt, je größer das Verhältnis der Summe der Seitenöffnungen zur Querschnittfläche des Sammelkanals ist.

Die Kriterien für Drainagematerial sind:

- Biostabilität,
- Formstabilität,
- ausreichend elastisch, aber trotzdem biegsam und wenig störend. Die Drainagen müssen elektrostatisch neutral sein, glatt, wasserabstoßend, und sie dürfen nicht zu sehr mit dem Gewebe verwachsen. Innen sollen sie sehr gut Flüssigkeit fördern. Sie sollten auch bakteriologisch ausreichend sicher sein und die Bildung von schleimbildenden Bakterien vermeiden.

Es ist zu bedenken, daß die biomechanischen Eigenschaften des Drains, besonders weich und damit anschmiegsam zu sein, durch Weichmacher hervorgerufen werden. Diese können u. U. im Körper noch abdiffundieren, dadurch werden die Drains sehr steif bzw. inkrustieren. Druckgeschwüre, Organarrosionen oder Hohlorganperforationen und Adhäsionen sind die Folge.

Weiterhin können an den Hautdurchtrittsstellen Narbenhernien auftreten, ebenso Haut- bzw. Unterhautmetastasen durch Verschleppung. Außerdem bedeuten Drainagen häufig für den Patienten schmerzhafte Bewegungseinschränkungen und Unsicherheit, sie stellen hygienische Probleme dar und verursachen zusätzliche Kosten nicht nur durch das Material, sondern auch durch aufwendige Verbände.
Zur besonderen Problematik von Drainagen in der Behandlung septischer Prozesse s. Bd. 5, S. 17 f.

Drainageprinzipien

Therapeutische Drainagen

Ein Abszeß stellt die klassische Indikation zur therapeutischen Drainage dar, da dessen Entleerung heute nicht mehr mit einer breiten Freilegung, sondern bei tieferem Sitz auch mittels sonographisch oder CT-gesteuerter Zieldrainage bewerkstelligt werden kann.
Unter speziellen Bedingungen finden therapeutische Drainagen auch in der Behandlung enterokutaner Prozesse ihren Platz: z. B. bei der chronischen Pankreasfistel oder bei enterohepatischen Fisteln (s. Bd. 4) und bei der geschlossenen Peritoneallavage (s. Bd. 5).
In der Unfallchirurgie und bei Eingriffen an den unteren Extremitäten sowie den Gefäßen ist die Drainage zur lokalen Hämatom- und Seromableitung und damit zur „Hohlraumverkleinerung“ etabliert, lediglich die Anlageform und die Liegedauer wechseln von Fall zu Fall.
Die Versuche, durch Veränderung des Lochquerschnittes (Verkleinerung nach peripher oder durch eine Spiralform die Förderleistungen zu verbessern, haben sich nicht allgemein durchgesetzt.)

Prophylaktische Drainagen

Es ist umstritten, ob eine prophylaktische Drainage notwendig ist.
An einigen Beispielen seien typische Kontroversen angeführt: Ob die Drainage z. B. des Gallenblasenbettes notwendig ist, wird heftig diskutiert. Von vielen Chirurgen wird sie regelmäßig angewendet. Ihr wird aber auch eine erhöhte Rate subhepatischer Abszesse zugeschrieben. Ebenso ist die Notwendigkeit einer T-Drainage des eröffneten Ductus choledochus umstritten, nicht aber die Drainage nach Eingriffen am Pankreas, Ösophagus, Dickdarm und an der Niere. Hier sollen nur geschlossene Systeme Anwendung finden.
Wegen der Vielfalt der Meinungen wird in speziellen Fragestellungen auf die einzelnen Abschnitte hingewiesen (s. o.), um Wiederholungen und Kontroversen zu vermeiden.
Sehr verallgemeinernd kann eine Drainage im Zweifelsfall empfohlen werden, jedoch nur für kurze Zeit (weniger als 24 Stunden).

Ableitungsarten

Offene Systeme (Abb. **15**): Das aus dem Körper abgeleitete Sekret wird direkt in den Wundverband abgeleitet. Dafür eignen sich kleinere Wunden der Haut und der Subkutis. Eine Absaugung ist nicht möglich. Häufige Verbandwechsel sind notwendig.
Jodoform-Gazestreifen finden gelegentlich auch Anwendung bei der Drainage kleinerer, oberflächlicher Wunden und Abszesse.
Gut bewährt haben sich die sog. „Easy flow“-Drains, die durch ihre weiche Struktur wenig lokale Irritation hervorrufen und durch ihre Innenstruktur (kapillarähnlich) eine gute Sekretförderung erbringen. Sie haben den weiteren Vorteil, daß ihre frühzeitige Entfernung schmerzarm ist. Sie sollten gut gegen ein Zurückgleiten gesichert sein und auf jeden Fall eine strahlensichere Markierung haben. Die Fixierung im Hautniveau muß ausreichend sicher sein.
Halboffene Systeme (Abb. **15**): Das Wundsekret wird durch eine Verbindung vom Drain in ein Auffangreservoir abgeleitet, z. B. einen Urin- oder Klebebeutel. Es handelt sich um eine reine Schwerkraftdrainage mit einem abnehmbaren Auffangbeutel. Die Ableitung erfolgt meistens über einen weichen Gummi-, Latex- oder Silasticdrain, der in einigem Abstand von der Wunde durch die Haut nach außen geleitet wird. Er muß in der Haut **und** am Drain mit einer Naht fest zirkulär geknotet werden. Durch den Drain hindurchzustechen kann bedeuten, daß schneidende Nadeln, wie sie häufig für die Hauptnaht verwendet werden, den Drain derart „verletzen“, daß er abreißt oder abbricht (Abb. **15**).
Geschlossene Systeme (Abb. **15**): Das Drainagesystem besteht aus Ableitungsschlauch und Auffangbeutel, die fest miteinander verbunden sind. Der Auffangbeutel ist so zu entleeren, daß das System nicht eröffnet wird. Beispiele: Redon-Drainage, Robinson-Drainage.
Die Ableitungen sind ständig zu überwachen, da sie rasch verstopfen. Immer muß eine genaue Flüssigkeitsbilanz geführt werden.

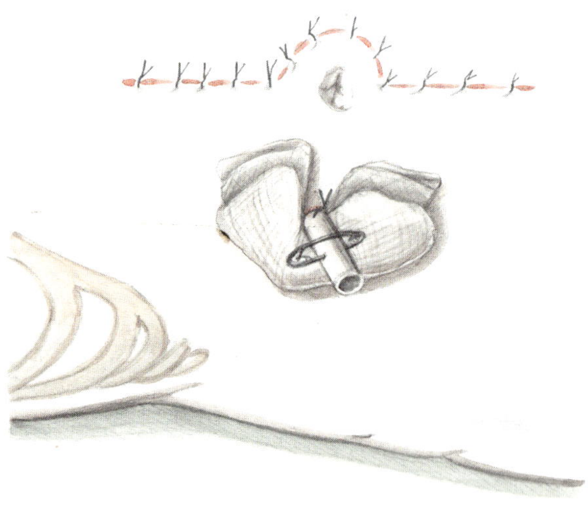

Abb. **15a** Offenes Drainagesystem.

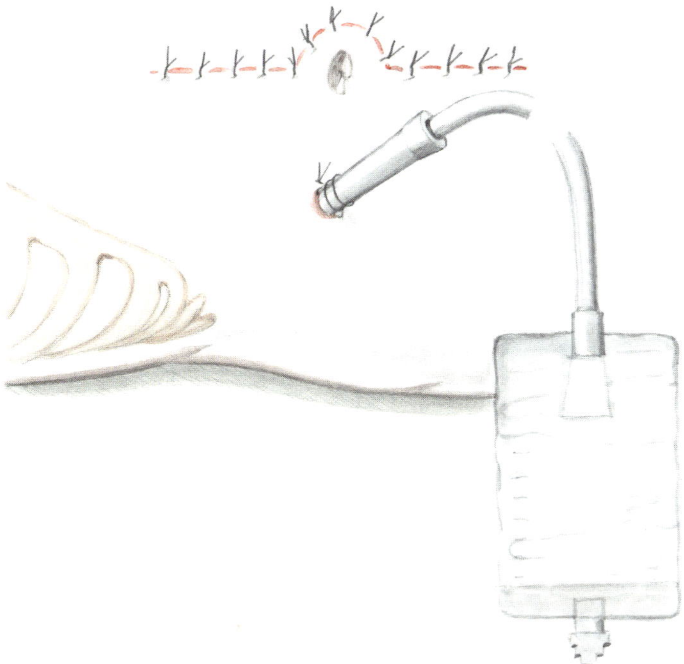

Abb.**15b** Halboffenes Drainagesystem.

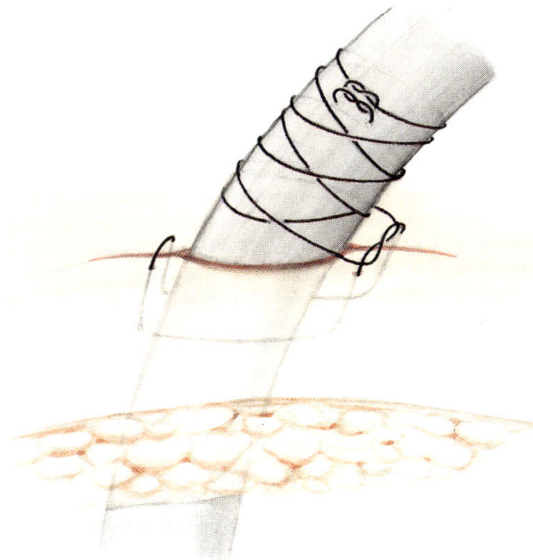

Abb.**15c** Fixieren des Drains an der Haut.

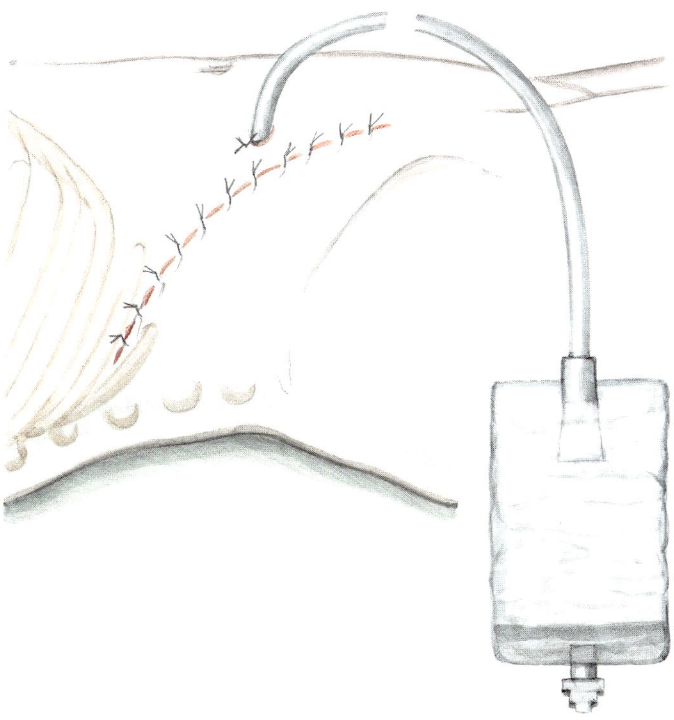

Abb.**15d** Geschlossenes Drainagesystem.

Drainagetechnik

Da der Drain die Flüssigkeit aus dem tiefsten Teil der Wunde absaugen soll, muß er mit der inneren Öffnung so plaziert sein, daß er möglichst viel zu drainierende Flüssigkeit aus der Wunde ableitet. Er darf jedoch nicht direkt an einer Anastomose liegen, um diese nicht zu irritieren.

Er darf auch nicht direkt aus der Wunde ausgeleitet sein, um eine Wundheilungsstörung zu vermeiden. Die Ausleitung des Drains sollte möglichst atraumatisch erfolgen wegen der Gefahr der Verletzung von intramuskulären und subkutanen Venen oder sogar Arterien.

Die häufig geübte Technik mit geöffneter Schere zunächst den Weg „zu bahnen", um dann mit der Overholt- oder Mikulicz-Klemme den Drain durch die Bauchwand zu ziehen (offene oder halbgeschlossene Drainage), leistet der Gefäßverletzung mehr Vorschub als ein gezielter Hautschnitt mit stumpfem und vorsichtigem Auseinanderdrängen des Gewebes. Nicht immer lassen sich eine Blutung, eine Nervenverletzung- und -irritation oder eine Narbenhernie im Drainagebereich vermeiden.

Beim Durchzug eines Redon-Drains ist zu beachten, daß der Sog nur an den ersten Perforationen wirksam ist. Untersuchungen haben nachgewiesen, daß der Sog an den weiter zurückliegenden Löchern gegen Null geht. Deswegen muß der Redon- oder Saugdrain mit den wenigen effektiv saugenden Perforationen im tiefsten Wundpunkt liegen. Die Drainage ist möglichst weit von der Operationswunde herauszuleiten, damit eine gute Ableitung erzielt und dem Patienten beim Entfernen des Drains möglichst wenig Schmerzen verursacht werden.

Drainagearten

Schwerkraftdrainage
(Abb. **16**)

Um eine wirkungsvolle Drainage zu erreichen, muß der Drain in der Wundhöhle an der tiefsten Stelle liegen. Zur Ableitung und zum Auffangen des Sekretes eignen sich gut Klebebeutel, auch mit Ableitungsöffnungen. Die Ausleitungsöffnung ist weit genug von der Wunde anzulegen, um nicht durch den Kleberand des Drainbeutels in Kollision mit dem Wundverband oder dem Rand der Wunde zu kommen.

Penrose-Drainage
(Abb. **17**)

Hier wird die nicht immer wirkungsvolle Saugkraft der Schwerkraftdrainage durch einen Mullstreifen, der in das Drainagerohr eingelegt wird, unterstützt. Moderne Drainagen haben entsprechend geformte Innenräume mit kapillarröhrchenähnlichen Strukturen, die das „Aufsteigen“ der Drainageflüssigkeit begünstigen.

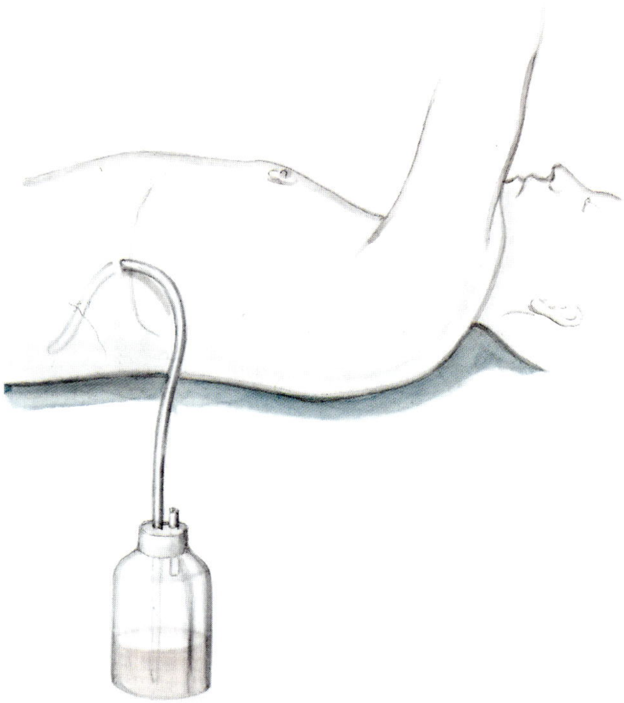

Abb. **16** Schwerkraftdrainage am Beispiel einer retroperitonealen Drainage.

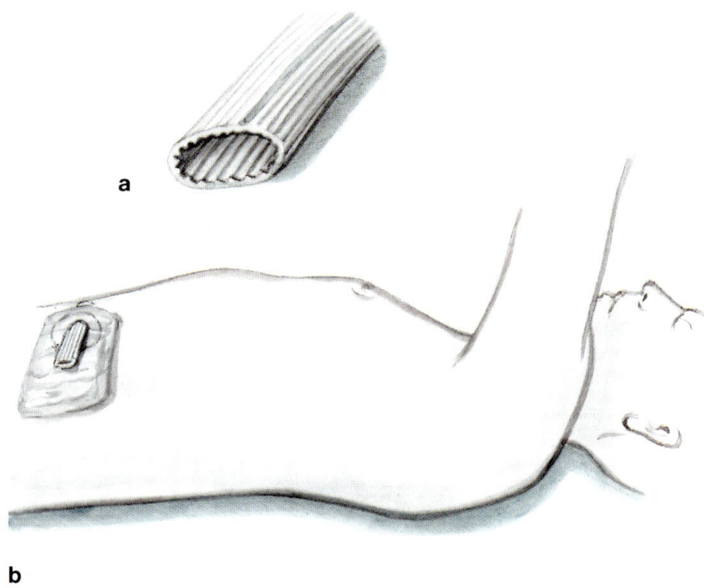

Abb. **17** (**a**) Penrose-Drain mit Drainagekapillaren. (**b**) Penrose-Drainage mit einem Klebebeutel (halboffenes System).

Heberdrainage
(Abb. **18**)

Das ableitende Schlauchsystem wird im Auffangbehälter unter ein Wasserschloß gelegt. Darüber wird Unterdruck durch unterschiedlich hohe Ebenen, durch eine Wasserstrahlpumpe, aber auch durch eine reguläre, elektrisch betriebene Pumpe oder ein anderes Saugsystem erzeugt. Die Saugkraft wird durch die Höhe der Wassersäule sichtbar. Sie kann jedoch über eine Pumpe verstärkt werden, wie es am Beispiel der Bülau-Drainage dargelegt ist.
Über den in die Thoraxhöhle gelegten Drain wird Luft und Flüssigkeit in den Sekretauffangbehälter gesaugt. Hier werden die Wundsekrete und Blut oder Eiter aufgefangen und auch quantitativ erfaßt. Ein weiteres Gefäß regelt über ein in Wasser eintauchendes, verschiebbares Rohr den Sog. Ein drittes Gefäß mit einem Reservoir verhindert das unbeabsichtigte Ansaugen von Flüssigkeit in das System.
Dieses komplizierte System kann heute durch kommerziell vorgefertigte Systeme ersetzt werden, die auch verhindern, daß ohne Sog Luft wieder in die Thoraxhöhle eingesaugt wird. Durch die kompakte Konstruktion ist es möglich, Patienten zu transportieren, ohne daß der Thoraxdrain abgeklemmt werden muß, da der Unterdruck im Pleuraspalt der Thoraxhöhle aufrechterhalten wird.

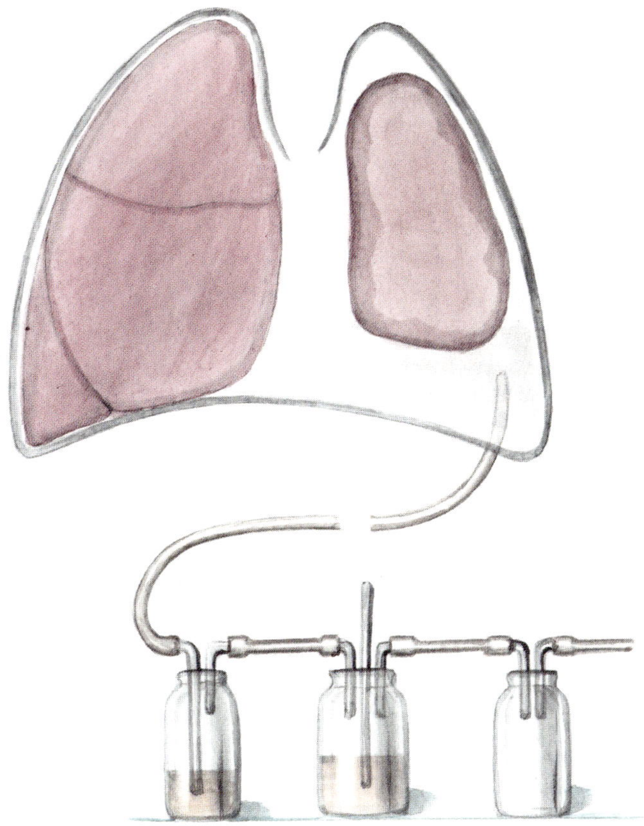

Abb. **18a** Heberdrainage am Beispiel der Bülau-Drainage.

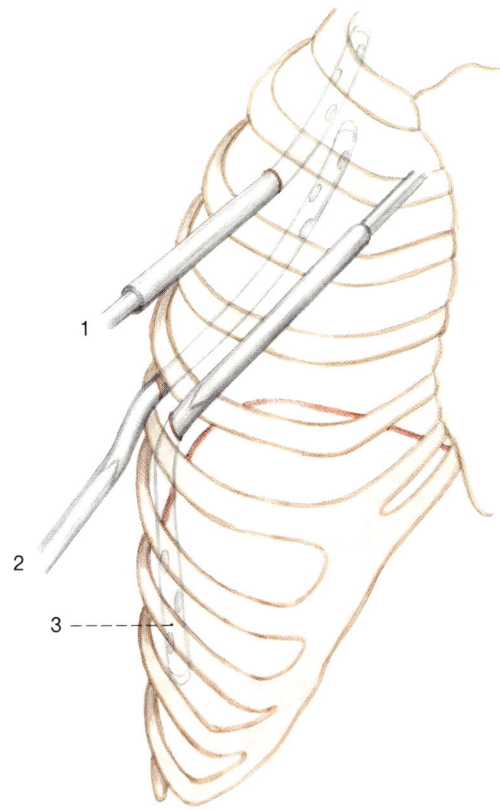

Abb. **18b** Die gebäuchlichsten Zugänge bei einer Bülau-Drainage für

1 Pneumothorax
2 übliche Lage
3 selektive Lage

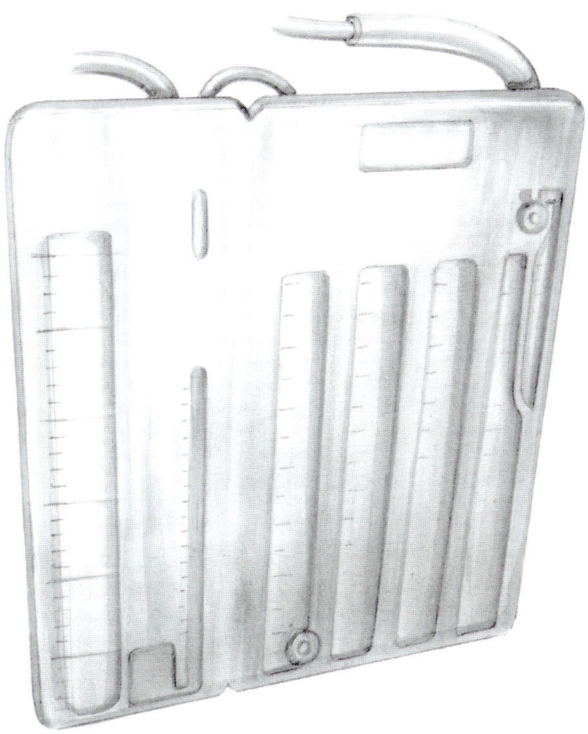

Abb. **18c** Beispiel einer kommerziell vorgefertigten kompakten Thoraxdrainage mit stabilen Unterdruck auch ohne Sog.

Saugdrainage

(Abb. **19**)

Hier sammelt sich das abzusaugende Sekret unter einem vorgefertigten Sog in einem Glas- oder Kunststoffbehälter, der mit einer Unterdruckanzeige versehen ist. Der Unterdruck wird durch eine installierte Pumpe aufrechterhalten. Es kann sich aber auch um ein „vorgefertigtes" Vakuum handeln oder um eines, das durch einen Feder- oder Balgenmechanismus hergestellt wird. Es gibt eine Anzahl dafür geeigneter Systeme (z. B. Robinson-Drainagen, Drevac-Saugsysteme, Jackson-Pratt-Systeme, Miniredon usw.).
Die Zahl der für die Drainageabteilung notwendigen Perforationen im Schlauch ist abhängig von der Größe und Tiefe der Wunde. Nachgewiesen ist, daß nur die ersten Perforationen des Drainageschlauches wirklich gut und ausreichend lange drainieren und die weiter peripher gelegenen nur kurzfristig. Deshalb muß auch dieser Drain an die tiefste Stelle der Wundhöhle gelegt werden. Man kann durch Kürzen des perforierten Drains bestimmen, wo mehr und wo weniger gesaugt werden muß. Wiederum muß durch einen ausreichenden Abstand des ersten, besonders stark saugenden Drainloches von der Haut sichergestellt werden, daß durch die Saugdrainage keine Luft über die Haut in die Wunde gesaugt wird.
Diese Systeme werden nach 24, maximal 48 Stunden (je nach Drainagemenge) entfernt. Sinnvoll kann es sein, zwischenzeitlich durch kurzes Ziehen an den Drains eine Lageveränderung zu erreichen, um bessere Drainageeffekte zu erzielen. Dieses Vorgehen ist für den Patienten schmerzhaft, er sollte darauf hingewiesen werden. Unter Umständen empfiehlt sich eine vorherige Schmerzmittelgabe.
Es ist nachgewiesen, daß die Gefahr der Wundkontamination mit der Liegedauer der Drainage eindeutig steigt.

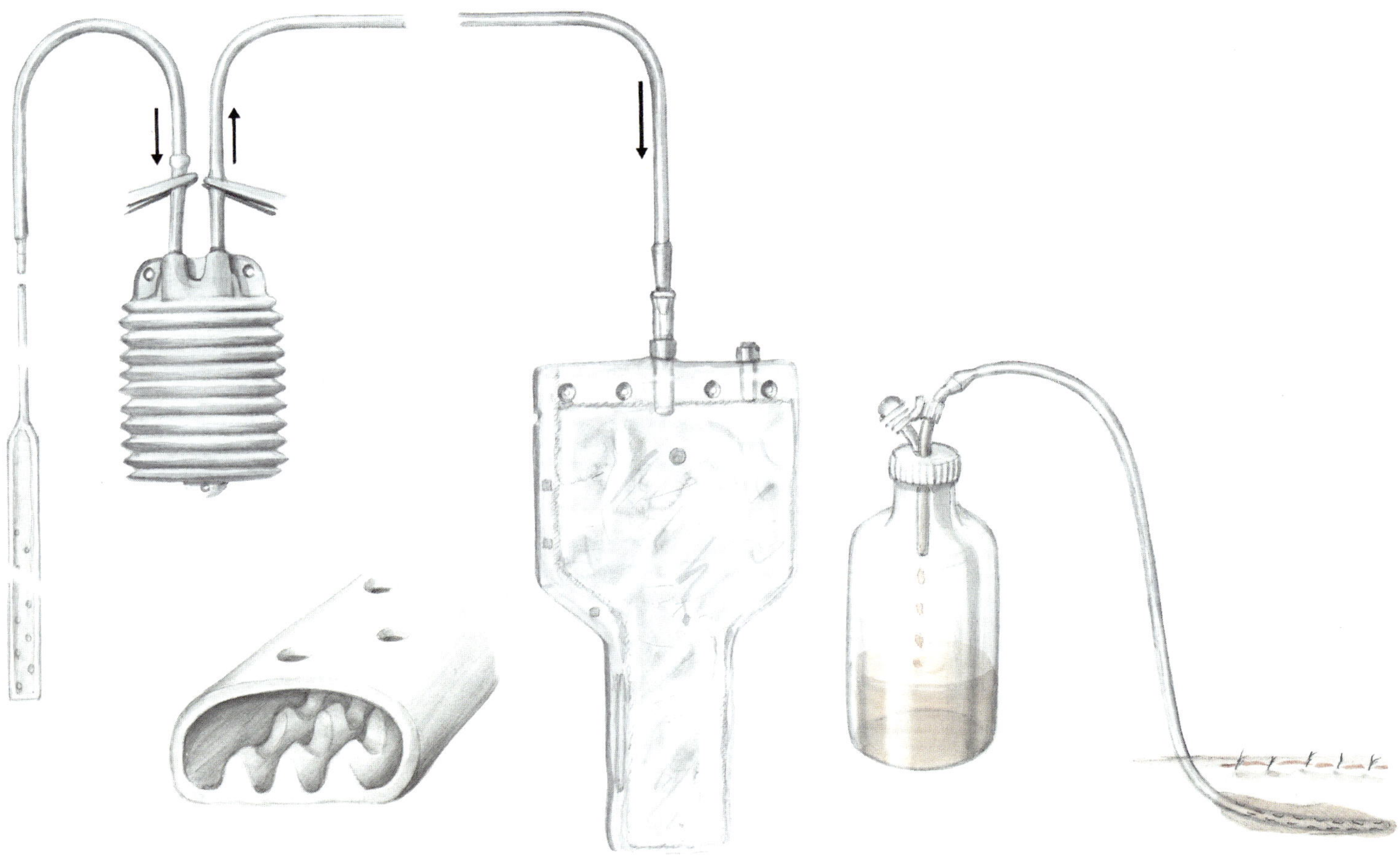

Abb. **19** Saugdrainagen.
a am Beispiel einer Jackson-Pratt-Drainage,
b am Beispiel einer Redon-Drainage.

Vakuumversiegelung
(Abb. **20**)

Eine neuere Variante der Saugdrainage stellt die Vakuumversiegelung dar (s. auch Bd. 8, S. 60f). Durch ein Polyvinyl-Schwammsystem wird über perforierte Drainageschläuche der Sog gleichmäßig auf die gesamte Wundoberfläche verteilt. Die Wundränder werden unter Spannung über den Schwamm vernäht und damit die Wunde wirkungsvoll verkleinert. Die gesamte Wunde wird mit einer transparenten Verbandsfolie luftdicht verklebt, über das Absaugsystem wird dieser verbleibende Hohlraum unter einen Sog von ca. 0,8 bar gesetzt. Ein Wechsel des Systems erfolgt nach 3–4 Tagen, danach folgt der Nahtverschluß der durch Naht und Sog verkleinerten Wunde.

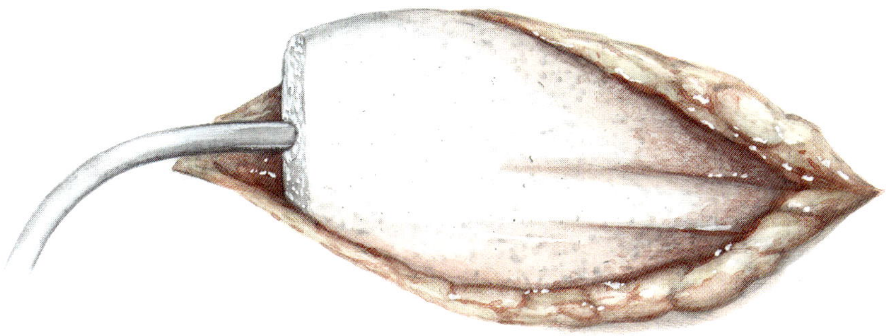

Abb. **20a** Vakuumversiegelung: Einbringen des Schwammes mit armierter Drainage nach gründlichem Wunddébridement.

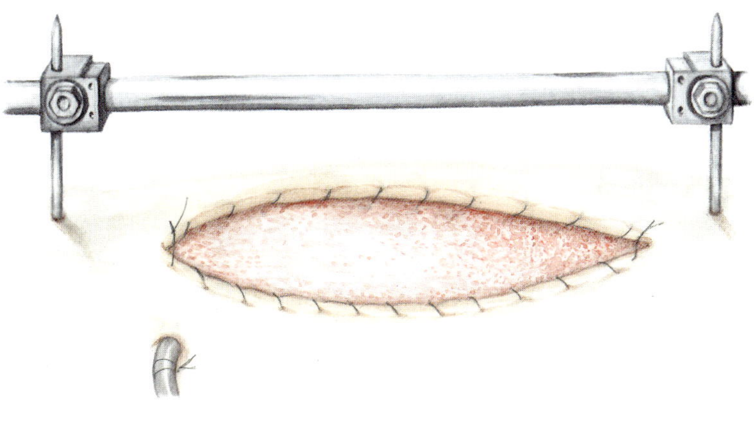

Abb. **20b** Vakuumversiegelung in der Unfallchirurgie (Folie aufgeklebt).

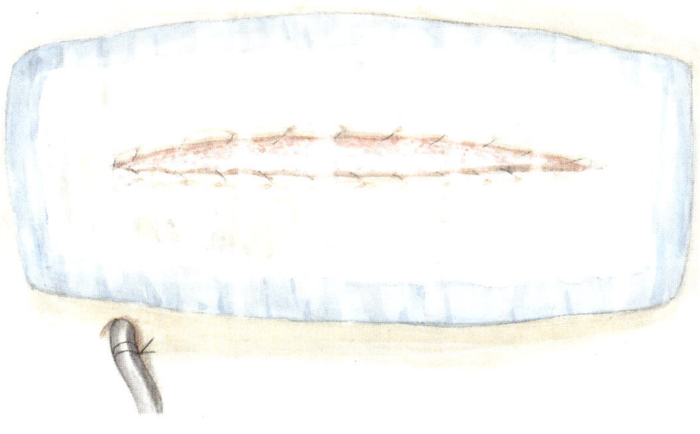

Abb. **20c** Vakuumversiegelung in der Bauchchirurgie bei sekundärer Wundheilung.

Schlürfdrainagen

(Abb. **21**)

Hier wird ein kleinerer Drain unter Sog in einen größeren Drain oder perforiertes Gefäß eingelegt, um das unmittelbare Ansaugen von Gewebe und Koageln zu vermeiden. Anzuwenden bei schwierigen Zuständen, z. B. bei Kot- oder Urinfisteln.

Mikulicz-Tamponaden

(Abb. **22**)

Bei schwierigen Blutstillungen, z. B. bei Blutungen aus der Beckenhöhle oder aus großen parenchymatösen Organen wie z. B. der Leber, kann gleichzeitig Wundsekret abfließen und auch eine temporäre Blutstillung erreicht werden.

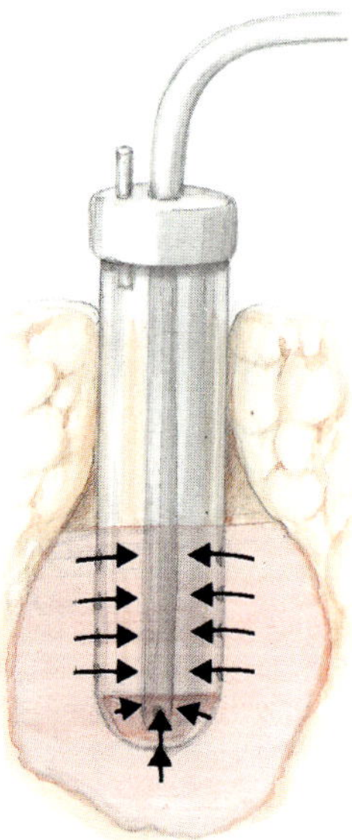

Abb. **21** Schlürfdrainage.

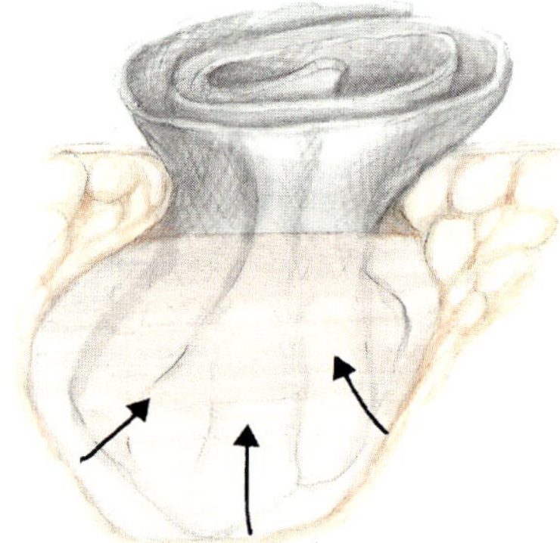

Abb. **22** Sogenannte Mikulicz-Beuteldrainage (Tamponade).

Spül-Saug-Drainagen

(Abb. **23**)

Spül-Saug-Drainagen finden in der Unfallchirurgie und Orthopädie bei septischen Verläufen ihre Anwendung und haben das Ziel, Wundgebiete zu spülen und gleichzeitig das entstehende Sekret abzusaugen, um damit günstigere Wundheilungsbedingungen zu schaffen. Es kommt auf eine kontinuierliche und effektive Spülung des Wundgebietes an (besonders bei infizierten Wundhöhlen) und auf eine gleichzeitig wirkungsvolle Ableitung des entstehenden Spülsekretes.

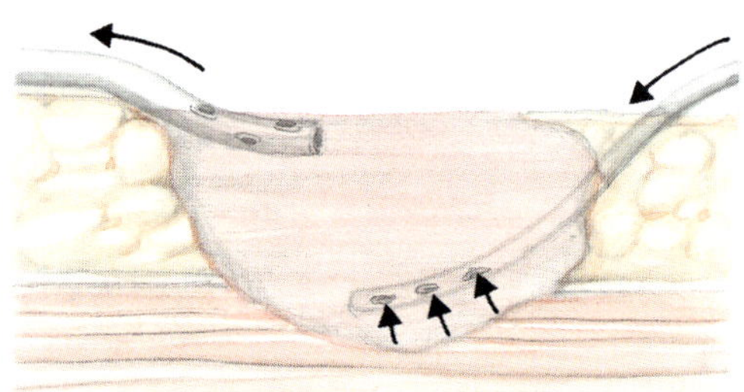

Abb. **23** Offene Saug- und Spüldrainage.

Thermisches Trauma

Von G. Germann und H. Schepler

Einleitung

Die schwere, d. h. tiefe und ausgedehnte Verbrennung stellt das schwerste mögliche Trauma für den Organismus dar. Primäres Leitsymptom ist die großflächige Zerstörung der Oberfläche, die neben lokalen Reaktionen zu einer Vielzahl vital bedrohlicher systemischer Reaktionen führt. Wichtigste primäre Reaktion ist hierbei der „Verbrennungsschock", eine massive Umverteilung des zirkulierenden Volumens mit erheblichen Flüssigkeitsverlusten über die Verbrennungswunde und einer generalisierten Ödembildung in nicht verbrannten Arealen. Diese Umverteilung führt zu Hypoperfusionen in nicht verbrannten Regionen, deren Folgen erst Tage später als Dysfunktion betroffener Organsysteme sichtbar werden. Neben der akuten vitalen Bedrohung durch eine schwere Brandverletzung bietet die thermische Schädigung aber auch bei geringerer Intensität einige Besonderheiten, die u. U. zu einer lebenslangen Belastung für den Patienten werden können.

Epidemiologie

In Deutschland bedürfen ca. 1500 Patienten pro Jahr einer Behandlung in einer spezialisierten Verbrennungsintensivstation, die Zahl der insgesamt stationär behandelten Patienten kann nur geschätzt werden, dürfte aber zwischen 7000 - 10 000 Patienten/Jahr liegen. Die thermische Verletzung muß mit einer Inzidenz von 0,8 %/Jahr als die häufigste Verletzung überhaupt angesehen werden.
Ständige Verbesserungen der betrieblichen Unfallverhütung haben allerdings zur Senkung des Anteils der arbeitsbedingten Unfälle auf 15 - 25 % geführt. 65 - 80 % entfallen auf häusliche oder Freizeitunfälle, 5 - 10 % aller Patienten versuchen durch Selbstverbrennung Suizid zu begehen. Verbrühungen bei Kindern und Flammenverbrennungen im Erwachsenenalter stellen die häufigsten Ursachen dar.

Behandlungsziele

- Überleben des Patienten,
- Funktionelle und ästhetische Rekonstruktion,
- Erhaltung/Wiedergewinnung der Lebensqualität.

Neben dem „Überleben" des Patienten ist die Erhaltung oder Wiedergewinnung der Lebensqualität als nahezu gleichberechtigter Faktor getreten. Nach primärer Stabilisierung des Patienten wird eine frühe Deckung der operationspflichtigen, verbrannten Areale mit autologer Spalthaut angestrebt, um eine lokale oder generalisierte Infektion mit daraus folgender vitaler Bedrohung zu verhindern. Dies ermöglicht in vielen Fällen auch eine frühzeitige Rekonstruktion der funktionell und ästhetisch wichtigsten Strukturen und damit über eine frühe Rehabilitation auch eine spürbare Verbesserung der Lebensqualität.

Behandlungskonzept

- Stabilisierung der Vitalparameter.
- Frühe Nekrosenabtragung.
- Evtl. temporäre Deckung.
- Frühe enterale Ernährung.
- Frühe definitive Deckung.
- Frühe Rehabilitation.

Eine konsequente Umsetzung dieses Konzepts reduziert die Dauer des Krankenhausaufenthalts, die Morbidität des Patienten und auch die Behandlungskosten.

Prognose

In der klinischen Praxis haben sich nur wenige prognostische Scores etabliert:
- Baux-100er Regel („Verbrennungsindex"),
- ABSI (Abbreviated Burn Severity Index).

Die Prognose des schwerverbrannten Patienten wird entscheidend von Ausmaß und Tiefe der Verbrennung sowie dem Alter der Betroffenen bestimmt. Diese von Baux publizierte Korrelation wird in der Literatur und in der täglichen Routine gern als „100er Regel" oder „Verbrennungsindex" zitiert (signifikante Steigerung der Mortalität, wenn Alter + KOF >100). Der Aufnahmescore nach Tobiasen (Abbreviated Burns Severity Index, ABSI) hat sich durch Berücksichtigung bestimmter Risikofaktoren wie „Inhalationstrauma" oder „Geschlecht" als exaktester Aufnahmescore weitgehend durchgesetzt.

Weitere prognostisch wichtige Faktoren sind:
- Chronische Erkrankungen, z. B.
  - Kardiale Erkrankungen
  - Pulmonale Erkrankungen
  - Neurologische Erkrankungen
  - Diabetes mellitus
  - Dialysepflicht
- Alkohol- und Nikotinabusus

Verbrennungstiefe und Ausmaß

Die Einschätzung der Verbrennungstiefe und des Ausmaßes unmittelbar nach Aufnahme des Patienten ist von entscheidender Bedeutung für das weitere Therapiekonzept und erfolgt nach vitaler Stabilisierung und Säuberung noch im Schockraum oder auf der Intensivstation. Sie bildet die Grundlage sowohl für die Berechnung der Flüssigkeitssubstitution als auch für die Planung der chirurgischen Maßnahmen.
Im europäischen Raum wird eine Klassifikation der Verbrennungstiefe von 1° - 4° benutzt. Die unterschiedlichen Schweregrade der thermischen Schädigung weisen spezifische klinische Merkmale auf, die eine diagnostische Einordnung erlauben. Während die 1°-Verbrennung („Sonnenbrand") in der Regel keine diagnostischen Probleme bereitet, ist die Differenzierung der Schweregrade in den Übergangsbereichen 2a/2b° und 3° durch das inhomogene klinische Bild mit unterschiedlicher Schadensausprägung im gleichen Verbrennungsareal oft schwierig und erfordert Erfahrung (Abb. **1**, Tab. **1**).

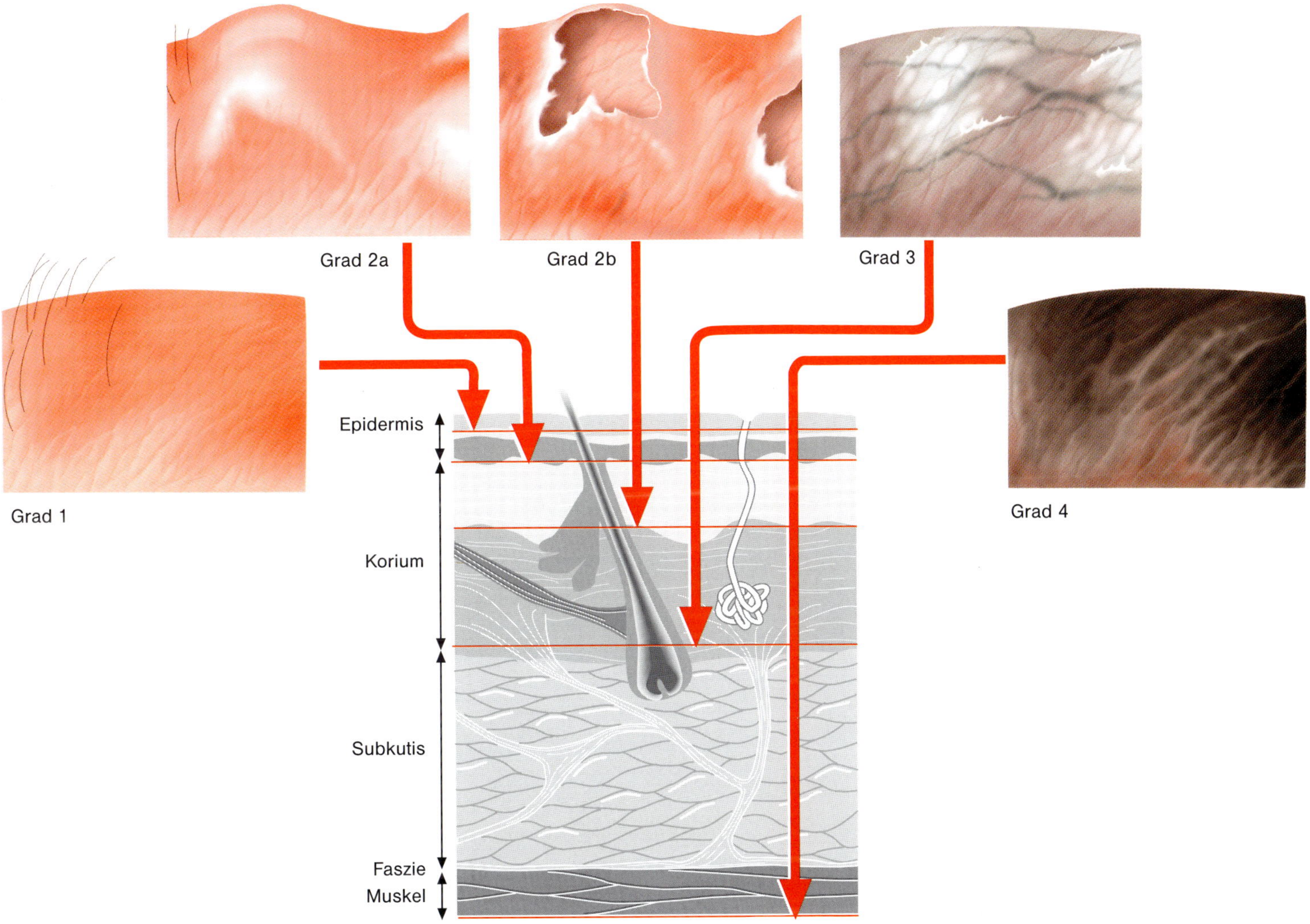

Abb. **1** Verbrennungstiefe.

Tabelle **1** **Klassifikation der Verbrennungstiefe**

1°	Rötung, Spannungsgefühl, bei großer Ausdehnung: Kopfschmerz, Schwindel
2a°	Blasenbildung, Rötung wegdrückbar, Schmerzen
2b°	Fleckige Rötung, gespannte Haut, Rötung nicht wegdrückbar, Nadelstich blutet kaum, Schmerz eingeschränkt
3°	Weiß, thrombosierte subkutane Venen, feste, konstriktive Hautkonsistenz, schmerzlos, Nadelstich blutet nicht
4°	Komplette Hautnekrose, Verkohlung bis in tiefere Gewebe

Grundsätzlich sollte daher nach 24 Stunden eine neuerliche Begutachtung der Verbrennungstiefe vorgenommen werden, um eventuelle Fehleinschätzungen zu korrigieren. Diese Neubewertung trägt dem doch häufigen Phänomen des „Abtiefens" („after burning") Rechnung, die gerade bei unzureichend infundierten oder älteren Patienten zu einer Zunahme der tiefgradig verbrannten Flächen führt.

Als grobe Faustregel zur Bestimmung der verbrannten Körperfläche ist beim Erwachsenen die sog. 9er-Regel geeignet; beim Kind ist sie aufgrund der anderen Körperproportionen zu ungenau. Eine weitere Möglichkeit ist die sog. Handflächenregel, bei der die Größe der Handfläche des Verbrannten mit ca. 1 % der Körperoberfläche gleichgesetzt wird (Abb. **2**). Die exakteste Bestimmung der betroffenen Körperoberfläche (KOF) gelingt durch Dokumentation auf den allgemein verfügbaren „Verbrennungsbögen" der Berufsgenossenschaften.

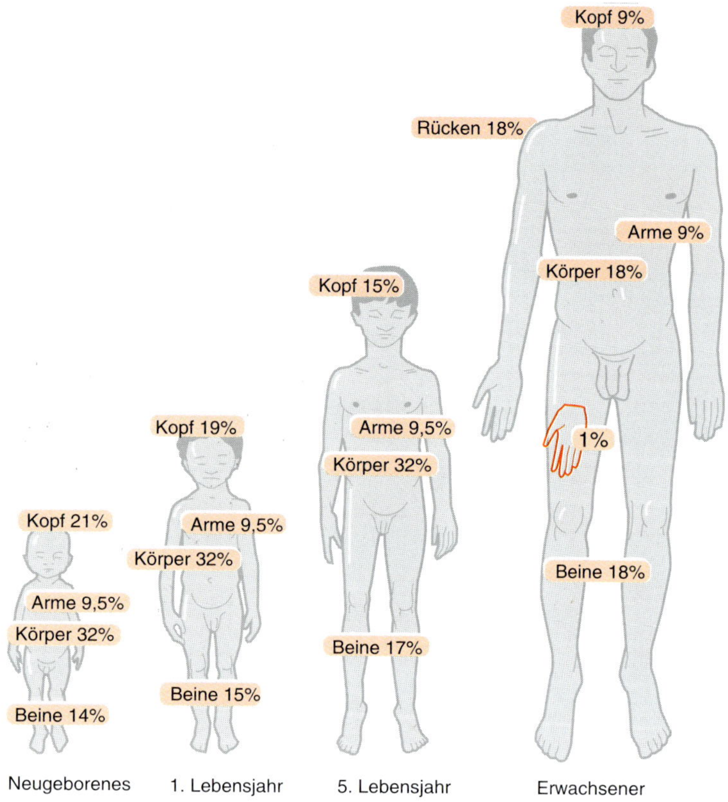

Abb. **2** Neunerregel.

Präklinische Phase

Erstversorgung

Trotz der Schwere des Traumas besteht die Erstversorgung des Schwerverbrannten nur aus wenigen zentralen Maßnahmen.

- **Kühlung:** An erster Stelle steht für die Laienhelfer die Kühlung des verbrannten Patienten unmittelbar nach dem Unfall. Hierzu sollte auf keinen Fall eiskaltes Wasser verwendet werden, da es durch die Gefäßkonstriktion zu einem „Abtiefen" der Verbrennung kommen kann. Ideal sind Wassertemperaturen um 12°. Sog. Kältepacks sind **nicht geeignet**.
- **Flüssigkeitssubstitution:** Die vital bedeutsamste Maßnahme für den eintreffenden Notarzt ist die ausreichende Flüssigkeitssubstitution. Ab einer Ausdehnung von 10–20 %, abhängig vom Lebensalter des Patienten, muß eine parenterale Flüssigkeitszufuhr erfolgen. Hierzu sind großlumige periphere Venenzugänge am besten geeignet, die durchaus durch verbranntes Gewebe gelegt werden können.
- **Inspektion Nasen-Rachen-Raum:** Bei Verbrennungen in geschlossenen Räumen oder bei Explosionsverletzungen mit Verdacht auf ein Inhalationstrauma (verbrannte Augenbrauen, Rußauflagerung, Ruß im Sputum). Bei Bewußtlosen empfiehlt sich auch eine laryngoskopische Inspektion; bestehen Zeichen der Ateminsuffizienz, so ist die Intubation indiziert.
- **Transport:** Nach Sicherung der Vitalfunktionen muß der Transport in das nächstgelegene Verbrennungszentrum organisiert werden, sofern dort ein Bett zur Verfügung steht. Ist dies nicht der Fall, sollte der Transport in das nächstgelegene Schwerpunktkrankenhaus erfolgen, wo die weitere Primärversorgung vor der Verlegung in ein Verbrennungszentrum durchgeführt wird. Für den Transport sollte der Patient mit sterilen Tüchern (z. B. Metalline) in eine Wärmeschutzfolie eingepackt werden, da sich Wärmeverluste für die metabolische Situation der Patienten außerordentlich ungünstig auswirken.
- **Information:** Mechanismus – Begleitverletzungen – Chemische Läsionen – Medikation – Begleiterkrankungen.
- **Medikamentöse Therapie:** Eine primäre medikamentöse Therapie ist, abgesehen von Analgetika, nur bei einer Intubation indiziert. Die primäre Applikation von Antibiotika und Corticosteroiden ist nicht indiziert. Eine Wundbehandlung sollte unterbleiben.

Klinische Phase

Schockraum

(Abb. **3**)

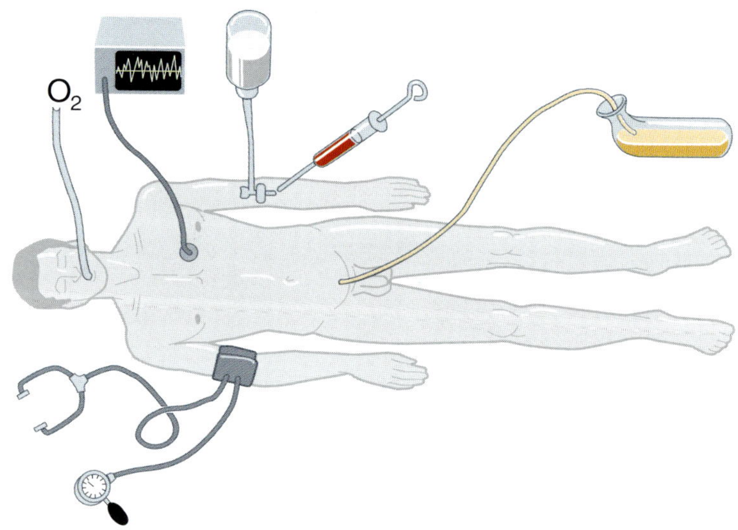

Abb. **3** Schockraummaßnahmen.

Eine Reihe von Maßnahmen müssen bei Aufnahme eines schwerverbrannten Patienten durchgeführt werden, um von Beginn an eine optimale Versorgung zu gewährleisten.

- **Die Einschätzung von Verbrennungstiefe und -ausmaß** ist Grundlage der Berechnung der zu ersetzenden Flüssigkeitsmenge und gibt einen groben prognostischen Anhalt. Die Dokumentation sollte sofort auf den mittlerweile allgemein verbreiteten Formularen (Tab. **2**) erfolgen, um über einen vollständigen Ausgangsbefund zu verfügen. Sind diese nicht verfügbar, so kann zur groben Schätzung auf die bekannte „9er"-Regel zurückgegriffen werden.
- **Großlumige intravenöse Zugänge** sollten schon am Unfallort gelegt werden; diese können ohne Bedenken durch verbranntes Gebiet erfolgen. Zentralvenöse Zugänge erst in der Klinik legen. Verbrennungsopfer zeigen trotz einer schweren Verletzung in der unmittelbaren posttraumatischen Phase eine erstaunliche hämodyna-

mische Stabilität. Dies sollte nicht dazu verleiten, die Anlage von Zugängen zu unterlassen. Die Flüssigkeitszufuhr kann je nach Struktur und Verletzungsmuster des Patienten bis zu einer KOF von 15 % oral appliziert werden, in der Regel ist aber ab 10 % eine parenterale Substitution indiziert.

- **Inspektion und Reinigung der Atemwege, Laryngobronchoskopie, Intubation oder Insufflation von O_2** sind unverzichtbarer Teil der Initialmaßnahmen im Aufnahmeraum zur Sicherstellung einer suffizienten Ventilation. Bei aller Zurückhaltung gegenüber der Beatmung sollte, vor allem bei schweren Verbrennungen im Kopf-Hals-Bereich, der Grundsatz „in dubio pro" gelten.
- **Arterielle Zugänge** sind bei Verdacht auf Inhalationstrauma (IHT) oder bei sehr ausgedehnten Verbrennungen indiziert. Das Monitoring des Schwerverletzten wird präziser und eine indizierte Beatmung ist, unter Vermeidung der Komplikationsmöglichkeiten wiederholter arterieller Punktionen, besser steuerbar.
- **Urinkatheter (möglichst suprapubischer Katheter)** sollte zur Überwachung der Ausscheidung bei einer Ausdehnung von >10 % KOF gelegt werden. Neben den üblichen hämodynamischen Parametern (RR, Frequenz, ZVD) gilt die Ausscheidung als wichtiges klinisches Kriterium zur Überwachung der Infusionstherapie, auch wenn diese Werte an Präzision und Relevanz den Daten aus Messungen über Pulmonaliskatheter unterlegen sind.
- **Eine vorsichtige Reinigung und eine vorläufige definitive Schätzung der Verbrennungsausdehnung** erfolgt nach Stabilisierung des Patienten. Auch sollten in dieser Phase alle verfügbaren Informationen wie bekannte Begleiterkrankungen, Alkohol- oder Nikotinkonsum, Dauermedikation o. ä. dokumentiert werden.

Tabelle **2**

Name: Gewicht:
Alter: Geschlecht:

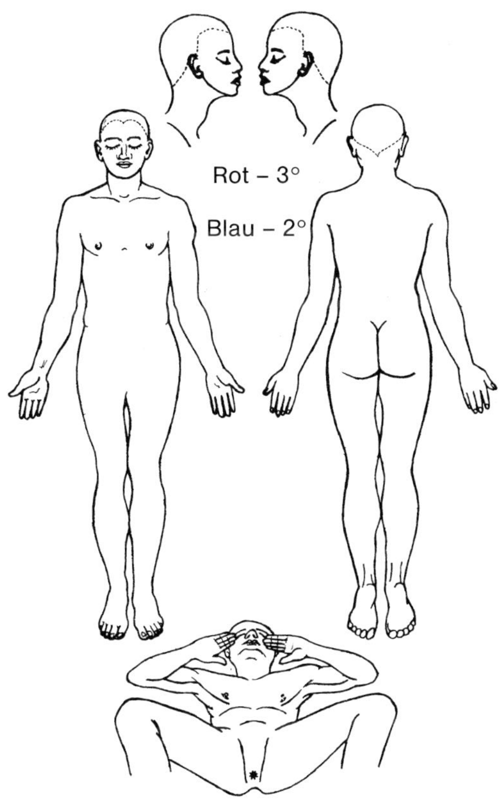

Verbrennung	1 Jahr	1–4	5–9	10–14	15	Erwachsene	2°	3°
Kopf	19	17	13	11	9	7		
Hals	2	2	2	2	2	2		
Rumpf (vorn)	13	13	13	13	13	13		
Rumpf (hinten)	13	13	13	13	13	13		
R. Gesäßhälfte	2½	2½	2½	2½	2½	2½		
L. Gesäßhälfte	2½	2½	2½	2½	2½	2½		
Genitalien	1	1	1	1	1	1		
R. Oberarm	4	4	4	4	4	4		
L. Oberarm	4	4	4	4	4	4		
R. Unterarm	3	3	3	3	3	3		
L. Unterarm	3	3	3	3	3	3		
R. Hand	2½	2½	2½	2½	2½	2½		
L. Hand	2½	2½	2½	2½	2½	2½		
R. Oberschenkel	5½	6½	8	8½	9	9½		
L. Oberschenkel	5½	6½	8	8½	9	9½		
R. Unterschenkel	5	5	5½	6	6½	7		
L. Unterschenkel	5	5	5½	6	6½	7		
R. Fuß	3½	3½	3½	3½	3½	3½		
L. Fuß	3½	3½	3½	3½	3½	3½		
Summe:								
Gesamtverbrennung:								

Intensivstation

Die Phase der intensivmedizinischen Behandlung beginnt mit der Erstversorgung und endet mit der endgültigen Stabilisierung des Patienten, d. h. mit der Beendigung einer eventuellen Beatmung und des invasiven Monitoring, dem Beginn der selbständigen Nahrungsaufnahme und einer gesicherten Wundheilung ohne Infektionszeichen.
Besonders eng muß die Überwachung in der Schockphase (0 - 36 Stunden) und in der Phase der beginnenden Rückresorption (36 - 96 Stunden) sein. Hier kommt es zu erheblichen Flüssigkeits- und Elektrolytverschiebungen sowie metabolischen Störungen, denen rechtzeitig gegengesteuert werden muß.

Pathophysiologische Grundlagen der „Verbrennungskrankheit"

- Systemische Reaktion,
- Metabolismus,
- Anämie,
- Elektrolytstoffwechsel,
- Immunsystem.

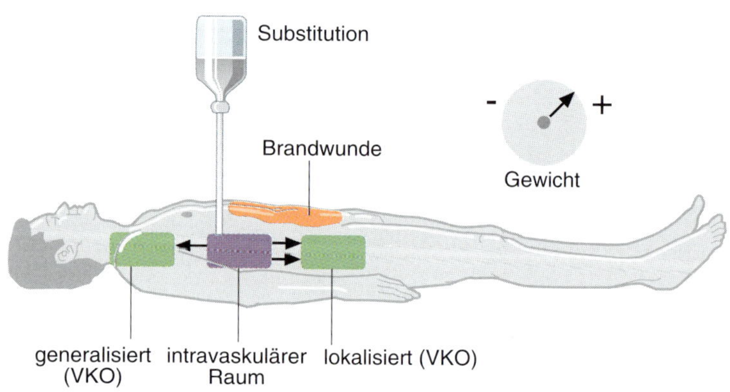

Abb. **4** Flüssigkeitsverschiebung.

Beim Verbrennungstrauma kommt es, abhängig vom Ausmaß der Verbrennung, sowohl zu lokalen wie zu systemischen Reaktionen, die geringfügig zeitversetzt weitgehend parallel ablaufen.
Lokal gehen erhebliche Flüssigkeitsmengen durch die Ödembildung in den verbrannten Arealen verloren, vor allem in 2°-verbrannten Arealen mit Blasenbildung (Abb. **4**). Bei 3°-igen Verbrennungen ist zumindest die sichtbare Ödembildung deutlich geringer ausgeprägt, hier kann es aber eher zu Konstriktionen durch die geschrumpfte Haut, vor allem im Bereich der Extremitäten und des Thorax, kommen, die zu erheblichen Perfusions- bzw. Ventilationsstörungen führen können. Neben diesem lokalen Flüssigkeitsverlust beginnt bei Verbrennungen >20 % Körperoberfläche (KOF) innerhalb von 30 Minuten die Ausbildung eines generalisierten Ödems. Dies ist sowohl durch die Freisetzung von Mediatoren aus zerstörten Hautbezirken, vor allem aus untergegangenen Endothelzellen, als auch durch die entstehende Hypoproteinämie infolge Denaturierung und erhöhter Kapillarpermeabilität bedingt. Prinzipiell finden sich nach dem thermischen Trauma ähnliche pathophysiologische Reaktionsmechanismen wie bei der Sepsis oder dem „Systemic Inflammatory Response Syndrome". Gewebszerstörungen größeren Ausmaßes führen zu einer Aktivierung des Komplementsystems, zu einer Freisetzung vasoaktiver Substanzen wie Histamin, Serotonin, Kallikrein usw., einer Aktivierung polymorphkerniger Leukozyten (PML) mit der Entstehung freier O_2- und Hydroxylradikale und der Freisetzung bzw. Syntheseaktivierung finaler Mediatoren wie α-TNF, Interleukinen oder Leukotrienen (Zytokine). Endzustand ist eine generalisierte Permeabilitätserhöhung („capillary leak"), die den Durchtritt von Molekülen bis zu 900 000 Dalton erlaubt.

Systemische Reaktion

Die systemische Reaktion („trauma response") führt zu einer Suppression des Immunsystems, zu posttraumatischer Anämie, Störungen des Elektrolytstoffwechsels, einer maximalen Steigerung der metabolischen Aktivität und einer generellen Mobilisierung der physischen Leistungsreserven. Im intestinalen Bereich kommt es zu einer Magen-Darm-Atonie, Leber und Niere sind hypoperfundiert. Das klinische Bild entspricht dem früher als „Verbrennungskrankheit" bezeichneten Zustand. Eine Verbrennung größerer Ausdehnung ist daher immer als systemisches Ereignis zu betrachten.

Metabolismus

Entscheidend für die Fähigkeit des Verletzten, auf das Trauma zu reagieren, ist das Ausmaß der hypermetabolen, katabolen Stoffwechselsituation. Der Organismus des Verbrannten ist trotz eines erhöhten Energiebedarfs nicht in der Lage, die Gesamtmenge, vor allem die der parenteral zugeführten Energie zu verwerten. Es kommt durch Glukoneogenese aus Muskelproteinen zu einem Verlust an Muskelmasse, aber auch aus den Fettspeichern wird durch Lipolyse Energie gewonnen. Der Patient kann trotz optimaler enteraler Ernährungskonzepte, natürlich abhängig vom Ausmaß des Traumas, bis zu 50 % des Körpergewichts verlieren (Abb. **5**).

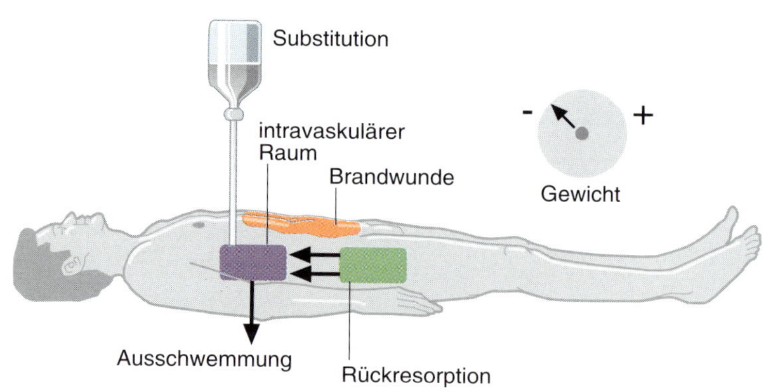

Abb. **5** Steuerung der Ausschwemmung.

Anämie

Die Anämie nach ausgedehnten Verbrennungen hat vielfältige Ursachen. Es kommt neben einer Syntheseminderung im Knochenmark durch die Hitzealteration der Erythrozyten zu einem vermehrten Abbau in der Milz. Darüber hinaus findet bei ausgedehnten, tieferen Verbrennungen ein sog. „trapping" statt, d. h., es wird eine große Anzahl Erythrozyten durch die Koagulationsnekrose in den verbrannten Arealen fixiert und somit der Zirkulation entzogen.

Elektrolytstoffwechsel

Durch die Flüssigkeitsverschiebungen nach dem Verbrennungstrauma und die Substitutionsbehandlung tritt vielfach eine Hypernatriämie ein, die aber therapeutisch gut beherrschbar ist. Eine Hypernatriämie kann jedoch auch erstes Zeichen einer Niereninsuffizienz sein. Liegen hierfür klinische Zeichen vor, sollte unbedingt die Ausscheidungsleistung der Niere überprüft werden.
Obwohl enorme Mengen K^+ aus den untergegangenen Zellen freigesetzt werden, kommt es normalerweise nicht zu einer Hyperkaliämie, aber auch nur selten zu einer kompensatorisch erhöhten Urinausscheidung. Offensichtlich reichen die Regulationsmechanismen beim reinen Verbrennungstrauma aus; bei der Elektroverbrennung ist eine behandlungsbedürftige Hyperkaliämie durch die große Menge zerstörter Muskulatur häufiger anzutreffen.

Immunsystem

Die Verbrennung führt zu einer ausgeprägten Störung des Immunsystems. Alle suppressiven Prozesse werden stimuliert, die Aktivität der Abwehrmechanismen wird reduziert. Durch die freigesetzten Mediatoren kommt es in den Leukozyten zu einer, in vielen Fällen überschießenden „respiratory burst"-Reaktion. T-Suppressorzellen werden aktiviert, T-Helferzellen werden unterdrückt. Insgesamt kommt es neben der natürlichen Abwehrreaktion bei einem schweren Trauma zu einer überschießenden Gegenregulation, die dann zu den beschriebenen pathophysiologischen Zuständen führt.
Viele der pathophysiologischen Symptome werden auch nach der unmittelbaren Schockphase durch die aus den Verbrennungsnekrosen freigesetzten Mediatoren unterhalten. Durch die Entfernung der Verbrennungsnekrosen kann der Circulus vitiosus zwischen Unterhaltung der kontinuierlichen Mediatorenfreisetzung aus avitalen Hautbezirken und dem dadurch geförderten katabolen Zustand unterbrochen werden. Geschieht dies nicht rechtzeitig, kommt es durch die Infektion der Verbrennungswunde zu einer weiteren Verschlechterung der physiologischen Situation (Abb. **6**). Die Wichtigkeit einer konsequenten aseptischen konservativen Wundbehandlung neben der operativen Therapie wird hierdurch deutlich. Gelingt es nicht, die Infektion zu verhüten, so führt der weitere Verlauf über eine zunehmende Katabolie zu einem septischen Krankheitsbild und zum Tod im Multiorganversagen.

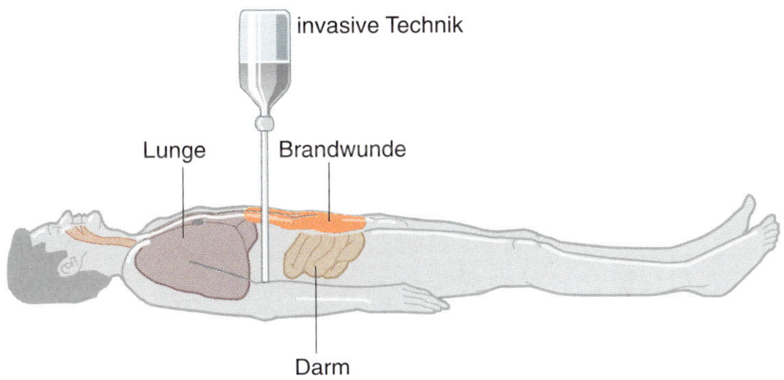

Abb. **6** Infektionsmöglichkeiten.

Behandlung

Die moderne Verbrennungsbehandlung ist ohne eine *enge interdisziplinäre Kooperation* vieler Spezialfächer undenkbar. Neben der federführenden Plastischen (rekonstruktiven) Chirurgie gehören hierzu vor allem die Anästhesie, Bakteriologie, Labormedizin, Psychologie; aber auch Neurologie, Traumatologie, Viszeralchirurgie, Gastroenterologie, Augenheilkunde und Immunologie sind in vielen Fällen gefordert. Für die soziale und professionelle Rehabilitation und Reintegration der Patienten nach überstandener intensivmedizinischer und chirurgischer Behandlung sind Ergo- und Physiotherapie eine „conditio sine qua non" (Abb. **7**).
Die Behandlungsstrategie basiert heute im wesentlichen auf drei Säulen:
1. Initiale Versorgung - Intensivbehandlungsphase,
2. Wundbehandlung und Defektdeckung,
3. Rekonstruktion - Rehabilitation.

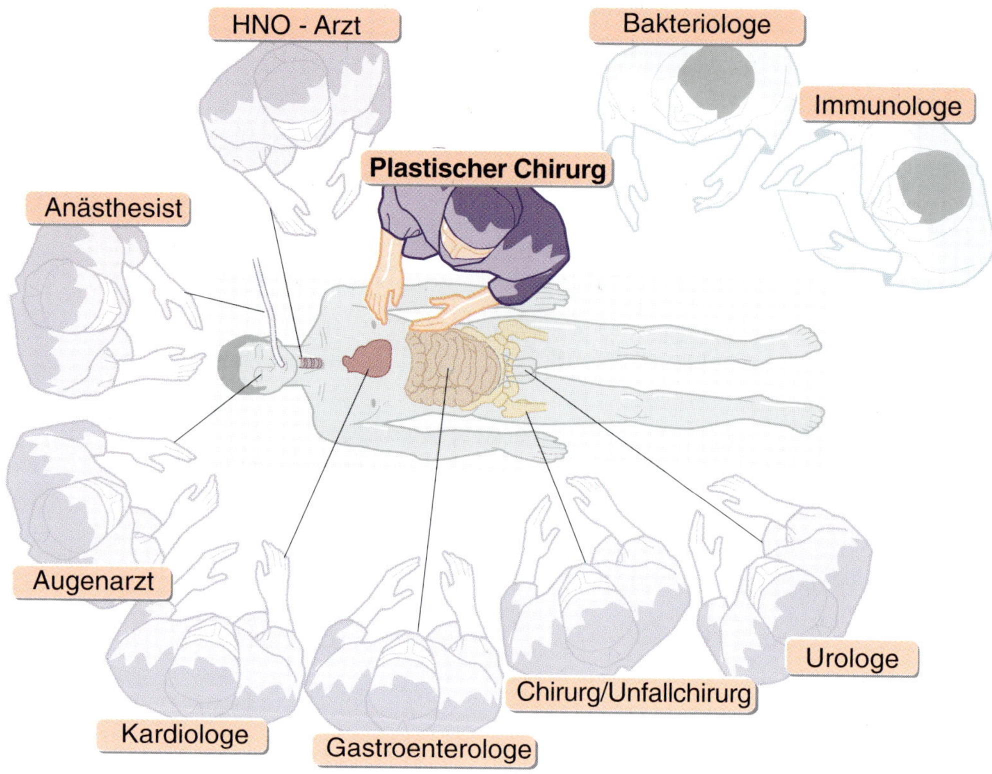

Abb. 7 Interdisziplinäre Kooperation.

Schockbehandlung

Der intravasale Flüssigkeitsverlust ist so beträchtlich, daß er ab einer verbrannten KOF von 10–20% parenteral substituiert werden muß. Bei einem Grundbedarf von 30 ml/kg KG/Tag müssen pro Prozent verbrannter KOF ca. 3–5 ml Flüssigkeit/kg KG/Tag zur Aufrechterhaltung des hämodynamischen Gleichgewichts zugeführt werden. Dies ergibt bei einem 70 kg schweren Patienten mit einer 40%igen Verbrennung einen Bedarf von ca. 11 l in den ersten 24 Stunden nach dem Trauma. Wie bei anderen Traumaformen ist auch bei der schweren Verbrennung eine frühe Restitution des kardiovaskulären Gleichgewichts entscheidend. Durch frühe, suffiziente Restitution der Zirkulation können schockbedingte Hypoperfusionen vermieden und die durch periphere Hypoxygenierung perpetuierte Mediatorenfreisetzung reduziert werden. 50% der Substitutionsmenge sollten daher in den ersten 8 Stunden gegeben werden, um die in dieser Phase besonders ausgeprägte Kreislaufinstabilität zu beherrschen. Die Erfahrung zeigt aber, daß in vielen Fällen die berechnete Flüssigkeitsmenge in praxi nicht ausreicht und vielfach deutlich überschritten werden muß.

Art, Menge und Applikationsmuster der Flüssigkeitssubstitution sind noch nicht endgültig geklärt. Verschiedene Schemata wurden entwickelt, die sowohl mit kristalloiden als mit kolloidalen Lösungen arbeiten. Das bekannteste und weitverbreitetste ist wohl die sog. Parkland-Formel (Baxter/Shires Schema), die ausschließlich mit kristalloiden Lösungen (Ringerlactat) arbeitet. Wir benutzen mit der sog. Ludwigshafener Formel eine Modifikation dieses Schemas (Tab. **3**).

Die Anwendung von Eiweißlösungen in der Frühphase wurde lange Zeit als schädlich angesehen, da die ins Interstitium ausgetretenen Eiweißmoleküle angeblich der Entwicklung eines progredienten Lungenversagens (ARDS) Vorschub leisteten. Allerdings stehen Beweise für diese Theorie bis heute aus. Es fehlen aber ebenso gesicherte Untergrenzen, ab denen eine Eiweißsubstitution erfolgen sollte, um die Gesamtflüssigkeitsmenge zu begrenzen. Ein Intervall von 18 Stunden nach der Verbrennung wird heute als optimaler Zeitpunkt zur Substitution von Eiweißlösungen angesehen, da sich zu diesem Zeitpunkt das kapilläre Leck weitgehend geschlossen hat.

Erfahrungsgemäß sind die Infusionsschemata, gerade bei Vorliegen eines Inhalationstraumas (IHT), nicht ausreichend, um eine optimale Hämodynamik zu sichern. Eigene Untersuchungen haben zeigen können, daß selbst Überschreitungen der errechneten Flüssigkeitszufuhr in der Primärphase um 25% keine höhere Komplikationsrate im weiteren Verlauf implizieren. Dies bedeutet für das Beispiel der Lunge, daß eine adäquate Organperfusion für die Prophylaxe eines ARDS wichtiger ist als die Wahl der Substitutionsflüssigkeit oder ein primäres restriktives Flüssigkeitsregime („Trockenfahren"). Hierfür spricht auch die klinische Erfahrung, daß ohne Vorliegen eines IHT auch bei großen Substitutionsmengen und ausgeprägtem generalisiertem Ödem keine Gasaustauschstörung gefunden wird.

Eine kontinuierliche Überwachung der hämodynamischen Situation ist unerläßlich (Zentralvenenkatheter, arterielle Druckmessung, evtl. Pulmonaliskatheter). Ein weiterer Parameter ist die Ausscheidung. Angestrebt wird in der akuten Phase eine Ausscheidung von 1 ml/kg KG. Der Einsatz von Katecholaminen ist situationsabhängig, obwohl in vielen Intensivstationen eine niedrig dosierte („Nierendosis") Dopamingabe routinemäßig schon in der Frühphase eingesetzt wird.

Tabelle **3**

BG UNFALLKLINIK LUDWIGSHAFEN	**Abteilung für Verbrennungen Plastische und Handchirurgie**

Name:	Geb.-Datum	VKO %	Ausgangsgewicht	Inhalation
Unfalldatum/-zeit:		Laborwerte bei Aufnahme: Hb: Ges. Prot.		
Aufnahmedatum/-zeit:		Hkt: KOD		

VKO x kg = ml/Periode Ringerlactat

Bei dieser Berechnung ist von mind. 15 % und max. 60 % VKO auszugehen.
Bei Ges.Eiweiß unter 4g/% → HA 5 %/Ringerlactat (Verhältnis 1 : 1).
Urinausscheidung 30 – 50 ml/Stunde.

1. Periode (4 Stunden)	von Uhr bis Uhr		Kontrollwerte am Ende der Periode
	Ringerlactat (angesetzt)	Ringerlactat (gegeben)	
			Urinmenge : Ges. Eiweiß : KOD : Hkt :
2. Periode (4 Stunden)	**von Uhr bis Uhr**		**Kontrollwerte am Ende der Periode**
	Ringerlactat (angesetzt)	Ringerlactat (gegeben)	
			Urinmenge : Gewicht : Ges. Eiweiß : KOD : Hkt :
3. Periode (8 Stunden)	**von Uhr bis Uhr**		**Kontrollwerte am Ende der Periode**
	Ringerlactat (angesetzt)	Ringerlactat (gegeben)	
			Urinmenge : Gewicht : Ges. Eiweiß : KOD : Hkt : Ges. Eiweiß : nach 4 Std. : nach 8 Std. :
4. Periode (8 Stunden)	**von Uhr bis Uhr**		**Kontrollwerte am Ende der Periode**
	Ringerlactat (angesetzt)	Ringerlactat (gegeben)	
			Urinmenge : Gewicht : Ges. Eiweiß : KOD : Hkt :

Bilanz 1. Tag

Einfuhr	Ausfuhr
Ringer:	Urin:
HA 5 %:	MS:
Sonst.:	Sonst.:
Gesamt:	Gesamt:

VKO x kg = ml/Periode Humanalbumin 5 %

Wasser/Elektrolyte

Erwachsene 50 ml/Kg	=	ml/Periode
Kinder nach Tabelle	=	ml/Periode

Periode (24 Stunden)	von Uhr bis Uhr		
	HA 5 % (angesetzt)	HA 5 % (gegeben)	Kontrollwerte nach 12 Stunden in der Periode
			Urinmenge : Gewicht : Ges. Eiweiß : KOD : Hkt :
	Wasser/Elektrolyte (angesetzt)	Wasser/Elektrolyte (gegeben)	Kontrollwerte am Ende der Periode
			Urinmenge : Gewicht : Ges. Eiweiß : KOD : Hkt :
Periode (24 Stunden)	**von Uhr bis Uhr**		
	HA 5 % (angesetzt)	HA 5 % (gegeben)	Kontrollwerte nach 12 Stunden in der Periode
			Urinmenge : Gewicht : Ges. Eiweiß : KOD : Hkt :
	Wasser/Elektrolyte (angesetzt)	Wasser/Elektrolyte (gegeben)	Kontrollwerte am Ende der Periode
			Urinmenge : Gewicht : Ges. Eiweiß : KOD : Hkt :

Bilanz 2. Tag		Bilanz 3. Tag	
Einfuhr	Ausfuhr	Einfuhr	Ausfuhr
Ringer:	Urin:	Ringer:	Urin:
HA 5 %:	MS:	HA 5 %:	MS:
Sonst.:	Sonst.:	Sonst.:	Sonst.:
Gesamt:	Gesamt:	Gesamt:	Gesamt:

In den zweiten 24 Stunden nach dem Trauma können im allgemeinen die Flüssigkeitsmengen deutlich reduziert werden. Die Transfusion von Blut ist in dieser Phase nur höchst selten indiziert, meist dann, wenn Begleitverletzungen vorliegen. Die Reabsorptionsphase („Flowphase") beginnt, je nach Schwere und Ausdehnung der Verbrennung, zwischen der 36.–48. Stunde. Die Flüssigkeitszufuhr wird in dieser Phase an den klinischen Bedürfnissen orientiert, kann aber immer noch über den im Schema vorgeschriebenen Mengen liegen.

Atmung

Neben der Stabilisierung der Hämodynamik gehört die Aufrechterhaltung oder Etablierung einer ausreichenden Ventilation des Patienten zu den wichtigsten Primärmaßnahmen. Bei allen Flammenverbrennungen, Explosionsverletzungen und Verbrennungen mit potentiell toxischen Substanzen muß, vor allem wenn sich der Unfall in geschlossenen Räumen abspielte, mit der Möglichkeit eines Inhalationstraumas (IHT) gerechnet werden. Mitbeteiligung des Gesichts, Heiserkeit, Husten, Atemnot und rußiges Sputum können schon bei der Aufnahme erste Hinweise auf ein IHT geben. Grundsätzlich ist bei allen Patienten bei Aufnahme eine Blutgasanalyse abzunehmen, in der auch CO und Methämoglobin bestimmt werden sollten, da durch Inhalation toxischer Gase oft erhöhte Konzentrationen gefunden werden können.

Die Diagnosesicherung erfolgt durch bronchoskopische Inspektion und funktionelle Parameter. Die Bronchoskopie liefert allerdings nur eine anatomische Deskription der sichtbaren vorhandenen Schädigung. Kommt eine über 24 Std. persistierende Austauschstörung hinzu, ist dies beweisend für ein schwergradiges IHT. Bei thermischen Schädigungen findet sich die Verschlechterung des Gasaustauschs häufig erst nach 4–5 Tagen, vielfach von Symptomen einer Pneumonie begleitet.

Als gesicherte therapeutische Konzepte gelten:

- Suffiziente Hämodynamik, um eventuelle sekundäre Schäden durch Hypoperfusion zu verhindern.
- Häufige mechanische Reinigung der Atemwege, um Sekretstau und sich daraus entwickelnde Infektionen zu verhindern.
- Frühzeitige kontrollierte Beatmung (mit PEEP, „jet ventilation", „percussion ventilation"), um ein Abgleiten des primären IHT in ein therapierefraktäres ARDS zu verhindern.

Pharmakologische Therapieversuche, wie die Gabe von Cortison oder prophylaktischen Antibiotika, haben sich bisher als nicht effizient erwiesen. Die Applikation von Corticosteroiden verschlechterte sogar in großen Studien das Outcome Schwerverbrannter. Antibiotika sind nur bei nachgewiesener Pneumonie therapeutisch erfolgversprechend und sollten keinesfalls prophylaktisch eingesetzt werden.

Ernährung

Auch die frühe Versorgung der Patienten mit Nährstoffen fällt in diese Phase, wobei in den letzten Jahren zunehmend das Konzept der frühen enteralen Ernährung verfolgt wird. Heute wird in einigen Zentren unmittelbar post Trauma eine enterale Sondenernährung über eine einfache intragastrale Sonde eingeleitet. Neben einer besseren Substratverwertung auch in der Postaggressionsphase hat dies offensichtlich einen protektiven und motilitätssteigernden Effekt auf die Dünndarmschleimhaut und kann so Translokationsphänomenen und Ileussymptomatik vorbeugen und die Gesamtmorbidität senken.

Konservative und operative Therapie der Verbrennungswunde

Die Wundbehandlung umfaßt konservative und operative Maßnahmen mit großen konzeptionellen Variationsbreiten.

Konservative Wundbehandlung

Verbrennungen vom Schweregrad 1 und 2a werden konservativ behandelt. Intakte Blasen sollten punktiert und das abgehobene Epithel als biologischer Verband belassen werden, eröffnete Blasen werden behutsam abgetragen. Eine grobe mechanische Reinigung (Bürsten) ist obsolet (Abb. **8**). Oberflächliche Brandwunden heilen so deutlich schneller als bei offener Behandlung, da alle gängigen Oberflächentherapeutika auch heilungsverzögernde Wirkungen haben. Die belassenen Blasen sollten dann am 4.–7. Tag abgetragen werden.

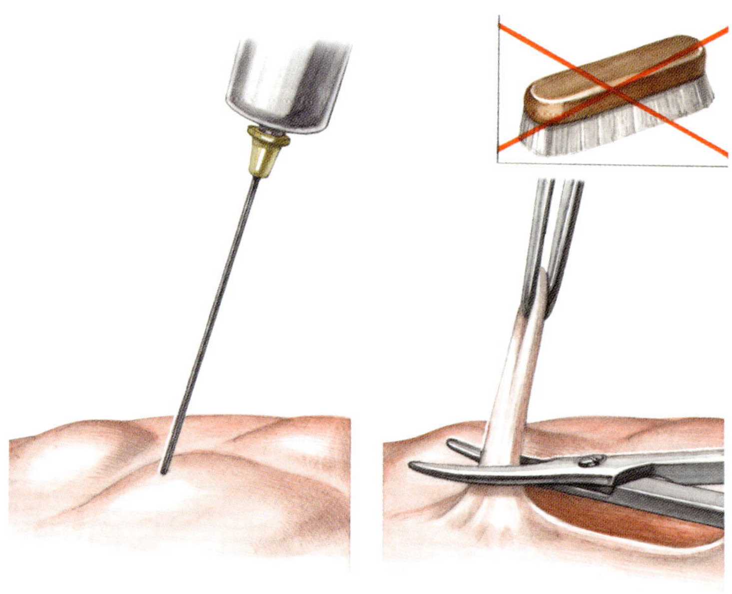

a b

Abb. **8a** u. **b** Punktieren und Abtragen einer Brandblase.

Dieses Vorgehen zeigt Parallelen zu einem anderen Konzept, bei ausgedehnten 2a°-igen Verbrennungen allogene Haut oder gezüchtete allogene Keratinozyten als biologischen Verband aufzubringen, um so eine schnellere Reepithelisierung zu erzielen als mit synthetischen Verbänden. Offensichtlich gelingt es, durch die Konservierungsmethoden das HIV-Risiko bei Übertragung homologer Haut zu minimieren.

Neben antibakteriellen Oberflächentherapeutika wie PVP, Jod, Silbersulfadiazin, Ceriumsilbersulfadiazin oder Gerbungsverfahren werden bei oberflächlichen Verbrennungen oft auch primär Folienverbände angelegt, die ebenfalls bei geringer Infektionsrate ein weitgehend physiologisches Milieu für die schnelle Reepithelisierung schaffen sollen. Ungeachtet der angewandten Oberflächenbehandlung sollten oberflächliche Verbrennungen innerhalb 14 Tagen weitgehend abgeheilt sein.

Verbrennungen vom Schweregrad 2b werden heute, wie alle 3°-igen Verbrennungen, zumeist operativ behandelt. Kleinere zirkumskripte Areale oder etwas tiefere Flächen in einer sonst oberflächlichen Verbrennung, können konservativ behandelt werden (z. B. Badetherapie). Die Heilung bis zur endgültigen Epithelisierung dauert entsprechend länger (ca. 21 – 28 Tage). Vielfach muß die definitive Deckung in diesen Fällen später doch operativ erfolgen. Alternativ bietet das enzymatische Wunddebridément eine Möglichkeit, kleinere Flächen tiefzweitgradiger Verbrennungen zu behandeln. Kinder, ältere und moribunde Patienten sowie Patienten mit kleineren Flächen (< 10 % KOF) profitieren von der Applikation enzymatisch wirksamer Substanzen, wie z. B. Kollagenase.

Operative Maßnahmen

Seit der Einführung der tangentialen Exzision durch Janzekovic 1970 ist die operative Strategie deutlich aggressiver geworden. Das Konzept der tangentialen Exzision besteht in der Abtragung der verbrannten Areale im Dermisniveau mit Beginn am 3. Tag und Deckung der exzidierten Areale mit autologer Spalthaut, soweit vorhanden. Die Dermis bildet das beste Transplantatbett. Reicht die Exzisionstiefe in die Subkutanebene, so ist die Exzision bis zur Muskelfaszie zu erwägen, die ebenfalls ein günstiges Transplantatlager bietet. Bei besonders ausgedehnten Verbrennungen beginnen einige Zentren schon am 1. – 2. Tag mit der Nekrosenabtragung. In entsprechenden kurzfristigen Abständen sollten dann alle operationswürdigen Areale abgetragen und gedeckt werden. Im allgemeinen geht man von 10 – 15 % KOF aus, die in einer Sitzung exzidiert und gedeckt werden können. Eingriffe an den Extremitäten bieten durch die Möglichkeit der Blutsperre aber die Chance, diese Fläche deutlich zu steigern. Die gängige Operationsfolge ist:

- Ästhetisch und funktionell wichtige Areale wie Hände und Extremitäten.
- Das Gesicht wird frühzeitig gereinigt und eventuell mit Fremdhaut gedeckt, um der großen Spontanheilungstendenz die Chance zur Reepithelisierung zu geben.
- Die Genitalregion wird aufgrund ihrer Regenerationstendenz (Haarfollikel) verzögert operiert.
- Der Rücken wird in der Regel zuletzt nekrektomiert, da bei der dicken Rückenhaut ebenfalls die Chance der Spontanregeneration besteht.

Die schlechteste Transplantateinheilungsrate ist im Bereich des Perineums, an der Hinterseite der Oberschenkel und im Gesäßbereich zu erwarten, da hier bei tieferen Verbrennungen fast regelmäßig in das subkutane Fett débridiert werden muß und damit ein hohes Infektionsrisiko der Wunden besteht.

Vor allem im Bereich des Stammes und der proximalen Extremitäten, wo Eingriffe in Blutsperre nicht mehr möglich sind, kann es bei der tangentialen Exzision zu größeren Blutverlusten kommen. Ist die verbrannte Körperoberfläche zu groß oder zu tief verbrannt, so empfiehlt sich die epifasziale Exzision, d. h. die Abtragung des verbrannten Gewebes bis auf die Muskelfaszie. Zum einen wird hierdurch ein sicheres Transplantatbett geschaffen, zum anderen gelingt es, den Blutverlust deutlich zu senken. Die primär schlechtere Kosmetik oder Niveauunterschiede im Vergleich zu tangential exzidierten Flächen gleichen sich oft in den ersten Monaten aus. Darüber hinaus gibt es Indizien, daß eine epifasziale Exzision, auch größerer Flächen, für den Patienten schonender ist als die tangentiale Exzision, da weniger Zelldetritus in die Zirkulation gelangt und somit die Aktivierung von Mediatorkaskaden abgemildert ist (Abb. **9**).

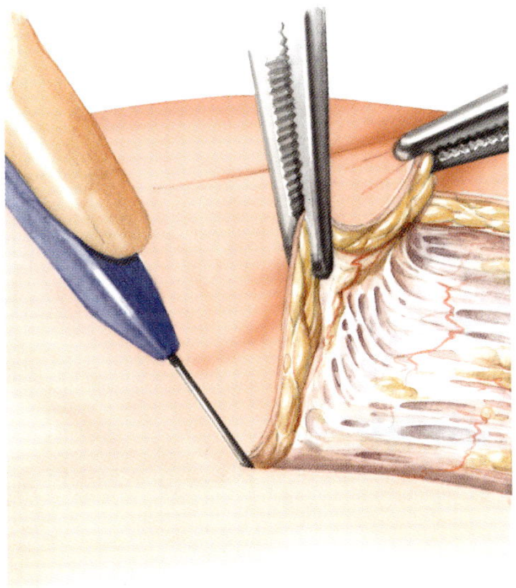

Abb. **9** Tiefe Exzision bis zur Faszie.

Die Abschätzung der Abtragungstiefe erfordert, gerade bei ausgedehnten Verbrennungen mit wechselnden Tiefegraden, viel Erfahrung. Ungenügend tiefes Debridément mit Belassung avitalen Gewebes führt zu Transplantatverlust und Infektionsneigung.

Die Deckung der exzidierten Areale erfolgt durch Spalthauttransplantate (Abb. **10a** u. **b**). Im Bereich der Hände und des Gesichtes sollten, bei ausreichend verfügbarer autologer Haut, nur sog. „sheet grafts" verwendet werden, das sind Transplantatbahnen ohne netzförmige Inzisionen zur Oberflächenvergrößerung. Diese ergeben im Bereich der Hände ein optimales kosmetisches und funktionelles Ergebnis (Abb. **11** u. **12**). Die übrigen Flächen werden bei ausreichend verfügbarer autologer Haut mit sog. „Mesh-Grafts" gedeckt, das sind maschenförmige Hauttransplantate, die durch eine spezielle Inzisionstechnik an Oberfläche gewinnen. Üblicherweise werden 1 : 1,5 Transplantate verwendet, bei großem Hautbedarf aber auch 1 : 3 oder 1 : 6. Hier dauert es entsprechend länger, bis die Zwischenräume zwischen den Epithelleisten mit ausgesproßter Haut aufgefüllt sind. An den Grenzen zwischen den einzelnen Hautstreifen ist die Narbenbildung besonders ausgeprägt und kann in ungünstigen Fällen zum sog. „borderline scarring" mit erheblicher Narbenhypertrophie führen. Der erste Verbandwechsel findet zwischen dem 3.–5. Tag statt. Bei

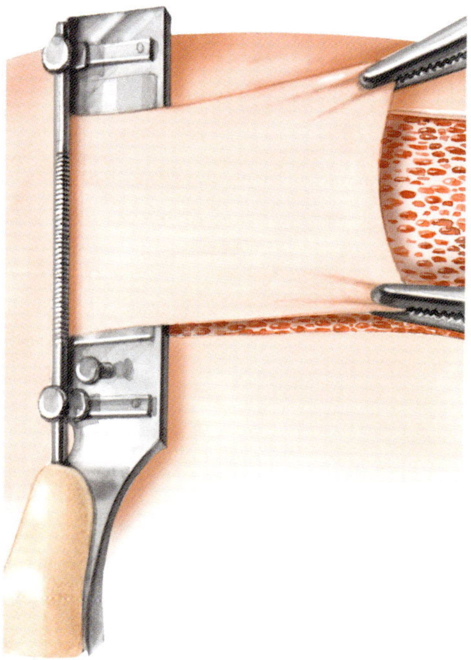

Abb. **10a** Transplantatentnahme, tangential mit dem Humbey-Messer.

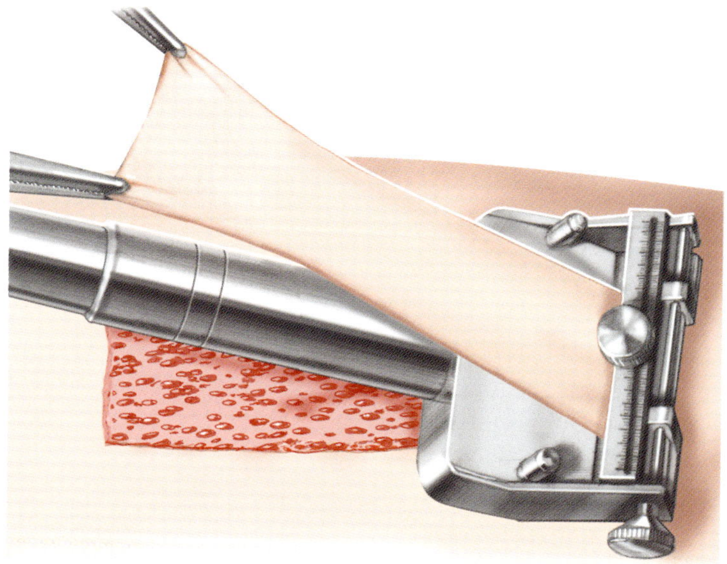

Abb. **10b** Transplantatentnahme mit Dermatom.

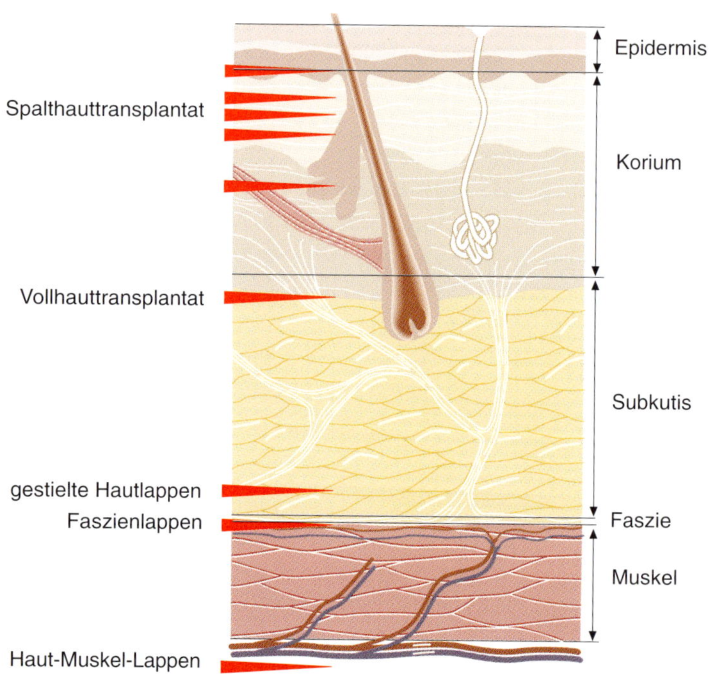

Abb. **11** Transplantatvarianten.

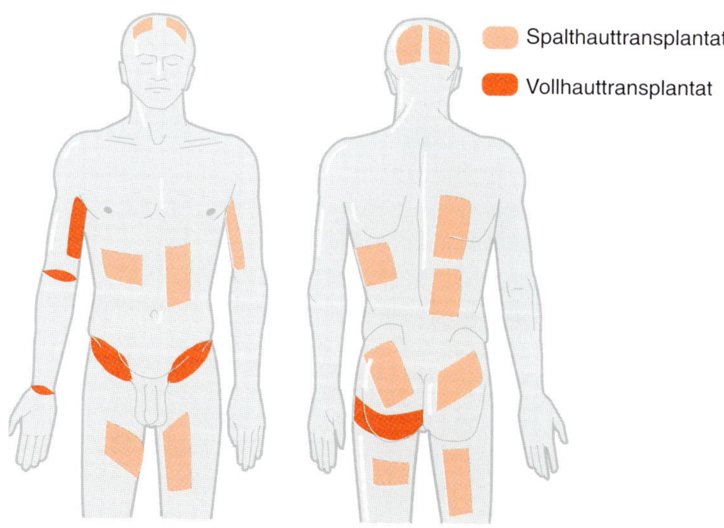

Abb.**12** Bevorzugte Entnahmestellen.

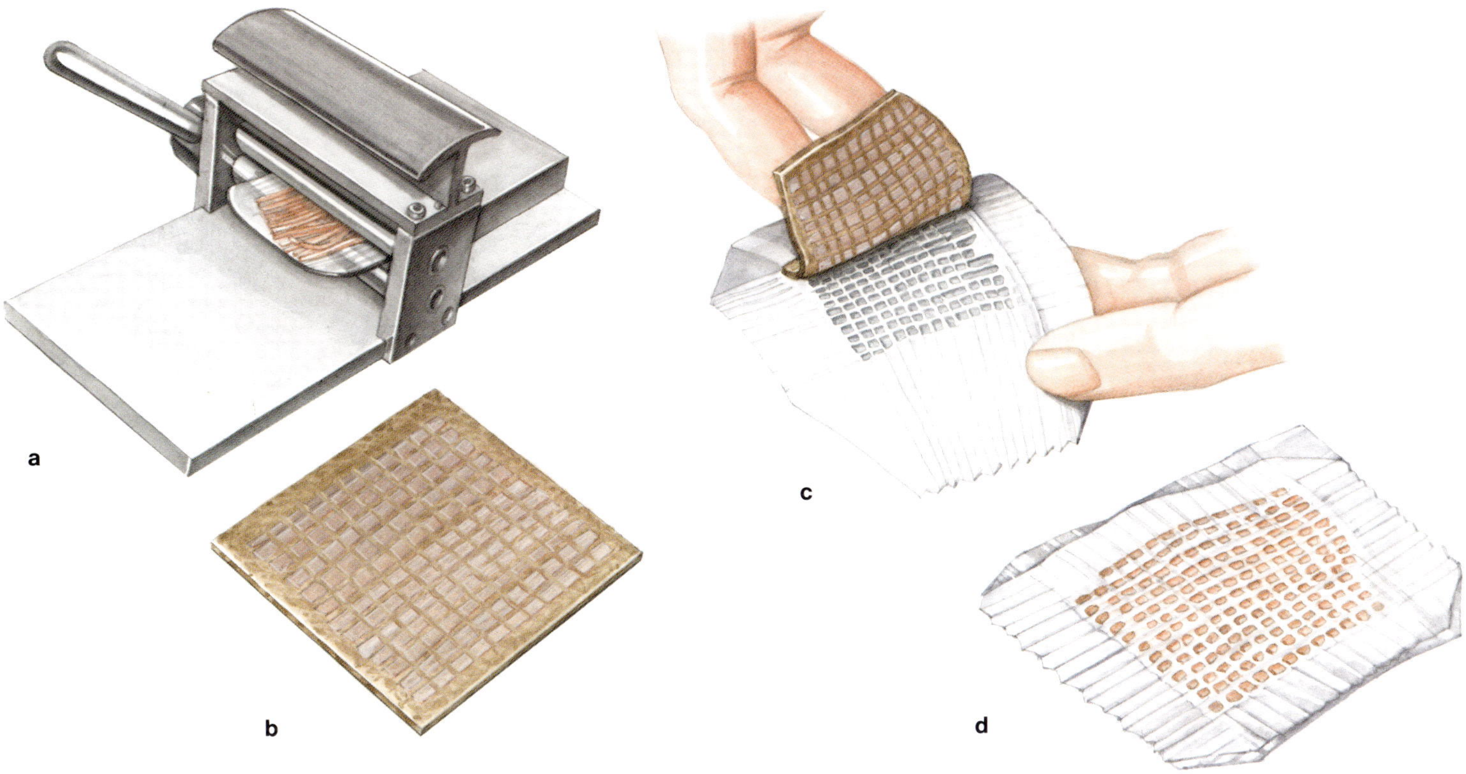

Abb.**13a–d** Aufbereiten des Transplantats nach der Meek-Technik.

offener Transplantattechnik kann die Wunde jederzeit inspiziert werden. Hier ist aber die Gefahr des Verrutschens der Transplantate durch einwirkende Scherkräfte besonders groß. Die physiotherapeutische Übungsbehandlung wird am 5. Tag nach der Hauttransplantation aufgenommen.

Eine alte Methode der Transplantation von „Micrografts" wurde erst kürzlich mit der Produktion eines Meek-Dermatoms wiederaufgegriffen, mit dem kleine autologe Hautinseln im Sinne einer Sandwichtechnik unter homologer Haut als biologischem Verband aufgebracht werden können (Abb. **13**). Dieses Verfahren entspricht einer Expansion von ca. 1 : 4 – 1 : 6 und wird ebenfalls bei großflächigen Verbrennungen mit wenig verfügbarer autologer Haut angewendet.
Die Züchtung mehrschichtiger Epithelkulturen mit guter praktischer Verwendbarkeit ist mittlerweile klinische Realität (Abb. **14**). Die klinischen Erfahrungen zeigen aber, daß mit der Transplantation von gezüchteten Keratinozytenkulturen auf Muskelfaszie keine stabile Wunddeckung erzielt wird. Selbst bei einer primär hohen Angehrate kann es durch sekundäre Instabilität und eine hohe Infektanfälligkeit zu erheblichen Transplantatverlusten kommen. Wird dagegen auf autologe Dermis transplantiert, können hohe Dauereinheilungsraten erzielt werden. Auch nach primär stabiler Einheilung muß bei vielen Patienten noch mit sekundären Verlusten gerechnet werden, die dann eine deutlich verzögerte Abheilungstendenz aufweisen.

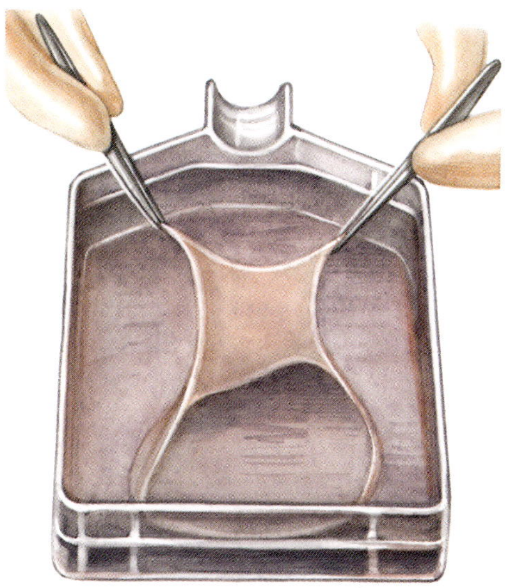

Abb. **14** Entnahme gezüchteter Haut aus der Kultur- und Transportschale.

Die Transplantate werden durch Naht oder Klammergeräte fixiert, nachdem Fettgaze aufgelegt wurde. Kompression zur Verbesserung des Kontaktes zwischen Transplantat und Wundbett wird durch Fixierung mit Schaumstoff oder Mullverbänden ausgeübt (Abb. **15**).
Komplexere Deckungsverfahren wie lokale oder freie, mikrovaskulär angeschlossene, Muskel- oder Haut-Muskel-Lappen sind nur bei extrem tiefen Verbrennungen mit freiliegenden Knochen, Sehnen oder Gelenken in der Frühphase indiziert. Besonders bei Elektrounfällen oder Kontaktverbrennungen finden sich diese Situationen immer wieder. Dann sollte eine Deckung der gefährdeten Strukturen mit gut durchbluteten Geweben nicht verzögert werden. Diese Verfahren erfordern, gerade unter den erschwerten lokalen Verhältnissen bei schweren Verbrennungen, genügend Erfahrung und die Beherrschung eines breiten plastisch-chirurgischen Spektrums, um dem Patienten die jeweils optimale Lösung für eine spezielle Situation anbieten zu können.

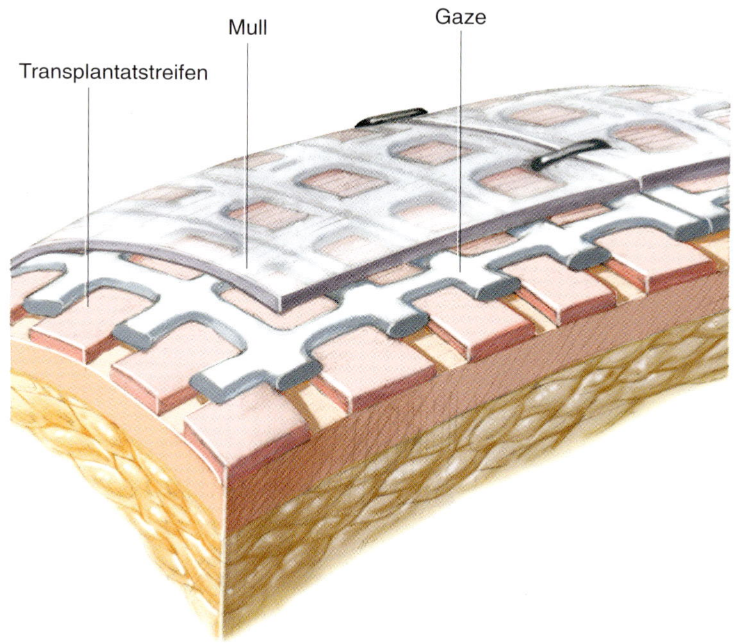

Abb. **15** Schema der Wundabdeckung.

Komplikationen und Folgen

Wundinfektion

Die Wundinfektion ist die häufigste und für den Patienten oft folgenschwerste Komplikation, da sie auch in vielen Fällen den Ausgangspunkt eines systemischen, septischen Geschehens darstellt. Bei kleinflächigen Verbrennungen ist die Infektion der Wunde mit konsekutivem Transplantatverlust zwar unangenehm für den Patienten und verlängert den stationären Aufenthalt, aber es resultiert keine vitale Bedrohung. Ganz anders ist die Situation bei vital bedrohten Schwerverbrannten. Hier kann die Keiminvasion über die Wunde zu einer, möglicherweise therapierefraktären, Sepsis mit Multiorganversagen führen. Der Verlust transplantierter Haut vergrößert die Eintrittsmöglichkeiten und unterhält die katabole metabolische Situation. Daher muß der Inspektion der Wunde, der mechanischen Säuberung, auch nach Transplantation und der Oberflächenbehandlung größte Aufmerksamkeit gelten. Auch die strikte Einhaltung der hygienischen Disziplin am Patienten spielt hier eine große Rolle, da Kontaktübertragungen durch Personal die häufigste Quelle der „Cross-Contamination“ darstellen.

Sepsis

Der Verbrannte ist durch das Ausmaß der Verbrennung und die damit verbundene Immunsuppression mit der Beeinträchtigung aller Abwehrsysteme vielen Komplikationen ausgesetzt. Auch im Zeitalter hochwirksamer Antibiotika ist die Sepsis als Hauptkomplikation noch immer für ca. 75 % aller Todesfälle auf Verbrennungsstationen verantwortlich. Neben dem klassischen „Sepsis Syndrome“ ist heute in vielen Fällen eine Schocksymptomatik ohne Bakteriennachweis, aber mit der typischen Entwicklung von Organversagen zu beobachten, die durch mediator-induzierte Reaktionsketten verursacht wird („Systemic Inflammatory Response Syndrome“). Diese können sowohl durch Bakterientoxine als auch über verbliebene Verbrennungsnekrosen induziert werden. Die Mortalität kann, abhängig von der Menge der Restnekrosen oder dem bakteriellen Spektrum und der Keimdichte der Infektion, bis zu den bereits erwähnten 75 % ansteigen und wird in der Regel therapierefraktär, wenn mehr als drei Organsysteme versagen.
Am Herzen wird oft ein therapierefraktäres „Low Output Syndrom“ beobachtet, das sich histologisch als Gefügedilatation der Muskulatur zeigt. Hier kommt es neben der extremen physiologischen Belastung zu einer direkten Myokardschädigung durch zirkulierende Mediatoren wie z. B. α-TNF.
Leberveränderungen können sowohl durch die relative Hypoxämie im Rahmen septischer Prozesse als auch durch direkte Medikamententoxizität oder längere parenterale Ernährung bedingt sein. Auch eine Langzeitsedierung bei mechanischer Ventilation wird als Ursache genannt. Die „Streßgallenblase“ des Intensivpatienten wird auf die gleichen Ursachen zurückgeführt, die genaue Ätiologie ist ebenfalls noch nicht geklärt.
Viele der im Lauf der Intensivbehandlung auftretenden Komplikationen haben ihre Ursachen in einem zugrundeliegenden septischen Geschehen. Ileus, Nierendysfunktion, Verschlechterung der Atemparameter oder Ansteigen der Leberenzyme können auch ohne Temperaturen, Leukozytenveränderungen oder akuten Kreislaufveränderungen erste Indizien für ein beginnendes septisches Geschehen darstellen. Eine sorgfältige Untersuchung des Patienten auf alle möglichen bakteriellen Eintrittspforten (zumeist Wundinfektion) muß unverzüglich erfolgen, und häufig vermag ein erneutes Debridément verbliebener Nekrosen oder infizierter Wunden die klinische Situation zu bessern.
Die primäre Therapie bei manifester septischer Situation ist die Volumengabe, um eine ausreichende periphere Perfusion zu sichern. Die Gabe von Katecholaminen, ein Wechsel der Antibiotikatherapie, eine eventuelle zusätzliche antimykotische Therapie und eine Intensivierung des

„Monitoring“ (Pulmonalarterienkatheter) gehören neben der Beseitigung der vermuteten Ursache zu den Initialmaßnahmen. Wichtigste Prophylaxemaßnahmen zur Verhütung der „Sepsis“ sind vielmehr neben einem „aseptischen Umgang“ mit dem Patienten die frühzeitige Exzision aller verbrannten Areale und die stabile Deckung mit autologer Haut, um die Infektion dieser avitalen Gebiete zu verhindern.

Ulkus

Das blutende Ulkus ist heute selten geworden. Analgo-Sedierung, verbesserte Volumentherapie und spezifische Prophylaxe haben die Inzidenz relevanter Blutungen auf ca. 1,8 % sinken lassen, wobei die frühe enterale Ernährung allein auch ohne H_2-Blockade eine suffiziente Prophylaxe darstellt. Eine Erhöhung der Blutungsinzidenz konnte nicht festgestellt werden.

Spezielle Verbrennungen

Elektroverbrennung

Die Elektroverbrennung, vor allem der Hochspannungsunfall, bietet einige chirurgische Besonderheiten. Hier kommt es neben der thermischen Schädigung zu einem Zusammenbruch der Zellmembranen, der beispielsweise im Bereich der Gefäße zu Medianekrosen oder in der Muskulatur zu disseminierten Zelluntergängen mit konsekutivem intramuskulärem Ödem führen kann. Bei Nerven und Gefäßen kann es sowohl zum sofortigen Gewebsuntergang als auch zu sekundären, progredienten Nekrosen mit Funktionsverlusten kommen. Die klinische Manifestation zeigt sich in progredienten Muskelnekrosen innerhalb gesund erscheinender Muskulatur. Neben einer sofortigen Fasziotomie aller Kompartments der betroffenen Extremität und Dekompression gefährdeter Engstellen (z. B. Karpaltunnel usw.) sollten im Verlauf engmaschige Kontrollen der Wunden erfolgen. Zunächst kann eine abwartende Haltung eingenommen werden, um fortschreitende Nekrosen der Muskulatur zu identifizieren. Kommt es zur Vernarbung der Muskulatur bzw. zur Spontanregeneration, ist die Schädigung gering, so daß operative Maßnahmen in der Regel funktioneller Natur sind (z. B. motorische Ersatzplastiken). Fortschreitende Myolysen und Nekrosen können jedoch schnell zu septischen Zustandsbildern führen, die ein radikales Debridément mit großen resultierenden Substanz- und Strukturverlusten verlangen, bei denen komplexe plastische Deckungsverfahren indiziert sind. Trotz aller plastischen Maßnahmen sind die Extremitäten oft so schwer geschädigt, daß eine Amputation nicht zu vermeiden ist. Hier sind die plastisch-chirurgischen Bemühungen darauf gerichtet, eine möglichst umfassende rekonstruktive Rehabilitation zu erzielen. Hierzu gehören die Stumpflängenerhaltung, u. U. auch durch mikrovaskuläre Transplantationen, Sehnentranspositionen zur Funktionserhaltung und die mikrochirurgische Wiederherstellung geschädigter Nerven und Gefäße.

Friction Burn

Diese Verletzung ist eine Mischform zwischen mechanischem Trauma und thermischer Schädigung und führt zu tiefen Gewebeuntergängen, die oft neben der Haut und der Muskulatur auch die Nerven und Gefäße betreffen. Auch hier kommt es zumeist zu erheblichen Schwellungen der Extremität, die eine Fasziotomie erfordern, und auch bei diesem Verletzungstyp ist ein serielles, geplantes Debridément indiziert.

Gerade bei der Fasziotomie werden viele vermeidbare Fehler gemacht. So ist am Unterschenkel dem postero-lateralen Zugang der Vorzug einzuräumen, da von hier aus alle Kompartments erreicht werden können und gleichzeitig z. B. die V. saphena magna erhalten wird und kein hinterer, durchblutungsgefährdeter Brückenlappen durch die beiden Inzisionen entsteht. An der oberen Extremität sollte auf das Erreichen aller Kompartments geachtet, aber gleichzeitig eine Schonung der wesentlichen Venenstämme angestrebt werden.

Chemische Verletzungen

Durch die unendliche Vielzahl aggressiver hautschädigender Substanzen kann im vorliegenden Rahmen keine komplette Übersicht gegeben werden. Am häufigsten sind:

- **Säuren- oder Laugenverätzungen**, die wesentliche Unterschiede im Wirkmechanismus aufweisen. Während die Säureeinwirkung zu einer demarkierenden Koagulationsnekrose führt, läuft eine Laugenverletzung unter dem Bild einer Kolliquationsnekrose mit fortschreitendem Gewebeuntergang ab. Bei kutanem Kontakt ist grundsätzlich eine intensive Spülung mit Wasser zu empfehlen. Spülung mit einem Antidot ist aufgrund der schwierigen Dosierung bei Säure- oder Laugenkontakt nicht zu empfehlen.
- **Bei intraoralem Kontakt**, wie dies häufig bei Kleinkindern vorkommt, die toxische Substanzen trinken, sollte ebenfalls reichlich gespült und dann die Speiseröhre vorübergehend entlastet werden. Eine genaue Überwachung ist unumgänglich, da Perforationen mit der Komplikation einer Mediastinitis sehr schnell in eine vital gefährdende Situation münden können.
- **Die Flußsäureverletzung** stellt eine Ausnahme dar. Hier kommt es zu einer progredienten Nekrose, die sich sowohl vertikal als auch horizontal ausbreitet. Unter vielen therapeutischen Alternativen hat sich hier die intraarterielle Infusion mit Ca-Gluconat, begleitet von einer perifokalen Injektion des gleichen Medikamentes und einer lokalen Applikation getränkter Kompressen durchgesetzt.

Erste Anlaufstelle im Falle einer solchen Verletzung sind die Auskunftstellen der großen Chemiewerke (Arbeitsmedizin, Arbeitssicherheit) und die Giftzentralen bzw. die toxikologischen Institute. Hier sind Informationen über lokale Gegenmaßnahmen, i. v. Applikationen von Antidots oder Chelatbildnern usw. zu erfragen und möglicherweise auch Blut- und Urinproben des Patienten zur Konzentrationsbestimmung abzuliefern.

Rehabilitation und Nachsorge

Rehabilitation

(Abb. **16**)

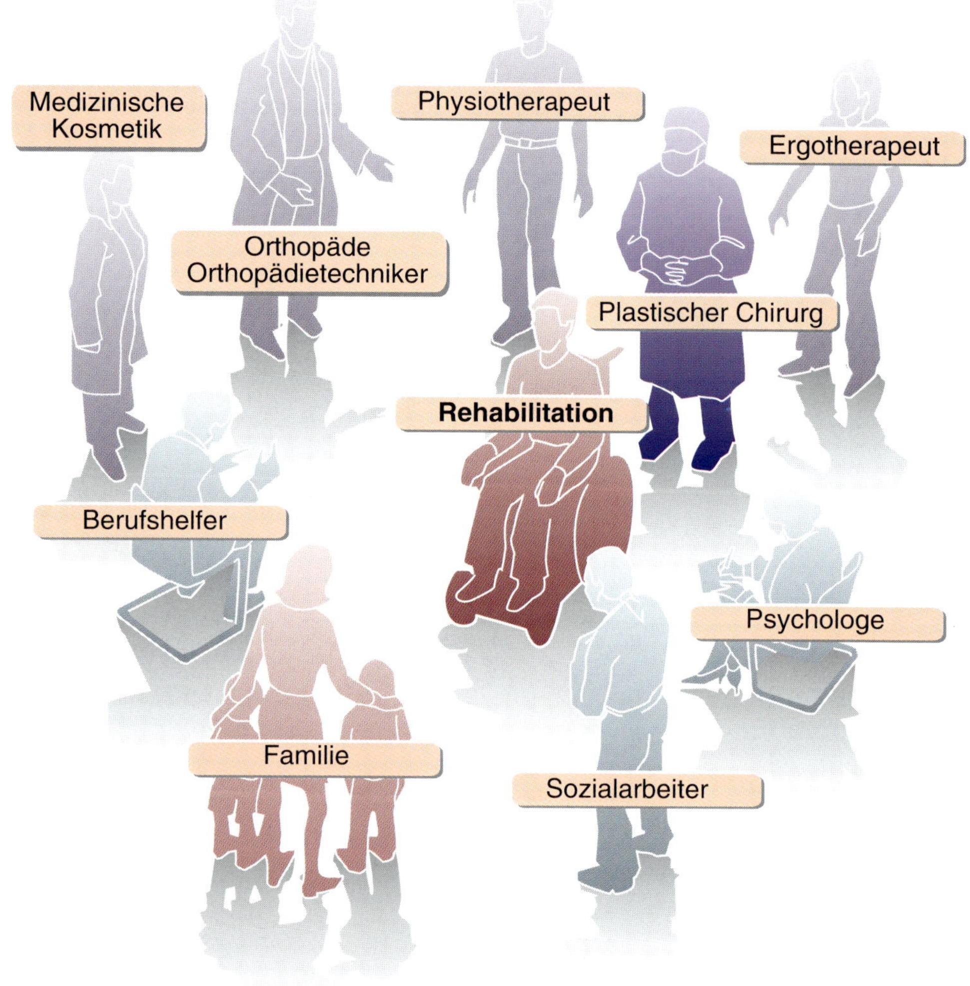

Abb. **16** Rehabilitation.

„Die Rehabilitation des Patienten beginnt mit der Erstversorgung des Patienten." Dieser Satz hat nirgends soviel Bedeutung wie in der Verbrennungsmedizin.

- **Eine konsequente Operationsstrategie** ist wesentlicher Bestandteil der Rehabilitation. Durch die definitive autologe Epithelisierung kann die instabile, katabole Phase verkürzt werden und die Mobilisierung des Patienten früher und intensiver einsetzen. Die Beatmungsphase kann durch die früh abgeschlossene Wundheilung entscheidend verkürzt werden, was wiederum eine frühere Eingliederung in aktive Mobilisierungsprogramme erlaubt.
- **Die frühzeitige physiotherapeutische Behandlung** besitzt entscheidende Bedeutung. Hierzu gehören die passive Durchbewegung aller Gelenke ab dem 2. posttraumatischen Tag, die Atemgymnastik bei nicht beatmeten Patienten oder die unterstützende Atemtherapie bei Beatmeten sowie die aktive Übungsbehandlung bei wachen, kooperativen Patienten. Auch nach Hauttransplantationen wird frühzeitig (ab dem 5. postoperativen Tag) wieder mit der Physiotherapie begonnen, um ein Einsteifen der Gelenke bzw. die Ausbildung heterotoper Ossifikationen zu verhindern. Der Funktionsgewinn durch Übungsbehandlung ist höher einzuschätzen als das Risiko kleinerer Transplantatverluste.
- **Gehtraining und erste ergotherapeutische Übungen** gehören zum Rehabilitationsprogramm, wenn der Patient mobilisiert werden kann, um ihn langsam in „normale" Lebenssituationen zu reintegrieren. Nach stabiler Einheilung der Transplantate muß frühzeitig eine Versorgung mit Kompressionsbandagen erfolgen, um die Ausbildung hypertropher Narben zu reduzieren. Neigt der Patient zu extremer Narbenhypertrophie, so hilft neben der Kompressionsbehandlung vielfach die externe Applikation von Silikongelplatten. Topische Applikation neuartiger Narbendermatika sowie Cortisoninfiltrationen in narbige Areale helfen in vielen Fällen. Selbständige Pflege und Narbenmassage sind weiterer Bestandteil der oft sehr aufwendigen und langjährigen Narbenbehandlung.

– **Die psychische Rehabilitation** ist ebenfalls Teil der stationären Behandlung. Viele Patienten durchleben immer wieder Alpträume, in denen das Unfallereignis eine zentrale Rolle spielt. Auch nach einer längeren Beatmung oder Intensivbehandlung bedürfen viele Patienten der psychologischen Unterstützung, da jetzt Isolationsängste, Angst vor Verstümmelung und die Fragen der Umgebungsakzeptanz auftreten (Durchgangssyndrom).

Operative Rehabilitation

Die Sekundärbehandlung beinhaltet korrigierende Eingriffe nach Kontrakturen sowie ästhetisch und funktionell verbessernde Operationen. Im Gesichtsbereich sollte, wann immer möglich, in sog. „optischen Einheiten", das sind z. B. der Wangen-, Kinn-, Nasen- oder Augenbereich, rekonstruiert werden, um das kosmetische Ergebnis zu optimieren. Hier benötigt der Plastische Chirurg umfassende Kenntnisse in der ästhetischen Chirurgie.

Durch die häufig schwierigen lokalen Bedingungen mit geringer Verfügbarkeit gesunden regionalen Gewebes, erheblichen Kontrakturen, Einsteifung von Gelenken und einer reduzierten Gefäßversorgung ist bei funktionell verbessernden Eingriffen das ganze Spektrum der Plastischen Chirurgie incl. mikrochirurgischer Rekonstruktionsverfahren (z. B. Lappenplastiken, Zehentransfer) gefordert. So muß z. B. bei Thoraxverbrennungen heranwachsender Mädchen die Brustentwicklung genau verfolgt werden, um durch Beseitigung konstringierender Narben oder Kontrakturen eine ungestörte Brustentwicklung zu ermöglichen.

Bei dermalen oder arthrogenen Kontrakturen ist vielfach die Anlage von Z-Plastiken oder die simple Spalthauttransplantation nach Auflösung der Kontraktur nicht ausreichend. Subkutane, tiefe Narbenstränge und die natürliche Kontraktionstendenz der transplantierten Spalthaut, führen häufig zu einem Rezidiv. Wann immer möglich sollte bei Korrekturen wegen der geringen Kontraktionsneigung dickere Spalthaut oder Vollhaut mit möglichst ähnlicher Textur und Colorit benutzt werden. Bei ausgedehnten Verbrennungen ist diese Forderung allerdings nicht immer erfüllbar.

Liegen nach Auflösung der Kontrakturen oder der Resektion sekundärer, instabiler Narben Strukturen wie Gelenke, Sehnen, Gefäß-Nerven-Bündel oder Knochen frei, so sind Lappenplastiken indiziert, die für eine stabile Weichteildeckung sorgen. Je nach klinischer Situation kommen gestielte lokale Lappen oder mikrochirurgisch übertragene, freie Lappenplastiken zur Anwendung.

Verluste oder Einschränkungen der Greiffunktion können unter Ausnutzung aller handchirurgischen Möglichkeiten ersetzt oder zumindest verbessert werden. Arthrodesen, Korrekturosteotomien, Resensibilisierungsoperationen, Fingertranspositionen, aber auch mikrochirurgische Zehentransplantationen und Eingriffe zur Verbesserung der Weichteilsituation gehören zum therapeutischen Arsenal. Optimierte prothetische Versorgung mit der Möglichkeit, Extremitätenausfälle zu kompensieren, oder täuschend echte Schmuckprothesen erleichtern die Rehabilitation.

Plastisch-chirurgische Prinzipien

Von R. R. Olbrisch

Operative Strategie

Plastische Chirurgie heißt formende Chirurgie der Körperoberfläche. Bei angeborenen Fehlbildungen und durch Krankheit oder Unfall erworbenen Defekten sollen mit ihrer Hilfe die normale Funktion und Form aufgebaut bzw. rekonstruiert werden, während in der Ästhetischen Chirurgie das Normale korrigiert wird.

Daß ein plastisch-chirurgischer Eingriff erfolgte, soll möglichst nicht erkennbar sein, weswegen die operative Strategie von drei grundsätzlichen Voraussetzungen geprägt wird:

- ausgewählte Schnittführung,
- schonende Wundbehandlung,
- sorgfältiger Wundverschluß.

Jeder chirurgische Schnitt hinterläßt eine Narbe, die in der Plastischen Chirurgie derart positioniert wird, daß sie die Funktion der Haut mit ihrer Dehnbarkeit nicht beeinträchtigt und gleichzeitig nicht auffällt. Der sorgfältige Wundverschluß soll insbesondere eine Spannung an den Wundrändern ausschließen. Dazu werden Lappentranspositionen und Gewebetransplantationen benutzt, ggf. unter Anwendung der Endoskopie und der Mikrochirurgie, wie auch die Techniken der Gewebedehnung und Fettgewebsabsaugung. Ziel ist der Verschluß der Wunde mit einem nicht entstellenden, ästhetisch befriedigenden Behandlungsergebnis.

Spezielle Anatomie

Epidermis, Dermis, subkutanes Fettgewebe, Muskelfaszie und Muskel stellen die Schichten dar, die beim Wundverschluß berücksichtigt werden müssen. Ein schichtweiser Verschluß der Wunde verkürzt die Wundheilung, die ohne Kontraktion ablaufen kann. Dagegen sinken grob einschichtig adaptierte Wundränder ein und deformieren die Hautoberfläche. Fettgewebe muß überwiegend in den stärkeren Schichten des Körperstammes versorgt werden, wobei ausschließlich die Scarpasche Faszie (sogenannte „subkutane Bauchwandfaszie“) genäht werden darf, welche die beiden anatomisch unterschiedlich gefäßversorgten Fettschichten unter der Haut und jene auf der Muskelfaszie trennt: ein Durchstechen von Fettzellen zerstört diese und führt zu Seromen und Sekundärheilungen. Die subkutane Naht in der Dermis gibt der Wunde den stärksten Halt, so daß die letzte oberflächlichste Wundnaht spannungsfrei nur eine Feinadaptation besorgen muß.

Indikationen

Fehlbildungen, größere Nävi oder Hauttumoren stellen die Indikation zu einem primären plastisch-chirurgischen Eingriff dar. Häufiger sind die sekundären rekonstruktiven Maßnahmen zur Defektdeckung oder Narbenkorrekturen. Bei der Indikationsstellung hat der Patient ein gewichtiges Mitspracherecht, da für ihn nicht nur die Erkrankung oder Schmerzen im Vordergrund stehen, sondern die psychische Belastung bei einer erkennbaren Deformierung.

Kontraindikationen

Defektversorgungen haben als Kontraindikationen nur einen stark reduzierten Allgemeinzustand. Ein primärer Wundverschluß wird - wenn immer möglich - angestrebt, auch bei Bißverletzungen. Bisse giftiger Tiere oder Streptokokkeninfektionen erfordern vor dem verzögerten Wundverschluß eine spezielle Wundvorbehandlung.

Operationsrisiko und Aufklärungshinweise

Intraoperative Risiken

Die Gefahr von Nervenverletzungen besteht insbesondere im Gesichtsbereich. Bei Lappentranspositionen können Gefäßverletzungen zum Teil- oder Totalverlust des Lappens führen.

Postoperative Risiken

Der intraoperative Gebrauch von quetschenden groben Instrumenten kann zu Wundrandnekrosen führen. Hämatome sind bei großflächigen subkutanen Wunden häufiger, weswegen geschlossene Drainagesysteme großzügig angewendet werden. Diese dienen gleichzeitig der Seromprävention, wenn im Fettgewebe operiert werden mußte.

Aufklärungsgespräch

Auf Nerven- und Gefäßschäden sowie Hämatome bzw. Serome ist hinzuweisen, ebenso auf den Behandlungsmißerfolg in Form einer Sekundärheilung, häßlicher Narbenentwicklung, Transplantat- oder Lappenverluste. Je unwichtiger der Eingriff, desto drastischer hat die Aufklärung zu sein. Je höher die Anspruchshaltung des Patienten, desto häufiger muß die Ablehnung erfolgen. Komplizierte Eingriffe erfordern einen risikobereiten Patienten. Bei verschiedenen Optionen sollte der einfachsten Behandlungsmethode der Vorzug gegeben werden (s. Tab. **2**, S. 93).

Präoperative Planung/Schnittführung

Bei jeder Exzision einer Hautläsion oder Versorgung einer Wunde wird die Schnittführung zuvor exakt geplant und auf der Haut wischfest eingezeichnet.
Jeder Schnitt soll in den oder parallel zu den Hautlinien liegen. Die Spaltlinien der Haut deuten die Richtung der geringsten Hautspannung an (Abb. **1**, **2**, **3**). Durch den Elastizitätsverlust im Alter sind diese Linien, besonders im Gesichtsbereich, eher zu sehen als in der Jugend, in der sie durch lockeres Verschieben der Haut gesucht werden müssen.

Schnitte gegen den Verlauf der Spaltlinien können zu Spannung an den Wundrändern führen, wodurch die Gefahr der Sekundärheilung und die Entwicklung hypertropher Narben oder Keloide erhöht wird. Die ungeplante, akzidentelle und möglicherweise gegen die Spaltlinien der Haut gerichtete Wunde wird deswegen durch eine W- oder Z-Plastik in ihrem Verlauf verändert.

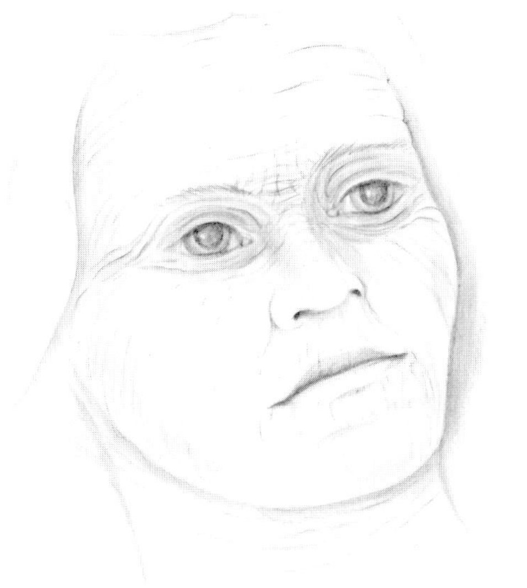

Abb. **1** Hautschnittlinien für plastische Operationen.

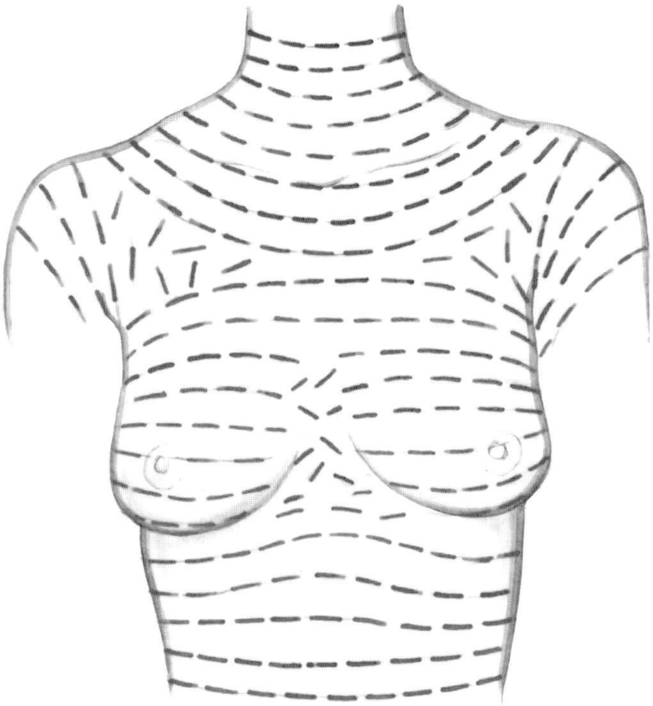

Abb. **2** Spaltlinien auf der Brustwand.

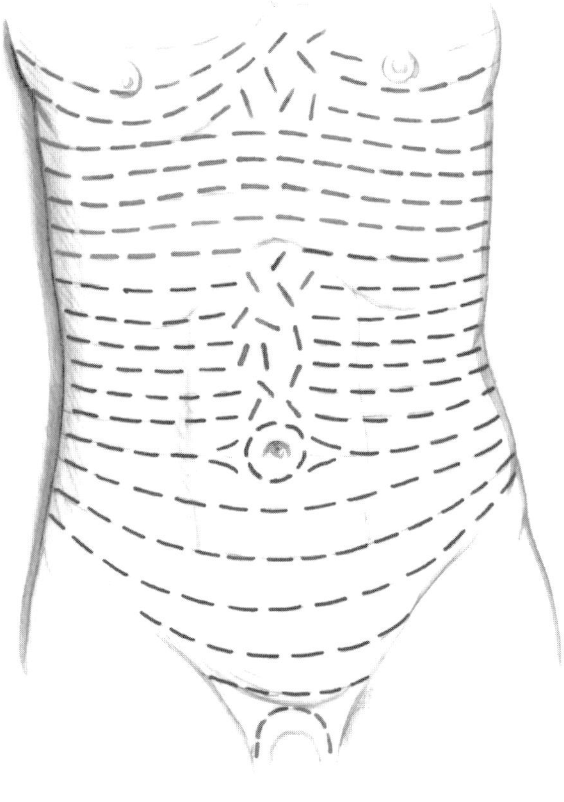

Abb. **3** Spaltlinien am Stamm.

Narkose

Fast alle Eingriffe können in Lokalanästhesie durchgeführt werden, ggf. in Verbindung mit einer Sedierung. Für die Lokalanästhesie wird Xylonest 1 % wegen seines schnellen Wirkungseintrittes der Vorzug gegeben. Der 50-ml-Durchstechflasche wird 1 ml Por-8 als Vasokonstriktor hinzugefügt, um in einem blutarmen Feld wichtige Strukturen wie Nerven und Gefäße erkennen und deren Verletzung vermeiden zu können. Por-8 wird als Vasokonstriktor auch an den Akren Nase oder Ohr verwendet. Wegen des blutarmen Operationsfeldes wird jeder geplante Schnitt auch bei Allgemeinnarkose unterspritzt.
Zur schmerzarmen Injektion werden sehr feine 24er Kanülen benutzt. Die Injektion erfolgt schrittweise, jeweils von dem bereits anästhesierten Areal aus. Bei einer offenen Wunde wird die Kanüle der Schmerzarmut wegen durch den Wundrand eingestochen.

Lagerung

Während des Eingriffes muß der wache Patient entspannt liegen und atmen können. Dazu wird der Operationstisch

derart gesteuert, daß der Oberkörper leicht aufgerichtet ist und die Knie leicht angewinkelt sind. Bei einem länger dauernden Eingriff müssen die Fersen mit einem Kissen unterpolstert werden, um die typischen Lagerungsschmerzen zu verhindern.

Desinfektion/Wundreinigung

Das Operationsfeld wird üblicherweise mit einer Jodlösung desinfiziert und eine 2-Minuten-Einwirkzeit abgewartet. Eine Verletzungswunde wird zunächst mit einer 3%igen Wasserstoffperoxidlösung behandelt, um Schmutzpartikel auszuschwemmen, und anschließend mit Ringer-Lösung ausgespült. Solche Partikel werden komplett entfernt, ggf. mit der Operations-Bürste oder elektrischer Hautabschleifung, um eine Schmutztätowierung zu verhindern.

Schnitt

Für den Hautschnitt wird in allen Regionen der Körperoberfläche ein Skalpell mit einer 15er-Klinge benutzt, um einen millimetergenauen Schnitt ausführen zu können. Die Klinge wird ruhig und senkrecht über die Haut geführt. In haartragenden Arealen läuft die Klinge schräg parallel zu den Haarwurzeln, um deren Verletzung und Haarausfall im Narbenbereich zu vermeiden.

Bei Verletzungswunden mit zerfetzten Wundrändern werden zunächst Korrespondenzpunkte gesucht, die zueinander gehören und markiert werden. Die Resektion der Wundränder erfolgt sparsam und mit Blick auf die zu adaptierenden Wundpartien. Zum Schneiden in tieferen Gewebsschichten wird die 10er-Klinge benutzt. Das Gewebe wird mit feinen Adson-Pinzetten oder mit kleinen Einzinkerhaken gehalten. Quetschung oder Druck auf den Wundrand sind zu vermeiden, um Sekundärnekrosen auszuschließen.

Blutstillung

Die geplante chirurgische Wunde, die mit einem Vasokonstriktor unterspritzt wurde, bleibt meist derart bluttrocken und übersichtlich, so daß während der Präparation größere Gefäße erkannt und gezielt koaguliert werden können. Eine Verletzungswunde wird nach deren Reinigung vor Beginn der Präparation mit einer feuchten Kompresse komprimiert, um anschließend spritzende Gefäße mit der feinen bipolaren elektrischen Pinzette zu koagulieren. Die sorgfältige und konsequente Blutstillung, wiederholt während der Präparation, in der stark durchbluteten Weichgewebswunde ist Voraussetzung für die Verhinderung von Verletzungen wichtiger Gefäße und Nerven.

Wundverschluß

Eine gestörte Wundheilung, ein Einsinken der Narbe oder deren Deformierung werden vermieden durch den mehrschichtigen Wundverschluß (Abb. **4**). Das leicht verletzliche Fettgewebe darf nicht mit einer durchgreifenden Naht adaptiert werden, weil diese Serome zur Folge hat. Dort, wo das subkutane Fettgewebe erkennbar durch die Scarpasche Faszie in zwei Schichten getrennt wird, wie dieses am Unterbauch und an den körpernahen Oberschenkelteilen der Fall ist, wird diese Faszie mit Einzelnähten in engem Abstand adaptiert.

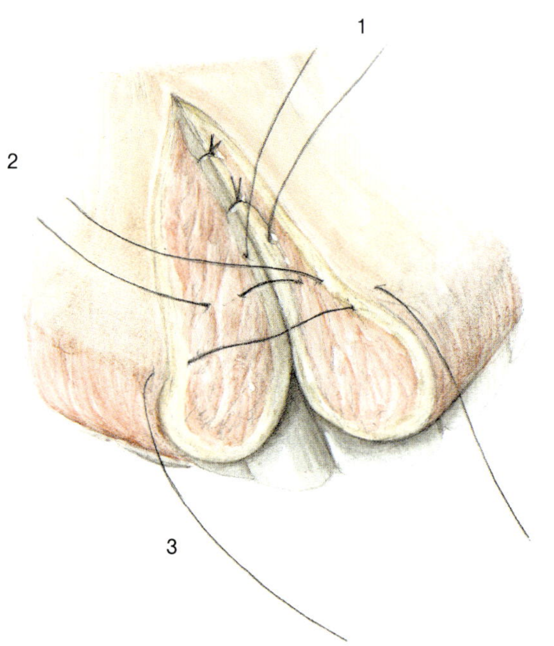

Abb. **4a** Verschluß von Lippenverletzungen.

1 Schleimhautnaht
2 Muskelnaht
3 Hautnaht

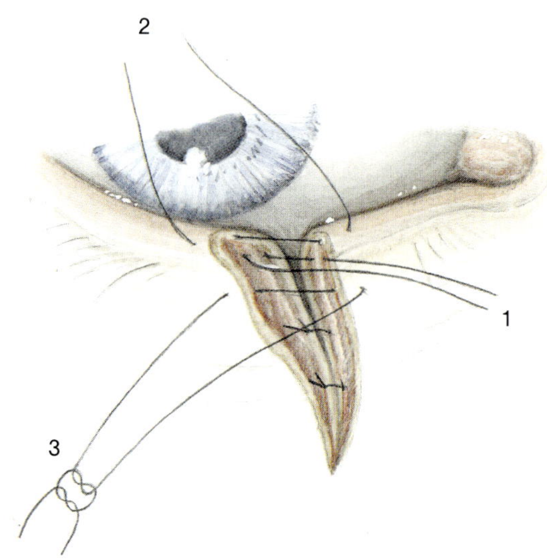

Abb. **4b** Verschluß von Augenlidverletzungen.

1 Naht in der Tarsalplatte
2 Naht im Bereich der grauen Linie
3 Hautnaht

Diese Nähte vermeiden eine mögliche Spannung. Dieses ist auch die Aufgabe der subkutanen Nähte im Bereich des Koriums, die mit versenktem Knoten geknüpft werden müssen, damit sie bei verzögerter Fadenresektion nicht die Wundheilung stören. Derart mehrschichtig versorgt, kann die Feinadaptation der Wunde spannungsfrei und dementsprechend mit dem jeweils feinsten, nicht resorbierbaren Nahtmaterial erfolgen (Tab. **1**).

Tabelle **1** Fadenstärken in Abhängigkeit von der Lokalisation*

Lokalisation	Subkutannaht	Hautnaht
Gesicht	4×0 bis 5×0	5×0 bis 7×0
Kopf	3×0 bis 4×0	3×0 bis 4×0
Hals	4×0 bis 5×0	4×0 bis 6×0
Stamm	1×0 bis 4×0	2×0 bis 5×0
Arme, Beine	2×0 bis 4×0	3×0 bis 5×0
Hand-, Fußrücken	3×0 bis 4×0	4×0 bis 5×0
Handfläche, Fußsohle	3×0 bis 4×0	4×0

*Ph.-Eur.-Angaben in metric s. Bd. 6, S. 12

Wenn irgend möglich erfolgt der Wundverschluß mit einer Intrakutannaht. Unregelmäßige oder kurze Wundstrecken wie nach kleinen Lappenplastiken bedürfen der Einzelnähte mit monofilem Nahtmaterial, das möglichst frühzeitig, im Gesicht nach 3–5 Tagen, entfernt wird. Einzelnähte im Gesicht haben einen seitlichen Abstand von jeweils 2 mm und 1 mm vom Wundrand. Eine fortlaufende überwendliche Naht mit gleichen Abständen erreicht mit weniger Material und Zeitaufwand das gleiche Ziel.

Hypertrophe Narben und Keloide

Hypertrophe Narben sind Folge erhöhter Hautspannung, entweder in jugendlich straffer Haut oder bei falscher Schnittführung. Letztere wird durch einen Austausch der Narbenrichtung korrigiert mittels W-Plastik, Z-Plastik oder der fortlaufenden Y-V-Plastik (Abb. **5–7**). Andernfalls wird ein Abflachen der hypertrophen Narbe durch Massage oder Bandagendruck erreicht, bis eine Dermabrasion (Abb. **8**) erfolgreich angewendet werden kann.

Keloide wachsen über die Grenzen der ursprünglichen Wunde hinaus ins gesunde Gewebe hinein mit meist unregelmäßiger Oberfläche. Als alleinige chirurgische Therapie ist die intraläsionale (Teil-)Tumorexzision erlaubt, bei welcher der äußerste Tumorrand unberührt belassen und damit eine restdeformierte Narbe akzeptiert werden muß (Abb. **9**). Eine Exzision des Keloids in toto bzw. »im Gesunden« würde dieses rasch in ausgedehnterer Form rezidivieren lassen.

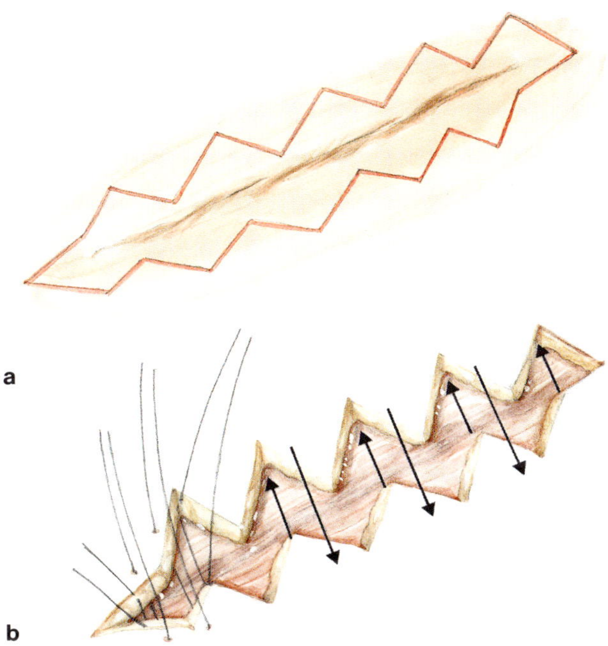

a

b

Abb. **5a** u. **b** Fortlaufende W-Plastik. Durch Veränderung der Narbenzugrichtung Reduzierung der Schrumpfungstendenz der Narbe. Anwendung vor allem im Gesicht.
a Umzeichnung der zu exzidierenden Narbe.
b Wundverschluß nach W-förmiger Exzision der Narbe.

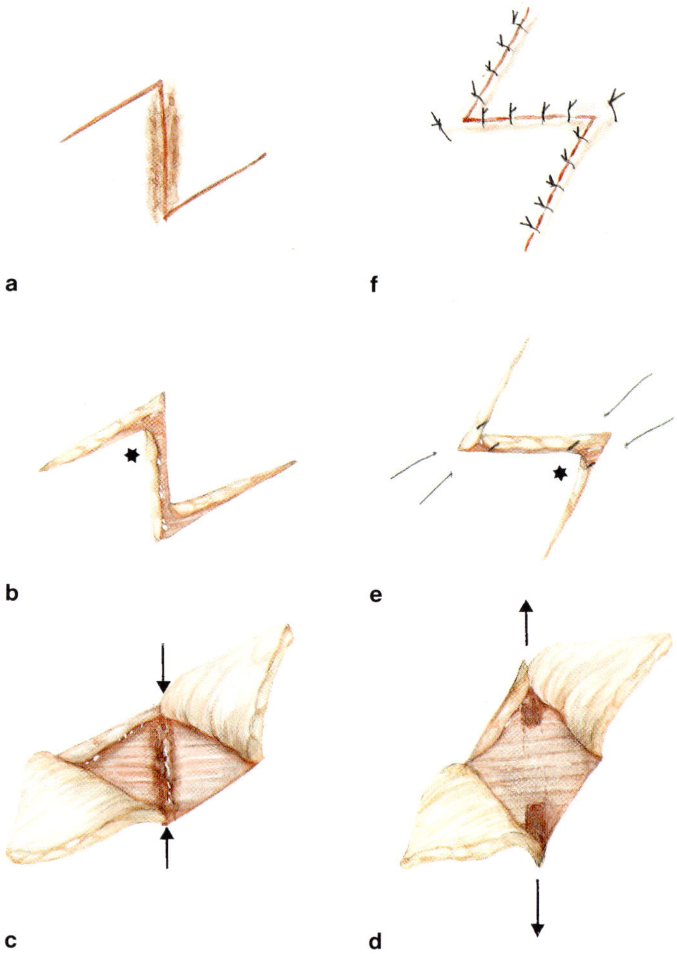

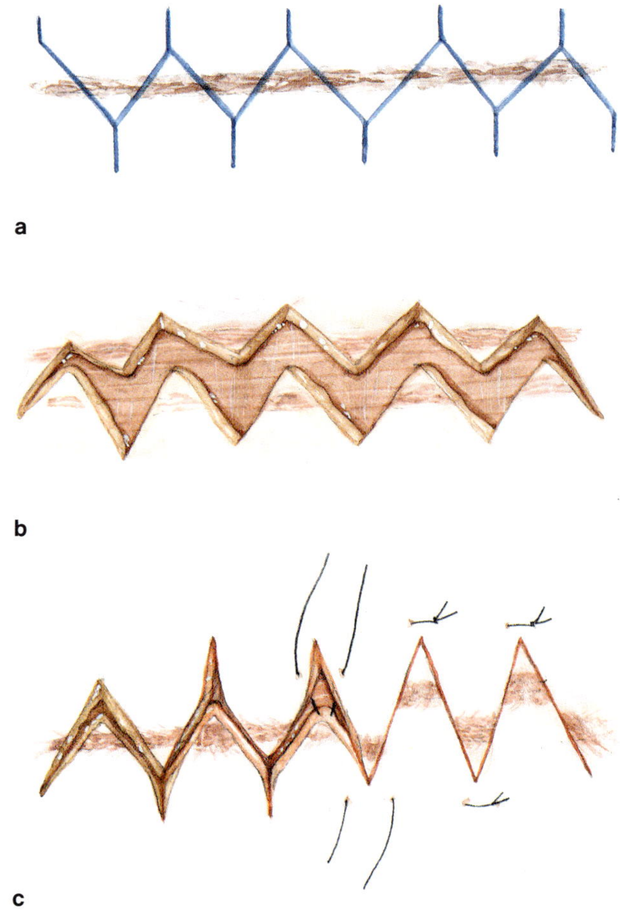

Abb. **6a–f** Prinzip der Z-Plastik: Längengewinn bei linearen Narben auf Kosten der Breite. Anwendung vor allem im Gesicht, am Hals und an den Extremitäten.
Lösung der dreieckförmigen Lappen von der Unterlage. Pfeile markieren den Narbenzug bzw. Spannungsrichtung in der Narbe (Narbenkontraktur).
Nach Exzision des Narbengewebes, komplett auch in der Tiefe, entspannt sich die Wunde und die Lappen gleiten in die neue Position.

Abb. **7a–c** Fortlaufende Y-V-Plastik. Als entscheidender Unterschied zur Z-Plastik werden bei der Y-V-Plastik die entstehenden Lappen nicht gehoben!
Der Narbenstrang wird fortlaufend Y-förmig lediglich bis in narbenfreies Gewebe in der Tiefe durchtrennt (**a**), die dadurch entstehenden dreieckförmigen Lappen werden jedoch *nicht* von ihrer Unterlage gelöst (**b**), sondern *mit ihr* verschoben bzw. vorgeschoben. Dadurch wird im schlecht durchbluteten Narbengewebe, insbesondere in Narbenplatten, die Durchblutung der Lappen bis in die Spitze erhalten, Lappennekrosen werden vermieden.

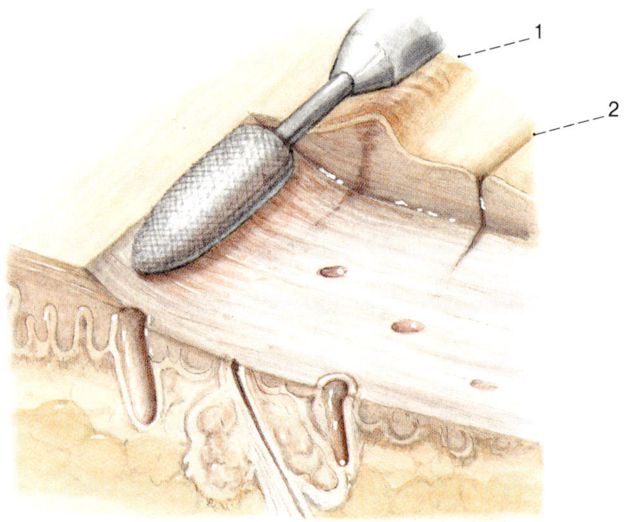

Abb. **8** Dermabrasion. Die Epidermis und die obere Dermis werden mechanisch entfernt. Das Abschleifen der Haut schafft das Bild einer zweitgradigen Verbrennungswunde. Die Dermabrasion glättet oberflächliche und hypertrophe Narben.

1 wulstige Narbe
2 tiefe Falte

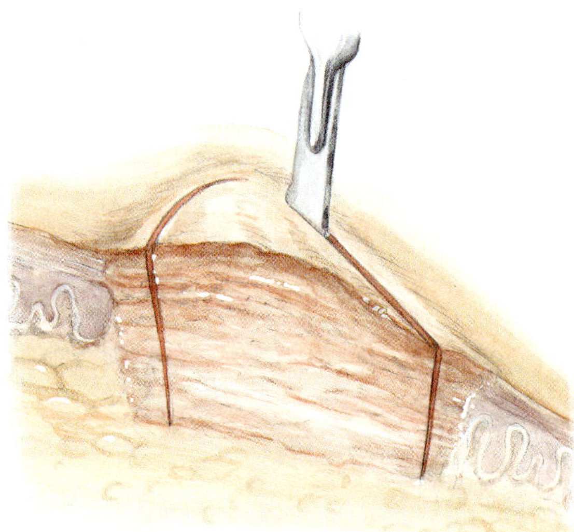

Abb. **9** Keloid: intraläsionale Exzision.
Die Exzision eines Keloids erfolgt streng intraläsional und nie „bis in gesundes Gewebe“.

Spezielle Operationstechniken

Defektverschluß

Macht eine zu ausgedehnte Wunde eine spannungsfreie Wundrandadaptation unmöglich, wird entsprechend der Stufenleiter (Tab. **2**) des Defektverschlusses von der Wundrandmobilisierung durch Unterminierung über die Hauttransplantation bzw. lokale Lappen bis hin zur Transplantation eines freien Lappens geplant. Es wird die jeweils am wenigsten belastende Methode mit dem bestmöglichen zu erwartenden funktionellen und ästhetischen Resultat gewählt.

Tabelle **2** Stufenleiter des Defektverschlusses

↑
Mikrochirurgischer Lappentransfer
Muskel- bzw. Hautmuskellappen
Gewebeexpansion
Lokale Lappenplastik
Hauttransplantation
Wundrandmobilisierung

Wundrandmobilisierung

Geringe Wunddefekte können in Abhängigkeit von Lokalisation und Alter durch Unterminierung und Mobilisierung geschlossen werden. Die Präparation erfolgt mit der Schere, um die Schichtung des Gewebes fühlen zu können. Das Skalpell ist dafür zu unsensibel (Abb. **10**).

a

b

c

d

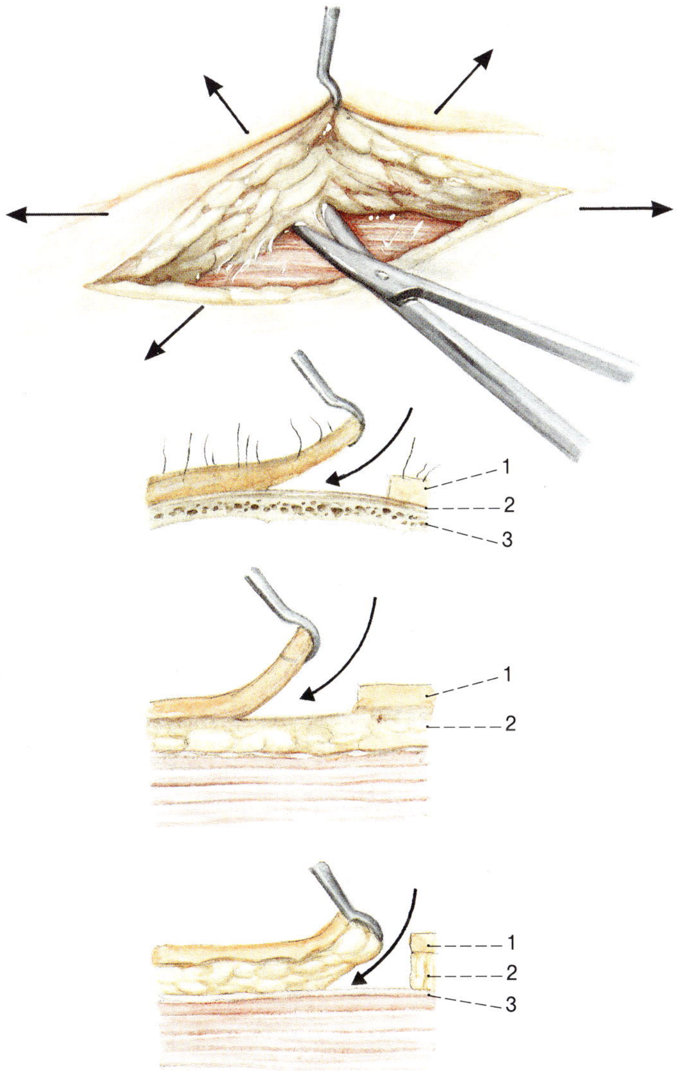

Abb. **10a–d** Vermeidung von Spannung auf der Wundnaht: Unterminierung der Wundränder.
b Kopf. **c** Gesicht. **d** Stamm und Extremitäten.

b: 1 Haut, 2 Galea, 3 Schädelknochen
c: 1 Haut, 2 Fettgewebe
d: 1 Haut, 2 Fettgewebe, 3 Muskelfaszie

Im Gesicht wird unterhalb der Dermis präpariert, wodurch die subkutanen Gefäße und die Fazialisäste geschont werden. Während die Gesichtshaut des Erwachsenen viel lockeren Überschuß bietet, ist die kindliche Gesichtshaut straff und nicht zu mobilisieren. Im Skalp kann wegen der günstigen Blutversorgung die Präparationsebene zwischen Galea aponeurotica und dem Perikranium großzügig mehr als handbreit ausgedehnt werden, wobei der Gewebegewinn wegen der Festigkeit der Galea gering bleibt. Am Stamm und an den Extremitäten wird auf der Muskelfaszie (unterhalb der subkutanen Fettschicht) präpariert, was digital und stumpf großzügig durchgeführt werden darf. Der Streckengewinn bleibt bei der Technik des Unterminierens meist geringer als erwartet.

Hauttransplantation

Zu unterscheiden sind:
– Vollhauttransplantate, welche die Epidermis mit der gesamten Dermis umfassen und
– Spalthauttransplantate, die sich aus Epidermis und einem unterschiedlich starken Anteil aus Dermis zusammensetzen (Abb. **11**).

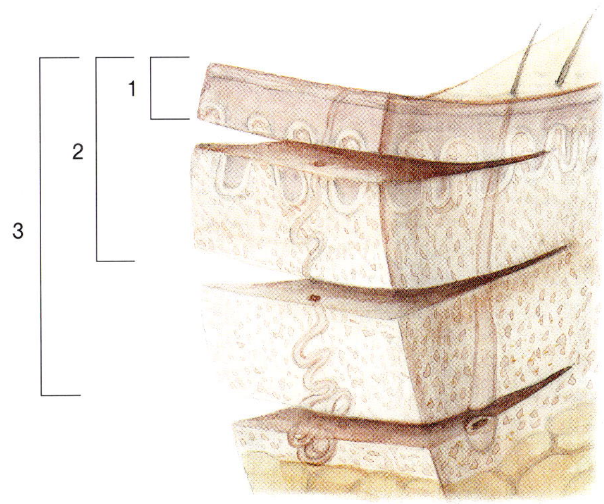

Abb. **11** Hauttransplantate.

1 dünne Spalthaut
2 dicke Spalthaut
3 Vollhaut

Das Vollhauttransplantat wird mit dem Skalpell ausgeschnitten und mit der Schere vom Fettgewebe befreit und hinterläßt einen Defekt, der verschlossen werden muß. Das Spalthauttransplantat wird mit einem elektrischen oder mechanischen Dermatom gewonnen, um die exakte Dicke von durchschnittlich 0,3 mm zu sichern. Der Entnahmedefekt heilt spontan.

Für Defekte im Gesichtsbereich sind retroaurikulär (Abb. **12**) oder supraklavikulär entnommene Transplantate günstig, für andere Areale Leistenhaut. Spalthauttransplantate werden an weniger sichtbaren Stellen des Körpers entnommen, bei Erwachsenen beispielsweise am Gesäß, bei Kindern vom behaarten Kopf. Jede Entnahme von Hauttransplantaten wird erleichtert durch kräftiges Unterspritzen des Gewebes mit physiologischer Kochsalzlösung.

Der Wundgrund muß „gesunde" Granulationen zeigen, damit dadurch das rasche Einwachsen der Kapillaren gesichert ist. Kann Spalthaut aus besonderen Gründen nicht unmittelbar transplantiert werden, wird sie, eingewickelt in feuchte Kompressen, in einem sterilen Glas für einige Tage im Kühlschrank aufbewahrt.

Ein Vollhauttransplantat im Gesicht wird mit Einzelnähten der Stärke 5 × 0 oder 6 × 0 monofilen Nahtmaterials fixiert, wobei die Nadel grundsätzlich vom Transplantat zum Wundrand gestochen wird. Spalthauttransplantate werden mit Wundklammern aus dem Klammergerät fixiert. Nach dem Einnähen des Transplantates wird dieses mit einem Überknüpf- bzw. Kompressionsverband für mehrere Tage gesichert.

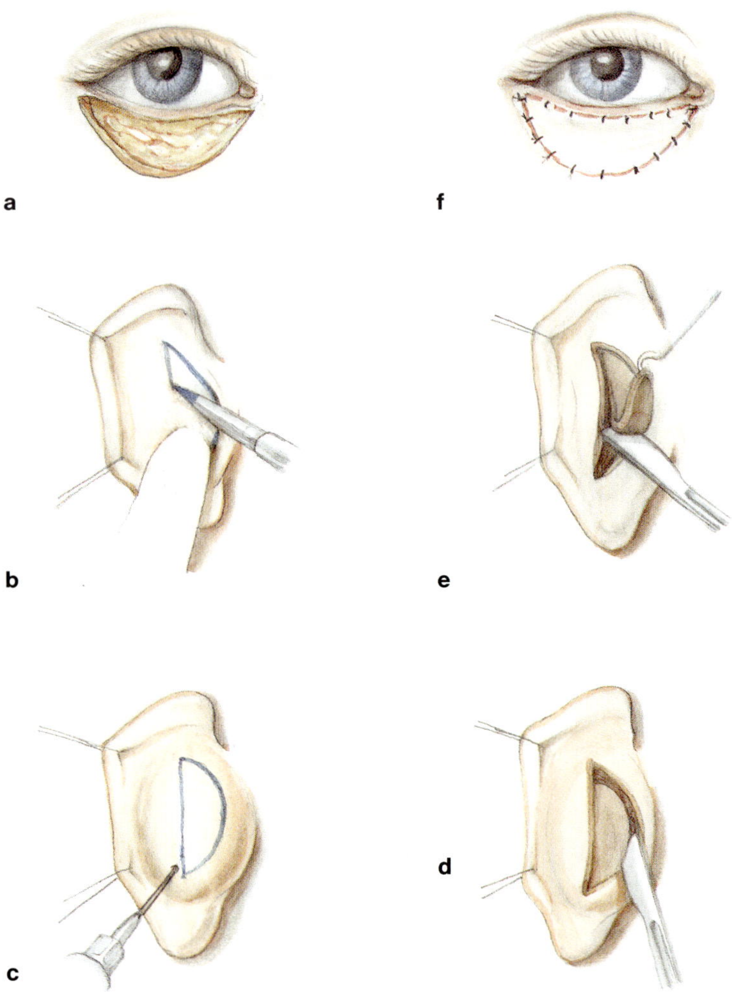

Abb. **12a–f** Retroaurikuläres Vollhauttransplantat.
a Unterliddefekt.
b Mit Hilfe einer Schablone wird das exakte Ausmaß des Defektes retroaurikulär markiert.
c Lokalanästhesie mit Aufquaddeln des zukünftigen Transplantats von seitlich. Nicht in das Transplantat stechen.
d Umschneidung des Vollhauttransplantats.
e Vorsichtiges Lösen des Transplantats mit Hilfe des Einzinkerhakens. Nicht mit einer Pinzette das Transplantat fassen bzw. quetschen!
f Einschichtiges Einnähen des Transplantats. Exakt anliegender Bolus/Kompressionsverband mit Augenklappenverband für 5 Tage.

Lappen

Lappen enthalten in ihrem Stiel Gefäße sowie Nerven, die bei der Transposition des Lappens dessen Vitalität bestimmen. Ein Hautlappen besteht aus Haut und oberflächlicher Faszie. Ein fasziokutaner Lappen enthält auch die Muskelfaszie. Er wird überwiegend an Extremitäten eingesetzt. Der Lappen wird in den primären Defekt transponiert und hinterläßt einen sekundären Defekt, der durch eine direkte Naht nach Verschiebung des umliegenden Gewebes oder aber durch ein Hauttransplantat verschlossen werden muß. Nach dem exakten Einzeichnen wird aus einer Kompresse eine dem geplanten Lappen gleich große Schablone geschnitten und dieser Pseudolappen wie geplant in den Defekt geschwenkt, um kontrollieren zu können, ob die Lappengröße für einen spannungsfreien Transfer und Wundverschluß ausreicht. Nach eventuellen Korrekturen erfolgt die Lokalanästhesie ausschließlich in den Schnittlinien und nicht in den Lappen hinein.

Ein Schwenklappen wird nach seiner Umschneidung von der Spitze zum Stiel hin präpariert und dabei nicht von einer quetschenden Pinzette, sondern mit einem Einzinkerhaken gehalten. Nach Unterminierung aller Wundränder wird er nach sorgfältiger Blutstillung in den Defekt geschwenkt und dort zweischichtig eingenäht. Der Entnahmedefektverschluß erfolgt gleichzeitig (Abb. **13**).

Vorschiebe- oder Gleitlappen werden bis zur Faszie umschnitten. Sie werden in ihrer gesamten Ausdehnung nicht von der Unterlage gelöst, während das umliegende Gewebe unterminiert wird (Abb. **14–16**).

Rotationslappen sind eine Mischung aus Schwenk- und Gleitlappen und müssen groß genug geschnitten werden, um die Spannung gering zu halten.

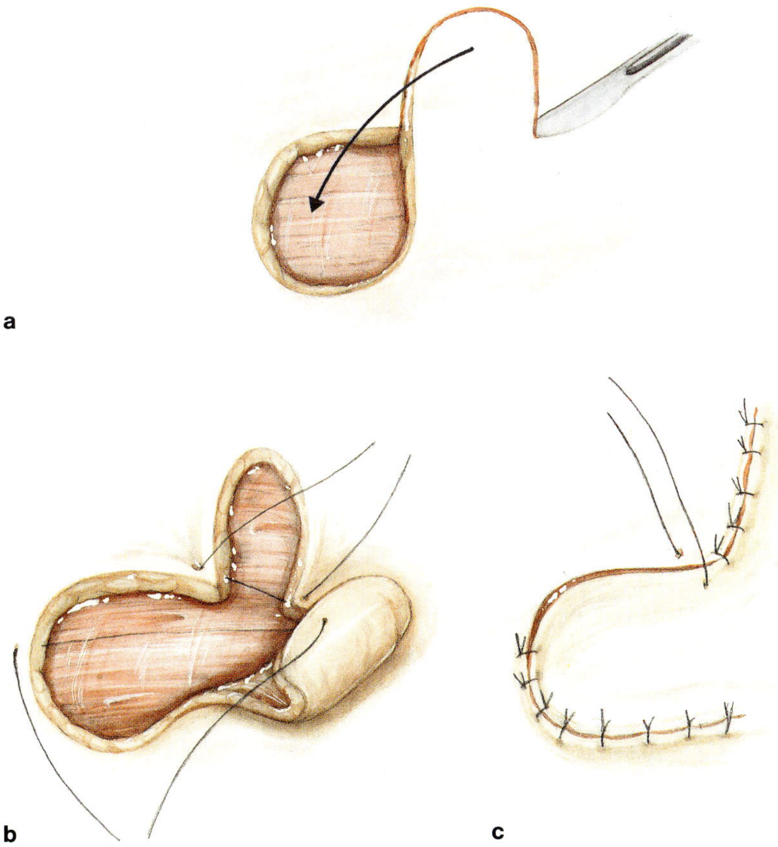

a b c

Abb. **13a–c** Schwenklappenplastik. Nur wenn alle Wundränder unterminiert werden, können diese und der Lappen verschoben werden.
a Präparation und Einschwenken des Lappens.
b Einpassen des Schwenklappens.
c Naht des Sekundärdefektes.

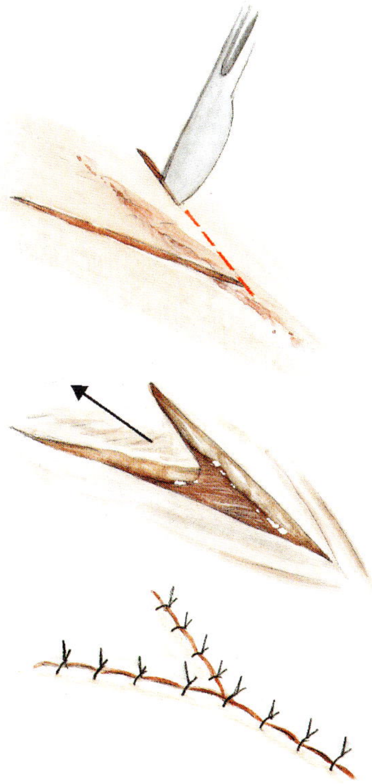

a b c

Abb. **14a–c** V-Y-Plastik zum Spannungsausgleich und kleinem Gewebegewinn.
a V-förmige Inzision bei longitudinaler Spannung.
b Durch Spannung fügen sich die Wundränder neu.
c Y-förmiger spannungsfreier Wundverschluß.

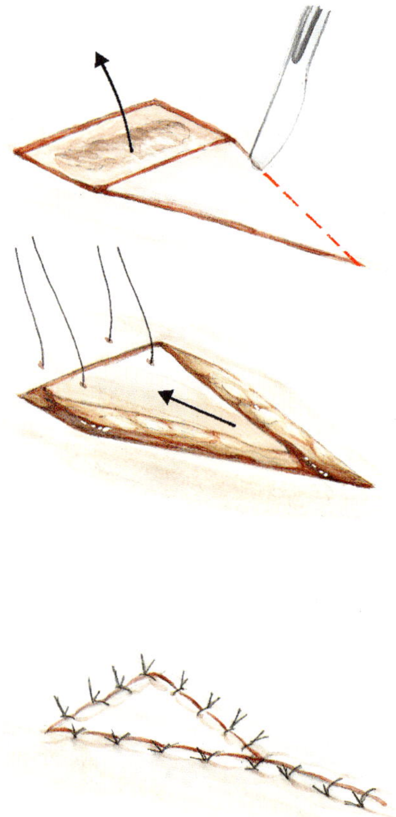

a

b

c

Abb. **15a–c** Subkutan gestielter Gleitlappen.
a Schnittführung des keilförmigen, subkutan gestielten Lappens.
b Verlagerung des Lappens.
c Wundverschluß.

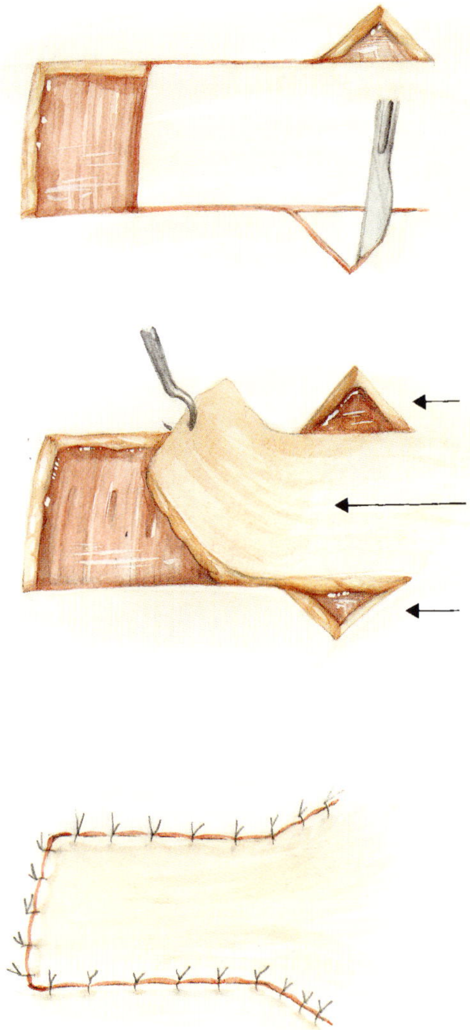

a

b

c

Abb. **16a–c** Vorschiebelappen mit Burowschen Dreiecken.
Der Vorschiebelappen wird bis zu seiner Basis abgehoben und auch seitlich an den sog. Burowschen zusätzlichen Defektdreiecken unterminiert. Beim Vorschieben entstehen bei dieser Technik keine seitlichen Wülste, die die Beweglichkeit des Lappens blockieren würden.

Gewebeexpansion

Mit Hilfe von Gewebeexpandern wird dem Defekt benachbartes Gewebe soweit aufgedehnt, bis auch ein größerer Defekt spannungsfrei und mit Gewebe gleicher Farbe und Textur gedeckt werden kann (Abb. **17**). Die besten Ergebnisse werden erreicht, wenn der Expander auf knöcherner Unterlage plaziert werden kann, wie im Kopf- und Thoraxbereich.

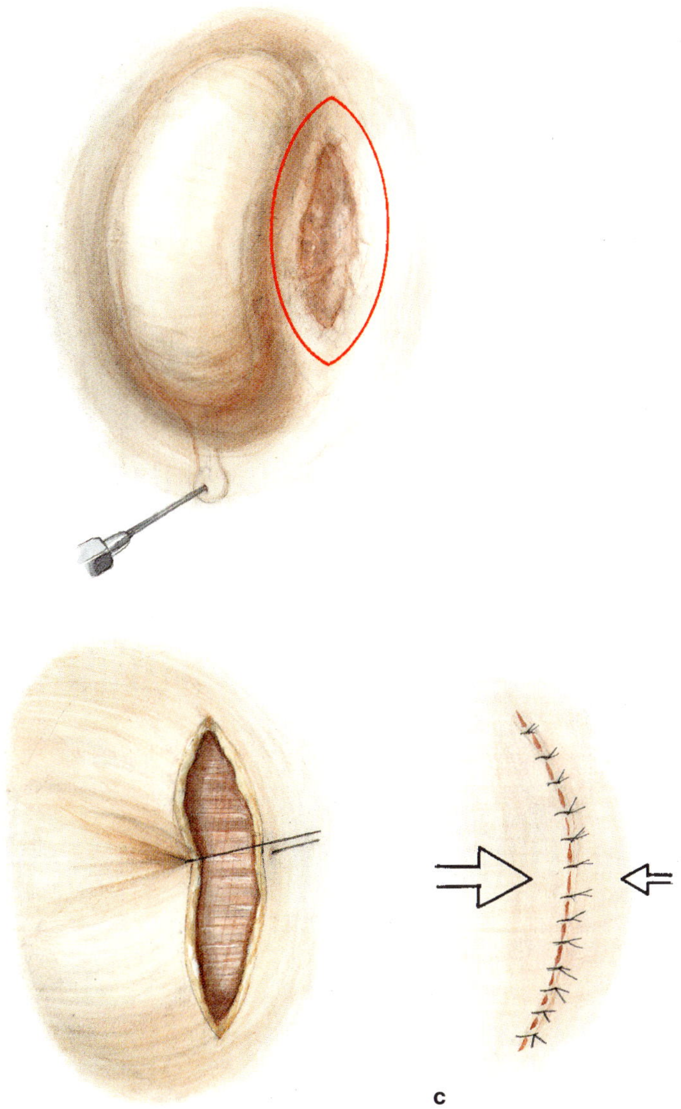

a b c

Abb. **17a–c** Gewebeexpansion zur Defektdeckung.

a Plazierung des Hautexpanders neben dem zu exzidierenden Defekt.
b Gewebereservoir nach Entfernung des Expanders.
c Endzustand nach Wundverschluß.

Die Größe und Form des zu wählenden Expanders werden von der Ausdehnung und Form des Defektes bestimmt. Die erreichte Füllhöhe des Expanders zeigt das Ausmaß der Vorschiebemöglichkeiten der Haut in den Defekt, d. h. ein auf 5 cm Höhe gefüllter Expander ermöglicht ein Vorschieben der gedehnten Haut über eine Strecke von 5 cm. Die Technik wird zweizeitig ausgeführt und kann deswegen bei akuten Defekten bzw. frischen Wunden nicht angewendet werden. Kann ein Defekt geplant werden, wie bei einer vorgesehenen Hauttumorexzision, wird zunächst die Expansion ausgeführt, um dann nach Ausschneidung des Tumors bereits gedehnte Haut für den Defektverschluß zur Verfügung zu haben. Andernfalls wird ein Defekt zuerst mit einem Hauttransplantat bedeckt, welches der Stabilität und der Ästhetik wegen in zweiter Sitzung durch vorgedehnte benachbarte Haut ersetzt wird.

Schablonen in der Form der Grundfläche der gängigen Expander werden für das präoperative Einzeichnen benutzt, um eine genaue Positionierung zu sichern. Nach der Lokalanästhesie wird das Expanderlager vom vorhandenen oder geplanten Defekt aus auf der Muskelfaszie überwiegend stumpf im eingezeichneten Areal präpariert. Das Distanzventil wird in ausreichendem Abstand plaziert, um beim späteren Füllen eine Verletzung des Expanders auszuschließen. Der Expander wird leicht vorgefüllt eingebracht, wodurch der Implantationsvorgang erleichtert wird. Erst nach Abschluß der Wundheilung beginnt die Füllphase, meist mit einer Füllung pro Woche mit nicht mehr als 50 ml physiologischer Kochsalzlösung. Die Expansionszeit dauert auf diese Weise meist 6–8 Wochen.
Nach der letzten Füllung wird der Expander über die wiedereröffnete Zugangsnarbe entnommen. Die glatte bindegewebige Kapsel der Expanderhöhle wird zur Stabilisierung der zu transponierenden Haut belassen. Reichte die gewonnene Hautfläche für die Größe des Defektes nicht aus, kann ein Expander wiederholt eingesetzt werden, um beispielsweise eine ausgedehnte flächige Narbe schrittweise schließlich komplett zu ersetzen.

Muskel- bzw. Haut-Muskel-Lappen

(s. auch Bd. 8, Kap. „Technik der freien mikrovaskulären Gewebetransplantation“, S. 5ff)

Defekte mit freiliegenden Knochenanteilen wie bei einem Dekubitus über dem Kreuzbein oder dem Trochanter werden durch Transposition benachbarter Muskel unter Erhalt des Gefäß-Nerven-Stieles gedeckt. Gleiches gilt beispielsweise für Verletzungsfolgen am Unterschenkel mit freiliegender Tibia oder für Strahlenschäden auf der Brustwand mit bis zu den Rippen reichendem Strahlenulkus. Die vom transponierten Muskel aussprießenden Gefäße ermöglichen den Heilungsprozeß.

Mikrochirurgischer Lappentransfer

(s. auch Bd. 8, Kap. „Technik der freien mikrovaskulären Gewebetransplantation“, S. 5ff)

Eine Lappentransplantation mit mikrochirurgischem Gefäßanschluß wird dann notwendig, wenn in der Wundumgebung kein gesunder Muskel für eine Defektdeckung zur Verfügung steht. Für einen dünneren Defekt wird der Unterarmlappen bevorzugt und für ausgedehntere und tiefere der M.-latissimus-Lappen. Um die Ischämiezeit zwischen Lappenentnahme und vollendetem mikrochirurgischem Gefäßanschluß von Arterie und Vene kurz zu halten, werden üblicherweise zwei Op-Teams eingesetzt.

Straffung

Bauchstraffung

Starke Gewichtszunahme oder Schwangerschaft führen zur Bauchhautüberdehnung, die sich nach Gewichtsreduktion bzw. der Entbindung nicht mehr zurückbildet und sich in Form von Schwangerschaftstreifen markiert. Eine Schwangerschaftsfolge kann außerdem die Rektusdiastase sein, die den Kugelbauch verursacht.

Die Operation beginnt mit einem Hautschnitt von unterhalb einer Spina iliaca anterior superior über den Mons pubis am Oberrand der Behaarung entlang zur gegenüberliegenden Spina iliaca. Nach Umschneidung des Nabels wird die Bauchhaut auf der Faszie entlang hinauf bis zum Rippenbogen unterminiert und nach kaudal ausgebreitet. Der Hautüberschuß wird exakt ausgemessen und nur soweit reduziert, daß der Wundverschluß ohne Spannung erfolgen kann. Zuvor wird die alte/neue Nabelposition bestimmt und über eine Bauchhautinzision der Nabel hervorluxiert und eingenäht. Falls angezeigt, wird zuvor die dehiszente Rektusscheide mit 1er-Vicryl gedoppelt. Nach Einlage von 2–3 Redon-Drainagen wird die Wunde in gesamter Länge 3schichtig verschlossen: 2×0 Vicryl Einzelnähte in der Skarpaschen Faszie zwischen der subkutanen und der epimuskulären Fettschicht im Abstand von Bleistiftstärke, 3×0 Vicryl fortlaufend im Korium und 2×0 Prolene intrakutan.

Die Bauchdeckenplastik dient nicht der Gewichtsreduktion, die nur über Diät und/oder über die Technik der Fettsaugung erreichbar ist, jedenfalls bei der Frau. Beim dicken Bauch des Mannes wird das Fett nicht wie bei der Frau subkutan gespeichert, sondern im Omentum majus, wodurch es sich jeder chirurgischen Reduktionstechnik oder Fettsaugmöglichkeit entzieht (Abb. **18**).

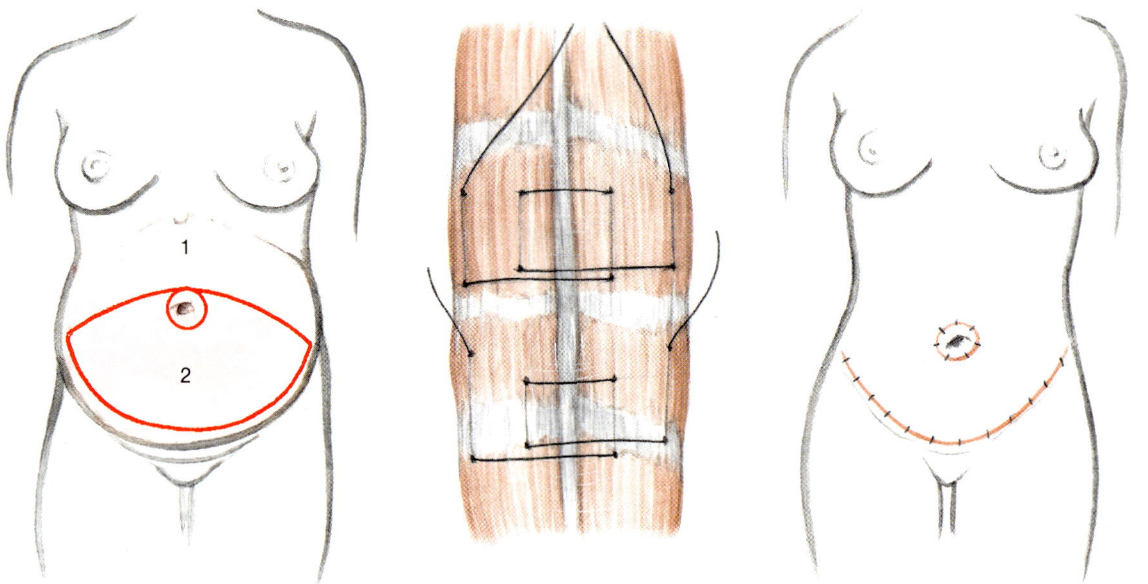

Abb. **18a–c** Bauchstraffung mit Rektusscheidendoppelung.
a Exzision der infraumbilikalen Haut und Unterminierung der Bauchhaut.
1 Areal der Unterminierung
2 Areal der Exzision
b Doppelung der dehiszenten Rektusscheide.
c Suprapubischer Hautverschluß und Verlagerung des Nabels in regelrechte Position.

Straffung der Oberschenkel

Die operative Straffung der Oberschenkel, insbesondere bei der sog. Reithosenfettsucht, ist vollständig von der Methode der Fettsaugung abgelöst worden, mit welcher die ausgedehnten Narben des chirurgischen Eingriffs vermieden werden.

Oberarmstraffung

Der Gewebsüberschuß im Bizepsbereich bei älteren Frauen oder nach starker Gewichtsreduktion kann über eine S-förmige Schnittführung von der Axilla bis zum medialen Ellenbogenkondylus abgetragen werden, sofern die zumindest bei erhobenem Arm auffällige lange Narbe akzeptiert wird (Abb. **19**).

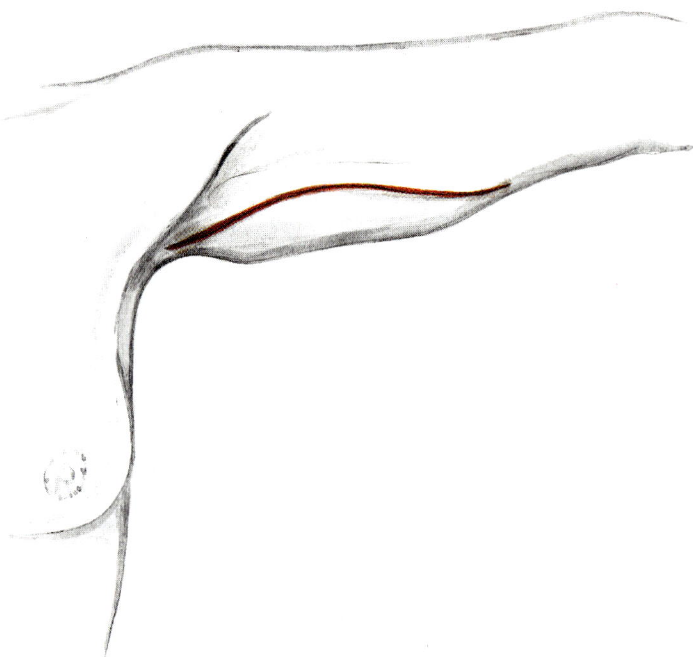

Abb. **19** Oberarmstraffung.

Organentnahme

Von H. Bauer, P. A. Grützner, S. Heuer, W. Lauchart,
H.-L. Schreiber und A. Wentzensen

Gesetzliche Regelungen in Deutschland

Auswirkungen der gesetzlichen Neuregelungen der Transplantation auf die Klinik

Das „Gesetz über die Spende, Entnahme und Übertragung von Organen“ (Transplantationsgesetz – TPG) vom 5. 11. 1997 (BGBl.I S. 2631ff.) ist am 1. 12. 1997 in Kraft getreten. Es enthält ein umfangreiches Regelwerk, das nicht nur die bisherige Praxis der sog. erweiterten Zustimmungslösung festschreibt, sondern auch Bestimmungen über die Lebendspende sowie die Gewinnung und Vermittlung von Organen, den Datenschutz und das Verbot des Organhandels enthält.
Die Auswirkungen auf den Klinikalltag werden im Verhältnis zu den bisherigen Regeln, die bestimmt waren durch den Transplantationskodex und durch Anwendung allgemeiner Rechtsgrundsätze, eher gering sein. Denn die auf dieser Grundlage entwickelte Praxis ging schon bisher bei der Organentnahme vom Verstorbenen von einer Einwilligung des Spenders selbst zu Lebzeiten oder nach seinem Tod seiner Angehörigen als Entnahmevoraussetzung aus.

Organgewinnung

Als neu festzuhalten ist zunächst die vom Gesetz vorgenommene Trennung von Organgewinnung und Organvermittlung. Zulässig ist die Organübertragung nur in bestimmten Krankenhäusern, die besonders zugelassene Transplantationszentren haben (§§ 9, 10 TPG).
Die Transplantationszentren sind verpflichtet, eine Warteliste für potentielle Organempfänger zu führen und unverzüglich über die Aufnahme eines Patienten in diese Warteliste nach Regeln zu entscheiden, die dem Stand der Erkenntnisse der medizinischen Wissenschaft entsprechen, insbesondere nach Notwendigkeit und Erfolgsaussicht einer Organübertragung.
Die Gewinnung übertragbarer Organe durch Explantation einschließlich der Vorbereitung, Vermittlung und Übertragung solcher Organe ist eine gemeinschaftliche Aufgabe der Transplantationszentren und der anderen Krankenhäuser in regionaler Zusammenarbeit. Die Krankenhäuser sind verpflichtet, den Eintritt des Hirntodes bei Patienten, die potentiell für eine Organspende in Betracht kommen, an das zuständige Transplantationszentrum zu melden (§ 11 Abs. 4 Satz 2 TPG). Ob die Voraussetzungen für eine Organentnahme vorliegen, klärt dann das Transplantationszentrum in Zusammenarbeit mit der *Koordinierungsstelle* (§ 11 Abs. 4 Satz 3 TPG).
Diese Koordinierungsstelle hat die Aufgabe, die Organentnahme, deren Vorbereitung und Durchführung als gemeinschaftliche Aufgabe der Krankenhäuser und Transplantationszentren zu organisieren (§ 11 Abs. 1 – Abs. 4 TPG). Die Koordinierungsstelle wird von den Spitzenverbänden der Krankenkassen gemeinsam, der Bundesärztekammer und der Deutschen Krankenhausgesellschaft durch Vertrag mit Wirkung für die Transplantationszentren und andere Krankenhäuser errichtet oder beauftragt. Aufgabe der Koordinierungsstelle sind neben der Zusammenarbeit bei der Organentnahme der Schutz der Organempfänger, Maßnahmen zur Qualitätssicherung sowie ein jährlicher Bericht über Zahl und Art der durchgeführten Organtransplantationen und ihre Ergebnisse sowie über die Entwicklung der Wartelisten und über die Gründe für die Aufnahme oder Nichtaufnahme von Patienten in diese Wartelisten. Eine Übersicht darüber erscheint deshalb erforderlich, weil der Zugang zur Warteliste bisher ein offenes, nicht befriedigend gelöstes Problem der Transplantation darstellt. Die Wartelisten sind bei der Organverteilung von erheblicher Bedeutung. Wer jedoch, in welchem Stadium der Erkrankung und mit welcher Indikation oder Dringlichkeit in die Warteliste aufgenommen wird, ist bisher allein Sache der einzelnen Transplantationszentren, die nach ganz unterschiedlichen Aufnahmekriterien verfahren. In absehbarer Zeit sind Richtlinien über die Regeln zur Aufnahme in die Warteliste von der damit beauftragten Bundesärztekammer zu erwarten (§ 16 Abs. 1 Nr. 2 TPG).

Organvermittlung

Die Verteilung der Spenderorgane für wartende Patienten an einzelne Transplantationszentren soll durch eine *Vermittlungsstelle* erfolgen, die wie die von ihr getrennte Koordinierungsstelle von den Spitzenverbänden der Krankenkassen, der Bundesärztekammer und der Deutschen Krankenhausgesellschaft zu gründen oder zu beauftragen ist (§ 12 Abs. 1 TPG). Auch eine geeignete ausländische Einrichtung kann nach § 12 Abs. 2 TPG mit dieser Aufgabe betraut werden. Die Vertragsverhandlungen laufen dahin, die Stiftung Eurotransplant in Leiden mit der Vermittlung der Organe zu beauftragen, die bisher diese Aufgabe für die Verbundländer Niederlande, Belgien, Luxemburg, Deutschland und Österreich übernommen hat. Für die Ver-

mittlung schreibt das Gesetz sachlich nur vor, daß sie nach Regeln erfolgen muß, die dem Stand der Kenntnisse der medizinischen Wissenschaft entsprechen, insbesondere nach Erfolgsaussicht und Dringlichkeit. Dabei sind die Wartelisten der Transplantationszentren als eine einheitliche Warteliste zu behandeln. Die Vermittlungsentscheidung muß für jedes einzelne Organ unter Angabe der Gründe dokumentiert und dem Transplantationszentrum und der Koordinierungsstelle übermittelt werden.

Nähere Regeln für die genannten grundlegenden Kriterien hat die Bundesärztekammer zu entwickeln. Nach § 16 des Transplantationsgesetzes stellt die Bundesärztekammer den Stand der Erkenntnisse der medizinischen Wissenschaft in Richtlinien fest, unter anderem für die Regeln zur Organvermittlung, Regeln zur Feststellung des Todes, zur Aufnahme in die Warteliste, für die Konservierung, die Aufbereitung, die Aufbewahrung und die Beförderung der Organe sowie für die erforderlichen Maßnahmen zur Qualitätssicherung. Aus verfassungsrechtlicher Perspektive ist eine solche weitreichende Übertragung von Richtlinienkompetenzen auf die Bundesärztekammer nicht unproblematisch, da nach der Rechtsprechung des Bundesverfassungsgerichts der Gesetzgeber wesentliche Entscheidungen selbst treffen muß und nicht auf andere Stellen delegieren darf. Der Rang der Rechtsgüter und die Möglichkeiten ihrer Verletzung sprechen eher für die Notwendigkeit eines förmlichen Gesetzes in diesem Bereich. Andererseits sind Praktikabilität und Sachnähe starke Argumente für die Richtlinienkompetenz der Bundesärztekammer. Neue medizinische Erkenntnisse, Methoden und Techniken können schneller und sachkundig in die Praxis umgesetzt werden.

Entnahmevoraussetzung Hirntod

Nach streitiger Diskussion hat sich das Gesetz für das *Hirntodkriterium* als Grenze zwischen Leben und Tod und als Voraussetzung für die Organentnahme vom Verstorbenen entschieden. Die etwas umständlich wirkende Formulierung des § 3 des Gesetzes ist aus den Auseinandersetzungen während des Gesetzgebungsverfahrens entstanden. Zunächst hebt das Gesetz in § 3 Abs. 1 Nr. 2 für die Zulässigkeit der Entnahme von Organen auf den Tod des Organspenders ab, der nach Regeln, die dem Stand der Erkenntnisse der medizinischen Wissenschaft entsprechen, festgestellt wird. Dann nennt das Gesetz in § 3 Abs. 2 Nr. 2 als Mindestvoraussetzung den Hirntod, wenn es bestimmt, daß die Entnahme von Organen unzulässig ist, wenn nicht vor ihr bei dem Organspender der endgültige, nicht behebbare Ausfall der Gesamtfunktion des Großhirns, des Kleinhirns und des Hirnstammes nach Verfahrensregeln festgestellt worden ist, die dem Stand der Erkenntnisse der medizinischen Wissenschaft entsprechen. Hier wird der Hirntod freilich nicht als „Tod" bezeichnet, um auch denjenigen Kritikern, die zwar eine Organentnahme beim Vorliegen der Hirntodkriterien und bei persönlicher Einwilligung des Spenders zu Lebzeiten zulassen wollten, die aber Hirntote ausdrücklich als noch Lebende bezeichneten, eine Zustimmung zu ermöglichen. Mit Recht ist der Gesetzgeber solchen Vorstellungen nicht gefolgt; mit einer $^2/_3$-Mehrheit hat sich der Bundestag für die Hirntodgrenze entschieden. Das erscheint richtig. Denn im Sterbeprozeß des Menschen liegt die entscheidende Zäsur, die es rechtfertigt, vom Ende des Lebens und des Lebensschutzes und damit vom Tod zu sprechen, im Hirntod. Der Hirntod erscheint als die nicht manipulierbare, nicht mehr reversible, definitive Grenze des Lebens eines Menschen als Organismus. Demgegenüber ist der sog. klinische Tod, der auf Irreversibilität des Versagens von Kreislauf und Atmung abgestellt hatte, als Todeskriterium nicht annehmbar. Denn in vielen Fällen ist dieser Stillstand reversibel, erst mit der Zerstörung des Gehirns, als dem zentralen Steuerungsorgan des Menschen, ist ein Weiterleben nicht mehr möglich. Daß noch einzelne Funktionen oder Zellen im Menschen nach dem Hirntod weiterbestehen und erst allmählich erlöschen, ist seit langem bekannt; der Hirntod als Tod des menschlichen Organismus wird dadurch nicht in Frage gestellt. Die Verfahren zur Feststellung des Hirntodes erscheinen valide, die Bundesärztekammer hat in einer Richtlinie die Voraussetzungen des Hirntodes und die Verfahren zu seiner Feststellung bestimmt (vgl. § 16 Abs. 1 Nr. 1).

Die Feststellungen über den Tod sind jeweils durch zwei dafür qualifizierte Ärzte zu treffen, die den Organspender unabhängig voneinander untersucht haben (§ 5 Abs. 1 TPG). Wenn mehr als drei Stunden seit dem endgültigen, nicht behebbaren Stillstand von Herz und Kreislauf vergangen sind, soll nach § 5 Abs. 1 Satz 2 die Untersuchung und Feststellung durch *einen* Arzt genügen. Durch eine fehlende Bezugnahme auch auf § 3 Abs. 2 Nr. 2 in dieser Vorschrift muß aber für die Feststellung des Hirntodes nach mehr als drei Stunden weiterhin ein zweiter Arzt hinzugezogen werden. Die fehlende Bezugnahme in § 5 Abs. 2 Nr. 2 muß durch den Gesetzgeber korrigiert werden.

Zur Sicherung der Feststellungen schreibt das Gesetz vor, daß die an den Untersuchungen über den Hirntod beteiligten Ärzte weder an der Entnahme noch an der Übertragung der Organe des Organspenders beteiligt sein dürfen. Sie dürfen auch nicht Weisungen eines Arztes unterstehen, der an diesen Maßnahmen beteiligt ist. Für die Organentnahme weist das Gesetz ausdrücklich darauf hin (§ 6 TPG), daß alle mit ihr zusammenhängenden Maßnahmen unter Achtung der Würde des Organspenders in einer der ärztlichen Sorgfaltspflicht entsprechenden Weise durchgeführt werden müssen. Der Leichnam muß in würdigem Zustand zur Bestattung übergeben werden, eine unachtsame, ihn zerstörende Behandlung ist verboten.

Entnahmevoraussetzung Zustimmung

Neben dem Tod des Spenders bildet eine Zustimmung nach § 3 Abs 1 Nr. 1 oder nach § 4 die weitere Voraussetzung für die Organentnahme. Die Zustimmung kann entweder vom Spender selbst, der etwa einen Organspendeausweis oder eine entsprechende Erklärung bei sich trägt (§ 3 Abs. 1), oder auch von seinen Angehörigen abgegeben werden (§ 4 TPG).

Die nächsten Angehörigen sind nach einer in § 4 Abs. 2 TPG festgelegten Reihenfolge zur Entscheidung berufen, wenn der Verstorbene selbst sich zu Lebzeiten nicht

geäußert hat und weder eine schriftliche Einwilligung noch ein schriftlicher Widerspruch vorliegt. Dabei haben die Angehörigen einen ihnen bekannten wirklichen oder mutmaßlichen Willen des Verstorbenen zu beachten. Diese Entscheidungsbefugnis der Angehörigen entspricht der Tendenz der §§ 1896, 1904 BGB, die die Vertretung bzw. Betreuung in Gesundheitsangelegenheiten regeln. Die Angehörigen sind insoweit als eine Art gesetzliche Betreuer anzusehen.
Das Gesetz sieht umfassende Dokumentationspflichten hinsichtlich der Hirntodfeststellung und der Beteiligung der Angehörigen vor (§ 4 Abs. 4, § 5 TPG).

Lebendspende

Die Voraussetzungen einer Lebendspende werden für Deutschland erstmalig in § 8 des Transplantationsgesetzes geregelt. In den USA und in Skandinavien werden in ca. 25 – 50 % der Fälle Organe vom lebenden Spender übertragen. In Deutschland liegt die Rate derzeit bei unter 10 %, das Gesetz sieht eine eher restriktive, insbesondere die Lebendspende als subsidiär behandelnde Lösung vor. Die Zahlen der Lebendspende sind in der Bundesrepublik aber seit letztem Jahr deutlich im Ansteigen. Die Überlebensrate bei der Lebendspende liegt höher als bei der Leichenspende. Sie ist besser planbar, erfordert kürzere Wartezeiten und bringt nur kurze Ischämiezeiten mit sich.
Die Lebendspende ist nur zulässig, wenn kein geeignetes Organ eines Verstorbenen zur Verfügung steht (§ 8 Abs. 1 Satz 1 Nr. 3 TPG). Die Organentnahme darf nicht zum Tode des Spenders führen, die Lebendspende ist also nur bei paarigen Organen oder Organteilen möglich.
Das Gesetz beschränkt die Lebendspende von Organen, die sich nicht wieder bilden können, auf nahe Verwandte 1. und 2. Grades, Ehegatten, Verlobte sowie andere Personen, die dem Spender in besonderer persönlicher Verbundenheit offenkundig nahestehen (§ 8 Abs. 1 Satz 2 TPG). Der Spender muß volljährig sein und umfassend über die Risiken einer Organspende aufgeklärt werden. Weitere Zulässigkeitsvoraussetzungen sind die Bereitschaft von Spender und Empfänger, sich an einer ärztlichen Nachbetreuung zu beteiligen, sowie das Votum einer Gutachterkommission, die die Freiwilligkeit und Rechtswirksamkeit der Einwilligung überprüft und darauf achtet, ob Anhaltspunkte für einen verbotenen Organhandel vorliegen. Der empfehlende Charakter der Entscheidung der Gutachterkommission befreit den Arzt nicht von seiner Pflicht, selbst die Wirsamkeit der Einwilligung zu kontrollieren.

Straf- und Bußgeldvorschriften

Das Transplantationsgesetz stellt das Nichteinhalten wesentlicher in ihm genannter Voraussetzungen und Verfahren erstmals unter Strafe bzw. unter Bußgeld. Den Ausgangspunkt bildet hier das strafbewehrte Verbot des Organhandels, das die Ausnutzung gesundheitlicher Notlagen von potentiellen Empfängern und wirtschaftlicher Notlagen von Spendern als kriminelles Unrecht ausweist und unterbinden will (§ 17 Abs. 1 TPG). Als verbotener Organhandel wird nicht angesehen die Gewährung oder Annahme eines angemessenen Entgeltes für die zur Erreichung des Ziels der Heilbehandlung gebotenen Maßnahmen, insbesondere für die Entnahme, die Konservierung, die weitere Aufbereitung einschließlich der Maßnahmen zum Infektionsschutz, die Aufbewahrung und die Beförderung der Organe. International wird die Zielrichtung des Verbotes eines Organhandels häufig im Schutz des „Erstverkäufers" vor Ausbeutung und in der Verhinderung eines Zweiklassensystems der Organverteilung gesehen. Das deutsche Transplantationsgesetz stellt den Schutz des lebensgefährlich erkrankten Empfängers daneben in den Vordergrund.
Die Tatbeiträge von Erstverkäufer, Zwischenhändler, Empfänger und Arzt werden in §§ 18ff. TPG angemessen berücksichtigt. Eine Rechtfertigung oder Entschuldigung nach §§ 34, 35 StGB bleibt möglich. Bei Spendern und Organempfängern kann das Gericht von einer Bestrafung absehen oder die Strafe nach seinem Ermessen mildern.

Gesetzliche Regelungen der Organtransplantation in anderen europäischen Ländern

In anderen Ländern finden sich ganz unterschiedliche Regelungen der Organtransplantation. Zum Vergleich sei die Regelung in einigen Ländern kurz dargestellt.

Österreich

Die jetzige Regelung in Österreich geht zurück auf die Änderung des Krankenanstaltengesetzes (KAG) vom 1. Juni 1982 (ÖBGBl. Nr. 273/1982, S. 1161ff.). Nach § 62a Abs. 1 Satz 1 KAG ist die Entnahme von Organen und Organteilen von Verstorbenen zulässig, „um durch deren Transplantation das Leben eines anderen Menschen zu retten oder dessen Gesundheit wiederherzustellen". Diese zunächst als reine Notstandslösung erscheinende Regelung wird durch § 62a Abs. 1 Satz 2 KAG eingeschränkt, der eine Entnahme dann als unzulässig bezeichnet, wenn „den Ärzten eine Erklärung vorliegt, mit der der Verstorbene oder, vor dessen Tod, sein gesetzlicher Vertreter eine Organspende ausdrücklich abgelehnt hat". Damit gilt in Österreich die sog. Widerspruchslösung, die eine der zugunsten der Transplantation weitestgehenden Lösungen im internationalen Vergleich darstellt. Das Gesetz sieht keine Informationspflichten oder Wartezeiten vor, die der Arzt nutzen müßte, um eine etwaige Widerspruchserklärung zur Kenntnis zu erhalten. § 62a Abs. 1 KAG rechtfertigt eine Entnahme auch dann, wenn der Verstorbene seinen Widerspruch erklärt hat, die Erklärung dem Arzt aber unbekannt geblieben ist. Aufgrund dieses Problems wurde 1993 durch Ergän-

zung des § 10 Abs. 1 KAG angeordnet (ÖBGBl. Nr. 801/ 1993, S. 6829ff.), daß Widerspruchserklärungen von Patienten gem. § 62a Abs. 1 KAG in deren Krankengeschichte zu dokumentieren sind, so daß die Sperrwirkung von § 62a Abs. 1 Satz 2 KAG in aller Regel gewährleistet ist. Seit 1995 wird durch das Österreichische Bundesinstitut für Gesundheitswesen ein sog. Widerspruchsregister geführt. Die herrschende Meinung in Österreich geht davon aus, daß der entnehmende Arzt verpflichtet ist, sich vor der Explantation auf zumutbare Weise über das mögliche Vorliegen eines Widerspruchs zu informieren. Insgesamt kann man sagen, daß das österreichische Transplantationsrecht in erster Linie an den Bedürfnissen der Empfänger orientiert ist und den Menschen die Pflicht auferlegt, sich gegen eine Organentnahme zu äußern, wenn sie diese ablehnen. Bei Gleichgültigkeit gegenüber den Fragen der Transplantation bzw. des Umgangs mit der eigenen Leiche wird durch § 62a Abs. 1 KAG zugunsten der für den Empfänger lebensrettenden Explantation entschieden.

Belgien

Das belgische Gesetz von 1986 führte in Art. 10 § 1 im Grundsatz ebenfalls eine Widerspruchslöung ein, die jedoch nur für eigene Staatsangehörige mit Wohnsitz in Belgien gilt - anders als der österreichische § 62a Abs. 1 KAG, der für Ausländer, die Österreich nur bereisen, ebenso gilt wie für Inländer. Art. 10 § 2 des belgischen Gesetzes bestimmt, daß auch Minderjährige, wenn sie einsichtsfähig sind, einen Widerspruch äußern können, ebenso wie die Angehörigen.

Art. 10 § 4 sub. 3 räumt den Angehörigen das Recht ein, einen Widerspruch zu erkären, auch wenn der verstorbene Organspender keinen eigenen Widerspruch geäußert hatte. Diese Möglichkeit entfällt allerdings dann, wenn der Betroffene zu Lebzeiten ausdrücklich einer Organentnahme zugestimmt hat, sich also hat registrieren lassen. Diese Registrierung mit Hilfe von Standardformularen in den Gemeindeverwaltungen sichert sowohl die Erfassung von Widersprüchen als auch die von Spendeerklärungen, die Angehörige dann zu respektieren haben, und wird zentral im Ministerium für Volksgesundheit und Familie geführt. Dieses nationale Entscheidungsregister wird allgemein als vorbildlich anerkannt und gewährleistet Rechtssicherheit. In Deutschland könnte nach § 2 Abs. 3 TPG durch Einführung eines Organspenderegisters Gleiches erreicht werden.

Frankreich

Das französische TPG stammt schon aus 1976, wurde aber 1994 umfassend überarbeitet und ist nunmehr Bestandteil des 6. Buches des französischen Gesundheitsgesetzbuches (Code de Santé Publique). Das französische Transplantationsrecht regelt sowohl die postmortale als auch die Lebendspende. Letztere ist in wesentlichen Zügen mit der deutschen Regelung in § 8 TPG vergleichbar. Die Lebendspende muß freiwillig und unentgeltlich sein und ist nur unter nahen Verwandten und Angehörigen möglich. Bei Minderjährigen ist ausschließlich unter bestimmten Bedingungen die Entnahme von Knochenmark zur Übertragung auf Geschwister erlaubt.

Die postmortale Transplantation ist grundsätzlich auch im Rahmen einer Widerspruchslösung geregelt. Eine Organentnahme ist dann zulässig, wenn diese therapeutischen oder wissenschaftlichen Zwecken dient und der Verstorbene zu Lebzeiten seinen entgegenstehenden Willen nicht zum Ausdruck gebracht hat, Art. 671-7 al. 2 code sant. publ. Bei Minderjährigen müssen die gesetzlichen Vertreter schriftlich zustimmen. Der Widerspruch kann auf jede Weise erklärt werden; der Arzt darf dann nicht explantieren, wenn er aufgrund eines Schriftstückes oder durch Dritte Kenntnis eines entgegenstehenden Willens des Verstorbenen erlangt hat. Den Angehörigen steht aber kein eigenes Widerspruchsrecht zu. Auch hier ist die Einrichtung eines automatisierten Widerspruchsregisters geplant.

Großbritannien

Der Human Tissue Act (HTA) von 1961 verbindet Elemente einer Widerspruchslösung mit denen einer Zustimmungslösung und sieht keine Regelung zur Lebendspende vor. Der Gewahrsamsinhaber der Leiche kann eine Explantation gestatten, wenn der Verstorbene zu Lebzeiten seine Zustimmung zu einer bestimmten Verwendung seiner Organe gegeben hat. Der rechtmäßige Besitzer der Leiche (in der Regel der Krankenhausarzt) kann aber auch dann eine Organentnahme gestatten, wenn er, nachdem er zumutbare Feststellungen unternommen hat, zum Ergebnis kommt, daß weder der Verstorbene selbst noch sein Partner oder andere nahe Verwandte sich gegen eine derartige Entnahme ausgesprochen haben bzw. aussprechen, Sec. 1 (1, 2) HTA. Damit gilt in Großbritannien für die Fälle, in denen sich der Betroffene nicht geäußert hatte, eher eine Widerspruchslösung. Das Gesetz bestimmt im übrigen für Zuwiderhandlungen keine Sanktionen, so daß zumindest Zweifel an der Durchsetzbarkeit der Bestimmungen bestehen.

Niederlande

Das niederländische Transplantationsgesetz vom 24. Mai 1996 enthält die sog. erweiterte Zustimmungslösung für den Bereich der postmortalen Spende, differenzierte Regelungen zur Lebendspende und legt den Hirntod als maßgebliches Todeskriterium fest. Registriert werden kann sowohl eine Zustimmung zur Organspende als auch ein Widerspruch, und zwar von 12. Lebensjahr an, wenn der Minderjährige „zu einer vernünftigen Bewertung der Angelegenheit in der Lage ist". Die Entscheidung kann auch einer bestimmten Person übertragen werden. Die Gemeindeverwaltungen halten für jegliche Erklärungen standardisierte Formulare bereit. Dieses Formular wird jedem Einwohner mit Vollendung des 18. Lebensjahres zugesandt. Ist keine Erklärung des Betroffenen vorhanden, können die Angehörigen die Zustimmung erteilen. Ist niemand erreichbar, darf nicht transplantiert werden.

Schweiz

Auf Bundesebene finden sich weder auf Verfassungs- noch auf Gesetzesstufe Bestimmungen, die sich ausdrücklich

auf die Transplantationsmedizin beziehen. Doch auch in der Schweiz stehen die Betroffenen nicht ohne Rechtsschutz da. Zu erwähnen sind die Bestimmungen über den zivilrechtlichen Persönlichkeitsschutz (Art. 27, 28ff. ZGB), über Körperverletzung (Art. 122ff. StGB) oder Nötigung (Art. 181 StGB). Diese bundesrechtlichen Normen stecken den Rahmen für kantonale Regelungen ab. Fast alle der Schweizer Kantone haben in den jeweiligen Gesundheitsgesetzgebungen Bestimmungen über die Organtransplantation getroffen. Maßgeblich sind allerdings vor allem die Richtlinien der Schweizerischen Akademie der medizinischen Wissenschaften (SAMW) zum Transplantationswesen, die keine direkten rechtlichen Wirkungen entfalten, aber doch berufsständische Sanktionen nach sich ziehen können. Dabei findet sich in den Kantonen vorwiegend eine Widerspruchslösung, die aber eher einer Informationslösung angenähert ist. Das bedeutet, daß derjenige selbst zu Lebzeiten oder seine Angehörigen nach seinem Tod auf die Widerspruchsmöglichkeit hingewiesen werden müssen, um eine Explantation zu rechtfertigen. Das Fehlen einer bundeseinheitlichen Regelung wird in der Schweiz vielfach beklagt; genannt sei hier nur das Problem der fehlenden Strafbarkeit des Organhandels. Effektive Strafvorschriften zur Unterbindung einer Kommerzialisierung sind nicht vorhanden, da die Kantone in diesem Bereich nicht gesetzgebungsbefugt sind.

Logistik der Organspende in Deutschland

Aufgaben und Anforderungen an das kooperierende Krankenhaus

Rahmenbedingungen

Ausgangssituation und gesetzliche Vorgaben in Deutschland

Das am 1. 12. 1997 in Kraft getretene Transplantationsgesetz (TPG) schafft Rechtssicherheit in Bereichen, die seit Jahren im Zentrum der öffentlichen Diskussion standen: Der Hirntod wird als Todesfeststellung anerkannt und den Angehörigen wird in der erweiterten Zustimmungslösung zugestanden, bei fehlender Erklärung des Verstorbenen dessen mutmaßlichen Willen zu bekunden im Sinne einer Entscheidung für oder gegen eine Organspende.

Von besonderer Bedeutung für die Krankenhäuser sind weiterhin die Regelungen, die die notwendige Zusammenarbeit mit den Transplantationszentren auf regionaler Ebene festlegen (Abb. **1**). Alle Krankenhäuser sind jetzt verpflichtet, sich an der Organspende zu beteiligen. Die im internationalen Vergleich deutlich geringeren Zahlen der postmortalen Organspenden und der durchgeführten Transplantationen (Tab. **1**) und die Tatsache, daß sich in unserem Land nur knapp ein Drittel aller Krankenhäuser an der Bereitstellung von Spenderorganen beteiligen (Abb. **2**), legen den Schluß nahe, daß die hier bestehenden Defizite nicht nur durch eine geringere Bereitschaft in der Bevölkerung zur Organspende zu erklären sind, sondern auch durch eine mangelnde Kooperationsbereitschaft der Krankenhäuser. Auch hier wurde der gesetzliche Handlungsbedarf deutlich.

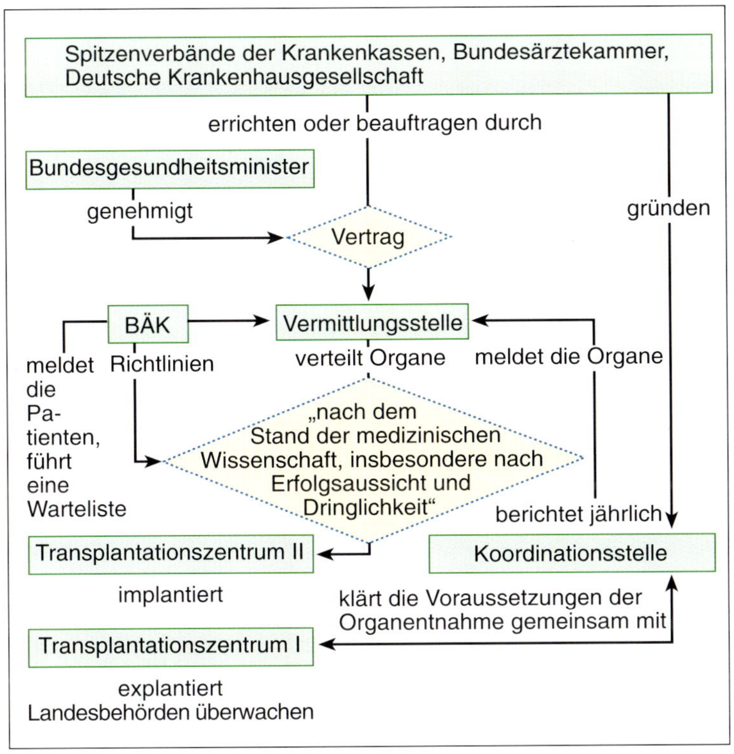

Abb. **1** Organigramm der Organallokation nach dem Transplantationsgesetz in Deutschland.

Tabelle **1** Häufigkeit der postmortalen Organspenden und Transplantationen im Ländervergleich (Eurotransplant 1997).

	BRD	Österreich	Belgien
Postmortale Organspender (pro MioE.)	12,8	20,5	22,3
Anteil der Mehrorganspender (%)	66	78	85
Transplantationen (pro MioE.)			
Niere	25,6	41,0	44,6
Leber	7,1	14,7	17,8
Herz	6,2	11,5	12,8
Lunge	1,2	4,5	3,2
Pankreas	1,5	3,9	3,2

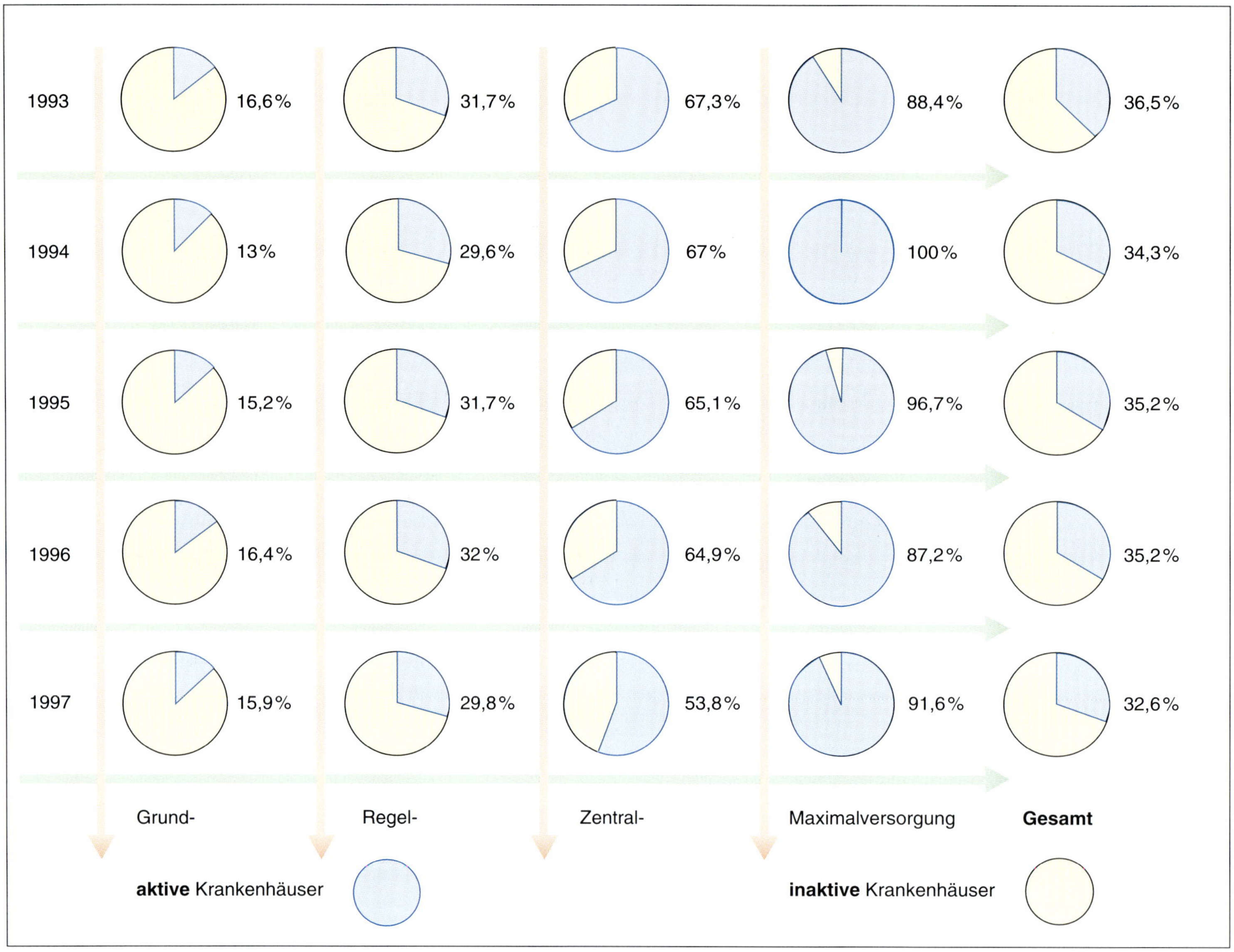

Abb. **2** Beteiligung der Krankenhäuser unterschiedlicher Versorgungsstufen an der postmortalen Organspende in Deutschland 1993 bis 1997.

Nachdem nun alle Krankenhäuser zur Beteiligung an der Organspende verpflichtet sind, gilt es, bei den festgelegten Aufgaben die Anforderungen an das kooperierende Krankenhaus zu definieren. Denn die nicht sanktionsbewehrte Verpflichtung der Krankenhäuser, potentielle Organspender zu melden, wird wohl nur dann greifen, wenn es gelingt, die Verfahren der Mitteilung sowie die personellen und organisatorischen Maßnahmen für die Zusammenarbeit effektiv zu regeln. Für die Krankenhäuser ist es ganz entscheidend, daß die Koordinationsstelle den kooperierenden Krankenhäusern ein individuelles Dienstleistungsangebot macht und mithilft, die entsprechenden infrakstrukturellen Voraussetzungen zu schaffen bzw. sicherzustellen.

Die zugrundeliegende Logistik erstreckt sich für die Krankenhäuser dabei auf fünf Bereiche:

– das Erkennen eines potentiellen Spenders,
– die Hirntodfeststellung und Meldung an die Koordinationsstelle,
– das Gespräch mit den Angehörigen,
– die organprotektive Intensivtherapie und
– die Organisation sowie Durchführung der Explantation.

Erkennen eines potentiellen Spenders

„*Die Krankenhäuser sind verpflichtet,* den endgültigen, nicht behebbaren Ausfall der Gesamtfunktion des Großhirns, des Kleinhirns und des Hirnstammes von Patienten, die nach ärztlicher Beurteilung als Spender vermittlungspflichtiger Organe in Betracht kommen, dem zuständigen Transplantationszentrum mitzuteilen, das die Koordinationsstelle unterrichtet.“ Diese Verpflichtung des § 11, Abs. 4 TPG setzt einerseits Kenntnisse über den Hirntod voraus, andererseits auch Erfahrung in der Beurteilung der Gesamtsituation des Hirntoten, die ihn als Organspender als geeignet erscheinen lassen.

Ursachen für den Hirntod

Diese können traumatischer und nichttraumatischer Art sein (Abb. **3a–d**). In der Regel tritt die progrediente Hirnschädigung mit tödlichem Ausgang während einer laufenden Intensivtherapie, also unter maschineller Dauerbeatmung und medikamentöser Kreislaufunterstützung ein. Das Absterben des Gehirns kann dadurch verschleiert sein. Ganz entscheidend ist es deshalb, **daran zu denken,** daß bei den klinischen Zeichen des eingetretenen Hirntodes (Ausfall der Funktion des gesamten Gehirn einschließlich des Hirnstammes) es sich um einen potentiellen Organspender handeln könnte.

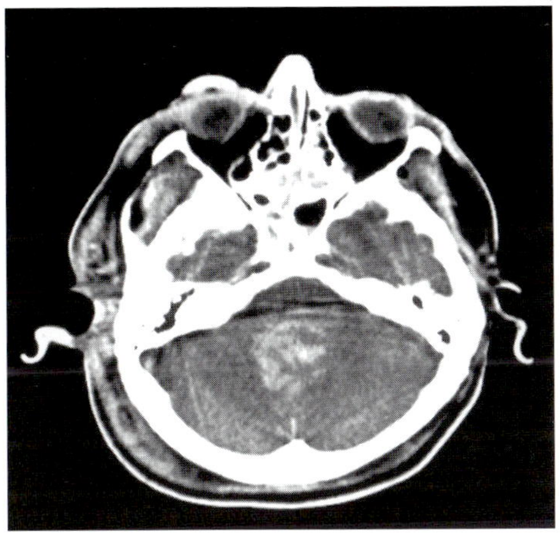
a

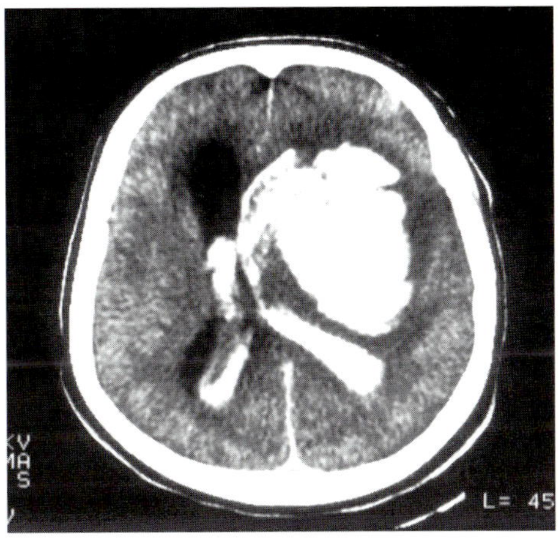
b

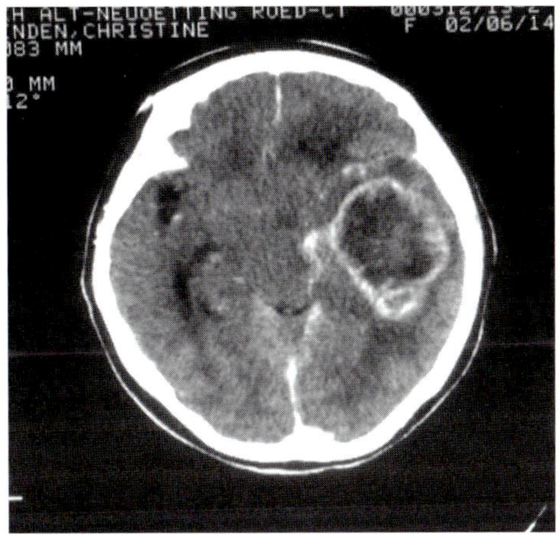
c

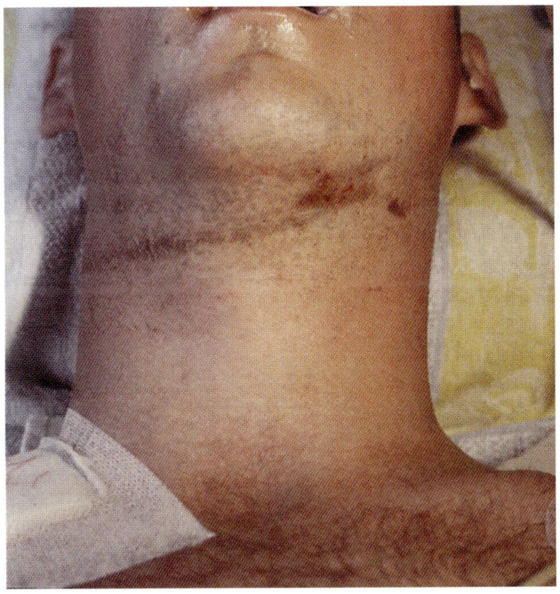
d

Abb. **3a–d** Beispiele für Hirntodursachen als Indikation zur Organentnahme.
a CT bei traumatischer Hirnstammblutung.
b CT bei thalamischer Massenblutung.
c CT bei Glioblastom.
d Bild bei Hirntod durch Strangulation bei Erhängen.

Spenderkriterien

- **Geeignet** erscheint grundsätzlich jede hirntote Person, allenfalls mit einem Alterslimit von über 80 Jahren, bei der keine der allgemeinen Kontraindikationen, im wesentlichen aufgrund von Infektionen oder malignen Erkrankungen, vorliegt (Tab. **2**). Darüber hinausgehende Erkrankungen wie etwa eine Hypertonie, Herzerkrankungen, Diabetes mellitus oder auch ein bestimmtes Verletzungsmuster bzw. vorbestehende Schocksituation sind fallweise zu diskutieren. Das schließt nicht aus, daß in Einzelfällen auch explantiert und dann erst nach dem makroskopischen bzw. histologischen Befund entschieden werden kann.
- **Die allgemeinen Spenderkriterien** für die einzelnen Parenchymorgane sind unterschiedlich (Tab. **3**), wobei die angegebenen Grenzwerte nicht als absolut anzusehen sind. Sie wurden nicht zuletzt vor dem Hintergrund des Organmangels während der letzten Jahre kontinuierlich nach oben korrigiert.
- **Für eine Mehrorganspende** ist jeder Hirntote mit Erfüllung der allgemeinen Spenderkriterien, bei Ausschluß organspezifischer Kontraindikationen aufgrund von Vorerkrankungen bzw. eines Traumas, geeignet.
- **Organspezifische Ausschlußkriterien** lassen sich aufgrund einer zielgerichteten, in jedem Krankenhaus durchzuführenden Basisdiagnostik, ergänzt durch weitere fakultative, vom Zentrum initiierte Untersuchungen, definieren (Tab. **4**). Vorliegende, in einem Organspenderausweis festgehaltene Willensbekundungen des Verstorbenen oder bei Fehlen eines Ausweises diesbezügliche Wünsche und Festlegungen von Angehörigen hinsichtlich einer Beschränkung der Entnahmeerlaubnis auf bestimmte Organe sind zu berücksichtigen.

Tabelle **2** Indikationen und Kontraindikationen zur Organspende.

Indikationen	Kontraindikationen
Hirntod bei: • Schädel-Hirn-Trauma • intrakranieller Blutung • primärem Hirntumor • zerebraler Anoxie (Strangulation, Ertrinken oder Herzstillstand)	• maligne Erkrankung (außer primärer Hirntumor) • nicht behandelbare systemische Infektionen • längere Organischämie aufgrund von Hypotension oder Herzstillstand • aktive Hepatitis (B/C, HIV-Infektion • systemische Infektionen (bakteriell, viral, Pilze) • intravenöser Drogenabusus

Tabelle **3** Wichtigste organbezogene Eignungskriterien für Organspender.

Niere

- Alter: ab 6 Monate bis 70 Jahre und teilweise darüber,
- normale Nierenfunktion anhand Urinausscheidung, Serumkreatinin, Harnstoff und Urinanalyse

Leber

- Alter: vom Neugeborenen bis 60 Jahre und teilweise darüber,
- normale bis aufs Doppelte erhöhte SGOT, SGPT und Bilirubin oder abfallende Werte
- kein stärkeres Trauma der Leber
- keine Anamnese bzgl. Lebererkrankungen

Herz

- Alter: vom Neugeborenen bis 50 Jahre
- keine Herzerkrankungen in der Vogeschichte
- normales Röntgen-Thoraxbild und EKG
- im Falle eines möglichen Herztraumas: normale Herzisoenzyme und EKG zum Ausschluß einer größeren Myokardverletzung

Tabelle **4** Differenzierte Spenderkriterien mit erforderlicher Basis- und Fakultativdiagnostik.

Organ	Befunde/Zustände, eventuell limitierend für eine postmortale Organspende	Basisdiagnostik u.-daten	Faktulativdiagnostik (nach Absprache)
Allgemein	Ungünstig – aber oft im Rahmen der Intensivtherapie des zerebral geschädigten Patienten vermeidbar – sind für Herz, Lunge, Leber u. Pankreas: prolongierte Hypoxie + Hypotonie (Schock/Reanimation), prolongierte + exzessive Katecholamingabe vor Organentnahme, unbehandelter Diabetes insipidus (Hypernatriämie)	Krankheitsgeschehen aktuell und Anamnese, Kreislaufparameter, Diurese, Medikation, Größe, Gewicht, Elektrolyte, Blutbild, Gerinnung, Blutgruppe	Infektionsserologie veranlaßt Transplantzentrum (Anti-HCV HBsAg, Anti-HIV 1/2, Anti-CMV)
Niere	Hypertonie + Arteriosklerose, organspez. Vorerkrankungen/Schäden/Traumata, Nierenversagen irreversibel (Anurie + Schock), Diabetes	Nierenfunktionsparameter, U-Status + Sediment, Abdomensonographie	Augenhintergrund, Kreatin-Clearance, Urin-Kultur
Leber	organspez. Vorerkrankungen/Schäden/Traumata, eingeschränkte Synthese (Gerinnung), s.o. unter Allgemeines, Leberstauung (ZVD), Intensivliegezeit >7 Tage (Verfettung)	wie Niere + Leberenzyme, Protein, Blutgase, ZVD	
Pankreas	wie Leber, mögliche Glucosedysregulation im Rahmen der Intensivtherapie beachten	wie Leber + Amylase, Lipase, (Glucose, Insulinbedarf)	HbA1 bestimmt Transplantzentrum
Herz	organspez. Vorerkrankungen/Schäden/Traumata, (Hypertonie/Rhythmusstörungen/Reanimationstrauma), s.o. unter Allgemeines, Hyper- oder Hypokaliämie	CK/CK-MB, EKG, Rö-Thorax, Blutgase, ZVD	Echokardiographie bei Thoraxtrauma, Z. n. Reanimation, Hypertonie, höherem Alter
Lunge	wie Herz + Aspiration, Pneumonie, Kontusion, $PaO_2 < 350$ mmHg bei $FiO_2 = 1$, PEEP > 5 cm H_2O. Cave: Erhöhte/steigende Temperatur (u. sich in der Folge verschlechternder Gasaustausch) sind suspekt im Hinblick auf Pneumonie	wie Herz + Beatmungsmuster + Blutgase bei $FiO_2 = 1$ u. aktueller FiO_2 ($<$ 4h alt) + Rö-Thorax ($<$ 8h alt, aus 1 m Entfernung für Thoraxmaße), Trachealsekret beim Absaugen	Bronchoskopie, Trachealsekret (Färbung, Kultur), Thoraxmaße: Apex-Diaphragma li. + re.; Durchmesser in Höhe Aortenbogen + Zwerchfellkuppel + kostophrenischer Winkel

Spendermeldung

Die Meldung eines potentiellen Spenders an die Organisationszentrale (flächendeckend derzeit 38) geschieht, wie gesetzlich vorgegeben, bei klinisch diagnostiziertem Hirntod und Vorliegen allgemeiner Spenderkriterien. Unter dem Begriff Spendermeldung wird jede diesbezügliche Kontaktaufnahme zwischen dem behandelnden Arzt eines Krankenhauses und der Zentrale verstanden. Dabei führt natürlich nicht jede Meldung zu einer Organentnahme. Bundesweit wurden z. B. 1997:

- bei 52,8 % der Meldungen die Organspenden realisiert,
- in 17,3 % lagen Kontraindikationen vor und
- bei 29,9 % scheiterte die Organspende vorwiegend an fehlender Einwilligung und in geringem Umfang an zwischenzeitlich eingetretenem Kreislaufversagen bzw. aus organisatorischen Gründen.

Hirntodfeststellung

Klinische Zeichen und deren Verlaufsbeobachtung unter Berücksichtigung laufender Therapiemaßnahmen:

- gesicherter Befund von schwersten irreversiblen zerebralen Läsionen (z. B. durch kraniales CT) als Hinweis auf den vollständigen Ausfall der Großhirn- und Hirnstammfunktionen,
- Koma mit Erlöschen der Pupillenreaktion,
- Aufhebung des Korneal-, Okkulozephal-, Pharyngeal- und Trachealreflexes,
- Aufhebung der Trigeminusschmerzreaktion,
- Verlust jeglicher spontanen Atemaktivität ohne Sedierung oder Narkose.

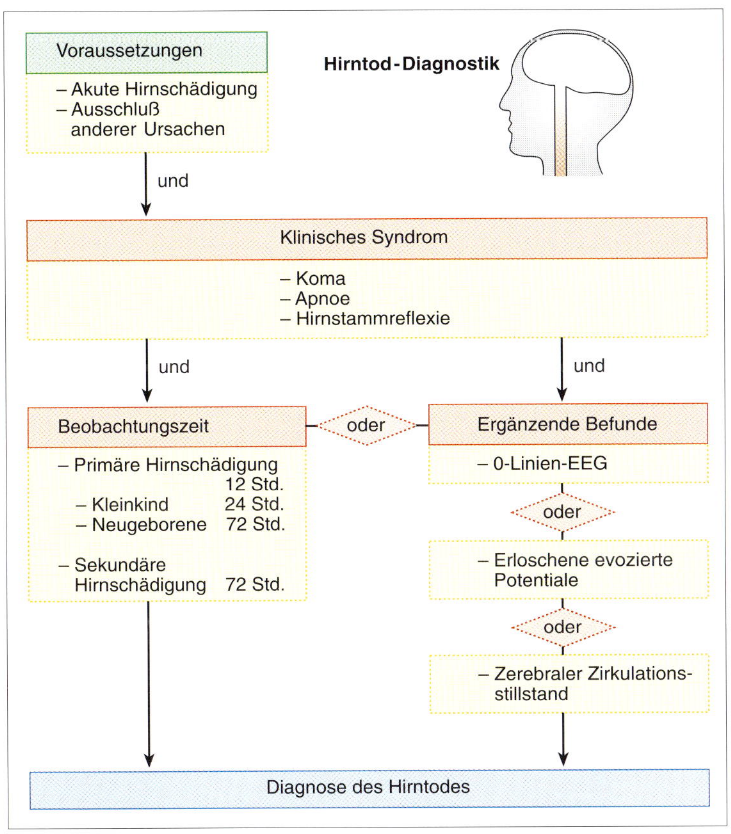

Abb. **4** Organigramm der Hirntoddiagnostik nach den Richtlinien der Bundesärztekammer.

Je nach Behandlungssituation werden klinisch manifest:

- eine hämodynamische Instabilität,
- ein Diabetes insipidus mit Polyurie sowie
- eine Hypothermie.

Neurologische Untersuchung

Die Verfahrensregeln zur Feststellung des Hirntodes haben nach § 16 Abs. 1 Nr. 1 TPG nach den von der Bundesärztekammer festgesetzten Richtlinien zu erfolgen. Die Hirntoddiagnostik wird von zwei Ärzten durchgeführt, die beide unabhängig von Entnahme- und Transplantationsteam sein müssen und von denen wenigstens einer über eine mehrjährige Erfahrung in der Intensivbehandlung von Patienten mit schwerer Hirnschädigung verfügen muß. In Krankenhäusern und Kliniken außerhalb der Zentren wird dies nahezu regelhaft durch einen neurologischen Konsiliardienst des Transplantationszentrums gewährleistet.

Nach Überprüfung der Voraussetzungen sowie der klinischen Trias Koma, Apnoe und Hirnstammareflexie werden diese Untersuchungen entweder innerhalb vorgeschriebener Beobachtungszeiten wiederholt oder durch eine apparative Zusatzdiagnostik ergänzt (Abb. **4**). Damit wird elektrophysiologisch entweder der Funktionsausfall nachgewiesen (0-Linien-EEG, Erlöschen der evozierten Potentiale) oder der zerebrale Zirkulationsstillstand dokumentiert (transkranielle Dopplersonographie, Perfusionsszintigraphie, Angiographie). Auszuschließen sind alle reversiblen Zustände, die neurologische Defizite vortäuschen können wie Schock, metabolisch-endokrine Entgleisungen, Hypothermie, Intoxikation sowie Relaxation oder Sedierung. Bei entsprechender Medikation ist die Bestimmung der Medikamentenspiegel obligat.

Dokumentation

Alle erhobenen Befunde werden in einem bundeseinheitlich verwendeten Protokoll zur Feststellung des Hirntodes dokumentiert (Tab. 5). Mit dem Abschluß der Untersuchungen wird der Todeszeitpunkt im Hirntodprotokoll festgelegt.

Die Hirntodfeststellung ist von der Organspende absolut unabhängig. Ist sie mit den entsprechenden Untersuchungen erfolgt, wird die Intensivtherapie so lange weitergeführt, bis eine Entscheidung über die Organspende vorliegt. Kommt eine Organspende nicht in Frage, wird die Intensivtherapie bei dokumentiertem Hirntod beendet.

Tabelle **5** Protokoll zur Feststellung des Hirntodes gemäß der Arbeitsgruppe des wissenschaftlichen Beirates der Bundesärztekammer und der Arbeitsgemeinschaften der wissenschaftlich-medizinischen Fachgesellschaften.

Patient: ______ Vorname: ______ geb.: ______ Alter: ______
Klinik: ______
Untersuchungs-Datum: ______ Uhrzeit: ______ Protokollbogen-Nr.: ______

1. Voraussetzungen:

1.1 Diagnose: ______
Primäre Hirnschädigung: supratentoriell ______ infratentoriell ______
Sekundäre Hirnschädigung: ______

Zeitpunkt des Unfalls/Krankheitsbeginns: ______

1.2 Feststellung und Befunde beantworten mit ja oder nein:

		1. Untersucher	2. Untersucher
Intoxikation	ausgeschlossen		
Relaxation	ausgeschlossen		
Primäre Hypothermie	ausgeschlossen		
Metabolisches oder endokrines Koma	ausgeschlossen		
Schock	ausgeschlossen		
Systolischer Blutdruck	mmHg		

2. maßgebliche Symptome des Ausfalls der Hirnfunktion:

		1. Untersucher	2. Untersucher
2.1 Koma			
2.2 Pupillen weit/mittelweit			
Licht-Reflex beidseits	fehlt		
2.3 Okulo-zephaler Reflex (Puppenkopfphänomen)	fehlt		
2.4 Korneal-Reflex beidseits	fehlt		
2.5 Trigeminus-Schmerzreaktion	fehlt		
2.6 Pharyngeal-/Tracheal-Reflex	fehlt		
2.7 Apnoe-Test	erfüllt		
Untersuchende Ärzte (Druckbuchstaben)			
Unterschrift			

3. Gegebenenfalls ergänzende Untersuchungen:

3.1 Isoelektrisches (Null-Linien-)EEG, 30 Min. abgeleitet: ja ______ nein ______
Datum ______ Uhrzeit ______ Arzt ______

3.2 Frühe akustisch evozierte Hirnstammpotentiale Welle III–V beidseits erloschen:
Datum ______ Uhrzeit ______ Arzt ______
Medianus-SEP beidseits erloschen: ja ______ nein ______
Datum ______ Uhrzeit ______ Arzt ______

3.3 Zerebrale Angiographie: Zirkulationsstillstand beidseits festgestellt durch:
Dopplersonographie ______ Perfusions-Szintigraphie ______ Zerebrale Angiographie ______
Datum ______ Uhrzeit ______ Arzt ______

4. Gegebenenfalls Beobachtungszeit:

4. Zum Zeitpunkt der hier protokollierten Untersuchungen besteht das eindeutige Hirntod-Syndrom seit ______ Stunden
Weitere Beobachtung erforderlich (Lebensalter!) ja ______ nein ______

Zusammen mit den Befunden in den Protokollbogen-Nr. ______ wird der Hirntod
und somit der Tod des Patienten festgestellt am ______ um ______ Uhr.

Ärzte 1. Untersucher ______ 2. Untersucher ______ (Druckbuchstaben)
______ ______ (Unterschrift)

Für die geforderte zweimalige Untersuchung ist je ein Protokollformular auszufüllen.
Befundkatalog aus „Kriterien des Hirntodes", gem. Stellungnahme der Arbeitsgruppe d. Wiss. Beirates der BÄK und Arbeitsgem. d. Wiss. Med. Fachges., DÄB 79 (1982), H. 14, S. 45 – überarbeitete Fassung 1991

Das Gespräch mit den Angehörigen

Eine Willenserklärung des Verstorbenen zur Organspende, dokumentiert durch einen Spenderausweis, liegt in den wenigsten Fällen vor. Es ist zu hoffen, daß die durch das Gesetz gegebene Verpflichtung zur breiten Aufklärung der Bevölkerung Verbesserungen bringt. Fast obligat sind deshalb derzeit die in § 4 TPG festgelegten Befragungen des nächsten Angehörigen durchzuführen. Angehörige im Sinne des Gesetzes sind in ihrer Rangfolge klar definiert, wobei als wichtige Voraussetzung auch ein persönlicher Kontakt vor dem Tod des möglichen Organspenders in den letzten zwei Jahren festgeschrieben ist.

Psychologischer Hintergrund

Die Gespräche finden in einer emotional äußerst belastenden Situation statt. Doppelt belastend ist dabei die Überbringung der traurigen Nachricht vom meist plötzlichen Tod einer geliebten Person und situationsangepaßt damit verbunden die Frage nach der vermutlichen Einstellung des Verstorbenen zur Organspende bzw. nach der Erlaubnis zur Organentnahme.

Diese Gespräche, die in einer möglichst ruhigen, räumlich distanzierten Atmosphäre stattfinden sollten, sind von einem mit diesen Fragen besonders erfahrenen und einfühlsamen Arzt durchzuführen. Wichtig ist, daß die Angehörigen von Anfang an über den Krankheitsverlauf und die Prognose richtig aufgeklärt und korrekt informiert wurden. Vertrauen entsteht nur, wenn initial einerseits keine falschen Hoffnungen erweckt wurden, andererseits auch keine Zweifel bezüglich eines vorzeitigen Therapieabbruchs aufkommen können.

Methodik der Gesprächsführung

Entscheidend wird immer sein, inwieweit es gelingt, das Hirntodverständnis bei den Angehörigen zu wecken und sie den Hirntod als Tod akzeptieren zu lassen. Die Hinzuziehung des Krankenhausseelsorgers, der auch die positive Einstellung der Kirchen zur Organspende als Akt der Nächstenliebe vermittelt, kann eine entscheidende Hilfe sein. Äußerst wichtig ist, daß die Gespräche nicht unter spürbarem Zeitdruck ablaufen und den Angehörigen eine ausreichende Bedenkzeit eingeräumt wird. Die Zustimmung zur Organspende kommt in Deutschland derzeit zu 82 % auf der Basis eines mutmaßlichen Willens des Verstorbenen zustande, in 15 % ist ein mündlich geäußerter Wille bekannt. Nur in 3 % ist dieser durch einen Spenderausweis dokumentiert. Die Entscheidung der Angehörigen für oder gegen eine Organspende muß respektiert werden.

Die häufigsten Gründe, die zu einer Ablehnung der Organspende durch die Angehörigen führen, sind:

- Unklarheiten bezüglich des vermuteten Willens des Verstorbenen,
- ein mangelndes Hirntodverständnis,
- eine zu kurze Zeitspanne zwischen der Todesnachricht und der Bitte um Erlaubnis zur Organentnahme,
- die Angst der Angehörigen vor einer Verstümmelung des Toten und
- Meinungsverschiedenheiten innerhalb der Familie.

Religiöse Beweggründe spielen eher eine geringe Rolle.

Aufgrund dieser Erfahrungen und der Tatsache, daß auch Ärzte, Schwestern und Pfleger oft erhebliche Probleme mit der gesamten Fragestellung haben, wurden auf Initiative der Eurotransplant Foundation Schulungsprogramme zum Umgang mit Trauernden entwickelt, die eine wertvolle Hilfe für Ärzte und Pflegepersonal darstellen. Die Teilnahme an Workshops im Rahmen des European Donor Hospital Education Program werden von allen Beteiligten als großen Gewinn angesehen.

Bei Todesfällen mit unnatürlicher Todesursache wird die Staatsanwaltschaft informiert. Von ihr wird im Rahmen der Beweissicherung festgelegt, welche Organe bei dem beschlagnahmten Leichnam entnommen werden können. Die anzustrebende optimale Beweissicherung und die gleichzeitige Rettung menschlichen Lebens durch eine Organspende erfordert ein Höchstmaß an Verantwortungsbewußtsein und Kooperationsbereitschaft.

Auch bei einer dokumentierten Willenserklärung des Verstorbenen durch einen Organspenderausweis sind die Angehörigen zu informieren. Neben der Übermittlung der Todesnachricht mit Feststellung des Hirntodes ist die auf die klare Willensäußerung gestützte Organentnahme, evtl. unter vorbestimmten Einschränkungen, zu erklären. Den nächsten Angehörigen ist nach § 5 Abs. 2 des Gesetzes auch Gelegenheit zur Einsichtnahme in das Hirntodprotokoll zu geben. Sie können dabei auch eine Person ihres Vertrauens hinzuziehen.

Organprotektive Intensivtherapie

Prävention und Behandlung von Instabilitäten

Bei eingetretenem Hirntod kommt es ohne weitere intensivmedizinische Intervention zum Verlust der Organe nach wenigen Stunden. Intensivmedizinisches Monitoring und Therapie dienen deshalb der Organprotektion mit dem Ziel, Anzahl und Qualität der Spenderorgane sicherzustellen.

Zum **Monitoring** des Organspenders gehören:

- kontinuierliche EKG-Ableitung,
- die Pulsoximetrie,
- die direkte arterielle Druckmessung,
- zentralvenöses Druckmonitoring,
- die Kapnometrie,
- kontinuierliche Temperaturmessung und
- stündliche Bilanzierung von Ein- und Ausfuhr.

Zum **Labormonitoring,** das rechtzeitig Komplikationen erkennen und vermeiden läßt, gehört eine Kontrolle:

- der arteriellen Blutgase, der Elektrolyte und des Blutbildes alle 2 Stunden,
- der übrigen Organfunktions- und Gerinnungsparameter alle 12 Stunden.

Die **Hämodynamik** steht beim Ausfall der zentralnervösen sympathikoadrenalen Regulation im Zentrum des Interesses. Hier haben sich zur Korrektur einfache Stufenschemata etabliert (Tab. **6**). Hämodynamische Zielgrößen sind:

- ein mittlerer arterieller Druck von 70 - 110 mmHg,
- ein zentraler Venendruck von 5 - 10 cm H_2O und
- ein Urinvolumen von über 1 ml / kg KG und Stunde.

Tabelle **6** Stufenschema der kreislauforientierten organprotektiven Intensivtherapie.

- Suffiziente Flüssigkeitssubstitution! (Ausgleich des Bilanzdefizits und (relativen) Volumenmangels der letzten Tage und durch Vasodilatation nach zentralem Regulationsausfall)
- Dopamin niedrig dosiert (2 – 4 µg/kgKG/min) zur Steigerung der renalen – und der Splanchnikusdurchblutung
- Dobutamin zur Steigerung der Inotropie und konsekutiv des kardialen Auswurfvolumens (in Abhängigkeit von der zentral- oder gemischt-venösen Sauerstoffsättigung)
- Wird kein Blutdruckanstieg erreicht: Noradrenalin (Nachteil: Vasokonstriktion im Splanchnikusgebiet bei hohen Dosierungen)
- Kurzfristige Blutdruckabfälle mit z. B. Akrinor ausgleichen (fraktioniert oder als Infusionszusatz)
- Flachlagerung verbessert den venösen Rückstrom und kann nach eingetretenem Hirntod problemlos durchgeführt werden

Die häufigsten, eine Organspende limitierende **Komplikationen** sind:
- Hypotonie,
- Diabetes insipidus,
- Elektrolytentgleisungen (Hypernatriämie, Hypokaliämie),
- Hypothermie,
- seltener Gerinnungsstörungen.

Spenderbetreuung

Die organprotektive Intensivtherapie des Hirntoten mit dem Ziel, organwirksame Folgeschäden, auch therapiebedingt, zu vermeiden, bringt neben den fachlichen Herausforderungen auch besondere emotionale Belastungen vor allem für das Pflegepersonal auf Intensivstationen. Die Betreuung eines Hirntoten in Vorbereitung auf eine Organentnahme ist aufwendig. Nachdem mögliche Organspenden in allen Krankenhäusern sicher seltene Ereignisse darstellen, sollte man sich frühzeitig einer kompetenten und umfassenden konsiliarischen Unterstützung durch die Koordinationsstelle bedienen. Von besonderer Bedeutung sind auch arbeitsplatzspezifische Beratungen der Mitarbeiter durch den Transplantationskoordinator und nicht zuletzt die angesprochenen Schulungsprogramme, um den Ärzten und dem Pflegepersonal auf Intensivstationen diese wichtige Überwachungs- und Behandlungsphase vor der Organentnahme („Ich pflege einen Toten“) zu erleichtern.

Organisation und Durchführung der Explantation

Kooperation mit dem Transplantationszentrum

- Hirntod-Diagnostik,
- Zustimmung zur Organspende,
- Intensivtherapie,
- Umfang und Vorbereitung der Organentnahme.

Nach abgeschlossener Hirntod-Diagnostik wird, bei vorliegender Zustimmung zur Organspende (durch Ausweis oder Erklärung der Angehörigen im Sinne des Verstorbenen), unter kontinuierlicher Fortführung der beschriebenen Intensivtherapie, der Umfang der Organentnahme sowohl durch eventuell einschränkende Erlaubnis als auch durch die individuellen medizinischen Befunde bestimmt. Den Schwerpunkt der organisatorischen Aufgaben hat die Koordinationsstelle mit dem Transplantationskoordinator zu erfüllen. Es erfolgt die Information an Eurotransplant und die Vorbereitung der Entnahmeoperation.
Voraussetzung ist das Vorliegen des Protokolls der Hirntodfeststellung, der Todesbescheinigung sowie der mündlich ausgesprochenen Zustimmung zur Organentnahme. Die Befunde der Basisdiagnostik (s. Tab. **4**) müssen häufig auf Nachfrage durch weitere Angaben und Daten aus der Anamnese, dem klinischen Verlauf, des Laborstatus, der aktuellen Medikation und instrumenteller Untersuchungsverfahren ergänzt werden. Simultane Blutentnahmen für die infektionsserologische Diagnostik und medikamentöse Spiegelbestimmungen werden vom Transplantationskoordinator veranlaßt, der auch die Organisation und Kommunikation mit Eurotransplant sowie den auswärtigen Teams übernimmt.

Abstimmung der Abläufe

- Räumlich,
- personell,
- zeitlich,
- instrumentell.

Neben dieser im Hintergrund ablaufenden Logistik sind auch im kooperierenden Spenderkrankenhaus intern die weiteren Abläufe mit nicht unerheblichem Zeitaufwand abzustimmen (Tab. **7**). Die verfügbare OP-Saal- und Personalkapazität muß rechtzeitig abgeklärt bzw. gesichert werden. Als durchschnittlicher Zeitbedarf für eine Mehrorganentnahme sind 2,5 – 3 Stunden, z. T. mit deutlicher Überschreitung, einzukalkulieren. Organisatorische Schwierigkeiten können sowohl bei vorgesehener Explantation während eines laufenden Routineprogramms bei knapper OP-Saal-Kapazität entstehen als auch bei den häufiger zu den Abend- und Nachtstunden durchgeführten Organentnahmen. Hier gilt es, zur Sicherstellung jederzeit durchführbarer, dem Versorgungsauftrag der Klinik entsprechenden Notfalleingriffe bei Personalbindung des Anästhesie- und Operationsdienstes durch die Explantation u. U. weiteres Personal auf Abruf verfügbar zu halten.
Die Explantationsteams der Transplantationszentren werden vor Ort durch Anästhesie- und OP-Personal des Spenderkrankenhauses unterstützt. Die Richtlinien zur Weiterbildung in der Viszeralchirurgie, welche die Mitwirkung bei Organexplantationen vorschreiben, stellen einen besonderen Anreiz für Assistenten in der Weiterbildung dar, sich im Spenderkrankenhaus assistierend aktiv an der Organentnahme zu beteiligen.

Tabelle **7** Realistischer Zeitablauf einer Multiorganentnahme an einem Kreiskrankenhaus.

8.00	Klinikinterne Entscheidung zur Meldung
8.30	Feststellung und Überprüfung der Kriterien des irreversiblen Hirntodes durch den Intensivmediziner
9.00 – 9.30	Erste Kontaktaufnahme per Telefon mit dem Transplantationszentrum. Einbestellung der Angehörigen zum Gespräch
10.30 – 11.30	Angehörigengespräch, Einwilligung
11.30	Anforderung des Neurologen (Zentrum)
13.30 – 14.00	Bestätigung des Hirntodes durch den Neurologen
14.00	Telefonat mit Angehörigen in Gegenwart des Neurologen
14.15	Information des Transplantationszentrums, Blutentnahme
14.30 – 16.00	mehrere Rückfragen des Zentrums, Nachforderung einzelner Laborwerte, EKG-Befund, Spezielles
16.30	Anruf des Zentrums mit Angaben zum Umfang der Organentnahme, zeitlichem Ablauf
18.45	Erstes Explantationsteam trifft ein
19.30	OP-Beginn
23.00	OP-Ende

Explantation

– Intensivstation,
– Operationssaal.

Die OP-Vorbereitungen der **Intensivstation** zur Organentnahme unterscheiden sich nicht wesentlich von denen bei anderen intensivpflichtigen Patienten. Dazu gehört neben der Mitgabe aller Unterlagen (hier besonders des Hirntodprotokolls und der Todesbescheinigung) sowie von gekreuzten Erythrozytenkonzentraten eine subtile Überwachung vor allem während des Transportes in den OP, um kritische Kreislaufeinbrüche und pulmonale Defizite zu vermeiden. Eine Relaxierung des Hirntoten vor Verlassen der Intensivstation ist zur Unterdrückung spinaler Reflexe beim Umlagern indiziert, nicht zuletzt auch deshalb, da derartige Reaktionen besondere Gefühlsreaktionen (Fehlinterpretation als zerebrale Restfunktion) beim beteiligten Pflegepersonal auslösen können.

Im **Operationssaal** ist die Kontinuität des Monitorings, insbesondere in Vorbereitung auf einen kreislaufinstabilen Spender und Vorbereitung der entsprechenden Medikation sicherzustellen. Das Operationsfeld sollte bei einer Mehrentnahme durch Rasur vom Hals bis zu den Oberschenkeln vorbereitet sein. Das benötigte chirurgische Standardinstrumentarium besteht aus einem Grund-, einem Laparotomie- und einem Gefäßsieb, ergänzt durch eine Sternumsäge bzw. einem Meißel und ausreichend große Bauch- und Thoraxrahmen. Die Bereithaltung von entsprechenden Schalen für jedes entnommene Organ sollte auf separaten Tischen für die thorakalen und abdominalen Organe erfolgen. Das Nahtmaterial wird nach Absprache mit den Operateuren zur Verfügung gestellt. Wichtig ist, daß evtl. mitgebrachte, ungewohnte Instrumente vor dem Eingriff ebenso erklärt werden wie nicht bekannte Operationsschritte. Spezielles Material (Perfusionsbestecke, Organbeutel, Konservierungslösungen und Kühlboxen) werden vom Entnahmeteam mitgebracht.

Die anästhesiologische Betreuung im OP orientiert sich an den Prinzipien der Intensivtherapie. Spezielle Maßnahmen sind in Absprache mit den für den Gesamtverlauf verantwortlichen erfahrenen Explanteuren durchzuführen, was insbesondere auch die intraoperativen Medikamentengaben und Maßnahmen in Abhängigkeit von der jeweiligen Organpräparation betreffen.

Nach der Organentnahme erfolgt der wasserdichte Verschluß der Sternotomie und der Laparotomie einschließlich Hautnaht und Wundverband. Tubus und alle Zugänge und Drainagen werden entfernt. Die Augenlider werden, bei evtl. vorliegender Zustimmung nach Bulbusentnahme und Einsetzen einer Augenprothese, geschlossen. Der Leichnam wird nach Reinigung und Kennzeichnung durch Fußzettel in die Prosektur verbracht. Das Gebot, die Würde des Verstorbenen während und nach der Organentnahme zu wahren, ist – wie bei allen verstorbenen Patienten – selbstverständliche Pflicht.

Information an die Krankenhausverwaltung

Der letzte organisatorische Akt für die im Spenderkrankenhaus beteiligten Mitarbeiter ist die Meldung der erfolgten Organexplantation an die Verwaltung. Diese hat einen Anspruch auf Kostenerstattung, die mit unterschiedlichen Sätzen für die einfache Nierenentnahme bzw. die Multiorganspende festgelegt ist. Die Kostenerstattung erfolgt über die Koordinationsstelle.

Handlungsbedarf bei Umsetzung des Transplantationsgesetzes

– Transplantationskoordinatoren,
– Transplantationsbeauftragte,
– Öffentlichkeitsarbeit.

Ein derzeit bestehender Mangel an Spenderorganen wird bei ständig steigendem Bedarf und dem eher abnehmenden Angebot sich weiter verstärken, wenn es nicht gelingt, die Krankenhäuser zu einer aktiveren Mitarbeit zu veranlassen. Das TPG hat klare Rechtsgrundlagen für die notwendige Zusammenarbeit zwischen den Transplantationszentren und den Krankenhäusern auf regionaler Ebene geschaffen und die verbindliche Zusammenarbeit mit den Koordinierungsstellen vorgeschrieben. Der Erfolg wird wesentlich davon abhängen, inwieweit diese den kooperierenden Krankenhäusern ein individuelles Dienstleitungsangebot machen und in der Lage sind, bei der Schaffung entsprechender infrastruktureller Voraussetzung mitzuwirken. Gut ausgebildeten, hauptamtlichen **Transplantationskoordinatoren,** die offen, um nicht zu sagen im positiven Sinne offensiv unterstützend auf die ihrem Zentrum zugeordneten regionalen Krankenhäuser zugehen, kommt dabei eine besondere Bedeutung zu.

Zur Umsetzung der jetzt bestehenden gesetzlichen Vorgaben muß aber vor allem in den Krankenhäusern noch viel Bewußtseinsbildung betrieben werden. Auch die jetzt vorgesehene Meldepflicht von potentiellen Organspenden wird nur dann greifen, wenn in Umsetzung des §11 Abs. 2 TPG die Verfahren der Mitteilung sowie die personellen und organisatorischen Maßnahmen für die Zusammenarbeit effektiv geregelt werden. Dazu gehören auch eine Förderung und Strukturierung der personellen Aktivitäten vor Ort. Dies kann ein **Transplantationsbeauftragter**, möglichst ein auf der Intensivstation tätiger leitender Arzt sein oder auch eine Personengruppe, die sich besonders mit den Fragen der Organspende in der Klinik und deren organisatorischer Umsetzung befaßt. Klare Festlegungen in den Geschäftsordnungen der Kliniken könnten dabei hilfreich sein, ohne rigiden und eher Abwehrhaltung erzeugenden Regelungswünschen das Wort reden zu wollen. Diesbezügliche Vorschläge liegen vor und harren der Umsetzung.

Entscheidend wird es aber neben einer steigenden Aktivität der Krankenhäuser sein, inwieweit es gelingt, durch eine intensivierte **Öffentlichkeitsarbeit** Vertrauen in der Bevölkerung zu wecken und damit die Bereitschaft zu steigern, sich schon zu Lebzeiten eindeutig für die Organspende zu erklären.

Technik der Nieren- und Mehrorganentnahme

Allgemeines

Die Techniken der Entnahme viszeraler Organe für die Transplantation sind standardisiert. Nach zunächst ausschließlicher Beschränkung auf universitäre Bereiche werden inzwischen Organentnahmen in Krankenhäusern der Regelversorgung vorgenommen. Daher sollte jeder Chirurg mit den Prinzipien und operativen Strategien der Organentnahme viszeraler Transplantate vertraut sein.

Operative Strategie

Ziel der Operation ist, kein zur Transplantation vorgesehenes und geeignetes Organ durch die Präparation, Perfusion oder Entnahme zu schädigen. Die spätere Funktion von Transplantaten wird wesentlich von der Operationstechnik und dem koordinierten Ablauf der Entnahme beeinflußt.

Prinzipiell wird der Ablauf der Operation durch die Kreislaufsituation des Organspenders und das Ausmaß der Präparation vor der Organentnahme bestimmt.

Bei intaktem Kreislauf ist in Abhängigkeit von der Erfahrung des Operateurs zu entscheiden, ob eine In-situ-Präparation der viszeralen Organe vor der Perfusion oder die Dissektion erst nach Perfusion (No-touch-Technik) erfolgen soll. Die In-situ-Dissektion der viszeralen Organe vor der Perfusion erlaubt eine Beurteilung der Eignung der Organe als Transplantate und insbesondere nach Präparation der Gefäßstrukturen in der Leberpforte eine Abstimmung über die gleichzeitige Verwendbarkeit von Leber und Pankreas. Bei der No-touch-Technik werden die viszeralen Organe initial von Blut freigespült und schnell gekühlt. Die Dissektion und Trennung der Organe erfolgen in Blutleere, operationsbedingte Verletzungen der Organe bzw. Spasmen an den Gefäßen werden vermieden. Leber und Pankreas werden meistens en bloc entnommen und ex situ getrennt.

Ein plötzlich eingetretener Herz- und Kreislaufstillstand schließt meist die Entnahme der Leber und des Pankreas, nicht jedoch eine Nierenentnahme aus. Bei gegebenen Voraussetzungen können durch schnell initiierte aortale Perfusion ischämiebedingte Schädigungen gemindert und die Nieren für Transplantationszwecke gewonnen werden.

Spezielle Anatomie

Lagebeziehung der viszeralen Organe
(Abb. 5)

Die Leber liegt unter dem Zwerchfell und nimmt den größten Teil der rechten und mittleren Bauchhöhle ein (s. Spezielle Anatomie, Chirurgische Operationslehre, Bd. 5, S. 77–103). Das Lig. hepatoduodenale stellt das zuführende Einstromhilum dar, in ihm verlaufen die V. portae, A. hepatica propria und Vasa lymphatica sowie der Ductus choleduchus. Im Ausstromhilum münden die Vv. hepaticae in die V. cava inferior unmittelbar vor ihrem Zwerchfelldurchtritt.

Das Pankreas hat Beziehungen zu den benachbarten Organen sowie zu retroperitoneal gelegenen Leitungsbahnen (s. Spezielle Anatomie, Chirurgische Operationslehre, Bd. 4, S. 135). Hinter dem Caput pancreatis befinden sich die V. portae, die A. und V. mesenterica superior sowie der Ductus choledochus. Hinter dem Pankreaskörper finden sich die A. und V. splenica, die V. mesenterica inferior sowie die V. cava inferior und die Aorta abdominalis.

Retroperitoneal gelegen sind Nieren mit Nierenbecken und Ureteren, die Nebennieren sowie die großen Gefäße und Nerven (s. Retroperitonealraum, Chirurgische Operationslehre, Bd. 7, Teil 1, S. 192–206). Beide Aa. renales entspringen aus dem lateralen Umfang der Aorta abdominalis meist kaudal von der A. mesenterica superior. Die Nierenvenen liegen meist vor den Arterien, die linke V. renalis mündet häufig weiter kranial in die V. cava inferior als die rechte. Bei typischer Lage der unteren Hohlvene ist meist die linke Nierenvene länger. Der rechte Ureter unterkreuzt im retroperitonealen Verlauf die Vasa testicularia sive ovarica und gewinnt kurz vor der Überkreuzung der Iliakalgefäße einen indirekten Kontakt zum Zäkalpol.

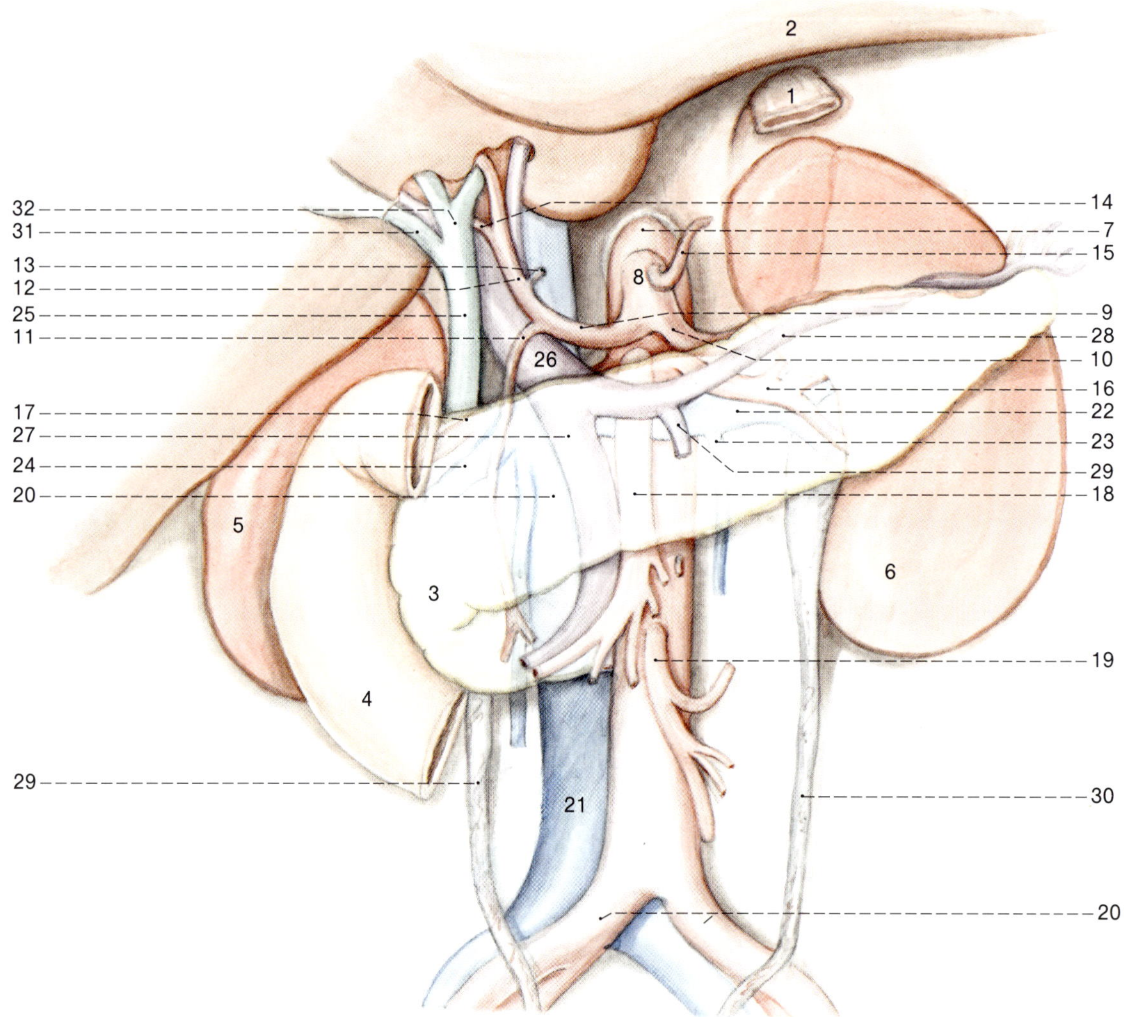

Abb. **5** Situs der Oberbauchorgane nach Entfernung von Magen, Jejunum und Kolon.

1 Ösophagus
2 Hepar
3 Pankreas
4 Duodenum
5 Ren dexter
6 Ren sinister
7 Aorta abdominalis
8 Truncus coeliacus
9 A. hepatica communis
10 A. splenica
11 A. gastroduodenalis
12 A. hepatica propria
13 A. gastrica dextra
14 R. dexter der A. hepatica propria
15 A. gastrica sinistra
16 A. renalis sinistra
17 A. renalis dextra
18 A. mesenterica superior
19 A. mesenterica inferior
20 Aa. Iliacae communes
21 V. cava inferior
22 V. renalis sinistra
23 V. spermatica/ovarica sinistra
24 V. renalis dextra
25 Ductus choledochus
26 V. portae
27 V. mesenteria superior
28 V. splenica
29 V. mesenterica inferior
30 Ureter sinister
31 Ductus cysticus
32 Ductus hepaticus communis

Gefäße des Pankreas

(Abb. **6**)

Arterielle Versorgung:
Die Blutversorgung des Pankreas erfolgt über die Äste des Truncus coeliacus und der A. mesenterica superior (s. Arterielle Versorgung, Chirurgische Operationslehre, Bd. 4, S. 140 - 143).

Venöser Abfluß:
Die Venen des Pankreas münden zwischen Pankreaskopf und Duodenum über Arkaden in die V. portae, in die V. mesenterica superior und gelegentlich in die V. mesenterica inferior sowie an mehreren Stellen in die V. splenica (s. Venöser Abfluß, Chirurgische Operationslehre, Bd. 4, S. 144 - 145).

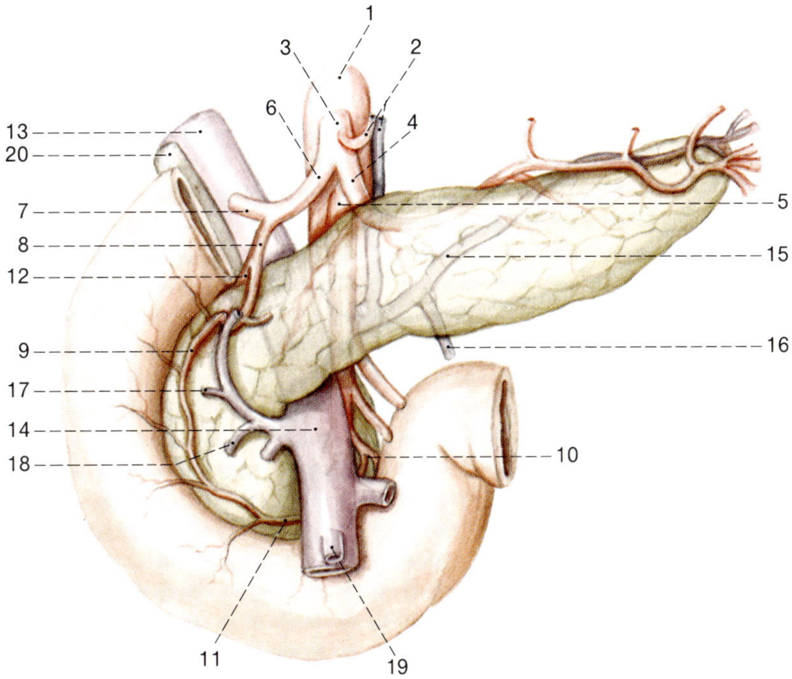

Abb. **6** Topographische Beziehung des Pankreas zu den großen Bauchgefäßen

1 Aorta abdominalis
2 A., V. gastrica sinistra
3 Truncus coeliacus
4 A. splenica
5 A. mesenterica superior
6 A. hepatica communis
7 A. hepatica propria
8 A. gastroduodenalis
9 A. pancreaticoduodenalis superior anterior
10 A. pancreaticoduodenalis inferior
11 R. anterior der A. pancreaticoduodenalis inferior
12 A. pancreaticoduodenalis superior posterior
13 V. portae
14 V. mesenterica superior
15 V. splenica
16 V. mesenterica inferior
17 V. pancreaticoduodenalis superior anterior
18 V. pancreaticoduodenalis inferior anterior
19 V. colica media
20 Ductus choledochus

Trennung von Leber und Pankreas

Die arterielle Versorgung der Leber und des Pankreas erfolgt über den Truncus coeliacus sowie über die A. mesenterica superior. Bei der Ex-situ- oder In-situ-Trennung beider Organe und der Zuteilung der Arterie(n) hat die arterielle Versorgung der Leber Priorität. Bei fehlenden Rekonstruktionsmöglichkeiten der das Pankreas versorgenden Arterien kann das Organ ggf. zur Inselzellgewinnung genutzt werden.

Bei Normversorgung der Leber (kräftige A. hepatica propria, keine aberrierenden zusätzlichen Arterien) sind das Lumen und die Länge der Arterie für die Anastomose ausreichend. Die Wiederherstellung der arteriellen Versorgung des Pankreas erfolgt mit dem aortalen Patch aus Truncus coeliacus und A. mesenterica superior (Abb. **7a**).

Bei einer zusätzlichen Leberarterie aus dem Truncus coeliacus oder der A. mesenterica superior wird ein aortaler Patch mit Truncus coeliacus (Abb. **7b**) und ggf. A. mesenterica superior (Abb. **7c**) zur Rekonstruktion der arteriellen Versorgung der Leber gebildet.

Die arterielle Versorgung des Pankreas wird durch Interpositionen mit den Gefäßstümpfen der A. gastroduodenalis, A. mesenterica superior sowie A. splenica wieder hergestellt (Abb. **7c**).

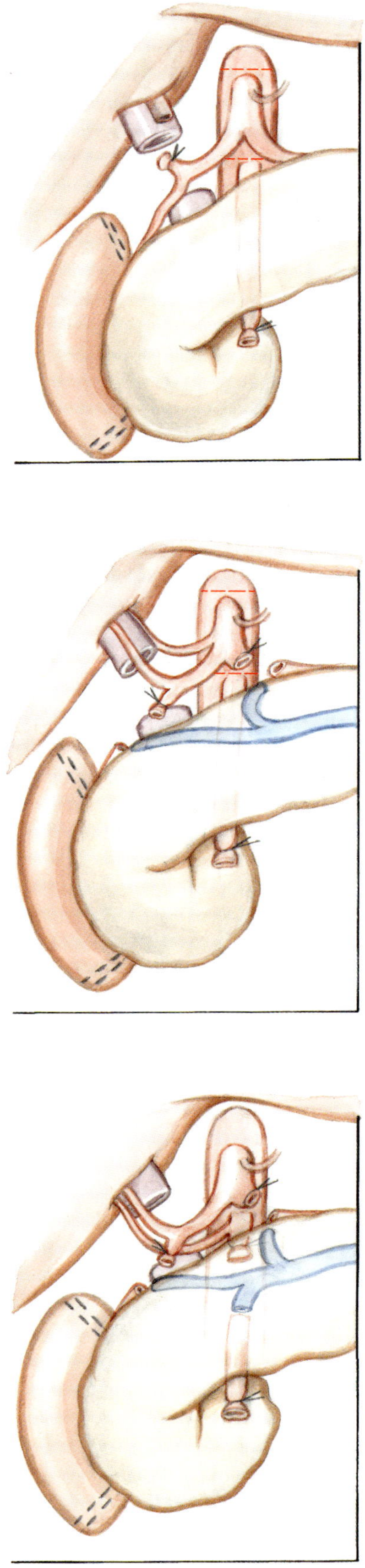

a b c

Abb. **7a–c** Aufteilung der arteriellen Gefäße zur Leber und/oder zum Pankreas entsprechend den Varianten der Leberarterie(n).
a Normversorgung der A. hepatica:
Leber: A. hepatica propria.
Pankreas: aortaler Patch mit Truncus coeliacus und A. mesenterica superior.
b Aberrierende linke Leberarterie aus dem Truncus coeliacus:
Leber: aortaler Patch mit Truncus coeliacus.
Pankreas: aortaler Patch mit A. mesenterica superior. Interponate mit den Gefäßstümpfen der A. gastroduodenalis sowie A. splenica.
c Aberrierende rechte Leberarterie aus der A. mesenterica superior:
Leber: aortaler Patch mit Truncus coeliacus und A. mesenterica superior.
Pankreas: Interponate mit den Gefäßstümpfen der A. gastroduodenalis, A. mesenterica superior sowie A. splenica.

Technik der Entnahme viszeraler Organe bei intaktem Kreislauf

Ziele und Methoden

Das operative Vorgehen muß darauf hinzielen, jedes zur Transplantation geeignete Organ zu gewinnen.
Bei intakten Kreislaufbedingungen sind entsprechend der Erfahrung des Operateurs zwei unterschiedliche operative Vorgehensweisen möglich:

1. Bei der sog. „konventionellen" Entnahmetechnik erfolgt die In-situ-Präparation der viszeralen Organe vor der Perfusion.
2. Die No-touch-Technik beginnt mit der Perfusion der viszeralen Organe. Die nachfolgende Dissektion findet an blutleeren und vorher nicht präparierten Organen und Gefäßstrukturen statt.

Da eine definitive Beurteilung der Organqualität und Entscheidung über die Verwendbarkeit oft erst nach der Entnahme möglich sind, sollten möglichst alle Organe, für die eine Zustimmung vorliegt, entnommen werden.

Indikationen

Grundsätzlich sollte jeder Patient, bei dem auf einer Intensivstation der Hirntod festgestellt wird, für eine Organspende evaluiert werden.
Die Voraussetzungen für die Entnahme viszeraler Organe sowie die Kriterien für die Eignung als Transplantate variieren in den einzelnen Zentren. Allgemein akzeptierte organspezifische Einschlußkriterien sind im vorangegangenen Kapitel beschrieben (s. „Logistik der Organspende", S. 105).

Kontraindikationen

- Fehlende Zustimmung.
- Maligne Erkrankung.
- Nicht behandelbare systemische Infektionen (Bakterien, Pilze, Viren).
- Aktive Hepatitis B/C-, HIV-Infektion.
- Drogenabusus.
- Spezielle Krankheitsvorgeschichte, nach der die Verwendbarkeit eines Organs zweifelhaft ist.

Spezielle Vorbereitungen

Grundsieb, Laparotomiesieb, Gefäßklemmenset, Sternumsäge.
Zwei Operationssauggeräte mit großer Auffangkapazität.
Perfusionskanülen mit Verlängerungsbesteck, Konnektoren.
Perfusionslösung. Steriles Eis. Organtüten, Transportboxen.

Narkose

Fortsetzung der Beatmung und Kreislaufunterstützung, Elektrolyt- und Flüssigkeitsausgleich, ggf. Bluttransfusionen.

Lagerung

Rückenlage mit Seitenauslage beider Arme und Zugang zu beiden Leisten, vorherige Rasur von Kinn bis Mitte Oberschenkel.
Zur Vermeidung von Auskühlung angewärmte Abdeckung, Wärmematte. Abdeckung mit wasserundurchlässiger Einmalwäsche.

Zugangswege

Mediane Inzision vom Jugulum bis zur Symphyse, Laparotomie und Sternotomie (Abb. **8**).

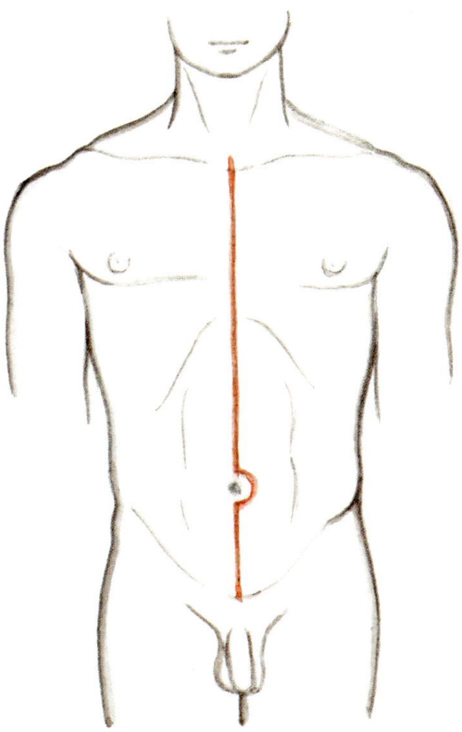

Abb. **8** Schnittführung zur Entnahme viszeraler Organe: mediane Laparotomie und Sternotomie.

Komplikationen und deren Therapie

Intraoperative Komplikationen:

Herz- und Kreislaufstillstand.
Therapie: mechanische kardiale Reanimation, Verzicht auf weitere Präparation. Kanülierung der Aorta, Perfusion.

Starke Blutung.
Therapie: Transfusionen. Bei Kreislaufproblemen Verzicht auf weitere Präparation. Kanülierung der Aorta, Perfusion.

Darmverletzung.
Therapie: Vermeiden der Kontamination der Peritonealhöhle, Versorgen der Verletzung. Bei massiver fäkaler Kontamination Abbruch der Operation.

„Konventionelle" Entnahmetechnik der viszeralen Organe (In-situ-Dissektion von Leber und Pankreas vor der Perfusion, aortale und ggf. portalvenöse Perfusion)

Ziele und Methoden

Bei der „konventionellen" Entnahmetechnik werden die viszeralen Organe in situ präpariert und dabei bereits die Eignung der Organe als Transplantate festgestellt.
Die Dissektion der Gefäße muß unter bestmöglicher Vermeidung von Vasospasmen erfolgen. Die Präparation der Leberpforte erlaubt ggf. schon intraoperativ die Abstimmung über die gleichzeitige Verwendbarkeit von Leber und Pankreas.
Fakultativ kann die V. portae über die V. mesenterica superior kanüliert werden, damit eine zusätzliche Perfusion der Leber erzielt wird.
Indikationen, Kontraindikationen, spezielle Vorbereitungen, Narkose, Lagerung sowie Zugangswege s. S. 119.

Arbeitsschritte

1 Mediane Laparotomie und Sternotomie (Abb. **9**).
2 Exploration des Abdomens und der Leber.
3 Durchtrennen des Lig. triangulare sinistrum (Abb. **10**).
4 Mobilisierung von Zäkum, Colon ascendens und Dünndarm (Abb. **11**).
5 Anschlingen von V. cava inferior, Aorta abdominalis, beider Ureteren sowie beider Aa. iliacae communes. Ligatur der A. mesenterica inferior (Abb. **12**).
6 Präparation der Leberpforte: Absetzen der A. gastrica dextra, Durchtrennen des kleinen Netzes, Verfolgen der A. hepatica zum Truncus coeliacus.
7 Einkerben der Zwerchfellschenkel, Anschlingen der Aorta infradiaphragmal (Abb. **13**).
8 Vorbereitung der aortalen Perfusion (Abb. **14**). Heparinisierung.
9 Vorbereitung der portalvenösen Perfusion (nicht obligater Operationschritt) (Abb. **15**).
10 Präparation des Pankreas kranial (Abb. **16**) und kaudal (Abb. **17**).
11 Abklemmen der Aorta infradiaphragmal (Abb. **18**). Aortale und ggf. zeitgleiche portalvenöse Perfusion.
12 Entlastung der V. cava inferior, ggf. Entlastung der das Pankreas drainierenden Venen durch Inzision der V. splenica.
13 Oberflächenkühlung.
14 In-situ-Trennung von Leber und Pankreas nach erfolgter Perfusion: Absetzen der A. hepatica propria, Durchtrennen von V. portae, Ductus choledochus und V. cava inferior (Abb. **19**).
15 Mobilisierung der Leber von kranial und rechts:
Eröffnen des Perikards, Inzision der V. cava inferior (Abb. **20**).
16 Nicht dargestellte Arbeitsschritte:
Entnahme der Leber und Lagerung in gekühlter NaCl-Lösung, ggf. Nachperfusion.
Spülung der Gallenwege mit isotoner NaCl-Lösung.
Entnahme von Pankreas, Nieren, Gefäßen (terminale Aorta abdominalis mit Aa. iliacae communes, V. cava inferior mit Vv. iliacae communes) und Lymphknoten aus dem Mesenterium.
Verpackung der Organe.
Wundverschluß.

Spezielle Technik

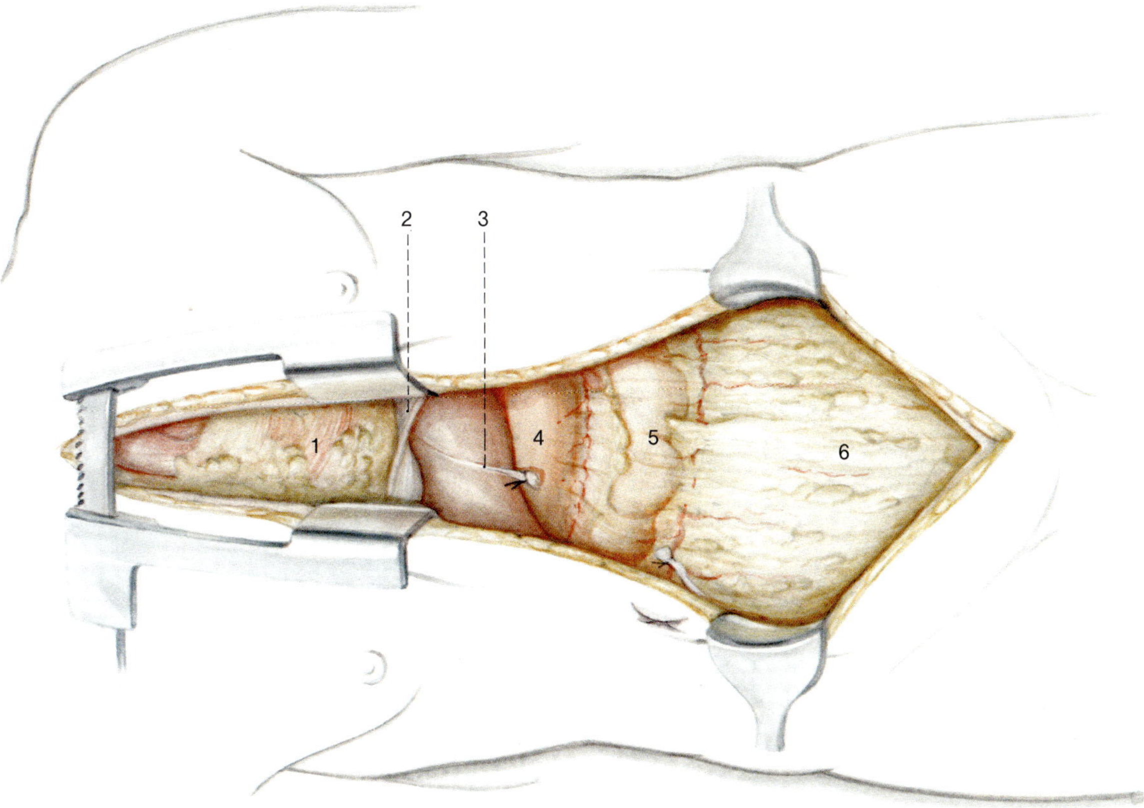

Abb. **9** Nach Eröffnen des Abdomens werden die Lig. falciforme hepatis und Lig. teres hepatis durchtrennt und möglichst ohne Eröffnung des Perikards die Sternotomie vorgenommen. Blutstillung im Bereich der Sternotomie durch Elektrokoagulation und Knochenwachs. Einkerben des Zwerchfells, ggf. mit Eröffnung beider Pleurahöhlen. Einsetzen von Thorax- und Bauchdeckenspreizern zur weiten Exposition der Leber.

1 Perikard
2 Diaphragma
3 Lig. falciforme hepatis
4 Gaster
5 Colon transversum
6 Omentum majus

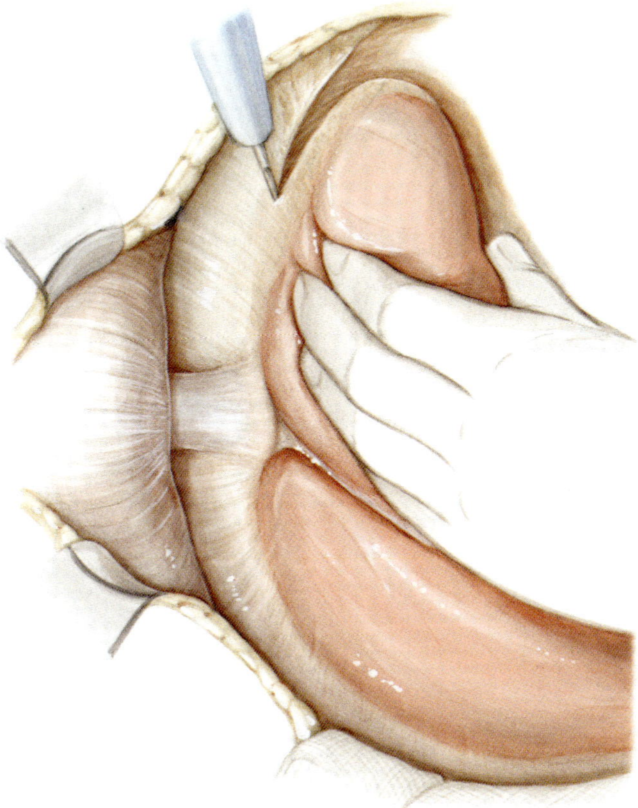

Abb. **10** Mobilisierung des linken Leberlappens.
Bei der Dissektion des Lig. triangulare sinistrum müssen die häufig großkalibrigen Venen, die aus dem Zwerchfell in das Ligament ziehen, mit Umstechungsligaturen versorgt werden. Der sehnige Anteil des Ligaments wird mit dem Elektrokaogulator durchtrennt. Cave: Verletzung der Milz.

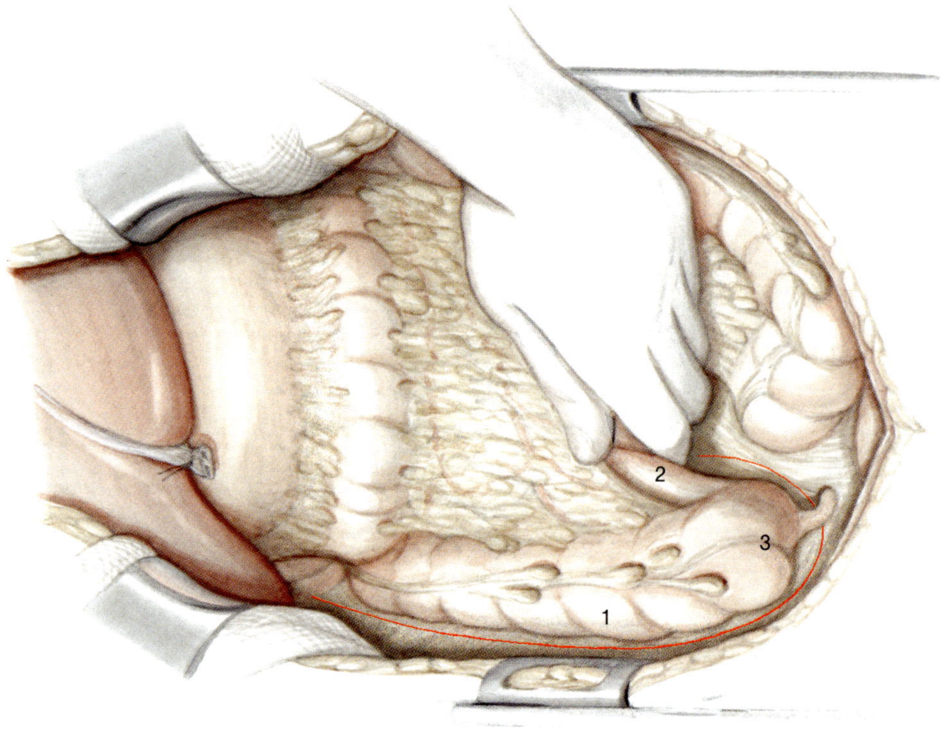

Abb. **11** Mobilisierung von Zäkum, Colon ascendens und Dünndarm von rechts-kaudal nach links-kranial. Die linke Hand des Assistenten umfaßt das terminale Ileum und zieht das Zäkum nach links oben. Die Präparation beginnt an der Duplikatur des Peritoneums im Bereich des Colon ascendens und terminalen Ileums. Cave: Verletzung des rechten Ureters bei fettreichem Mesenterium.

1 Colon ascendens
2 Ileum
3 Caecum

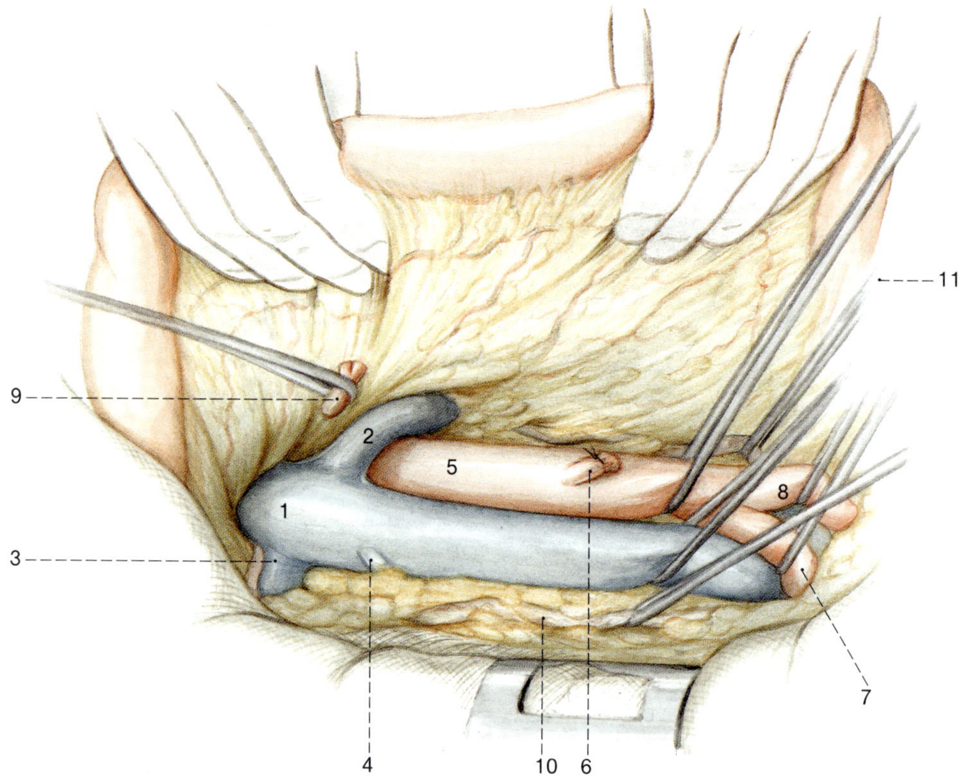

Abb. **12** Durch Hochziehen des Darmkonvoluts mit dem Mesenterium und Dissektion der retroperitonealen Strukturen werden die V. cava inferior und die Aorta freigelegt. Anschlingen von V. cava inferior und Aorta zur Vorbereitung für die Kanülierung zur Perfusion bzw. venösen Ableitung. Ligatur der A. mesenterica inferior und ggf. der V. testicularis (ovarica) dextra. Die A. mesenterica superior, beide Ureteren sowie beide Aa. Iliacae werden angeschlungen.

1 V. cava inferior
2 V. renalis sinistra
3 A., V. renalis dextra
4 V. testicularis (ovarica) dextra
5 Aorta abdominalis
6 A. mesenterica inferior
7 A. iliaca communis dextra
8 A. iliaca communis sinistra
9 A. mesenterica superior
10 Ureter dexter (angeschlungen)
11 Ureter sinister (angeschlungen)

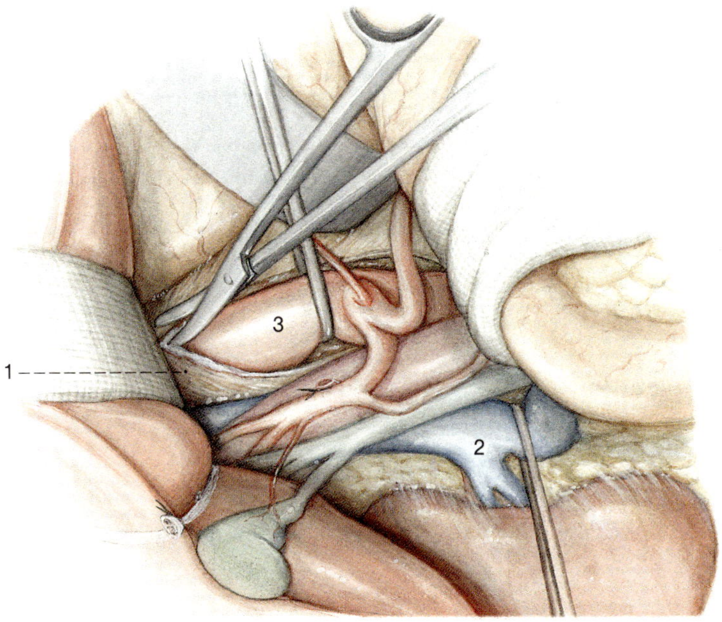

Abb. **13** Präparation der Leberpforte.
Nach „Kocherscher" Mobilisierung des Duodenums wird das Lig. hepatoduodenale exponiert. Identifikation des Ductus choledochus, der A. hepatica communis und A. gastroduodenalis sowie der V. portae. Absetzen der A. gastrica dextra und Durchtrennen des kleinen Netzes. Prüfung auf irreguläre arterielle Versorgung der Leber. Verfolgen der A. hepatica in Richtung Truncus coeliacus, Identifikation der Milzarterie, Anzügelung der Aorta infradiaphragmal nach Einkerbung der Zwerchfellschenkel. Anzügelung der V. cava inferior unterhalb der einmündenden V. renalis rechts.

1 Crus mediale dextrum diaphragmatis
2 V. cava inferior
3 Aorta abdominalis

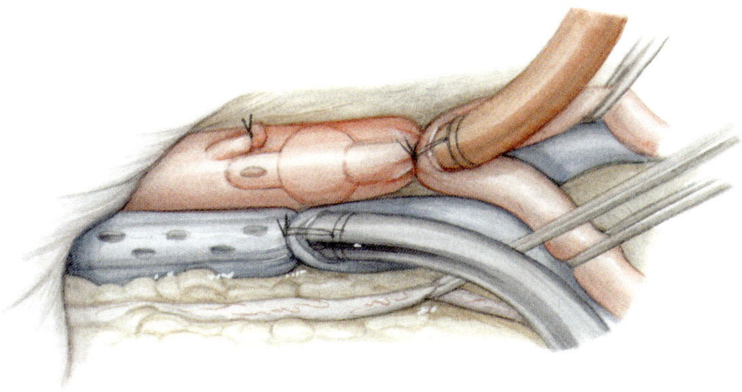

Abb. **14** Vorbereitung der aortalen Perfusion.
Heparinisierung. Ligatur der Aorta abdominalis oberhalb der Aortenbifurkation. Passageres Ausklemmen im Bereich der A. mesenterica inferior. Einbringen des Perfusionssystems über Inzision der Aorta abdominalis. Blocken des Ballonkatheters und Einknoten. Ligatur der V. cava inferior distal, Einbringen des Absaugkatheters über Inzision und Einknoten.

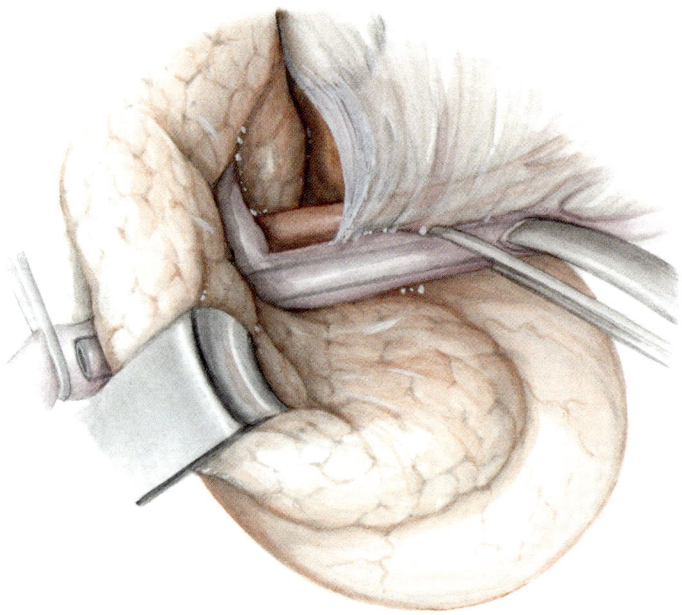

Abb. **15** Vorbereitung der portalen Perfusion (nicht obligater Operationsschritt).
Über eine Inzision der V. mesenterica superior kaudal des Pankreas wird der Katheter für das Perfusionssystem in die V. portae eingelegt und eingebunden. Kontrolle der korrekten Lage in der V. portae! Darstellung der V. splenica, die nach begonnener portaler Perfusion zur venösen Entlastung des Pankreas eröffnet werden muß. Cave: Verletzung der linken Niere nahe der Cauda pancreatis!

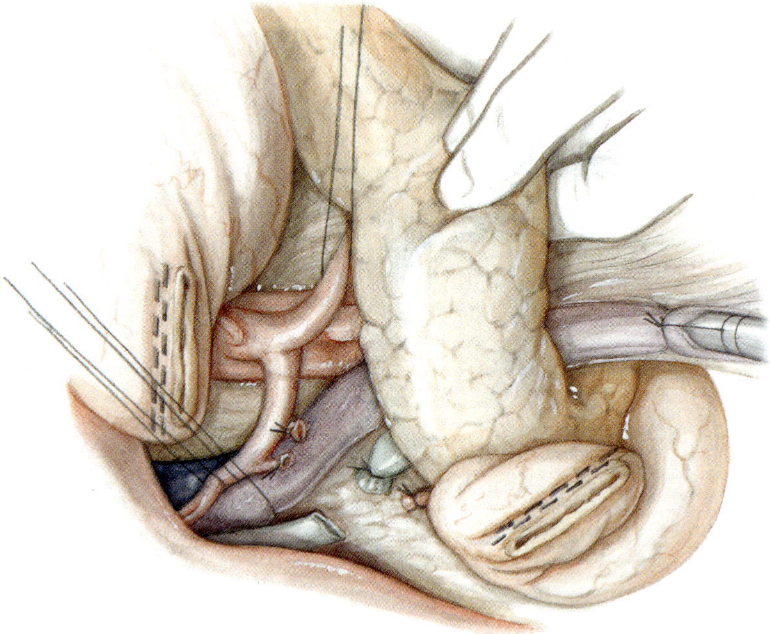

Abb. **16** Präparation des Pankreas (1).
Zur Mobilisierung des Pankreas von ventral wird der Magen im Pylorusbereich mit dem Klammernahtgerät abgesetzt und nach oben geschlagen. Entlang der großen Kurvatur des Magens erfolgt die Dissektion des Lig. gastrocolicum. Nach Durchtrennen der Aa. und Vv. gastricae breves wird die Milz mit der Cauda pancreatis von der lateralen Bauchwand mobilisiert. Im Lig. hepatoduodenale wird die A. gastroduodenalis zum Pankreas durchtrennt und nicht ligiert (zur späteren Rekonstruktion der arteriellen Versorgung des Pankreas). Der Ductus choledochus wird am Pankreasoberrand dargestellt und durchtrennt, Ligatur des distalen Choledochusstumpfes. Die A. hepatica propria, A. splenica und V. portae sind angeschlungen. In der V. mesenterica superior liegt mit ihrer Spitze in der V. portae die eingebundene Kanüle für die portale Perfusion.

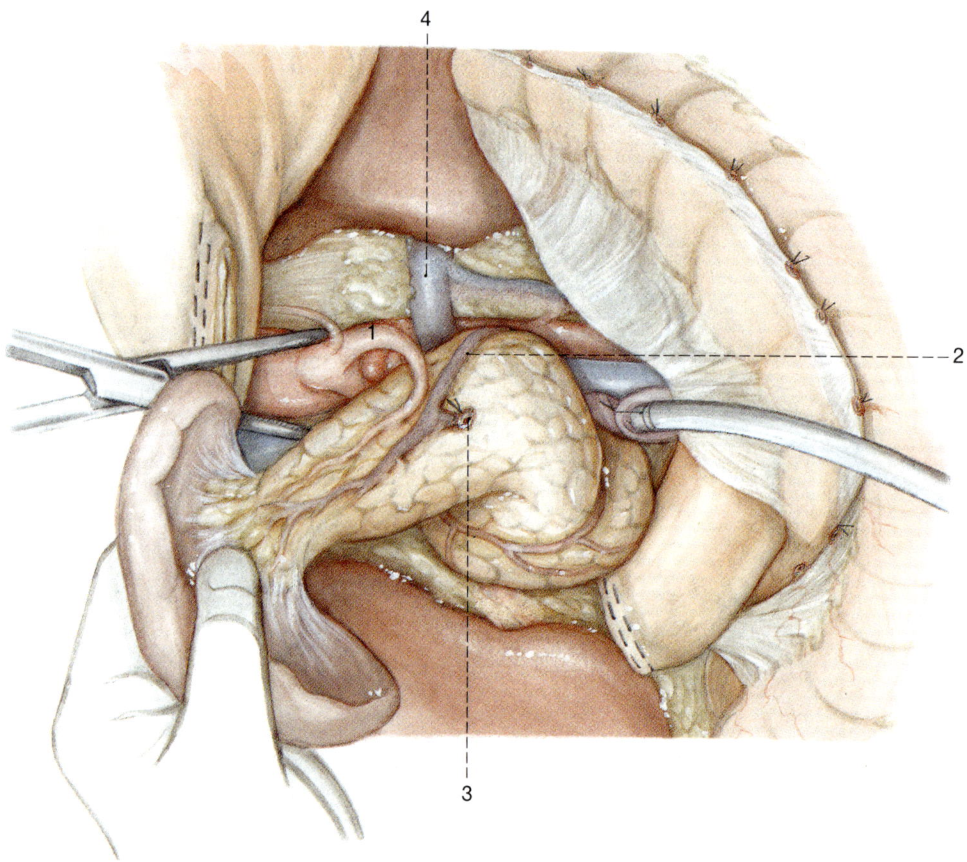

Abb. **17** Präparation des Pankreas (2).
In der Pars descendens duodeni wird das Duodenum mit dem Klammernahtgerät abgesetzt, die dadurch resultierende Duodenalmanschette wird zur Ableitung des exokrinen Pankreas genutzt. Das Pankreas läßt sich nun durch Hochziehen an der Milz und Herüberschlagen nach rechts oben aus dem Retroperitoneum präparieren. Cave: Verletzungen der A. und V. splenica, die linke Nierenvene ist in unmittelbarer Nachbarschaft der V. splenica. In der V. mesenterica superior ist der Katheter zur portalen Perfusion bereits eingelegt. Die Gefäßklemme an der Aorta abdominalis ist noch nicht geschlossen.

1 A. splenica
2 V. splenica
3 V. mesenterica inferior
4 V. renalis sinistra

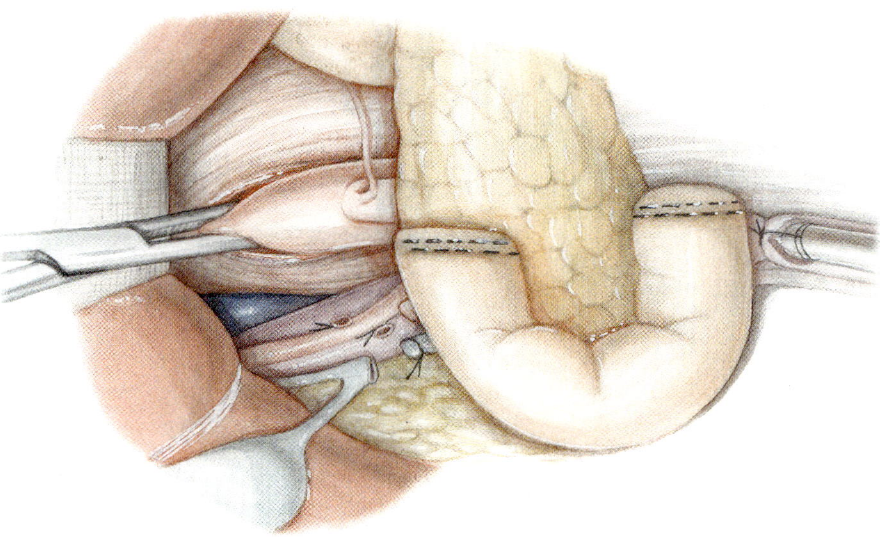

Abb. **18** Aortale und ggf. portalvenöse Perfusion. Die Aorta abdominalis wird infradiaphragmal ausgeklemmt. Zeitgleich beginnt die aortale und ggf. portalvenöse Perfusion.
Abdominell aortal: 2000 ml UW-Lösung, Schwerkraftperfusion, ca. 100 cmH_2O.
Portal: 1000 ml UW-Lösung, Schwerkraftperfusion, ca. 20 – 30 cmH_2O.
Sicherstellen der Entlastung der V. cava inferior durch Eröffnen des Ablaufsystems. Cave: bei portalvenöser Perfusion: Längsinzision der V. splenica zur Entlastung des venösen Abstroms aus dem Pankreas.
Oberflächenkühlung durch wiederholt in die Peritonealhöhle eingebrachte 4 °C kalte NaCl-Lösung.

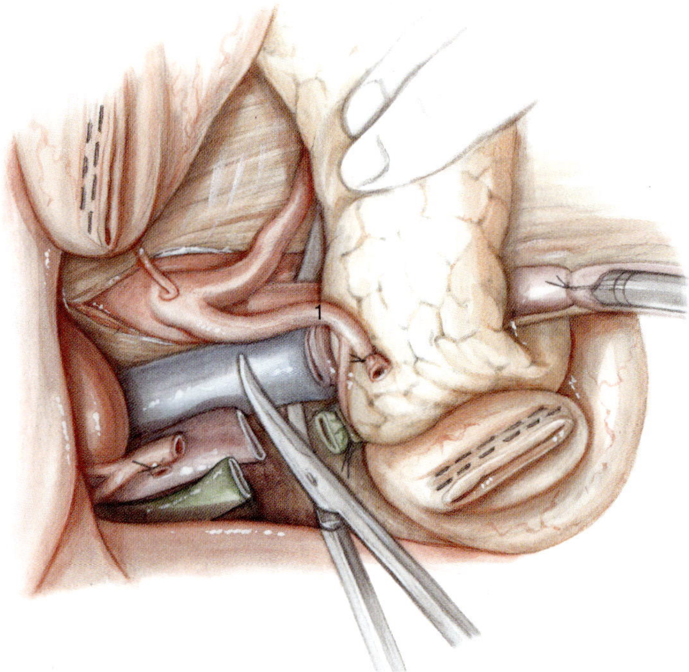

Abb. **19** In-situ-Trennung von Leber und Pankreas.
Nach Beendigung der Perfusion wird die Aortenklemme gelöst und der aortale Perfusionskatheter entfernt. Ggf. Zurückziehen bzw. Entfernen des portalvenösen Perfusionssystems. Bei arterieller Normversorgung Absetzen der A. hepatica propria, die A. hepatica communis mit Truncus coeliacus verbleibt am Pankreas. Durchtrennen der V. portae am Pankreasoberrand.

Durchtrennen der V. cava inferior oberhalb der einmündenden Vv. renales.

1 A. hepatica communis

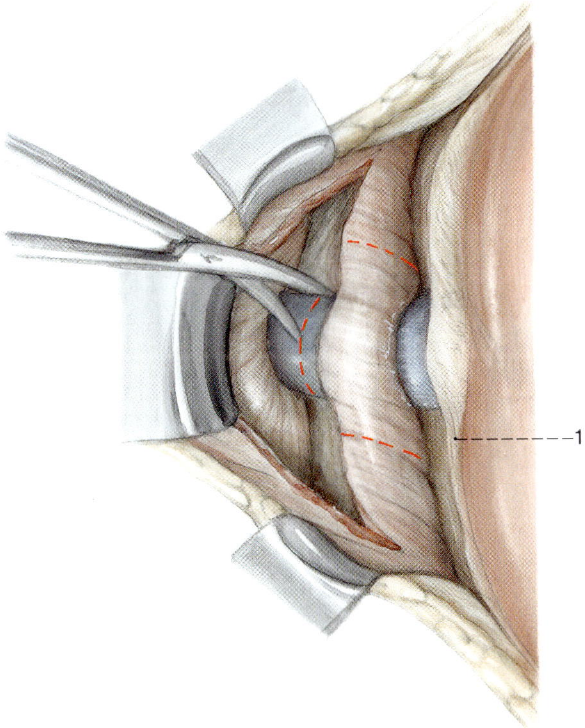

Abb. **20** Mobilisierung der Leber von kranial und rechts.
Eröffnen des Perikards. Exzision der suprahepatischen V. cava inferior und der Zwerchfelle (Schnittführung gestrichelt). Durch Einlegen des Fingers des Operateurs in die V. cava inferior wird die zirkuläre Schnittführung erleichtert und eine ca. 1 – 2 cm breite Zwerchfellmanschette gebildet.
Der rechte Leberlappen wird durch Fortsetzung der Inzision des Zwerchfells und Durchtrennung des Lig. triangulare dextrum mobilisiert.

1 Lig. triangulare dextrum

„No-touch"-Entnahmetechnik der viszeralen Organe (En-Bloc-Entnahme von Leber und Pankreas, ausschließlich aortale Perfusion der viszeralen Organe)

Ziele und Methoden

Das Ziel besteht darin, möglichst schnell und ohne operationsbedingte Verletzungen der Organe bzw. Spasmen an den Gefäßen die viszeralen Organe zu perfundieren. Bei der No-touch-Technik werden zuerst nur die Gefäße für die aortale Perfusion und Ausklemmung präpariert. Zeitaufwendige Präparationsschritte wie z. B. die Präparation der Leberpforte und die Freilegung des Pankreas unterbleiben. Ist auch die Entnahme thorakaler Organe vorgesehen, kann die Darstellung der Aorta abdominalis infradiaphragmal unterbleiben, die Aorta wird mit Beginn der Perfusion intrathorakal abgeklemmt. Mit der ausschließlich aortalen Perfusion werden die viszeralen Organe initial von Blut freigespült und schnell gekühlt. Die Dissektion und Trennung der Organe erfolgt in Blutleere. Diese Präparation erfordert erhebliche Erfahrung. Leber und Pankreas werden meistens en bloc entnommen und ex situ getrennt. Bei der Gefäßzuteilung hat die arterielle Versorgung der Leber Priorität.

Indikationen, Kontraindikationen, spezielle Vorbereitungen, Narkose, Lagerung sowie Zugangswege s. S. 119.

Arbeitsschritte

Es werden nur die von der „konventionellen" Technik differierenden Arbeitsschritte aufgeführt.

1 Verzicht auf Präparation der Leberpforte.
2 Einkerben der Zwerchfellschenkel, Anschlingen der Aorta infradiaphragmal (Abb. **21**).
3 Verzicht auf portalvenöse Perfusion.
4 Verzicht auf Präparation des Pankreas.
5 Präparation der Aorta infradiaphragmal (Abb. **22**). Ausklemmen und Beginn der aortalen Perfusion.
6 En-Bloc-Entnahme von Leber und Pankreas (Abb. **23**).
7 Nicht dargestellte Arbeitsschritte:
Trennung von Leber und Pankreas, ggf. Nachperfusion.
Spülung der Gallenwege mit isotoner NaCl-Lösung.
Entnahme von Nieren, Gefäßen (terminale Aorta abdominalis mit Aa. iliacae communes, V. cava inferior mit Vv. iliacae communes) und Lymphknoten aus dem Mesenterium.
Verpackung der Organe.
Wundverschluß.

Spezielle Technik

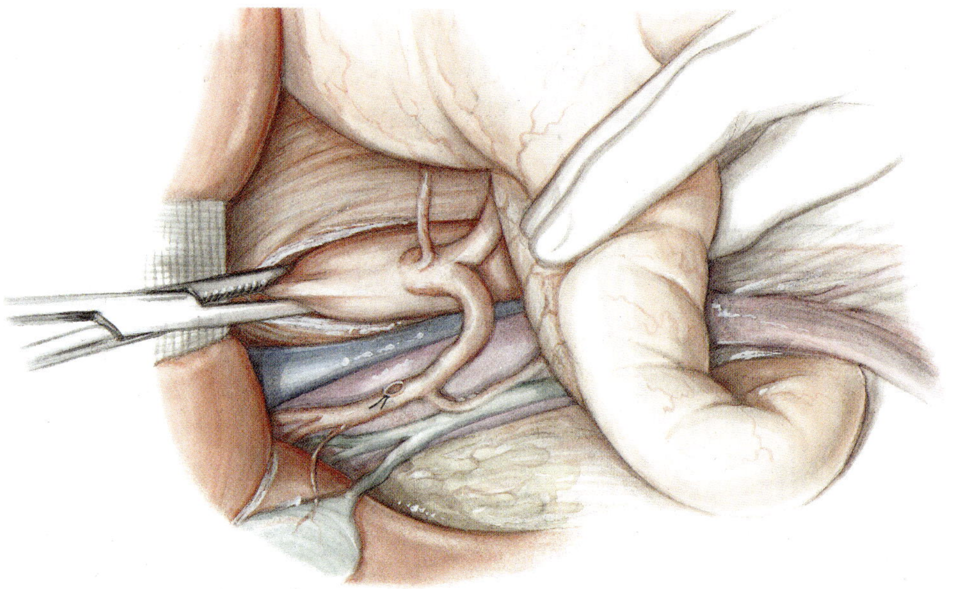

Abb. **21** No-touch-Technik (Verzicht auf Präparation der Leberpforte und des Pankreas vor der Perfusion). Nach medianer Laparotomie und Sternotomie wird das Abdomen exploriert. Durchtrennen des Lig. triangulare sinistrum. Mobilisieren von Zäkum, Colon ascendens und Dünndarm und Anschlingen von V. cava inferior, Aorta abdominalis, beider Ureteren sowie beider Aa. iliacae. Ligatur der A. mesenterica inferior (s. Abb. **12**).
Durchtrennen des kleinen Netzes. Prüfung auf irreguläre arterielle Versorgung der Leber. Verfolgen der A. hepatica communis in Richtung Truncus coeliacus, Identifikation der Milzarterie, Anzügelung der Aorta infradiaphragmal nach Einkerbung der Zwerchfellschenkel.
Aortale Perfusion und Entlastung der V. cava: Heparinisierung. Ligatur der Aorta abdominalis oberhalb der Aortenbifurkation. Passageres Ausklemmen im Bereich der A. mesenterica inferior. Einbringen des Perfusionssystems über Inzision der Aorta abdominalis, Blocken des Ballonkatheters und Einknoten. Ligatur der V. cava inferior distal, Einbringen des Absaugkatheters über Inzision und Einknoten (s. Abb. **15**). Ausklemmen der Aorta abdominalis infradiaphragmal.
Perfusion: 3000–4000 ml UW-Lösung, ca. 100 cm H_2O.
Sicherstellen der Entlastung der V. cava inferior durch Eröffnen des Ablaufsystems.
Oberflächenkühlung durch wiederholt in die Peritonealhöhle eingebrachte 4°C kalte NaCl-Lösung.

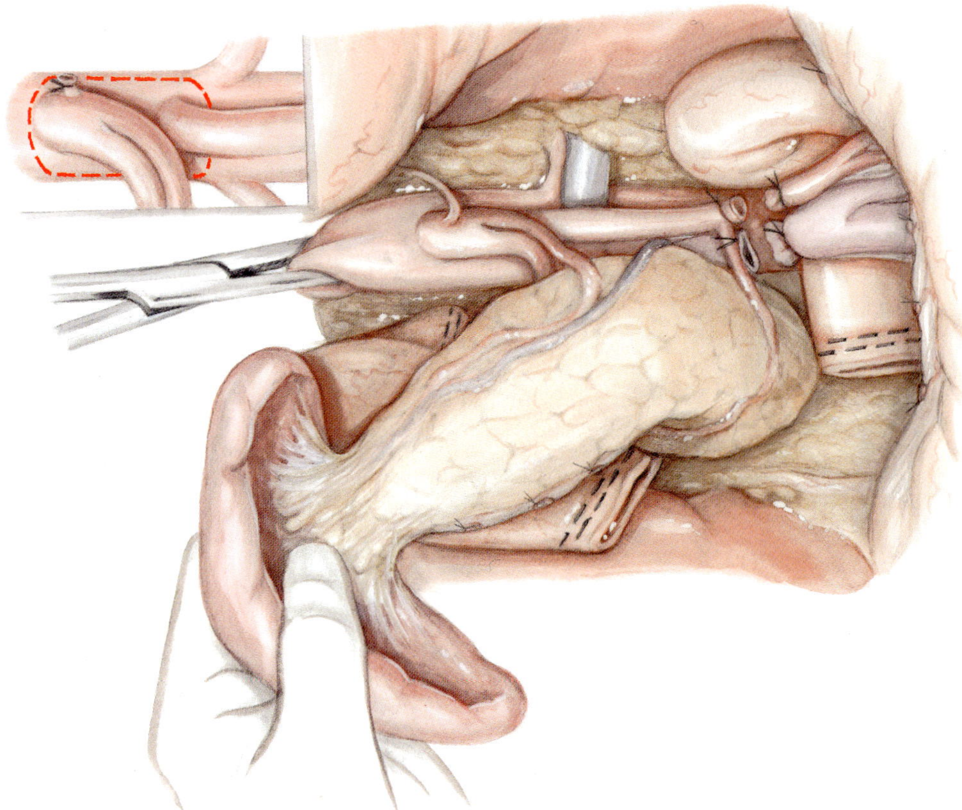

Abb. **22** En-bloc-Entnahme von Pankreas und Leber (1).
Zur Mobilisierung des Pankreas von ventral wird der Magen im Pylorusbereich mit dem Klammernahtgerät abgesetzt und nach oben geschlagen. Entlang der großen Kurvatur des Magens erfolgt die Dissektion des Lig. gastrocolicum. Nach Durchtrennen der Aa. und Vv. gastricae breves wird die Milz mit der Cauda pancreatis von der lateralen Bauchwand mobilisiert. Absetzen des Duodenums in der Pars horizontalis mit dem Klammernahtgerät. Absetzen der A. und V. mesenterica superior nach distal. *Insert:* Schnittführung an der Aorta abdominalis zur Gewinnung eines aortalen Patches mit Truncus coeliacus und A. mesenterica superior. Cave: Aa. renales, die meist beide in gleicher Höhe der A. mesenterica superior allerdings seitlich aus der Aorta abgehen!

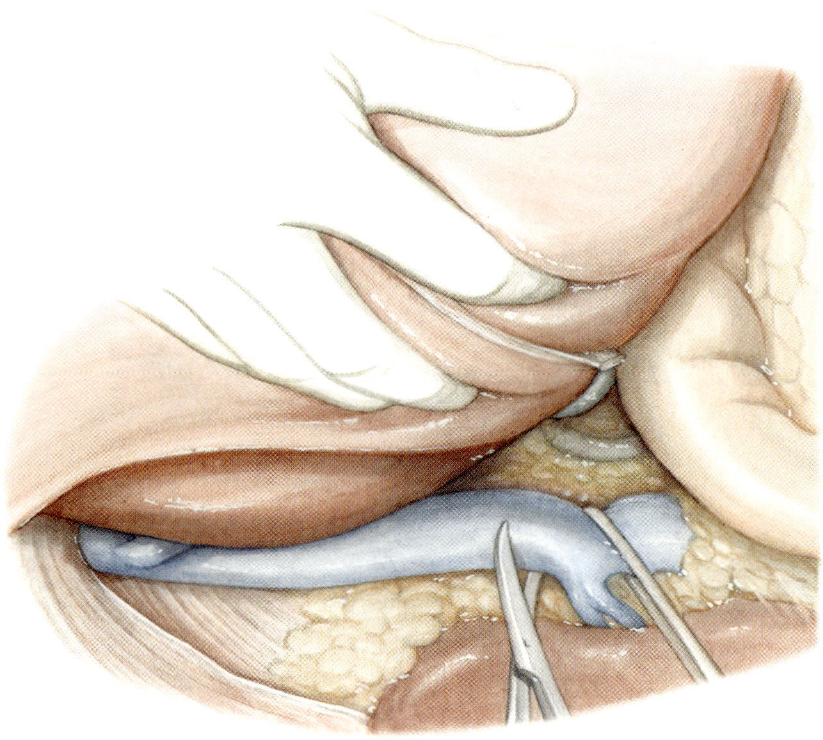

Abb. **23** En-bloc-Entnahme Pankreas und Leber (2).
Zur Mobilisierung der Leber von kranial und rechts wird das Perikard eröffnet und das Zwerchfell rechts inzidiert. Exzision der suprahepatischen V. cava inferior. Durch Einlegen des Fingers des Operateurs in die V. cava inferior wird die zirkuläre Schnittführung erleichtert und eine ca. 1 – 2 cm breite Zwerchfellmanschette gebildet. Der rechte Leberlappen wird durch Fortsetzung der Inzision des Zwerchfells und Durchtrennung des Lig. triangulare dextrum mobilisiert. Die V. cava inferior wird unterhalb der einmündenden V. renalis rechts angezügelt und kranial davon durchtrennt. Durchtrennen der retroperitonealen Strukturen unterhalb der V. cava inferior und Entnahme von Leber und Pankreas en bloc.

Technik der In-situ-Trennung beider Nieren

Ziele und Methoden

Nach aortaler Perfusion der viszeralen Organe und ggf. Entnahme von Leber und Pankreas sollen bei der In-situ-Trennung beider Nieren die Nierengefäße in voller Länge erhalten werden. Dabei werden jeweils Gefäß-Patches aus der Aorta abdominalis sowie der V. cava inferior präpariert. In die aortalen Patches müssen aberrierende Gefäße miteingeschlossen werden. Die Dissektion der Ureteren erfolgt unter Erhalt des periureteren Gewebes.

Indikationen, Kontraindikationen, spezielle Vorbereitungen, Narkose, Lagerung sowie Zugangswege s. S. 119.

Arbeitsschritte

1. Gewinnen von venösen Patches: Längseröffnen der V. cava inferior ventral und dorsal, zirkuläres Absetzen nach distal.
2. Gewinnen von aortalen Patches: Längseröffnen der Aorta abdominalis ventral und dorsal, zirkuläres Absetzen nach distal.
3. Herauslösen beider Nieren aus dem retroperitonealen Fett (Abb. **24**).
4. Absetzen beider Ureteren.

Spezielle Technik

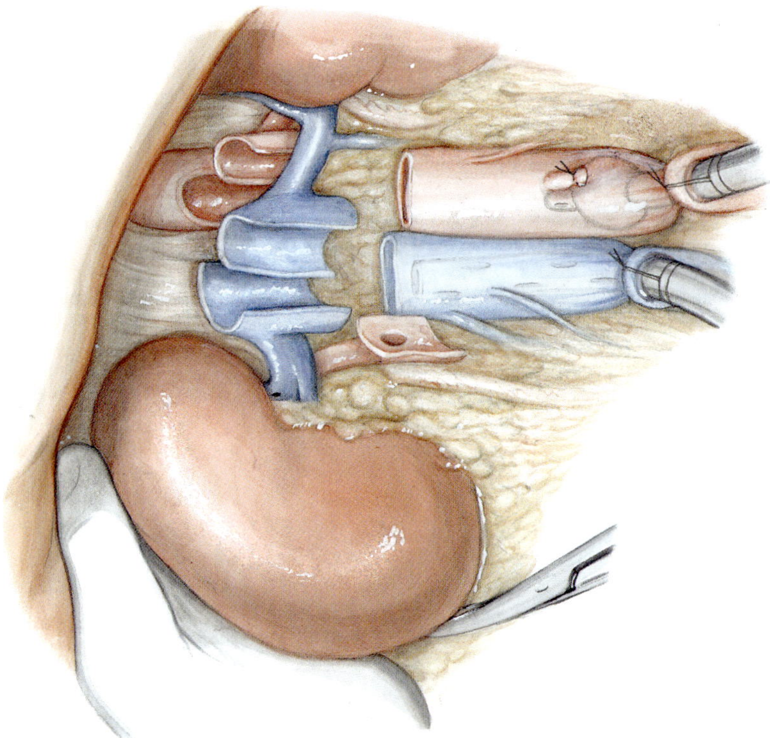

Abb. **24** In-situ-Entnahme beider Nieren.
Die Aorta abdominalis und V. cava inferior werden nach Zurückziehen der Perfusions- und Ableitungskatheter ventral inzidiert. Im Gefäßlumen werden unter Sicht die Einmündungen umschnitten, so daß entsprechend große aortale und kavale Gefäß-Patches resultieren. Cave: atypisch verlaufende Aa. renales, die in den Patch miteinbezogen werden müssen. Axialen Zug an den Nierenarterien vermeiden!
Die Ureteren werden unter Erhalt des periureteren Gewebes präpariert und weit unterhalb der Kreuzung mit den Iliakalgefäßen abgesetzt.

Komplikationen

Akzidentelle Verletzungen von Gefäßen, Ureteren und Parenchym:
Unbedingt dokumentieren! Bei Verletzungen der Gefäße Rekonstruktionsmaterial (autologe Gefäße) dem Organ beipacken.

Ausweichverfahren

En-bloc-Entnahme kindlicher Nieren:
Die Aorta abdominalis und V. cava inferior werden in weitem Abstand von den Abgängen und Zuflüssen der Nierengefäße kranial und kaudal getrennt.

Technik der aortalen Perfusion der viszeralen Organe bei Kreislaufstillstand

Ziele und Methoden

Ein plötzlich eingetretener Herz- und Kreislaufstillstand, z. B. durch Myokardinfarkt oder nach Mehrfachverletzung, schließt meist eine Mehrorganentnahme aus, nicht jedoch die Nierenentnahme. Eine effektive Reanimation und schnell initiierte aortale Perfusion mit gekühlter Konservierungslösung verkürzt die warme Ischämie der Nieren und mindert ischämiebedingte Schädigungen.

Indikationen

Herz- und Kreislaufstillstand nach festgestelltem Hirntod und erfolgter Zustimmung zur Organentnahme.

Kontraindikationen

- Nicht feststellbarer Hirntod.
- Fehlende Zustimmung.
- Nachweisliche Funktionseinschränkung der zur Entnahme vorgesehenen Organe.
- Reanimation außerhalb einer Intensivpflegeeinheit ohne Möglichkeit der Hirntodfeststellung.

Spezielle Vorbereitungen

Doppelballonkatheter.
Perfusionslösung. Steriles Eis. Organtüten, Transportboxen.

Narkose

Mechanische kardiopulmonale Reanimation, Fortsetzung der Beatmung und Kreislaufunterstützung, Elektrolyt- und Flüssigkeitsausgleich, ggf. Bluttransfusionen.

Lagerung

Rückenlage mit Seitenauslage beider Arme und Zugang zu beiden Leisten.

Zugangsweg

Längsverlaufende inguinale Inzision zur Kanülierung der A. und V. femoralis.

Arbeitsschritte

1 Fortsetzen der kardiopulmonalen Reanimation.
2 Überprüfung des festgestellten Hirntodes sowie der Zustimmung zur Organentnahme.
3 Inguinale Inzision. Freilegung der A. und V. femoralis (Abb. **25**).
4 Einbringen des Doppelballonkatheters in die A. femoralis.
5 Einbringen eines Entlastungskatheters in die V. femoralis.
6 Blocken der beiden Ballons, zeitgleich aortale Perfusion mit gekühlter Konservierungslösung. Venöse Entlastung.
7 Beenden der Reanimationsbemühungen.
8 Laparotomie.

Spezielle Technik

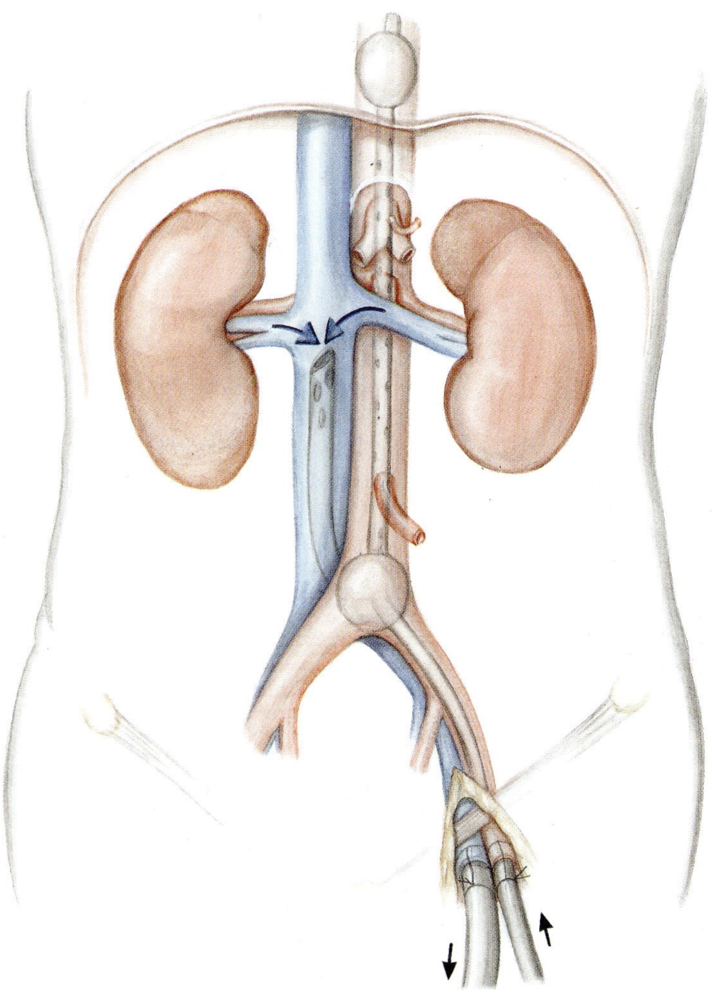

Abb. **25** In-situ-Perfusion der viszeralen Organe (schematische Darstellung).
Eingebrachter Doppelballonkatheter in der Aorta abdominalis über Inzision der A. femoralis links.
Eingebrachter Absaugkatheter in der V. cava inferior über Inzision der V. femoralis links.
Aortale Perfusion.

Komplikationen

Warme Ischämiezeit länger als 30 Minuten: Verzicht auf die Organentnahme.

Ausweichverfahren

Aortale Kanülierung bei Laparotomie.

Gewebebanken in der Traumatologie

Trotz aller Fortschritte in der Entwicklung von Knochenersatzmitteln stellen autologe Knochentransplantate immer noch den „Gold Standard“ in der Behandlung knöcherner Defekte dar. Der autogenen Knochentransplantation sind bei ausgedehnten Defekten oder leeren Lagern beim Wiederholungseingriff Grenzen gesetzt. Die allogene Knochentransplantation ist daher eine wichtige Säule der rekonstruktiven Knochenchirurgie mit dem Ziel des Aufbaus vitaler, belastbarer Knochensubstanz.
Soweit dies möglich ist, ist der autogenen Knochentransplantation aufgrund der biologischen Wertigkeit und Transplantationssicherheit der Vorzug zu geben. Nur mit autogenem Knochen werden vitale Osteoblasten transplantiert. Nachteile sind die Entnahmemorbidität, die begrenzte Kapazität der Lager oder vorliegende Kontraindikationen, wie eine schwere Osteoporose oder eine Störung der Blutgerinnung. Am wachsenden Skelett sollte auf die Knochenentnahme verzichtet werden.
Beim Einsatz von allogenem Gewebe muß das Transplantationsrisiko gegen den Nutzen und/oder eine mögliche Alternative abgewogen werden.

Indikationen

- Ausgedehnte metaphysäre Frakturen.
- Atrophe Pseudarthrosen.
- Korrektur von Fehlbildungen oder Fehlstellungen.
- Aufrichtungsoperationen an der Wirbelsäule.
- Langstreckige Wirbelsäulenfusionen.
- Korrekturen von Achs- und Längenabweichungen der Extremitäten.
- Aseptische Endoprothesenlockerungen.
- Defekte nach Ausräumung von Knochentumoren.

Kontraindikationen

- Erstversorgung offener Frakturen.
- Nicht konsolidierte Weichteile.
- Biologisch minderwertiges Implantatlager.
- Floride Osteitis bzw. Osteomyelitis.
- Unmittelbar subchondral gelegene Defekte.

Aufklärungspflicht

Die Respektierung strenger Richtlinien bei der Spenderauswahl und eine disziplinierte Knochenbankhygiene in Deutschland z. B. gemäß den „Richtlinien zum Führen einer Knochenbank“ des wissenschaftlichen Beirates der Bundesärztekammer mit der geforderten lückenlosen Dokumentation können das Infektionsrisiko auf ein vertretbares Maß reduzieren. Forensische und ethische Gründe stehen in gleicher Weise für diese Auflagen.

Spender

Der Spender muß die Einwilligung zur Transplantation seines Knochens geben. Für ihn ist die Knochenspende risikolos und allenfalls mit Blutentnahmen zur Infektionstestung verbunden.

Empfänger

Der Empfänger muß über die lokalen und systemischen Infektionsrisiken aufgeklärt werden. Eine 100 %ige Sicherheit vor Infektionen ist nicht möglich
Unklar ist zur Zeit das Übertragungsrisiko von „slow virus diseases“ und von Prionen übertragenen Erkrankungen. Nur eine sorgfältige Spenderauswahl kann zu einer Minimierung des potentiellen Übertragungsrisikos führen.
Besonders problematisch ist der Einschluß von Multiorganspendern in den Knochenspenderpool. Die diagnostische Lücke, im besonderen bezüglich der HIV- und Hepatitis-C-Infektion, vorangegangene Massentransfusionen oder auch Ergebnisverfälschung durch Hämodilution müssen berücksichtigt werden.

Spenderauswahl

Zur Transplantation besonders geeignet sind die gelenknahen, spongiösen Anteile der langen Röhrenknochen, die in verhältnismäßig großer Menge bei der Hüft- und Knieendoprothetik anfallen.
Bei der traumatischen Makroamputation und beim Multiorganspender kann Knochen in geeigneter Qualität und Quantität gewonnen werden.
Beim Mehrfachverletzten mit traumatischer Amputation sollte auch unter dem Aspekt einer möglichen Eigennutzung bei späteren Eingriffen der Knochen der amputierten Extremität eingelagert werden. Die Freigabe zur allogenen Transplantation erfolgt erst nach Abschluß der Behandlung.

Anamnese

Der entscheidende Schritt zur Infektionssicherheit ist eine sorgfältige Erhebung der Anamnese.
Der Spender ist bezüglich aller möglichen Ausschlußkriterien gezielt zu befragen (Tab. **1**).

Tabelle 1 Ausschlußkriterien in Deutschland für Knochenspender gemäß den Richtlinien der Bundesärztekammer 1996

Generelle Ausschlußkriterien:

- Protozoonosen (Babesiose, Trypanosomiasis, Leishmaniasis, Malaria)
- Syphillis, Brucellose, Rickettsiose, Rückfallfieber
- HCV; HIV
- Risikogruppe für HCV-, HBV-, HIV-Infektion (homo-, bisexuelle Männer, intravenös Drogenabhängige, männliche und weibliche Prostituierte, Strafgefangene, Asylbewerber aus entsprechend epidemiologisch belasteten Ländern)
- Infektiöse Hepatitis unklarer Ätiologie
- Frühere oder jetzige Behandlung mit Epiphysenhormon humanen Ursprunges
- Auftreten einer Creutzfeldt-Jakob-Krankheit in der Familie
- Erhalt von Dura mater oder Kornea-Transplantaten
- Bösartige Neoplasien in der Anamnese
- Alkoholkrankheit, Medikamenten- oder Rauschgiftsüchtigkeit

Zeitlich begrenzte Ausschlußkriterien:

- Durchgemachte HBV-Infektion: 5 Jahre bei Nachweis einer erloschenen Kontagiosität
- Aufenthalt im Malariaendemiegebiet und Fieberschübe: 12 Monate und negativem Nachweis von Plasmodienantikörpern.
- Intimer Kontakt zu Personen der o.g. Risikogruppe: 12 Monate
- Aufenthalt in einem Land mit erhöhter Rate an HBV-, HCV- und HIV-Infektionen: 12 Monate
- Tollwutimpfung (Expositionsprophylaxe): 12 Monate
- Aufenthalt im Malariaendemiegebiet ohne Zeichen einer Infektion: 6 Monate
- Erhalt von Blut und Blutkomponenten allogenen Ursprunges: 6 Monate
- Stichverletzungen mit kontaminierten Injektionsnadeln: 6 Monate
- Akupunktur, Tätowierungen, Piercing oder ähnliche Maßnahmen, sofern nicht von einem Arzt oder unter sterilen Bedingungen durchgeführt: 6 Monate
- Verabreichung von Sera tierischen Ursprunges: 6 Monate
- Verabreichung von Lebendimpfstoffen: 4 Wochen
- Alle anderen als die o. g. Infektionskrankheiten: 4 Wochen

Die Anamnese wird vom Spender und von dem aufnehmenden Arzt unterschrieben und ist den Knochenbankunterlagen beizufügen.
Bei der allgemeinen körperlichen Untersuchung ist gezielt nach Lymphknotenschwellungen, Hautveränderungen, offenen Wunden und neurologischen Störungen zu suchen.

Laboruntersuchungen

HBsAg, Anti-HBc, Anti-HCV, HIVAk und der TPHA-Test.
Die Testungen sind zwingend erforderlich. Positive Ergebnisse führen zum Spenderausschluß.

Rh-Faktor und AB0-Blutgruppe.
Eine Kompatibilität muß bei weiblichen Empfängern im gebärfähigen oder vor dem gebärfähigen Alter gegeben sein, um das Auftreten eines Morbus haemolyticus neonatorum sicher auszuschließen. In den anderen Fällen ist AB0-und Rh-Kompatibilität nicht zwingend erforderlich.

Transaminasen, γ-GT, LDH und Blutbild.
Diese Untersuchungen geben Hinweise für Systemerkrankungen beziehungsweise chronische Infektionskrankheiten.

Zytomegalie und Hepatitis A.
Bei der hohen Durchseuchungsrate und dem geringen Infektionsrisiko sind Testungen nicht erforderlich. Ausgenommen sind immunsupprimierte oder schwangere Patienten.

Kontrolluntersuchungen.
Der Spenderknochen kann erst zur Transplantation freigegeben werden, wenn eine Bluttestung nach 6 Monaten einen negativen HIV-Test und auch eine negative Hepatitis-B- und C-Testung nachweist. Hier bleibt eine Restunsicherheit bezüglich der HIV-Übertragung, da in der Literatur Serokonversionen bei HIV-Infektion nach einem Jahr beschrieben wurden.
Wurde der Knochen bei Multiorganspendern entnommen, ist es erforderlich, die entsprechenden Kontrolluntersuchungen an einem Organempfänger durchführen zu lassen. Beim Multiorganspender kann der direkte Nachweis des HIV mittels PCR die Sicherheit erhöhen, ersetzt jedoch eine Kontrolluntersuchung nicht.
Ist die Kontrolluntersuchung nach einem Zeitraum von mindestens 6 Monaten nicht möglich, muß ein validiertes Verfahren zur Sterilisation bzw. Desinfektion des Knochentransplantates angewandt werden.

Knochenentnahme

(Abb. **26**)

Die artifizielle Kontaminationsrate bei der Knochenentnahme wird in der Literatur mit bis zu 30 % angegeben. Nur durch die gleiche Disziplin und Beachtung der sterilen Kautelen, wie sie bei dem knochenchirurgischen Eingriff selbst erforderlich ist, läßt sich diese auf 5 % und weniger senken.

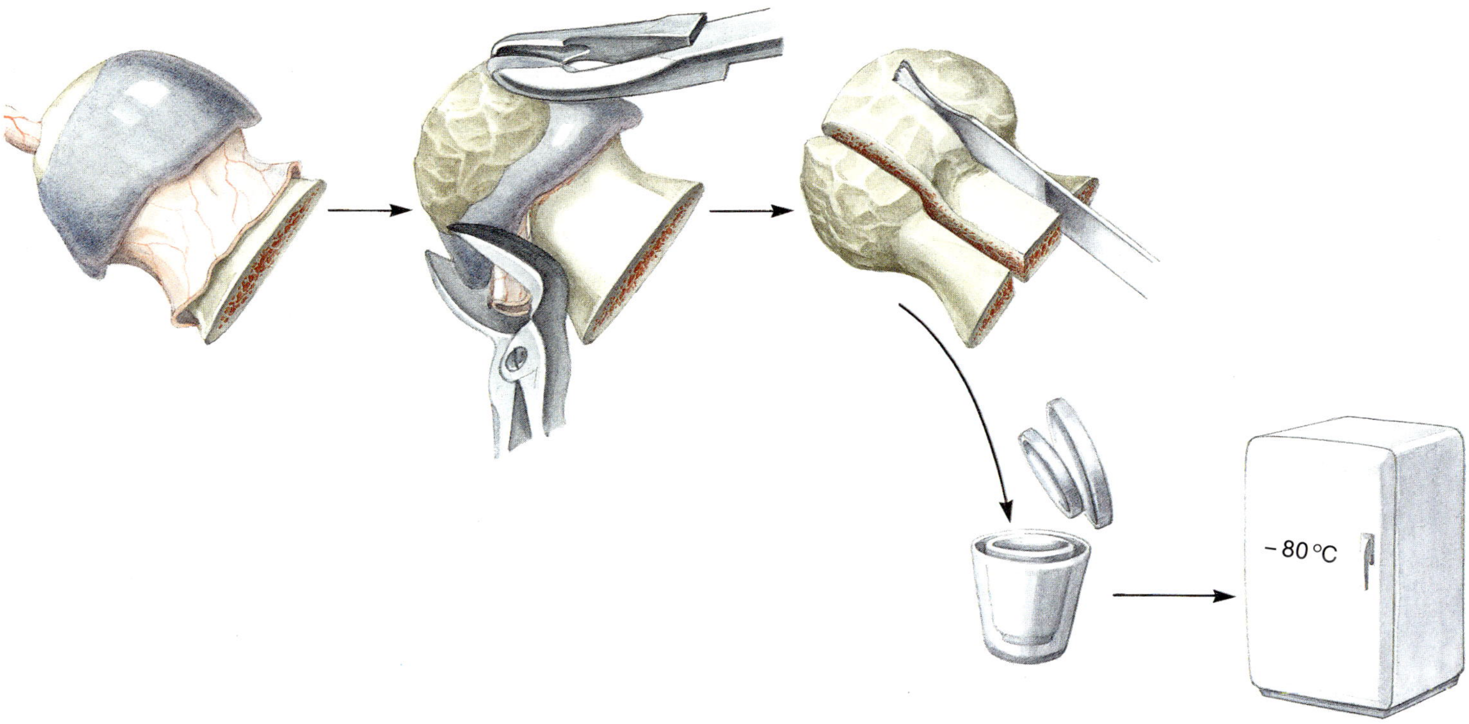

Abb. **26** Vorgang der Knochenentnahme.

- Der entnommene Knochen wird vom Operateur an einen Assistenten übergeben, der den Knochen nach Handschuhwechsel an einem gesonderten Tisch für die Einlagerung vorbereitet.
- Als Instrumente sind Skalpell, Luer, Liston-Schere, Faßzange oder ein Haltebrett und eine oszillierende Säge erforderlich.
- Sämtliche Weichgewebe einschließlich Knorpel werden sorgfältig entfernt. Kortikalisschuppen ohne anhängende Spongiosa werden verworfen.
- Der Knochen wird mit der oszillierenden Säge, unter kontinuierlicher Kühlung mit Spülflüssigkeit, in etwa 2 cm dicke Scheiben zerteilt.
- Zur Reinigung wird der so vorbereitete Knochen mit Ringer- oder Kochsalzlösung abgespült. Desinfektions- oder Sterilisationsverfahren werden durch die geringere Kerndicke und vergrößerte Oberfläche sicherer, die Auftauzeit bei der Implantation wird verkürzt.
- Zur bakteriologischen Untersuchung werden zwei, jeweils etwa zierstecknadelkopfgroße Spongiosateilchen aus unterschiedlichen Bezirken entnommen und in eine Nährbouillon gegeben. Eine alleinige Abstrichuntersuchung reicht nicht aus.
- Der Knochen wird in eine sterile 2-fach-Verpackung eingelagert. Diese muß eindeutig und verwechslungssicher mit fortlaufender Numerierung und Datum beschriftet werden. Unbehandelte Knochen werden zusätzlich mit der Aufschrift „nativ“ versehen. Ein Desinfektionsverfahren wird ggf. direkt auf der Verpackung vermerkt.

Makroresektate

Vor allem in der Tumorresektionschirurgie kann die Transplantation größerer Knochenanteile oder gar ganzer Knochen und Gelenke den Extremitätenverlust verhindern. Derartige Präparate können nur an der Leiche eines Multiorganspenders gewonnen werden. Die für die Angehörigen nicht selbstverständliche Knochenentnahme muß gesondert besprochen und die Einwilligung hierzu erteilt werden. Vor der Freigabe müssen eine HIV- und Hepatitis-Testung der Empfänger anderer Organe erfolgen.
Ausschlußkriterium ist eine Beatmungsdauer von mehr als 72 Std. vor und 12 Std. nach der Todesfeststellung. Die Leiche kann bis zur Knochenexplantation nochmals maximal 12 Std. bei 4 °C gelagert werden.
Die Knochenentnahme an der Leiche weist eine wesentlich höhere Kontaminationsrate auf. Die Explantation sollte durch geschulte Explantationsteams unter sterilen OP-Bedingungen erfolgen. Eine kosmetische Rekonstruktion der Leichenextremitäten muß erfolgen. Die Einlagerung und Behandlung dieser Präparate bedarf einer besonderen Logistik und Dokumentation, die nur von großen Transplantationszentren gewährleistet werden kann.
Die Sterilisation erfolgt durch Bestrahlung unter kontinuierlicher Kühlung. Die Transplantation von Großpräparaten führt in der Regel nicht zur vollständigen Integration und Reorganisation und ist mit einer erhöhten Infektrate, einer hohen Rate an Frakturen im Bereich des transplantierten Knochens und mit dem Auftreten von vorzeitigem Gelenkverschleiß bei der Transplantation ganzer Gelenke verbunden.

Lagerung

Der entnommene, verpackte und eindeutig gekennzeichnete Knochen wird bei mindestens -70 °C gelagert. Sowohl die Immunogenität als auch die biologische Wertigkeit der Knochentransplantate sind abhängig von der Lagerungsdauer. Erst ab -70 °C ist eine sichere Hemmung der Kollagenaseaktivität im entnommenen Gewebe gewährleistet.

Kühleinrichtung

- Mindestens -70 °C.
- Temperaturkonstanz dokumentieren.
- Alarmeinrichtung bei Temperaturanstieg oder Stromausfall.
- Systematik in der Sortierung der eingelagerten Knochen.
- Ununterbrochene Kühlkette.
- Maximale Lagerungsdauer 5 Jahre (In Deutschland gemäß Richtlinie der BÄK).
- Größenbezeichnung der Knochenportionen.

Nativspenden müssen aufgrund der erforderlichen Kontrolluntersuchungen für mindestens 6 Monate bis zur Freigabe zur Transplantation eingelagert werden. Ein positiver Effekt einer Lagerungszeit von 6 – 12 Monaten auf die Immunogenität des Transplantates ist anzunehmen. Nach etwa einem Jahr ist von einer langsam fortschreitenden Abnahme der biologischen Aktivität der Transplantate auszugehen.

Nativtransplantation

- Kältekonservierung des Knochens ohne Anwendung eines Sterilisations- oder Desinfektionsverfahrens.
- Einlagerung bis zur Kontrolluntersuchung nach 6 Monaten.
- Möglichst schonendes Auftauen (körperwarme Kochsalzlösung).
- Einmal aufgetauter Knochen darf nicht wieder in die Bank eingelagert werden.
- Bakteriologische Untersuchung (2 Knochenpartikel).

Bei einer bakteriellen Kontamination ist eine antibiotische Therapie zu empfehlen.

Inaktivierung von Erregern

Von einem transplantierten Knochen geht das Risiko einer Übertragung von Krankheitserregern sowohl durch einen Befall des Spenderorganismus, als auch durch eine Kontamination bei oder nach der Explantation aus. Die Keimübertragung läßt sich durch die beschriebenen Richtlinien und Kontrollen zwar extrem reduzieren, aber nie ganz ausschließen. Fatal ist immer die Übertragung des HIV-Virus, wenn auch das Risiko einer HIV-Infektion bei regelrecht durchgeführten Testungen mit etwa $1:10^6$ als extrem gering einzustufen ist. Aber auch andere Keime können sowohl systemisch als auch lokal durch einen Infekt im Transplantatlager für den Empfänger weitreichende Konsequenzen nach sich ziehen. Dem gegenüber stehen die unbestritten exzellenten biologischen und mechanischen Eigenschaften des nativen Knochens, die denen des autologen Knochens nahe kommen, diese sogar bezüglich der mechanischen Stabilität übertreffen können.

Die bekannten Sterilisations- und Desinfektionsverfahren führen immer zu einer Minderung der biologischen und mechanischen Eigenschaften des Knochens in unterschiedlichem Ausmaß, abhängig von der angewandten Methode, können jedoch die Transplantationssicherheit deutlich erhöhen.

In Abhängigkeit von der Indikation muß daher abgewogen werden, ob zugunsten einer erhöhten Sicherheit auf die maximale mechanische und biologische Wertigkeit des Transplantates verzichtet werden kann.

Autoklavierung

Die Autoklavierung ist in jedem OP verfügbar und führt zur Sterilisation mit sicherer Abtötung aller bekannter Erreger. Die Knochenqualität leidet gravierend. Es ist weder eine ausreichende mechanische Belastbarkeit, noch ein osteoinduktiver Effekt gegeben. Autoklavierter Knochen kann allenfalls als Füllmaterial im ersatzstarken, mechanisch nicht belasteten Lager zur Anwendung kommen.

Strahlensterilisation

Mit etwa 2,5 Gy ist ebenfalls sicher mit einer vertretbaren Reduzierung der Knochenqualität zu rechnen. Es muß eine ununterbrochene Kühlkette gewährleistet sein. Der Nachteil der Strahlensterilisation liegt in der geringen Verfügbarkeit und dem hohen Kostenaufwand entsprechender, in der Regel industrieller Einrichtungen.

Gas- und Lösungsmittelsterilisation

Diese Verfahren haben den Nachteil der unvollständigen Durchdringung des Knochens wie z. B. beim Alkohol. Die Behandlung mit Ethylenoxid bedarf aufgrund der potentiell mutagenen und karzinogenen Eigenschaften einer jeweils aufwendigen Vor- und Nachbereitung mit einer Reduzierung der biologischen Potenz. Ein hoher Kostenaufwand und eine komplizierte Verfahrenstechnik schränken den klinischen Einsatz ein.

Thermodesinfektion

Die Methode bedeutet ein Ultraschallwasserbad bei 80 °C über 90 Minuten. Eine Sterilisation ist per Definition nicht gewährleistet, experimentelle Untersuchungen konnten jedoch eine sichere Inaktivierung des bei ca. 60 °C thermolabilen HIV-Virus nachweisen. Auch humanpathogene, vegetative Bakterienformen werden durch einen Desinfektionsprozeß bei 80 °C abgetötet und somit die für eine artifizielle Kontamination in Frage kommenden Bakterien. Auch hier werden Proteine weitgehend denaturiert. Experimentell konnte jedoch eine geringere Minderung der Knochenqualität bezüglich der mechanischen und auch der biologischen Eigenschaften als durch die Autoklavierung nachgewiesen werden.

Bei validierten Sterilisations- bzw. Desinfektionsverfahren kann auf die sonst zwingend erforderliche Kontrolluntersuchung nach 6 Monaten verzichtet werden. Es ist günstiger, die ohnehin vorgesehene Behandlung des Knochens vor dem endgültigem Verpacken und Einlagern durchzuführen.

Auch die potentiell mögliche Übertragung maligner Zellen wird durch einen Desinfektions- oder Sterilisationsprozeß durch die Denaturierung des Eiweißes ausgeschlossen.

Einbauverhalten

Infektfreiheit, Durchblutung und mechanische Stabilität bis zur Integration des Transplantates sind unabdingbare Voraussetzungen. Durch ein schonungsloses und radikales Débridement wird ein ersatzstarkes Lager geschaffen.

Das Transplantat kann als Block in einen Defekt eingebracht oder gar zimmermannsmäßig eingebolzt werden.

Zur Defektfüllung wird der Knochen spanartig zugerichtet. Diesen Spänen kann ein kollagener Antibiotikaträger zugemischt werden und mit dem Stößel eine Verdichtung bei der Implantation erfolgen.
Das Transplantat hat sowohl osteokonduktive als auch osteoinduktive Eigenschaften. Nach der Integration erfolgt bei kleineren bis mittelgroßen Transplantaten, im biologisch wertvollen Lager, ein vollständiges Remodelling.
Die Dauer der Ein- und Umbauvorgänge ist abhängig von der biologischen Aktivität, der Belastung und der Transplantatgröße und Oberfläche. Der Umbau erfolgt innerhalb einiger Monate, kann jedoch bis zum vollständigen Remodelling Jahre in Anspruch nehmen. Bei Makrotransplantationen oder Transplantaten mit einem großen Anteil kortikaler Strukturen bleibt der vollständige Umbau aus. Im günstigsten Fall erfolgt eine Osteointegration.
Ein Mischen autogener und allogener Spongiosa, insbesondere nach Vorbehandlung des allogenen Knochens, ist zu empfehlen. Hierdurch ist nicht nur eine Reduzierung des benötigten Fremdknochens zu erzielen, sondern auch gleichzeitig der osteoinduktive Effekt der körpereigenen Spongiosa auszunutzen.

Alternative Verfahren

Autogene Knochengewinnung

Diese sollte bei rekonstruktiven Eingriffen unter Berücksichtigung der möglichen Kontraindikationen, der zusätzlichen Belastung des Patienten und der benötigten Knochenmenge bzw. Knochenqualität als Methode der ersten Wahl gelten.

Kallusdistraktion

Bei Knochendefekten im diaphysären Anteil stellt diese ein gut standardisiertes und äußerst elegantes Verfahren zur Knochenrekonstruktion dar.

Knochenersatzmittel

Immer muß der Fremdkörpercharakter berücksichtigt werden.
Knochenersatzmittel unterliegen einer ständigen Fortentwicklung mit injizierbaren, isotherm härtenden Applikationsformen, mit Optimierung der Porengröße und Poreninterkonnektion und als interessanteste Entwicklung mit zusätzlicher Beschichtung mit osteoinduktiven und osteostimulativen Substanzen. Ihr Stellenwert liegt heute im wesentlichen noch in der reinen Defektauffüllung.

Aufbau einer Knochenbank

Apparative Voraussetzungen

- Instrumente (Luer, Liston-Schere, Knochenfaßzange und oszillierende Säge).
- Brett aus Kunststoff, gegebenenfalls mit einer Haltevorrichtung.
- Sterile 2-fach-Verpackungen, beschriftbar, durchspießungssicher (Kunststoffdose mit Schraubdeckel).
- Kühleinrichtung (ausreichend dimensioniert, Fächer, -70 °C bis -80 °C Kühlreserve, Anschluß an Notstromkreislauf, Alarmeinrichtung).

Personelle Voraussetzungen

Verantwortlich für die Knochenbank ist der jeweilige Klinik- oder Abteilungsleiter. Dieser wird einen Facharzt und einen Vertreter für die Führung und Organisation der Knochenbank einsetzen. Dieser Arzt ist verantwortlich für die korrekte Spenderauswahl, Dokumentation und Überprüfung der Ausschlußkriterien, Laborwerte, mikrobiologischen Untersuchungen und Einwilligungserklärungen. Die Transplantatfreigabe erfolgt nur vom für die Knochenbank verantwortlichen Arzt beziehungsweise seinem Vertreter. Unter Einbeziehung der Daten des Knochenempfängers werden die Unterlagen archiviert. Zur Verwaltung der Knochenbank ist die Anlage einer elektronischen Datenbank empfehlenswert. Auch im Operationssaal ist für die Führung der Knochenbank eine Schwester / ein Pfleger, mit jeweiliger Vertretung, für die Verwaltung der Kühleinrichtung, der Dokumentation im OP und der Vorhaltung der Verbrauchsgüter einzusetzen.

Dokumentationsbogen

Für jede Knochenspende muß ein eindeutig zugeordneter, in drei Abschnitte unterteilter Dokumentationsbogen mit fortlaufender Numerierung angelegt werden .

Dokumentationsbogen für allogene Knochentransplantate

1. Spender
Name: __________
Vorname: __________
Geburtsdatum: __________

Transplantat Identifikationsnummer: ☐
Entnahme
Operateur: __________
OP-Schwester/Pfleger: __________
Mikrobiologische Untersuchung: __________
Entnahmeort: __________
Entnahmedatum: __________
Dimension: klein ☐ mittel ☐ groß ☐

2. Transplantatfreigabe
Bakteriologie: negativ ☐ positiv ☐ Erreger: __________
Einverständniserklärung: ☐
Anamnese überprüft: ☐
Labor überprüft: HbsAg, Anti-Hbc, Anti-HCV, HIVAk u. TPHA-Test
Blutgruppe AB0 – Rh: __________
6 Monatskontrolluntersuchung: __________
Datum: Ergebnis:

Transplantatfreigabe: __________
Unterschrift:

Transplantat verworfen: __________
Begründung: Datum:

3. Transplantation
Empfänger: __________
Name/Vorname Geb. Blutgruppe

Diagnose: __________ Datum: __________
Operation: __________ Lokalisation: __________
Operateur: __________
OP-Schwester/Pfleger: __________
Mikrobiologie: __________

Der organisatorische, personelle und auch finanzielle Aufwand zum Führen der Knochenbank ist groß und somit nur spezialisierten Zentren zu empfehlen. Unter den oben genannten Kriterien ist die allogene Knochentransplantation als ein sicheres Verfahren anzusehen und eine wertvolle, ja unverzichtbare Ergänzung des Spektrums der rekonstruktiven Knochenchirurgie.

Interventionelle Eingriffe

Von J.-R. Allenberg, G. Krupski, W. Sandmann, H.W. Schreiber und N. Soehendra

Interventionelle chirurgische Radiologie sive interventionelle Chirurgie

Allgemeines

Das Wort „interventionell“ wurde 1967 von dem amerikanischen Radiologen A. R. Margulis für die radiologische Diagnostik geprägt und schon bald auch therapeutisch genutzt. Das Wort „interventionell“ kann sowohl als Eigenschafts- wie auch als Umstandswort gebraucht werden. Die Bedeutung des Mischwortes bezieht sich auf das ursprüngliche „intervenire“. Interveniert werden mit Hilfe der perkutanen Punktion die Haut, Schleimhaut, tiefere Gewebe, natürliche wie krankhafte solide Gewebe, natürliche wie krankhafte Hohlgebilde und Kanalsysteme.

Methodenspezifisch ist, daß den Eingriffen bildgebende diagnostische Verfahren vorausgehen, daß die *Intervention mit Kanüle und Katheter und in Lokalanästhesie* erfolgt. Von daher haben die Verfahren das Prädikat „schonend“. Die interventionelle Radiologie stützt sich auf alte und aktuelle chirurgische Erfahrungen. So erfolgt die Anwendung bei uns regelhaft im gemeinsamen Ansatz. Von daher erklärt sich der Doppelname (s. o.). Die Anwendung interventioneller Verfahren hat sich technisch und indikatorisch laufend erweitert und auch auf intraluminale wie intrakavitäre endoskopische Manöver ausgedehnt. Nachfolgend seien einige typische Anwendungen dargestellt.

Drainage

Perkutane Abszeßdrainage

Ziele und Methoden

Ziel des perkutanen Vorgehens bei der Abszeßdrainage ist die minimal-invasive Entlastung und Spülung eines Abszesses unter Vermeidung eines größeren operativen Zugangsweges und einer Allgemeinanästhesie. Die Nutzung moderner bildgebender Verfahren gestattet es, auch großkalibrige, teilweise mit Saug- und Spülkanal versehene Katheter in örtlicher Betäubung zielgenau zu plazieren und den Abszeß so zu eliminieren. Das perkutane Vorgehen unter Sichtkontrolle mittels Sonographie oder Computertomographie kann, sofern es Befund und Befinden erlauben, im direkten Anschluß an die diagnostische Bildgebung durchgeführt werden. Während die Computertomographie an den Untersuchungsraum gebunden ist, kann mit der Sonographie die Behandlung auch am Patientenbett durchgeführt werden.

Neben den geringen psycho-physischen Belastungen für den Patienten können die mit dem minimal-invasiven Verfahren verbundenen Kosteneinsparungsmöglichkeiten zusätzlich in Betracht gezogen werden.

Indikationen

Grundsätzlich sollte jeder nachgewiesene Abszeß drainiert werden. Ist der Abszeß perkutan zugänglich, kann mit dem zur Verfügung stehenden oder diagnostisch eingesetzten bildgebenden Verfahren die Drainage erfolgen (zur Differentialtherapie s. Tab. **1**). Zu den am häufigsten perkutan drainierten Abszeßlokalisationen zählen (in absteigender Häufigkeit) der vor allem rechtsseitige subphrenische Abszeß, der Leberabszeß, die superinfizierte Pankreas-Pseudozyste bzw. der peripankreatitische Abszeß bei Pankreatitis sowie retroperitoneale Abszesse (divertikulitisch, perirenal). Das Pleuraempyem kann bei sehr zirkumskripter Ausdehnung (Stadium I oder frühes Stadium II) ebenfalls perkutan drainiert werden.

Tabelle **1** Primärtherapien bei verschiedenen Abszeßformen (nach Witzigmann u. Sunder-Plassmann)

Operation:	– Milz- und Pankreasabszeß – Abszeß bei Morbus Crohn – Abszedierende Tumoren – Divertikulitischer und perityphlitischer Abszeß – Interenterischer und fistelnder Abszeß – Pleuraempyem (Stadium II, III, IV)
Perkutane Drainage:	– Milz-, Pankreas- und Leberabszeß – Subphrenischer, perihepatischer und parakolischer Abszeß – Pleuraempyem (Stadium I, [II])
Medikamentöse Behandlung:	– Amöbenabszeß – Tuberkulöser Abszeß – Aktinomykose

Kontraindikationen

Da eine Abszeßdrainage regelhaft überlebensnotwendig ist, gibt es nur wenige Kontraindikationen. Drainagen von Amöbenabszessen und Echinokokkuszysten der Leber sind zu vermeiden.

Ist ein Abszeß perkutan nicht unter Schutz wichtiger Organsysteme wie z. B. Milz, Darm, Gefäße erreichbar, muß die perkutane Punktion unterbleiben. Bei vielen Zugangswegen von subphrenischen Abszessen besteht die Möglichkeit, transpleural zu punktieren. Dieser Weg birgt das Risiko, Keime in den Pleuraraum zu verschleppen und ein Pleuraempyem zu verursachen. Ist ein derartiger Zugangsweg unvermeidlich, muß die Indikation der perkutanen Drainage streng abgewogen und ggf. der Operation in Narkose der Vorrang gegeben werden.

Operations- und Aufklärungshinweise

Auf die Verschleppung von Keimen im Verlauf des Zugangsweges und auf die Verletzung zu schonender Strukturen ist hinzuweisen. Dabei kann es zu Blutungen, Pleuraempyem oder Pneumothorax, Hohlorganperforation mit Peritonitis sowie Fistelungen kommen. Über derartige Komplikationen muß der Patient aufgeklärt werden. Ebenso muß ein Hinweis erfolgen, daß die Behandlung insuffizient sein kann und eine Operation angeschlossen werden muß.

Spezielle Vorbereitungen

Der Patient erhält einen peripheren venösen Zugang. Gerinnungsstörungen werden vor der Intervention ausgeglichen, so daß der Quick-Wert >50% beträgt, die TZ weniger als verdoppelt ist und die Thrombozytenzahl über 100 000/µl liegt.

Unabhängig vom verwendeten bildgebenden Verfahren ist nach Festlegung des Zugangsweges eine gründliche Hautdesinfektion notwendig. Der Punktionsort wird mit einem sterilen Lochtuch abgedeckt. Die sich anschließende Lokalanästhesie sollte den Eingriff weitestgehend schmerzfrei machen. Dementsprechend muß die Lokalanästhesie nach Möglichkeit den gesamten Punktionstrakt, zumindest jedoch Haut, Subkutis, Peritoneum bzw. Leberkapsel als besonders vulnerable Strukturen suffizient erfassen.

Spezielle Technik

Zur perkutanen Abszeßdrainage bietet die Industrie eine große Zahl fertiger Systeme und einzelner Materialien verschiedener Form und Kaliber. In der Routine hat sich der nach seinem Entwickler benannte van-Sonnenberg-Katheter besonders etabliert. Es handelt sich um einen zweikalibrigen Katheter mit kleinem Spül- und großem Saugkanal. Peripher finden sich große Perforationen sowie eine Pig-tail-(Schweineschwanz-)Konfiguration. Der weniger Erfahrene sollte ein fertig zusammengestelltes Drainageset benutzen, bei dem Punktionsnadel, Bougie, Draht und Katheter in ihrem Kaliber und ihrer Länge exakt einander angepaßt sind. Erfahrene Untersucher können situationsabhängig Drähte, Nadeln und Katheter miteinander kombinieren. Neue Materialien sollten grundsätzlich vor erstem Einsatz im Patienten „trocken" getestet werden, um u. U. verhängnisvollen Inkompatibilitäten vorzubeugen. Vergleichbar zur Abszeßchirurgie gilt, daß die beste Drainage eine großlumige Drainage ist. Daher sollte ein Kaliber von 14F-16F angestrebt werden und nur bei diffizilem Zugangsweg auf Kaliber von 12F und weniger zurückgegriffen werden. Kombinierten Saug-Spül-Drainagen ist reinen Saugdrainagen der Vorzug zu geben.

Zur Punktion wird der Patient derart im Bett bzw. auf dem CT-Tisch oder der Sonographie-Liege gelagert, daß der Abszeß frei zugänglich wird. Unter Umständen kann es erforderlich sein, die Lage mehrmals zu ändern, um überlagernde, zu schonende Strukturen wie Darmschlingen aus dem Zugangsweg zu bewegen. Bei der sonographisch gesteuerten Drainage ist nicht selten eine Kopf- oder Fußtieflage von Vorteil.

Beim sonographisch gesteuerten Vorgehen besteht die Möglichkeit, den Abszeß frei zu punktieren, was v. a. bei großen und leicht zugänglichen Befunden zu bevorzugen ist, oder erfolgt mit Hilfe eines Punktionsschallkopfes, der optisch im Bild den Verlauf der Punktionsstrecke der in einem Kanal geführten Nadel anzeigt (Abb. 1). Bei der CT markiert man sich eine geeignete Schicht und punktiert im vorher ausgemessenen Winkel in der Bildebene frei in den Befund. Besteht die Wahl zwischen verschiedenen Zugangswegen, sollte jener gewählt werden, der bei liegendem Patienten diesen nicht behindert und einen freien Ablauf ermöglicht. Bei heikler Lage sollte die Nadel bei der CT-gesteuerten Technik in Etappen mit zwischenzeitlicher Lagekontrolle vorgetrieben werden. Nach Entfernen des Mandrins wird der Führungsdraht eingebracht und soweit vorgeschoben, bis die Spitze eine Schlaufe bildet oder sich ein Widerstand zeigt. Das Erreichen des Abszesses erkennt man an sich entleerendem putridem Sekret. Die Nadel wird unter Sicherung der Drahtlage entfernt und der Punktionstrakt über den verbleibenden Draht mit Bougies aufgeweitet. Schließlich kann der mittels Mandrin versteifte weiche Kunststoff-Katheter über den Draht eingeführt werden (Abb. 2). Wenn die Spitze des Katheters die Abszeßhöhle erreicht hat, wird der Katheter bei lagekonstantem Mandrin weiter vorgeschoben, bis alle peripheren Perforationen im Abszeß liegen. Der Führungsdraht und der Mandrin können nach Lagekontrolle mit den bildgebenden Verfahren entfernt werden (Abb. 3). Eine straffe Annaht erfolgt zur Sicherung der Lage und die Spülung als auch ein Ablaufbeutel können konnektiert werden. Die Eintrittstelle wird abschließend steril verbunden.

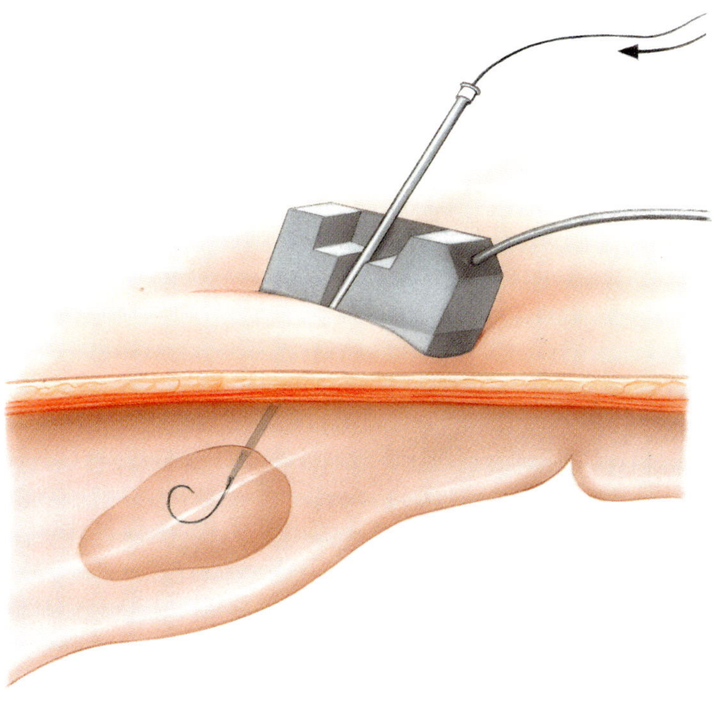

Abb. 1 Nach der Darstellung des Abszesses – hier mit Hilfe eines Punktionsschallkopfes – wird dieser mit der Kanüle punktiert und der Mandrin entnommen. Bei suffizienter Lage in der Abszeßhöhle sollte zunächst etwas Pus zur mikrobiologischen Untersuchung gewonnen werden. Anschließend wird der Führungsdraht in die Höhle langsam so weit eingeführt, daß er unter Schleifenbildung sicher liegt oder ein Widerstand spürbar wird.

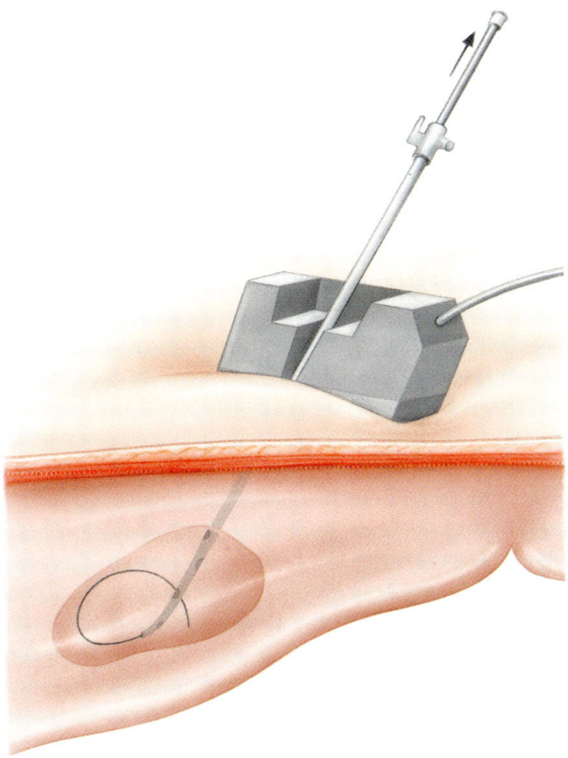

Abb. **2** Bei kleinkalibrigen Kathetern kann unter Umständen bereits jetzt die Drainage unter gleichzeitigem langsamen Rückzug der Führungskanüle in den Abszeß vorgeschoben werden, bis sämtliche Löcher der Drainage in der Höhle liegen. Bei großkalibrigen Drainagen erfolgt eine schrittweise Bougierung des Traktes bei liegendem Führungsdraht bis auf ein Kaliber knapp unter dem der Drainage.

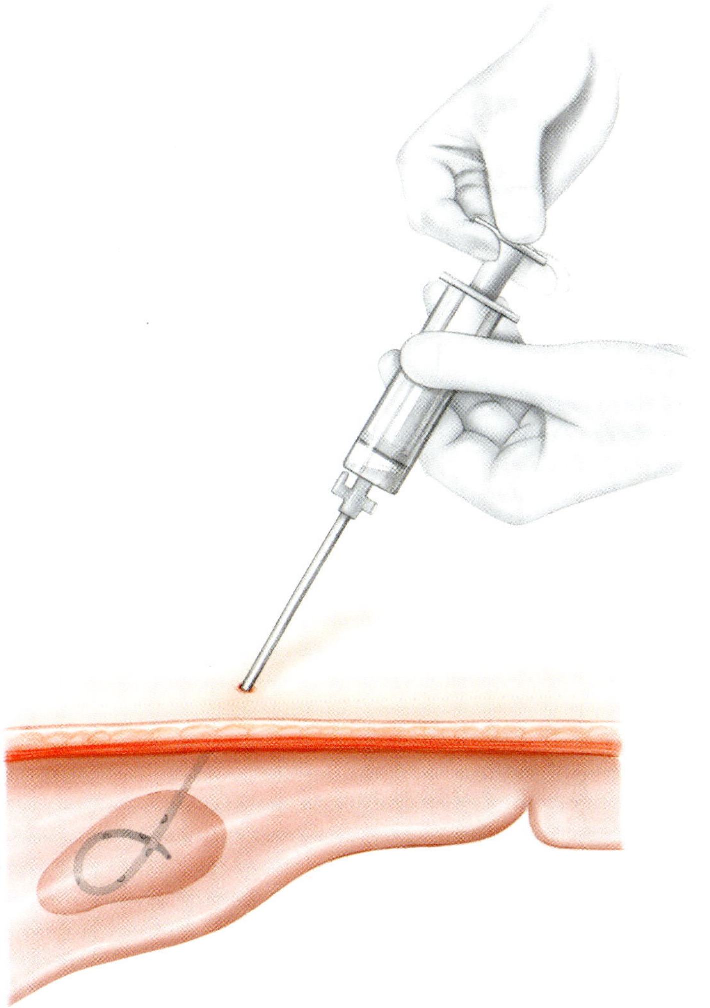

Abb. **3** Entfernt man sowohl Mandrin als auch Führungsdraht, bildet der Drainagekatheter seine typische Schweineschwanz-Konfiguration in der Abszeßhöhle aus. Das Sekret wird jetzt vollständig aspiriert, ein Sekretbeutel und (bei doppellumigen Drainagen) eine Spülung angeschlossen.

Komplikationen

Bei akzidenteller Punktion von Organen muß die Intervention abgebrochen und bei Auftreten von klinischen Zeichen eine spezifische Therapie eingeleitet werden (z. B. Thoraxdrainage bei Pneumothorax).

Bei Verletzungen von Gefäßen kann unter enger Überwachung und Kontrolle mit bildgebenden Verfahren zunächst abgewartet werden. Bei klinisch bedrohlichen Verschlechterungen ist eine umgehende chirurgische Revision unausweichlich.

Nachsorge

Solange sich aus der Drainage putrides Exsudat entleert, sollte sie belassen werden. Bei Septierungen des Abszesses kann die Instillation von Acetylcystein zur Auflösung der Membranen führen. Reine Saugdrainagen sollten mindestens zweimal täglich mit Kochsalzlösung angespült werden.

Läßt sich nur Spülflüssigkeit instillieren, ohne daß diese wieder abfließt, kann das System abgeknickt oder verstopft sein. Unter Durchleuchtungskontrolle zeigt die Kontrastmittelinjektion die Art der Okklusion. Bei Verstopfung wird die Drainage mittels eines Führungsdrahtes rekanalisiert oder gewechselt.

Fördert die Drainage nur klare Spülflüssigkeit oder zeigt sich in bildgebenden Verfahren keine Abszedierung mehr, wird die Drainage durch einfaches Ziehen (Cave bei geblockten Pig-tail-Konfigurationen: erst Verriegelung lockern!) entfernt.

Embolisation

Ziele und Methoden

Unter dem Begriff Embolisation versteht man einen selektiven oder nichtselektiven iatrogenen Verschluß von Gefäßen. Man benutzt als Zugangsweg das Gefäßsystem selbst und kann somit prinzipiell in allen Bereichen des Körpers eine Embolisation durchführen (Abb. **4**). Grundsätzlich erfolgt vor jeder Embolisation die Übersichts- und selektive Angiographie. Hierbei werden die erkrankten oder verletzten Gefäßanteile aufgesucht, ein entsprechender Katheter vor Ort gebracht und so das zu behandelnde Gefäß möglichst isoliert - superselektiv - dargestellt. Als Zugangsweg dient in der Regel die A. femoralis in der Leistenbeuge. In Lokalanästhesie und über eine Schleuse werden in Seldinger-Technik Führungsdraht und diagnostischer Katheter des Kalibers 4F oder 5F eingeführt. Hiermit lassen sich Übersichtsaortographien und eine selektive Darstellung der aortalen Gefäßabgänge erzielen. Katheter mit Kalibern von mindestens 5F können als Führungskatheter für Mikrokatheter dienen, um periphere Anteile der aortalen Gefäßäste zu erreichen. Sie sind sehr flexibel und werden mit Hilfe sehr feiner Führdrähte oder Blutfluß-gesteuert in die Peripherie manövriert. Hierüber lassen sich Kontrastmittel zur Bildgebung und Metallspiralen und Flüssigkeiten zur lokalen Embolisation und Chemotherapie einbringen.

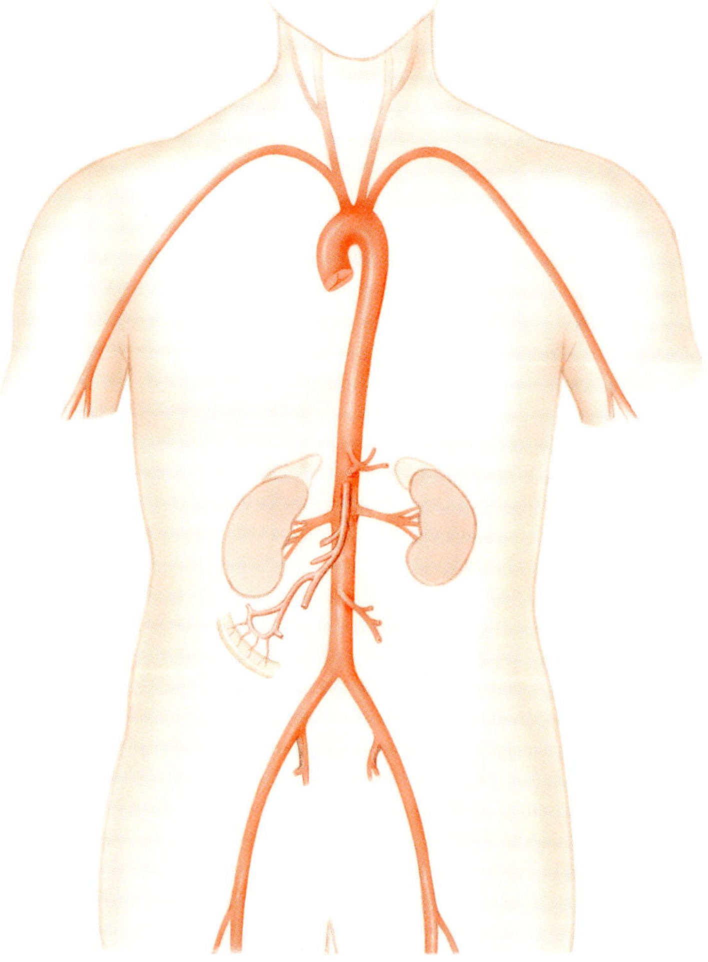

Abb. **4** Aus der Darstellung des Gefäßsystemes wird ersichtlich, daß weitestgehend alle Gefäßprovenienzen der transfemoralen Katheterangiographie – und damit auch einer Embolisation – zugänglich sind. Aus Gründen der Übersicht sind nur die relevanten Gefäße dargestellt. Die unteren Extremitäten können in der sog. Cross-Over-Technik von kontralateral über die Aortenbifurkation nach klassischer retrograder Punktion oder aber nach antegrader Punktion ipsilateral erreicht werden. Auf die notwendige Kenntnis der häufigen Varianten v. a. der viszeralen Gefäßanatomie sei hingewiesen.

Indikationen

Blutung

Bei Blutung stellt die interventionelle Embolisation eine minimal-invasive Alternative zur chirurgischen Ligatur oder Umstechung dar. Bedingt durch die Möglichkeit, lediglich betroffene Gefäße zu behandeln, ist die Embolisation vergleichsweise schonend. Auch gestattet der intravasale Zugangsweg ein minimal traumatisierendes Erreichen chirurgisch schwer zugänglicher Gefäßareale. Daher ist ein radiologisch-interventionelles Vorgehen bei posttraumatischen oder sonstigen Blutungen immer dann indiziert, wenn Kontraindikationen für eine Operation bestehen oder ein Blutungsort schwer lokalisierbar ist (wie z. B. bei angiomatosen Malformationen im Dünndarm). Zu den häufigsten Indikationen bei traumatischen Blutungen zählt die Blutung bei Schulter-, Thorax- und Beckenverletzungen. Eine traumatische Blutung im Abdominalbereich sollte primär chirurgisch versorgt werden.

Chemoembolisation

Die kombinierte, lokoregionäre Behandlung maligner Tumoren ist eine Palliativmaßnahme. Ein eindeutiger therapeutischer Benefit ist für das irresektable oder multifokale hepatozelluläre Karzinom der Leber, hepatische Metastasen solider und neuroendokriner Tumoren sowie thoraxwandnahe Rezidive austherapierter Mammakarzinome nachgewiesen. Neben diesen eindeutigen Indikationen kann die Behandlung als Palliation bei allen anderen Tumormanifestationen hepatisch oder extrahepatisch als symptomatische Ultima ratio durchgeführt werden.
Beim hepatozellulären Karzinom kann eine Chemoembolisation in Kombination mit einer sich anschließenden kurativen Behandlung erfolgen, wenn es z. B. gilt, eine lokale Tumorkontrolle in der Wartezeit für ein Organ bei geplanter Lebertransplantation zu erreichen. Vor der Operation von Knochenmetastasen im Wirbelsäulen- und Beckenbereich kann eine reine Embolisation das Blutungsausmaß einer nachfolgenden Operation deutlich reduzieren.

Kontraindikationen

Blutung

Da es gilt, eine bedrohliche Blutung zu stillen, gibt es keine absoluten Kontraindikationen. Wie auch bei chirurgischem Vorgehen muß eine Ischämie abhängiger Strukturen im Zweifelsfall in Kauf genommen werden.
Die traumatische Nierenblutung mit Kapselhämatom limitiert sich in der Regel selbst und sollte nur im Ausnahmefall embolisiert werden.

Chemoembolisation

Bei Vorliegen potentiell kurativer Heilmethoden ist die Chemoembolisation nicht indiziert. Die Embolisation in der Leber verbietet sich, wenn ein Pfortaderverschluß vorliegt.

Operationsrisiken und Aufklärungshinweise

Der Untersucher muß sich bei jeder Embolisation seines Embolisationsmaterials und dessen Verhaltens gewahr sein. Dies gilt besonders bei definitiven Gefäßverschlüssen mittels Metallspiralen und den Embolisationsflüssigkeiten Ethibloc™ und Fibrinkleber. Letztere haben eine teilweise extrem kurze Aushärtungszeit, so daß die Gefahr besteht, das Kathetermaterial im Gefäß zu fixieren.
Bei jeglicher Form von Embolisation ist es kaum zu vermeiden, abhängige Strukturen vollständig auszusparen. Der hier mögliche, ischämiebedingte unvermeidbare Funktionsverlust muß dem Patienten erklärt werden. Bei Embolisationen via Interkostal- und Lumbalarterie muß auf das Risiko einer Querschnittslähmung hingewiesen werden. Neben den angiographiebedingten Risiken ist die Infektion der ischämischen Areale vor allem bei ausgedehnten Embolisationen zu erwähnen.

Spezielle Technik

Blutung

Der Zugangsweg zum Gefäßsystem ist die klassische transfemorale Katheterangiographie in Seldinger-Technik in der Leiste in örtlicher Betäubung. Da es Ziel ist, eine definitive Blutstillung zu erreichen, kommen embolisierende Flüssigkeiten wie Ethibloc und Fibrinkleber und Metallspiralen als Embolisate in Betracht. Abhängig von der Lokalisation können zur Plazierung von Metallspiralen Diagnostikkatheter des Kalibers 5F oder Mikrokatheter verwendet werden. Flüssige Embolisate sollten aus Sicherheitsgründen nur über Mikrokatheter eingebracht werden. Die Kombination von Metallspirale und Ethibloc gestattet einen zügigen und verläßlichen Gefäßverschluß.
Zunächst wird versucht, das blutende Gefäß isoliert mit einem Katheter zu sondieren. Ist dieses nicht möglich, wird der Katheter so plaziert, daß entscheidende Strukturen geschont werden. Bei Embolisationen im Bereich der Wirbelsäule und Thoraxwand muß bei Sondierung der Interkostal- und Lumbalarterien überprüft werden, ob Anastomosen zur A. spinalis anterior vorliegen (z. B. A. spinalis ascendens Adamkiewicz auf Höhe BWK 12 – LWK 2). Hier ist eine Embolisation mit äußerster Vorsicht durchzuführen, da eine akzidentelle Embolisation der A. spinalis anterior meist zur Querschnittslähmung führt.

In Abhängigkeit vom Gefäßkaliber kann jetzt eine Metallspirale komplexer Form (Brezel, Acht, Helix o. ä.) mit Hilfe eines sog. Pushers durch den Katheter verbracht werden (Abb. **5**). Die Metallspirale wird dabei in gestreckter Form in den Katheter eingebracht und nimmt die vorbestimmte komplexe Form bei Austritt ins Gefäßlumen ein. Derartige geschobene Metallspiralen lassen sich nicht mehr umplazieren, bei der Plazierung muß daher entsprechende Sorgfalt walten. In kritischen Positionen können allerdings auch GDC-Metallspiralen verwendet werden, die mit ihrem Pusher verlötet sind und erst bei definitiver Lage elektrogalvanisch abgetrennt werden. Bis zu diesem Zeitpunkt sind diese daher beliebig umplazierbar. Sie finden vor allem in der Neuroradiologie Einsatz.

Zur Sicherung der ersten Metallspirale sollte mindestens noch eine weitere eingebracht werden. Die thrombogene Oberfläche führt dann in einigen Minuten zum Gefäßverschluß. Dieser kann durch die Applikation von Ethibloc zügiger erreicht werden. Dieses darf aber nur über Koaxialkatheter, die mit 40%iger Glucoselösung gespült sind, in kleinsten (0,02 ml) Mengen appliziert werden. Eine Mischung mit dem fettigen Kontrastmittel Lipiodol gestattet die Sichtbarkeit des Materials unter Durchleuchtung.

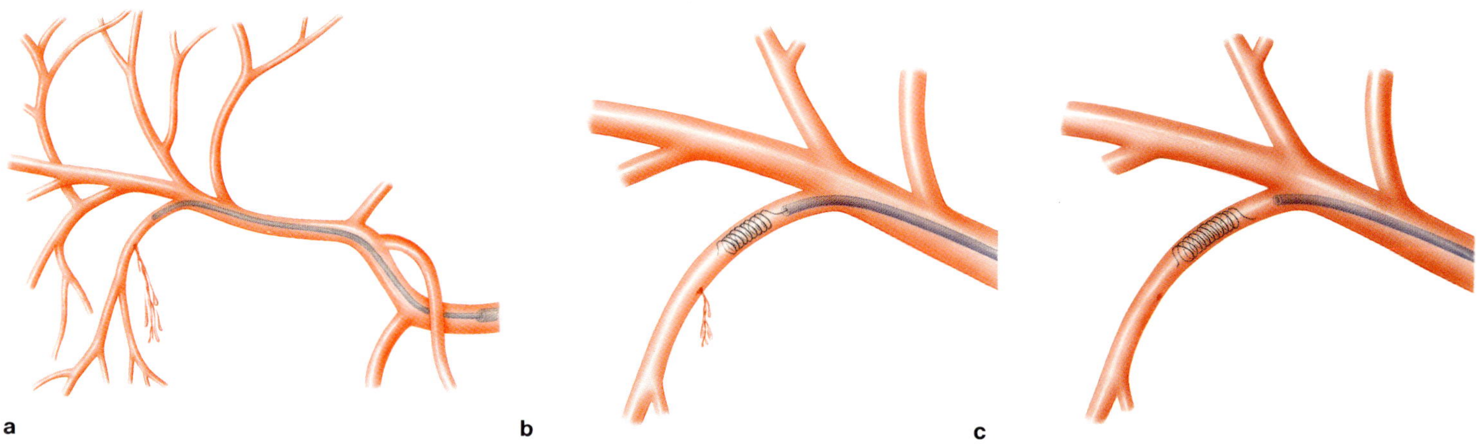

Abb. **5a–c** Bei der Embolisation eines blutenden Gefäßes muß die Blutung zunächst dargestellt werden. Dieses kann angiographisch nur bei einem Blutverlust von mindestens 2–5 ml/min gelingen. Zur Blutstillung muß der Diagnostikkatheter oder der Koaxialkatheter möglichst selektiv an die Blutung herangeführt werden (**a**). In Abhängigkeit von der Lokalisation und dem Gefäßkaliber kann ein flüssiges Embolisat oder eine Metallspirale appliziert werden. Eine Metallspirale entfaltet ihre Form nach Verlassen des Katheters und wird vor der Gefäßläsion „abgeworfen“ (**b**). Da die Wirkung mehr auf der Thrombogenität des Materials als dem rein mechanischen Verschluß der Gefäßbahn beruht, kommt es erst nach einigen Minuten zum Sistieren des Blutflusses (**c**). Gegebenenfalls ist ein suffizientes Ergebnis erst mit 2 oder mehr Metallspiralen erreichbar.

Chemoembolisation

Vorbereitung und Zugangsweg sind identisch zur Embolisation. Bei hepatischer Chemoembolisation erfolgt das Plazieren des Katheters in dem Truncus coeliacus nach Kontrolle der Durchgängigkeit der Pfortader. Über einen Führdraht wird der Katheter in die A. hepatica communis eingebracht. Mittels Mikrokatheter werden dann in Koaxialtechnik die tumorversorgenden Gefäßäste sondiert. Die A. cystica muß passiert werden, da ansonsten die Gefahr einer Gallenblasennekrose besteht. Konsekutiv erfolgt die Embolisation der tumorversorgenden Äste mit einem Gemisch aus Lipiodol und dem Chemotherapeutikum. Dieses wählt man entsprechend der zu erwartenden Empfindlichkeit des Tumors aus: z. B. 5-Fluorouracil bei Adenokarzinomen oder Adriablastin bei hepatozellulären Karzinomen. In einem Verhältnis von 1 : 1 werden Chemotherapeutikum und Lipiodol in einer Emulsion vermischt. Nach Sistieren des Blutflusses in den Tumorästen erfolgen eine Abschlußkontrolle und die Entfernung des Katheters (Abb. **6**). Nach ca. 15minütigem Abdrücken der Punktionsstelle der Leiste Anlage eines Druckverbandes und Verordnung von strikter Bettruhe für 12–24 Stunden. Periinterventionell und für ca. 3 Tage erhält der Patient eine Antibiose mit z. B. Ciprofloxacin 250 mg p. o.

Zur exakten Dokumentation des Ergebnisses und zur weiteren Planung empfiehlt sich die Durchführung eines nativen CT nach der Intervention.

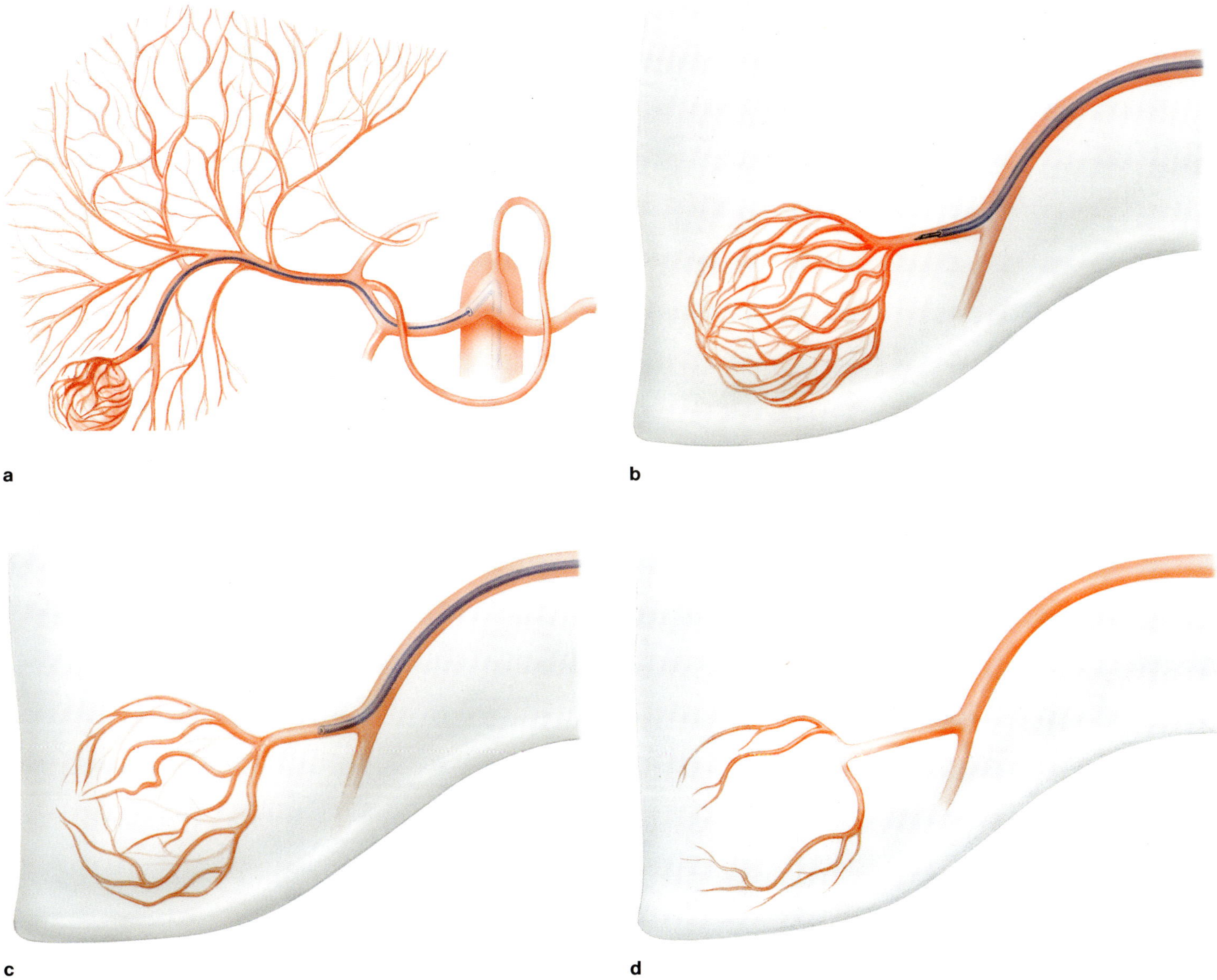

Abb. **6a–d** Üblicherweise sind Tumoren nur in Koaxialtechnik, wie in der Leber dargestellt (**a**), selektiv erreichbar. Die größtmögliche Schonung der Umgebung erlaubt die Applikation hoher Dosen des Chemotherapeutikums intratumoral.
Die langsame Injektion des Embolisates mit wiederholten Kontrollen des Embolisationsergebnisses führt zur schrittweisen Okklusion der Tumorgefäße. Die Applikation sollte solange fortgeführt werden, bis alle Tumorgefäße, die aus der sondierten Arterie entspringen, verschlossen sind (**b–d**). Da bei fortschreitender Okklusion des Tumorgefäßbettes der Gefäßwiderstand zunimmt, ist die Injektionsgeschwindigkeit zu reduzieren, damit kein Material retrograd in andere Areale abschwimmt. Bei Vorliegen weiterer Tumorgefäße aus anderen Gefäßästen werden diese konsekutiv sondiert und ebenfalls embolisiert.

Komplikationen

Schmerzen und Fieber sind die häufigsten Komplikationen nach Embolisationen, sie resultieren aus der reaktiven Ischämie. Nachblutungen in der Leiste, Gefäßverletzungen, AV-Shunts sind selten und angiographieassoziiert. Bei unkomplizierten Chemoembolisationen der Leber und Embolisationsgemischen unter 20 ml Gesamtvolumen sind Leberfunktionsstörungen bei unauffälliger Pfortaderperfusion unwahrscheinlich.

Nachsorge

Wurde eine Embolisation bei Blutung erfolgreich durchgeführt, ist das Gefäß definitiv verschlossen, weitere Kontrollen sind nicht erforderlich.
Chemoembolisationen müssen zum Erhalt des palliativen Effektes frequent wiederholt werden, um die Neovaskularisationen des Tumors erneut einzudämmen und so das Wachstum zu begrenzen. Verlaufskontrollen mit der CT zeigen erneute Hypervaskularisationen sowie ein Auswaschen des Lipiodols als Zeichen der notwendigen erneuten Embolisation. Als Richtwert kann man beim hepatozellulären Karzinom ein Intervall von ca. 12 Wochen annehmen.

Perkutane Biopsie

Ziele und Methoden

Die Intervention zielt darauf ab, Gewebeproben zur histologischen oder zytologischen Aufarbeitung und Diagnostik zu gewinnen. Dabei soll durch das perkutane Vorgehen eine Operation vermieden werden. Hauptsächlich wird die Methode in der Onkologie eingesetzt, seltener in der Endokrinologie. Meist werden Neubildungen punktiert, um eine gezielte Therapie einleiten zu können. Außerdem kann Material zur Keimbestimmung gewonnen werden.
Hinsichtlich der Art des zu gewinnenden Materials unterscheidet man Feinnadelbiopsien zur Zytologie und Stanzbiopsien zur Histologie.

Indikation

Feinnadelbiopsien sind in nahezu allen Körperregionen möglich. Lediglich zentralnervöse und vaskuläre Strukturen müssen geschont werden. Darmschlingen oder solide Organe hingegen können komplikationslos punktiert oder tangiert werden.
Bedingt durch den im Vergleich zur Feinnadelbiopsie größerkalibrigen Zugangsweg finden sich Einschränkungen der biopsierbaren Regionen. Die in der Routine zugänglichen Organsysteme sind in Abb. 7 dargestellt.

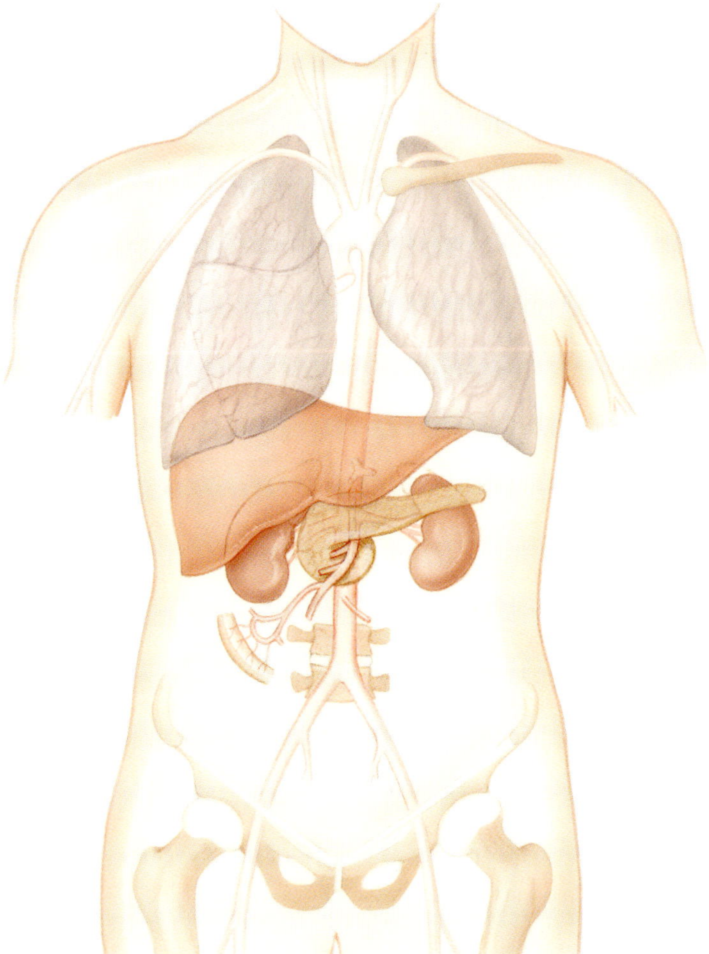

Abb. 7 Die einfach zugänglichen, häufig perkutan biopsierten Organsysteme sind in der Schemazeichnung in kräftiger Farbe dargestellt. Lediglich die parenchymatösen Organe sind unter Ultraschallkontrolle biopsierbar, für Lunge und Knochen bedarf es der CT (Knochen u. U. auch nur Röntgen-Durchleuchtung) zur adäquaten Bildgebung.

Kontraindikationen

Siehe auch Indikationen. Bedingt durch die Struktur des Knochens sind an diesem Organ nur Stanzbiopsien möglich.

Operationsrisiken und Aufklärungshinweise

Siehe auch Kapitel Abszeßdrainage.
Feinnadelbiopsien bergen ein minimales Risiko. Grundsätzlich sind neben einer Infektion und einer Blutung auch eine Hohlorganperforation und die Verletzung solider Organe möglich. Bei der Stanzbiopsie sind die Risiken höher. Hierauf muß in der Aufklärung und Einverständniserklärung dezidiert eingegangen werden. Die Möglichkeit, kein suffizientes Material zu gewinnen, sollte Erwähnung finden.
Bei Malignomen besteht zusätzlich das Risiko, im Verlauf des Zugangsweges maligne Zellen zu verschleppen und Implantationsmetastasen zu setzen. Die konkrete Gefahr ist schwierig in Zahlen zu fassen, da Faktoren wie Staging, Grading und Typing des Tumors auf die Metastasierung Einfluß nehmen. Eine Häufigkeit ist im allgemeinen deutlich unter 1% anzunehmen.

Spezielle Vorbereitungen

In weiten Zügen entspricht die Vorbereitung derjenigen vor einer Abszeßdrainage (s. S. 140). Die Lokalanästhesie sollte nicht bis an die zu biopsierende Läsion gebracht werden, um Beeinträchtigungen des Biopsiematerials zu vermeiden.

Spezielle Technik

Für Feinnadelbiopsien stehen spezielle Nadeln unterschiedlicher Länge und Stärke zur Verfügung. Vom Grundsatz her kann jegliche Kanüle oder Hohlnadel zur Aspiration im Rahmen einer Feinnadelbiopsie verwandt werden. Die Kaliber der Nadeln liegen zwischen 0,5 mm und 1 mm bei Längen von 4–20 cm.

Zur Entnahme von Stanzbiopsien werden spezielle Biopsievorrichtungen eingesetzt. Gemeinsames Prinzip ist das Abtrennen oder Abscheren eines Gewebszylinders in einer großkalibrigen Hohlnadel. In der Regel wird die geschliffene Hohlnadel über einen ausgekehlten Innenmandrin durch einen Federmechanismus im Millisekundenbereich in den Tumor geschossen und der Gewebszylinder herausgelöst. Dieses Verfahren wird als True-Cut-Biopsy bezeichnet. Viele Hersteller bieten derartige Systeme in unterschiedlichen Größen und Längen an.
Nach gründlicher Hautdesinfektion und Lokalanästhesie wird unter Kontrolle der bildgebenden Verfahren die Biopsienadel an den Befundort herangeführt und der Mechanismus ausgelöst (Abb. **8**). Das Biopsiesystem sollte lang genug sein, den Herd sicher zu erreichen, jedoch nicht überlang. Für Lungenbiopsien eignen sich besonders Systeme, die über eine extrem schnelle Doppelmechanik verfügen und sowohl Innenmandrin als auch äußere Hohlnadel in den Herd bewegen, da pulmonale Raumforderungen anderen Systemen ausweichen. Nach Entfernen des Systems wird das gewonnene Material entnommen, in der Größe kontrolliert und auf Formalin oder anderem gewünschten Material (Wasser, Ethanol) umgehend dem Pathologen gebracht.
Bei CT-gesteuerten Biopsien gestattet die postinterventionelle Aufnahme eine sichere Dokumentation der lokalen Situation hinsichtlich Blutung oder Pneumothorax.
Die Entnahme von 2 Biopsien bei einfachem Zugangsweg erhöht die Treffsicherheit. Dabei darf ein Biopsiesystem bzw. eine Feinnadel bei der Biopsie von Malignomen nicht wiederverwendet werden, um das Risiko von Implantationsmetastasen zu verringern.
Für *Knochenbiopsien* sind andere Materialien und ein spezielles technisches Vorgehen erforderlich. Einzelheiten finden sich z. B. in Lehrbüchern der Orthopädie und Unfallchirurgie.

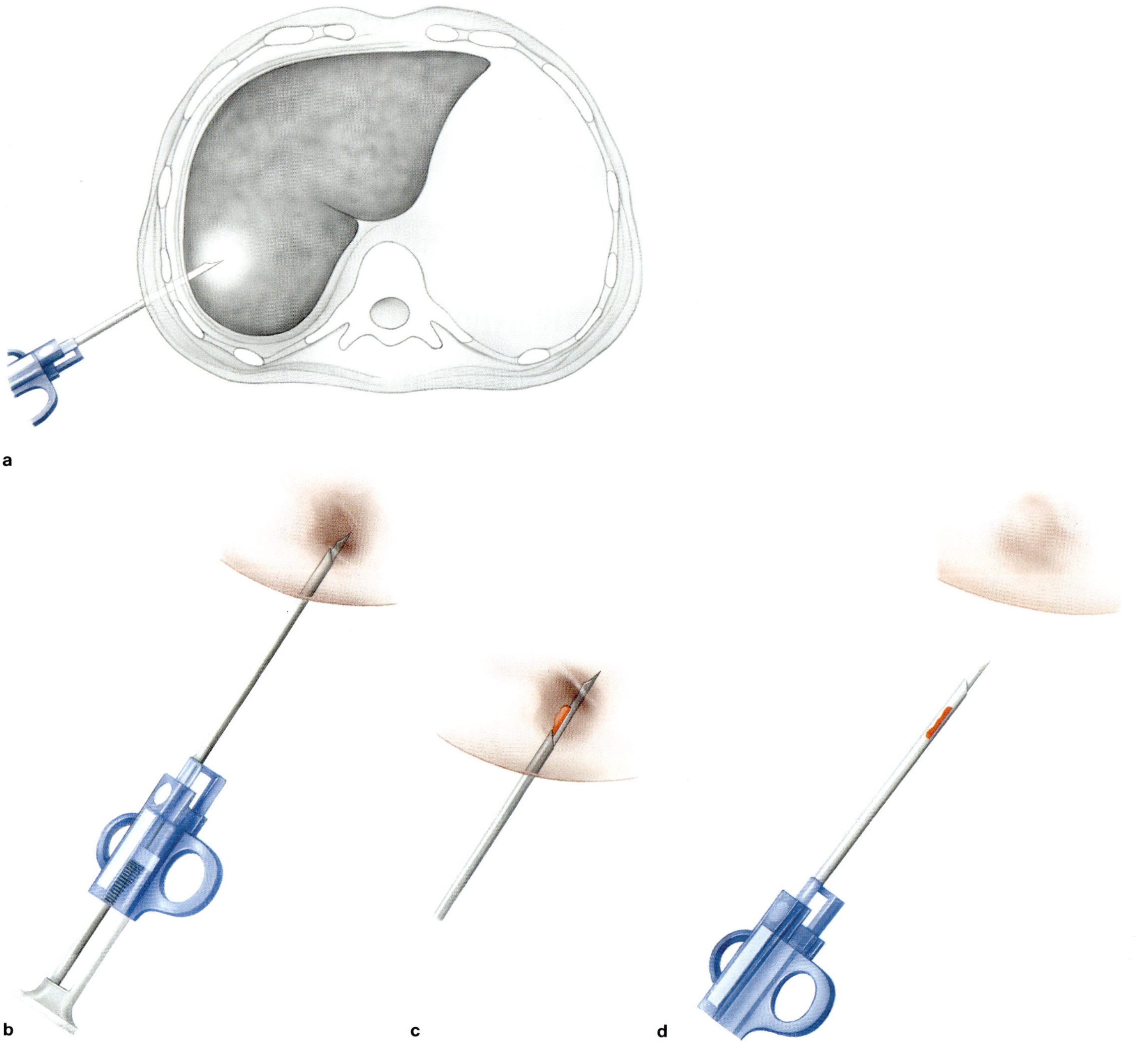

Abb. **8a – d** Am Beispiel der Leber ist das Vorgehen bei der Entnahme einer perkutanen Stanzbiopsie dargestellt (**a**). Nach Lokalisation des Herdes wird – vergleichbar mit der Abszeßpunktion – die Biopsienadel in den Herd eingebracht. Dabei sollte nach Möglichkeit die Nadel in der Peripherie des Tumors plaziert werden, um vitales Tumorgewebe und nicht zentrale Nekrose zu gewinnen (**b**). Bei guter Lage der Spitze (Kontrolle mit bildgebenden Verfahren) wird die Innennadel mit der Auskehlung vorgeschoben. Das Tumorgewebe fällt in die Auskehlung hinein (**c**). Beim Auslösen des Stanzmechanismus wird die geschliffene Außenkanüle sehr schnell zur Nadelspitze hin bewegt und so das Biopsat aus dem Tumor herausgelöst. Die Nadel kann nun mit dem darin liegenden Gewebeanteil entfernt werden (**d**).

Komplikationen

Blutung und Infektion sind besonders bei der Feinnadelbiopsie nicht zu erwarten. Bei Lungenbiopsien können kleinere, klinisch nicht relevante Pneumothorazes auftreten; eine Versorgung mit einer Thoraxdrainage ist dabei nur selten erforderlich. Hämoptysen irritieren den Patienten, sind aber fast nie bedrohlich.

Bei der Biopsie endokriner Tumoren, besonders dem Phäochromozytom, muß beachtet werden, daß durch die Organpunktion eine signifikante und u. U. lebensbedrohliche Hormonausschüttung erfolgen kann.

Endovaskuläre Eingriffe in der Gefäßchirurgie

Allgemeines

Operative Strategie

Ziel der endovaskulären Operationen ist die Beseitigung hämodynamisch relevanter Stenosen und Verschlüsse sowie die Ausschaltung rupturgefährdeter Gefäßareale auf minimal-invasivem Weg.
Der Erfolg endovaskulärer Techniken ist abhängig von
- der Indikationsstellung aufgrund klinischer und morphologischer Kriterien,
- dem Wissens- und Ausbildungsstand des Chirurgen,
- dem Equipment im Operationssaal,
- den Möglichkeiten prä-, intra- und postoperativer Erfolgskontrollen,
- der Kombination begrenzter offen chirurgischer Eingriffe mit endovaskulären Verfahren zur Ein- und Abstromverbesserung,
- der Anwendung adjuvanter medikamentöser Therapie intra- und postoperativ,
- der Einbeziehung programmierter Kontrollen und Serviceeingriffe zur Stabilisierung und Optimierung der Ergebnisse.

Eine 50 Jahre währende Erfahrung mit gefäßchirurgisch rekonstruktiven Eingriffen am Arterien- und Venensystem hat zu einem hohen Standard in der Indikationsstellung und chirurgisch technischen Umsetzung geführt. Die Standards erstrecken sich auf die primären operativen Therapien, die Sekundäreingriffe zum Erhalt eines Ergebnisses und die Behandlung von Komplikationen wie Embolien, Thrombosen und Infektionen. Da die Behandlung im wesentlichen einen Palliativeingriff darstellt - anomale angeborene Erkrankungen bleiben hier ausgenommen - gilt als oberstes Behandlungskonzept: kleinstmöglicher Eingriff mit größter Effizienz für ein optimales Früh- und Langzeitergebnis unter Berücksichtigung der Belastung des Patienten und der daraus entstehenden Kosten der Therapie.

Spezielle Anatomie

Die perkutane endovaskuläre Therapie ist aus morphologischer Sicht bei lokalisierten kurzstreckigen hämodynamisch relevanten Verschlüssen und Stenosen der arteriellen Strombahn indiziert. Aus anatomischer Sicht bietet sich als Zugangsweg auch für entfernt gelegene Läsionen die A. femoralis communis* wegen ihrer oberflächlichen Lage und leichten Punktierbarkeit an (Abb. **9**) In Ausnahmefällen kann als Zugangsgefäß die A. brachialis von Vorteil sein. Bei multipel lokalisierten Läsionen und bei Mehretagenprozessen wird die endovaskuläre Therapie mit einer offenen rekonstruktiven Operation kombiniert. Im Regelfall wird hierzu auch die A. femoralis communis, ein anderer Ort der Rekonstruktion oder ein Bypass (z. B. femoro-poplitealer Kunststoffbypass) gewählt.

* Grundsätzlich wurden in diesem Beitrag die an den Krankenhäusern des deutschsprachigen Raumes üblichen Namen verwendet. Diese entsprechen nicht der internationalen Nomenklatur. Trotzdem wurden aus Gründen der Zweckmäßigkeit die üblichen Bezeichnungen beibehalten.

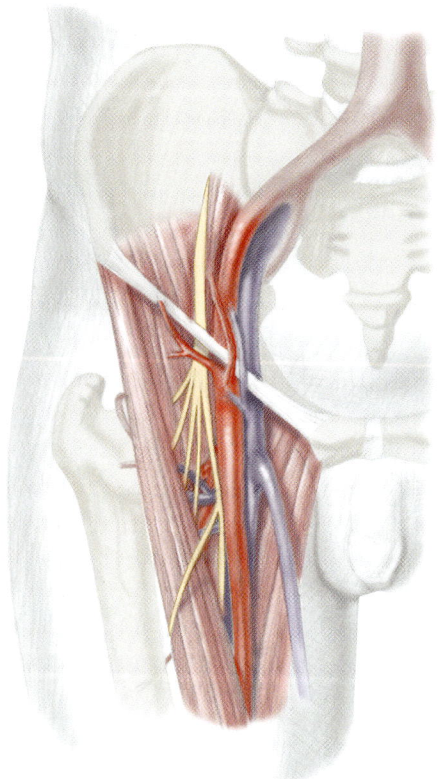

a

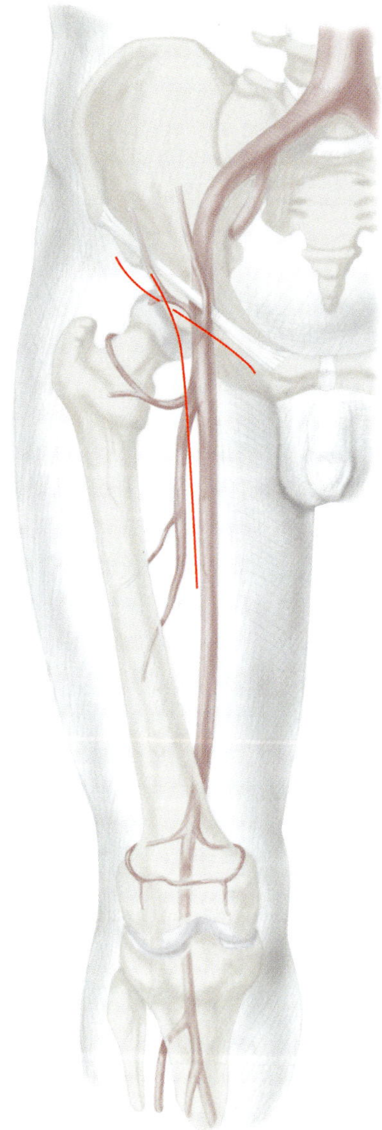

b

Abb. **9a** u. **b** Anatomie der Leistenregion.
Lage der A. iliaca externa, Aa. femorales communis et superficialis und A. profunda femoris in der Leistenregion. Anatomische Lagebeziehung zum N. femoralis und der V. femoralis. Als Zugang kann in Abhängigkeit von der Ausdehnung des Lokalbefundes eine kleine, parallel zum Leistenband verlaufende Inzision oder eine vertikal, mehr bogig verlaufende Inzision gewählt werden.

Topographie der Zugangswege

Die Darstellung der Femoralisbifurkation erfolgt (je nach Ausdehnung des arteriosklerotischen Befundes) über eine bogenförmige, längsgerichtete Inzision. Zur Behandlung von Aneurysmen der großen Gefäße wie Aorta und Beckenarterien kann bei großlumigen Einführungsbestecken der retroperitoneale Zugang über die A. iliaca externa von Vorteil sein. Die Hautinzision wird parallel zum Leistenband über eine Länge von 8 cm geführt. Ein spezieller Retraktor mit röntgendurchlässigen Titanvalven erlaubt eine stabile Exposition der A. iliaca externa bis zur Iliakagabel für die endovaskuläre Manipulation. Bei Einführungsbestecken über 24 F wird ein klassischer retroperitonealer Zugang zur A. iliaca communis gewählt (s. Bd. 1, S. 219). Nach End-zu-Seit-Anastomose mit einer 10-mm-Gefäßprothese wird diese aus der Hautinzision ausgeleitet und als Zugangsweg für großkalibrige Einführungsbestecke verwendet. Nach erfolgter Therapie wird die Anastomose im Sinne einer Patchplastik aufgehoben.

Spezielle Erkrankungen und Behandlungsmethoden

Ziele und Methoden

Kurzstreckige Stenosen und Verschlüsse stellen heute die Domäne für die endovaskuläre Therapie dar. Bei alleiniger Läsion eines Gefäßes, z. B. der Aorta, der A. iliaca oder der Oberschenkelachse, wird die endovaskuläre Behandlung transperkutan vorgenommen. Bei den häufiger vorkommenden Mehretagenverschlüssen werden die endovaskulären mit den offenen rekonstruktiven Verfahren kombiniert. Das Ziel ist in einer Minimierung des Eingriffs hinsichtlich der Belastung des Patienten und in einer Kosteneinsparung durch die einzeitige Behandlung und damit der Verkürzung des Krankenhausaufenthaltes zu sehen.

Indikationen

Grundsätzlich weicht die Indikationsstellung zum endovaskulären Vorgehen nicht von der Indikation zur offenen operativen Maßnahme ab. Die Stenose muß hämodynamisch relevant sein, sie muß eine Belastungsinsuffizienz zur Folge haben, kann jedoch bereits zur Insuffizienz in Ruhe oder Gangrän geführt haben. Eine rein prophylaktische Indikationsstellung im Stadium I, dem asymptomatischen Patienten, ist vorerst bis zum Nachweis einer Effektivität durch Studien abzulehnen. Dies gilt auch für die alleinige endovaskuläre Therapie. Grundsätzlich gilt aus morphologischer Sicht, daß kurzstreckige Läsionen, Verschluß oder Stenose, sich besser für die endovaskuläre Therapie eignen als langstreckige Verschlüsse oder Stenosen. Das gleiche gilt für singulär lokalisierte Stenosen im Gegensatz zu multilokalen Läsionen. Bilaterale Veränderungen erfordern unter Umständen ein mehrzeitiges Vorgehen.

Kontraindikationen

Eine Kontraindikation ist mit der Unverträglichkeit für eine gerinnungshemmende Therapie gegeben, da sowohl während als auch nach der Dilatationsbehandlung oder einer Stentimplantation eine Antikoagulation oder thrombozytenhemmende Therapie erforderlich ist. Die Thrombozytenaggregationshemmung muß im Regelfall für 3–6 Monate beibehalten werden. Eine weitere Kontraindikation stellt die Kontrastmittelallergie, die hyperthyreote Stoffwechsellage und die kompensierte wie auch dekompensierte Niereninsuffizienz dar. Erste Erfahrungen mit CO_2-Gas als Röntgenkontrast oder die Anwendung von intraoperativem endovaskulärem Ultraschall eröffnen möglicherweise in der Zukunft neue Wege.

Operationsrisiken und Aufklärungshinweise

Intraoperative Risiken

Verletzungen der begleitenden Venen und Nerven, erhöhtes Infektionsrisiko durch den zusätzlichen Umgang mit den Kathetern, Risiko einer Ausweitung der Operation durch kathetertechnisch bedingte Komplikationen, Risikoerhöhung durch vermehrte Heparinisierung im Rahmen der endovaskulären Therapie und dadurch vermehrte Blutungsneigung mit der Erhöhung des Risikos für eine postoperative Nachblutung.

Postoperative Risiken

Das hauptsächliche Risiko liegt in der postoperativen Thrombose, ausgehend von der Rekonstruktion oder auch der endovaskulären Läsion. Die perioperativ notwendige Beeinflussung der Gerinnung stellt zusätzlich ein erhöhtes Blutungsrisiko dar. Im Langzeitverlauf bestehen darüber hinaus behandlungsspezifische Risiken wie die Intimahyperplasie und der Rezidivverschluß. Rezidivverschlüsse können grundsätzlich mit einer Verschlechterung des Stadiums der Durchblutungsstörung bis hin zum Extremitätenverlust einhergehen.

Aufklärungsgespräch

Wie auch beim alleinigen offen chirurgischen Vorgehen sollte die Aufklärung mindestens 24 Std. vor dem Eingriff erfolgen. Auf das mögliche Auftreten behandlungsspezifischer Komplikationen muß in jedem Falle eingegangen werden. Neben den bekannten müssen auch unbekannte, methodisch bedingte Komplikationen als mögliche Nachteile aufgelistet werden. So ist eine Reihe der Ergebnisse der endovaskulären Therapie nicht hinreichend evaluiert. Prospektiv randomisierte Studien zu vielen Fragestellungen sind noch offen, insbesondere bezüglich der Langzeitergebnisse. Vor- und Nachteile der endovaskulären Therapie gegenüber denen der chirurgischen Standardtherapie müssen dem Patienten als Entscheidungshilfe dargelegt werden. Eine Aufklärung über die Verwendung von Röntgenstrahlen und Kontrastmitteln ist unerläßlich.

Spezielle Vorbereitungen

Die Eingriffe zur Therapie der peripheren arteriellen Verschlußkrankheit werden in Leitungsbetäubung oder in Allgemeinnarkose durchgeführt. Für die endovaskuläre Be-

handlung ist eine intraoperative Röntgenuntersuchung mit erheblicher Strahlenbelastung erforderlich. Ebenso ist die Verwendung von ionisierendem Kontrastmittel heute noch Voraussetzung. Zur Ausstattung ist eine DSA-taugliche Röntgenanlage und ein spezieller strahlendurchlässiger Operationstisch unverzichtbar, der auch den Anforderungen offen chirurgischer Eingriffe genügt.

Materialien für die endovaskuläre Therapie

Punktionsbesteck und Schleusensysteme: Am freigelegten Gefäß wird die Arterie im Abschnitt einer nachfolgenden Eröffnung des Gefäßes mit einer 3-F-Punktionskanüle mit einem 0,035-Zoll-Innenlumen punktiert und die Plastikummantelung unter Rückzug der Nadel im Lumen vorgeschoben. Unmittelbar danach wird ein speziell beschichteter Draht (z. B. „Glide-Wire“) nachgeführt und unter Röntgenkontrolle in die gewünschte Position gebracht. Nach Entfernen der Punktionskanüle wird eine Schleuse unter leichten Drehbewegungen eingebracht. Im Gegensatz zur transperkutanen Vorgehensweise, bei der möglichst kleine Schleusen verwendet werden, wird im Regelfall mit einer 8-F-Schleuse von 10 cm Länge gearbeitet. Für bestimmte Stentimplantationen können auch größere und längere Schleusen erforderlich sein.

Drahtmaterial und Führungskatheter

Neben dem Glide-Wire, der im Regelfall als Führungsdraht ausreichend ist, können auch steuerbare, an der Spitze verformbare Drähte mit Drehstabilität zur Anwendung kommen. Bei stark elongiertem und geschlängeltem Gefäßsystem kommen auch steife oder suprasteife Drähte zur Anwendung. Sollte aus morphologischen Gründen ein Führungsdraht nicht zu plazieren sein, so kann dies unter Zuhilfenahme von Führungskathetern erfolgen. Die Führungskatheter stellen unterschiedlich vorgeformte Katheter dar, mit denen es gelingt, dem Draht eine bestimmte Richtung zuzuweisen. Aus der Vielzahl vorgefertigter Katheter kommt am häufigsten die „multipurpose“ Konfiguration zur Anwendung.

Ballonkatheter

Es müssen je nach Gefäßquerschnitt und Länge der Läsion entsprechende Ballonkatheter gewählt werden. Am besten geeignet sind sog. „Low-profile“-Katheter, die bis zu ca. 10 atm druckstabil bleiben, d. h. auch unter maximalem Druck keine Verformbarkeit aufweisen. Das Dilatieren sollte unter manometerkontrollierten Bedingungen erfolgen. Um Zerreißungen und Dissektionen vorzubeugen, sollte die Aufdehnung der verlorenen Elastizität des erkrankten Gefäßes Rechnung tragen.

Stents

Sogenannte Stents stellen Metallgitterprothesen dar, die im Lumen die gewünschte Weite durch entsprechende Rückhaltekräfte aufrechterhalten können. Unterschieden werden ballonexpandierbare von selbstexpandierenden Stents aus unterschiedlichen Materialien wie Stahl, Tantalum und Nitinol. Sie finden ihren Einsatz zum Erhalt eines Dilatationsergebnisses oder auch ohne vorherige Dilatation im Sinne eines „primären Stents“. Neben den offenen Stents finden auch „gecoverte“ Stents zur Behandlung der arteriellen Verschlußkrankheit und der Aneurysmaerkrankung ihre Anwendung. Gecoverte Stents stellen Metallgitter dar, die lumenseitig oder auch außenseitig mit einer Gefäßprothese überzogen sind, in einigen modernen Stentprothesen ist das Metall in die Prothesenwand eingearbeitet. So hergestellte Stentgrafts kommen den herkömmlich, offen chirurgisch implantierten Gefäßprothesen bezüglich Innenoberfläche und Einheilungsverhalten sehr nahe.

Verschlüsse und Stenosen der iliakalen Achse

In der Region der Beckenetage werden im Vergleich zu anderen Gefäßregionen mit den endovaskulären Techniken die besten Früh- und Langzeitergebnisse erzielt. Hier ist auch eine liberalere Indikationsstellung zu verzeichnen, die insbesondere dann gestützt werden kann, wenn mit der Therapie in der Beckenachse eine periphere Bypassoperation kombiniert wird. Durch die Absenkung des peripheren Widerstandes verstärkt sich die hämodynamisch grenzwertige Stenose. Vergleichende Untersuchungen zwischen perkutaner Angioplastie und Stent haben einen geringen Vorteil für die Stentimplantation im Becken ergeben. Im Zusammenhang mit einer simultanen Rekonstruktion ist deshalb die primäre Stentimplantation zu empfehlen, um die Rekonstruktion nicht durch ein ungünstigeres Langzeitergebnis zu gefährden.

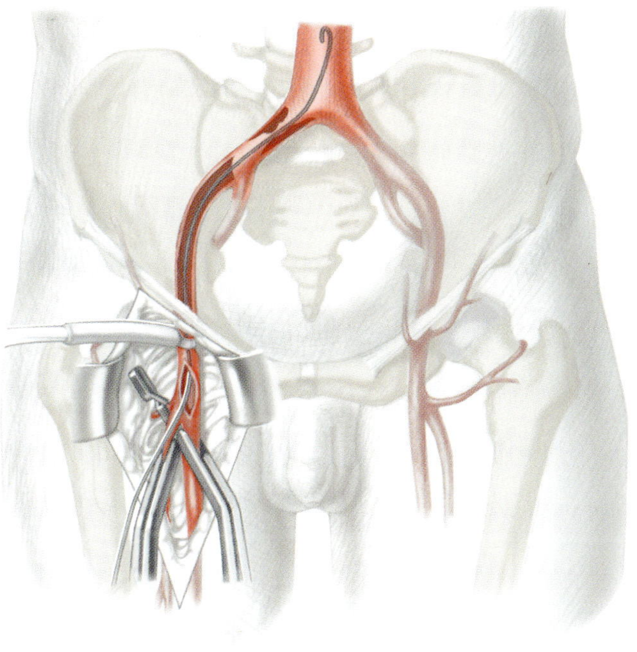

Abb. **10** A.-iliaca-externa-Verschluß/Stenose der A. Iliaca communis.
Darstellung des Verschlußzylinders der A. iliaca externa in Kombination mit einer proximalen A.-iliaca-communis-Stenose und einer A.-femoralis-communis-Stenose. Nach Ausklemmen der peripheren Stammgefäße und Längseröffnen der A. femoralis communis wird ein Führungsdraht (Glide wire) unter C-Bogen-Kontrolle zentral durch den Verschlußzylinder in die Aorta vorgeschoben. Sollte der Glide-Wire für dieses Manöver zu weich sein, kann hier ein steiferer Draht mit mehr Drehstabilität eingesetzt werden.

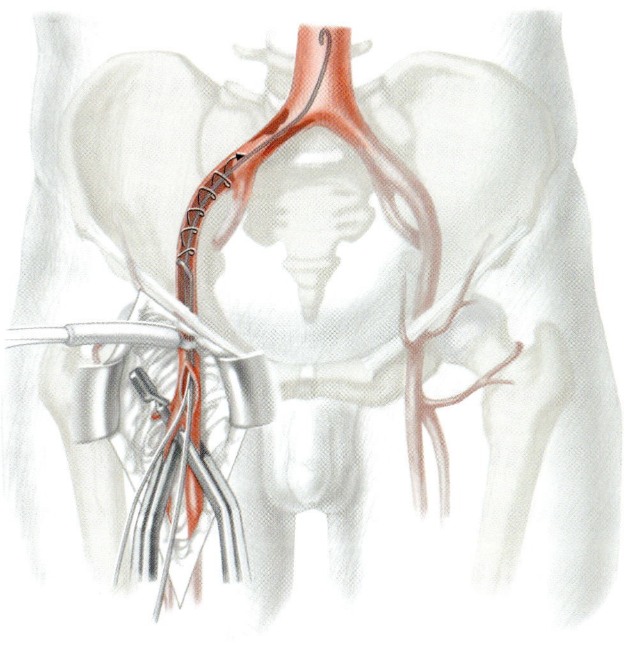

Abb. **11** Retrograde Ringdesobliteration.
Am eröffneten Gefäß wird mit dem Spatel in der A. femoralis communis eine klassische Thrombendarteriektomie (TEA) begonnen und der Obliterationszylinder nach distal durchtrennt. Die über den Führungsdraht geschobene Ringsonde wird retrograd unter Drehbewegungen in der Dissektionsebene der Beckenarterie nach kranial geführt, wobei die Ringsonde am proximalen Ende des Verschlusses das „normale" Lumen der Arterie erreicht (Pfeil).

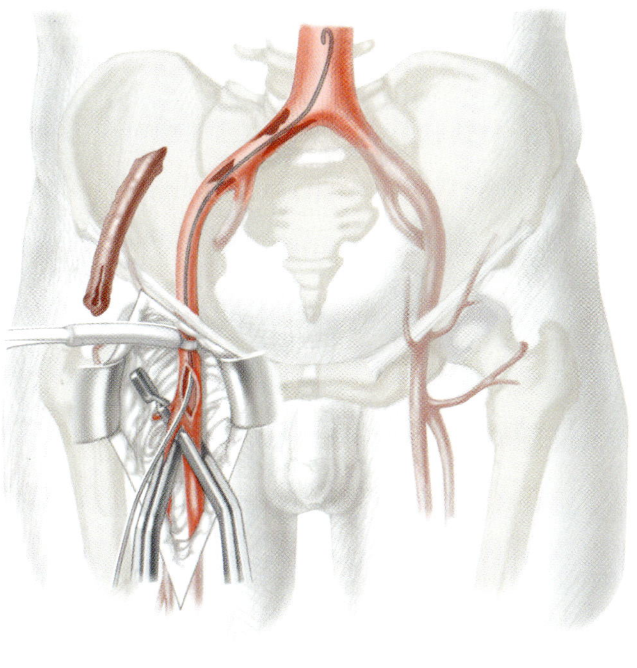

Abb. **12** Intraoperative Kontrollangiographie.
Während der Extraktion des Verschlußzylinders mit der Ringsonde ist besonders auf den Verbleib des Führungsdrahtes in der Aorta zu achten. Als erstes wird nach Entfernen des Verschlußzylinders eine 8-F-Schleuse eingebracht und der Bluteinstrom von proximal mit einem Tourniquet kontrolliert. Nach Einführen eines Pig-tail-Katheters in die Aorta wird eine Roadmapping-Angiographie durchgeführt und die vollständige Entfernung des Zylinders überprüft. Sollte bei der retrograden TEA ein glattes Auslaufen des proximalen Zylinders nicht erreicht werden (wie in diesem Beispiel), so kann der verbliebene Plaque mit einem Stent an der Arterienwand fixiert werden.

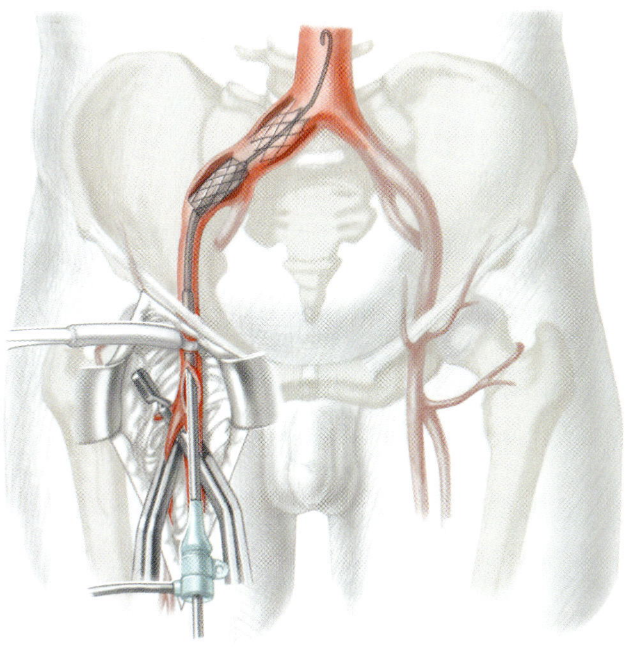

Abb. **13** Stentimplantation.
Über den liegenden Angiographiekatheter wird ein steifer Führungsdraht in die Aorta vorgeschoben und danach der Angiographiekatheter über die Schleuse entfernt. Ein Stent wird im Roadmapping-Verfahren in die Plaquezone vorgeschoben und hier als selbstexpandierender Stent oder primär als ballonexpandierbarer Stent freigesetzt. Bei Überkreuzen des Ostiums der A. iliaca interna mit dem Stent kann davon ausgegangen werden, daß die Arterie dennoch dauerhaft offen bleibt. In gleicher Weise wird die Stenose in der A. iliaca communis mit einem zweiten Stent behandelt. Eine Kontrollangiographie schließt den Eingriff ab.

A.-iliaca-communis-Stenose

Bei Vorliegen eines Stenose- oder Verschlußprozesses der Oberschenkelstammgefäße in Kombination mit einer Verschlußkrankheit der Beckenetage bietet sich die simultane endovaskuläre Rekonstruktion des Einstromgefäßes in Kombination mit einer peripheren Rekonstruktion an. Eine Kombination von Femoralisgabel-TEA mit Profundaplastik oder einer Gabeltransposition ist ebenso indiziert wie die Rekonstruktion in Form eines Bypasses auf das Popliteasegment oberhalb oder unterhalb des Kniegelenks, oder auch die Anlage eines kruralen oder pedalen Bypasses. Bei nicht wiederzueröffnendem ipsilateralem Beckenarterienverschluß und kontralateraler A.-iliaca-communis-Stenose kann auch die Dilatation oder Stentimplantation der Spenderseite als Einstromverbesserung für einen „cross over bypass“ indiziert sein.

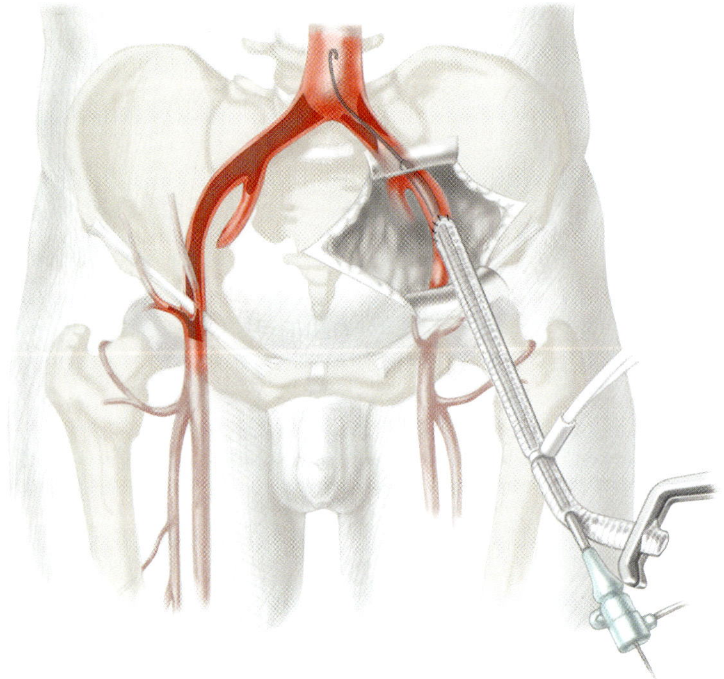

Abb. **14** A.-iliaca-Verschluß/A.-iliaca-communis-Stenose kontralateral.
Suprapubische, parallel zum Leistenband verlaufende Inzision, Durchtrennung der M.-obliquus-externus-Faszie und retroperitoneale Freilegung der A. iliaca externa. End-zu-Seit-Anastomosierung mit einer 8-mm-Prothese (Dacron/PTFE). Ausleiten der Prothese vor die Leistenregion, peripheres Abklemmen der Prothese, Punktion der Prothese mit der Angiographienadel. Nach kontrolliertem Vorschieben eines Terumodrahtes in die Aorta wird eine Schleuse eingebracht und die Iliakastenose über einen Pig-tail-Katheter in Roadmap-Technik lokalisiert. Ein Rückbluten aus dem Punktionsloch wird durch ein Tourniquet verhindert.

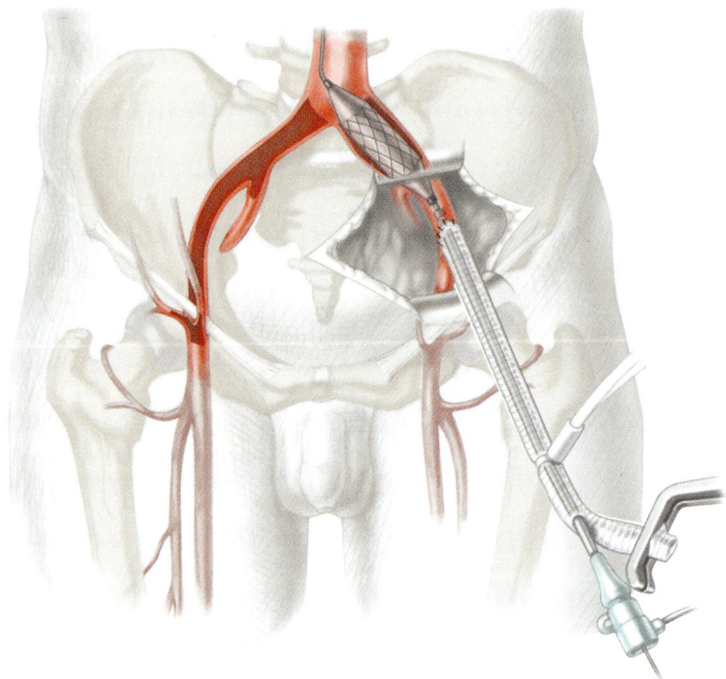

Abb. **15** Nach Plazieren eines steifen Drahtes wird ein primäres Stenting mit einem ballonexpandierbaren oder selbstexpandierenden Stent vorgenommen. Die Wahl des Stents hängt ganz wesentlich von der Einschätzung der Plaquemorphologie ab.

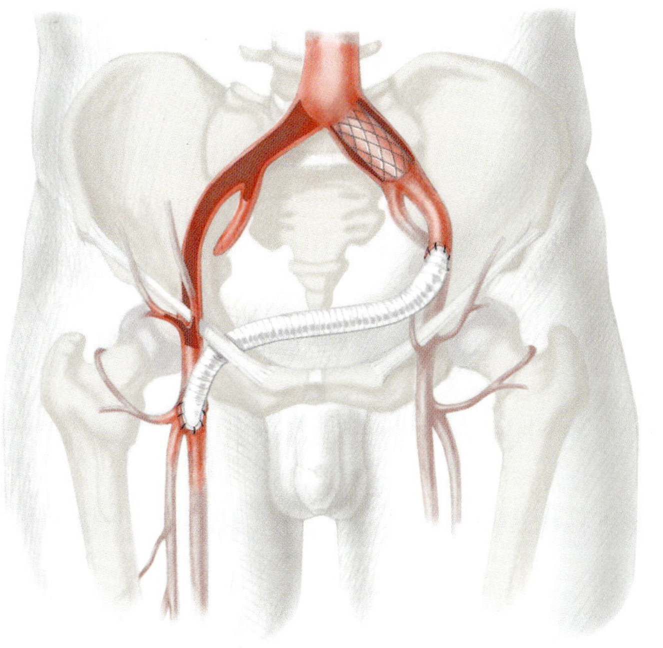

Abb. **16** Nach erfolgreicher Stentapplikation und angiographischer Kontrolle werden die kontralateralen Leistenstammgefäße freigelegt. Zur Vermeidung von Abknickungen im Verlauf wird die Prothese im Spatium praeperitoneale in einem S-förmigen Bogen zur gegenseitigen Leisteninzision geführt und mit der A. femoralis communis End-zu-End anastomosiert. Je nach Stadium der Durchblutungsstörung und Verschlußmorphologie kann die Kombination mit einer weiteren rekonstruktiven Maßnahme zur Verbesserung des Abstroms notwendig werden. Das Therapiespektrum schließt alle Eingriffe von der einfachen Profundaplastik bis hin zur pedalen Bypasschirurgie ein.

Technik der abstromverbessernden endovaskulären Therapie

Die Stenose einer A. femoralis superficialis ist nur in Ausnahmefällen ein therapiebedürftiger, isolierter arteriosklerotischer Prozeß. Alleinige endovaskuläre Behandlungen sind nur selten indiziert, insbesondere ist der Nachweis einer längerfristigen Effizienz nach perkutaner transluminaler Angioplastik (PTA) einer A.-femoralis-superficialis-Stenose zur Verbesserung der Gehstrecke oder zum Extremitätenerhalt bislang nicht erbracht. Vor allem bei fortgeschrittenem Stadium einer Durchblutungsstörung ist häufig eine stenosierende Erkrankung der Femoralisgabel (Aa. femorales communis et superficialis, A. profunda femoris) vergesellschaftet. Ziel ist es, den kleinstmöglichen vaskulären Eingriff mit einem endovaskulären Verfahren zu kombinieren. Da die Stentapplikation zum gegenwärtigen Zeitpunkt in allen Gefäßen unterhalb des Leistenbandes nur inakzeptable Ergebnisse erbringt, soll hier nur die Kombination von offen chirurgischer Rekonstruktion mit endovaskulärer PTA beschrieben werden. Das Setzen von Stents in Stammgefäße unterhalb des Leistenbandes bleibt der Therapie von Komplikationen vorbehalten. Während einer simultan durchgeführten Operation sollte im Falle einer peripheren PTA-Komplikation sogar einer offenen chirurgischen Therapie gegenüber der Stentbehandlung der Vorzug gegeben werden, z. B. der offenen TEA mit Patchplastik (s. Bd. 1, S. 230ff).

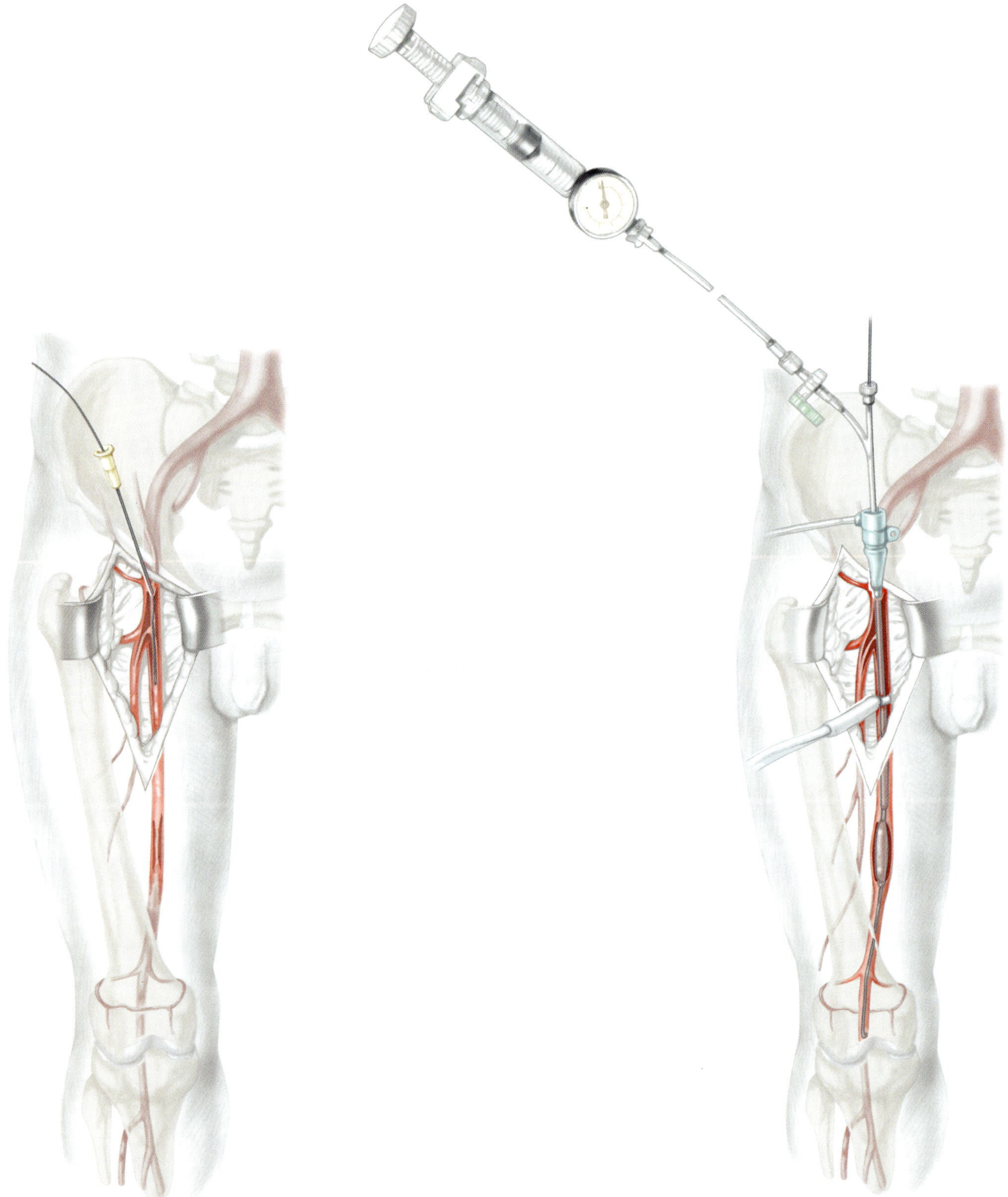

a b

Abb. **17a** u. **b** A.-poplitea-Stenose/Femoralisgabelstenose
Nach Freilegen der A. femoralis communis, A. profunda femoris und A. femoralis superficialis wird die A. femoralis communis mit der Angiographienadel punktiert, eine Schleuse (8 F) über den weichen Draht vorgeschoben und eine Angiographie in Roadmapping über die Schleuse durchgeführt. In die so lokalisierte Stenose wird via Schleuse ein ITA-Katheter eingeführt. Die Ballongröße und Länge sind den morphologischen Gegebenheiten anzupassen. Eine Dissektion durch zu starkes Überdehnen ist möglichst zu vermeiden. Zeigt die angiographische Kontrolle ein zufriedenstellendes Ergebnis, werden der Ballonkatheter, die Schleuse und der Draht entfernt und Heparin/Kochsalz lokal instilliert.

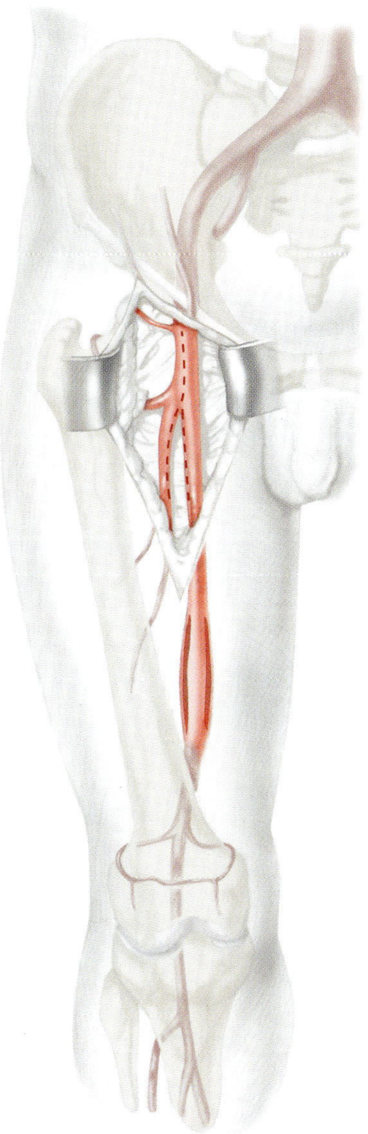

a

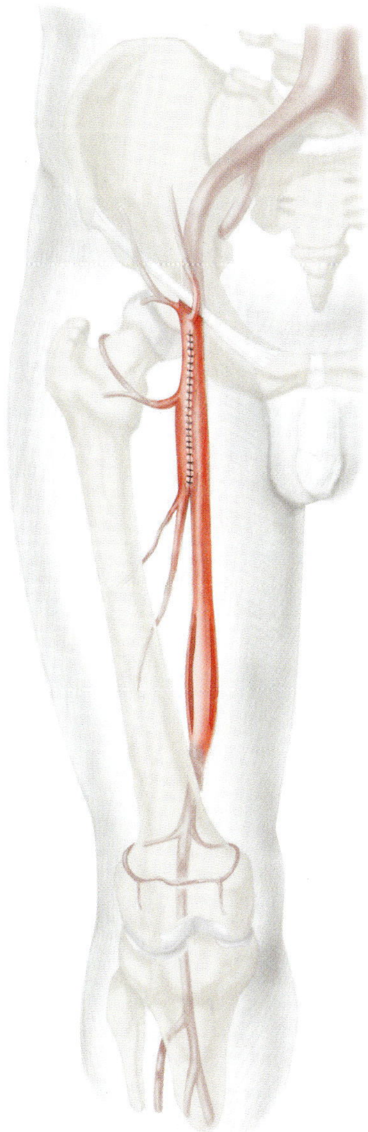

b

Abb. **18a** u. **b** Femoralisgabeltransposition.
Nach erfolgreicher Dilatation der Abstromgefäße wird die offene Rekonstruktion der Leistenstammgefäße fortgesetzt. Die Abbildung zeigt die Schnittführung an der A. femoralis communis, A. profunda femoris und A. femoralis superficialis zur Schaffung einer „Gabeltransposition". Nach Thrombendarteriektomie aller drei Stammgefäße ist ohne Verwendung von Transplantatmaterial die Wiederherstellung einer transponierten Femoralisgabel mit sehr gutem Langzeitergebnis möglich. Bei Komplikationen oder Mißerfolg der peripheren ITA wird das weitere offen chirurgische Verfahren der veränderten Situation angepaßt (z. B. offene TEA der A. femoralis superficialis, Anlage eines femoro-poplitealen Bypasses).

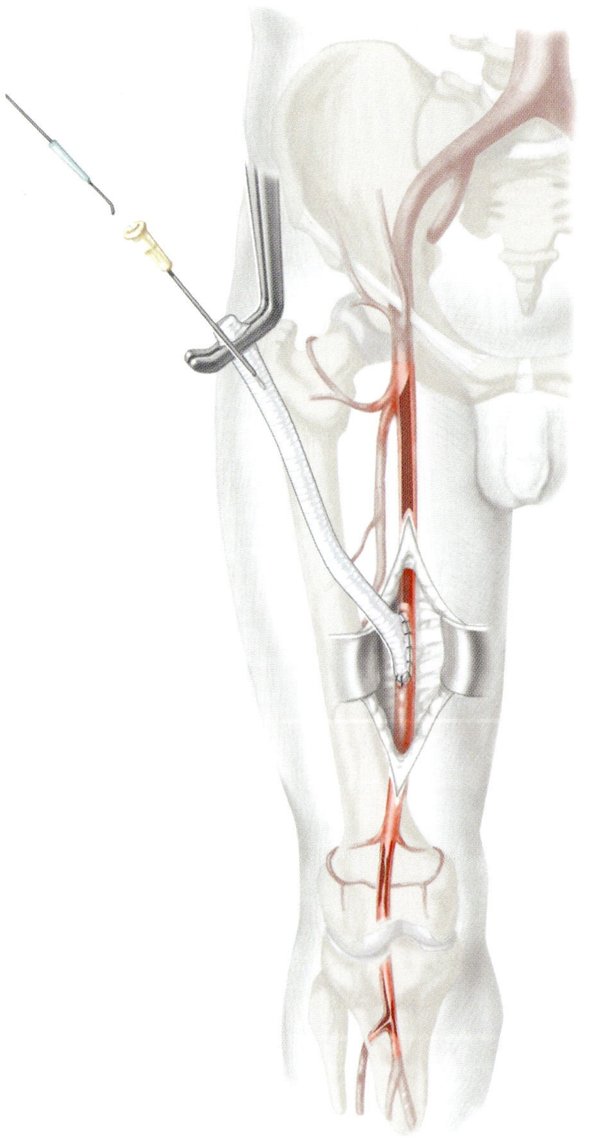

Abb. **19** A.-poplitea-Stenose/Unterschenkelarterienstenose/A.-femoralis-superficialis-Verschluß.
Bei der Therapie eines Verschlusses der A. femoralis superficialis kann die Beschränkung des Bypasses auf die Oberschenkelachse von Vorteil sein. Dies gilt besonders, wenn eine Vene für den das Kniegelenk überschreitenden Bypass nicht zur Verfügung steht. Die Kombination von offen chirurgischer Bypassanlage und ITA ermöglicht dieses Vorgehen. Die Inzision zur Anlage der distalen Anastomose erfolgt medialseitig am distalen Oberschenkeldrittel in Projektion auf das Ende des Adduktorenkanals. Hier wird nach Durchtrennung der Adduktorsehne die A. poplitea Pars 1 freigelegt, inzidiert und eine End-zu-End-Anastomose oder eine End-zu-Seit-Anastomose mit dem Bypass (Vene oder Kunststoff) angelegt. Am proximalen Ende des Bypasses (Überlänge ca. 5 cm) wird nun die Prothese punktiert und ein Terumodraht eingebracht.

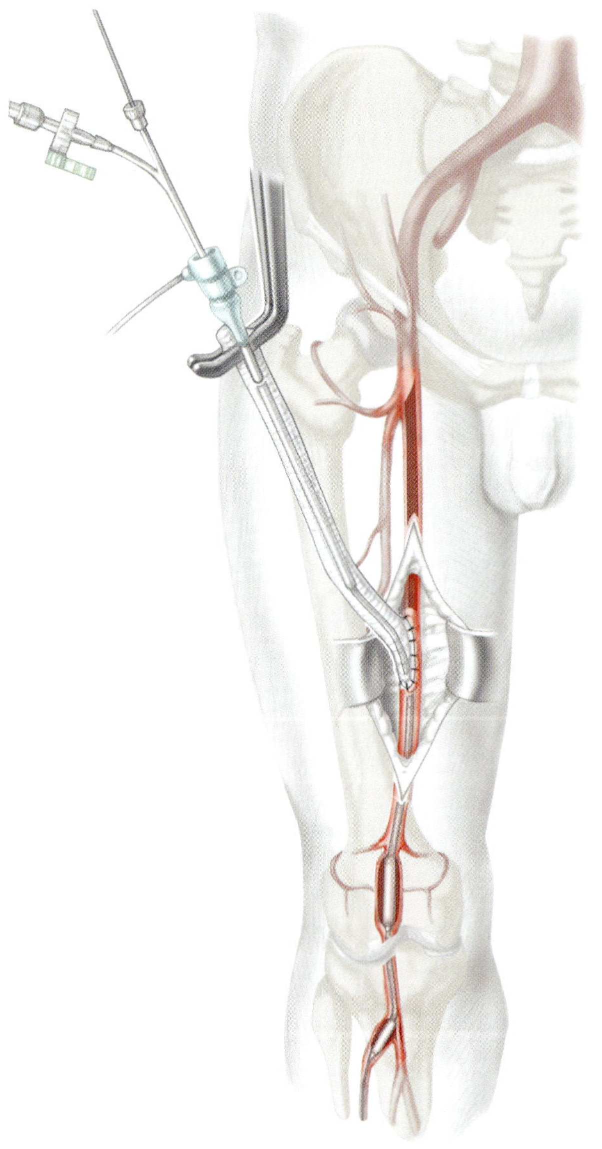

Abb. **20** Nach Vorschieben einer Schleuse in die Prothese erfolgt eine Angiographie in Roadmapping-Technik über die Schleuse. Es kann nun ein geeigneter Glide-Wire über die Stenose hinaus in die Peripherie geführt werden. Je nach Lokalisation der Stenose wird ein in Größe und Länge geeigneter Ballon plaziert und das Gefäß unter manometrischer Kontrolle dilatiert. Abschließend wird eine angiographische Kontrolle durchgeführt. Bei zufriedenstellendem Dilatationsergebnis wird Heparin/Ringer in das Gefäßsystem instilliert.

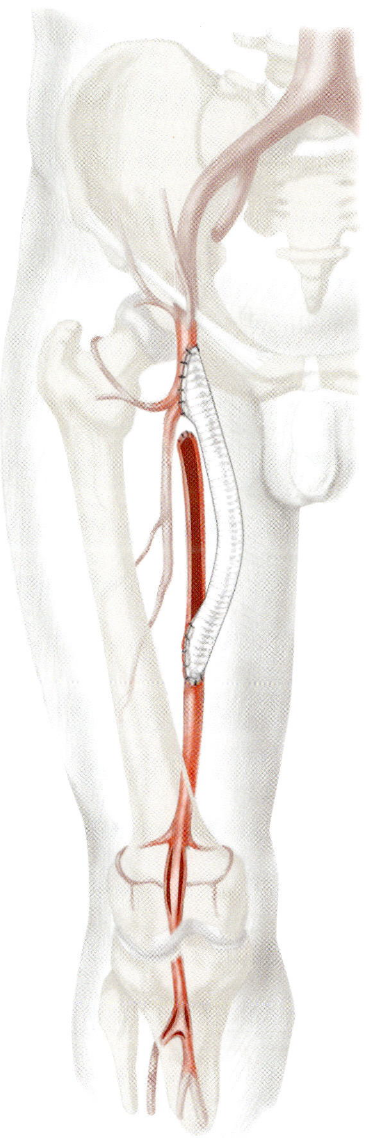

Abb. **21** Längsgerichtete Inzision in der Leiste, Freilegen der Stammgefäße und Durchzug der Prothese mittels einer Kornzange oder eines Tunnelierers. Nach Durchtrennung der A. femoralis superficialis im Ostium wird eine neue Femoralisgabel mit dem Bypass hergestellt und die Bypassoperation beendet.

Endoluminale Exklusion eines abdominellen Aortenaneurysmas

Eine stentarmierte Prothese kann geeignet sein, ein abdominelles Aortenaneurysma so auszuschalten, daß der Druck vom Aneurysmasack genommen wird, das Aneurysma schrumpft und die Aneurysmaruptur abgewendet wird. Der Primärerfolg ist in erster Linie abhängig von der verwendeten Prothese, der Erfahrung des Operateurs und in besonderem Maße von der Selektion der Patienten entsprechend der Morphologie des abdominellen Aortenaneurysmas. Geeignet sind ausschließlich Aneurysmen, bei denen zur endoluminalen Verankerung der Prothese ausreichend lange „gesunde“ Gefäßabschnitte proximal und distal vorliegen. Orientiert an der Verankerungsmöglichkeit eines endoluminalen Stentgrafts konnte in einer prospektiven konsekutiven Analyse festgestellt werden, daß ca. 30 bis 50 % der abdominellen Aortenaneurysmen mit dieser vermeintlich weniger invasiven Methode behandelt werden können. Wenngleich zufriedenstellende Primärergebnisse dieses neue Therapiekonzept stützen, so muß mit Nachdruck darauf hingewiesen werden, daß unerwartete Spätkomplikationen die Indikation sehr wesentlich mitbeeinflussen. Als wesentliche Spätkomplikation ist die sekundäre „Endoleckage“ zu nennen. Als Ursachen sollen hier die Prothesenmigration, die Dislokation bei modularen Systemen und die Prothesenruptur genannt werden. Als weiteres graftunabhängiges Therapieversagen kann in einigen Fällen auch ein Rückbluten von Seitenästen wie der A. mesenterica inferior oder der Lumbalarterien gewertet werden, wenn der intraaneurysmale Druck durch die Prothesenimplantation nicht gesenkt werden konnte. In diesen Fällen besteht weiterhin das Risiko einer Ruptur des abdominellen Aortenaneurysmas.

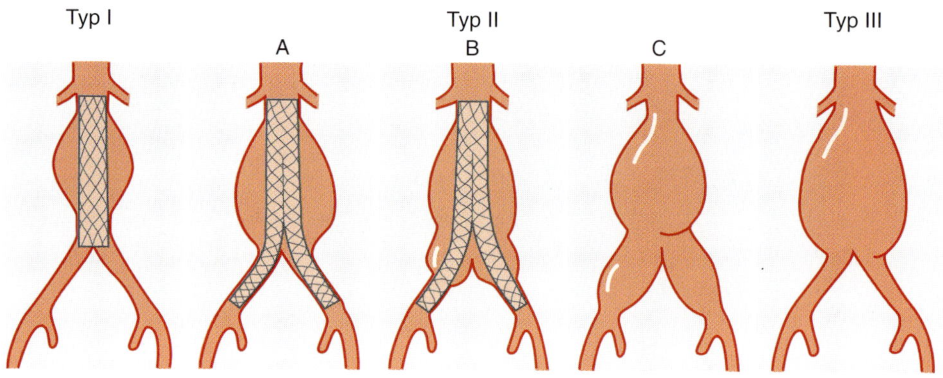

Abb. **22** Morphologische Klassifikation des abdominellen Aortenaneurysmas.
Typ I: Das abdominelle Aortenaneurysma ist auf den infrarenalen Aortenabschnitt begrenzt und weist einen ausreichend langen „gesunden" proximalen und distalen Aneurysmahals (15–20 mm) auf. Dieser Typ wird vornehmlich bei sakkiformen abdominellen Aortenaneurysmen gefunden und ist mit einer Rohrprothese zu behandeln.
Typ IIa, b, c: Allen drei Typen a–c ist ein ausreichender proximaler Hals gemeinsam, die Erkrankung ist jedoch nach distal unterschiedlich weit ausgedehnt. Bei distal unzureichender Fixierung einer Endoprothese unter Ausschaltung beider Aa. iliacae internae ist die Implantation einer Graftprothese kontraindiziert (Typ IIc).
Typ III: Bei fehlendem proximalem Hals (unter 15 mm Länge) ist unabhängig von der Ausdehnung der Erkrankung nach distal eine Endoprothese der heute erhältlichen Produkte nicht indiziert.

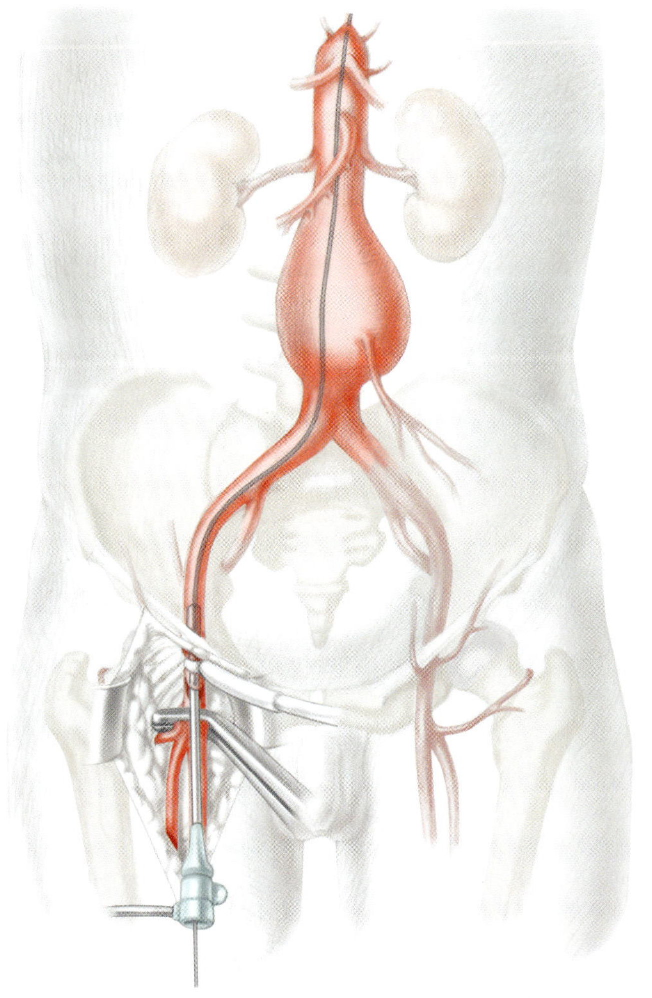

Abb. **23** Abdominelles Aortenaneurysma Typ I – Angiographie/ Schleuse. Typ I: Darstellung eines abdominellen Aortenaneurysmas Typ I mit Leisteninzision rechts. Es muß lediglich die A. femoralis communis freipräpariert werden. Vorgehen: Systemische Heparinisierung (3000 IE), Punktion der A. femoralis communis, Einführen eines Glide-Wire, Vorschieben einer Schleuse 8 F, Positionierung des Führungsdrahtes unter Röntgenkontrolle und Plazieren eines gradierten Pig-tail-Katheters oberhalb der Nierenarterien für eine qualitativ ausreichende Angiographie (Hochdruckspritze) mittels C-Bogen. Das Roadmapping wird durch eine Konturzeichnung der Angiographie auf dem Röntgenschirm ersetzt. Die exakte Lokalisation der Nierenarterienabgänge sowie der Iliakagabeln beidseits muß gewährleistet sein. Der C-Bogen sollte ab dieser Phase nicht mehr verändert werden, die Positionierung der Röhre wird durch einen zentralen Laserpunkt wesentlich erleichtert.

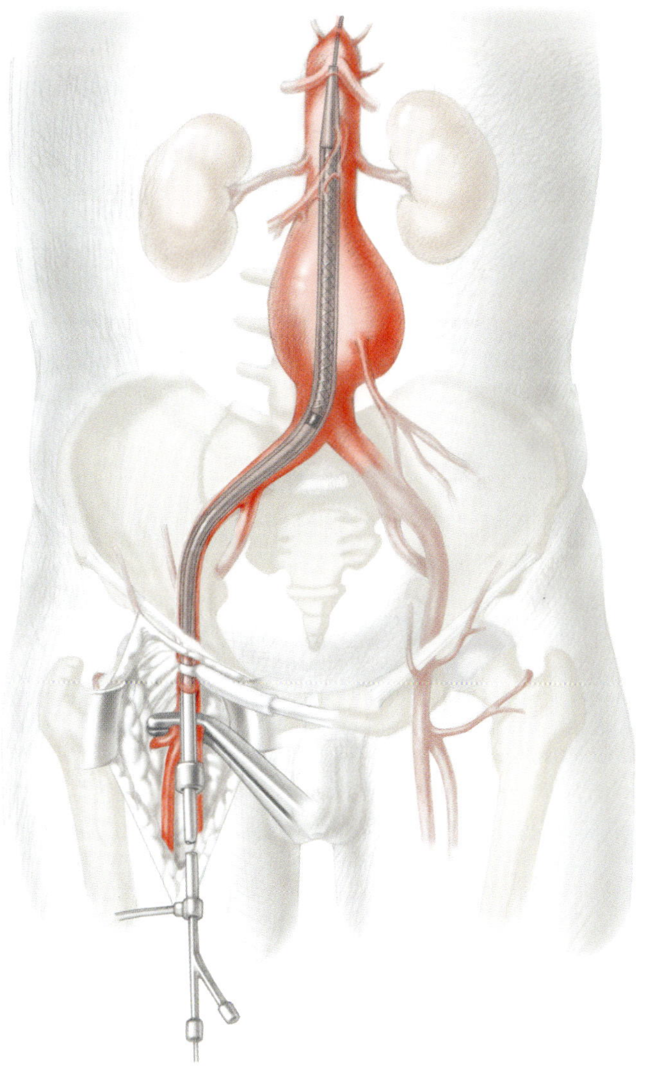

Abb. **24** Stentgraftpositionierung.
Einbringen eines steifen Führungsdrahtes, distale Abklemmung der A. femoralis communis, quere Inzision der A. femoralis communis und Einführen des Einführungsbesteckes (unterschiedliche Schleusen je nach Fabrikat), das die Endoprothese enthält. Während dieses Manövers wird Blutungskontrolle aus der Beckenetage mit einem Tourniquet erreicht. Die Schleuse mit der Prothese wird bis ca. 0,5 cm oberhalb der Nierenarterienabgänge vorgeschoben. Die Positionierung direkt unterhalb der Nierenarterien wird endgültig erst während des Freisetzungsvorganges erzielt.

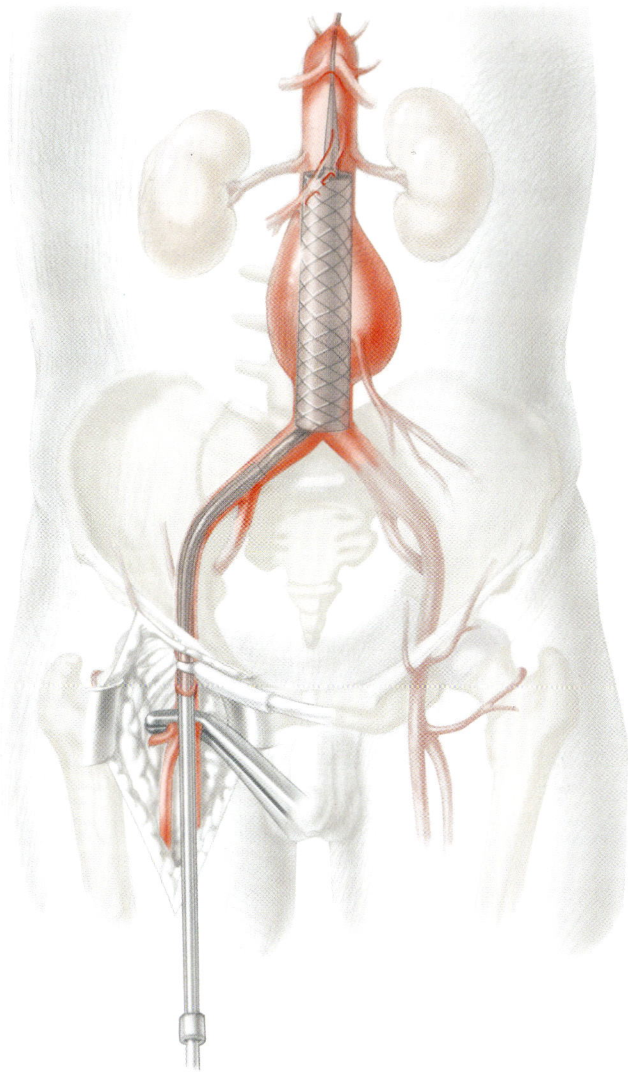

Abb. **25** Freisetzen des Stentgrafts.
Freisetzen der Prothese durch Zurückziehen der Schleuse bei fixiertem „Pusher". Es ist darauf zu achten, daß unabhängig von der Ausdehnung des abdominellen Aortenaneurysmas die gesamte infrarenale Aorta von den Nierenarterien bis zur Bifurkation exkludiert wird. Bei einigen Produkten ist ein Anmodellieren der Prothese mittels eines Ballons empfohlen. Der Superstiff Wire wird in situ belassen und über diesen nach Entfernen des Schleusensystems eine Kontrollangiographie durchgeführt. Die Angiographie muß den sicheren Nachweis einer kompletten Ausschaltung des abdominellen Aortenaneurysmas ergeben, proximale oder distale „Leckagen" sind auszuschließen.

Bifurkationsstentgraft

Bei einer Ausdehnung des abdominellen Aortenaneurysmas bis zur Bifurkation oder darüber hinaus (Typ IIa, b) ist die Ausschaltung des abdominellen Aortenaneurysmas nur unter Verwendung einer Bifurkationsprothese möglich. Für diese endovaskuläre Operation sind anspruchsvollere Kenntnisse der Kathetertechniken als Voraussetzung anzusehen. Während die Implantation des Korpus mit dem ipsilateralen iliakalen Prothesenschenkel der Implantation der Rohrprothese entspricht, kann beim modularen System das Anfügen des kontralateralen Schenkels erhebliche Probleme aufwerfen. Kenntnisse in der „Cross-over"-Technik müssen beherrscht werden, wenn der Operateur sich mit dieser Therapiemethode auseinandersetzt. Auf Details der unterschiedlichen Techniken kann an dieser Stelle nicht eingegangen werden.

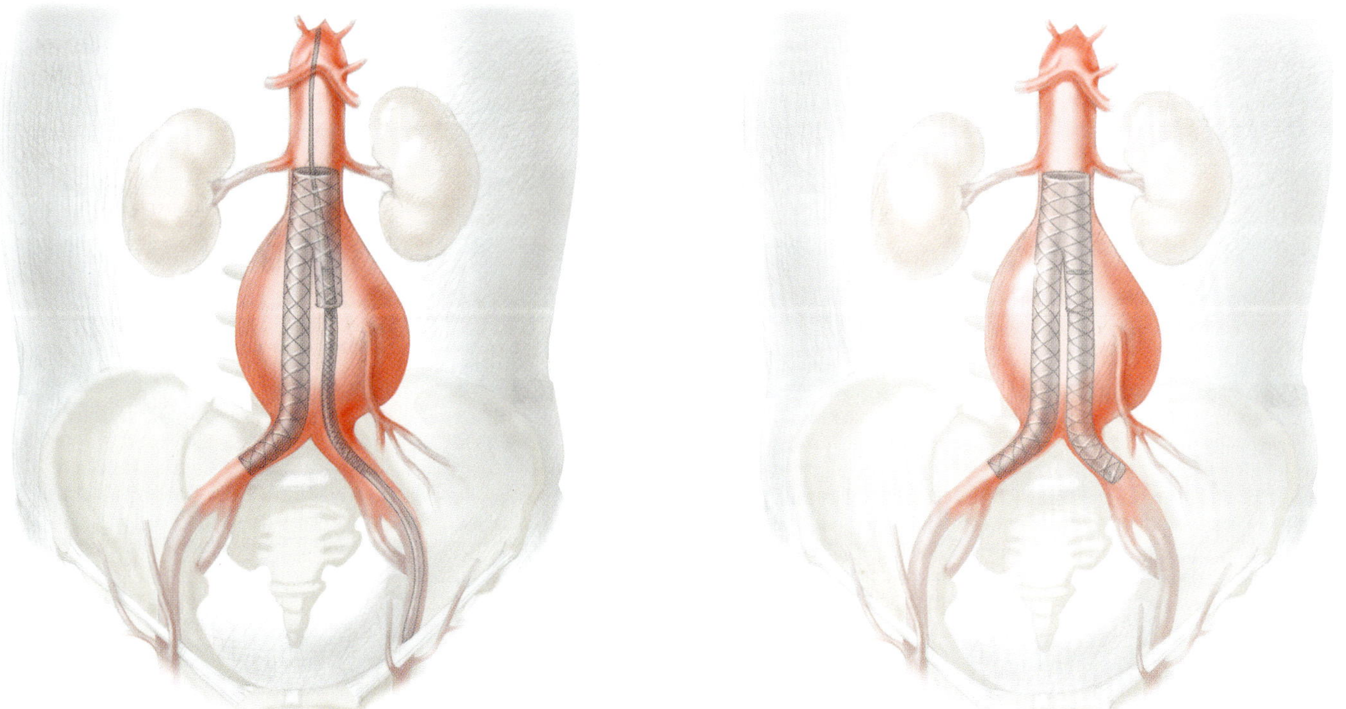

a b

Abb. **26a** u. **b** Implantation einer Bifurkationsstentprothese.
Der Vorgang des ersten Schrittes der Implantation ist identisch mit dem Vorgehen bei der Rohrprotheseimplantation (s. Abb. 24 u. 25). Hinzu kommt lediglich, daß vor dem Freisetzen die korrekte Lage der Prothese hinsichtlich der Positionierung des kontralateralen Beines überprüft werden muß. Je nach Produkt sind unterschiedliche röntgendichte Marker zur Erleichterung dieses Vorgangs vorgesehen. Es ist meist sinnvoll, den kontralateralen Schenkel entsprechend der anatomischen Bifurkation zu positionieren, da diese Lage die Sondierung mit dem Glide-Wire von der Gegenseite erleichtert. Je nach Prothesenfabrikat ist für die Implantation des kontralateralen Schenkels in Abhängigkeit von der Schleusendicke nur eine transperkutane Punktion der Arterie oder eine Femoralarterienfreilegung erforderlich. Nach Vorschieben des weichen Drahtes in den Aneurysmasack wird direkt mit dem Draht oder unter Zuhilfenahme von Führungskathetern die Öffnung des kontralateralen Schenkels sondiert und die einwandfreie Lage des Drahtes in der Prothese kontrolliert. Dazu eignet sich die Drehung eines Pig-tail-Katheters im Korpus der Prothese oder die Kontrolle durch einen in den Schenkel vorgeschobenen Dilatationskatheter mit Kontrastmittel unter dem C-Bogen. Nach sicherer Drahtpositionierung wird dieser gegen einen steifen Draht ausgetauscht und die Schleuse mit der Prothese eingeführt. Das Freisetzen erfolgt mit einer Überlappung der Prothesen von ca. 1,5 – 2,0 cm im Sinne einer Invagination. Je nach Prothesentyp wird der implantierte Prothesenschenkel mit einem Ballon anmodelliert und eine abschließende Kontrollangiographie zum Ausschluß einer Leckage durchgeführt.

Aneurysma der deszendierenden thorakalen Aorta

Aneurysmen der thorakalen Aorta mit einem proximalen und distalen „Hals" eignen sich zur endoluminalen Ausschaltung. Limitierend kann die Größe des Einführungsbestecks sein. Sollte der Durchmesser der benötigten Schleuse mehr als 24 F betragen, ist statt des femoralen ein mehr proximal gelegener Zugang, z. B. A. iliaca communis oder die infrarenale Aorta, zu wählen. Es hat sich bewährt, in einem solchen Fall eine Dacron- oder PTFE-Prothese End-zu-Seit an die Zubringerarterie zu anastomosieren und die Anastomose nach Graftimplantation im Sinne einer Patchplastik aufzuheben. Der Zugang zur A. iliaca oder Aorta kann von einer kleinen Inzision mit retroperitonealer Freilegung erfolgen.

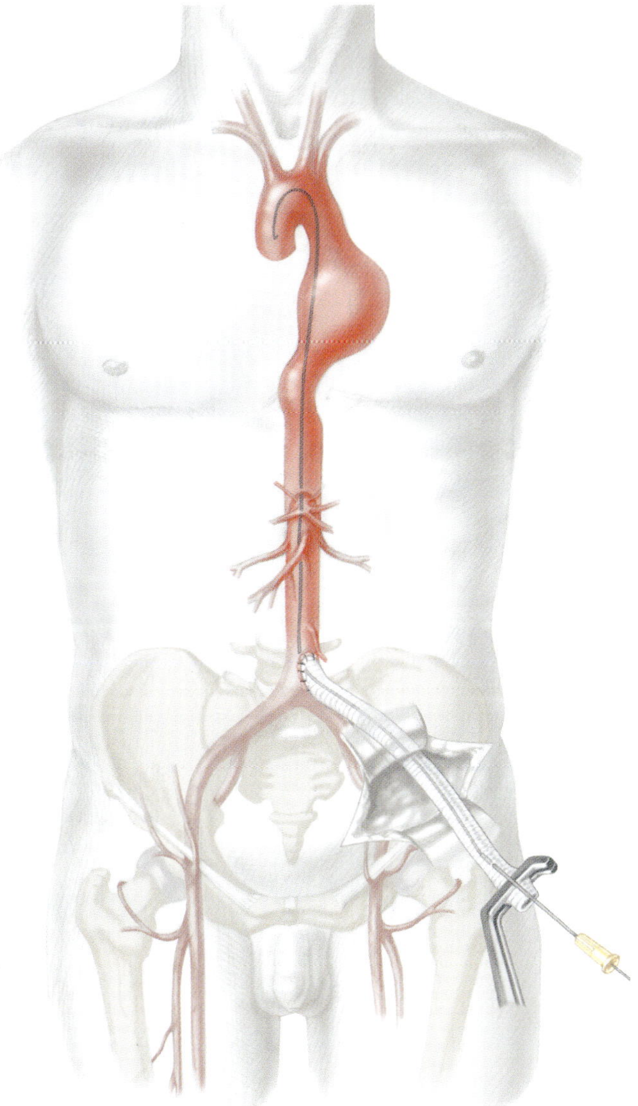

Abb. **27** Thorakales Aortenaneurysma: – Zugang – Angiographie. Demonstriert ist der Zugang über einen kleinen anterolateralen Flankenschnitt zum aortoiliakalen Übergang. End-zu-Seit-Anastomose mit einer 10-mm-Dacron-Prothese und Ausleiten der Prothese vor die Bauchdecke. Die Prothese wird am Ende abgeklemmt, dann punktiert und ein weicher Führungsdraht (240 cm, 0,035 Zoll) unter Röntgenkontrolle in den Aortenbogen vorgeschoben. Die Röntgendarstellung erfolgt mit einem Pig-tail-Katheter und graphischer Konturendarstellung auf dem Röntgenschirm im Sinne eines Roadmapping. Eine Laserpunktmarkierung mittels einer in die Haut gestochenen Kanüle erlaubt bei feststehendem Röntgengerät das Schwenken des C-Bogens und das präzise Wiedereinstellen der Ausgangsposition.

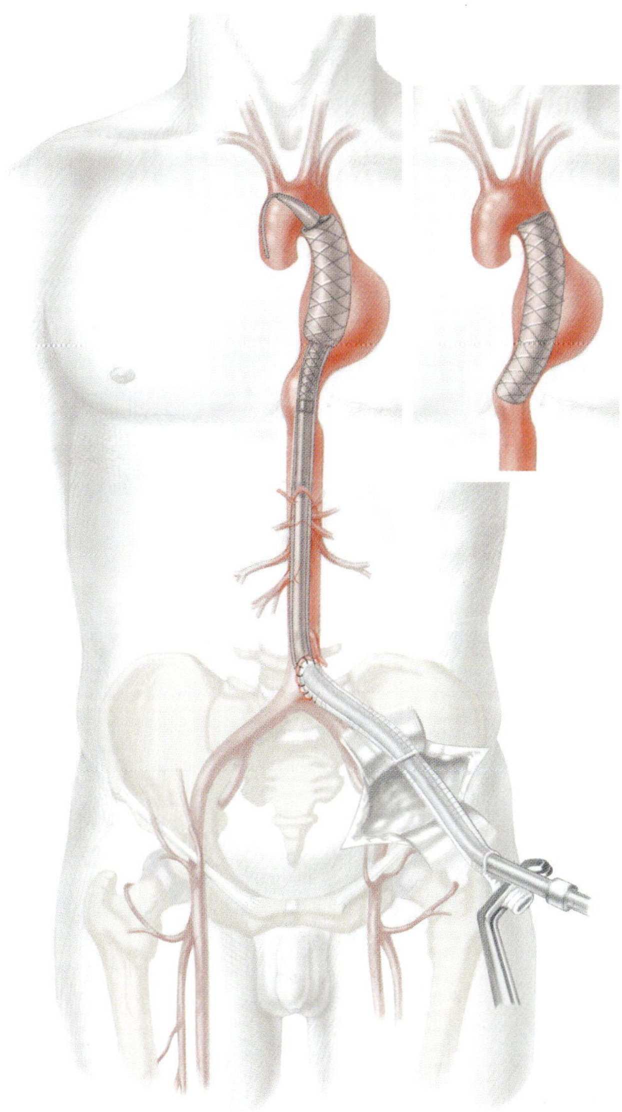

Abb. **28** Thorakales Aortenaneurysma – Graftimplantation. Nach angiographischer Darstellung des thorakalen Aneurysmas wird über den Angiographiekatheter ein steifer Führungsdraht eingebracht. Es ist darauf zu achten, daß die Drahtspitze frei in der Aorta ascendens zu liegen kommt (Cave: Verletzung der Koronararterien). Über den steifen Führungsdraht wird das prothesentragende Einführungsbesteck via Dacronprothese, infrarenale Aorta, abdomino-thorakale Aorta in den proximal des Aneurysma gelegenen Aneurysmahals vorgeschoben. Die Freisetzung der Rohrprothese erfolgt durch den zügigen Rückzug der Schleuse bei fixiertem „Pusher". Dargestellt ist eine partielle Entfaltung der proximalen Prothese während der Rückführung der Schleuse. Bei erschwerter Freisetzung aus technischen oder morphologischen Gründen kann ein adenosininduzierter kurzfristiger Herzstillstand von Vorteil sein, um eine Prothesendislokation durch eine systolische Druckwelle zu vermeiden. Nach erfolgreicher Freisetzung der Prothese wird bei liegenbleibendem Führungsdraht ein Pig-tail-Katheter zur angiographischen Kontrolle und zum Ausschluß von Endoleckagen eingebracht und der Eingriff beendet.

Komplikationen

Intraoperative Komplikationen

Die wesentlichsten Komplikationen resultieren aus einer falschen Indikationsstellung, der Fehlbeurteilung der Morphologie und der z.T. unzureichenden Evaluation der Ergebnisse endovaskulärer Methoden. Rein technisch bedingte Komplikationen sind die Dissektion mit dem Führungsdraht (Vorschieben nur unter Röntgenkontrolle), die Dissektion bei der Dilatation, die periphere Embolisation, die Gefäßruptur, die Stent- oder Stentgraftdislokation und die akute intraoperative Thrombose. Intraoperative Komplikationen erfordern ein konsequentes Handeln, welches aus einer Vielzahl von endovaskulären Zusatzmaßnahmen bis hin zum intraoperativen Umstieg auf offene operative Standardoperationen besteht.

Postoperative Komplikationen

Als hauptsächliche Komplikationen sind die postoperative Thrombose, die frühpostoperative Intimahyperplasie, die Prothesenmigration mit der Verlegung wichtiger aortaler Seitenäste (z. B. Nierenarterien) und das Fortschreiten der arteriosklerotischen Grunderkrankung zu sehen. Speziell nach Graftprothesenimplantationen sind z.T. noch unerwartete Komplikationen zu beobachten. Nicht nur Knickbildungen mit konsekutiver Thrombose, auch sekundäre Leckagen nach Aneurysmaausschaltungen gefährden das Langzeitergebnis. Diese können bedingt sein durch Stentbrüche, Graftmaterialdegradation, Expansion des Aneurysmahalses und die Diskonnektion modularer Systeme. Auch Rupturen vermeintlich ausgeschalteter abdomineller Aortenaneurysmen konnten beobachtet werden.

Postoperative Kontrollen, Korrektureingriffe

Im Gegensatz zu herkömmlich offen operativ behandelten Patienten müssen nach endovaskulären Eingriffen häufiger klinische und invasive Kontrollen durchgeführt werden. Eine weiterführende Therapie im Sinne von „Serviceeingriffen“ ist nicht selten, um das Primärergebnis zu halten.

Begleit- und Nachbehandlung

Bei Kombinationseingriffen offener chirurgischer und endovaskulärer Maßnahmen gelten die Behandlungsstrategien der offenen Gefäßchirurgie. Die alleinige endovaskuläre Therapie erfordert im Regelfall eine halbjährige Thrombozytenaggregationshemmung oder sie integriert sich in die Dauerbehandlung der Systemerkankung Arteriosklerose.

Endoskopische Behandlungen bei frühen und späten postoperativen Störungen

Von B. Brand und N. Soehendra

Allgemeines

Zu den frühen postoperativen Komplikationen nach Eingriffen am Gastrointestinaltrakt, die endoskopisch behandelbar sind, zählen Blutung, Magen-Darm-Atonie, Ileus und Nahtinsuffizienz. Später auftretende Störungen sind meist Narbenstrikturen und Rezidivtumorstenosen.

Ziele und Methoden

Hauptziel der endoskopischen Behandlung ist die sofortige Behebung der Störungen, um dem Patienten einen erneuten operativen Eingriff zu ersparen. Diagnostik und Therapie erfolgen in den meisten Fällen simultan.
Zur Blutstillung stehen verschiedene Methoden zur Verfügung (Injektion mit verdünntem Adrenalin, Koagulation mit Diathermie oder Argonplasmakoagulation und Klippverfahren).
Bei postoperativer Magen-Darm-Atonie und Ileus bietet sich mit Hilfe der Endoskopie die Plazierung einer Entlastungssonde an.
Bei Nahtinsuffizienzen kann ein Behandlungsversuch mit einem Überbrückungstubus oder dem Klippverfahren unternommen werden.
Narbige Anastomosenstrikturen an Ösophagus und Magen sowie Kolon können endoskopisch aufbougiert oder aufgedehnt werden.
Verschlüsse durch Tumorrezidive werden mit Stents überbrückt oder mit Koagulationsverfahren rekanalisiert. Zur enteralen Ernährung kommt die perkutane endoskopische Gastrostomie (PEG) in Betracht.

Indikationen

Akute gastrointestinale Blutungen sind primär eine absolute Indikation für die Notfallendoskopie. Die endoskopische Feststellung der Blutungsquelle und -intensität ist unabdingbar für die erfolgreiche Therapie. Die endoskopische Blutstillung schließt sich der Diagnostik unmittelbar an, sofern sie möglich ist.
Bei prolongierter Magen-Darm-Atonie oder Frühileus stellt die Sondenbehandlung nach der erfolglosen medikamentösen Therapie die nächste therapeutische Maßnahme dar.
Nahtdehiszenzen bedürfen einer therapeutischen Korrektur, wenn sie keine spontane Heilungstendenz aufzeigen und vor allem durch Leckagen eine allgemeine Beeinträchtigung auslösen.
Späte postoperative Anastomosenstrikturen und Lumeneinengungen durch nicht mehr resektable Tumorrezidive sind weitere Indikationen zur endoskopischen Behandlung.

Kontraindikationen

Bei Verdacht auf eine Peritonitis verbietet sich die endoskopische Therapie. Bei nekrotischen bzw. nekrobiotischen Anastomosen mit drohendem Nahtbruch ist die Endoskopie komplikationsträchtig. Frustrane Behandlungsversuche mit geringer Erfolgsaussicht dürfen wegen des erhöhten Risikos nicht unternommen werden. Palliative Maßnahmen verbieten sich bei Patienten mit fortgeschrittenem Tumorleiden und sehr kurzer Überlebenszeit. Nutzen der Behandlung und Risiko müssen in solchen Fällen sorgfältig gegeneinander abgewogen werden.
Eine relevante Gerinnungsstörung gilt allgemein als eine relative Kontraindikation. Bei Notfällen muß unter diesen Umständen die Endoskopie sehr behutsam durchgeführt werden.

Operationsrisiken und Aufklärungshinweise

Bei den frühen postoperativen Komplikationen handelt es sich in der Regel um Notfälle. Die Patienten befinden sich meist in einem stark reduzierten Zustand. Das Risiko der Endoskopie ist hier im allgemeinen höher einzuschätzen als es bei den nicht-operierten Patienten, jedoch geringer als das eines erneuten operativen Eingriffs. Die Gefahr der Aspiration ist bei der Endoskopie in solchen Fällen relativ groß. Bei intubierten Patienten werden Familienangehörige bzw. der Betreuer über die Notwendigkeit der Endoskopie informiert.
Bei späten postoperativen Störungen ist die endoskopische Behandlung in der Regel eine planbare Maßnahme. Die Aufklärung muß daher wie üblich so erfolgen, daß der Patient ausreichend Zeit hat, darüber nachzudenken. Über die Gefahr einer Perforation bei Bougierung oder Stentimplantation mit allen ihren Folgen muß der Patient informiert werden.

Spezielle Vorbereitungen

Bei Notfällen muß ausreichend Personal vorhanden sein. Ein Anästhesist sollte möglichst dabei sein. Bei erhöhter Aspirationsgefahr oder drohender Ateminsuffizienz sollte die Endoskopie besser in Intubationsnarkose vorgenommen werden. Der Endoskopiker sollte die Art des durchgeführten Eingriffs kennen und sich über Details informieren.

Instrumente

Für die endoskopische Therapie bei postoperativen Frühstörungen wird in der Regel ein therapeutisches Endoskop mit großem Arbeitskanal verwendet. Zur raschen Entleerung des Magens sollte ein Gastroskop mit einem 6-mm-durchmessenden Arbeitskanal zur Verfügung stehen. Neben zwei Absaugmaschinen benötigt man eine Wasserpumpe zur Spülung. Bei Stenosen wird ein dünnkalibriges Endoskop mit einem Durchmesser von weniger als 6 mm benötigt. Die Prüfung des Endoskops und Zubehörs auf ihre Funktionstüchtigkeit gehört zur selbstverständlichen Routinevorbereitung. Je nach dem vorgesehenen endoskopischen Eingriff müssen alle Zusatzinstrumente, wie Injektionssonden, verschiedene Greifzangen, Klippapplikatoren, Argonplasmakoagulator vorbereitet werden, bei Sondeneinlage die erforderliche Sonde und bei Stent- oder Tubusimplantation das notwendige Zubehör.

Narkose

In der Regel wird die Endoskopie unter Sedierung mit z. B. Diazepam durchgeführt. Zur Unterdrückung der Darmperistaltik benötigt man N-Butylscopolaminiumbromid. Bei frisch Operierten übernimmt der Anästhesist die Aufgabe der Sedierung. Er entscheidet auch darüber, ob eine Intubation notwendig ist.

Lagerung

In der Regel in Linksseitenlage, gelegentlich auch in Rükken- oder Rechtsseitenlage.

Komplikationen

Die Aspiration ist die häufigste Komplikation der Endoskopie bei frisch operierten Patienten, insbesondere bei denen mit einer akuten Blutung oder Magen-Darm-Atonie bzw. mit einem Ileus. Eine Perforation ist sehr selten; ihr Risiko ist bei frischen Anastomosen mit gestörter Heilung und überblähtem Magen-Darm-Trakt höher einzustufen. Ein weitergehender Nahtbruch kann nicht ausgeschlossen werden.

Bei der Behandlung später auftretender Anastomosenstriktur oder Rezidivtumorstenose überwiegt das Risiko der Perforation.

Spezielle Erkrankungen und Behandlungsmethoden

Postoperative Blutung

(Abb. 1)

Bei den meist anzutreffenden Blutungen aus der Anastomose stellt das Klippverfahren die sicherste und effektivste Methode dar, ganz besonders bei sichtbaren Gefäßstümpfen. Sickerblutungen lassen sich aber auch durch vorsichtige Injektionen mit stark verdünnter Adrenalinlösung (1 : 100 000) stillen. Sklerosierende Substanzen oder Koagulationen sollten wegen der Gefährdung des Heilungsprozesses an der Anastomose nicht angewandt werden.

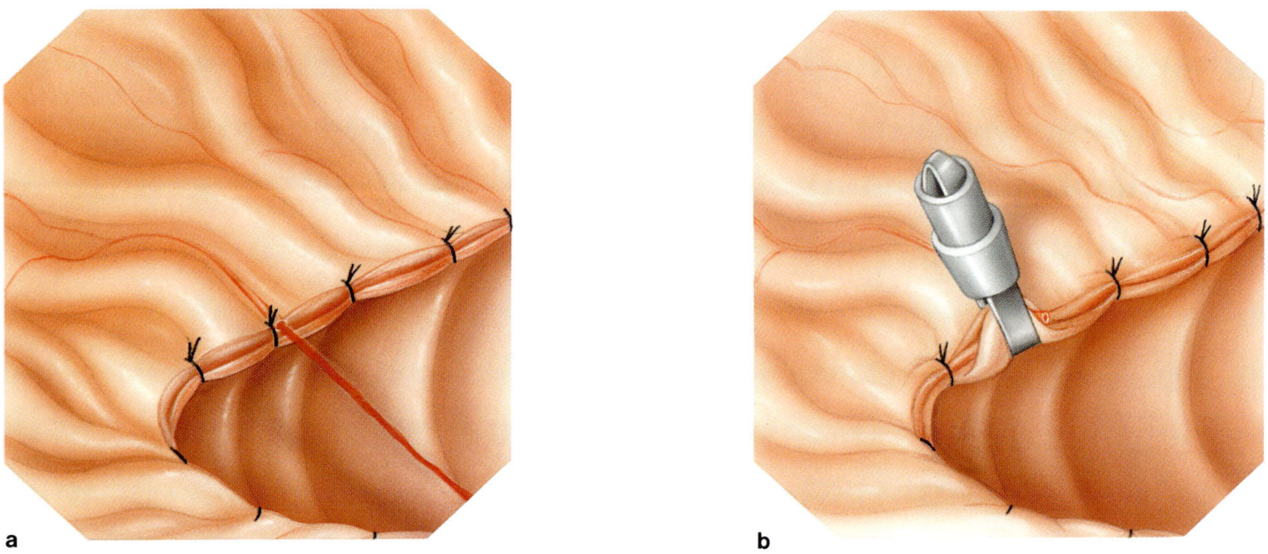

a b

Abb. **1a** u. **b** Klippanbringung bei einer arteriellen Blutung an der Gastroduodenostomie.

Magen-Darm-Atonie

(Abb. **2**)

Bereits nach den ersten 3 postoperativen Tagen kann eine prolongierte Atonie des Magen-Darm-Traktes eine zusätzliche endoskopische Behandlungshilfe benötigen. Für solche Fälle eignet sich die dreilumige Sonde, die die Funktionen einer Magensonde und einer enteralen Ernährungssonde kombiniert.

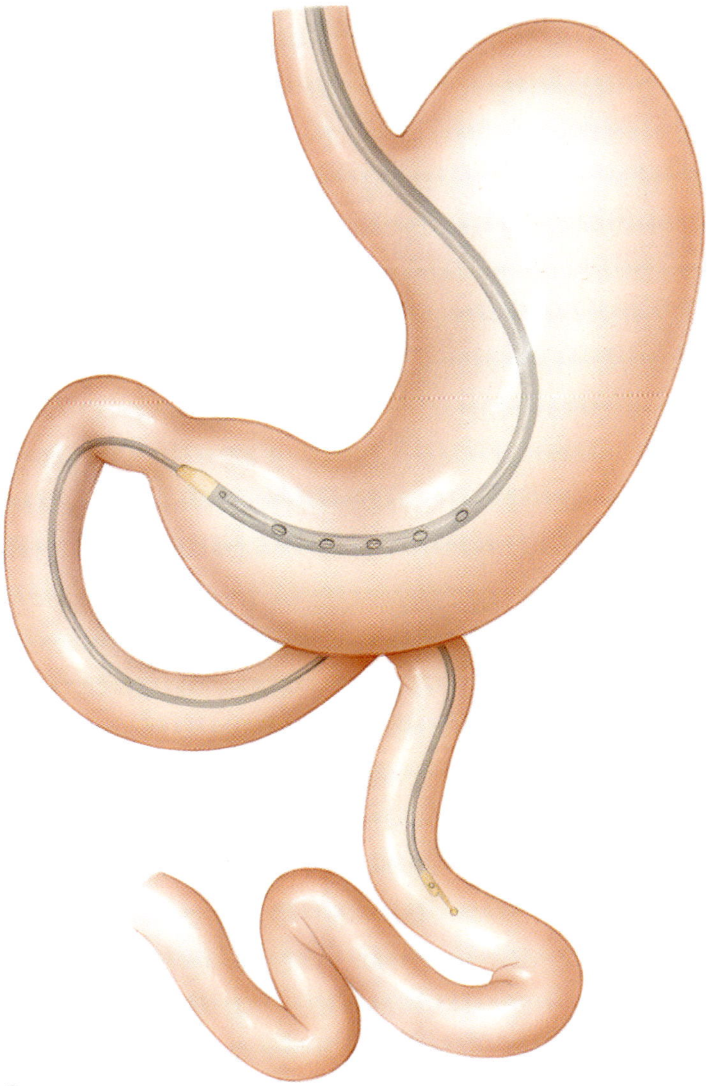

a

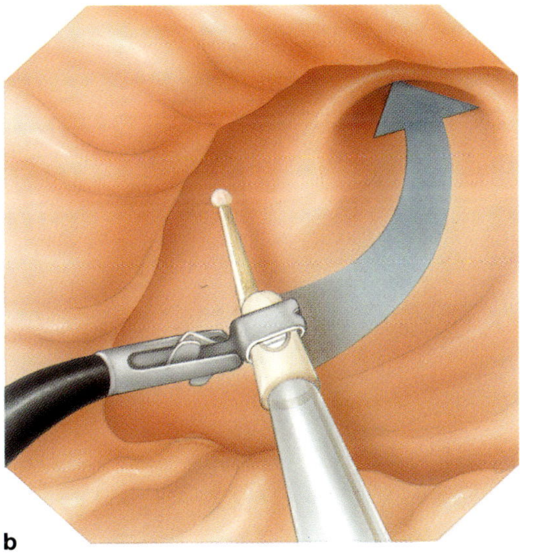

b

Abb. **2a** u. **b** Endoskopische Einlage einer dreilumigen Sonde zur Entlastung des Magens und zur Applikation von Sondennahrung. Die Sonde wird transnasal wie eine Magensonde eingelegt. Mit Hilfe einer Rattenzahnzange wird endoskopisch die Spitze tief ins Duodenum geschoben.

Pseudoobstruktion des Kolons

(Abb. 3)

Diese vorwiegend bei akuter Pankreatitis auftretende postoperative Komplikation kann mit Hilfe der koloskopischen Absaugung und Einlage einer peranalen Dekompressionssonde effektiv behandelt werden, vorausgesetzt, daß keine Peritonitis vorliegt.

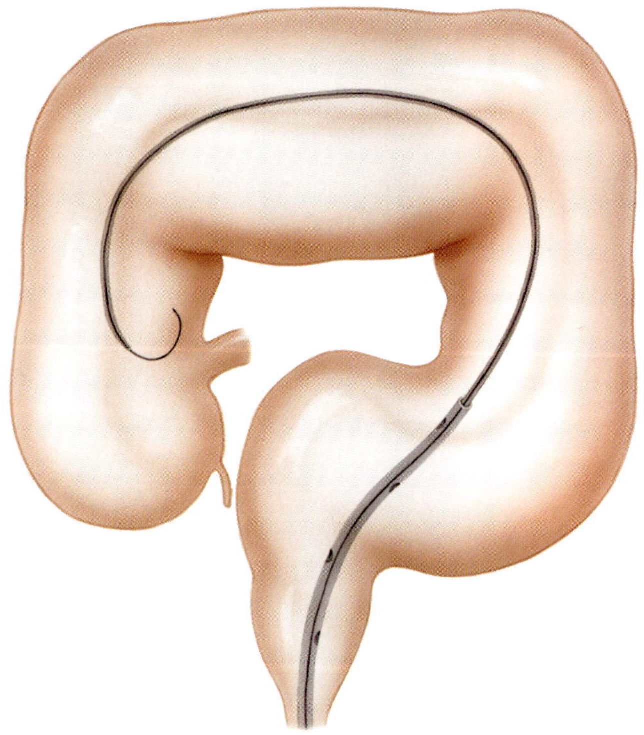

Abb. 3 Endoskopisch-radiologische Plazierung einer Dekompressionssonde bei Pseudoobstruktion des Kolons. Zuerst wird ein 300 cm langer radiopaker 7-French-Teflonkatheter mit einem an der Spitze gebogenen hydrophilen 0,035"-Draht endoskopisch, ggf. auch zusätzlich unter Durchleuchtung in das proximale Kolon gelegt. Über diesen Zwischenkatheter kann die 24-French-Dekompressionssonde unter Durchleuchtung eingeschoben werden (aus Soehendra, N. u. Mitarb.: Praxis der therapeutischen Endoskopie. Thieme, Stuttgart 1997).

Postoperativer Frühileus

(Abb. 4)

Der postoperative Frühileus ist in der Regel eine funktionelle Passagestörung, die gut auf die Einlage einer Dennis-Sonde anspricht. Die frühzeitige Entlastung des Darms verhindert weitere, u. U. irreversible metabolische Störungen. Eine Peritonitis muß vorher ausgeschlossen werden.

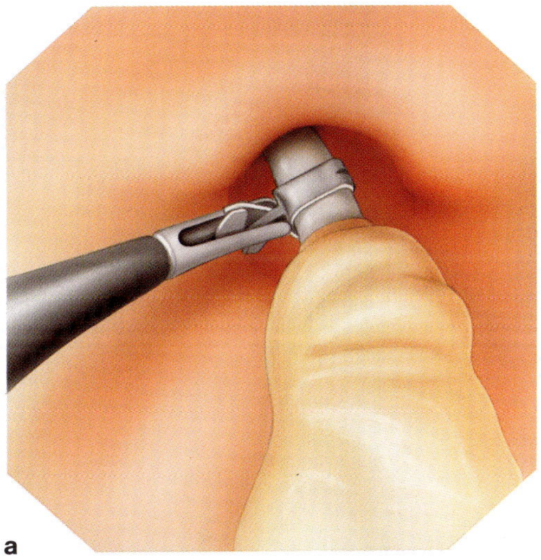

a

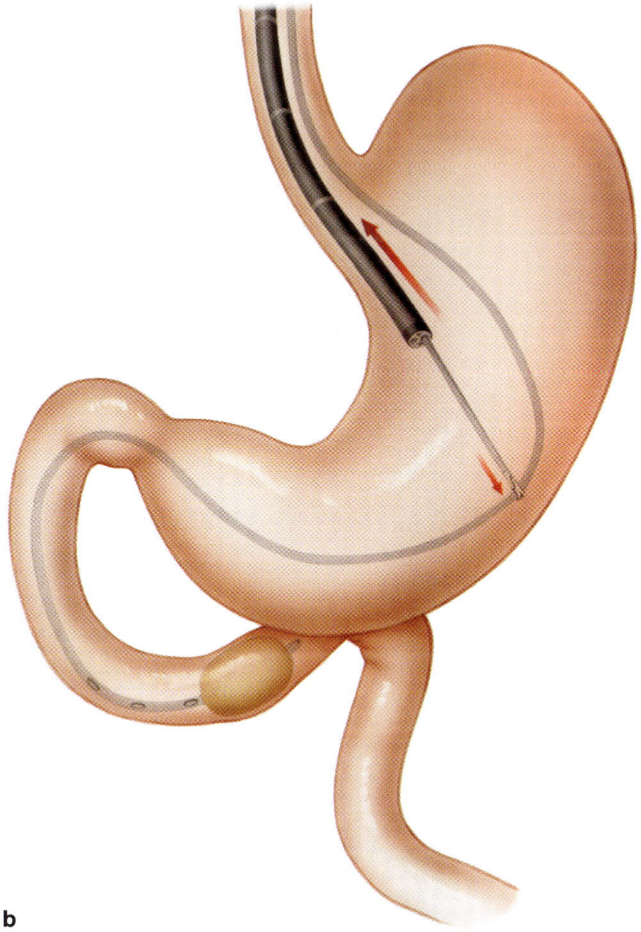

b

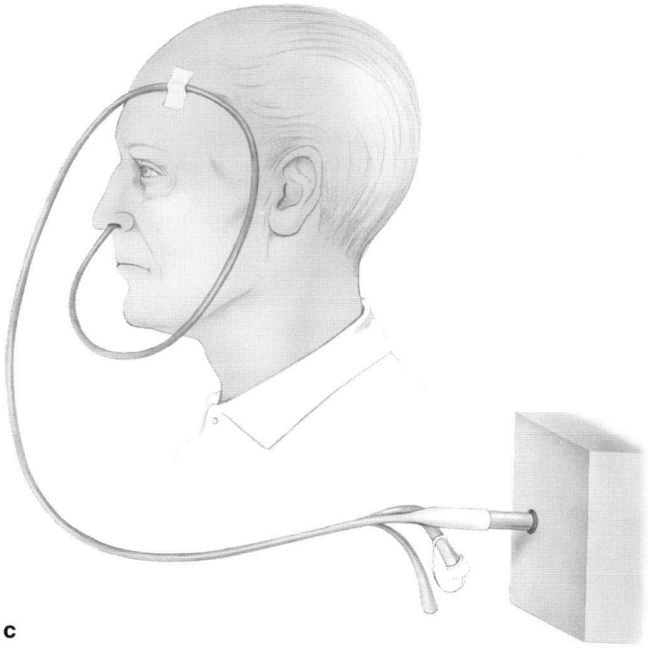

c

Abb. **4a–c** Endoskopische Einlage einer Dennis-Sonde bei postoperativem Frühileus (aus Soehendra, N. u. Mitarb.: Praxis der therapeutischen Endoskopie. Thieme, Stuttgart 1997).

a Nach der transnasalen Einführung der Sonde wird die mit einem Ballon versehene Spitze mit Hilfe einer Rattenzahnzange durch den Pylorus tief ins Duodenum geschoben.

b Vor Entfernung des Endoskops wird der Ballon mit 60 ml Luft geblockt, um das Herausrutschen der Sonde zu verhindern. Im Magen kann die Sonde zusätzlich mit der Zange festgehalten werden, während das Endoskop langsam zurückgezogen wird.

c Die Luft wird vollständig aus dem Ballon herausgesaugt, der Ballon danach erneut mit 15 ml Luft geblockt. Die Sonde wird mit einer Schleife als Reserve an der Stirn fixiert und an eine automatisch-intermittierende Saugpumpe mit niedrigem Sog angeschlossen.

Nahtinsuffizienz

(Abb. **5** u. **6**)

Umschriebene Nahtdehiszenzen am Ösophagus oder an der Ösophagogastrostomie können bei ausreichender Drainage und Fehlen einer Peritonitis durch einen Tubus abgedichtet werden. Die Leckage läßt sofort nach, und die Heilung erfolgt in der Regel innerhalb einiger Wochen. Da in solchen Fällen eine Stenosierung fehlt, muß der Tubus mit Hilfe eines dünnen Teflonkatheters fixiert werden (Abb. **5**). Kleine Anastomosendefekte können unter gleichen Umständen auch mit Klipps erfolgreich verschlossen werden (Abb. **6**).

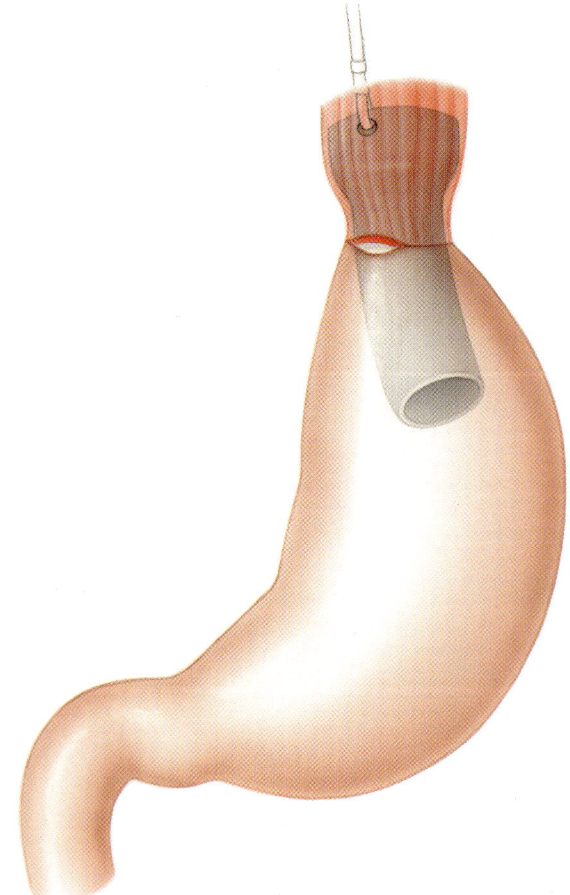

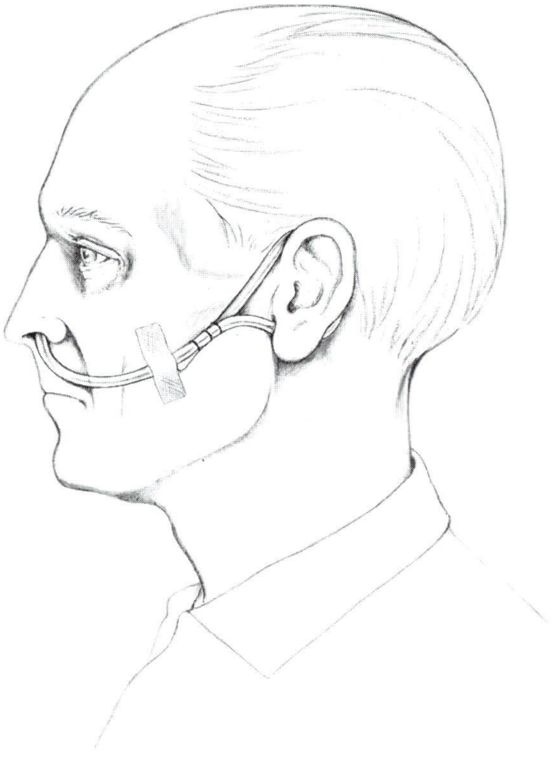

Abb. **5a** u. **b** Abdichtung einer umschriebenen Anastomoseninsuffizienz bei einer Ösophagogastrostomie durch einen Plastiktubus.
a An einem Baby-Celestin-Tubus wird ein 7-French-Teflonkatheter mit Fäden befestigt. Der Tubus kann entweder über einem Endoskop oder einer Bougie mit einem „Pusher" exakt plaziert werden.
b Der Katheter wird transnasal herausgeleitet, als Schleife um das Ohr gelegt und an der Wange fixiert.

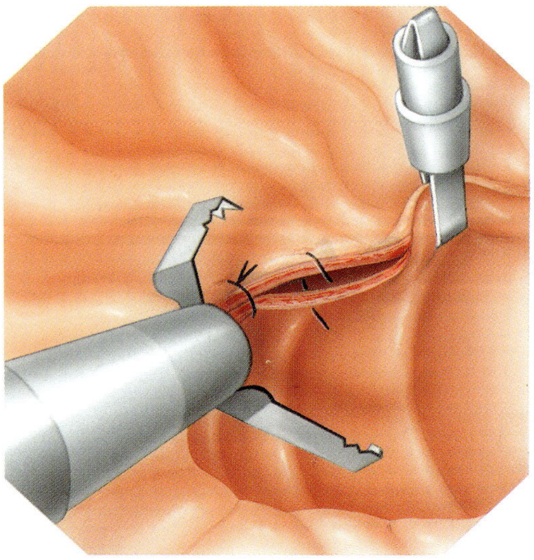

Abb. **6** Verschluß einer umschriebenen Anastomosendehiszenz mit Hilfe von Klipps.

Anastomosenstriktur

(Abb. 7)

Narbige Anastomosenstenosen treten am häufigsten nach Ösophagusexstirpationen mit Magenhochzug auf. Die zweithäufigste postoperative Anastomosenstriktur ist nach rektosigmoidalen Resektionen, meist nach maschinellen Anastomosierungen zu beobachten.

Die Aufweitung von Ösophagusstrikturen erfolgt in der Regel mit Savary-Gilliard-Bougies über einem Führungsdraht, dessen flexible Spitze mit Hilfe eines dünnen pädiatrischen Endoskops unter Sicht im Magenantrum gelegt wird. Ist die Enge mit dem dünnen Endoskop nicht passierbar, sollte ein flexibler Führungsdraht unter Durchleuchtungskontrolle plaziert werden. Um eine Perforation zu vermeiden, sollte die Bougierung behutsam mit kleinen Durchmessern begonnen und zunächst ein- bis zweimal wiederholt werden, bis eine für den Patienten ausreichende Lumenweite erreicht ist.

Rektosigmoidale Anastomosenengen lassen sich durch Inzisionen des Narbenrings z. B. mit dem Argonplasmakoagulator oder einer Diathermienadel in der Regel in einer bis zwei Sitzungen beheben (Abb. 7).

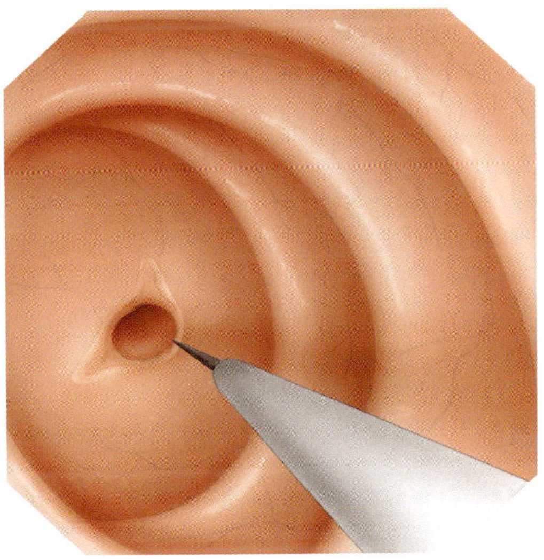

Abb. 7 Ringförmige Narbenstenose einer maschinell genähten Rektumanastomose. Inzision mit einer Diathermienadel (aus Soehendra, N. u. Mitarb.: Praxis der therapeutischen Endoskopie. Thieme, Stuttgart 1997).

Passagestörung durch Rezidivtumor
(Abb. **8-11**)

Späte postoperative Stenosen infolge von inoperablen Tumorrezidiven lassen sich nur selten effektiv mit ablativen Verfahren, wie Laser oder Argonplasmakoagulation behandeln. Für die palliative Wiederherstellung der Passage eignen sich am besten die flexiblen selbstexpandierenden Metallstents. Solche Stents können im Bereich der Ösophagojejunostomie, der Gastrojejunostomie bzw. -duodenostomie oder des Rektosigmoids eingesetzt werden. Verschiedene Stentlängen stehen zur Verfügung.

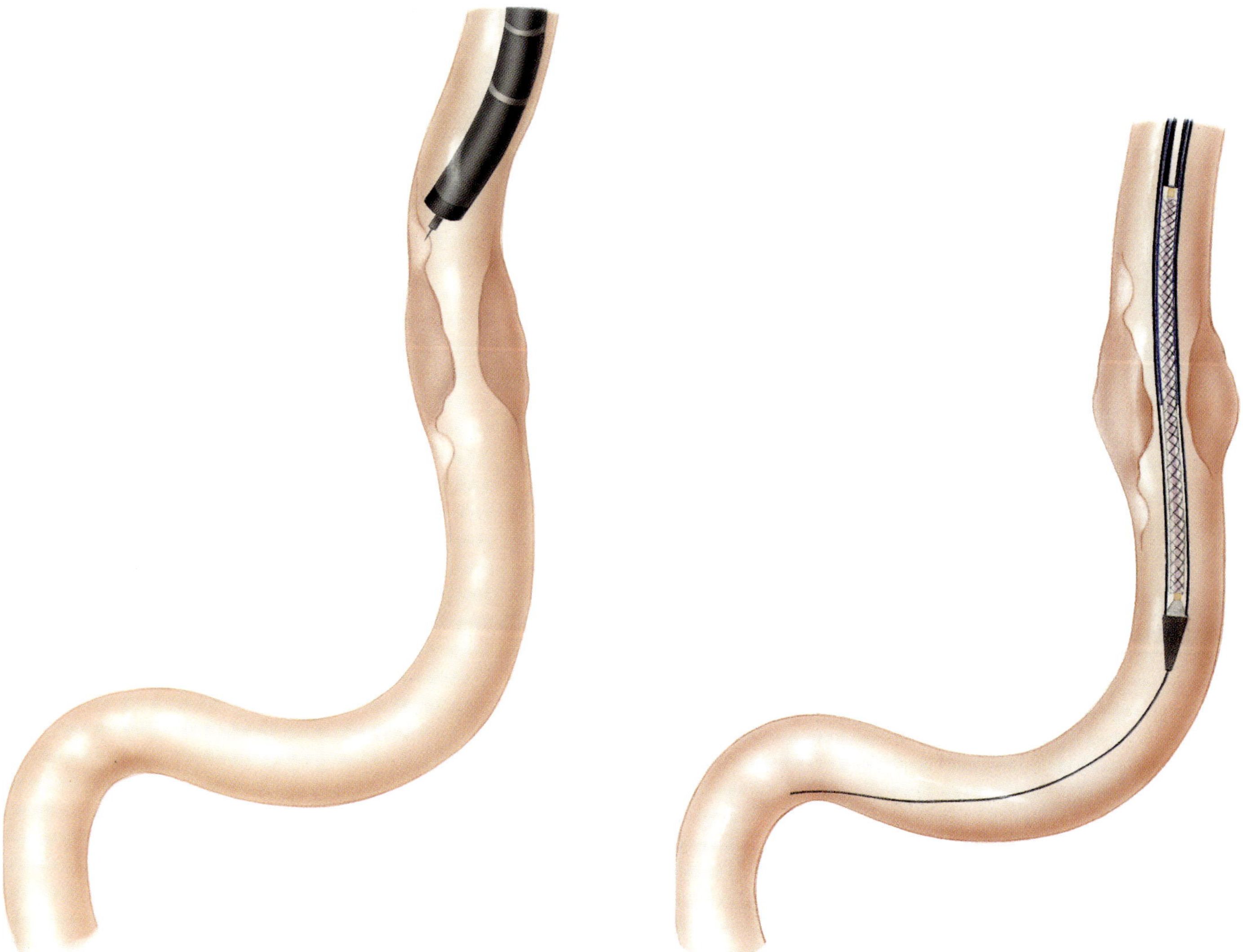

a b

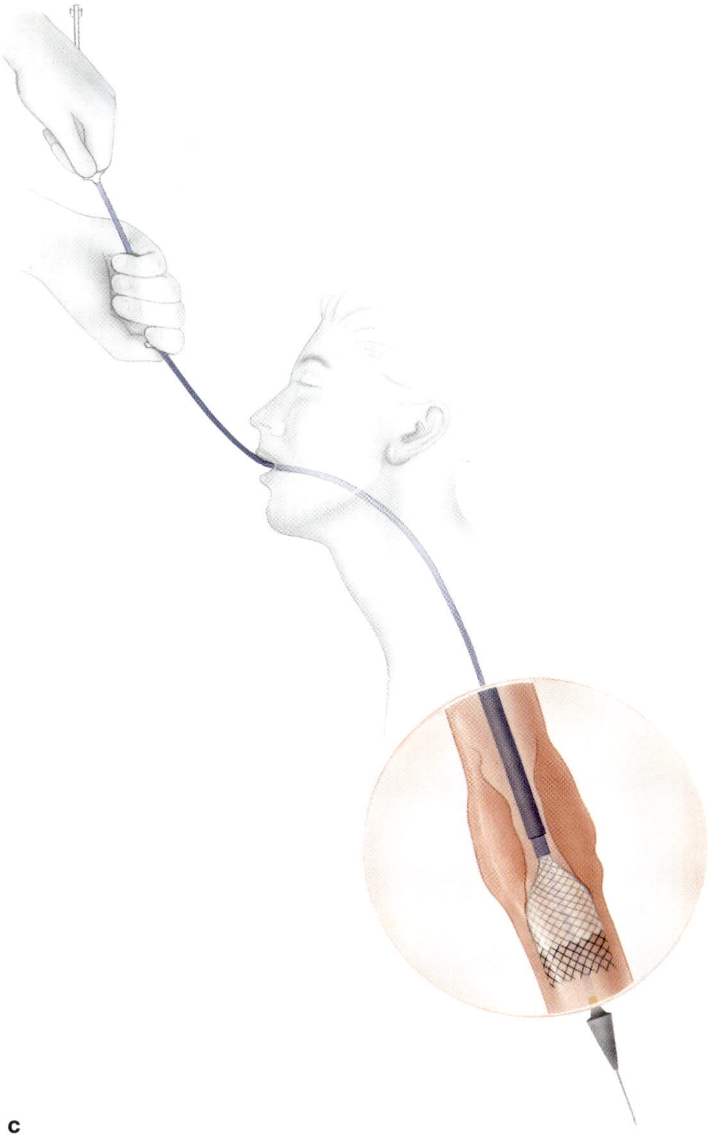

c

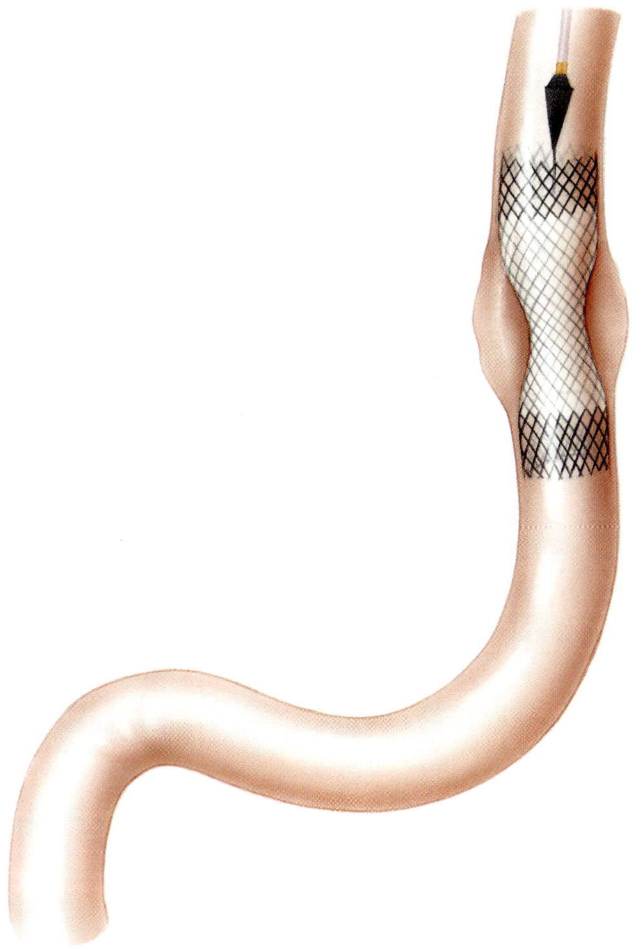

d

Abb. **8a – d** Einlage eines selbstexpandierenden Metallstents bei einer inoperablen Tumorstenose an der Ösophagojejunostomie.

a Markierung der proximalen und distalen Tumorgrenze durch submuköse Injektionen von Kontrastmittel. Weniger genau ist die Markierung durch Anheften kleiner Metallstücke am Körper des Patienten. Je nach Länge der Tumorstenose wird ein passender Stent ausgewählt.

b Der in einer Plastikhülse eingebrachte Stent wird über einen zuvor endoskopisch gelegten Führungsdraht durch die Tumorstenose geschoben.

c Der Stent wird unter Durchleuchtungskontrolle exakt nach den Orientierungsmarkierungen an der Plastikhülse langsam von kaudal nach kranial freigeschoben. In diesem Stadium ist eine Lagekorrektur des Stents noch möglich.

d Nach vollständiger Plazierung des Stents im Tumor erfolgt eine endoskopisch-radiologische Kontrolle mit wasserlöslichem Kontrastmittel, das wegen der Aspirationsgefahr sofort wieder abgesaugt werden muß.

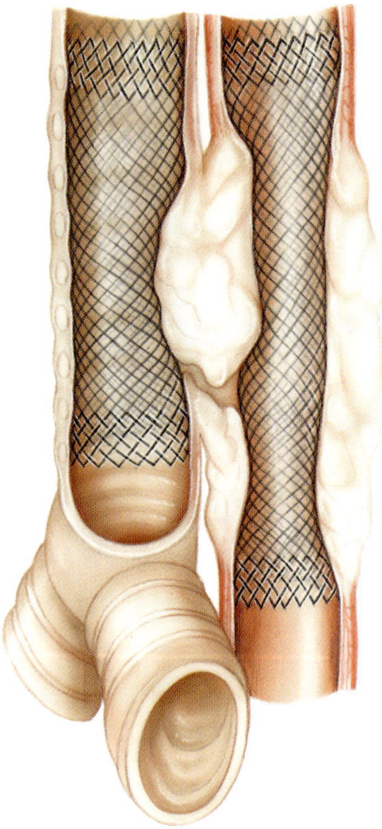

Abb. **9** Zusätzliche Einlage eines Trachealstents bei einem Tumoreinbruch in die Trachea.

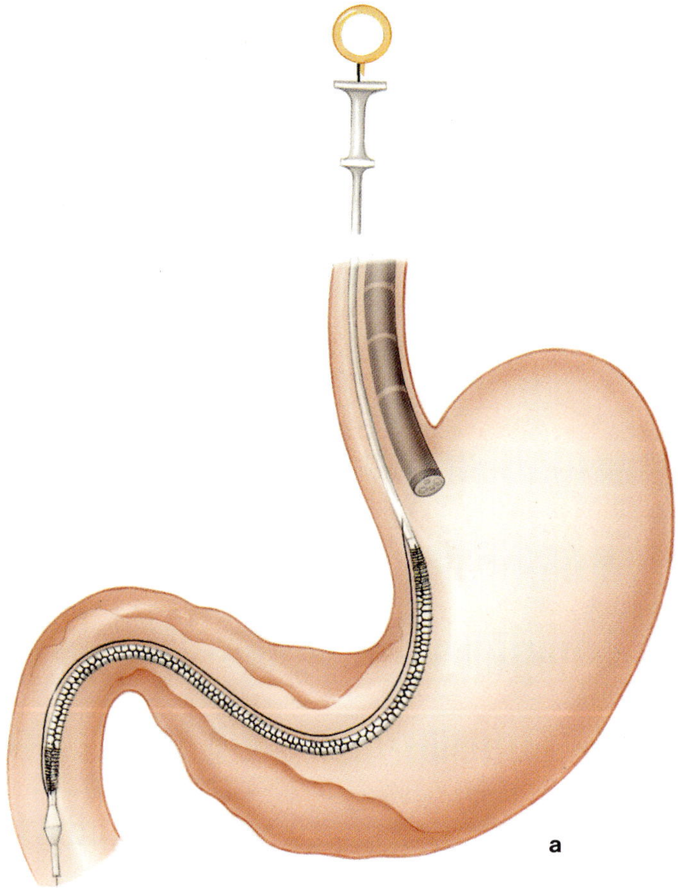

a

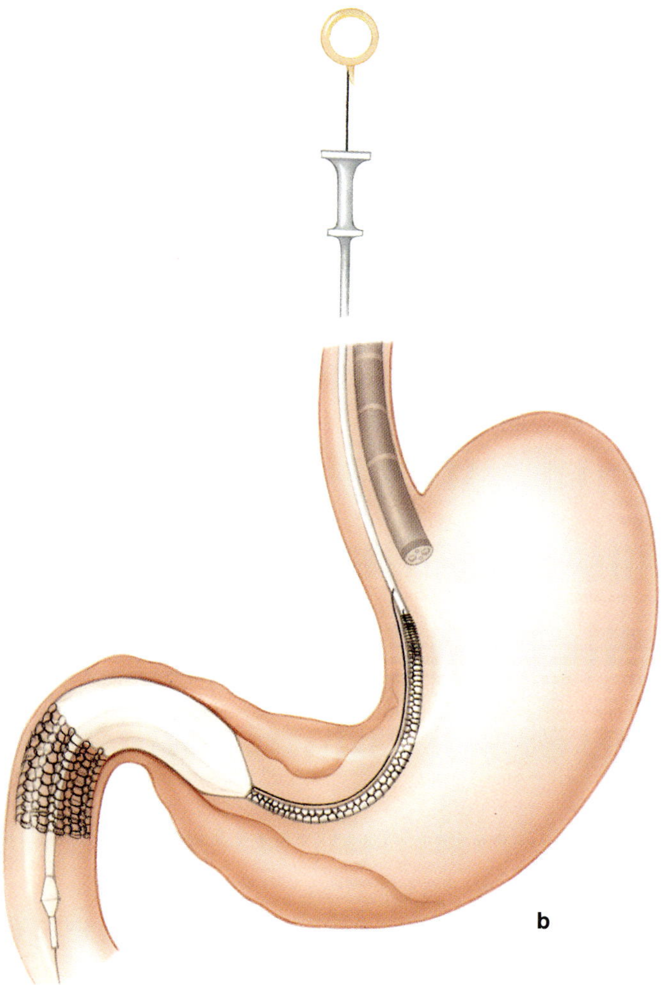

b

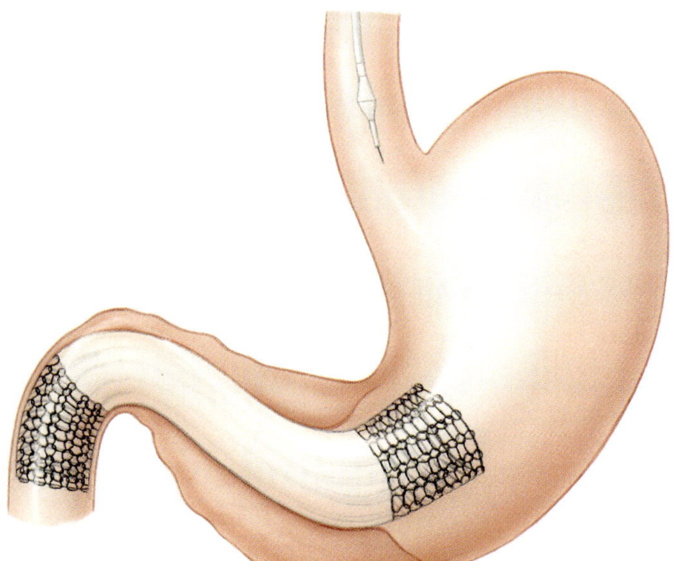

c

Abb. **10a – c** Einlage eines selbstexpandierenden Metallstents bei einer Magenausgangstenose durch einen Rezidivtumor.

a Der Metallstent wird über den zuvor endoskopisch bzw. radiologisch gelegten Führungsdraht durch die Stenose plaziert. Ein dünnes Endoskop wird danach eingeführt, um den Implantationsvorgang zu überwachen.

b Der Stent wird langsam von kaudal nach kranial durch Ziehen am Faden entfaltet. Endoskopisch wird die korrekte Lage des kranialen Endes des Stents kontrolliert.

c Status nach vollständiger Plazierung des Stents. Die korrekte Lage kann endoskopisch-radiologisch überprüft werden.

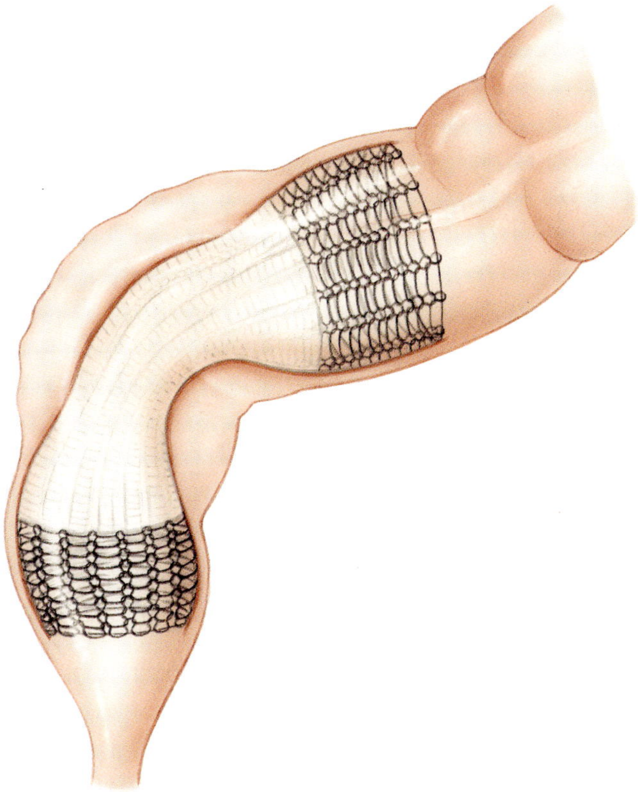

Abb. **11** Implantation eines selbstexpandierenden Metallstents im Rektum bei einer Stenose durch einen inoperablen Rezidivtumor.

Literatur

Behandlung von Problemwunden

Andree, C., J. Kopp, G. B. Stark: Wundheilung. In Beger, H. G., A. Schwarz, U. B. Brückner, W. Hartel: Forschung in der Chirurgie. Springer, Berlin 1997

Adzick, N. S., H. P. Lorenz: Cells, matrix, growth factors and the surgeon. The biology of scarless fetal wound repair. Ann. Surg. 220 (1994) 10

Arlt, B.: „Der diabetische Fuß"- Differenzierte chirurgische Möglichkeiten richtig anwenden! Krankenhausarzt 67, 3 (1994) 82

Baek, S. M.: Gluteus maximus myocutaneous flap for ischial ulcers. Ann. plast. Surg. 7 (1981), 508

Barbenel, J. D., C. D. Forbes, F. D. O. Lowe: Pressure Sores. McMillan, London 1983

Baumgartner, R., P. Botta: Amputation und Prothesenversorgung an der unteren Extremität, 2. Aufl. Enke, Stuttgart 1995

Becker, H.: The rhomboid-to-W-flap. Ann. plast. Surg. 11 (1983) 125

Bergman, M., G. Sicard: Surgical Management of the Diabetic Patient. Raven Press, New York 1991

Bötel, U.: Die lappenplastische Deckung von Decubitalulcera. Klinikarzt 6: (1996) 182

Boyce, S. T., J. F. Hansbrough: Biologic attachment, growth and differentiation of cultured human epidermal keratinocytes on a graftable collagen and chondroitin-6-sulfate substrate. Surgery 103: (1988) 421

Coupland, R. M.: The Red Cross War Wound Classification. ICRC, Geneva 1991

Daniel, R. K.: Muscle coverage of pressure points - the role of myocutaneous flaps. Ann. plast. Surg. 8 (1982) 446

Daniel, R. K., E. J. Hall, M. K. MacLeod: Pressure sores - a reappraisal. Ann. plast. Surg. 3 (1979) 53

Dostal, G. H., M. J. Jurkiewicz: Hidradenitis Suppurativa. In: Fry, D. E.: Surgical Infections, 1st ed. Litte, Brown and Co., Boston 1995 (p. 197)

Fisher, J. R., R. T. Conway, R. T. Takeshita, M. R. Sandoval: Necrotizing fasciitis. J. Amer. med. Ass. 241 (1979) 803

Fleischmann, W., M. K. Russ, D. Moch: Chirurgische Wundbehandlung. Chirurg 69 (1998) 222

Gloviczki, P., R. A. Cambria, R. Y. Rhee, L. G. Canton, M. A. McKusick: Surgical technique and preliminary results of endoscopic subfascial division of perforating veins. J. vasc. Surg. 23 (1996) 517

Goldstein, E. J.: Bite wounds and infection. Clin. infect. Dis. 14 (1992) 633

Gorkisch, K., J. Boese-Landgraf, E. Vaubel: Hidradenitis suppurativa - Behandlung mit myokutanem Insellappen oder herkömmlicher Methode. Handchirurgie 16 (1984) 135

Greenhalgh, D. G.: The role of apoptosis in wound healing. Int. J. Biochem. Cell Biol. 30 (1998) 1019

Greer Richardson, E.: Neurogenic Disorders. In Campell's Operative Orthopedics, 9. Aufl., Vol. 2. Mosby, St. Louis 1998 (p. 1851)

Griego, R. D., T. Rosen, I. F. Orengo, J. E. Wolf: Dog, cat, and human bites: a review. J. Amer. Acad. Dermatol. 33 (1995) 1019

Gustilo, R. B.: Management of open fractures and complications. American academy of orthopedic surgeons. Instruct. Course Lect. 31 (1982) 64

Gustilo, R. B., R. M. Mendoza, D. N. Williams: Problems in the management of type III (severe) open fractures: A new classification of type III open fractures. J. Trauma 24 (1984) 742

Hamann, H., S. Cyba-Altunbay: Die paratibiale Fasziotomie. Langenbecks Arch. Chir., Suppl. (Kongreßbericht 1992) 466

Hofstädter, F.: Pathologie der Wundheilung. Chirurg 66 (1995) 174

Iafrati, M. D., H. J. Welch, T. F. O'Donnell: Subfacial endoscopic perforator ligation: An analysis of early clinical outcomes and cost. J. vasc. Surg. 25 (1997) 995

Käch, K., T. Kossmann, O. Trentz: Nekrotisierende Weichteilinfekte. Unfallchirurg 96 (1993) 181

Knebel von Doeberitz, M., C. Knebel von Doeberitz: Molekulare Zellbiologie - Basis für neue therapeutische Ansätze in der Chirurgischen Onkologie. Chirurg 69 (1998) 339

Kramer, G.: Weichteilschäden - Diagnostik und Therapie. Ed. Medizin, Weinheim, 1988

Kujath, P., C. Eckmann, P. Benecke: Die standardisierte Behandlung der nekrotisierenden Fasziitis. Zbl. Chir. 121 (1996) 35

Lüscher, N. L.: Dekubitalulzera der Beckenregion - Diagnostik und chirurgische Therapie. Huber, Bern 1989

McHenry, C. R., M. A. Malangoni: Necrotizing Soft Tissue Infections. In: Fry, D. E.: Surgical Infections, 1st ed. Litte, Brown and Co., Boston 1995 (p. 161)

Milner, S. M., L. T. A. Rylah, T. T. Nguyen et al.: Chemical Injury. In Herndon, D. N.: Total Burn Care, 1st ed. Saunders, Philadelphia 1996

Mozingo, D. W., A. D. Smith, W. F. McManus et al.: Chemical burns. J. Trauma 28 (1988) 642

Patino, J. F., D. Castro: Necrotizing lesions of soft tissue: a review. World J. Surg. 15 (1991) 235

Regan, M. C., S. J. Kirk, M. Hurson et al.: Tumor necrosis factor-α inhibits in vivo collagen synthesis. Surgery 113 (1993) 173

Schlag, G, H. Redel: Wound Healing. Springer, Berlin 1994

Seiler, W. O., H. B. Stahelin: Decubitus: pathogenesis, prevention and theory. Z. Krankenpfl. 72(2) (1979) 84

Singer, A. J., J. E. Hollander, J. V. Quinn: Evaluation and management of traumatic lacerations. New Engl. J. Med. 337 (1997) 1142

Swan, K. G., R. C. Swan: Gunshot Wounds - Pathophysiology and Management. Year Book Medical Publishers, 1989

Tscherne, H., H. J. Oestern: Die Klassifizierung des Weichteilschadens bei offenen und geschlossenen Frakturen. H. Unfallheilk. (1982) 85

Westerhof, W., W. Vanscheidt: Proteolytic Enzymes and Wound Healing. Springer, Berlin 1994

Wetz, H. H.: Diabetisch-neuropathische Osteoarthropathie. Dtsch. Ärztebl. A-43 (1998) 2701

Wiggins, M. E., E. Akelman, A. P. Weiss: The management of dog bites and dog bite infections to the hand. Orthopedics 17 (1994) 617

Katheter, Sonden, Drainagen

Arrai, Y. et al.: Hepatic arterial infusion-chemotherapy for liver metastasis from colon gastric and breast cancer. Proc. Amer. Soc. clin. Oncol. 7 A (1988) 102

Bachmann-Mettler, J.: Das vollständig implantierbare Kathetersystem. Die Schwester 10 1988

Bruch, H. P. et al.: Drainagen in der Abdominalchirurgie. Chir. Praxis 53 (1998) 601

Campbell, K. A. et al.: Regional chemotherapy devices: effect of experience and anatomy on complications. J. clin. Oncol. 11 (1992) 822

Curly, S. A., D. C. Hohn, M. S. Roh: Cannulation techniques and other surgical considerations. Arch. klin. Chir. 375 (1990) 119

Dahl, H. D., J. H. Hengstmann, U. Bode, H. Hansen: Klinische Anwendung vollständig implantierter Kathetersysteme. Dtsch. med. Wschr. 111 (1986) 88

Eckert, P.: Drainagen und Drainagetechniken in der operativen Medizin. Bergmann, München 1986

Fleischmann, W., M. Russ: Wunddrainage bei traumatischer und postoperativer Knocheninfektion. OP-Journal 14 (1998) 2
Glinz, W.: Thoraxdrainagen. In: Thoraxverletzungen. Springer, Berlin 1986 (S. 133)
Gui, G. P. H., C. V. N. Cheruvu, A. G. T. W. Fiennes: Laparoskopic-guided feeding jejeunostomy. Europ. J. Coelio-surg. 1 (1997) 31
Holstege, A.: Perkutane endoskopische Gastrostomie (PEG) und Jejunostomie. In: Gastroenterologische Endoskopie. Urban & Schwarzenberg, München 1995 (S. 109)
Hochberg, J., G. F. Murray: Prinziples of Operative Surgery, Antisepsis, Technique, Sutures and Drains. In: Sabiston, D. C.: Textbook of Surgery. Saunders, Philadelphia 1977
Horch, R., G. Könung: Intraarterielle Prostaglandine über subcutan implantierte Trägersysteme bei peripherer arterieller Verschlußerkrankung. Akt. Chir. 24 (1989) 129
Horstmann, E.: Neue Herzschrittmachersysteme. Chir. Praxis 52 (1997) 435
Kaiser, H., W. Fischer: Techniken der Injektion. Selecta, Planegg 1977 (S. 29)
Kenneth, A., M. Kudsk et al.: Enteral versus parenteral feeding. Ann. Surg. 215 (1992) 503
Krawzak, H.-W., H. Strosche: Implantierbare Kathetersysteme zur Extremitätenperfusion. Chirurg 60 (1989) 475
Krupski, G., V. Nikolas: Intravasale Katheter. Pers. Mitteilung 1997
Laffer, U., M. During, H. R. Bloch, M. Zuber, H. R. Stroll: Implantierbare Kathetersysteme. Dtsch. med. Wschr. (1989) 653
Levy, M.: Intraperitoneal drainage. Amer. J. Surg. 147 (1989) 309
Lorenz, M., E. Staib, M. Waldeyer, C. Groß, A. Encke: Regionale Chemotherapie von Lebermetastasen und primären Lebertumoren. Chir. Praxis 52 (1997) 498
Moore, F. et al.: Early enteral feeding, compared with parenteral feeding reduces postoperative septic complications. Ann. Surg. 216 (1992) 172
Mouson, J. R. et al.: Cholecystectomy is safer without drainage: the results of a prospektive, randomised clinical trial. Surgery 109 (1991) 740
Rauberer, K. et al.: Digitale Subtraktionsangiographie zur Kontrolle subcutan implantierter Katheter zur regionalen Chemotherapie. Tumordiagn. u. Therapie 8 (1987) 11
Schumpelick, V., P. Klever, Tönsch, H. Zeller: Drainagen-Materialien und physikalische Grundlagen. Chirurg, 64 (1993) 77
Staib-Sebber, E. et al.: Continuous arterial 5-flouracil und foliac acid chemotherapy for colorectal liver metastasis. Oncology 18 (1995) 240
Thiede, R. Engemann, M. Imhof: Drainagetechniken und Drainageprinzipien in der visceralen Chirurgie. Chirurg 64 (1993) 90
Tybgat, G., C. Mulcher: Legen von Nahrungsmittelsonden in Endoskopie bei Magen- und Lebererkrankungen. In Mathaus-Vergellen: Therapeutische Endoskopie. Thieme, Stuttgart 1990 (S. 92)
Vaupel, H. A., J. H. Hengstmann, K. Straib, M. Westerhausen: First experience with a permanent catheter system in acute leukemia. Haematol. and Blood Transf. 30 (1988) 547
Wolter, D., C. H. Jürgens, M. Neikes: Drainagen in der Unfall- und Wiederherstellungschirurgie. Chirurg 64 (1993) 96

Thermisches Trauma

Aharoni, A., R. Moscona, S. Kremerman, Y. Paltieli, B. Hirshowitz: Pulmonary complications in burn patients resuscitated with a low-volume colloid solution. Burns 15 (1989) 281
American College of Chest Physicians/Society of Critical Care Medicine Consensus Conference: Definitions for sepsis and organ failure and guidelines for the use of innovative therapy in sepsis. Crit. Care Med. 20 (1992) 864
Ayres, S. M.: Sepsis and Septic Shock - A Synthesis of Ideas and Proposal for the Direction of Future Research. In Sibbald, W. J., C. L. Sprung: New Horizons: Perspectives on Sepsis and Septic Shock. Soc. of Crit. Care Med., Fullerton 1986
Bjerknes, R., H. Vindenes: Neutrophildysfunction after thermal injury: alteration of phagolysosomal acidification in patients with large burns. Burns 15 (1989) 77
Bone, R. C., C. L. Sprung, W. J. Sibbald: Definitions for sepsis and organ failure. Crit. Care Med. 20 (1992) 724
Boswick, J. A.: The management of fresh burns of the hand and deformities resulting from burn injuries. Clin. plast. Surg. 1 (1974) 621
Büttemeyer, R., G. Germann, M. Steen, G. Henkel-Donnersmarck, D. Kistler, W. Schneider, W. Perbix: Basisdaten deutscher Verbrennungszentren 1991. 10. Jahrestagung DAV, 8.-11. 1992 Saalbach
Carvajal, H. F., D. H. Parks: Optimal composition of burn resuscitation fluids. Crit. Care Med. 16(7) 1988 695
Deitch, E. A., Q. Lu, X. Da-Thong, R. D. Specian: Effect of local and systemic burn microenvironment on neutrophil activation as assessed by complement receptor expression and morphology. J. Trauma 30 (1990) 259
Demling, R. H.: Improved survival after massive burns. J. Trauma 23 (1983) 179
Demling, R. H., C. LaLonde: Burn Trauma. Thieme, Stuttgart 1989
Gallico, G. G., N. E. O'Connor, C. C. Compton, J. P. Remensnyder, O. Kehinde, H. Green: Cultured epithelial autografts for giant congenital nevi. Plast. reconstr. Surg. 84 (1989) 1
Germann, G., U. Barthold, G. Janshoff, H. U. Steinau: The impact of inhalation trauma, risk factors, and concomitant diseases on the precision of burn scores. Proc. ABA (1992) 202
Harnsbrough, J. F., R. Zapata-Sirvent, D. Hoyt: Postburn immune suppression: An inflammatory response to the burn wound. J. Trauma 30 (1990) 671
Heimbach, D. M.: Early burn excision and grafting. Surg. Clin. N. Amer. 67 (1987) 93
Hermans, M. H. E.: Clinical experience with glycerol preserved donor skin treatment in partial thickness burns. Burns 15 (1989) 57
Herndon, D. N., D. H. Parks: Comparison of serial debridement and autografting and early massive excision with cadaver skin overlay in the treatment of large burns in children. J. Trauma 26 (1986) 149
Herndon, D. N., R. E. Barrow, H. A. Linares, R. L. Rutan, T. Prien, L. D. Traber, D. L. Traber: Inhalation injury in burned patients: effects and treatment. Burns 14 (1988) 357
Hufnagel, B., J. L. Ninneman, R. Hettich: Immunology of intermingled skin grafts in rats: preliminary results. Burns 15 (1989) 31
Hummel, R. P.: Clinical Burn Therapy. Wright PSG, Boston 1982
Janzekovic, Z.: A new concept in skin grafting of burns. J. Trauma 10 (1970) 1103
Kalaja, E.: Acute excision or exposure treatment. Scand. J. reconstr. Surg. 18 (1984) 95
Köller, M., W. König, J. Brom: Generation of leukotrienes from human polymorphonuclear granulocytes of severely burned patients. J. Trauma 28 (1989) 733
Li, B. G., W. S. Hsu, T. S. Shih: Causes of death in aged burn patients: analysis of 36 cases. Burns 16 (1990) 207
MacMillan, B. G.: Closing the burn wound. Surg. Clin. N. Amer. 58 (1978) 1205
Ming-liang, Z., W. Z. C. Chang-yeh, C. Da-xin, H. Xun: Mikroskin grafting. II. Clinical report. Burns 12 (1986) 544
Monafo, W. W.: Then and now: 50 years of burn treatment. Burns 18 (Suppl. 2) (1992) 7
Nangia, A., C. T. Hung: Preclinical evaluation of skin substitutes. Burns 16 (1990) 358
Oldham, K. T., K. S. Guice, G. O. Till et al.: Activation of complement by hydroxyl radical in thermal injury. Surgery 104(2) (1988) 272
Piccolo, N. S., M. S. Piccolo Lobo, M. T. Piccolo: Two years in burn care, an analysis of 12.423 cases. Burns 17 (1991) 490
Pruitt, B.: Complications of thermal injury. Clin. plast. Surg. 1 (1974) 667
Queen, D., J. H. Evans, J. D. S. Gaylor, J. M. Courtney, W. H. Reid: Burn wound dressings - a review. Burns 13 (1987) 218
Sherif, M. M., R. M. Sato: Severe thermal hand burns - factors affecting prognosis. Burns 15 (1989) 42
Spencer, D. S., R. B. Davey: The Spencer Op-Site applicator, a new technique for treating the burned hand. Burns 13 (1987) 330
Stern, M., J. D. Waisbren: Comparison of methods of predicting burn mortality. Burns 6 (1981) 119
Teepe, R. G. C., R. W. Kreis, E. J. Koebrugge, J. A. Kempenaar, A. F. P. M. Vloemans, R. P. Hermans, H. Boxma, J. Dokter, J. Hermans, M. Ponec, B. J. Vermeer: The use of cultured autologuous epidermis in the treatment of extensive burn wounds. J. Trauma 30(3) (1990) 269
Tiwari, P., G. S. Kalra, S. K. Bhatnagar: Fasciocutaneous flaps for burn contractures of the axilla. Burns 16/2 (1990) 150
Thompson, P., D. N. Herndon, S. Abston, I. Rutan: Effect of early excision on patients with major thermal injury. J. Trauma 27(2) (1987) 205
Tobiasen, J., J. M. Hiebert, R. F. Edlich: A practical burn severity index. J. Burn Care Rehab. 3(4) (1982) 229

Plastisch-chirurgische Prinzipien

Krupp, S.: Plastische Chirurgie, Klinik und Praxis. Ecomed, Landsberg 1994

Lemperle, G.: Ästhetische Chirurgie. Ecomed, Landsberg 1998

McGregor, I. A.: Plastische Chirurgie, Grundlagen und typische Anwendungen. Springer, Berlin 1992

Organentnahme

Gesetzliche Regelungen

Angstwurm, H.: Der Tod des Gehirns als sicheres Todeszeichen des Menschen. Politische Studien, Bd. 339, 46. Jahrg., Jan./Feb. (1995) 60

Beckmann, R.: Ist der hirntote Mensch eine „Leiche"?. ZRP (1996) 219

Conrads, C.: Eurotransplant und UNOS - Modelle der Organallokation?. MedR (1996) 300

Gutmann, Th.: Probleme einer gesetzlichen Regelung der Lebendspende von Organen. MedR (1997) 147

Heuer, S., Chr. Conrads: Aktueller Stand der Transplantationsgesetzgebung 1997. MedR (1997) 195

Heuer, S., H.-L. Schreiber: Transplantationsgesetz - November 1997, Streit um Todesbegriff und Zustimmungsmodalitäten. Krankenhausarzt 1/98, 41

Heun, W.: Der Hirntod als Kriterium des Todes des Menschen - Verfassungsrechtliche Grundlagen und Konsequenzen. JZ (1996) 213

Kloth, K.: Todesbestimmung und postmortale Organentnahme, Frankfurt a. M. 1996, zugl.: Diss. Freie Universität Berlin 1994

Kopetzki, Chr.: Organgewinnung zu Zwecken der Transplantation, Forschungen aus Staat und Recht 82. Wien 1988

Kühn, H. Chr.: Die Motivationslösung - Neue Wege im Recht der Organtransplantation, Berlin 1998, zugl.: Augsburg, Univ., Diss., 1997

Margreiter, R.: Regelung und Regelungsbedarf im Transplantationswesen aus österreichischer Sicht. Politische Studien, Bd. 339, 46. Jahrg., Jan./Feb. (1995) 50

Schöning, R.: Rechtliche Aspekte der Organtransplantation unter besonderer Berücksichtigung des Strafrechts, Zürich 1996, zugl.: Univ. Diss. Zürich

Schreiber, H.-L.: Der Hirntod als Grenze des Lebensschutzes. In: Festschrift für Remmers. Köln 1995 (S. 593)

Schreiber, H.-L.: Schriftliche Stellungnahme zur Anhörung vor dem Rechtsausschuß des Deutschen Bundestages am 15.01.1997. Zusammenstellung der Stellungnahmen (S. 39–50)

Schreiber, H.-L.: Wann ist der Mensch tot?. Frankfurter Allgemeine Zeitung vom 24. Februar 1997

Truog, R. D.: Is It Time to Abandon Brain Death?, Hastings Center Report 27, January-February 1997 (S. 29-36)

Wolfslast, G.: Transplantationsrecht im europäischen Vergleich, ZTxMed (1/1989) 43

Wolfslast, G.: Legal aspects of organ transplantation: An overview on European law, J. Heart and Lung Transplant. July/August (1992) 160

Wolfslast, G.: Notwendigkeit eines Transplantationsgesetzes in Deutschland - Juristische Aspekte der Organspende. In: Hauss: Organspende: Organisation, Kooperation und Verteilung, Lengerich 1996 (S. 159)

Logistik der Organspende

Angstwurm, H.: Ärztliche Aussagen zum Tod als rechtliche und politische Fragen. In: Organentnahme und Transplantation im Spannungsfeld zwischen Ethik und Gesetz. Landeszentrale für politische Bildung Baden-Württemberg. Stuttgart, 1997 (S. 51)

Bruns, W., B. Debong, M. Andreas: Das neue Transplantationsgesetz. Was müssen die Krankenhausärzte beachten? Chirurg 37 (1998) 80

Bundesärztekammer: Kriterien des Hirntodes, Entscheidungshilfen zur Feststellung des Hirntodes. Dtsch. Ärztebl. 94 (1997) 1032

Cohen, B., J. D'Amaro, J. De Meester, G. G. Persijn: Changing patterns in organ donation in Eurotransplant, 1990 - 1994. Transpl. Int. 10 (1997) 1

Eigler, F. W.: Das Transplantationsgesetz aus chirurgischer Sicht. Mitt. dtsch. Ges. Chir. 26 (1997) 351

Fischer-Fröhlich, C. L., A. Wehrle: Leitfaden Organspende. Transplantationszentrum Tübingen 1997

Holznagel, B., I. Holznagel: Rechtslage in der Transplantationsmedizin. Sicherheit, Transparenz und Kontrollierbarkeit. Dtsch. Ärztebl. 95 (1998) A-1718

Kottler, B.: Organspende aus Sicht der Intensivmedizin. In: Organentnahme und Transplantation im Spannungsfeld zwischen Ethik und Gesetz. Landeszentrale für politische Bildung Baden-Württemberg, Stuttgart 1997 (S. 47)

Largiadèr, F., A. Sturm, O. Wicki: Checkliste Organtransplantation. Thieme, Stuttgart 1996

Muthny, F. A.: Organspende. Seminarunterlagen zum Umgang mit Trauernden. Deutsche Übersetzung E. D. H. E. P. (The European Donor Hospital Education Program)

Schlake, H. P., K. Roosen: Der Hirntod als der Tod des Menschen. Deutsche Stiftung Organtransplantation 1995.

Smit, H., R. Sasse, Th. Zickgraf, W. Schöppe, M. Molzahn: Organspende und Transplantation in Deutschland 1997. Deutsche Stiftung Organtransplantation 1998

Stebner, F. A.: Die Organentnahme mit Zustimmung anderer Personen nach § 4 Transplantationsgesetz vom 05.11.1997: Rechtssicherheit für Ärzte? Krankenhaus und Recht 2 (1998) 19

Stroh, W.: Theologische und psychosoziale Probleme bei Explantationen und Implantationen von Spenderorganen. In: Hanns Seidel Stiftung - Politische Studien, Bd. 339 46 (1995) 89

Technik der Nieren- und Mehrorganentnahme

De Ville de Goyet, J., V. Hausleitner, J. Malaise, R. Reding, J. Lerut, J. Jamart, A. Barker, J. B. Otte: Liver procurement without in situ portal perfusion: a safe procedure for more flexible multiple organ harvesting. Transplantation 57 (1994) 1328

Fernandez-Cruz, L., E. Astudillo, E. Sanfrey, J. M. Llovera, A. Saenz, M. A. Lopez-Boado, C. Bagur: Combined whole pancreas and liver retrieval, a new technique for arterial reconstruction of the pancreas graft. Brit. J. Surg. 79 (1992) 239

Garcia-Rinaldi, R., E. A. Lefrak, W. W. Defore, L. Feldman, G. P. Noon, J. A. Jachymczyk, M. E. DeBakey: In situ preservation of cadaver kidneys for transplantation: laboratory observations and clinical application. Ann. Surg. 182 (1975) 576

Gubernatis, G., D. Abendroth, A. Haverich, H. Bunzendahl, W. D. Illner, H. J. Meyer, W. Land, R. Pichlmayr: Technik der Mehrorganentnahme. Chirurg 59 (1988) 461

Imagawa, D. K., K. M. Olthoff, H. Yersiz, R. Shackleton, S. D. Coloquhoun, A. Shaked, R. W. Busuttil: Rapid en bloc technique for pancreas-liver procurement. Transplantation 61 (1996) 1605

Mizrahi, S. S., J. W. Jones, F. R. Bentley: Preparing for pancreas transplantation: donor selection, retrieval technique, preservation and backtable preparation. Transpl. Reviews 10 (1996) 1

Shaffer, D., W. D. Lewis, R. L. Jenkins, A. P. Monaco: Combined liver and whole pancreas procurement in donors with a replaced hepatic artery. Surg. Gynecol. Obstet. 175 (1992) 204

Squifflet, J. P., B. de Hemptinne, P. Gianello, P. Balladur, J. B. Otte, G. P. J. Alexandre: A new technique for en bloc liver and pancreas harvesting. Transplant. Proc. 22 (1990) 2070

Starzl, T. E., T. R. Hakala, B. W. Shaw, R. L. Hardsty, T. J. Rosenthal, B. P. Griffith, S. Iwatsuki, H. T. Bahnson: A flexible procedure for multiple cadaveric organ procurement. Surg. Gynecol. Obstet. 155 (1984) 223

Starzl, T. E., C. Miller, B. Broznick, L. Makowka: An improved technique for multiple organ harvesting. Surg. Gynecol. Obstet. 158 (1987) 343

Knochen- und Gewebebanken

Wissenschaftlicher Beirat der Bundesärztekammer: Richtlinien zum Führen einer Knochenbank. Dtsch. Ärztebl. 49 (1996) 1715

Bettin, D., M. Dethloff, J. Steinbeck, J. Polster: Organisation einer Knochen- und Gewebebank Z. Orthop. 132 (1994) 453

Hofmann, Ch., Th. von Garrel, L. Gotzen: Knochenbankmanagement bei Verwendung eines thermischen Desinfektionssystemes (Lobator SD1). Unfallchirurg 99 (1996) 498

Knaepler, H., R. Ascherl, Th. von Garrel, L. Gotzen: Richtlinien zur allogenen Knochentransplantation. Chirurg 62 (1991) 763

Knaepler, H., H. Haas, H. U. Püschel: Biomechanische Eigenschaften thermisch und radioaktiv behandelter Spongiosa. Unfallchirurgie 17 (1991) 194

Kühne, J. H., H. J. Refior: Möglichkeiten zur HIV-Inaktivierung homologer Knochentransplantate. Unfallchirurgie 19 (1993) 313

Schratt, H. E., J. L. Spyra: Experimentelle Untersuchungen zur Einheilung und Antigenität von sterilisierten Knochentransplantaten. Chirurg 68 (1997) 77

Haimowitz, M. D.: Practical issues in tissue banking. Amer. J. clin. Pathol. 107, 4 Suppl. 1 (1997) 75

British Association of Tissue Banks: Standards for tissue banking. Transfus. Med. 6, 2 (1996) 155

Interventionelle Eingriffe

Interventionelle chirurgische Radiologie sive interventionelle Chirurgie

Haaga, J. R.: Imaging intraabdominal abcesses and nonoperative drainage procedures. Wld. J. Surg. 14 (1990) 204

Nicolas, V., R. Kuhlencordt, G. Krupski, P. Buggisch, E. Bücheler: Maligne Lebertumoren - Intraarterielle Chemoembolisation. In B. Hamm et al.: Interventionelle Radiologie. Zuckschwerdt, München 1995

Sunder-Plassmann, L.: Das Pleuraempyem. Chirurg 69 (1998) 821

Günther, R. W., M. Thelen: Interventionelle Radiologie, 2. Aufl., Thieme, Stuttgart 1996

Witzigmann, H., F. Geißler, D. Uhlmann, J. Hauss: Intraabdominelle Abszesse. Chirurg 69 (1998) 813

Endovaskuläre Eingriffe in der Gefäßchirurgie

AHA Medical/Scientific Statement: Guidelines for peripheral percutaneous transluminal angioplasty of the abdominal aorta and lower extremity vessels. Circulation 89 (1994) 511

Allenberg, J. R., H. Schumacher: Endovasculäre Rekonstruktion des infrarenalen abdominellen Aortenaneurysmas (AAA). Chirurg 66 (1995) 870

Alpert, J. R., E. J. Ring, D. B. Freimann, J. A. Oleaga, R. Gordon, H. D. Berkowitz, B. Roberts: Balloon dilatation of iliac with distal arterial surgery. Arch. Surg. 115 (1980) 715

Baumgart, R., B. Steckmeier, K. J. Pfeifer, O. Thetter, L. Schweiberer: Dynamic angioplasty - A milling catheter for transcutaneous and intraoperative treatment of vascular disease. Eur. J. vasc. Surg. 2 (1988) 297

Becquemin, J. P., A. Cavillon, F. Haiduc: Surgical transluminal femoropopliteal angioplasty: multivariante analysis outcome. J. vasc. Surg. 19 (1994) 495

Capek, P., G. K. McLean, H. D. Berkowitz: Femoropopliteal angioplasty: factors influencing long-term success. Circulation 83 (Suppl. 1) (1991) 70

Dotter, C. T., M. D. Judkins: Transluminal treatment of arteriosclerotic obstruction: Description of a new technique and a preliminary report of its applications. Circulation 30 (1964) 654

Dotter, C. T., R. W. Buschmann, M. K. McKinnery, J. Rosch: Transluminal expandable nitinol coil stent grafting: Preliminary report. Radiology 147 (1983) 259

Fogarty, T. J., A. Chin, P. M. Shoor, G. L. Blair, J. J. Zimmermann: Adjunctive intraoperative arterial dilatation. Arch. Surg. 116 (1981) 1391

Grüntzig, A., H. Hopff: Perkutane Rekanalisation chronischer arterieller Verschlüsse mit einem neuen Dilatationskatheter. Dtsch. med. Wschr. 99 (1974) 2502

Günther, R. W., D. Vorwerk, K. Bohndorf, J. Peters, A. Eldin, B. Messmer: Iliac and femoral artery stenoses and occlusions: treatment with intravascular stents. Radiology 172 (1989) 725

Küffer, G.: Vor- und Nachteile des unterschiedlichen Stents. Vasa, Suppl. 35 (1992) 190

Largiadèr, J., E. Schneider: Endovaskuläre und offene rekonstruktive Behandlung der arteriellen Verschlußerkrankung der unteren Extremität. Chirurg 66 (1995) 86

Marin, M. L., F. J. Veith, J. Cynamon: Transfemoral endovascular stented graft treatment of aortoiliac and femoropopliteal occlusive disease for limb salvage: A preliminary report. Circulation 88(4) (1994) 1

May, J., G. H. White, W. Yu, C. N. Ly, M. S. Stephen, M. Arulchelvam, J. P. Harris: Concurrent comparison of endoluminal versus open repair in the treatment of abdominal aortic aneurysms: analysis of 303 patients by life table method. J. vasc. Surg. 27 (1998) 213

Palmaz, J. C., G. M. Richter, G. Noeldge et al.: Intraluminal stents in atherosclerotic iliac artery stenosis, preliminary report of a multicenter study. Radiology 168 (1988) 723

Palmaz, J. C., J. C. Laborde, F. J. Rivera et al.: Stenting of the iliac arteries with the Palmaz stents: experience from a multicenter trial. Cardiovasc. intervent. Radiol. 15 (1992) 291

Parodi, J. C., J. C. Palmaz, H. D. Barone: Transfemoral intraluminal graft implantation for abdominal aortic aneurysms. Ann. vasc. Surg. 5 (1991) 491

Roberts, B., M. H. Gertner, E. J. Ring: Balloon-catheter dilatation as an adjunct to arterial surgery. Arch. Surg. 116 (1981) 809

Schumacher, H., J. R. Allenberg, H. H. Eckstein: Morphological classification of abdominal aortic aneurysm in selection of patients for endovascular grafting. Brit. J. Surg. 83 (1996) 949

Seyferth, W., W. Polster: Pfadfindertechnik: eine Ergänzung der digitalen Subtraktionsangiographie im fluoroskopischen Betrieb. Electromedica 53 (1) (1985) 39

Steckmeier, B., G. Küffer, A. Schmölder, R. Huber, C. Reininger, F. A. Spengel: Adjuvante Angioplastie bei simultaner gefäßchirurgischer Rekonstruktion. Angio 13 (3) (1991) 77

Steckmeier, B., G. Küffer, F. A. Spengel, C. Reininger, H. Waldner, L. Schweiberer: Angioskopisch und angiographisch kontrollierte intraoperative Angioplastie. Langenbecks Arch., Suppl. (Kongreßbericht) 1994

Steckmeier, B., G. Küffer, F. A. Spengel, A. Parzhuber, C. Wolfertz, C. Reininger: Combined Endoluminal and Surgical Vascular Reconstructions. In Horsch, S., L. Claeys: Critical Limb Ischemia, Steinkopff, Darmstadt 1997

Steckmeier, B., G. Küffer, A. Parzhuber, E. Stollmann, C. Reininger, L. Schweiberer: Die Technik der Schleusenimplantation zur intraoperativen Angioplastie. Gefäßchirurgie 2 (1997) 35

White, G. H., W. Yu, J. May, X. Chaufour, M. S. Stephen: Endoleak as a complication of endoluminal grafting of abdominal aortic aneurysms: classification, incidence, diagnosis, and management. J. endovasc. Surg. 4 (1997) 152

Wilms, G., A. Nevelsteen, A. Baert, R. Suy: Intraoperative angioplasty. Cardiovasc. intervent. Radiol. 10 (1987) 8

Wolf, G. L., S. E. Wilson, A. P. Cross et al.: Surgery or balloon angioplasty for peripheral vascular disease: a randomized clinical trial. J. vasc. intervent. Radiol. 4 (1993) 639

Endoskopische Behandlungen bei frühen und späten postoperativen Störungen

Brückner, M., H. Grimm, V. C. Nam, N. Soehendra: Experience with a transnasally fixed endoprothesis for esophageal anastomotic leakage. Surg. Endosc. 5 (1991) 185

Binmoeller, K. F., Ch. Krug, M. Rehner, H. Seifert, N. Soehendra: Endoskopische Prothesenimplantation bei Stenosen und Fisteln der proximalen zervikalen Speiseröhre. Zbl. Chir. 122 (1997) 44

Grund, K. E., D. Storek, H. D. Becker: Highly flexible self expanding meshed metal stents for palliation of malignant esophagogastric obstruction. Endoscopy 71 (1997) 486

Honkoop, P., P. D. Siersema, H. W. Tilanus, L. P. S. Stassen, W. C. J. Hop, M. van Blankenstein, M. B. Orringer: Benign anastomotic strictures after transhiatal esophagectomy und cervical esophagogastrostomy. J. thorac. cardiovasc. Surg. 111 (1996) 1141

Manegold, B. C.: Endoskopie postoperativer Syndrome. Springer, Berlin, 1998

Soehendra, N., K. F. Binmoeller, H. Seifert, H. W. Schreiber: Therapeutic Endoscopy. Color Atlas of Operative Techniques for the Gastrointestinal Tract. Thieme, Stuttgart 1998

Soehendra, N., M. Rehner, M. Doehn: Endoskopische Behandlungshilfen beim postoperativen Ileus. In R. Pichelmayr: Postoperative Komplikationen, Prophylaxe und Therapie. Springer, Berlin, 1976

Vorwerk, D., S. Truong-Ngoc, F. Pfingsten, R. W. Gunther: Palliative occlusion of an oesophagobronchioal fistula by means of a coated metal stent. Fortschr. Röntgentr. 161 (1994) 463

Abbildungsverzeichnis zum Ergänzungsband

Grafiker/in	Seiten	Abbildungen
Franziska von Aspern	140-148	1, 2, 3, 4, 5a-c, 6a-d, 7, 8a-d
	168-177	1a, b, 2a, b, 3, 4a-c, 5a, b, 6, 7, 8a-d, 9, 10a-c, 11
Rose Baumann	31-32	22-25
Peter Haller	3	1a-d
	6	4
	15-29	6, 7, 8, 9, 10, 11a, b, 12, 13, 14, 15, 16, 17, 18a, b, 19, 20, 21
	32-44	26, 27, 28a, b, 29, 30, 31a, b, 32a-c, 33a-c, 34, 35a, b
	47-68	1, 2, 3, 4a-d, 5a-c, 6, 7a, b, 8, 9a, b, 10, 11a-c, 12a-f, 13, 14a-e, 15a-d, 16, 17a, b, 18a-c, 19a, b, 21, 22, 23
	89-98	1,2,3,4a,b,5a,b,6a-f,7a-c,8,9,10a-d,11,12a-f,13a-c,14a-c, 15a-c, 16a-c, 17a-c, 18a-c, 19
	116-129	5,6,7a-c,8,9,10,11,12,13,14,15,16,17,18,19,20,21,22,23,24,25
Reinhold Henkel	71-84	1, 2, 3, 4, 5, 6, 7, 8, 9, 10a, b, 11a-c, 12, 13a-d, 14, 15
	133	1

Sachverzeichnis des Ergänzungsbandes

A

Abdomen, Schußverletzung 19
Ableitung s. Drainage
Abszeß, Primärtherapie 139
- subphrenischer, Punktion, transpleurale 139
Abszeßdrainage 62
- perkutane 139 ff
- - Indikation 139
- - Komplikation 141
- - Kontraindikation 139
- - Nachsorge 141
- - Spülflüssigkeit 141
- - Vorbereitung 140
Abszeßpunktion, CT-gesteuerte 140
- Keimverschleppung 139
- sonographisch gesteuerte 140
Abszeßseptierung 141
Amöbenabszeß 139
Amputation bei diabetischer angiopathischer Fußläsion 32
- nach Elektroverbrennung 83
- traumatische, Knochengewinnung 131
Anämie nach Verbrennung 74 f
Anästhesie, Wundbehandlung 8
Anastomosenstriktur, postoperative 166, 173
- rektosigmoidale 173
Angiogenese 5 f
Angiographie, intraoperative 153
Angiopathie, diabetische, Fußläsion 29
- - - Amputation 32
Angioplastik, perkutane transluminale 155 ff
Antiseptika 7
Aorta abdominalis, Präparation, infradiaphragmale 126 f
- thorakale, deszendierende, Aneurysma 163
Aortenaneurysma, abdominelles, Darstellung 160
- - Exklusion, endoluminale 159 ff
- - Klassifikation 160
- - Stentgraftpositionierung 161
- thorakales, Exklusion, endoluminale 163
- - Graftimplantation 163
- Zugang 150
Aortenbifurkationsstentgraft 162
Apnoe, Hirntodfeststellung 109
Arteria femoralis 149f
- - - Stenose 155
- - - Verschluß 158
- hepatica, Normversorgung 118
- iliaca communis, Stenose 153 f
- - interna, Verschluß 153
- mesenterica superior 118
- poplitea, Stenose 156, 158
- profunda femoris 150
Arteria
- spinalis anterior, Embolisation, akzidentelle 143
Arteria-femoralis-Ast, Katheterimplantation 53 f
Arterienpunktion bei Herzschrittmacherelektroden-Implantation 50
Arterienstenose, Therapie, endovaskuläre 149 ff
Arterienwanddissektion bei endovaskulärem Eingriff 164
Augenlidverletzung, Wundverschluß 90
Ausschwemmung, Steuerung bei Verbrennung 74
Autoklavierung, Knochentransplantat 134

B

Baby-Celestin-Tubus 172
Ballonkatheter 152
Bauchstraffung 97 f
Bauchwandfaszie, subkutane 88
Beckenarterienaneurysma, Zugang 150
Beckenarterien-Ringdesobliteration, retrograde 153
Beckenarterienstenose, endovaskulärer Eingriff 152 ff
Beckenarterienverschluß, endovaskulärer Eingriff 152 ff
Beuteldrainage 68
Biopsie, perkutane 146 ff
- - CT-gesteuerte 147
- - Indikation 146
- - Komplikation 148
- - Patientenaufklärung 147
- - ultraschallkontrollierte 146
Bißwunde 20 f
- Infektionsrisiko 21
- Nachbehandlung 21
Blutstillung, Embolisation, interventionelle 143
- Klippverfahren 166, 168
- plastische Chirurgie 90
Blutung, gastrointestinale, postoperative 166, 168
Borderline scarring 80
Brandblasenabtragung 78
Brandblasenpunktion 78
Broviac-Katheter 46, 51
Brustwand, Spaltlinien 89
Bülau-Drainage 64 f
- Zugang 65
Burow-Dreieck 96
Burow-Vorschiebelappen 96
Bypass, femoro-poplitealer 154, 157

C

Ca-Gluconat-Infusion, intraarterielle 83
Calciumalginat-Wundauflage 11
Chemoembolisation 143 ff
- Kontraindikation 143
- palliative 143
- Verlaufskontrolle 145
Chemotaxis, Wundheilung 4
Chemotherapie, Katheter, arteriell implantierbarer 52 f
Chirurgie, plastische s. Plastische Chirurgie
Coupland-Klassifikation, Schußverletzung 18
Cross-over bypass 154
Cross-over-Technik 142, 162

D

Darmleckage, Schußverletzung 19
Débridement, Elektroverbrennung 83
- friction burn 83
Defektverschluß 93 ff
Dekompressionssonde 170
Dekubitalulkus 36 ff
- Aufklärungsgespräch 38
- Beckenbereich 38, 40 f
- Begleiterkrankung 37
- Débridement 38
- Desinfektion 38
- Diagnostik 37
- En-bloc-Resektion 39
- Exzision, radikale 39
- Klassifikation 36 f
- Knochenbeteiligung 38
- Lagerungstherapie 37
- Lokalisation 36
- Operationsindikation 38
- Operationsrisiko 38
- operative Versorgung 38 ff
- Risikofaktoren 36
- sakrales 40 f
- tiefes 38
- Wundzustand 37
Dennis-Sonde 171
Dermatom 80
Dermotraktion 16
Desinfektion, plastische Chirurgie 90
Diabetischer Fuß s. Fuß, diabetischer
Diaphanoskopie 56 f
Doppler-Sonographie, transkranielle, Hirntodfeststellung 109
Drahtmaterial, endovaskulärer Eingriff 152
Drainage 61 ff, 139 ff
- gekürzte 61
- Indikation 61
- intraperitoneale 61
- Komplikation 61 f
- Prinzipien 62
- prophylaktische 62
- retroperitoneale 64
- therapeutische 62
Drainageart 64 ff
Drainageset 140
Drainagesystem, geschlossenes 62 f
- halboffenes 62 f
- offenes 62
Drainagetechnik 63
Draindurchmesser 61
Drainfixierung 63
Drainmaterial 61 f
Drevac-Saugsystem 66
Ductus choledochus, T-Drainage 62
Durchblutungsstörung, arterielle, Katheter, arteriell implantierbarer 53

E

Easy-flow-Drain 62
Echinokokkuszyste 139
Elektroenzephalographie, Hirntodfeststellung 109
Elektrolytstoffwechsel, Verbrennung 75
Elektroverbrennung 83
- Wundabdeckung 82
Embolisation 142 ff
- Indikation 143
- Komplikation 145
- Kontraindikation 143
- Nachsorge 145
- Patientenaufklärung 143
Embolisationsmaterial 142
En-bloc-Resektion, Dekubitalulkus 39
Endoleckage nach Aortenaneurysmaausschaltung 159, 164
Endoskopie 166 ff
- Instrumente 167
- Komplikation 167
- bei postoperativer Komplikation 166 ff
Endovaskulärer Eingriff 149 ff
- - abstromverbessernder 155 ff
- - Indikation 151
- - Indikationsstellung 149
- - Komplikation 164
- - Kontraindikation 151
- - Materialien 152
- - Nachbehandlung 164
- - mit offener rekonstruktiver Operation 149
- - Operationsrisiko 151
- - Patientenaufklärung 151
- - Vorbereitung 151 f
Enterokutaner Prozeß, Drainage 62
Epithelkultur 81
Epithelzellmigration, Wundheilung 6
Ergotherapie nach Verbrennung 84
Ernährung, enterale 56
- - bei Verbrennung 78

Ernährungssonde, enterale 169
Ethibloc 143
Eurotransplant 100
Exartikulation bei nekrotisierender Fasziitis 35
Expander 96 f
Explantationsteam 112 f
Extremität, Schußverletzung 19
- untere, Fasziitis, nekrotisierende 34 f

F

Fadenentfernung 9
Fadenstärke, plastische Chirurgie 91
Fasciitis necroticans s. Fasziitis, nekrotisierende
Fasziitis, nekrotisierende 33 ff
- - Diagnosekriterien 33
- - Dissektion, radikale 35
- - Operationsindikation 33
- - Operationsvorbereitung 33 f
Fasziotomie, Elektroverbrennung 83
- Fehler 83
- friction burn 83
- paratibiale 26 f
Feinnadelbiopsie, Nadelkaliber 147
- perkutane 146 ff
- - Patientenaufklärung 147
Femoralisgabelstenose 155 ff
Femoralisgabel-Thrombendarteriektomie 154
Femoralisgabeltransposition 157
Fibroblasten 5
Fixateur externe, gelenküberbrückender 15
Flüssigkeitssubstitution bei Verbrennung 72, 76 f
Flüssigkeitsverschiebung, Verbrennung 74
Flußsäureverletzung 83
Folienverband 12
- Verbrennungswunde 79
Fraktur, Feinreposition 15
- Klassifikation 13 f
- Weichteilverletzung 13
Friction burn 83
Frühileus, postoperative 166, 171
Frühnekrektomie, Verätzungswunde 22
Führungskatheter, Embolisation 142
- endovaskulärer Eingriff 152
Fuß, diabetischer 29 ff
- - Amputation 32
- - Aufklärungsgespräch 30
- - Diagnostik 29
- - Metatarsaleresektion 30 ff

G

Gallenblasenbett, Drainage 62
Gangrän, angiopathische, Amputation 32
Gassterilisation, Knochentransplantat 134
Gastrointestinaleingriff, Komplikation, postoperative 166 ff
Gastroskopie 56 f
Gastrostomie, perkutane endoskopische 166
- - - Sonde s. PEG-Sonde
Gefäßprothese, Migration 159
- stentarmierte 159
Gehtraining nach Verbrennung 84
Gesichtsdefekt, Deckung 94
Gewebebank 131 ff
Gewebeexpansion 96 f
Gleitlappen 95 f
- subkutan gestielter 96
Glutaeus-maximus-VY-Insellappen, myokutaner, Dekubitalulkusversorgung 40 f
Granulationsgewebe 4
Granulozyten, neutrophile, polymorphkernige 3 f
Groshong-Katheter 51

H

Hals, Schußverletzung 18
Hämatomableitung 62
Handflächenregel, Körperfläche, verbrannte 71
Haut, gezüchtete 81
Hautdesinfektion 7
Hautersatz, temporärer, Laugenverätzungswunde 22
Hautlappen 95
Hautläsion im Portbereich 49
Haut-Muskel-Lappen 97
- mikrovaskulär angeschlossener, Verbrennungswundendeckung 82
Hauttransplantation, Defektverschluß 93 ff
- Verbrennungswundendeckung 80 ff
Heberdrainage 64 f
Herzrhythmusstörung bei Kammerelektrodenimplantation 50
Herzschrittmacherelektrode, Implantation 49 f
- - Aufklärungsgespräch 49
- - Komplikation 50
- - Zugangsweg 49, 51
- Positionierung 49 f
- Probereizung 50
Herzspende, Kriterien 108
Hickman-Katheter 44, 51
Hidradenitis suppurativa 42 f
- - chronische 42 f
Hirnstammareflexie 109
Hirntod 101, 105
- Intensivtherapie, organprotektive 111 f
- Untersuchung, neurologische 109
- Ursache 107
Hirntodfeststellung 109
- Dokumentation 110
Hirntoter, Betreuung 112
Hochgeschwindigkeitsgeschoß 17
Hochspannungsunfall 83
Huber-Nadel 48 f, 54 f
Hydrogel 12
Hydrokolloide 12

I

Ileus, postoperativer 166
Immunsystem, Verbrennung 75
Infektion bei Verbrennung 75
- Verbrennungswunde 82
Infektionszeichen 9
Infusionstherapie, Zugang, venöser 51
Inhalationstrauma 78
Insellappen, myokutaner, Dekubitalulkusversorgung 40 f
- - nach radikaler Exzision der axillären Schweißdrüsenregion 44
Intensivtherapie, Komplikation 82
- organprotektive, nach Hirntod 111 f
Interkostalarteriensondierung 143

J

Jackson-Pratt-Drainage 66
Jejunum-Ernährungssonde 58 ff
- Komplikation 60
Jodoform-Gazestreifen 62

K

Kallusdistraktion 135
Kammerelektrode, Implantation 50
Karzinom, hepatozelluläres, Chemoembolisation 143
- - - Nachsorge 145
- - Chemotherapie, Arterienkatheterimplantation 53
Katheter, arteriell implantierbarer 52 ff
- epiduraler 54
- intrakavitärer 54 f
- intraperitonealer 54
- intrapleuraler 54
- intravasaler 44 ff
- suprapubischer, bei Verbrennung 73
Katheterangiographie, transfemorale, Embolisation 142 ff
Katheterokklusion bei Portsystem 49
Katheter-Portsystem 44 ff
Kathetersystem, venös implantierbares 44 ff
- - - Aufklärungsgespräch 44
Kavitation, Schußverletzung 17
Keloid 91
Keratinozytenkultur 81
Keratinozytenmigration, Wundheilung 5
Klammernahtmaterial, Entfernung 9
Klippverfahren bei Anastomosendehiszenz 166, 172
- Blutstillung 166, 168
Knochenbank, Aufbau 135
Knochenbiopsie, perkutane 147
Knocheneinlagerung 131, 133
Knochenempfänger, Aufklärung 131
Knochenentnahme 132 f
- postmortale 133
Knochenersatzmittel 135
Knochenmetastasen, Chemoembolisation 143
Knochen-Nativtransplantation 134
Knochenspende, Dokumentationsbogen 135
Knochenspender, Aufklärung 131
- Ausschlußkriterien 132
- Auswahl 131 f
- Laboruntersuchung 132
Knochentransplantat, autogenes 131
- - Entnahme 135
- Einbauverhalten 134 f
- Lagerung 133 f
Knochentransplantation, allogene 131
- Aufklärungspflicht 131
- autologe 131
- Indikation 131
- Keimübertragung 134
- Kontraindikation 131
Koagulationsnekrose 23
Kollagen-Akkumulation, Wundheilung 5
Kolliquationsnekrose 22 f
- schmerzlose 22
Kolondekompressionssonde 170
Kolonpseudoobstruktion, postoperative 170
Koma, Hirntodfeststellung 109
Kompartmentspaltung 13
Kompressionstherapie bei Ulcus cruris venosum 25
Kompressionsverband 25
Kontaktverbrennungswunde, Abdeckung 82
Kontraktur nach Verbrennung 85
Körperfläche, verbrannte 71 f
Krallenzehenbildung, diabetischer Fuß 29
Krepitation 33
Kugelbauch 97

L

Laparotomie bei Schußverletzung 19
Lappen, fasziokutaner 95
Lappenplastik 10, 95 f
- Planung 95
- Sekundärdefektverschluß 95
- nach Verbrennung 82, 85
Lappentransfer, mikrochirurgischer 97
Latissimus-dorsi-Insellappen nach radikaler Exzision der axillären Schweißdrüsenregion 44
Laugenverätzung 22 f, 83
Lebendspende von Organen 102
Leber, Lagebeziehungen 116
Leberarterie, aberrierende 118
- Portkatheterimplantation 52
Leberbiopsie, perkutane 148
Leberentnahme 120 ff
- Perfusion, aortale 123
- - portale 123
Leberherd, Stanzbiopsie, perkutane 148
Leberhilus, Katheter, arterieller 53
Lebermetastasen, Chemotherapie, Katheter, arteriell implantierbarer 52
Leber-Pankreas-Entnahme 125 ff
Leber-Pankreas-Trennung 118, 126
- in situ 120, 125
Leberpfortenpräparation 123
Leberspende, Kriterien 108
Leberveränderung nach Verbrennung 82
Leckage nach Aortenaneurysmaausschaltung 159, 164
Leichenknochen, Sterilisation 133 f
Leichenknochentransplantation, Komplikation 133
Leistenregion, Anatomie 150
Ligamentum falciforme hepatis 121
- teres hepatis 121
- triangulare sinistrum 121
Lipiodol 144 f
Lippenverletzung, Wundverschluß 90
Lokalanästhesie, plastische Chirurgie 89
Lösungsmittelsterilisation, Knochentransplantat 134
Low-output-Syndrom nach Verbrennung 82

Lumbalarteriensondierung 143
Lungenbiopsie, perkutane, Komplikation 148
Lungenspende, Kriterien 108

M

Magenausgangsstenose, rezidivtumorbedingte 176
Magen-Darm-Atonie, postoperative 166, 169
Makrophagen 4 f
Malum perforans s. Ulkus, neuropathisches
Medianekrose, Elektroverbrennung 83
Meek-Dermatom 81
Mehrfachverletzung 13
- Fixateur externe 15
- Knochengewinnung 131
Mehrorganentnahme, Zeitablauf 113
Mehrorganspende 107
- Knochenentnahme 133
Mesh-Graft 80
Metallgitterprothese 152
Metallspiralenembolisierung 142 ff
Metallstent, selbstexpandierender, bei gastrointestinaler Stenose 174 f
Metatarsaleresektion 30 f
Mikrokatheter 142 ff
Mikulicz-Tamponade 68
Monozyten 3 ff
Mullkompresse 11
Musculus glutaeus maximus 40 f
Muskellappen 97
- mikrovaskulär angeschlossener, Verbrennungswundendeckung 82
Muskelnekrose, Elektroverbrennung 83
Myofibroblasten 5
Myolyse nach Elektroverbrennung 83

N

Nahschuß 17
Naht 8 f
- subkutane 88
Nahtinsuffizienz, postoperative 166, 172
Nahtmaterial 8
Narbe, hypertrophe 5, 7, 91
Nasen-Rachen-Raum-Inspektion bei Verbrennung 72
Nekrektomie, epifasziale 22 f
- tangentiale 22 f
- Verätzungswunde 22 f
- Verbrennungswunde 79
Nekrose, progrediente, Flußsäureverletzung 83
Nervenverletzung 13
Nervus femoralis 150
Neunerregel, Körperfläche, verbrannte 71 f
Neuropathie, diabetische, Fußläsion 29
Niere(n), Ischämiezeit, warme 129
- kindliche, Entnahme 128
- Lagebeziehungen 116
Nierenblutung, traumatische 143
Nierenentnahme nach Kreislaufstillstand 129
Nierenkapselhämatom 143
Nierenperfusion, aortale, bei Kreislaufstillstand 129
Nierenspende, postmortale, Kriterien 108
Nierentrennung in situ 128
Notfallthorakotomie bei Schußverletzung 19
Null-Linien-EEG 109

O

Oberarmstraffung 98
Oberbauchsitus 116
Oberflächentherapeutika, antibakterielle, Verbrennungswunde 79
Oberschenkelstraffung 98
Organentnahme 115
- Hirntodkriterien 101
- Information an die Krankenhausverwaltung 113
- In-situ-Präparation 120 ff
- bei intaktem Kreislauf 119
- Komplikation, intraoperative 119
- konventionelle 119 ff
- Lagerung 119
- Narkose 119
- No-touch-Technik 115, 119, 126f
- operative Strategie 115
- Organisation 112 f
- Schnittführung 119
- Vorbereitung 119
- Zugangsweg 119
- Zustimmung 101
Organgewinnung 100
Organhandel 102
Organ-Lebendspende 102
Organperfusion, aortale 126 ff
- - bei Kreislaufstillstand 129
Organspende, Ausschlußkriterien, organspezifische 107
- Basisdiagnostik 107 f
- Fakultativdiagnostik 107 f
- gesetzliche Vorgaben 105
- Gespräch mit den Angehörigen 111
- Indikation 119
- Kontraindikation 108 f, 119
- Krankenhauskooperation 105 f
- Logistik 105 ff
- Öffentlichkeitsarbeit 114
- postmortale 105 ff
- - Häufigkeit 105
- Todesfeststellung 105
- Zustimmungslösung, erweiterte 105
Organspender, Betreuung 112
- Hämodynamik 111
- Hirntodursache 107
- Komplikationen, limitierende 112
- Kriterien 107 f
- Labormonitoring 111
- Monitoring 111
- potentieller, Erkennen 106
Organspenderausweis 107, 111
Organspendermeldung 109
Organtransplantation s. Transplantation
Organvermittlung 100 f
Os metatarsale II, Zwei-Drittel-Resektion, transmetatarsale 30 f
- metatarsale V, Zwei-Drittel-Resektion, transmetatarsale 31
Ösophagogastrostomie, Nahtinsuffizienz 172
Ösophagojejunostomie, Tumorstenose 175
Ösophagusexstirpation mit Magenhochzug, Anastomosenstenose 173
Ösophagusnahtinsuffizienz 172
Ösophagusstriktur, Aufweitung 173
Osteopathie, neuropathische 30

P

Palliation, Chemoembolisation 143
- endovaskulärer Eingriff 149
- Stentimplantation, gastrointestinale 174 ff
Pankreas, arterielle Versorgung 117
- Lagebeziehungen 116
- Präparation 124 f
- venöser Abfluß 117
Pankreasentnahme mit Leberentnahme 118, 120, 125 ff
Pankreasspende, Kriterien 108
Passagestörung, gastrointestinale, tumorrezidivbedingte 166, 174 ff
PEG-Sonde 56 ff
- Komplikation 58
- Kontraindikation 56
Penrose-Drainage 64
Perforansligatur, endoskopische 28
Perforansvenen, Klappenverlust 24
Perikardpunktion 18
Perikardtamponade, Schußverletzung 18
Peritonealexsudat, drainagebedingtes 61
Peritonitis 166
Pfortaderverschluß 143
Phäochromozytombiopsie, perkutane 148
Phenolkomplexverätzung 22
Phlebochirurgie 26
Physiotherapie nach Verbrennung 84
Plastische Chirurgie 88 ff
- - Aufklärungsgespräch 88
- - Blutstillung 90
- - Desinfektion 90
- - Fadenstärke 91
- - Indikation 88
- - Kontraindikation 88
- - Narkose 89
- - Operationsrisiko 88
- - operative Strategie 88
- - Patientenlagerung 89 f
- - Planung, präoperative 89
- - Schnittführung 89 f
- - Wundreinigung 90
- - Wundverschluß 90 f
Pleuraempyem 139
Plexus brachialis, Irritation bei Herzschrittmacherelektroden-Implantation 50
Polytrauma s. Mehrfachverletzung
Polyvinyl-Schwammsystem 67
Portdislokation 49
Portinfektion 49
Portkammergröße 54
Portpunktion 48 f, 54 f
Portsystem 44 ff
- geschlossenes 44
- halboffenes 44
- Komplikation 49
- Lagebestimmung, präoperative 47
Postthrombotisches Syndrom 24
Potentiale, evozierte, erloschene 109
Profundaplastik 154
Pseudoobstruktion des Kolons 170
PTA s. Angioplastik, perkutane transluminale
Punktionsschallkopf 140

R

Radiologie, interventionelle 138 ff
Redon-Drain, Durchzug 63
Redon-Drainage 62, 66
Rektumstenose, rezidivtumorbedingte 177
Rektusdiastase 97
Rektusscheidendoppelung 98
Rhomboidlappen, Hebedefekt 40
Rhomboidlappenplastik, Dekubitalulkusversorgung 40
Robinson-Drainage 62, 66
Rotationslappen 95

S

Salbenkompresse 11
Saugdrain 63
Saugdrainage 66
Saugkompresse, kombinierte 11
Säurenverätzung 22 f, 83
Scarpasche Faszie 88
Schädel, Schußverletzung 18
Schilddrüse, Schußverletzung 18
Schlürfdrainage 68
Schnittführung, Organentnahme119
- plastische Chirurgie 89 f
Schockbehandlung bei Verbrennung 76 ff
Schußverletzung 17 ff
- abdominelle 19
- Ausmaß 17
- Diagnostik 18
- Klassifikation 18
- kranielle 18
- Operationsindikation 18
- thorakale 18
Schwamm, polymerer 12, 16
Schwangerschaftsstreifen 97
Schweißdrüsenabszeß 42 f
- axillärer 42 ff
- - Exzision 42 f
- Prädilektionsstellen 42
Schweißdrüsenregion, axilläre, Exzision, radikale 43 f
Schwenklappen 95
Schwerkraftdrainage 62, 64
Seldinger-Technik 142
Sepsis nach Verbrennung 82 f
Serom 88
Seromableitung 62
Sheet graft 80
Signaltransduktion, intrazelluläre, Wundheilung 6
Sonde, dreilumige, endoskopische Einlage 169
- intraluminäre, enterale 56 ff
van-Sonnenberg-Katheter 140
Spalthauttransplantat 80 ff
- Aufbereitung 81
- Defektverschluß 93 f
- Entnahme 80
- Fixierung 82
Spalthauttransplantation 10
- Gesichtsdefektdeckung 94
- Verbrennungswundendeckung 80 ff
- Wundabdeckungsschema 82
Spaltlinien 89

Spül-Saug-Drainage 68
Stamm, Spaltlinien 89
Stanzbiopsie, perkutane 146 ff
- - Leberherd 148
- - Patientenaufklärung 147
Status, neurovaskulärer 7
Stent 152
- gecoverter 152
Stentimplantation 153 ff
- gastrointestinale 174 ff
Stoffwechsel, kataboler, Verbrennung 74
Straffung 97 f
Strahlensterilisation, Knochentransplantat 133 f
Streßgallenblase 82
Systematic inflammatory response syndrome nach Verbrennung 82

T

Tabaksbeutelnaht, Venenverweilkatheter 51
T-Drainage 62
Tetanusschutzimpfung, postexpositionelle 7
Thermodesinfektion, Knochentransplantat 134
Thorax, Schußverletzung 18 f
Thoraxdrainage, kompakte 65
- bei Schußverletzung 18
Thrombendarteriektomie 153 f
Thrombose nach endovaskulärem Eingriff 164
Todesfeststellung, Organspender 101, 109 f
Tollwut-Immunprophylaxe, postexpositionelle 20
Trachealstent bei Tumoreinbruch 176
Tracheotomie bei Schußverletzung 18
Transplantation 100 ff
- Koordination 114
- Koordinierungsstelle 100
- Öffentlichkeitsarbeit 114
Transplantationsbeauftragter 114
Transplantationsgesetz 100 ff, 105
- Ausland 102 ff
- Handlungsbedarf 114
Trauma, thermisches 70 ff
Trigonum clavipectorale 48
True-cut-biopsy 147
Truncus coeliacus 118
Tumor, Biopsie, perkutane 146 ff
- endokriner, Biopsie, perkutane 148
- maligner, Chemoembolisation 143 ff
Tumorchirurgie, Knochentransplantation 133

U

Ulcus cruris venosum 24 f
- - - Kompressionstherapie 25
- - - Operationsriskiko 26
- - - Patientenaufklärung, präoperative 26
- - - Therapie, invasive 26 ff
- - - - konservative 24 f
- - - Umschneidung 26
Ulkus, neuropathisches 29 f
- - Klassifikation 30
- plantares, Exzision 32
Ulkusblutung nach Verbrennung 83
Ulkuskonditionierung 24
Ulkusumschneidung 26
Ultraschallwasserbad, Knochentransplantatdesinfektion 134
Unterschenkelarterienstenose 158
Untersuchung, neurologische, Hirntodfeststellung 109
Ureter, Verlauf 116
Urinkatheter bei Verbrennung 73

V

Vakuumversiegelung 12, 67
Varikosis, primäre 24
Vena axillaris 48
- cephalica 48
- femoralis 150
Vena-subclavia-Punktion 51
Venenthrombose bei Portsystem 49
Venenverweilkatheter 51
Verätzung 22 f, 83
Verbandsstoff, inaktiver 11
Verbrennung 70 ff
- Abtiefen 71 f
- Atemwegereinigung 73, 78
- Atmung 78
- Behandlungskonzept 70
- Behandlungsziel 70
- chemische 22
- Dokumentation 72
- Elektrolytstoffwechsel 75
- Epidemiologie 70
- Ergotherapie 84
- Ernährung 78
- Erstversorgung 72
- Flüssigkeitssubstitution 72, 76 f
- Flüssigkeitsverschiebung 74
- Gehtraining 84
- Hämodynamik 76
- Handflächenregel 71
- Harnableitung 73
- Immunsystem 75
- Infektionsmöglichkeiten 75
- Intensivstation 74
- Komplikation 82 f
- Kühlung 72
- Metabolismus 74
- Nachsorge 84 f
- Nasen-Rachen-Raum-Inspektion 72
- Neuner-Regel 71 f
- Operationsfolge 79
- Operationsstrategie 84
- Patiententransport 72
- Phase, klinische 72 ff
- - präklinische 72
- Physiotherapie 84
- Prognose 70
- Reaktion, lokale 74
- - systemische 74
- Rehabilitation 84 f
- - operative 85
- - psychische 85
- Schockbehandlung 76 ff
- Schockphase 74
- Schockraummaßnahmen 72 f
- Sekundärbehandlung, operative 85
Verbrennung
- Therapie 75 ff
- - medikamentöse 72
- Wundreinigung 73
- Zugang, arterieller 73
- - venöser 72 f
Verbrennungsausmaß 70 ff
Verbrennungsbogen 71, 73
Verbrennungskrankheit, Pathophysiologie 74 f
Verbrennungsnekrose 75
Verbrennungsschock 70
Verbrennungstiefe 70 ff
Verbrennungswunde, Abtragungstiefe 79
- Behandlung, konservative 78 f
- - operative 79 ff
- Deckung 80 ff
- Epithelisierung 79
- Exzision, epifasziale 79
- - tangentiale 79
- Folienverband 79
- Nekrektomie 79
- Oberflächentherapeutika, antibakterielle 79
Verletzung, chemische 83
- - intraorale 83
Vlieskompresse 11
Vollhauttransplantat 80
- Defektverschluß 93 f
- Gesichtsdefektdeckung 94
- retroaurikuläres 94
Vorfußdeformität, diabetische 29
Vorhofelektrode, Implantation 50
Vorschiebelappen 95 f
V-Y-Plastik 95

W

Wachstumsfaktorexpression, Wundheilung 4 f
Weichmacher, Drainmaterial 61
Weichteilinfekt, nekrotisierender 33
Weichteilverletzung 13 ff
- bei Fraktur 13
- Klassifikation 13 f
- Lagerung, postoperative 16
- Nachbehandlung 16
- Operationsindikation 14
- Operationsrisiko 14
- Patientenaufklärung 14
W-Plastik, Narbenkorrektur 91
Wundabdeckung, Schema 82
Wundauflage 11 f
- aktive 11
- hydroaktive 35
- inaktive 11
Wundbehandlung 7 ff
- Anästhesie 8
- inadäquate 9
- molekularbiologische Technik 10
- offene 8, 11
Wundbettreinigung 10
Wunddébridement 8, 10
- Bißwunde 20 f
- Dekubitalulkus 38
- enzymatisches 79
- Schußverletzung 17
- Ulcus cruris venosum 24
- Verätzungswunde 22 f
Wunde, Ätiologie 2
- Ausdehnung 10
- chronische 9 f
- - Allgemeinerkrankungsbehandlung 10
- - Definition 9
- - Diagnostik 10
- Definition 7
- neurovaskulärer Status 7
- offene 7
- - Gelenkbereich 7
- traumatische 7 ff
Wundformen 2
Wundgebietexploration, chirurgische 7
Wundheilung 2 ff
- Chemotaxis 4
- Einflußfaktoren, negative 9
- Epithelzell-Migration 6
- Keratinozyten-Migration 5
- Kollagen-Akkumulation 5
- Phase, exsudative 3 f
- - proliferative 3 ff
- Regenerationsphase 3, 6
- Signaltransduktion, intrazelluläre 6
- Wachstumsfaktorexpression 4 f
- zeitlicher Ablauf 3
- Zell-Matrix-Interaktion 6
Wundinfektion 7 f
- Verbrennungswunde 82
Wundkonditionierung 11 f
- Verätzungswunde 22
Wundkontamination bei Drainage 66
Wundkontraktion 5
Wundnaht, Vermeidung von Spannung 93
Wundrandmobilisierung 93
Wundreinigung, plastische Chirurgie 90
Wundschorf 3
Wundspülung 8, 10, 16
- bei nekrotisierender Fasziitis 35
- Verätzungswunde 22
Wundverschluß 8 ff, 88
- mehrschichtiger 90
- Nachbehandlung 9
- plastische Chirurgie 90 f
- primärer 8 f

Y

Y-V-Plastik, fortlaufende, Narbenkorrektur 91 f

Z

Zell-Matrix-Interaktion, Wundheilung 6
Zementverätzung 22
Zieldrainage 61 f
Zirkulationsstillstand, zerebraler 109
Z-Plastik, fortlaufende, Narbenkorrektur 91 f
Zugang, arterieller, bei Verbrennung 73
- venöser 51
- - bei Verbrennung 72 f
Zweikammerport 54

Gesamtregister aller Bände

Die fettgedruckte Zahl bezeichnet die Bandzahl, das fettgedruckte „E" den Ergänzungsband und die Zahl nach dem Doppelpunkt die Seitenzahl des betreffenden Bandes.

A

Abbreviated-Injury-Scale **10/1:** 486
Abdecken, steriles **10/2:** 3
Abdomen, akutes **3:** 77, 112, 241
- - Darmdurchblutungsstörung, akute **6:** 358
- - Dünndarmtumor, ulzerierender **6:** 123
- - Exploration **3:** 83 ff
- - Laparoskopie **7/2:** 77 ff
- - - diagnostische **7/2:** 63, 73
- - Meckel-Divertikel **6:** 108
- - Peristaltikstörung **3:** 83
- - bei phlegmonöser, abszedierender Gastritis **3:** 241
- - Pseudoobstruktion des Kolons **6:** 344
- - Symptome **3:** 83
- - Tubenruptur **7/1:** 267
- offengelassenes **5:** 17 ff
- Schußverletzung **E:** 19
- Transversalschnitt in Höhe des 1. Lendenwirbels **7/1:** 197
Abdominalhöhlenspülung bei Laparoskopie **7/2:** 79
Abdominallavage nach Bauchtrauma **4:** 150
Abdominalschmerz, diffuser, plötzlicher **6:** 358
Abduktorstrang **9:** 319
Abführmaßnahmen zur Fremdkörperentfernung **6:** 369
Ablatio mammae, modifiziert radikale s. Mastektomie, modifiziert radikale
Ableitung s. Drainage
Absaugen, koloskopisches **6:** 331
Absorption, peritoneale **5:** 4
Absorptionsstörung, Blindsacksyndrom **6:** 147 f
Absturzverletzung **10/1:** 334
Abstützungsosteosynthese **10/1:** 339
Abszeß nach Appendektomie **6:** 180 f
- in der Bauchdecke **7/1:** 39
- nach Gallengangeingriff, Frührelaparotomie **4:** 82
- ileozäkaler, fremdkörperbedingter **6:** 370
- intraabdomineller **5:** 23; **6:** 173; **7/2:** 105
- - fremdkörperbedingter **6:** 369, 372
- - Ileus **6:** 327
- - nach Ileusoperation **6:** 344
- - nach Splenektomie **5:** 244
- intraanaler **6:** 482
- intrahepatischer, nach Hepatikusgabelresektion **4:** 118
- intraperitonealer, Punktion, ultraschallgesteuerte **5:** 19
- - Vorzugslokalisationen **5:** 21
- ischiorektaler **6:** 482
- - Entlastung, T-förmige **6:** 484
- - Exzision, ovaläre **6:** 484
- - Operationstechnik **6:** 484
- Mamma s. Brustdrüsenabszeß
- mediastinaler **2:** 73
- - Drainage **2:** 73 f
- - hinterer, kleiner **2:** 78
- - vorderer, kleiner **2:** 77
- - - oberer, Operationstechnik **2:** 75
- paranaler **6:** 482
- paranephritischer **7/1:** 210 f
- - abgesackter **7/1:** 211
- - Zugang, operativer **5:** 21
- pelvirektaler **6:** 482
- - Drainage **6:** 485
- pericholezystitischer, Cholezystektomie **4:** 72
- perinephritischer **7/1:** 210 f
- - abgesackter **7/1:** 211
- peristomaler **7/2:** 247
- perityphlitischer **6:** 173; **7/2:** 102
- - Palliativoperation **6:** 180
- postoperativer **3:** 153, 167, 195, 201; **8:** 52
- - nach Billroth-I-Operation **3:** 153
- - nach Billroth-II-Operation **3:** 167
- - nach Drainageoperationen **3:** 195, 201
- - - Gastroduodenostomie **3:** 195
- - - Gastroenterostomie **3:** 201
- - peripankreatischer **3:** 153
- - retrogastraler **3:** 153
- - Revision **8:** 52
- - - Nachbehandlung **8:** 57
- - subphrenischer **3:** 153
- postperitonitischer **5:** 17
- präperitonealer **7/2:** 42, 53
- Primärtherapie **E:** 139
- nach rechtsseitiger Hemikolektomie **6:** 189
- nach Rektumexstirpation **6:** 429
- retroduodenaler **7/1:** 210
- retrofaszialer **7/1:** 210
- retroperitonealer, Aufklärungshinweise **7/1:** 211
- - Diagnostik, präoperative **7/1:** 211
- - Drainage **7/1:** 211 ff
- - - Gegeninzision **7/1:** 212
- - - Patientenlagerung **7/1:** 211
- - - Zugang **7/1:** 212
- - Lokalisation **7/1:** 209 ff
- - Operationsindikation **7/1:** 211
- - Operationsrisiko **7/1:** 211
- - Operationsvorbereitung **7/1:** 211
- - bei perkutaner Nephrostomie **7/1:** 248
- - Spülbehandlung **7/1:** 213
- - Therapie, chirurgische **5:** 22
- - Wundbehandlung, offene **7/1:** 213
- retrozäkaler **7/1:** 211
- - Palpation **7/1:** 212
- subfaszialer **7/1:** 210 f; **7/2:** 105
- subhepatischer **6:** 173; **7/2:** 141, 182
- - nach Cholezystektomie **4:** 74
- - nach erweiterter Hepatikusgabelresektion **4:** 108
- - nach Hepatikusgabelresektion **4:** 118
- - nach Operation wegen Tumor des endokrinen Pankreas **4:** 228
- subkutaner **7/2:** 105
- subphrenischer **5:** 114; 7/2: 105, 182
- - nach Appendektomie **6:** 180
- - nach erweiterter Hepatikusgabelresektion **4:** 108
- - nach Hepatikusgabelresektion **4:** 118
- - nach Operation wegen Tumor des endokrinen Pankreas **4:** 228
- - Punktion, transpleurale **E:** 139
- - nach rechtsseitiger Hemikolektomie **6:** 189
- - Therapie, chirurgische **5:** 21
- - Zugang, operativer **5:** 21
- - Zwerchfelldefekt **2:** 114
Abszeßbildung nach abdominoperinealer Rektumexstirpation **7/2:** 280
- bei akuter Pankreatitis **7/1:** 213
- nach Appendektomie **7/2:** 105
- intraabdominelle, Crohn-Krankheit **6:** 318
- postoperative **7/2:** 91
- nach Relaparotomie bei intraabdomineller Infektion **7/1:** 183
Abszeßdiagnose **3:** 26, 153
Abszeßdrainage **E:** 62
- perkutane **E:** 139 ff
- - Indikation **E:** 139
- - Komplikation **E:** 141
- - Kontraindikation **E:** 139
- - Nachsorge **E:** 141
- - Spülflüssigkeit **E:** 141
- - Vorbereitung **E:** 140
Abszeßpunktion, CT-gesteuerte **E:** 140
- Keimverschleppung **E:** 139
- sonographisch gesteuerte **E:** 140
- ultraschallgesteuerte **5:** 19, 21 f
Abszeßrevision, Nachbehandlung **8:** 57
Abszeßseptierung **E:** 141
Abwehrmechanismus, peritonealer **5:** 4
Abzugring **3:** 162, 165, 194 ff
- Billroth-II-Anastomose **3:** 162, 165
- Drainageoperationen **3:** 194 ff
- - Gastroduodenostomie **3:** 194
- - Gastroenterostomie **3:** 195 f
Abzugringstenose **3:** 167, 195, 200
- Billroth-II-Anastomose **3:** 167
- Drainageoperationen **3:** 195, 200
- - Gastroduodenostomie **3:** 195
- - Gastroenterostomie **3:** 200
- - Inzision, Therapie **3:** 200
Acetabular notches **8:** 446
Acetabulum s. Azetabulum; s. Hüftpfanne
AC-Gelenk, instabiles **10/2:** 77
- Markierung **10/2:** 64
- Zugang **10/2:** 33
- - dorsaler **10/2:** 79
- - ventraler **10/2:** 77 f
AC-Gelenkresektion **10/2:** 33, 77
- Gesamtresektionsbreite **10/2:** 78
- Komplikation **10/2:** 79
- Nachbehandlung **10/2:** 79
Achalasie **3:** 29 ff
- Dilatation, pneumatische **3:** 29, 314
- Myotomie **3:** 29 ff
- - anteriore nach Gottstein-Heller **3:** 2, 30 f
Achillessehne **10/1:** 282; **10/2:** 172
- Zugang **10/1:** 294
Achillessehnenplastik nach Lindholm **10/1:** 307
- V-Y-Plastik **10/1:** 308 f
- Z-Plastik **10/1:** 426
Achillessehnenruptur **10/1:** 305 ff
- Aufklärungsgespräch **10/1:** 305
- Komplikation, intraoperative **10/1:** 309
- - postoperative **10/1:** 309
- Nachbehandlung **10/1:** 306, 309
- Operationsrisiko **10/1:** 305
- Operationsschritte **10/1:** 305
- Operationsziel **10/1:** 305
- Pfeilernaht **10/1:** 306
- Reruptur **10/1:** 307
- Wiederholungseingriff **10/1:** 309
- Zugangsweg **10/1:** 305
Achillessehnenverkürzung **10/1:** 346
Achillessehnenverlängerung **10/1:** 308
- Z-Plastik **10/1:** 426
Achselbogen **9:** 135
Achsellücke, laterale **9:** 9 ff, 73 f
- mediale **9:** 9 ff, 73 f
Achsenfehlstellung, Fuß **10/1:** 432, 477, 479
- Handknochen **9:** 424 f
- Oberschenkel **10/1:** 126 ff, 165
- - Femur, distales **10/1:** 185 f, 188, 196 ff
- Radius **9:** 293
- Unterschenkel **10/1:** 347 ff
Acinus pulmonis **2:** 156

Acromion **9:** 4, 9, 11, 63 ff, 67, 76; **10/2:** 18 f
Acrylatanwendung, Blutstillung, endoskopische **3:** 313
Adamkiewicz-Arkade **8:** 362
Adamscher Bogen **10/1:** 60
Adapter **10/2:** 8 f, 13
Adduktoreninnervation **10/1:** 7
Adduktorenkanal s. Canalis adductorius
Adduktorenschlitz s. Hiatus adductorius
Adenektomie, lumbale **7/1:** 236 ff
- transperitoneale **7/1:** 232 ff
Adenokarzinom, Appendix vermiformis **6:** 183
- Dünndarm **6:** 157
Adenom, Entartungswahrscheinlichkeit **6:** 435
- Invasion, pseudokarzinomatöse **6:** 236
- mit schwerer Zellatypie **6:** 236
- tubuläres **6:** 435
- tubulo-villöses **6:** 154
- villöses **6:** 154, 435
- - duodenales **6:** 69
- - - Exstirpation, endoskopische **6:** 69
- - - juxtapapilläres **6:** 69
- - - maligne Entartung **6:** 69
Adenomatosis coli **6:** 447
Adenom-Karzinom-Sequenz **6:** 236
Adhäsiolyse **6:** 86, 332, 344; **7/1:** 25, 185; **7/2:** 81 ff; **10/2:** 215, 219 ff
- Aquadissektion **7/2:** 85
- Aufklärung **7/2:** 81
- blutige, mittels Roeder-Schlinge **7/2:** 83, 87
- Cyclops-Phänomen **10/2:** 223
- Fibrinklebung **7/2:** 32
- Indikation **7/2:** 81
- Interkondylärraum **10/2:** 221
- Kniegelenk **10/2:** 215, 219 ff
- Koagulation, bauchdeckennahe **7/2:** 86
- Komplikation, intraoperative **7/2:** 88 f
- - postoperative **7/2:** 89
- Kontraindikation **7/2:** 81
- mehrfach voroperierter Patient **7/2:** 81 f
- bei Milzzystenfenestrierung **7/2:** 169
- Optiktrokarplazierung **7/2:** 81 ff
- Parakondylärraum **10/2:** 221
- Patellagleitlager **10/2:** 220
- pleurale **7/2:** 352
- Positionierung des Operationspersonals **7/2:** 82
- scharfe Durchtrennung **7/2:** 86
- Spätkomplikation **7/2:** 89
- Spezialtrokar **7/2:** 83 f
- Sprunggelenk, oberes **10/2:** 305 f
- Techniken **7/2:** 83
- unblutige, Cliptechnik **7/2:** 83, 87
- - HF-Koagulation, bipolare **7/2:** 83, 86
- - Klammerautomat-Technik **7/2:** 83, 87
- - Nahttechnik **7/2:** 83
- video-thorakoskopische **7/2:** 344, 359
- Vorbereitung **7/2:** 81
Adhäsion **7/2:** 41
- peritoneale **7/2:** 91
- pleurale **7/2:** 352
Adhäsionsbildung **6:** 137
- Prädisposition **6:** 137
- Ursache **6:** 137
Adhäsionsileus **6:** 327; **7/1:** 62
- Durchblutungsstörung, regionale **6:** 332
- nach Meckel-Divertikel-Resektion **7/2:** 228
- Netzplastik **5:** 48 f
- Rezidivprophylaxe **6:** 334
- Vorgehen **6:** 332
Adhäsionsprophylaxe **6:** 137
Adipositas permagna **3:** 315
- - Therapie, chirurgische **3:** 315
- - - konservative **3:** 315
- - - - Silikonballon **3:** 315 f
- Wundheilungsstörung **7/1:** 47
Adnexe **7/2:** 74
- Fernmetastasensuche, intraoperative **5:** 60
- lymphatische **3:** 291
Adnexitis **7/2:** 76
- akute **7/1:** 269
Adnextumor **7/1:** 267
Adrenalektomie, Anatomie **7/1:** 231
- bilaterale **7/1:** 229 f
- En-bloc-Resektion **7/1:** 235 f
- Therapie, perioperative **7/1:** 229
- Vena-cava-Exposition **7/1:** 235
- Wundverschluß **7/1:** 240
- Zugang, abdominal-transperitonealer **7/1:** 228, 230 ff
- - - durch die Bursa omentalis **7/1:** 233
- - - Lagerung **7/1:** 231
- - - Vorgehensrichtung **7/1:** 232
- - dorsal-paravertebraler **7/1:** 228, 230
- - lumbal-extraperitonealer **7/1:** 228, 230, 236 ff
Adrenalinanwendung, Blutstillung, endoskopische **3:** 313
Adrenogenitales Syndrom **7/1:** 227
Aerobili **4:** 22, 72
Afterumschneidung **7/2:** 278
Aganglionose, Hirschsprung-Krankheit im Erwachsenenalter **6:** 395
- Megaduodenum **6:** 64
- supraanale **6:** 200
Agastrie **3:** 113
AIDS, Darmbeschwerden **6:** 219
Air-cast-Schiene **10/1:** 424
Airdrift **2:** 165
AIS s. Abbreviated-Injury-Scale
Aitken 0 **10/1:** 66
Aitken-II-Fraktur **10/1:** 187
Aitken-III-Fraktur **10/1:** 187
- Schraubenosteosynthese **10/1:** 343
AKA-II-Instrument **6:** 17
- Deszendorektostomie **6:** 281 f
AKA-IV-Instrument **6:** 17
Akiyama-Nachbestrahlung **3:** 41
Akromioklavikulargelenk **9:** 4 f, 9, 66, 68, 76; **10/2:** 18, 22
- Abdeckung **9:** 14
- Bänder **9:** 5
- Beteiligung bei Fraktur **9:** 27 f
- Bewegungen **9:** 5
- Gelenkflächen **9:** 5
- Gelenkkapsel **9:** 5
- Hakenplattenosteosynthese **9:** 32
- Korrektureingriff **9:** 34
- Luxation, veraltete **9:** 33
- Sprengung **9:** 27 f
- - bei Komplexverletzung **9:** 33
- Stabilisierung **9:** 28 ff
- - Komplikation **9:** 33
- - Nachbehandlung **9:** 34
- Zugang **9:** 8 f, 14 f
- - Hilfsschnitt **9:** 14
- - Lagerung **9:** 14
- - Längsschnitt **9:** 28
- - - horizontaler **9:** 14 f
- - Sagittalschnitt **9:** 14, 28
- Zuggurtung **9:** 30 ff
Akromion **10/2:** 61
- Sklerosierung **10/2:** 62
Akromionizer **10/2:** 65
Akromionunterfläche, Begradigung **10/2:** 66
- Weichteilkoagulation **10/2:** 64
Akromioplastik **10/2:** 68 f
- Indikation **9:** 110 f; **10/2:** 62
- Komplikation **9:** 119
- Ligamentum-coracoacromiale-Durchtrennung **9:** 113
- Musculus-deltoideus-Ablösung **9:** 113
- Musculus-deltoideus-Verschluß **9:** 114
- Nachbehandlung **9:** 119
- offene **9:** 113 f
- - Nervus-axillaris-Sicherungsnaht **9:** 113
- Zugang **9:** 80, 111
Ala ossis ilii **10/1:** 72
Albert-Halstedt-Naht **3:** 123, 125
Albert-Mikulicz-Halstedt-Naht **3:** 125
Albert-Naht **3:** 66, 122 ff, 148; **6:** 9
- modifizierte **6:** 10
Albuminsynthese, verminderte **5:** 24
Alcockscher Kanal **7/1:** 58; **8:** 432 f
Alfentanil **7/2:** 8
Alimentation, orale, nach ausgedehnter Dünndarmresektion **6:** 138 f
Alkoholismus **5:** 199
- Pankreatitis, chronische **4:** 155
Allen-Ersatzmagenbildung **3:** 270
Allgemeinanästhesie **10/2:** 5 f
- Nachsorge **10/2:** 5
- Nachteil **10/2:** 6
- Vorteil **10/2:** 6
Allgemeinnarkose bei Handoperation **9:** 341
Allgöwer-Naht **3:** 125
Allis-Klemme **3:** 130, 134, 251
Allschichtenknopfnaht, einreihige, Dünndarm **6:** 94 f
- - Dünndarmanastomose, termino-terminale **6:** 128 f
- zweireihige, Dünndarm **6:** 96
Allschichtennaht **3:** 52, 148, 173, 188, 190, 192 f, 230, 237, 275; **6:** 4
- einreihige **6:** 10
- - Einzelnaht **6:** 6 f
- - fortlaufende **6:** 6 f
- extramuköse **6:** 94
- zweireihige, Klammernahttechnik **6:** 13
Alveolarepithel **2:** 156
Alveolarfortsatzfraktur, mandibuläre **8:** 249, 252
- - Therapie **8:** 264
- maxilläre **8:** 273
Alveoli pulmonis **2:** 156 f
Amdrup-Vagotomie **3:** 175 ff
Amöbenabszeß **E:** 139
Amphiarthrose **8:** 430; **10/2:** 107
Ampulla duodeni s. Bulbus duodeni
- hepatopancreatica **4:** 4, 6 f, 44 f, 47, 140
- - Begleitdrüsen **4:** 47
- - Maße **4:** 6
- - Schleimhaut **4:** 47
- recti **6:** 377
- - Karzinom, Lymphabfluß **6:** 380
- - - Metastasierung **6:** 399
- - Länge **6:** 377
- - Weite **6:** 377
- tubae uterinae **7/2:** 74
Ampulla-Vateri-Karzinom, Lymphknotengruppen, regionäre **5:** 66
- Nachbarorganinfiltration **5:** 65 f
- Staging, intraoperatives **5:** 65 f
Amputat, nicht-replantierbares, Gewebetransplantatgewinnung **8:** 6
- Transport **9:** 365
Amputation **1:** 246 ff; **10/1:** 407, 496
- bei akuter Extremitätenischämie **1:** 177
- Aufklärungsgespräch **1:** 247
- Diabetes mellitus **1:** 247
- bei diabetischer angiopathischer Fußläsion **E:** 32
- nach Elektroverbrennung **E:** 83
- Gasbrand **10/1:** 371
- bei Gasbrand **8:** 72
- bei Gefäßverletzung **1:** 113 f
- Hand **9:** 361 ff
- Indikation **1:** 246
- - absolute **1:** 246
- Indikationsstellung, älterer Patient **1:** 246
- - jüngerer Patient **1:** 246
- IRA-Prinzip **1:** 246
- Komplikation **1:** 258; **9:** 365
- Kontraindikation **1:** 246
- Methode **1:** 246
- Nachbehandlung **9:** 365
- Nervenunterbrechung am Unterarm **9:** 362
- bei Oberschenkelarterienverschluß **1:** 229
- Operationsrisiko **1:** 246 f
- primäre **1:** 229
- bei Protheseninfektion **1:** 228
- bei septischer Erkrankung **9:** 438, 441
- Spätkomplikation **1:** 258
- traumatische, Knochengewinnung **E:** 131
- bei Unterschenkelarterienverschluß **1:** 229
- Vorbereitung **1:** 247
- bei Weber-Syndrom **1:** 275 f
- Ziel **1:** 246
Amputationshöhe **1:** 246
Amputationskorrektur **9:** 423
Amputationsstumpf **10/1:** 452
Amputationsstumpfbildung, Fußsohlentransplantation **8:** 28
Amputationsverletzung **10/1:** 449 ff
- Fingerendglied **9:** 364
- verschmutzte **9:** 361
Analabszeß **6:** 482 ff
- Behandlungsziel **6:** 483
- intersphinktärer **6:** 482
- intrasphinktärer **6:** 482
- Operationsindikation **6:** 483
- Operationskontraindikation **6:** 484
- Operationsrisiko **6:** 484
- Operationstechnik **6:** 484 f
- transsphinktärer **6:** 482
Analekzem **6:** 498
Analfibrom s. Analpapille, hypertrophe
Analfissur **6:** 469, 478 ff
- akute **6:** 478
- chronische **6:** 466, 478 f, 482
- Exzision **6:** 479
- Operationsziel **6:** 478

- Sphinkterotomie, dorsale **6**: 481
- - laterale **6**: 478
Analfissur-Äquivalent bei Crohn-Krankheit **6**: 481
Analfistel **6**: 482 ff
- Ausbreitung auf die Gegenseite **6**: 483
- Behandlungsziel **6**: 483
- Blaumilchinjektion **6**: 485 f
- bei Crohn-Krankheit **6**: 491 f
- intersphinktäre **6**: 482
- - Operationstechnik **6**: 486
- intrasphinktäre **6**: 482
- - Operationstechnik **6**: 486
- Komplikation, postoperative **6**: 493
- Nachbehandlung **6**: 493
- Operationsindikation **6**: 483
- Operationskontraindikation **6**: 484
- Operationsrisiko **6**: 484
- Operationstechnik **6**: 485 ff
- - Lay-open-Technik **6**: 485 ff
- - - Komplikation, intraoperative **6**: 487
- perianale **6**: 483
- Quellensanierung **6**: 485
- Quellensuche **6**: 483
- subkutane **6**: 482
- submuköse **6**: 482
- suprasphinktäre **6**: 482
- - Fistuloplastik **6**: 487 ff
- transsphinktäre **6**: 482 f
- - hintere **6**: 483
- - Operationstechnik **6**: 485 ff
Analfistelsystem bei Crohn-Krankheit **6**: 492
Analgesie **7/2**: 8
Analgetikabedarf, postoperativer **7/2**: 10
Analkanal **6**: 377
- anatomischer **6**: 378
- chirurgischer **6**: 378
- Innenrelief **6**: 378
- Länge **6**: 377
Analkanalkarzinom, Exzision, lokale **6**: 501
Analkarzinom **6**: 466, 499 ff
- Exstirpation, abdomino-perineale **6**: 501
- Exzision, lokale **6**: 500 f
- Lymphadenektomie, inguinale **6**: 501
- Operationsindikation **6**:499
- Operationskontraindikation **6**: 499
- Operationsrisiko **6**: 499
- Operationsvorbereitung **6**: 500
- Operationsziel **6**: 499
Analläsion bei Crohn-Krankheit s. Crohn-Krankheit, Analläsion
Analmarisken s. Marisken
Analpapille, hypertrophe **6**: 469, 476
- - Exzision **6**: 479
- - Operationsindikation **6**: 476
Analplastik **6**: 473, 476, 480
- nach Analkanalkarzinom-Exzision **6**: 501
Analpolyp s. Analpapille, hypertrophe
Analprolaps **6**: 469, 502
Analrandgeflecht, Ektasie **6**: 469
Analrandkarzinom, Exzision, lokale **6**: 500
Analsinus s. Sinus anales
Analsphinkterersatzplastik **6**: 460 ff, 506
Analsphinkterrekonstruktion **6**: 503 ff
- Arbeitsschritte **6**: 503
- Feststellung des Läsionszentrums **6**: 504
- Narbenspaltung **6**: 505
Analsphinkterspastik **6**: 478
Analstenose nach Hämorrhoidektomie **6**: 474
- narbige **6**: 506
- strikturale **6**: 503
Analverschlußsystem, hydropneumatisches **6**: 506
Anämie **3**: 109, 290; **5**: 220
- Behandlung vor Splenektomie **5**: 235
- nach Gastrektomie **3**: 290
- bei Kurzdarmsyndrom **6**: 139
- perniziöse **3**: 109
- nach Verbrennung **E**: 74 f
Anästhesie **7/2**: 6 ff
- Chirurgie, video-laparoskopische **7/2**: 7 ff
- - video-thorakoskopische **7/2**: 11 f, 341 f
- Durchführung **7/2**: 7 ff
- Einleitung **7/2**: 7
- lokale **7/1**: 68 ff
- Risikoeinschätzung, präoperative **7/2**: 6
- totale intravenöse **7/2**: 8
- Wundbehandlung **E**: 8
Anästhesietiefe **7/2**: 8
Anästhesieverfahren **10/2**: 5 f
- Auswahlkriterien **10/2**: 5
- Nachsorge **10/2**: 5
- Operationsdauer **10/2**: 5 f
Anästhetika, volatile s. Inhalationsanästhetika
Anastomose, arterielle, Beckenbereich **8**: 438
- - extrahepatische **5**: 88, 106
- - intrahepatische **5**: 88
- - phrenikohepatische **5**: 88
- bilio-biliäre **4**: 85 f
- - geschrumpfte **4**: 91
- bilio-digestive **3**: 140, 144, 199; **4**: 86 ff
- - bei chronischer Pankreatitis **4**: 155, 157 ff
- - bei Duodenalkarzinom **6**: 76 f
- - nach erweiterter Hepatikusgabelresektion **4**: 108
- - geschrumpfte **4**: 91
- - nach Hepatikusgabelresektion **4**: 117
- - Komplikation **4**: 91
- - Nahtinsuffizienz **4**: 157
- - palliative **4**: 98 ff
- - bei Pankreaskarzinom **4**: 184
- - - Indikation, relative **4**: 185
- - Prinzip **4**: 86
- - schleimhautadaptierende, nahtlose **4**: 89 ff
- - - - Indikation **4**: 89
- - mit Segmentgallengängen **4**: 112
- - Striktur, benigne **4**: 118
- - bei tumorbedingtem Gallengangverschluß **4**: 98
- - zentrale **4**: 115
- bilio-jejunale **4**: 112
- cholezysto-digestive, bei Pankreaskarzinom **4**: 184
- enteroenterale **3**: 160, 165, 196, 201, 279
- - bei Ersatzmagenbildung **3**: 279
- Fehllage **3**: 199
- fremdkörperlose **6**: 18 f
- gastroduodenale **3**: 144 ff, 193
- - laterolaterale **3**: 193
- gastroenterale **3**: 195 ff
- gastrojejunale **3**: 160 ff, 172 ff
- - antekolische **3**: 161 ff
- - - anisoperistaltische **3**: 144, 161 ff
- - terminoterminale **3**: 172 ff
- gastroösophageale **3**: 16, 23 f, 52, 62 ff
- - terminolaterale **3**: 56, 204
- - terminoterminale **3**: 56
- ileoanale **6**: 293, 315 f
- - Mesenterialmobilisierung **6**: 312
- ileopouch-anale **6**: 293, 315 f
- - Klammergerät **6**: 316
- - Nahtlager **6**: 315
- Kaliberweite **3**: 150, 194
- - Kontrolle **3**: 165, 278
- koloanale, bei Hirschsprung-Krankheit **6**: 396
- kolokolische, Netzplastik **5**: 48
- kolo-pouch-anale **6**: 416
- kolorektale, AKA-II-Verfahren **6**: 17 f
- - Netzplastik **5**: 48, 51
- mesenteriko-kavale **5**: 174, 200 f, 213 f
- - Durchgängigkeitsprüfung **5**: 214
- - Gefäßanatomie **5**: 152
- - Komplikation, intraoperative **5**: 214
- - - postoperative **5**: 214
- - PTFE-Prothese **5**: 214
- - - Durchzug, retroperitonealer **5**: 214
- - Technik **5**: 213 f
- - Zugangsweg **5**: 213
- mikrovaskuläre **8**: 6
- Netzdeckung **3**: 141, 150
- Ödem **3**: 200, 314
- - Therapie, endoskopische **3**: 314
- - ösophagogastreale **3**: 16, 23 f, 52, 62 ff, 303
- - terminolaterale **3**: 56, 204
- - terminoterminale **3**: 56
- ösophagojejunale **3**: 69 f, 273, 278, 280 ff
- - terminolaterale **3**: 273, 280 ff
- - - mit Plikation **3**: 273, 278
- - terminoterminale **3**: 273
- pankreato-digestive, Dehiszenzprophylaxe **4**: 199
- - Drainage **4**: 216
- - Heilungsstörung **4**: 216
- - Komplikation **4**: 173
- - Leck **4**: 216
- - Nahtinsuffizienz **4**: 157
- portalvenöse **5**: 88
- portokavale **5**: 88, 149, 199 ff; **7/1**: 20
- - End-zu-Seit **5**: 199, 203 ff
- - - Ausführung **5**: 206
- - - Komplikation, intraoperative **5**: 207
- - - Zugangsweg **5**: 203 f
- - erweiterte **1**: 279
- - Gefäßanatomie **5**: 152
- - mit Leberarterialisation **5**: 200 f, 203, 215 f
- - - Komplikation **5**: 216
- - - Technik **5**: 215 f
- - - Venentransplantat **5**: 215 f
- - - Zugangsweg **5**: 215
- - retroperitoneale **1**: 279; **5**: 151 f
- - Seit-zu-Seit **5**: 199, 208
- - Vena umbilicalis **5**: 81
- portosystemische **5**: 174, 198 ff
- - Drucksenkungseffekt **5**: 201
- - Formen **5**: 201
- - inkomplette **5**: 199 ff, 211
- - komplette **5**: 199, 201
- - prophylaktische **5**: 201
- - Thromboserate **5**: 201
- rektokavale **5**: 151
- splenopulmonale **5**: 170
- spleno-renale **5**: 151 f
- - Gefäßanatomie **5**: 152
- - latero-laterale **5**: 200 f, 212
- - - Technik **5**: 212
- - termino-laterale **5**: 200 f, 212
- - - Komplikation **5**: 211
- - - periphere **5**: 200 f
- - - Technik **5**: 208 ff
- - zentrale **5**: 199, 201
- termino-terminale, am Dickdarm, Naht **6**: 92
- - am Dünndarm, Nahtmaterial **6**: 92
- thorakale **3**: 62, 294, 297 ff
- umbilikokavale **5**: 151
- venöse, intersegmentale **5**: 95
- zervikale **3**: 62
Anastomosenaneurysma bei Aorteninterponat **1**: 161 f
- bei aorto-bifemoraler Y-Prothese **1**: 162, 213
- bei aorto-iliakalem Bypass **1**: 161
- nach Bauchaortenaneurysma-Operation **1**: 163
- nach Beckenarterienaneurysma-Operation **1**: 163
- Extremitätenarterientransplantat **1**: 170
Anastomosenblutung **3**: 76, 153, 200, 288, 301, 313 f
- nach Ersatzmagenbildung **3**: 288
- nach Gastroenterostomie **3**: 200
- nach Kardiaresektion **3**: 301
- nach Magenresektionen **3**: 153
- nach Ösophagusoperationen **3**: 76
- postoperative **7/1**: 187
- Therapie, endoskopische **3**:313 f
Anastomosendichtigkeitsprüfung **3**: 62, 120, 165, 188, 240, 283
- bei Ersatzmagenbildung **3**: 283
- bei Gastrojejunostomie **3**: 165
- bei Gastroösophagostomie **3**: 62
- bei Magenverletzungen **3**: 120
- bei Ösophagogastrotomie **3**: 240
- bei Ösophagusverletzung nach Vagotomie **3**: 188
Anastomoseninsuffizienz (s. auch Nahtbruch) **7/2**: 10
- nach Appendektomie **6**: 181
- nach rechtsseitiger Hemikolektomie **6**: 184, 189; **7/2**: 297
- nach Sigmaresektion **7/2**: 291
Anastomosen-Klammernahtreihe, gastrojejunale, Blutung **7/2**: 239
Anastomosennetz, arterielles, periureterales **7/1**: 201
Anastomosenoperation **5**: 198 ff
- portosystemische, Aufklärungshinweise **5**: 202
- - Diagnostik, präoperative **5**: 202 f
- - Indikation **5**: 201
- - Kontraindikation **5**: 106, 201
- - Leberfunktionsdiagnostik, präoperative **5**: 202
- - Letalität, postoperative **5**: 202
- - Methode **5**: 198
- - Operationsrisiko **5**: 202
- - - bei intrahepatischem Block **5**: 199
- - nach Ösophagusvarizenblutung **5**: 203
- - Splenoportographie, indirekte **5**: 202

- - Vorbereitung **5:** 202 f
- - Zeitpunkt **5:** 201
- - Ziel **5:** 198 f
Anastomosenring, biofragmentierbarer **6:** 15 ff, 92
- - Aszendodeszendostomie **6:** 266
- - Deszendorektostomie **6:** 232 f
- - Dünndarmanastomose **6:** 100, 134
- - Ileoaszendostomie **6:** 153
- - Ileotransversostomie **6:** 257 f
- bioresorbierbarer **7/2:** 224, 228
Anastomosensicherung, Fibrinklebung **7/2:** 32
- Plikation, jejunale **3:** 278
Anastomosenstenose **3:** 77, 152, 154, 239, 301, 307
- Aufweitung, endoskopische **3:** 77, 152, 201
- nach Drainageoperationen **3:** 201
- nach Ersatzmagenbildung **3:** 289
- nach Gastrektomie **3:** 289, 307
- nach Magenresektion **3:** 154
- nach Ösophagogastrotomie **3:** 239
- nach Ösophagusresektion **3:** 77
Anastomosenstriktur, Endoskopie, therapeutische **6:** 509
- postoperative **E:** 166, 173
- rektosigmoidale **E:** 173
Anastomosentechnik, spezielle, an Magen und Zwölffingerdarm **3:** 121 f
Anastomosenulkus **3:** 212, 214, 216
- nach Billroth-I-Operation **3:** 216
- nach Billroth-II-Operation **3:** 216
- nach Roux-Operation **3:** 214
- Umwandlungsoperation Billroth II in Billroth I **3:** 212
Anastomosierung nach Murphy s. Kompressionsanastomose
Andrews-Läsion **10/2:** 27
- Refixation **10/2:** 54
Andruckplatte, Sigmaresektion **7/2:** 289 f
Aneurysma **1:** 118 ff
- Abtragung **1:** 118
- im Adduktorenkanal, Operationstechnik **1:** 174
- Aorta s. Aortenaneurysma
- aorto-biiliakales, Operationstechnik **1:** 153 f
- aorto-iliakales **1:** 148
- Arteria brachialis **1:** 171 ff
- - carotis communis **1:** 126
- - - - sinistra, proximale **1:** 126, 128 f
- - - - - - Aortenbogenwand beteiligung **1:** 128
- - - interna **1:** 126
- - - - I. Segment **1:** 134 f
- - - - II. Segment **1:** 136 f
- - - - III. Segment **1:** 136 f
- - subclavia, I. Segment **1:** 129 f
- - - II. Segment **1:** 130 ff
- - - III. Segment **1:** 133
- - vertebralis, distale **1:** 126
- - - proximale **1:** 126
- arterielles **9:** 350
- arteriosklerotisches **1:** 119
- bei arterio-venösem Shunt **1:** 273
- arterio-venöses **1:** 118
- - des Nierenstiels **1:** 164
- Ausschaltung **1:** 118
- Beckenarterie s. Beckenarterienaneurysma
- Bypass **1:** 125 f
- Dissektion, sekundäre **1:** 118
- expandierendes **1:** 140, 148
- Extremitätenarterie s. Extremitätenarterie, Aneurysma
- falsches **1:** 118
- Femoralisgabel **1:**173
- Halsarterie **1:**119 ff
- Iliakalgabe **1:** 159
- iliako-iliakales, mit infrarenalem Aortenaneurysma, Operationstechnik **1:** 154
- intrakranielles **1:** 119
- Karotisbifurkation **1:** 119, 126
- mykotisches **1:** 118
- Nierenarterien **1:** 164 ff
- Operationsindikation, absolute **1:** 118
- - relative **1:** 118
- Operationskontraindikation **1:** 118
- Operationsmethode **1:** 118
- Operationsrisiko **1:** 119
- Operationsziel **1:** 118
- Palliativverfahren **1:** 118
- penetrierendes **1:** 140, 148
- peripheres, Diagnose vor Aortenaneurysmaoperation **1:** 149
- Resektion **1:** 118
- - Kunststoffprotheseninterposition **1:** 125 f
- - Venentransplantatinterposition **1:** 125 f
- Ruptur **1:** 118
- Schultergürtelarterie **1:** 119 ff
- septisches **1:** 118
- tangentiales **1:** 118
- Thrombosierung, therapeutische **1:** 118
- Übernähung **1:** 118
- Ummantelung **1:** 118
- im Venentransplantat **1:** 170
- Viszeralarterien **1:** 164 ff
- zentrales **1:** 118
Aneurysmaresektion **9:** 350 ff
Aneurysmorrhaphie **1:** 118
Aneurysmose **1:** 141, 163
Anfall, tetanischer **1:** 32
Angelchik-Antirefluxprothese **3:** 317, 331
- Technik **3:** 331
Angelhaken-Magen bei ERCP **4:** 10
Angina abdominalis **5:** 16; **7/2:** 317
- intestinalis **1:** 259
Angiodysplasie, Dünndarm **6:** 107
- Kolon **6:** 226
- des Kolons **7/2:** 292
- kongenitale **1:** 275 f
- - Operationsindikation **1:** 275
- - Operationskontraindikation **1:** 275
- - Operationsmethode **1:** 275
- - Operationsrisiko **1:** 275
- - Operationsvorbereitung **1:** 275
- Magen **3:** 110, 153, 227, 231
- - Blutstillung, endoskopische **3:** 313
- Nierenarterienaneurysma **1:** 164
- Viszeralarterienaneurysma **1:** 164
Angiogenese **E:** 5 f
Angiographie **3:** 88, 232
- Bauchtrauma, stumpfes **3:** 88
- Fistel, aortoenterale **3:** 232
- - gastroaortale **3:** 232
- intraoperative **E:** 153
- zerebrale, bei Impressionsfraktur **8:** 178
Angio-Mesenteriographie **6:** 225
Angiopathie, diabetische, Fußläsion **E:** 29
- - - Amputation **E:** 32
Angioplastie, perkutane transluminale **1:** 92; **E:** 155 ff
- - - Nierenarteriendissektion **1:** 263
- - - bei Nierenarterienrezidivstenose **1:** 267
Angulationsosteotomie, Klavikula **9:** 33
Angulus acromialis **10/2:** 30, 66
- gastricus **3:** 184
- inferior scapulae **10/2:** 19
- - - Pendelbewegung **9:** 5
- oculi medialis **8:** 236
- sterni **2:** 35
- superior scapulae **10/2:** 19
- venosus **1:** 3 f, 124
- - dexter **2:** 56 f
- - sinister **1:** 6, 8, 94; **2:** 56 f, 288
- ventriculi **3:** 179, 299
Ankerknoten **10/2:** 46
Ankernähte **9:** 96 f
Ankernahttechnik **10/2:** 36, 48 f
- nach Habermeyer **10/2:** 68 ff
- Komplikation **10/2:** 49
- nach Snyder **10/2:** 66 ff
Anodermbrücke, zu schmale, bei Hämorrhoidektomie **6:** 474
Anodermhypertrophie nach Hämorrhoidektomie **6:** 474
Anodermrückverlagerung **6:** 473, 475, 480
Anodermvernichtung **6:** 476
Anorektum, Längswunde, Naht **6:** 392
Anorektumverletzung **7/2:** 240
Ansa cervicalis **1:** 5 f, 95, 123, 285; **2:** 41
- - profunda **1:** 122, 134; **8:** 238; **9:** 6
- - Radix inferior **1:** 95, 123
- - - superior **1:** 93 f, 123, 285; 2: 67, 288
- - superficialis **1:** 96; **8:** 238
Ansenkfräse **10/1:** 53
Antazidaspülung bei postoperativer Magenschleimhautblutung **3:** 200
Anterior-Bypass, lateraler **1:** 240 f
Antibiose bei Appendektomie **7/2:** 102
Antibiotika **9:** 441
- bei Gesichtsverletzung **8:** 246
Antibiotikabehandlung, Applikationszeitpunkt **8:** 70
- Dauer **8:** 70
- lokale **8:** 71
- Präparatewahl **8:** 70
- systemische **8:** 70
Antibiotikagabe, perioperative **3:** 41
- präoperative **3:** 64
- bei Ulkusperforation **3:** 234
Antibiotikaprophylaxe, perioperative, bei Appendektomie **6:** 180
- - bei Colitis ulcerosa **6:** 294
- - Dickdarmkarzinom **6:** 242, 244
- - bei Papillotomie **4:** 120
- - bei Rektumkarzinom **6:** 402
Antigen, karzinoembryonales s. CEA
Antikörper, monoklonale **3:** 302
α-2-Antiplasmin **5:** 220
Antirefluxoperationen **3:** 27, 317 ff
- Antirefluxprothese nach Angelchik-Cohen **3:** 317, 331
- Aufklärungshinweise **3:** 318
- Gas-bloat-Syndrom **3:** 318
- Kardiaperforation **3:** 318
- Milzverletzung **3:** 318
- Rekonstruktion, anatomische **3:** 317 ff
- - - Fundophrenikopexie nach Höhle-Kümmerle **3:** 317, 327
- - - Lig.-teres-Plastik nach Mahmud-Ulrich-Kremer **3:** 317, 328 ff
- - - - nach Narbona **3:** 317
- - - - nach Rampal-Rayand **3:** 317
- - - Ösophagofundopexie nach Lortat-Jacob **3:** 317, 326
- Teleskopphänomen **3:** 318
- Valvuloplastiken **3:** 317
- - Fundoplastik, abdominelle nach Hill **3:** 317, 322
- - - - nach Nissen **3:** 317
- - - thorakale nach Baue-Belsey **3:** 317, 324 ff
- - Vorderwandfundoplikation nach Nissen-Rosetti **3:** 317 ff
- Vorbereitungen **3:** 318
Antirefluxprothese nach Angelchik-Cohen **3:** 317, 331
- - Indikationen **3:** 317
- - Narkose **3:** 331
- - Patientenlagerung **3:** 331
- - Technik **3:** 331
- - Zugangsweg **3:** 331
Antiseptika **E:** 7
Antithyroidale Pharmaka **1:** 41
Anti-Trendelenburg-Lage **7/2:** 105
- Fundophrenikopexie **7/2:** 212
- Fundoplikation nach Nissen **7/2:** 202
- Laparoskopie, diagnostische **7/2:** 64
- Spül-Saug-Behandlung nach Appendektomie **7/2:** 105
- Vagotomie, trunkuläre, mit Seromyotomie **7/2:** 183
- - - totale, mit Pyloroplastik **7/2:** 187
Anti-Trendelenburg-Lagerung **8:** 79
α-1-Antitrypsin **5:** 220
Antrektomie **7/2:** 193
Antrum, Muskelgefüge **3:** 98; **7/2:** 205
- pyloricum **6:** 24
Antrumfrühkarzinom **3:** 243
Antrumgastritis **3:** 241
Antruminnervation, intraoperative Komplikationen bei selektiv-proximaler Vagotomie **3:** 185
Antrumkarzinom **3:** 243
- Gastroenterostomie **3:** 196
Antrummakrokarzinom **3:** 243
Antrummanschette bei Maki-Magenresektion **3:** 226
Antrumresektion **3:** 144, 226
- bei kombinierter Magenoperation **3:** 144
- bei tubulärer Magenresektion **3:** 226
Antrumskelettierung bei Magenresektion **3:** 132
Anulus femoralis **7/1:** 20
- fibrosus **8:** 306
- inguinalis profundus **1:** 106, 281; **7/1:** 11, 51, 53 f, 60, 96; **7/2:** 303 f, 308
- - - Einengung, operative **7/1:** 72, 89
- - - enger **7/1:** 88

- - - Freilegung **7/1:** 78
- - - weiter **7/1:** 88
- - superficialis **7/1:** 3 ff, 19, 51 f, 105, 108
- - - Crus laterale **7/1:** 3 ff, 51 f
- - - - mediale **7/1:** 3 ff, 51 f
- lymphaticus cardiae **3:** 3, 19, 99
- umbilicalis **7/1:** 9, 11 f, 142
Anus **6:** 465 ff
- Operationsziele **6:** 466
- operative Strategie **6:** 466
- praeter, doppelläufiger **3:** 218
- - einläufiger **3:** 218
- - naturalis (s. auch Stoma) **6:** 166
- - - bei Dickdarmverletzung **6:** 201 ff
- - - Doppelflinten-Methode **6:** 202 f, 206 f
- - - - Durchführung **6:** 203
- - - - Rückverlagerung **6:** 204
- - - doppelläufiger **7/2:** 240 f
- - - - Anlage **7/2:** 243 ff
- - - EEA-Instrument **6:** 211
- - - endständiger, Anlage **7/2:** 243, 246 f
- - - - Komplikation **7/2:** 247
- - - Hernie **7/1:** 151, 154 f, 171
- - - bei Ileus **6:** 327
- - - bei karzinombedingtem Ileus **6:** 285
- - - bei Kolonkarzinomperforation **6:** 285
- - - bei komplizierter Dickdarmdivertikulitis **6:** 206
- - - Operation, zweizeitige, bei Sigmadivertikulitis **6:** 210 f
- - - - dreizeitige, bei Sigmadivertikulitis **6:** 214
- - - Rückverlagerung **6:** 454 f
- - - Rückverlagerungsrisiko **6:** 202
- - - bei Sigmadivertikulitis **6:** 206 f, 210 f, 214
- - - transversus (s. auch Transversostomie) **6:** 202, 283
- - - - dexter **5:** 31
- - - - als Palliativmaßnahme **6:** 291
- - - - Rückverlagerung **6:** 214 f, 283
- - - bei zweizeitiger Kolonresektion **6:** 283
- - sigmoidalis, doppelläufiger, Anlage **7/2:** 244 ff
- - - Fixation, epidermale **7/2:** 246
Anusverschluß **6:** 302
AO-Klassifikation, Femurfraktur, distale **10/1:** 158
- - pertrochantäre **10/1:** 58 f
- Femurkopffraktur **10/1:** 26 f
- Femurschaftfraktur **10/1:** 94
- Schenkelhalsfraktur **10/1:** 32
- Tibiafraktur, distale **10/1:** 335
- Tibiaschaftfraktur **10/1:** 318
Aorta **2:** 35; **3:** 4, 6 f, 40, 57, 107, 189; **7/2:** 334
- abdominalis **1:** 103 f, 106, 281; **3:** 3, 99, 177, 181 f, 254, 263; **6:** 24 f, 33, 60, 169 ff; **8:** 315
- - Aneurysma s. Aortenaneurysma, abdominales
- - Äste, paarige dorsale **1:** 104
- - - - laterale **1:** 103
- - - unpaare ventrale **1:** 103
- - Atherosklerose **6:** 24
- - Exploration **6:** 196
- - Freilegung bei Colon-sigmoideum-Resektion **6: 276**
- - - bei rechtsseitiger Hemikolektomie **6:** 253
- - Infiltration bei Magenkarzinom **3:** 244
- - Lageprüfung **7/2:** 36
- - Präparation bei Gastrektomie und Lymphadenektomie **3:** 264
- - - infradiaphragmale **E:** 126 f
- - Sattelverschluß s. Aortenbifurkationsembolie, reitende
- - temporäre Abklemmung **8:** 459
- - Wandaufbau **1:** 88
- - Zugang, lumbal-retroperitonealer **1:** 104
- - - ventraler transperitonealer **1:** 104
- ascendens **1:** 101; **3:** 3, 7
- - Anatomie **1:** 101
- - Aneurysma **1:** 140
- - Pars thoracica **8:** 312 f
- - tangentiale Ausklemmung **1:** 127
- - Zugangsweg **1:** 101
- caudalis **8:** 436
- descendens **1:** 102 f; **3:** 7
- - Anatomie **1:** 102 f
- - Aneurysma s. Aortenaneurysma, thorakales
- - Äste **1:** 102 f
- - Dezelerationstrauma **1:** 113
- - Verlauf **1:** 102 f
- Pars abdominalis **7/1:** 193, 203
- - - Ast, parietaler, unpaarer **7/1:** 203
- - - Äste, parietale, paarige **7/1:** 203
- - - - viszerale, paarige **7/1:** 203
- - - - - unpaare **7/1:** 203
- - - - Lagebeziehungen **7/1:** 203
- - - Verletzung **7/1:** 208
- - - - bei retroperitonealer Lymphadenektomie **7/1:** 225
- subdiaphragmale, Darstellung **1:** 156
- thoracica **2:** 46 f, 149; **3:** 298; **7/2:** 329
- - Arcus aortae s. Arcus aortae
- - ascendens s. Aorta ascendens
- - Äste, parietale **2:** 47
- - - viszerale **2:** 47
- - descendens s. Aorta descendens
- - Pars descendens **7/2:** 330 f, 338
- - Rami bronchiales **2:** 47
- thorakale, deszendierende, Aneurysma **E:** 163
- Vasa vasorum **1:** 89
- Wandaufbau **1:** 88
Aorta-Arteria-hepatica-Veneninterponat **1:** 168 f
Aorta-Arteria-mesenterica-Interponat **1:** 164
Aorta-ascendens-Aorta-abdominalis-Bypass **1:** 141
Aorta-ascendens-Arteria-carotis-Interponat **1:** 126
Aorta-ascendens-Arteria-subclavia-Arteria-carotis-Bifurkationsinterponat **1:** 126
Aorta-descendens-Aorta-abdominalis-Bypass **1:** 141
Aorta-descendens-Arteria-femoralis-Bypass **1:** 227 f
Aorta-Truncus-brachiocephalicus-Bypass **1:** 195 f
Aortenabklemmung **10/1:** 491, 493
Aortenaneurysma, abdominales **1:** 148 ff, 259
- - großes, asymptomatisches **1:** 149
- - inflammatorisches **1:** 148
- - - Rupturrichtung **1:** 148
- - infrarenales **1:** 148
- - - Eröffnung **1:** 151, 155
- - - Fistel, aorto-duodenale **1:** 157
- - - - aorto-kavale **1:** 157
- - - mit iliako-iliakalem Aneurysma, Operationstechnik **1:** 154
- - - Nierenarterienabgangsstenosen **1:** 155 f
- - - Operationsletalität **1: 149**
- - - Operationsrisiko **1:** 119
- - - Operationstechnik **1:** 151 ff, 155 f
- - - symptomatisches **1:** 148
- - juxtarenales **1:** 148
- - mykotisches **1:** 148
- - Neuentwicklung, postoperative **1:** 163
- - Operation **1:** 149 ff
- - - Frühkomplikation **1:** 163
- - - Indikation, absolute **1:** 148 f
- - - - relative **1:** 149
- - - Komplikation, intraoperative **1:** 163
- - - - ischämische **1:** 163
- - - Kontraindikation **1:** 149
- - - Lagerung **1:** 150
- - - Methode **1:** 148
- - - Narkose **1:** 149 f
- - - Risiko **1:** 149
- - - Spätkomplikation **1:** 163
- - - Standardverfahren **1:** 149
- - - Technik **1:** 151 ff
- - - Vorbereitung **1:** 149
- - - Ziel **1:** 148
- - - Zugangsweg **1:** 150
- - Protheseninterposition **1:** 148
- - - Anastomose, distale **1:** 152
- - - - proximale **1:** 151 f
- - rupturiertes **1:** 148
- - - Operationsletalität **1:** 149
- - Rupturneigung **1:** 148
- - suprarenales, Operation, Nierenarterien-Reimplantation **1:** 162
- - - Operationstechnik **1:** 154 f
- - symptomatisches, Operationsletalität **1:** 149
- - Thrombosierung, exzentrische **1:** 149
- - Zugang, extraperitonealer **1:** 150, 158
- abdominelles, Darstellung **E:** 160
- - Exklusion, endoluminale **E:** 159 ff
- - Klassifikation **E:** 160
- - Stentgraftpositionierung **E:** 161
- dissezierendes **1:** 140
- - DeBakey-Einteilung **1:** 140
- expandierendes **1:** 140
- Fistel, aortoduodenale **6:** 68
- inflammatorisches, Operationsrisiko **1:** 119
- lumbales, Ausdehnung auf die Beckenarterien **1:** 148
- mykotisches **1:** 140
- nichtdissezierendes **1:** 140
- Operationsrisiko **1:** 119
- penetrierendes **1:** 140
- symptomatisches **1:** 140
- thorakales **1:** 140 ff
- - Angiographie **1:** 141
- - Bypass **1:** 140 f
- - Dacronnetz-Umhüllung **1:** 140
- - Diagnostik, präoperative **1:** 141
- - dissezierendes, Standford-Einteilung **1:** 140
- - Exklusion, endoluminale **E:** 163
- - Graftimplantation **E:** 163
- - großes, asymptomatisches **1:** 140
- - Operation, Arbeitsschritte **1:** 143
- - - Frühkomplikation **1:** 148
- - - Indikation, absolute **1:** 140
- - - - relative **1:** 140
- - - Komplikation, intraoperative **1:** 147 f
- - - - spinale **1:** 141, 148
- - - Kontraindikation **1:** 140 f
- - - Lagerung **1:** 142
- - - Methode **1:** 140
- - - - Alternativverfahren **1:** 141
- - - Narkose **1:** 142
- - - Risiko **1:** 141
- - - Standardverfahren **1:** 140 f
- - - Technik **1:** 143
- - - Vorbereitung **1:** 141
- - - Ziel **1:** 140
- - - Zugangsweg **1:** 142
- - Parapareserisiko, operationsbedingtes **1:** 141
- - Paraplegierisiko, operationsbedingtes **1:** 141
- - Perforation, intraoperative **1:** 148
- - progredientes **1:** 140
- - Protheseninterposition **1:** 140 f
- - rupturiertes **1:** 140
- - Thrombosierung, exzentrische **1:** 140
- - traumatisches **1:** 148
- - Verdrängungssymptome **1:** 140
- thorako-abdominales **1:** 140 ff
- - Blutungsneigung **1:** 141
- - Bypass **1:** 140 f
- - Crawford-Einteilung **1:** 140
- - Dacronnetz-Umhüllung **1:** 140
- - großes, asymptomatisches **1:** 140
- - Operation, Arbeitsschritte **1:** 144
- - - Frühkomplikation **1:** 148
- - - Indikation, absolute **1:** 140
- - - - relative **1:** 140
- - - Komplikation, intraoperative **1:** 147 f
- - - - spinale **1:** 141, 148
- - - Kontraindikation **1:** 140 f
- - - Lagerung **1:** 142
- - - Methode **1:** 140
- - - - Alternativverfahren **1:** 141
- - - - Standardverfahren **1:** 141
- - - Narkose **1:** 142
- - - Risiko **1:** 141
- - - Standardverfahren **1:** 140
- - - Technik **1:** 145 ff
- - - Vorbereitung **1:** 141
- - - Ziel **1:** 140
- - - Zugangsweg **1:** 142
- - progredientes **1:** 140
- - Protheseninterposition **1:** 140
- - rupturiertes **1:** 140

- - Thrombosierung, exzentrische **1:** 140
- - Verdrängungssymptome **1:** 140
- Ursachen **1:** 140
- Zugang **E:** 150
Aortenbifurkation **1:** 103; **3:** 163
- Thrombendarteriektomie **1:** 219, 221
- Zugang, extraperitonealer **1:** 158 f
Aortenbifurkationsembolie, reitende, Embolektomie **1:** 180
- - Komplikation **1:** 180
Aortenbifurkationsprothese bei Bauchaortenaneurysma **1:** 148
- Implantation, Operationsrisiko **1:** 149
- Infektion **1:** 149
- Prothesenschenkelverschluß **1:** 149
Aortenbifurkationsstentgraft **E:** 162
Aortenbogen s. Arcus aortae
Aortenbulbus **1:** 101
Aortendissektion, Nierenarterienverschluß **1:** 263
Aortenersatz, thorako-abdominaler **1:** 269
Aortenprothese **3:** 232
- aortoduodenale Fistel **6:** 68
- aortoenterale Fistel **3:** 232
- Nahtaneurysma, juxtarenales **1:** 161
Aortenring **2:** 47
Aortenruptur **2:** 68
- Bypass **1:** 116
- freie **10/1:** 489
- Versorgung, Lagerung **1:** 114
- Zugangsweg **1:** 114
- zweizeitige **1:** 113
Aortenstenose, hypoplastische **1:** 268
Aortenverletzung bei Fundoplastik **3:** 323
Aortenverschluß **1:** 259
- distaler, segmentärer **1:** 214
- hoher **1:** 208 ff
- - Kollateralnetz **1:** 208
- - Operationsindikation **1:** 208
- - Operationskontraindikation **1:** 208
- - Operationsrisiko **1:** 209
- terminaler, isolierter **1:** 208
Aorto-Arteria-hepatica-Bypass **1:** 164
Aortotomie, Thrombendarteriektomie, transaortale, der Nierenarterienostien **1:** 266
AO-System, kraniofaziales **8:** 276
- - Handhabung **8:** 278
Apache **10/1:** 488
Apertura pelvis inferior **8:** 425
- - superior **8:** 425
Apex capitis fibulae **10/1:** 148, 284; **10/2:** 170
- patellae **10/1:** 143; **10/2:** 164, 183
- pulmonis **2:** 150, 153
Apnoe, Hirntodfeststellung **E:** 109
Aponeurosennaht nach offener Laparoskopie **7/2:** 57
Aponeurosen-System **7/1:** 9
Aponeurosis epicranialis **8:** 95
- musculi bicipitis brachii s. Lacertus fibrosus
- - obliqui externi abdominis **7/1:** 3, 5, 8, 10, 14, 16, 23, 51 ff, 115, 129 f
- - - - - Crus laterale **7/1:** 3 ff, C51 f
- - - - - - mediale **7/1:** 3 ff, 51 f
- - - - - Durchtrennung **7/1:** 34
- - - interni abdominis **7/1:** 5 f, 8, 10, 14, 23
- - transversi abdominis **7/1:** 6, 8, 10, 14, 17, 23
- palmaris s. Palmaraponeurose
- plantaris **10/1:** 394 f; **10/2:** 288
- - Frontalschnitt **10/1:** 398 f
- - Sagittalschnitt **10/1:** 401
Apotheke, innere **3:** 226
Appendektomie **6:** 173 ff, 190; **7/2:** 90 ff
- Abszeßbildung, postoperative **6:** 180 f
- Allgemeinkomplikation **6:** 181
- Anatomie **7/2:** 91 f
- Antibiose **6:** 180; **7/2:** 102
- Appendixbasisdurchtrennung **7/2:** 98
- Appendixbasiskoagulation **7/2:** 103
- Appendixstumpfdesinfektion **7/2:** 98
- Appendixzerreißung **6:** 180
- Aufklärung **7/2:** 91
- Ausquetschen der Appendixbasis **7/2:** 97
- Basisligatur mittels Endoligatur **7/2:** 99
- Bauchdeckenverschluß **6:** 176, 179
- Bauchraumrevision **6:** 180
- Blutungsquellen **7/2:** 105
- bei Colon-descendens-Ileus **6:** 341
- Double-Loop-Technik **7/2:** 100
- Drainage **6:** 180; **7/2:** 101
- Durchtrennen der Basisligatur **7/2:** 97
- - der Koagulationszone **7/2:** 96
- Extraktionsfehler **7/2:** 98
- Fassen der Appendix **7/2:** 96
- Faßzangenübergabe **7/2:** 97
- Fehlervermeidung **7/2:** 323
- Fibrinklebung **7/2:** 31
- Frühkomplikation, postoperative **6:** 180 f
- Gerätepositionierung **7/2:** 94
- Indikation **7/2:** 90
- - absolute **6:** 173
- - relative **6:** 173
- Indikationsstellung **7/2:** 90
- Klammertechnik **7/2:** 99 ff
- - Inzisionen **7/2:** 100
- - Operationssitus **7/2:** 101
- Komplikation **6:** 180 ff; **7/2:** 98, 102 ff, 323
- - intraoperative **6:** 180
- - postoperative **7/2:** 104 ff
- Kontraindikation **6:** 173; **7/2:** 91
- laparoskopische **6:** 191 ff
- - Arbeitstrokarplazierung **6:** 191, 193
- - Geräteanordnung **6:** 192
- - GIA-Klammergerät **6:** 195
- - Indikation **6:** 191
- - Instrumentarium **6:** 191
- - Komplikation, intraoperative **6:** 195
- - - postoperative **6:** 195
- - Kontraindikation **6:** 191 f
- - Meckel-Divertikel-Suche **6:** 108
- - Operationsrisiko **6:** 192
- - Op-Team-Anordnung **6:** 192
- - Optiktrokarplazierung **6:** 191, 193
- - Patientenlagerung **6:** 192
- - 3-Stich-Technik **6:** 191 f
- - Voraussetzungen **6:** 191
- Letalität **6:** 174; **7/2:** 91
- Mesenteriolumkoagulation **7/2:** 103
- Mesoappendixskelettierung **7/2:** 96
- - retrograde **7/2:** 100
- Morbidität, postoperative **7/2:** 104
- Nachbehandlung **6:** 182
- Narkose **6:** 174
- Operationspersonalpositionierung **7/2:** 94
- Operationsrisiko **6:** 174
- orthograde, bei beweglichem Zäkum **6:** 176
- Patientenlagerung **6:** 174; **7/2:** 93
- Peritonealhöhlenrevision **7/2:** 101
- Relaparoskopie **7/2:** 105
- Relaparotomie **6:** 174
- retrograde **7/2:** 99 f
- - Extraktion **7/2:** 100
- - bei fixiertem Zäkum **6:** 176, 179
- - Mesoappendixfensterung **7/2:** 99
- Roeder-Schlingen-Plazierung **7/2:** 96
- Spätkomplikation **7/2:** 106
- - postoperative **6:** 181 f
- Spülbehandlung **6:** 180
- Stumpfinsuffizienz **6:** 174, 181
- überraschender Befund **6:** 174
- Umkehrtechnik **7/2:** 91, 97 f
- Umsteigen **7/2:** 101
- Umsteigerate **7/2:** 91
- Vorbereitung **6:** 174; **7/2:** 93
- Wundheilungsstörung **6:** 174, 180 f
- Zäkalpolversorgung, offene **7/2:** 323
- bei Zäkalröhrenfistelanlage **3:** 269
- Zäkumpolnekrose, basisnahe **7/2:** 103
- Zugang **7/1:** 34, 36
- Zugangswege **6:** 175; **7/2:** 95
Appendikostomie **6:** 339; **7/2:** 240
Appendix(-ices) epiploicae **5:** 32 ff; **6:** 3, 167 f
- - Infarkt **5:** 33
- - Infarzierung **6:** 168
- - Lipom **5:** 33 f
- - metastatische Infiltration **5:** 33
- fibrosa hepatis **5:** 82, 89 f, 97
- Lagevariationen **7/1:** 166
- vermiformis **6:** 29; **7/2:** 91 f, 251
- - Abgang vom Zäkum **6:** 168
- - Anatomie **7/2:** 91 f
- - Bergebeutel **7/2:** 104 f
- - Blutversorgung, arterielle **6:** 32 f
- - Exploration **6:** 196
- - Lage **6:** 168, 174; **7/2:** 92
- - - laterozäkale **6:** 174
- - - mediozäkale **6:** 174
- - - retrozäkale **6:** 168, 174; **7/2:** 92, 105
- - - - Appendektomie **6:** 176, 179
- - Tänienverhältnisse **6:** 168
Appendixabriß **7/2:** 102 f
Appendixadenom **6:** 183
Appendixbasis, Durchtrennung **7/2:** 98
- Koagulation **7/2:** 103
Appendixextraktor **7/2:** 16, 95, 98, 100, 104
- Meckel-Divertikel-Entfernung **7/2:** 224, 226
Appendixkarzinoid **6:** 183, 192; **7/2:** 90 f
- Prognose **6:** 184
Appendixkarzinom **6:** 183, 192
- vom Kolontyp **6:** 183
- Prognose **6:** 184
- Resektionsradikalität **6:** 245
Appendixstumpf, Desinfektion **7/2:** 98
- Koagulation, Stromanwendung **7/2:** 91
- Länge **7/2:** 91
Appendixstumpfinsuffizienz **7/2:** 323
- Vermeidung **7/2:** 102
Appendixstumpfversenkung **7/2:** 323
Appendixtumor **6:** 183 ff
- benigner **6:** 183
- maligner **6:** 183
Appendizitis **5:** 2 f; 6: 173 ff, 205; **7/2:** 90
- abszedierte **7/2:** 90
- akute **3:** 83, 87; **5:** 15; **7/2:** 317
- - bei Divertikulose **3:** 87
- - bei Meckel-Divertikel **3:** 83
- chronisch-rezidivierende **6:** 173
- Druckschmerzpunkt **6:** 168
- gangränöse **5:** 15; **7/2:** 90
- Komplikation **6:** 173
- komplizierte, Zugang **7/1:** 37
- Perforation **6:** 173
- - basisnahe **6:** 191
- perforierte **7/2:** 90 f
- phlegmonöse **7/2:** 90
- Stadien **6:** 173
- subakute **6:** 173
- ulzerös-phlegmonöse **7/2:** 90
Approximation, Nervenstümpfe **9:** 365
APUD-Zellen **4:** 47
Aquadissektion **7/2:** 85
Arachnoidea mater spinalis **8:** 317
Arachnoideopathie, chronische **8:** 358
Arbeitstrokar **7/2:** 16, 42
- Einbringen **7/2:** 46 f
- - Wechselstabtechnik **7/2:** 47
- Fehlplazierung **7/2:** 50
- Handhabung **7/2:** 140
- Kontamination, intraoperative **7/2:** 53
- Plazierung, Fehler **7/2:** 29
Arbor alveolaris s. Acinus pulmonis
Arcuatumkomplex **10/1:** 148; **10/2:** 170
Arcus aortae **1:** 7, 67, 75, 101 f, 122, 127, 283; **2:** 36 f, 40, 42 ff, 61, 150; **3:** 57; **7/2:** 337 f
- - Anatomie **1:** 102
- - Aneurysma **1:** 140
- - Arterien, Aneurysmaoperation, Komplikation **1:** 139
- - - Zugang **1:** 124 f
- - Äste **1:** 102
- - Astursprungsvariationen **2:** 44
- - dexter **2:** 44, 47
- - doppelter **1:** 102
- - ductus thoracici **2:** 58
- - duplex **2:** 47
- - Durchmesser **1:** 102; **2:** 43
- - Einbeziehung bei proximalem Arteria-carotis-communis-Aneurysma **1:** 128
- - Lagebeziehungen **2:** 45
- - Mobilisation **3:** 57
- - venosus juguli **2:** 60, 287
- - Verlauf **2:** 43

- aponeurosis musculi transversi abdominis **7/1:** 89
- epiploicus magnus **5:** 9 f
- iliopectineus **1:** 107, 282; **7/2:** 308; **8:** 425
- mesentericus **6:** 170
- metacarpalis proximalis dorsalis **9:** 308
- palmaris profundus **9:** 304 ff, 308, 312
- - superficialis **9:** 304 ff, 337 f
- plantaris profundus **10/1:** 391, 394 f
- posterior atlantis **8:** 97
- Ringanomalie **1:** 102
- - Vasa vasorum **1:** 89
- - Verlauf **1:** 102
- superciliaris **8:** 89
- tendineus musculi flexoris carpi ulnaris **9:** 133
- - - solei **1:** 108 f; **10/2:** 173
- venosus dorsalis pedis **10/1:** 392; **10/2:** 296
- - juguli **1:** 96
Area intercondylaris anterior **10/1:** 149; **10/2:** 164 f, 171
- - posterior **10/1:** 149; **10/2:** 164 f
- nuda **5:** 151 f
Areola mammae **2:** 2 f
Areolaverletzung, intraoperative **2:** 13
Arkade, arterielle, Dickdarm **6:** 169 ff
- - Dünndarm **6:** 32 f, 86
- - - Exploration, chirurgische **6:** 82 f
- - - extraperitonealer **6:** 32
- - intramurale, des Dünndarms **6:** 32
- hinter dem Duodenum s. Duodenalarkade, hintere
- vor dem Duodenum s. Duodenalarkade, vordere
- gastroduodenale **1:** 259
- pankreatikoduodenale **4:** 53; **5:** 85
- präpankreatische **4:** 140
Arkadenarterien **5:** 7
Arkadengefäß bei Dünndarminterposition **3:** 282
Arm, Abduktions-Außenrotationsbewegung **10/2:** 27
- Außenrotation **10/2:** 27
- Kettenfraktur **9:** 274
Armarterienaneurysma, Ursache **1:** 170
- Veneninterponat, Lagerung **1:** 171
Armaußenrotation, eingeschänkte, nach Schulterluxation **9:** 96
Armaußenwinkel **9:** 166
Armbeuger **9:** 167 f
Armbeugung, Begrenzung **9:** 166
Armextensoren **9:** 167 f
Armlymphgefäße **9:** 331
Armlymphödem **2:** 29
Armnerven, Verlauf am Ellbogengelenk **9:** 170
Armstreckung, Begrenzung **9:** 166
Arnold-Hämorrhoidektomie **6:** 475
Arrosionsblutung, peptische **3:** 227 ff
- - Arteria gastroduodenalis **3:** 227, 229 f
- - - gastro-epiploica **3:** 230
- - - pancreaticoduodenalis **3:** 227, 229
- - - splenica **3:** 227
- septische **7/1:** 218
- durch Trachealkanüle **2:** 298
- Truncus brachiocephalicus **1:** 35
- Vena brachiocephalica **1:** 35
Arterenol **7/1:** 229
Arteria(-ae) alveolaris inferior **8:** 235 f
- analis, Blutung bei Fisteloperation **6:** 487
- angularis **8:** 93
- antebrachialis superficialis persistens **1:** 100 f
- appendicularis **3:** 82; **5:** 7 f; **6:** 32, 82, 177, 179
- - Blutung **7/2:** 102, 104 f
- - Koagulation, bipolare **7/2:** 96
- - Variationen **7/2:** 92
- arcuata 10/1: 391, 393
- auricularis posterior **8:** 93
- axillaris **1:** 98 f, 125, 199, 284 f; **2:** 246, 272; **8:** 8 f, 12 f; **9:** 7, 44; **10/2:** 25 f
- - Anatomie **1:** 98 f
- - Aneurysma, Operationsmethode, Alternativverfahren **1:** 126
- - - Standardverfahren **1:** 126
- - Äste **1:** 98
- - Freilegung zur Bypass-Anlegung **1:** 198
- - Resektion bei Pancoast-Tumor-Operation **2:** 247
- - Verlauf **1:** 98
- - Wiederherstellungsoperation, Lagerung **1:** 121
- - Zugangsweg **1:** 125
- - - Topographie **1:** 99
- brachialis **1:** 99 f, 199; **9:** 131, 164, 169, 253 f
- - Anatomie **1:** 99 f
- - Aneurysma s. Brachialisaneurysma
- - Begleitvenen **9:** 169, 253
- - Lagebeziehung zum Nervus medianus **1:** 99
- - Regio cubitalis anterior **10/2:** 87, 89 f, 94
- - Schulterregion **10/2:** 25, 32
- - superficialis persistens **1:** 100
- - Verlauf **1:** 99
- - Wandaufbau **1:** 88
- - Zugangsweg, Topographie **1:** 100
- bronchialis **1:** 284; **2:** 43, 151, 155, 162 f, 195; **3:** 2, 34; **7/2:** 337
- buccalis **8:** 235
- caecalis anterior **5:** 7; **6:** 32 f, 250; **7/2:** 92
- - - Ramus appendicularis **7/2:** 92
- - posterior **6:** 32 f; **7/2:** 92
- carotis, Aneurysma s. Karotisaneurysma
- - communis **1:** 3, 5 ff, 13, 24, 27, 47 f, 62, 93 ff, 102, 191, 198; **2:** 67, 169, 286, 290; **3:** 2 ff, 11, 34, 49; **8:** 92 f; **9:** 9
- - - Anatomie **1:** 93 ff
- - - Aneurysma, Operationsmethode, Alternativverfahren **1:** 126
- - - - - Standardverfahren **1:** 126
- - - Bypass-Spender bei Trunkus-Syndrom **1:** 196
- - - dextra **1:** 195, 283; **2:** 40, 42 f; **3:** 41
- - - - Anatomie **1:** 93 f
- - - - Gesamtlänge **1:** 93
- - - - Ursprung **1:** 93
- - - Durchmesser **1:** 124
- - - extrathorakale, Zugang **1:** 124
- - - Freilegung **1:** 122 f
- - - infraklavikuläre, Zugang **1:** 122
- - - Längsinzision bei Thrombendarteriektomie **1:** 184
- - - sinistra **1:** 195, 283; **2:** 36, 40, 42 ff, 56; **7/2:** 328, 331, 337 f; **9:** 45
- - - - Anatomie **1:** 93 ff
- - - - Gesamtlänge **1:** 93
- - - - Lagebeziehungen **2:** 45
- - - - proximale, Aneurysma, Operationsverfahren **1:** 126, 128 f
- - - - - Zugang **1:** 122
- - - - Ursprung **1:** 93
- - - - Wiederherstellungsoperation, Lagerung **1:** 121
- - - Verletzung **1:** 9
- - - - Direktnaht **1:** 115
- - - - End-zu-End-Anastomose **1:** 115
- - - - Veneninterponat **1:** 115
- - - - Versorgung **1:** 114 f
- - - - - Arbeitsschritte **1:** 114
- - - - - Lagerung **1:** 114
- - - Wandaufbau **1:** 88 f
- - - Zugangsweg, jugularer **1:** 122
- - - - Topographie **1:** 96
- - externa **1:** 6, 13, 94, 115, 122, 134, 198; **2:** 290; **8:** 93, 233, 235
- - - Transposition **1:** 126
- - - Wandinfiltration durch Glomus-caroticum-Tumor **1:** 206 f
- - interna **1:** 6, 13, 85 f, 94, 115, 122, 134, 198; **2:** 290; **8:** 93
- - - Anatomie **1:** 95 f
- - - Aneurysma, Operationsmethode, Alternativverfahren **1:** 126
- - - - - Standardverfahren **1:** 126
- - - Coiling s. Karotisschleife
- - - Differenzierung von der Arteria carotis externa **1:** 122
- - - einseitig fehlende **1:** 96
- - - Elongation s. Karotisschleife
- - - extrakranielle, Segmente **1:** 123
- - - fibromuskuläre Dysplasie **1:** 189
- - - - - Dilatation, orthograde **1:** 189
- - - Kinking s. Karotisknick
- - - Lagebeziehung der Vena jugularis interna **1:** 124
- - - Pars cavernosa **1:** 96; **8:** 91
- - - - cerebralis **1:** 96
- - - - cervicalis **1:** 95
- - - - petrosa **1:** 95
- - - schädelbasisnaher, Zugang **1:** 124
- - - Schleifenbildung s. Karotisschleife
- - - I. Segment, Aneurysma **1:** 134 f
- - - II. Segment, Aneurysma **1:** 136 f
- - - III. Segment, Aneurysma **1:** 136 f
- - - Spontandissektion **1:** 186
- - - Stenose **1:** 181
- - - - akut symptomatisch gewordene **1:** 181
- - - - filiforme **1:** 182
- - - Stenosen, multiple, extrakranielle **1:** 189
- - - Verletzung bei Glomus-caroticum-Tumorexstirpation **1:** 206 f
- - - - Rekonstruktion, Kontraindikation **1:** 114
- - - Verschluß, Externa-Plastik **1:** 186
- - - - - Wandinfiltration durch Glomus-caroticum-Tumor **1:** 206 f
- caudae pancreatis **4:** 140, 143; **5:** 228
- cerebellaris superior **8:** 92
- cerebelli inferior posterior, Rami spinales **1:** 104
- cerebri posterior **8:** 92
- cervicalis ascendens **1:** 8, 13; **2:** 290
- - superficialis **1:** 6, 51, 58, 94; **3:** 43; **9:** 8 f
- - - Durchtrennung bei radikaler Neck dissection **1:** 51
- circumflexa femoris lateralis **1:** 107 f, 282; **10/1:** 6 ff; **10/2:** 153
- - - - Anastomose **10/1:** 6
- - - - Äste **10/1:** 6
- - - - Ligatur **10/1:** 19, 71
- - - - Ramus ascendens **10/1:** 6 f, 18, 71
- - - medialis **1:** 108; **10/1:** 8; **10/2:** 153
- - - - Äste **10/1:** 6
- - - - Blutung **10/1:** 58
- - - - Ramus profundus **10/1:** 6, 21
- - - - Verlauf **10/1:** 6
- - humeri anterior **1:** 98; **10/2:** 23
- - - posterior **1:** 98, 285; **9:** 9 ff, 16, 35, 73; **10/2:** 23, 25, 32
- - iliaca profunda **1:** 106, 208, 282; **8:** 24 ff
- - - superficialis **1:** 107, 282; **10/1:** 5, 7
- - ilium profunda **3:** 81; **5:** 5; **7/1:** 6, 20, 57
- - - - Ramus ascendens **7/1:** 8, 19
- - - superficialis **7/1:** 3, 5, 18 f
- - scapulae **1:** 98, 285; **2:** 5; **8:** 8 f, 12 f; **9:** 8 f, 73 f; **10/2:** 23
- - - Varianten **9:** 8
- coeliaca **3:** 3, 82
- colica dextra **1:** 105; **5:** 7 f; **6:** 82, 169, 171, 179, 186, 197, 252 f, 321; **7/1:** 163
- - - Ursprungsvariationen **6:** 169
- - ima **1:** 105
- - media **1:** 105; **3:** 64 f, 132, 138 f, 249; **5:** 7 f; **6:** 25, 82, 169 ff, 179, 186, 197, 250, 253, 261; **7/1:** 162
- - - Absetzung bei erweiterter Gastrektomie **3:** 269
- - - Anastomose zur Arteria colica sinistra **1:** 105
- - - Durchtrennung, traumatische **6:** 203
- - - Verletzung bei Magenresektion **3:** 143
- - - - bei stumpfem Bauchtrauma **3:** 90
- - - Versorgung bei regionaler Pankreatektomie **4:** 210 f
- - sinistra **1:** 105; **5:** 81; **6:** 169 ff, 197; **7/1:** 162 f; **7/2:** 274
- - - obstruierte **6:** 171
- collateralis media **9:** 133

- - radialis **9:** 133, 189; **10/2:** 87 f
- - - Ramus ventralis **9:** 134
- - ulnaris inferior **1:** 99; **9:** 133
- - - proximalis **10/2:** 88
- - - superior **1:** 99; **9:** 132 f
- comitans nervi ischiadici **10/1:** 8
- - - mediani **9:** 254
- coronaria dextra **2:** 38
- cubitalis **1:** 99, 178
- - Bifurkation, Darstellung **1:** 199
- - Freilegung zur Bypassanlegung **1:** 198 f
- - Prothesenshunt, schleifenförmiger, am Unterarm **1:** 272
- cystica **1:** 280; **4:** 39, 43, 50, 53 f, 62, 158, 190; **5:** 83 ff, 121; **7/2:** 108, 112, 133
- - Abgang aus der Arteria gastroduodenalis **4:** 52 f
- - - der Gabel der Arteria hepatica propria **4:** 52
- - - aus dem Ramus dexter accessorius der Arteria mesenterica superior **4:** 52 f
- - - - - arteriae hepaticae propriae **4:** 50 ff
- - - - sinister arteriae hepaticae propriae **4:** 51 f
- - - aus der Wurzel der Arteria hepatica propria **4:** 52
- - Abriß bei Cholezystektomie **4:** 74
- - Blutung **7/2:** 135, 141
- - Durchtrennung **5:** 136; **7/2:** 122
- - - bei Cholezystektomie **4:** 62, 67, 93, 158
- - Ligatur **4:** 62, 67
- - - abgleitende **4:** 74
- - Ligaturtechnik **7/2:** 122
- - später Abgang **7/2:** 112
- - Ursprungsvarianten **7/2:** 112 f
- descendens genicularis s. Arteria genus descendens
- - geniculatis **1:** 107
- digitalis palmaris communis **9:** 30 ff, 338
- dorsalis pedis **10/1:** 391 ff, 443; **10/2:** 297
- - - Bypass von der Arteria poplitea **1:** 243 f
- - - Zugang **1:** 244
- - penis **7/1:** 259
- - scapulae **1:** 6, 94; **2:** 288
- - - Ursprung **1:** 97
- ductus deferentis **6:** 382; **7/1:** 53
- epigastrica inferior **1:** 106, 160, 208, 281 f; **3:** 80; **5:** 5, 79; **7/1:** 6 ff, 10, 19, 36, 60, 88 f; **7/2:** 304; **10/2:** 153
- - - Ast zum Foramen obturatum **7/1:** 134
- - - Puls **7/1:** 11
- - - Ramus pubicus **7/1:** 8
- - - Verletzung, bei Trokareinbringung **7/2:** 42, 52
- - superficialis **1:** 107, 282; **7/1:** 3, 7, 10, 18 f, 107 f; **10/1:** 5
- - superior **2:** 40, 124; **5:** 5, 79; **7/1:** 6 ff, 10, 19; **9:** 44, 46
- facialis **1:** 5 ff, 14, 53 ff, 93 ff, 123, 285; **2:** 67, 288; **8:** 93, 236 f
- - Anastomosen **8:** 237
- - Durchtrennung bei funktioneller Neck dissection **1:** 59
- - Wandaufbau **1:** 88
- femoralis **1:** 282, 296; **7/1:** 57; **7/2:** 308; **10/1:** 8; **10/2:** 173
- - Aneurysma s. Femoralisaneurysma
- - Äste **10/1:** 6
- - communis **1:** 107, 160, 179, 211; **10/1:** 6; **E:** 149 f
- - - dextra **1:** 213
- - - Freilegung, Embolektomie an der Aortenbifurkation **1:** 180
- - - - femoro-femoraler Bypass **1:** 224
- - - - retrograde Arteria-iliaca-externa-Thrombendarteriektomie **1:** 222
- - - Thrombendarteriektomie **1:** 219
- - - Venenbypass zur Arteria tibialis posterior **1:** 241
- - dextra **1:** 213
- - Kanülierung, Lagerung **1:** 114
- - Kompression **10/1:** 6
- - profunda s. Arteria profunda femoris
- - superficialis **1:** 107, 173, 179, 211, 213, 255; **10/1:** 6; **E:** 150
- - - Anterior-Bypass, lateraler **1:** 240 f
- - - Embolektomie **1:** 178 f
- - - Freilegung, Rekonstruktion, femoro-popliteale **1:** 233
- - - Palma-Operation **1:** 299 f
- - - Schwenkpatch zur Arteria profunda femoris s. Profundaplastik
- - - Stenose **E:** 155
- - - Venenbypass zur Arteria tibialis posterior **1:** 241
- - - Verschluß **E:** 158
- - - - Kollaterale **1:** 108
- - Topographie **10/2:** 153
- - Trigonum femorale **10/1:** 6
- - Verlauf **10/1:** 6 f
- - Verletzung bei Azetabulumfrakturversorgung **8:** 553
- - Wandaufbau **1:** 88
- - Zugangsweg **10/1:** 4
- fibularis, Bypass **1:** 242 f
- fibularis/peronea **10/2:** 294, 297
- - Ramus calcaneus **10/2:** 298
- gastrica(-ae) breves **3:** 19, 99; **4:** 137; **5:** 228 ff; **7/2:** 163 f
- - dextra **1:** 280; **3:** 3, 19 f, 46, 60, 82, 99, 106, 132 f, 141, 177, 254, 256; **4:** 39, 50, 54; **5:** 9, 85, 106; **6:** 25 f; **7/2:** 108
- - - Absetzung bei Gastrektomie **3:** 246, 252
- - - - radikuläre bei distaler Magenresektion wegen Karzinom **3:** 291
- - - Aufteilung **3:** 100
- - - Operationssitus bei partieller Duodenopankreatektomie **4:** 168
- - - Ursprungsvarianten **3:** 100
- - posterior **3:** 99, 135, 258; **4:** 137
- - sinistra **1:** 104 f, 280; **3:** 3, 14, 17, 19, 30, 43, 82, 98 f, 102, 112, 135, 137, 182; **4:** 39, 137 f; **5:** 9, 81 f, 85, 106, 211; **6:** 25, 30; **7/1:** 193; **7/2:** 108, 205
- - - Absetzung bei Gastrektomie **3:** 246, 255
- - - - bei proximaler Magenresektion **3:** 204
- - - - radikuläre bei distaler Magenresektion wegen Karzinom **3:** 291
- - - - - bei Kardiaresektion **3:** 295
- - - Ast des Ramus sinister arteriae hepaticae propriae **5:** 85
- - - Operationssitus bei Splenopankreatektomie **4:** 205
- - - - bei subtotaler Pankreas linksresektion **4:** 227
- - - Präparation bei Lymphadenektomie **3:** 263 f
- - - Ramus oesophagealis **3:** 99 f, 137, 182
- gastroduodenalis **1:** 280; **3:** 3, 19, 80, 99, 105 f, 132, 141 f, 254, 262 f 266; **4:** 2, 8, 39, 49 f, 54, 137 f, 140 f, 144; **5:** 9, 85; **6:** 22, 24 ff; **7/2:** 108, 111 ff
- - Abgangsvarianten **3:** 100
- - Adventitiapräparation bei Lymphadenektomie **3:** 262
- - Arrosionsblutung **3:** 227, 230
- - Äste **4:** 141
- - Aufzweigung **3:** 263
- - Lagebeziehung des Pankreas **4:** 138
- - Operationssitus nach Pankreaskopf-Pankreaskörper-Resektion **4:** 153
- - - bei partieller Duodenopankreatektomie **4:** 168, 190 f
- - - bei Splenopankreatektomie **4:** 205
- - - bei subtotaler Pankreaslinksresektion **4:** 227
- - Unterbindung, präluminäre **3:** 195
- - Ursprung **4:** 140
- - - Varianten **4:** 140
- - Ursprungsvariationen **6:** 25
- - Verletzung bei Magenresektion **3:** 143
- gastro-epiploica **3:** 3, 131
- - Absetzung, radikuläre, bei distaler Magenresektion **3:** 291
- - Arrosionsblutung **3:** 230
- - dextra **2:** 283; **3:** 18 f, 46, 99, 105 f, 141, 229; **4:** 137, 151 f, 191; **5:** 106; **6:** 24 ff, 250, 263, 335; **7/2:** 69
- - - Absetzung, radikuläre, bei Gastrektomie **3:** 246, 252
- gastroepiploica dextra Durchtrennung bei Pankreasrundumfreilegung **4:** 221 f
- - - Operationssitus nach Pankreaskopf-Pankreaskörper-Resektion **4:** 153
- - - - nach Pankreaslinksresektion **4:** 152
- - - - bei subtotaler Pankreaslinksresektion **4:** 227
- gastro-epiploica dextra Unterbindung, präluminäre **3:** 195
- - sinistra **3:** 19, 99; **4:** 137; **5:** 48 f, 106, 227 ff, 233; **6:** 335
- - - Erhaltung bei Magenresektion wegen Karzinom **3:** 291
- gastro-omentalis dextra **5:** 9
- - - Verlauf **5:** 9
- - sinistra **5:** 9
- - - Verlauf **5:** 9
- genus descendens **10/1:** 6 f, 151, 154; **10/2:** 173
- - - Durchtrennung **10/1:** 85 f
- - inferior lateralis **10/1:** 151; **10/2:** 173
- - - medialis **10/1:** 151; **10/2:** 173
- - media **10/1:** 151; **10/2:** 173
- - superior lateralis **10/1:** 151; **10/2:** 173
- - - - Ligatur **10/1:** 83 f
- - - medialis **10/1:** 151; **10/2:** 173
- glutaealis inferior **8:** 438; **10/1:** 490; **10/2:** 153
- - - Anastomose **10/1:** 6
- - superior **8:** 438; **10/1:** 490; **10/2:** 153
- - - Blutung **10/1:** 58
- - - Verletzung bei Azetabulumfrakturversorgung **8:** 505, 553
- glutealis inferior **7/1:** 59
- - superior **7/1:** 58 f
- haemorrhoidalis superior **6:** 384, 386
- hepatica accessoria **4:** 49
- - communis **1:** 104 f, 168; **3:** 3, 14, 17, 19, 30, 43, 82, 99 f, 105 f, 141, 177, 229, 252; **4:** 39, 49 f, 54, 137 f, 140 f, 144; **5:** 9, 85; **6:** 25 f, 30; **7/1:** 193; **7/2:** 108
- - - Anastomose bei Lebertransplantation **5:** 143
- - - Aneurysma, Operationsmethode, Alternativverfahren **1:** 164
- - - - - Standardverfahren **1:** 164
- - - - Operationstechnik **1:** 168
- - - frühe Teilung **4:** 51; **7/2:** 111
- - - Infiltration beim Magenkarzinom **3:** 244
- - - Kollateralen **4:** 58
- - - Lagebeziehung des Pankreas **4:** 138
- - - Ligatur **4:** 58; **5:** 106
- - - Operationssitus bei partieller Duodenopankreatektomie **4:** 168, 193
- - - - bei Splenopankreatektomie **4:** 205
- - - - bei subtotaler Pankreaslinksresektion **4:** 227
- - - Präparation bei Lymphadenektomie **3:** 265 f
- - dextra **3:** 100, 254
- - - Durchtrennung **5:** 136
- - - Ligatur **5:** 131
- - - Präparation bei Hepatikojejunostomie **4:** 158
- - Normversorgung **E:** 118
- - Plexus hepaticus **5:** 102
- - propria **1:** 279; **3:** 19, 81, 99, 104 f, 132, 138, 252, 254, 266; **4:** 39, 43, 49 f, 53 f, 136, 140 f; **5:** 77, 82 ff, 126, 149; **6:** 25 f; **7/2:** 108 f
- - - Abklemmung, intraoperative, vorübergehende **4:** 74
- - - Darstellung bei Hepatikusgabelresektion **4:** 109
- - - - bei Sekundäreingriff **4:** 84
- - - Gallengangkarzinominfiltration **4:** 95
- - - Kollateralen, extrahepatische **4:** 58
- - - - intrahepatische **4:** 58
- - - Lage der Aufzweigung **5:** 83
- - - Lappenastligatur **5:** 106
- - - Ligatur **4:** 58, 91; **5:** 106
- - - - am Hilum **5:** 106
- - - Lymphknotenpräparation **5:** 126
- - - Operationssitus bei partieller Duodenopankreatektomie **4:** 168, 193

- - - - bei Splenopankreatektomie 4: 205
- - - - bei subtotaler Pankreaslinksresektion 4: 227
- - - Präparation bei Lymphadenektomie 3: 265
- - - Ramus dexter 4: 43, 49 f, 53 f, 190
- - - - - Verlauf 4: 50 f
- - - - - Verlaufsvarianten 7/2: 111
- - - - sinister 4: 49 f, 53 f, 190
- - - - - aberrans 5: 82, 85
- - - Teilung, frühe 5: 85
- - - - späte 5: 85
- - - Trifurkatio 7/2: 111
- - - Trifurkation 4: 51
- - - Verletzung bei portokavaler Anastomose 5: 207
- - - Verzweigungsmuster 5: 84
- - sinistra 3: 100, 254; 5: 121
- - - Darstellung 5: 120 f
- - - Ligatur 5: 120
- hepatogastrica 3: 254
- hypoglossica 8: 99
- ileales 1: 105; 5: 7 f; 6: 31 f, 82, 197
- ileocolica 5: 7 f, 29; 6: 32 f, 82, 169, 171, 179, 186, 197, 250, 253, 312; 7/1: 163; 7/2: 92
- - Ramus ilei 7/2: 92
- - Versorgungsgebiet 6: 32
- iliaca communis 1: 103 f, 106, 179, 281; 6: 171; 7/1: 193; 8: 436; 10/2: 153
- - - Aneurysma s. Beckenarterienaneurysma
- - - Bypass zur Nierenarterie 1: 267
- - - dextra 1: 159, 211; 6: 276
- - - - Präparation 5: 215
- - - einseitiger 1: 218
- - - Punktion bei Appendektomie 7/2: 102
- - - Rami spinales 1: 104
- - - sinistra 1: 159, 211; 6: 276
- - - Stenose E: 153 f
- - - Thrombendarteriektomie 1: 221
- - - Verletzung durch den ersten Trokar 7/2: 320
- - - Verschluß 1: 107
- - - Wandaufbau 1: 88
- - externa 1: 104, 106 f, 179; 3: 80 f; 5: 79; 7/1: 60; 7/2: 304; 8: 24 ff, 436; 10/1: 6; 10/2: 153
- - - Desobliteration, retrograde 1: 231
- - - dextra 1: 159, 281; 6: 276
- - - Spontanverschluß nach retrograder Thrombendarteriektomie 1: 223
- - - Thrombendarteriektomie 1: 219, 221
- - - - retrograde, halbgeschlossene 1: 218, 222 f
- - - - - - Arbeitsschritte 1: 222
- - - - - - Komplikationen 1: 223
- - - - - - Technik 1: 223
- - - - - - Zugangswege 1: 222
- - - Verlauf 1: 106
- - - Verschluß, einseitiger 1: 218
- - - - Kollateralen 1: 107
- - interna 1: 104, 106 f, 179, 213; 6: 377 f, 382; 8: 436; 10/1: 493; 10/2: 153
- - - dextra 1: 159, 281; 6: 276
- - - Ligatur 10/1: 490
- - - Rekonstruktion, Indikation 1: 259 f
- - - Unterbindung 6: 418
- - - Verschluß 1: 259; E: 153
- - Verletzung, bei Trokareinbringung 7/2: 42, 51
- iliolumbalis 7/1: 6; 8: 436
- - Rami spinales 1: 104
- inferior lateralis genus 1: 108
- - medialis genus 1: 108
- intercostalis(-es) 1: 284; 2: 119; 3: 2 f, 6; 7/1: 19 f; 7/2: 327, 337; 8: 312 f; 9: 41
- - abdominale Äste 7/1: 19
- - Anastomosen 7/1: 19 f
- - anterior 2: 40 f
- - posterior(-es) 1: 102, 284; 2: 41, 43, 48, 124; 5: 5; 7/2: 332 f; 9: 46
- - - Rami spinales 1: 104
- - Rami spinales 1: 104
- - suprema 2: 124, 169; 9: 46
- - - sinistra 7/2: 328; 9: 45
- interossea 1: 171
- - anterior 9: 250, 252, 255 f, 258, 312; 10/2: 107
- - - Versorgung der Handwurzelknochen 9: 308
- - communis 1: 99; 9: 254; 10/2: 89 f
- - posterior 9: 250, 252, 255 f, 258
- ischiadica 10/1: 8
- jejunales 1: 105; 4: 159, 161; 5: 7 f; 6: 31 f, 82
- laryngea inferior 2: 291
- - superior 1: 6, 13, 94; 2: 288, 290 f
- lienalis 3: 3 f, 14, 17, 19, 30, 45, 81 f, 99 f, 104 f, 254, 258, 263 f, 268
- - Arrosionsblutung 3: 227
- - Variationen 3: 256
- - Verletzung bei Gastrektomie 3: 257
- - - bei Magenresektion 3: 143
- lingualis 1: 6, 14, 53, 59, 85, 94; 2: 288; 8: 236
- - Lokalisierung 8: 238
- lumbales 5: 5; 7/1: 203
- - I-IV 1: 104
- - Rami spinales 1: 104
- - lusoria 1: 97, 102
- - sinistra 2: 44, 47
- malleolaris anterior lateralis 1: 112; 10/1: 281, 392; 10/2: 297
- - - medialis 1: 112; 10/1: 281, 442
- marginalis coli 6: 169 ff, 197
- maxillaris 8: 93, 235 ff
- - Anastomosen 8: 237
- - Lagevarianten 8: 236
- media genus 1: 108
- meningea media 1: 96; 8: 85 f, 88, 93, 236 f
- - - Ramus anastomoticus cum A. lacrimali 8: 99
- - - - anterior 8: 85 f, 88
- - - - - Riß bei Kalottensegmententfernung 8: 148
- - - - posterior 8: 85 f, 88
- - - Variante 8: 99
- - - Zerreißung bei Kalottensegmententnahme 8: 115
- - - - bei Schädelbasisfraktur 8: 118, 143
- - posterior 8: 88
- - - Einriß 8: 152
- mesenterica inferior 1: 103 ff, 145, 159, 211, 259; 3: 82; 5: 5; 6: 169 ff, 377 f, 406; 7/1: 162, 193, 203, 226; 7/2: 272 f
- - - Abgang 5: 209
- - - Abgangsstenose 1: 260
- - - Absetzung 7/2: 274, 286
- - - Anatomie 1: 105
- - - Aneurysma, Operationsmethode, Alternativverfahren 1: 164
- - - - - Standardverfahren 1: 164
- - - Darstellung bei Sigmaresektion 7/2: 286
- - - Durchtrennung 6: 275 f
- - - - hohe, bei Rektumexstirpation 7/2: 267
- - - Freipräparation 7/2: 273
- - - Rekonstruktion, Indikation 1: 259 f
- - - Ursprung 1: 105
- - - Verlauf 1: 105
- - - Verschluß 1: 259
- - superior 1: 103 ff, 145, 151, 212, 259 f; 3: 81, 99 f, 104 f, 254; 4: 8, 136, 140; 5: 5, 7 f, 85, 213; 6: 23 ff, 30 ff, 60, 82, 169 f, 179, 186, 250; 7/1: 162, 193, 203, 222, 226; E: 118
- - - Anastomose zum Truncus coeliacus 1: 105
- - - Anastomosierung bei Aortenaneurysmaoperation 1: 145
- - - Anatomie 1: 105
- - - Aneurysma, Operationsmethode, Alternativverfahren 1: 164
- - - - - Standardverfahren 1: 164
- - - Äste 1: 105
- - - Darstellung bei Gastrektomie 3: 249
- - - - bei regionaler Pankreatektomie 4: 210 f
- - - Drehachse 7/1: 155
- - - Embolektomie 1: 260 ff; 6: 359 ff
- - - Embolie 5: 15
- - - Freilegung bei rechtsseitiger Hemikolektomie 6: 253
- - - Freipräparation bei Darminfarzierung 6: 360
- - - - bei Kolektomie 6: 216
- - - Mesenterialtumorexstirpation 5: 28 f
- - - Operationssitus bei partieller Duodenopankreatektomie 4: 194
- - - - bei subtotaler Pankreaslinksresektion 4: 227
- - - Reimplantation nach Aortenaneurysmaoperation 1: 153 f
- - - Rekonstruktion, Indikation 1: 259 f
- - - - Methoden 1: 259
- - - Rückstromblockade bei Aortenaneurysmaoperation 1: 153
- - - Stenose 1: 259
- - - Thrombektomie 5: 22
- - - Thrombendarteriektomie 1: 260 ff
- - - - Arbeitsschritte 1: 261
- - - - Komplikation 1: 263
- - - - Nachsorge 1: 263
- - - - Spätkomplikation 1: 263
- - - - technische Fehler 1: 263
- - - - Zugangsweg 1: 260
- - - Ursprung 1: 103, 105; 6: 31
- - - - Darstellung 1: 261
- - - Ursprungsanomalie 6: 31
- - - Verlauf 1: 105; 5: 7; 6: 31
- - - Verschluß 1: 259; 6: 33, 358
- - - - akuter 1: 259
- - - - chronischer 1: 261 f
- - - - embolischer 1: 259
- - - - - second-look 1: 259
- - - - thrombotischer, nach Thrombendarteriektomie 1: 263
- metacarpalis dorsalis 9: 306 f
- - palmaris 9: 304 ff
- metatarsalis dorsalis 10/1: 391 f
- - plantaris 10/1: 394 f
- musculophrenica 2: 41, 98 f, 123 f; 7/1: 7; 7/2: 329; 9: 46
- - dextra 7/2: 328; 9: 45
- obturatoria 1: 106; 7/1: 56, 58, 60, 133; 8: 436 f; 10/1: 490; 10/2: 153
- - Anastomose 10/1: 6
- - Ramus acetabularis 7/1: 58; 8: 438, 446
- - - anterior 7/1: 58
- - - posterior 7/1: 58
- - - pubicus 8: 438
- - Schenkelhernie 7/1: 56
- occipitalis 1: 6, 54, 94; 8: 93; 10/1: 494
- - Durchtrennung, Zugang zum schädelbasisnahen Karotisabschnitt 1: 124
- - Verletzung 8: 102
- omentalis dextra 5: 9 f
- - media 5: 9 f
- - sinistra 5: 9 f
- ophthalmica 8: 236 f
- - Anastomosen 8: 237
- - Hautäste 8: 236
- - Kollateralenfunktion bei Arteria-carotis-interna-Verschluß 1: 186
- ovarica 1: 103; 7/1: 203
- - Rami ureterici 7/1: 201
- - sinistra 6: 212; 7/1: 226
- pancreatica(-ae) 5: 9
- - dorsalis 4: 140 ff, 144
- - - Operationssitus nach Pankreaskopf-Pankreaskörper-Resektion 4: 153
- - - - nach Pankreaslinksresektion 4: 152
- - - Ursprungsvarianten 4: 142
- - duodenalis 4: 138
- - inferior 4: 138, 140, 143
- - magna 4: 140, 143
- pancreaticoduodenalis 3: 18, 105, 252; 4: 50; 5: 106
- - anterior inferior 6: 252
- - - - Verletzungsgefahr bei rechtsseitiger Hemikolektomie 6: 251
- - Arrosionsblutung 3: 227, 230
- - inferior 1: 105; 3: 99; 4: 8, 140 ff; 5: 7; 6: 27
- - - anterior 4: 154; 6: 25 ff
- - - - Operationssitus nach Pankreaskopf-Pankreaskörper-Resektion 4: 153
- - - posterior 6: 26 f
- - - Ramus anterior 3: 99, 105; 4: 141, 193
- - - - posterior 3: 99, 106; 4: 136, 141
- - - Ursprungsvarianten 4: 141 f
- - superior 3: 46, 105 f, 142, 229
- - - anterior 3: 105 f, 141, 263; 4: 8, 137, 140 f, 154; 6: 25 ff, 42, 263; 7/2: 113

- - - - Operationssitus nach Pankreaskopf-Pankreaskörperresektion **4:** 153
- - - - - bei partieller Duodenopankreatektomie **4:**192
- - - posterior **3:** 105 f, 263; **4:** 8, 53 ff, 137, 140 f; **6:** 25 ff; **7/2:** 113
- - - - Ligatur **4:** 58; **5:** 106
- - - - Unterbindung, präluminäre **3:** 195
- - - - Ursprungsvariationen **4:** 141; **6:** 27
- - Ulkusarrosion **3:** 141
- - - Blockade, extraluminäre **3:**
- - - - intraluminäre **3:** 141
- - Verletzung bei Magenresektion **3:** 143
- parathyroidea **1:** 71
- perforans **10/1:** 6
- - Ligatur **10/1:** 16
- - prima **10/1:** 8 f
- - - Äste **10/1:** 8
- - secunda **10/1:** 8
- - tertia **10/1:** 6, 8 f
- - Verlauf **10/1:** 6
- pericardiacophrenica **2:** 36 ff, 40, 42 f, 46, 48, 52, 98 f, 147; **7/2:** 328 f, 331 f; **9:** 45
- peronaea **1:** 108, 110 f, 179, 239, 242 f, 252; **8:** 21; **10/1:** 152; **10/2:** 174
- - Ramus perforans **10/1:** 283
- - Unterschenkelquerschnitt **10/1:** 278
- - Verlauf **10/1:** 282 f
- - Zugang **10/1:** 279
- pharyngica ascendens **1:** 96
- phrenica inferior **1:** 104; **2:** 52, 99 f; **3:** 3, 81, 99 f; **5:** 106; **7/1:** 202 f
- - - dextra **7/1:** 193
- - - sinistra **5:** 81; **7/1:** 193
- plantaris lateralis **10/1:** 390, 394 f, 400
- - medialis **10/1:** 390, 394 f, 399 f
- - Präparation **10/1:** 440
- poplitea **1:** 108 ff, 179, 234 f, 254; **8:** 21; **10/1:** 8 f, 144, 206; **10/2:** 165, 202
- - Anatomie **1:** 108 ff
- - Aneurysma s. Popliteaaneurysma
- - Astabgabe **10/2:** 173 f
- - Äste **1:** 108; **10/1:** 151 f
- - Bypass zur Arteria dorsalis pedis **1:** 243
- - Darstellung, Thrombendarteriektomie des Truncus tibiofibularis **1:** 239
- - Embolektomie, Angiographie, intraoperative **1:** 179
- - Fossa poplitea **10/2:** 174
- - Freilegung, Bypass, femoropoplitealer, distaler **1:** 238
- - - Rekonstruktion, femoropopliteale **1:** 233
- - II. Segment, Aneurysma **1:** 175
- - - Zugangsweg **1:** 172
- - III. Segment, Aneurysma, Zugangsweg **1:** 172
- - Stenose **E:** 156, 158
- - Trifurkatio **1:** 108
- - Unterschenkelquerschnitt **10/1:** 277
- - Verlauf **1:** 108
- - Verletzung **10/1:** 212
- - Verschluß s. Poplitea-Verschluß
- - Wanddegeneration, zystische **1:** 237
- - Zugangsweg, Topographie **1:** 108 ff
- princeps pollicis **9:** 318
- profunda brachii **1:** 99; 9: 132 f
- - femoris **1:** 107 f, 173, 179, 213, 255, 282; **10/1:** 6 f; **10/2:** 153; **E:** 150
- - - Abgang **10/1:** 6
- - - Anatomie **1:** 107 f
- - - Äste **1:** 108; **10/1:** **6**
- - - Embolektomie **1:** 178 f
- - - Schwenkpatch aus Arteria femoralis superficialis s. Profundaplastik II
- - - Thrombendarteriektomie mit Venenpatch s. Profundaplastik I
- - - Ursprung **1:** 107
- - - Verlauf **1:** 107
- - - Zugangsweg, Topographie **1:** 108
- - penis **7/1:** 259
- pudenda Durchtrennung bei Saphenaexhairese **1:** 290
- - externa **1:** 107, 282; **7/1:** 3, 8, 57, 105; **10/1:** 5, 7
- - interna **6:** 278, 377 f; **7/1:** 58 f; **8:** 438; **10/1:** 490; **10/2:** 153
- pulmonalis **2:** 151, 155, 159 f; **7/2:** 337
- - Äste, Präparation **2:** 182 ff
- - dextra **1:** 101; **2:** 37, 47 f, 64, 147, 154, 159 f; **7/2:** 332, 336
- - - Astfolge **2:** 166
- - - Präparation bei Mittellappenlobektomie **2:** 236
- - - - bei oberer Bilobektomie **2:** 242 f
- - - - bei Oberlappenlobektomie **2:** 230
- - - - bei unterer Bilobektomie **2:** 244 f
- - - - bei Unterlappenlobektomie **2:** 238
- - - - bei Unterlappenspitzenresektion **2:** 240
- - - Verlauf **2:** 47
- - - Versorgung, intraperikardiale **2:** 227
- - Durchtrennung **7/2:** 366
- - Interlobium, linkes **2:** 165
- - - rechtes **2:** 165
- - Nomenklatur **2:** 180
- - Pars basalis **7/2:** 336
- - Präparation bei linksseitiger Pneumonektomie **2:** 195
- - - - Unterlappenlobektomie **2:** 212
- - - bei rechtsseitiger Pneumonektomie **2:** 221
- - Ramus(-i) apicalis **7/2:** 336
- - - basalis anterior **7/2:** 336
- - - - posterior **7/2:** 336
- - - lobi medii **7/2:** 336
- - - posteriores **7/2:** 336
- - sinistra **2:** 37, 43, 46 f, 66, 154, 159 f; **7/2:** 331, 336
- - - Astfolge **2:** 167
- - - intraoperative Unterscheidung vom Truncus pulmonalis **2:** 200
- - - Manschettenresektion **2:** 206 f
- - - Präparation, intraperikardiale **2:** 199 f
- - - - bei Lingularesektion **2:** 208
- - - Verlauf **2:** 47
- - Truncus anterior **7/2:** 336
- - Wandbeschaffenheit **2:** 180
- - zentrale Strecke **2:** 180
- - - - Anschlingung bei Pneumonektomie **2:** 196
- - - - Segmentresektion **2:** 182
- - - - Versorgung **2:** 181
- radialis **1:** 100 f, 171, 178; **9:** 169, 250 ff, 304 f, 307, 309 f, 334; **10/2:** 121
- - Anatomie **1:** 100 f
- - Begleitvenen **9:** 253 f
- - Brescia-Cimino-Shunt **1:** 270 f
- - Embolektomie **1:** 177 f
- - Freilegung zur Bypass-Anlegung **1:** 198, 200
- - Ramus carpeus dorsalis **9:** 334
- - - palmaris superficialis **9:** 254, 305, 318
- - Regio cubitalis anterior **10/2:** 89 f
- - Scribner-Shunt **1:** 271
- - Transplantat, arterio-venöses, gestrecktes **1:** 272
- - Ursprung **1:** 99 ff
- - Verlauf **1:** 100
- - Versorgung der Handwurzelknochen **9:** 308
- - Zugangsweg, Topographie **1:** 101
- radicularis magna **1:** 104, 141; 3: 58
- rectae **5:** 7 f; **6:** 32
- rectalis(-es) inferior **1:** 105; **6:** 377 f
- - - Ursprung **6:** 378
- - Kollateralenfunktion bei hohem Aortenverschluß **1:** 208
- - media **1:** 105; **6:** 278 f, 377 f, 381 f; **8:** 438
- - - Absetzung **7/2:** 276
- - - Endäste **6:** 378
- - - fehlende **6:** 379 f
- - - Ursprung **6:** 378
- - - Variationen **6:** 378 ff
- - superior **1:** 105; **3:** 82; **6:** 170 f, 197, 278, 377 f, 381, 386, 467; **7/2:** 274
- - - Anastomose zur Arteria colica ima **1:** 105
- - - Durchtrennung **6:** 275
- - - Präparation bei Kolektomie **6:** 216
- - - Teilung **6:** 378
- - - Variationen **6:** 378 ff
- recurrens radialis **1:** 99, 199; **9:** 169, 305; **10/2:** 88 f
- - - Topographie **10/2:** 90
- - tibialis anterior **10/1:** 281
- - ulnaris **9:** 169; **10/2:** 90
- renalis **1:** 103 ff; **7/1:** 193, 202 f
- - Abgangsstenose **1:** 208, 263
- - - beidseitige, bei infrarenalem Aortenaneurysma **1:** 156
- - Absetzen **7/1:** 244, 246
- - Anatomie **1:** 105 f
- - Desobliteration bei Operation eines infrarenalen Aortenaneurysmas **1:** 156
- - dextra **6:** 33; **7/1:** 197
- - - Durchtrennung **7/1:** 246
- - frühe Teilung **1:** 106
- - Intima-Einriß **7/1:** 242
- - Ramus(-i) principalis anterior **7/1:** 197
- - - - inferior **7/1:** 197
- - - - posterior **7/1:** 197, 200
- - - uretericі **7/1:** 201
- - Reimplantation nach Aortenaneurysmaoperation **1:** 162
- - sinistra **1:** 212; **6:** 33; **7/1:** 197
- - - Anastomosierung bei Aortenaneurysmaoperation **1:** 145
- - - Durchtrennung **7/1:** 244
- - Ursprung **1:** 105
- - Verlauf **1:** 105
- - Verschluß s. Nierenarterienverschluß
- retroduodenalis **3:** 105; **4:** 8 f, 141; **6:** 27
- sacralis lateralis **8:** 426, 438
- - - Rami spinales **1:** 104
- - media **3:** 81
- - mediana **6:** 379, 408; **7/1:** 203; **8:** 426, 436
- - - Ursprung **6:** 379
- sigmoidea **1:** 105; **3:** 65, 82; **6:** 170 ff, 197, 275, 386; **7/1:** 193; **7/2:** 274
- spinalis anterior **1:** 104; **8:** 362
- - - Embolisation, akzidentelle **E:** 143
- splenica **1:** 104 f; **4:** 136 ff, 140 f; **5:** 9, 81, 227 ff, 233; **6:** 23, 25, 30; **7/1:** 193; **7/2:** 163 f
- - Absetzen **7/2:** 165
- - accessoria anterior **5:** 228 f, 233
- - - inferior **5:** 228 ff
- - - posterior **5:** 228 f
- - - superior **5:** 228 ff
- - Anastomosen, intersegmentale **5:** 230
- - Aneurysma, Operationsmethode, Alternativverfahren **1:** 164
- - - - Standardverfahren **1:** 164
- - - perforiertes **5:** 234
- - - zentrales, Operationstechnik **1:** 169
- - Äste **5:** 228
- - Bifurkation **5:** 228 f
- - Bypass zur Nierenarterie **1:** 267
- - Drosselung, passagere **5:** 239
- - Durchtrennung bei Splenopankreatektomie **4:** 204
- - - bei subtotaler Pankreaslinksresektion **4:** 227
- - Embolisation, angio-radiologische, vor Splenektomie **5:** 235, 243
- - Ligatur **5:** 185, 236 f
- - - bei Splenektomie **5:** 170
- - Operationssitus nach Pankreaskopf-Pankreaskörper-Resektion **4:** 153
- - - bei Splenopankreatektomie **4:** 205
- - Ramus inferior s. Truncus splenogastro-epiploicus
- - Tortuositas **4:** 141
- - Trifurkation **5:** 228 f
- - Verlauf, extrasplenaler **5:** 228
- - Verletzung bei Milztransposition **5:** 172
- - Verzweigungsmodus, extrasplenaler **5:** 228 ff
- - - fächerförmiger **5:** 228
- - - kammartiger **5:** 228
- sternocleidomastoidea **1:** 93, 95 f, 123, 134, 285; **2:** 67
- subclavia **1:** 5 ff, 13, 51, 93 f, 97, 101, 191, 285; **2:** 67, 151, 167, 169, 290; **9:** 4, 7, 9, 45
- - Anatomie **1:** 97

- - Aneurysma, Operationsmethode, Alternativverfahren **1:** 126, 132
- - - - Standardverfahren **1:** 126
- - - poststenotisches **1:** 132
- - Astfolge **1:** 97
- - dextra **1:** 97, 122, 195, 283; **2:** 40, 42 f, 48; **7/2:** 328, 332
- - - aberrans **1:** 97
- - - I. Segment, Zugang **1:** 125
- - - II. Segment, Zugang **1:** 125
- - - III. Segment, Zugang **1:** 125
- - - Ursprung **1:** 97
- - extrathorakale, Wiederherstellungsoperation, Lagerung **1:** 121
- - Freilegung zur Implantation des axillo-femoralen Bypasses **1:** 217
- subclavia poststenotische, Replantation in die Arteria carotis communis **1:** 190 f
- - Protheseninterposition, transjuguläre **1:** 126, 132
- - - - Arbeitsschritte **1:** 132
- - - - Technik **1:** 132
- - III. Segment, Aneurysma, Operationstechnik **1:** 133
- - sinistra **1:** 97, 101 f, 195, 283; **2:** 36, 40, 42 ff, 46, 56; **7/2:** 328, 331, 337 f
- - - Bypass-Spender bei Truncus-Syndrom **1:** 196
- - - Durchmesser **1:** 124
- - - I. Segment, Aneurysma, Arbeitsschritte **1:** 129
- - - - Operationstechnik **1:** 129
- - - - Zugang **1:** 124 f
- - - II. Segment, Aneurysma, Arbeitsschritte **1:** 130
- - - - Operationstechnik **1:** 130 f
- - - - Protheseninterposition, transjugulare **1:** 126, 132
- - - - Zugang **1:** 125
- - - III. Segment, Aneurysma, Arbeitsschritte **1:** 130
- - - - Operationstechnik **1:** 130 f
- - - - Zugang **1:** 125
- - - Ursprung **1:** 97
- - - Wiederherstellungsoperation, Lagerung **1:** 121
- - Stenose s. Subklavia-Stenose
- - Transposition, Komplikation **1:** 191
- - - Nachsorge **1:** 192
- - - Operationsrisiko **1:** 190
- - - Technik **1:** 191
- - - Zugangsweg **1:** 190
- - Varianten **9:** 7
- - Verlauf **1:** 97
- - Verschluß s. Subklavia-Verschluß
- - Wandaufbau **1:** 88 f
- - Wandfragilität **1:** 190
- - Zugangsweg, Topographie **1:** 97
- subcostalis **2:** 124; **9:** 46
- submentalis **1:** 54 f; **8:** 238
- subscapularis **1:** 98; **2:** 5; **8:** 8 f, 12 f; **9:** 72
- - Varianten **8:** 13
- superior lateralis genus **1:** 108
- - medialis genus **1:** 108
- supraduodenalis **3:** 46, 99, 106; **4:** 141; **6:** 22, 26 f
- - superior **3:** 18
- supraorbitalis **8:** 187, 236
- suprarenalis **7/1:** 203
- - dextra **3:** 80
- - inferior **1:** 105; **7/1:** 202
- - media **1:** 103; **7/1:** 193, 202
- - sinistra **3:** 80
- - superior **7/1:** 193, 202
- suprascapularis **1:** 5 f, 8, 58, 94, 98; **2:** 169, 288; **9:** 7 ff; **10/2:** 22 f
- - Topographie **10/2:** 25
- - Varianten **9:** 7
- supratrochlearis **8:** 236
- tarsalis lateralis **10/1:** 443
- temporalis superficialis **8:** 92 f; **10/1:** 494
- - - Verletzung **8:** 102
- testicularis **1:** 103, 106, 281; **3:** 81; **6:** 185, 212; **7/1:** 53, 60, 193, 202 f; **7/2:** 311
- - Rami ureterici **7/1:** 201
- - Verlauf bei lateraler Leistenhernie **7/2:** 310
- thoracica interna **1:** 8, 96, 122, 125, 283; **2:** 36 ff, 40 ff, 98, 119, 123 f, 169; **5:** 79; **7/1:** 7, 19; **7/2:** 327, 329; **9:** 4, 7, 41, 44 ff
- - - Äste **2:** 41
- - - dextra **1:** 101, 283; **7/2:** 328
- Ramus(-i) costalis lateralis **9:** 46
- - - - intercostalis **7/2:** 327 f; **9:** 44
- - - - - anterior **9:** 41, 46
- - - - perforantes **9:** 46
- - - - retrosternales **7/2:** 328; **9:** 45 f
- - - sinistra **1:** 101; **2:** 147; **7/2:** 328, 334
- - - Ursprung **1:** 97
- - - Varianten **9:** 7
- - - Verlauf **7/2:** 327
- - - Wandaufbau **1:** 88 f
- - lateralis **1:** 98, 285; **2:** 3, 5, 177; **7/1:** 5; **9:** 44
- - superior **1:** 98; **9:** 44
- thoracoacromialis **1:** 98, 285; **9:** 7 ff, 71, 135; **10/2:** 25
- - Ast **10/2:** 26
- - Ramus acromialis **9:** 8, 76
- - - deltoideus **9:** 8
- - - pectoralis **9:** 8 f
- thoracodorsalis **1:** 98, 285; **2:** 5, 28, 172, 276; **8:** 8 f, 11 ff, 17 ff
- - Ramus cutaneus **7/2:** 327; **9:** 41
- thymica **1:** 74; **2:** 44 f, 147; **7/2:** 334
- thyroidea ima **2:** 41, 43 ff, 60, 291
- - inferior **1:** 5 f, 8, 13 ff, 27 f, 51, 62 f, 71, 75, 93 f; **2:** 41, 67, 288 ff; **3:** 2 f, 34, 43
- - - Lagebeziehung des Nervus laryngeus recurrens **1:** 17, 27
- - - - zum Nervus laryngeus recurrens **2:** 293
- - - Ligatur bei extrakapsulärer Lobektomie **1:** 49
- - - Rami oesophageales **3:** 2 f
- - - Unterscheidung von der Arteria vertebralis **1:** 63
- - - Ursprungsvarianten **1:** 14
- - - Verlaufsvarianten **1:** 15
- - superior **1:** 5 f, 13 f, 29, 49, 52, 57 f, 85, 93 ff, 115, 122 f, 184, 285; **2:** 41, 67, 289 ff
- - - Durchtrennung bei radikaler Neck dissection **1:** 52
- - - Lagebeziehung des Nervus laryngeus superior **1:** 17
- - - Ursprungsvarianten **1:** 14
- tibialis anterior **1:** 108, 110 ff, 175 f, 179, 239, 252; **8:** 21; **10/1:** 152, 293, 298, 391, 442; **10/2:** 287, 294
- - - Anatomie **1:** 112
- - - Äste **10/1:** 281
- - - Bypass nach Stockmann s. Anterior-Bypass, lateraler
- - - Darstellung, Arterienrekonstruktion, femoro-popliteale **1:** 235
- - - Fossa poplitea **10/2:** 174
- - - Operation Fibula pro Tibia **10/1:** 359
- - - Ramus perforans **10/2:** 294
- - - Unterschenkelquerschnitt **10/1:** 278
- - - Verlauf **10/1:** 281
- - - Verletzung **10/1:** 342
- - - Zugang **10/1:** 279
- - - Zugangsweg, Topographie **1:** 112
- - Ast, lateraler **10/1:** 396
- - - medialer **10/1:** 396
- - posterior **1:** 110 f, 179, 239, 241 f, 252; **8:** 29; **10/1:** 152, 298, 396 ff; **10/2:** 287, 294 f, 297 f
- - - Anatomie **1:** 110 f
- - - Bypass **1:** 241 f
- - - Darstellung, Arterienrekonstruktion, femoro-popliteale **1:** 234
- - - Fossa poplitea **10/2:** 174
- - - Präparation **10/1:** 440
- - - Unterschenkelquerschnitt **10/1:** 278
- - - Verlauf **10/1:** 282
- - - Zugang **10/1:** 279
- - - Zugangsweg, Topographie **1:** 111
- tracheales **2:** 291
- transversa cervicis **1:** 5, 8
- - faciei **8:** 93
- trigemina **8:** 99
- - primitiva **1:** 96
- ulnaris **1:** 99 ff, 171, 178; **9:** 169, 250 ff, 304 f, 307, 310; **10/2:** 121
- - Anatomie **1:** 101
- - Begleitvenen **9:** 253
- - Brescia-Cimino-Shunt **1:** 270
- - Discus-articularis-Versorgung **10/2:** 107
- - Durchtrennung **9:** 270
- - - traumatische **9:** 270
- - Embolektomie **1:** 177 f
- - Freilegung zur Bypass-Anlegung **1:** 198, 200
- - Ramus carpalis **9:** 312
- - - palmaris profundus distalis **9:** 305
- - - - - proximalis **9:** 305
- - Topographie **10/2:** 90
- - Transplantat, arterio-venöses, gestrecktes **1:** 272
- - Versorgung der Handwurzelknochen **9:** 308
- umbilicalis **6:** 30, 382; **8:** 438
- uterina **6:** 382; **8:** 438
- - Unterbindung **6:** 418
- vertebralis **1:** 6 ff, 13, 94, 97 f, 122, 132, 191; **2:** 43, 290; **3:** 5, 35; **8:** 97, 308 f, 311 f
- - Anatomie **1:** 97 f
- - aplastische **1:** 192
- - distale, Aneurysma, Operationsmethode, Alternativverfahren **1:** 126
- - - - - Standardverfahren **1:** 126
- - Endarteriektomie **1:** 192
- - hypoplastische **1:** 192
- - Längszugang **1:** 98
- - Ostiumstenose **1:** 192
- - Pars praevertebralis **1:** 97 f
- - proximale, Aneurysma, Operationsmethode, Alternativverfahren **1:** 126
- - - - - Standardverfahren **1:** 126
- - - Zugang **1:** 124
- - Rami spinales **1:** 104
- - Rekonstruktion **1:** 192 f
- - - Indikation **1:** 192
- - - Operationsrisiko **1:** 192
- - sinistra **7/2:** 328; **9:** 45
- - Stenose s. Vertebralisstenose
- - Strömungsumkehr **1:** 190
- - Transposition **1:** 192 ff
- - - Zugangsweg **1:** 193
- - Unterscheidung von der Arteria thyroidea inferior **1:** 63
- - Ursprung **1:** 97, 124
- - - aus dem distalen Aortenbogen **1:** 124
- - Ursprungsdesobliteration **1:** 193
- - Venenbypass **1:** 192
- - Verlauf **1:** 97, 124
- - Verletzung **8:** 333, 358
- - Zugangsweg **1:** 124
- - - Topographie **1:** 98
- vesicalis inferior **8:** 438
- - superior **6:** 382; **7/1:** 254; **8:** 438
- zygomaticoorbitalis **8:** 233

Arteria-carotis-Arteria-carotis-Bypass **1:** 126
Arteria-carotis-communis-Arteria-axillaris-Bypass **1:** 198 f
Arteria-carotis-communis-Arteria-brachialis-Bypass **1:** 198 f
Arteria-carotis-communis-Arteria-carotis-interna-Bypass, ipsilateraler **1:** 126
Arteria-carotis-communis-Arteria-cubitalis-Bypass **1:** 198
Arteria-carotis-communis-Arteria-radialis-Bypass **1:** 198 f
Arteria-carotis-communis-Arteria-subclavia-Bypass **1:** 190 f, 197 f
Arteria-carotis-communis-Arteria-ulnaris-Bypass **1:** 198 f
Arteria-carotis-communis-Arteria-vertebralis-Bypass **1:** 192 f
Arteria-carotis-communis-Truncus-brachiocephalicus-Bypass **1:** 196
Arteria-cystica-Stumpf, Blutung **7/2:** 141
Arteria-femoralis-Ast, Katheterimplantation **E:** 53 f
Arteria-hepatica-Arteria-mesenterica-Bypass **1:** 164
Arteria-iliaca-communis-Arteria-renalis-Bypass **1:** 164, 167, 267
Arteria-poplitea-Arteria-dorsalis-pedis-Bypass **1:** 243
Arteria-poplitea-Kompressionssyndrom **1:** 237
Arteria-splenica-Arteria-renalis-Bypass **1:** 164, 267
Arteria-subclavia-Arteria-carotis-interna-Bypass **1:** 126
Arteria-subclavia-Arteria-subclavia-Bypass **1:** 126
Arteria-subclavia-Arteria-vertebralis-Bypass **1:** 192 f
Arteria-subclavia-Arteria-vertebralis-Veneninterponat **1:** 126
Arteria-subclavia-Truncus-brachiocephalicus-Bypass **1:** 196
Arteria-ulnaris-Thrombose **9:** 348 ff

- Thrombektomie **9:** 349
Arterie, Anatomie **1:** 88 f
- Biegungssteifigkeit **1:** 88
- elastischer Typ **1:** 88
- End-zu-End-Anastomose **1:** 113
- hirnversorgende, Aneurysma, Computertomographie **1:** 120
- - - Operationsvorbereitung **1:** 120
- - - Wiederherstellungsoperation **1:** 120 ff
- - - - Lagerung **1:** 120 f
- - - - Narkose **1:** 120
- - - Zusatzuntersuchung, präoperative **1:** 120
- - Doppler-Sonographie **1:** 141
- Histologie **1:** 89
- Längsspannung **1:** 88
- mesenteriale **5:** 7 f
- muskulöser Typ **1:** 88
- operative Strategie **1:** 88
- perforierende, der oberflächlichen Bauchwandschicht **7/1:** 18 f
- Physiosklerose **1:** 89
- Schlängelung **1:** 88
- Schleifenbildung **1:** 88
- supraaortale, Aneurysma **1:** 119 ff
- - - Operation, Komplikation **1:** 139
- - - - Methode, Alternativverfahren **1:** 126
- - - - - Standardverfahren **1:** 126
- - arterielle Verschlußkrankheit **1:** 181 ff
- - intrathorakales Segment, Wiederherstellungsoperation, Lagerung **1:** 121
- vegetatives Nervengeflecht **1:** 89
- Veränderung, altersbedingte **1:** 88
Arterienabsetzung, radikuläre, bei Gastrektomie **3:** 252 ff
Arterienanastomosen um die Orbita **8:** 236
Arterienandauung bei akuter Pankreatitis **4:** 182
Arterienarkaden, hypodermale **7/1:** 18 f
Arterienarrosion, peptische **3:** 227
Arterienbogen der Hand s. Arcus palmaris
- interkarpaler **9:** 308
- radiokarpaler **9:** 308
Arterienbypass **1:** 92
Arteriendoppelstenose, viszerale **1:** 259
Arteriendurchtrennung, Unterarm **9:** 270
Arterien-End-zu-End-Anastomose **9:** 350 f
Arterien-End-zu-Seit-Anastomose **9:** 350, 352
Arteriennaht, direkte **1:** 113
Arterienpunktion bei Herzschrittmacherelektroden-Implantation **E:** 50
Arterienrekonstruktion **1:** 92
- femoro-popliteale **1:** 233 ff
- - Angiographie, intraoperative **1:** 237
- - Ausweichmethode **1:** 236 f
- - Frühkomplikation **1:** 237
- - Komplikation **1:** 237
- - Lagerung **1:** 233
- - Nachsorge **1:** 237
- - Spätkomplikation **1:** 237
- - Technik **1:** 234 ff
- - Zugangsweg **1:** 233
- krurale **1:** 238 ff
- - Komplikation **1:** 245
- - Nachsorge **1:** 245
- - Spätkomplikation **1:** 245
- - thrombotischer Verschluß **1:** 245
- Venentransplantat **1:** 125
Arterienspasmus, peripherer, traumatogener **1:** 113
- bei tiefer Venenthrombose **1:** 298
Arterienstenose **1:** 92
- nach Extremitätenarterienaneurysma-Operation **1:** 176
- Therapie, endovaskuläre **E:** 149 ff
Arteriensystem **1:** 91 ff
- kutaneo-subkutanes, oberflächliches **7/1:** 18 f
- myoaponeurotisches, tiefes **7/1:** 19 f
- - - Arterienachse, inferolaterale **7/1:** 18, 20
- - - - laterale **7/1:** 18 ff
- - - - vertikale **7/1:** 18 f
- operative Strategie **1:** 92
Arterientunnel **2:** 166
Arterienverletzung **1:** 92, 113 ff
- Begleitverletzung **1:** 116
- bei distaler Humerusfraktur **9:** 201
- Entstehung **1:** 113
- Hand **9:** 368 f
- Komplikation, intraoperative **1:** 116
- - postoperative **1:** 116
- - Therapie **1:** 116
- Operationsrisiko **1:** 114
- Pankreastumoroperation **4:** 215
- penetrierende **1:** 113
- bei proximaler Unterarmfraktur **9:** 216
- PTFE-Prothese **1:** 116
- rekonstruktive Verfahren **1:** 113
- bei Schultergelenkluxation **9:** 105
- Spätkomplikation **1:** 116
- stumpfe **1:** 113
- Veneninterponat **1:** 113
- Versorgung **1:** 114 ff
- - Indikation **1:** 113
- - Kontraindikation **1:** 114
- - Lagerung **1:** 114
- Zugangsweg **1:** 114
Arterienverschluß **1:** 92
- akuter **1:** 92
- aorto-iliakaler **1:** 214
- - Bypass, aorto-bifemoraler **1:** 216 f
- - - axillo-femoraler **1:** 216 f
- - Operationsindikation **1:** 214
- - Operationskontraindikation **1:** 214
- - Operationsrisiko **1:** 214
- - Thrombendarteriektomie **1:** 216
- - Y-Bypass, aorto-bifemoraler **1:** 214 f
- chronischer, Schulter-Arm-Bereich **1:** 197 ff
- kruraler **1:** 208, 229 ff, 238
- - Komplikation, postoperative **1:** 245
- - Operationsindikation **1:** 229, 238
- - Operationskontraindikation **1:** 229, 238
- - Operationsrisiko **1:** 230, 239
- pedaler **1:** 243 f
- traumatischer akuter **1:** 113
Arterienwanddissektion bei endovaskulärem Eingriff **E:** 164
Arteriitis **1:** 92
Arteriosklerose **1:** 92
- Bauchaortenaneurysma **1:** 148
- Beckenarterienaneurysma **1:** 148
- Beckengefäße **1:** 208
- Extremität, untere **1:** 208
- Extremitätenarterienaneurysma **1:** 170
- Hypertonie, renovaskuläre **1:** 263
- Nierenarterienaneurysma **1:** 164
- Viszeralarterienaneurysma **1:** 164
Arteriotomie, Verschluß mit Venenpatch **6:** 361
Arthrodese **9:** 395
- arthroskopisch kontrollierte **10/2:** 273, 308 ff
- Aufklärungsgespräch **9:** 240
- Chopart-Gelenk **10/1:** 480
- Ellbogengelenk **9:** 241 f
- Fingergelenk **9:** 428 f
- Großzehengelenk **10/1:** 478, 480
- Hüftgelenk **10/1:** 70 ff
- Kniegelenk **10/1:** 361 ff
- Lisfranc-Gelenk **10/1:** 480
- Schultergelenk **9:** 122, 126 f
- Sprunggelenk **10/1:** 367 ff, 478
- subtalare **10/1:** 478
- temporäre, Fingerendgelenk **9:** 400, 405
- - Fingermittelgelenk **9:** 411, 436
Arthrodesenplatte **10/1:** 73
Arthrofibrose **10/1:** 229, 234; **10/2:** 189, 215
- Band-Ersatzplastik **10/2:** 251
Arthrographie **10/2:** 2
- Handgelenk **10/2:** 105
- Hüftgelenk **10/2:** 154
Arthrolyse, arthroskopische **10/2:** 3
- - Ellbogengelenk **10/2:** 98 f
- Ellbogengelenk **9:** 224, 233 ff
Arthroplasty Burr **10/2:** 71
Arthropneugerät **10/2:** 6
Arthrose, Schultergelenk **9:** 122 ff
Arthroskop **10/2:** 12
- Wechsel, atraumatischer **10/2:** 10
Arthroskopie, Anästhesieverfahren **10/2:** 5 f
- Aufklärungsgespräch **10/2:** 3
- Ausrüstung, instrumentelle **10/2:** 6 ff
- diagnostische **10/2:** 2
- Dokumentation **10/2:** 13
- Flüssigkeitsfüllung **10/2:** 9
- Gelenkpunktion **10/2:** 8
- Indikation **10/2:** 2 f
- Instrumententisch **10/2:** 13
- Kniegelenk **8:** 56
- Kontraindikation **10/2:** 3
- Lagerungsform **10/2:** 3 f
- Operationsrisiko **10/2:** 3
- Qualitätssicherung **10/2:** 3
- Technik **10/2:** 3 ff
- Untersuchungsablauf **10/2:** 11
- Voraussetzung **10/2:** 2 f
- Voruntersuchung **10/2:** 2
Arthroskopie-Befundbericht **10/2:** 13
Arthroskopieeinheit, unsterile **10/2:** 6 f
Arthroskopieset **10/2:** 11
Arthroskopisches System **10/2:** 8 f
- - stabiles **10/2:** 8
Arthroskopoptik **10/2:** 6 ff
- Blickwinkel **10/2:** 6 f
- Gesichtsfeld **10/2:** 6 f
- Öffnungswinkel **10/2:** 6 f, 10
- Rotation **10/2:** 7
- Videkamera **10/2:** 8 f
- Zentralstrahl **10/2:** 6 f
Arthroskopschaft **10/2:** 8 f
Arthrotomie, Ellbogengelenk **9:** 171
Articulatio(-nes) acromioclavicularis s. Akromioklavikulargelenk
- calcaneocuboidea **10/1:** 381 f
- carpometacarpalis **9:** 308 f; **10/2:** 107
- - Luxation **9:** 390
- - pollicis **9:** 315
- - - Kapsel-Band-Läsion **9:** 385
- - - Zugang, dorsalseitiger **9:** 333
- - - - nach Gedda-Moberg **9:** 332, 338
- - - - palmarseitiger **9:** 332
- coxae **10/2:** 142
- cubiti **10/2:** 84
- ellipsoidea condylaris **10/2:** 107
- genus s. Kniegelenk
- humero-radialis **9:** 164, 166; **10/2:** 88
- humero-ulnaris **9:** 164, 166; **10/2:** 88
- intercarpalis **9:** 309; **10/2:** 109
- intermetacarpales **9:** 308 f
- interphalangealis distalis **9:** 323
- - - Arthrodese **9:** 395, 428 f
- - - - temporäre **9:** 400, 405
- - - Innervation **9:** 323
- - - Kapsel-Band-Läsion **9:** 385
- - - Sehnentransplantation **9:** 434 f
- - - Strecksehnenausriß **9:** 405
- - - Tenodese **9:** 400
- - - Zugang **9:** 333
- - Fehlstellung, Korrektur **9:** 434 ff
- - pedis **10/1:** 382
- - proximalis **9:** 323
- - - Arthrodese, temporäre **9:** 436
- - - Innervation **9:** 323
- - - Kapsel-Band-Läsion **9:** 385
- - - Luxation, palmare **9:** 405
- - - Sehnentransplantation **9:** 435
- - - Strecksehnenausriß **9:** 405
- - - Tenodese nach Littler **9:** 435 f
- - - Zugang **9:** 333
- mediocarpalis **9:** 309; **10/2:** 107 f, 111, 116
- - Zugang **10/2:** 121 f
- metacarpophalangealis **9:** 322 f
- - arterielle Versorgung **9:** 322 f
- - Arthrodese **9:** 429
- - Innervation **9:** 322
- - Kapsel-Band-Läsion **9:** 385
- - Luxation, Reposition **9:** 390
- - pollicis **9:** 315 f
- - - Bandersatzplastik **9:** 433
- - - Kapsel-Band-Läsion **9:** 385
- - - Kapsel-Band-System **9:** 315 f
- - - Luxation **9:** 31.391
- - - Reposition, offene **9:** 391
- - - Zügelband **9:** 315 f
- - Reposition, offene **9:** 391
- - Zugang **9:** 333, 340
- - Zügelband **9:** 322
- metacarpophalangealis II, Luxation **9:** 391
- metatarsophalangealis **10/1:** 382
- - hallucis **10/1:** 382
- ossis pisiformis **9:** 310
- radiocarpalis **9:** 259, 309; **10/2:** 106 ff

- - Gelenkkörper-Mißverhältnis **10/2:** 108
- - Kompartiment, radiokarpales **9:** 309
- - - ulnokarpales **9:** 309
- - Zugang, dorsaler **10/2:** 121 f
- radioulnaris distalis **9:** 259; **10/2:** 106 ff
- - - Gelenkkapsel **9:** 251, 258, 305
- - - Instabilität **9:** 289
- - - - veraltete **9:** 291 f
- - - Kapsel-Band-Verletzung **9:** 288 f
- - - Transfixation, permanente **9:** 296
- - - - temporäre **9:** 288
- - - Zugang **10/2:** 121
- - proximalis **9:** 164, 166 f; **10/2:** 87
- sacroiliaca s. Iliosakralgelenk
- sternoclavicularis s. Sternoklavikulargelenk
- subtalaris **10/1:** 381; **10/2:** 276, 283
- - Frontalschnitt **10/2:** 287
- talocalcaneonavicularis **10/1:** 381, 386; **10/2:** 276 f
- talocruralis s. Sprunggelenk, oberes
- talonavicularis **10/2:** 276
- tarsi transversa **10/1:** 377, 382
- tarsometatarsalis **10/1:** 377, 382
- tibiofibularis **10/1:** 285
ASA-Risikoeinstufung, präoperative **7/2:** 6
Ascot **10/1:** 486
Askariasis **5:** 16
Aspirationsprophylaxe bei Ileus **6:** 328
Aspirationstest **7/2:** 35, 38
Astklappen **1:** 282
Astvarikosis **1:** 289
Astvarizenexstirpation **1:** 290
Aszendodeszendostomie **6:** 245
- termino-terminale **6:** 264 ff
- - Allschichtenknopfnaht, einreihige **6:** 264
- - Anastomosenring, biofragmentierbarer **6:** 266
- - EEA-Instrument **6:** 269
- - GIA-Instrument **6:** 267 f
- - Knopfnaht, äußere **6:** 265
- - Naht, äußere, fortlaufende **6:** 265
Aszendorektostomie **6:** 246 f, 270 f, 273, 397, 417
Aszites **5:** 199, 219
- Ableitung, peritoneo-venöse **5:** 219
- Austausch, intraoperativer **5:** 220
- chirurgisch behandlungspflichtiger **5:** 24
- chylöser **5:** 24
- bei Dialyse **5:** 24
- Entlastung **5:** 219 ff
- entzündlicher **5:** 219
- eosinophiler **5:** 24
- hämorrhagischer **5:** 24
- infizierter **5:** 219
- konnataler **5:** 24
- maligner **5:** 219
- Netzverlagerung, intrathorakale **5:** 39
- pankreatogener **5:** 24, 219
- portaler **5:** 219
- nach portokavaler Anastomose mit Leberarterialisation **5:** 216
- seröser **5:** 24
- serös-hämorrhagischer **5:** 16
- therapierefraktärer **5:** 148, 219
- visköser **5:** 220
- Wundheilungsstörung **7/1:** 47
Aszitesflüssigkeit **5:** 24
Atelektase nach Pankreasresektion **4:** 216
Atemdepression, opioidbedingte **7/2:** 8
Ateminsuffizienz, postoperative **7/2:** 12
- nach Thymektomie **2:** 93
Atemluft, CO_2-Registrierung **7/2:** 9
Atemminutenvolumen **7/2:** 6
Äthanolinstillation bei primärem Hyperparathyroidismus **1:** 72
Äthoxysklerol, Varizensklerosierung **3:** 232
Atlas **8:** 308 f
Atlasluxation, transligamentäre **8:** 359
Atlasluxationsfraktur, transdentale **8:** 359
Atmung, äußere **2:** 156
Atracurium **7/2:** 8
Atrium dextrum **2:** 38, 149
- sinistrum **2:** 38, 147, 149
Attacke, zerebralischämische, transitorische **1:** 181
- - - nach Karotisrekonstruktion **1:** 182
- - - rezidivierende, Karotisaneurysma **1:** 119
Ätzgastritis **3:** 242
- Magenperforation **3:** 242
- Pylorusstenose **3:** 242
Auerbachscher Plexus s. Plexus myentericus
Aufklärung **7/2:** 4
Aufklärungsgespräch **10/2:** 3
Aufklärungshinweise, Achalasie **3:** 29
- Antirefluxoperationen **3:** 318
- Gastrektomie **3:** 244
- Gastroenterostomie **3:** 195
- Gastrostomie **3:** 309
- Gastrotomie **3:** 110
- Kardiaresektion **3:** 293
- Lageanomalien des Magens **3:** 114
- Laparotomie, explorative **3:** 83 f
- Magenblutung **3:** 227 f
- Magenchirurgie, Exploration **3:** 110
- Magenfehlbildungen **3:** 114
- Magenperforation **3:** 234
- Magenresektion **3:** 128
- Magenverletzung **3:** 118
- Ösophaguschirurgie, allgemein **3:** 10
- Ösophagusdivertikel **3:** 33
- Ösophagusfistel, erworbene **3:** 32
- Ösophagusstenose **3:** 27
- Ösophagustumoren, benigne **3:** 38
- - maligne **3:** 41
Aufwacheinheit **7/2:** 8
Aufwachphase **7/2:** 12
Aufwachzeit **7/2:** 8
Augenbraueninzision, laterale **8:** 242 f
Augenlidverletzung, Wundverschluß **E:** 90
Augmentation **10/2:** 248, 260 ff
Augmentationsmaterial, autologes **10/1:** 220
Auricula sinistra **2:** 160
Ausbrechertumor s. Pancoast-Tumor
Ausschwemmung, Steuerung bei Verbrennung **E:** 74
Außenknöchel **10/1:** 284 f, 377 ff
- Frontalschnitt **10/1:** 399
- Hautschnitt **10/1:** 403
- Repositionshindernis **10/1:** 410
- Weichteilsubstanzdefekt **10/1:** 407
- Zugang **10/1:** 403, 437 ff
Außenknöchelfraktur **10/1:** 411 ff
- ausgedehnte **10/1:** 414
- Fehlreposition **10/1:** 419
- Frakturspaltsäuberung **10/1:** 412
- Kompression, interfragmentäre **10/1:** 413
- Mehrfragmentfraktur **10/1:** 415
- - Komplikation **10/1:** 419
- Neutralisationsplattenosteosynthese **10/1:** 413
- Reposition **10/1:** 412
- Stabilitätsüberprüfung **10/1:** 414
- Stellschraube, transfixierende **10/1:** 414
- - - Entfernung **10/1:** 414
- Syndesmosenrevision **10/1:** 415
- Zugschraubenosteosynthese **10/1:** 413
Außenknöchelgelenkfläche **10/2:** 300, 303
Außenrotator, Abtrennung **10/1:** 20
- Refixation **10/1:** 20
Aust-Pyloroplastik **3:** 192
- Duodenalmobilisation **3:** 192
- Exzisionsstellenverschluß **3:** 192
Autoklavierung, Knochentransplantat **E:** 134
Autotransfusion **1:** 295; **2:** 69
Axillaausräumung bei Mammakarzinomoperation **2:** 20
- bei modifiziert radikaler Mastektomie **2:** 21, 26 f
- Untersuchungsbefund, histologischer **2:** 21
Axillarlinie, vordere **3:** 57
Axis **8:** 308 f
Axonotmesis **10/1:** 212
A-Zellen **4:** 148
Azetabulum (s. auch Hüftpfanne) **8:** 442 ff
- Anatomie **8:** 442 ff
- Bänder **8:** 446
- Durchmesser **8:** 445
- Gefäßversorgung **8:** 446
- Hemiquerfraktur, dorsale **8:** 522, 524
- - - Versorgung **8:** 546 f
- Knochendichte, subchondrale, höhere **8:** 446
- Korrekturosteotomie **8:** 556 f
- Leitlinien **8:** 520
- muskelplastische Deckung **1:** 256, 258
- Osteologie **8:** 416, 445 f
- Präparation, kastenförmige **10/1:** 72
- Tiefe **8:** 445
- Weichteilgewebe **8:** 446
- Zonen gleicher Knorpeldicke **8:** 446
- Zweipfeilerfraktur **8:** 518, 522, 524
- - Beckenübersichtsaufnahme **8:** 550
- - Computertomographie **8:** 551
- - operative Versorgung **8:** 548 ff
- - Osteosynthese **8:** 549 f
- - Patientenlagerung **8:** 548
- - Zugang **8:** 548
Azetabulumfraktur **8:** 498 ff; **10/1:** 122
- AO-Klassifikation **8:** 520
- Begleitverletzung **8:** 519
- Biomechanik **8:** 498
- mit Femurkopffraktur **10/1:** 28
- beim Kind **8:** 554
- Klassifikation **8:** 520 ff
- kombinierte **8:** 522
- komplexe **8:** 512
- bei Komplexverletzungen **8:** 553
- Nachbehandlung **8:** 554
- operative Strategie **8:** 498
- - Versorgung **8:** 522, 524 ff
- - - Gefäßverletzung **8:** 553
- - - Indikation **8:** 525 f
- - - Komplikation **8:** 526, 553 f
- - - Kontraindikation **8:** 526
- - - Nervenschädigung **8:** 553
- - - notfallmäßige **8:** 525
- - - Zeitpunkt **8:** 525
- - - Ziel **8:** 522
- Osteosynthese, kombinierte **8:** 524 f
- Trochanterosteotomie **10/1:** 21
- Wiederholungseingriff **8:** 554
- Zugang **10/1:** 20 f
- - dorsaler **8:** 499 ff
- - - Außenrotatorendurchtrennung **8:** 502 f
- - - Gelenkkapseldurchtrennung **8:** 504
- - - Hautschnitt **8:** 501
- - - Komplikation **8:** 499, 505
- - - Nervus-ischiadicus-Entlastung **8:** 505
- - - Patientenlagerung **8:** 500
- - - Trochanter-major-Osteotomie **8:** 503
- - - Wundverschluß **8:** 504
- - iliofemoraler, erweiterter **8:** 512
- - - - Außenrotatordurchtrennung **8:** 516
- - - - Glutealmuskulaturmobilisation **8:** 515 f
- - - - Hautinzision **8:** 514
- - - - Kapsulotomie **8:** 516
- - - - Komplikation **8:** 512, 518
- - - - Patientenlagerung **8:** 513
- - - - Wundverschluß **8:** 517 f
- - ilioinguinaler **8:** 505 ff
- - - Fenster, drittes **8:** 510
- - - - erstes **8:** 509
- - - - viertes **8:** 510
- - - - zweites **8:** 509
- - - Komplikation **8:** 505, 512
- - - Patientenlagerung **8:** 506
- - - Wundverschluß **8:** 511
- - kombinierter **8:** 512 ff
Azetabuluminkongruenz, sekundäre **8:** 556 f
Azetabulumpfeiler **8:** 498
- dorsaler, Fraktur **8:** 521
- - - mit dorsaler Pfannenrandfraktur **8:** 522, 524, 544 f
- - - operative Versorgung **8:** 530 f
- - - Osteosynthese **8:** 531
- - - Patientenlagerung **8:** 530
- - - Zugang **8:** 530
- ventraler, Fraktur **8:** 522 f
- - - mit dorsaler Hemiquerfraktur **8:** 522, 524
- - - - - Versorgung **8:** 546 f
- - - operative Versorgung **8:** 533 f
- - - Osteosynthese **8:** 534
- - - Zugang **8:** 533
Azetabulumquerfraktur **8:** 498, 522
- mit dorsaler Pfannenrandfraktur **8:** 522, 524

- - - operative Versorgung **8:** 542 f
- - - Zugang **8:** 542
- juxtatektale **8:** 522 f, 543
- - Beckenübersichtsaufnahme **8:** 536, 544
- operative Versorgung **8:** 534 f
- Osteosynthese **8:** 535
- Retention **8:** 535 f
- transtektale **8:** 522, 535
- Zugang, dorsaler **8:** 534
- - iliofemoraler, erweiterter **8:** 534
- - ilioinguinaler **8:** 534
Azetabulum-T-Fraktur **8:** 522 f, 537
- operative Versorgung **8:** 537 ff
- Osteosynthese **8:** 540
- Patientenlagerung **8:** 538
- Reposition **8:** 538 f
- Zugangswahl **8:** 537 f
Azidose, metabolische, nach primärer Peritonitistherapie **5:** 23
Azygoslappen s. Lobus venae azygos

B

Babcock-Magenfaßzange **7/2:** 196, 198
Babcock-Sonde **1:** 290
Baby-Celestin-Tubus **E:** 172
Babyskop **4:** 35
Baggenstoss-Magengefäßversorgung **3:** 101
Baker-Zyste **10/1:** 272 ff
- Diagnose **10/2:** 205
- Operationsindikation **10/2:** 205
- reaktive **10/2:** 189, 251
Baker-Zystengang, Verschluß **10/2:** 213
Bakterienfilter **10/2:** 9
Bakterienverteilung, intraperitoneale **5:** 6
Bakteriocholie **5:** 15
Balanced anaesthesia s. Kombinationsnarkose
Balfour-Gastrojejunostomie **3:** 160
Ballon, intragastraler bei Adipositas permagna **3:** 315 f
- - - - Plazierung, endoskopische **3:** 316
Ballondilatation, endoskopische, bei Enteritis regionales duodeni **6:** 67
Ballonkatheter **3:** 112, 142; **E:** 152
- Gastrostomie nach Kader **3:** 309 f
- - - Aufklärungshinweise **3:** 309
- - - beim Karzinom **3:** 309
- - - Technik **3:** 309 f
- netzumhüllter **5:** 46
- Rückstromblockade der Arteria mesenterica superior bei Aortenaneurysmaoperation **1:** 153
- - der Iliakalarterien bei Aortenaneurysmaoperation **1:** 151
- - bei Karotisaneurysmaresektion **1:** 137
- - der Viszeralarterien bei Aortenaneurysmaoperation **1:** 146 f
Ballonkatheter/Dormia-Körbchen **7/2:** 158
Ballonkatheter-Thrombektomie **1:** 295
Ballonsonde, doppelläufige, Voraussetzungen **6:** 136
- Einführung durch die Bauchdecke **6:** 135
- - endoskopische, peranale **6:** 284
- - - perorale **6:** 135, 283 f
- Ileusdarm-Dekompression **6:** 135
Ballonsondenblockade bei Nahtbruch **3:** 289
Ballonsondendrainage **3:** 288
Bandausriß, Finger **9:** 387
Bänder, karpometakarpale **9:** 311
- koxofemorale **8:** 425
- retinakuläre **9:** 326
- sakroiliakale **8:** 418
- sakrokoxale **8:** 423 ff
Band-Ersatzplastik **9:** 432 f; **10/2:** 251
Banding-Brücke **10/1:** 185, 193
Bandnaht, Finger **9:** 386 ff
Bandplastik, radioulnare **9:** 291 f
Bandruptur, lunotriquetrale **10/2:** 105
Bandschaden, Schweregradeinteilung **10/2:** 117
- skapholunärer **10/2:** 105, 118
Bandscheibe **8:** 306
- Funktion **8:** 328
Bandscheibenprolaps, zervikaler **8:** 357
Bandstruktur, beugeseitige, radiale **10/2:** 112
- - ulnare **10/2:** 113
- - zentrale **10/2:** 113
Bandsystem, karpales **10/2:** 109 f
Bandverletzung bei Komplexverletzung **9:** 388
Bandzerreißung, Handwurzel **9:** 392
Bankart-Läsion, Darstellung **9:** 100
- knöcherne **10/2:** 27
- Nahttechnik nach Caspari **10/2:** 42 ff
- pathomorphologisches Substrat **10/2:** 27
- Sanierung **10/2:** 36
Bankart-Operation, Bohrlochtechnik **9:** 96 ff
- mit Capsular-Shift nach Neer **9:** 100
- extraartikuläre, arthroskopische **10/2:** 37 ff
- - - Abbruch **10/2:** 39
- - - Arbeitsschritte **10/2:** 37
- - - Dübellage **10/2:** 42
- - - Kapselperforationsstelle **10/2:** 40
- - - Kapsel-T-Schift, offener **10/2:** 39
- - - Komplikation **10/2:** 42
- - - Lagerung **10/2:** 38
- - - Nachbehandlung **10/2:** 42
- - - Narkose **10/2:** 37
- - - Pfannenrandpräparation **10/2:** 37
- - - Probepunktion **10/2:** 38
- - - Zugang **10/2:** 31, 37 ff
BAR s. Anastomosenring, biofragmentierbarer
Baraya-Ersatzmagenbildung **3:** 270
Barbiturat **7/2:** 7
- bei Hirnschwellung **8:** 123
v. Bardeleben-Ersatzmagenbildung **3:** 270
Bardenheuer-Schnitt s. Inframammärfaltenschnitt
Bariumaustritt, retroperitonealer **5:** 31
- Vorgehen **5:** 31
Bariumextravasation, extraperitoneale **6:** 383
- intraperitoneale **6:** 383
- submuköse **6:** 383
Barium-Intravasation **6:** 383
Barium-Kontrasteinlauf, Rektumperforation **6:** 383
Barium-Peritonitis **6:** 383
- toxische **5:** 24, 26
Barret-Ösophagus **3:** 314
Barret-Ulkus **3:** 318
Bartholinische Drüse **8:** 432
- Zyste, Marsupialisation **7/1:** 274
Bartholinischer Abszeß **7/1:** 274
Basaliom, perianales **6:** 498
Basalmembran **5:** 5, 12
Basedow-Krankheit mit großer Struma **1:** 40
- mit kleiner Struma **1:** 40
- Strumaresektion, Arbeitsschritte **1:** 42
- - Technik **1:** 42
Basendefizit **10/1:** 487
Basilarisgebiet, Minderdurchblutung **1:** 192
Basis mandibulae, Gefäß-Nerven-Straße **8:** 237 f
- metacarpalis **9:** 308
- metatarsalis **10/1:** 400
- metatarsalis I **10/1:** 376 f
- metatarsalis II **10/1:** 443
- patellae **10/1:** 143; **10/2:** 164
- phalangis I **10/1:** 376
Basisligatur **7/2:** 14
Basket **4:** 19
Bassini-Inguinalhernienoperation **7/1:** 88, 94 ff
Bassini-Schenkelhernienreparation **7/1:** 109
„Bauch, akuter" s. Abdomen, akutes
Bauchaorta s. Aorta abdominalis
Bauchaortenaneurysma s. Aortenaneurysma, abdominales
Bauchauftreibung **6:** 220
Bauchbefund, unklarer **5:** 17
Bauchdecke, Anheftung an das Ligamentum pectineale **7/1:** 111
- Blutungen **7/1:** 39
- entzündliche Erkrankungen **7/1:** 40
- klassische Inzisionen **7/1:** 22 ff
- regelrechter Verschluß **7/1:** 26
- Tumoren **7/1:** 40 ff
Bauchdeckenemphysem nach extraperitonealer Leistenhernienreparation **7/2:** 298, 306
Bauchdeckenersatz **7/1:** 41 ff
- Fremdmaterial **7/1:** 45 f
- Lappenplastik **7/1:** 41 ff
Bauchdeckeninfektion **7/2:** 4, 298
Bauchdeckeninnervation, segmentale **3:** 85
Bauchdeckenphlegmone nach Appendektomie **6:** 181
- nach rechtsseitiger Hemikolektomie **6:** 189
Bauchdeckenschnitte **3:** 85
Bauchdeckenverschluß **3:** 152, 201
- Bauchhöhle, Anatomie **3:** 80 ff
- definitiver **7/1:** 182 f
- Drahtnaht **3:** 152, 201
- Exploration **3:** 82 ff
- - akutes Abdomen **3:** 83
- - Bauchtrauma **3:** 88 ff
- - Methoden **3:** 82, 88
- Gefäßversorgung **3:** 80
- Lymphgefäße **3:** 80
- „offener" **3:** 152
- Pallisadenverschluß **3:** 152, 201
- passagerer, durch Kunststoffnetz **7/1:** 48
- bei Platzbauch **7/1:** 184
- Reißverschluß **3:** 152, 201
- Risikopatienten **7/1:** 47
- schwieriger **7/1:** 47 f
- temporärer **7/1:** 181 f
Bauchgefäße, große, Lagebeziehung zum Pankreas **4:** 138
Bauchhängelage **6:** 389, 430
Bauchhöhle s. Peritonealhöhle
Bauchhöhlendrainage nach Ileusoperation **6:** 336
Bauchhöhlenfremdkörper **6:** 372 ff
Bauchhöhlenschwangerschaft **7/1:** 267 f
- Zugangsweg **7/1:** 267
Bauchhöhlenspülung **6:** 180
- nach Ileusoperation **6:** 336
- intraoperative **6:** 344
Bauchlage **10/2:** 4
- Adrenalektomie, lumbale **7/1:** 237
Bauchmuskelatur, breite **7/1:** 4, 9
- Nervenversorgung, Schädigung bei Beckenarterienrekonstruktion **1:** 218
Bauchraum, chirurgischer **7/1:** 192
Bauchraumrevision bei Operation wegen Appendizitisverdacht **6:** 180
Bauchschmerz **7/2:** 77
- umschriebener **7/2:** 77 f
Bauchspeicheldrüsen-Linksresektion bei erweiterter Gastrektomie **3:** 268
Bauchstraffung **E:** 97 f
Bauchtrauma **3:** 88 ff
- Exploration **3:** 88 ff
- Laparoskopie, diagnostische **7/2:** 63 ff
- penetrierendes **3:** 93; **7/2:** 77
- - Schußverletzung **3:** 93
- - Stichverletzung **3:** 93
- perforierendes **6:** 201
- scharfes **6:** 119
- stumpfes **2:** 112; **3:** 88 ff; **4:** 149; **6:** 119, 201; **7/2:** 77, 317
- - Abdomen, flüssigkeitsgefülltes **3:** 88
- - A.-colica-media-Verletzung **3:** 90
- - Angiographie **3:** 88
- - Bursa-omentalis-Eröffnung **3:** 89
- - Ductus-choledochus-Ruptur **3:** 91
- - Duodenalruptur **3:** 90
- - Duodenalwandhämatom **3:** 90
- - Eingeweideprolaps in die Brusthöhle **3:** 91
- - Gallengangsruptur **3:** 91
- - Lavage **3:** 88
- - Mesenterialeinriß **3:** 90
- - Mesenterialruptur **3:** 90
- - Milzruptur **3:** 88 f
- - Nierenruptur **3:** 88, 92
- - Pankreaskopfruptur **3:** 90
- - Sonographie **3:** 88
- - Störung der Darmdurchblutung **3:** 92
- - Verletzung parenchymatöser Organe **3:** 88
- - Zugangsweg **3:** 85
Bauchtuch, Fremdkörperreaktion, peritoneale **5:** 17
- zurückgebliebenes **6:** 372 f
Bauchwand **7/1:** 1 ff
- anterolaterale **7/1:** 2 ff
- - Aponeurosen-System **7/1:** 9
- - Arterien **7/1:** 18 ff
- - Muskelsystem, laterales **7/1:** 4 ff
- - - medialis **7/1:** 4

- - Nervenverlauf **7/1:** 12
- - Nervenversorgung **7/1:** 12 f
- - Schichten **7/1:** 2 f
- - Skelettrahmen **7/1:** 3
- Arteriensystem, kutaneo-subkutanes, oberflächliches **7/1:** 18f
- - metamere Organisation **7/1:** 20
- - myoaponeurotisches, tiefes **7/1:** 19 f
- Bruchpforten **7/1:** 11, 50
- Durchtrennung s. Laparotomie
- Eintritt der Nervenstämme **7/1:** 13
- Hautdefekt, Verschluß durch Lappenplastik **7/1:** 41 f
- - - primärer, durch Entlastungsschnitte **7/1: 41 f**
- Hautinnervation **7/1:** 13
- Inzisionsbereiche, nicht empfehlenswerte **7/1:** 16
- Loca minoris resistentiae **7/1:** 11
- Lymphabfluß **7/1:** 20
- Nabelbereich **7/1:** 11 f
- operative Strategie **7/1:** 2, 39
- Querschnitt in Nabelhöhe **7/1:** 10
- - unterhalb der Linea arcuata **7/1:** 10, 23
- - zwischen Nabel und Linea arcuata **7/1:** 10
- - - Schwertfortsatz und Nabel **7/1:** 10
- Regionen **7/1:** 21
- vordere, Querschnitt **7/1:** 10
Bauchwandabszeß **7/1:** 39
Bauchwandblutung **7/1:** 39
Bauchwandersatz, Lappenplastik, Hebedefektdeckung **7/1:** 42 f
Bauchwandfaszie, subkutane **E:** 88
Bauchwandhämatom, Vermeidung **7/2:** 321 f
Bauchwandhernie nach Zweitoperation **7/1:** 19
Bauchwandinsuffizienz nach Zweitoperation **7/1:** 19
Bauchwandmuskulatur **8:** 426
Bauchwandnerven, Äste **7/1:** 12 ff
- Auffächerung **7/1:** 15
- tiefe **7/1:** 15
- - Äste aus Th5 bis Th7 **7/1:** 15
- - - aus Th8 bis Th9 **7/1:** 15
- - - aus Th10 bis L1 **7/1:** 15
- - sensible Endäste **7/1:** 18
- Verlauf **7/1:** 12 ff
Bauchwandrekonstruktion, Eigenkörpermaterial **7/1:** 152
- Fremdkörpermaterial **7/1:** 152
- Komplikation **7/1:** 153
- Nachsorge **7/1:** 153
- bei Narbenhernie **7/1:** 146, 148 ff
- plastisch-chirurgische **7/1:** 152 f
- primär adaptierende **7/1:** 147 ff
Bauchwandschichten **7/1:** 2 f
- epifasziale, Lymphabfluß **7/1:** 20
- myoaponeurotische **7/1:** 2, 4 ff, 9 ff, 50
- - Ruheaktivität **7/1:** 50
- oberflächliche, Arterien, perforierende **7/1:** 18 f
- - Arterienversorgung **7/1:** 18 f
- tiefe **7/1:** 9, 11
- - Arterienversorgung **7/1:** 19 f
- - Nervenanastomosen **7/1:** 17
- - Nervenaufspaltung **7/1:** 17
- - Nervenverlauf **7/1:** 15
Bauchwandtumor, bösartiger **7/1:** 41 ff
- - Komplikation, intraoperative **7/1:** 48
- - - postoperative **7/1:** 48
- - Operation **7/1:** 41 ff
- - - Indikation **7/1:** 41
- - - Kontraindikation **7/1:** 41
- - - Vorbereitung **7/1:** 41
- - Operationsrisiko **7/1:** 41
- gutartiger **7/1:** 40
Bauchwandvenen, oberflächliche **5:** 151; **7/1:** 20
- tiefe **7/1:** 20
- Verbindung zur Pfortader **7/1:** 20
Baue-Belsey-Fundoplastik **3:** 324 f
Bauhinsche Klappe s. Valva ileocaecalis
Bayer-Anschütz-Syndrom **3:** 87
Beatmung bei Lungenresektion **2:** 191 f
- Überwachung **7/2:** 9
Beatmungsparameter **7/2:** 9
Becken, Abrißfraktur **8:** 471
- Anastomosen, arterielle **8:** 438
- Bandapparat, dorsaler **8:** 423 ff
- - ventraler **8:** 425
- Bänder **8:** 423 ff
- Bindegewebsplatten **8:** 430
- Bindegewebsräume **8:** 430
- Biomechanik **8:** 428 f
- Crush-Verletzung **8:** 465, 473
- 3-D-Rekonstruktion **8:** 483
- Durchtrittspforten **8:** 441
- Faszien **8:** 427 f
- Geschlechtsmerkmale **8:** 426
- großes **8:** 415
- - Muskeln **8:** 427
- - Venen **8:** 438
- kleines **8:** 415
- - Muskeln **8:** 427
- - Nervensystem, autonomes **7/2:** 275
- - Venen **8:** 439
- - weibliches, Exploration **7/2:** 68, 76
- Korrekturosteotomie **8:** 494 f
- Leitungsbahnen **8:** 433 ff
- Lymphdrainage **8:** 439
- Malunion **8:** 494 f
- männliches **6:** 377
- Muskulatur **8:** 426 ff
- Nerven, vegetative **8:** 440
- Open-book-Verletzung **8:** 447, 470 f, 474
- - Beckenübersichtsaufnahme **8:** 478, 529
- - Behandlung **8:** 474
- - beim Kind **8:** 494
- Quetschverletzung **8:** 464 f
- - offene **8:** 465
- Rotationsfehlstellung **8:** 494 f
- Translationsverletzung **8:** 470
- Überrolltrauma, Übersichtsaufnahme **8:** 479
- Versorgungsstränge **8:** 433 ff
- Vertical-shear-Verletzung **8:** 447, 470, 472, 483
- - Behandlung **8:** 474
- - Computertomographie **8:** 491
- - Reposition **8:** 476
- - Übersichtsaufnahme **8:** 486, 490, 492
- - Zugang **8:** 483, 485
- weibliches **6:** 377
- Weichteilverletzung, geschlossene **8:** 464 f
- - offene **8:** 465 f
- - - bei Komplexverletzungen **8:** 467
- - - Komplikation **8:** 465, 467
Beckenachse **8:** 425
Beckenarterien **8:** 436
Beckenarterienaneurysma **1:** 148 f
- abdominales, Operation, Spätkomplikation **1:** 163
- Eröffnung **1:** 160
- großes, asymptomatisches **1:** 149
- mykotisches **1:** 148
- Operation, Indikation, absolute **1:** 148 f
- - - relative **1:** 149
- - Komplikation, ischämische **1:** 163
- - Kontraindikation **1:** 149
- - Risiko **1:** 149
- - Technik **1:** 159 ff
- - Vorbereitung **1:** 149
- - Zugang, extraperitonealer **1:** 159
- Thrombosierung, exzentrische **1:** 149
- Zugang **E:** 150
Beckenarterien-Ringdesobliteration, retrograde **E:** 153
Beckenarterienstenose, endovaskulärer Eingriff **E:** 152 ff
Beckenarterienverschluß **1:** 208
- beidseitiger **1:** 208
- einseitiger **1:** 218
- - Operationsindikation **1:** 218
- - Operationskontraindikation **1:** 218
- - Operationsrisiko **1:** 218
- endovaskulärer Eingriff **E:** 152 ff
Beckenausgang **8:** 425
Becken-Beinvenen-Thrombose nach Exstirpation eines kavernösen Hämangioms **1:** 276
- Thrombektomie, Ausweichmethode **1:** 298
- - Komplikation, intraoperative **1:** 298
- - - postoperative **1:** 298
- - Nachsorge **1:** 298
- - Spätkomplikation **1:** 298
- tiefe **1:** 293 ff
- - Computertomographie **1:** 294
- - embolisierende **1:** 293
- - komplizierte **1:** 293
- - Lungenembolierisiko **1:** 293
- - Operationsindikation, absolute **1:** 293
- - - relative **1:** 293
- - Operationskontraindikation **1:** 293
- - Operationsmethode **1:** 293
- - Operationsrisiko **1:** 293
- - Operationsvorbereitung **1:** 293 f
- - Operationsziel **1:** 293
- - postthrombotisches Syndrom, Häufigkeit **1:** 293
- - Spontanverlauf **1:** 293
- - unkomplizierte **1:** 293
Beckenbindegewebe **8:** 430
- Blasenpfeiler **8:** 430
- Pfeiler, seitliche **8:** 430
- Rektumpfeiler **8:** 430
Beckenboden **8:** 415
- Anatomie **7/1:** 60 f
- Muskeln **8:** 430
Beckenboden-Halteapparat **6:** 382, 468
- lisso-muskulo-fibröses System **6:** 382, 468
- rhabdomuskulo-fibröses System **6:** 382, 468
Beckenbodenhernie s. Hernia perinealis
Beckenbodeninsuffizienz **6:** 381, 456, 502
Beckenbodenmuskulatur **6:** 381 f, 468
Beckenbodenperitonitis **6:** 422
Beckenbodenrekonstruktion **6:** 389
Beckenbodenrezidiv, Rektumkarzinom **6:** 435
Beckenbodenschwäche nach Rektumexstirpation **6:** 430
Beckenbodenstabilisierung **6:** 456
Becken-Computertomographie bei Rektumkarzinom **6:** 401
Beckendeformität, traumatisch bedingte **8:** 470
Beckendurchmesser, gerade **8:** 425
Beckeneingangsebene **8:** 425
Beckenfraktur **3:** 91; **10/1:** 490 f
- Antibiose **10/1:** 491
- Begleitverletzung **10/1:** 490
- Behandlung, postoperative **10/1:** 491
- Blutungsquelle **10/1:** 490
- Fixateur externe **10/1:** 492
- Hämatom, retroperitoneales **7/1:** 209
- Komplexverletzung **10/1:** 490 f
- bei Komplexverletzungen **8:** 473
- Komplikation **10/1:** 491
- offene **10/1:** 484, 491
- rotatorisch instabile **8:** 470 ff
- translatorisch instabile **8:** 470, 472
- Urethraabriß **7/1:** 257
- Weichteilverletzung **8:** 465
- Wiederholungseingriff **10/1:** 491
Beckengürtel **8:** 415
Beckenhöhle, Exploration, chirurgische **6:** 386
Beckeninstabilität, rotatorische **8:** 470 ff
- translatorische **8:** 470
Beckenkamm, Knochenkeilentnahme **9:** 294
Beckenkammspan, autologer **9:** 101, 103, 107, 426 f
- Entnahmetechnik **8:** 380 f
- Halswirbelfusion **8:** 352
- Spondylodese, lumbale **8:** 380
Beckenkammspongiosa, autogene, Entnahme **8:** 35 ff
Beckenkamm-Transplantat, vaskularisiertes **8:** 24 ff
- - Anatomie **8:** 24
- - Entnahmetechnik **8:** 25 ff
- - Markierung **8:** 25 f
- - osteokutanes **8:** 25 ff
Beckenkanal **8:** 425
Beckenkompressionsverletzung, laterale **8:** 470
Beckenmaße, äußere, bei der Frau **8:** 426
- innere, bei der Frau **8:** 426
Beckenpfeiler, hinterer **8:** 428 f
- horizontaler **8:** 429
- vorderer **8:** 428 f
Beckenraum **8:** 415
- extraperitonealer **8:** 430
- retroperitonealer **8:** 430
- subperitonealer **8:** 430
Beckenrekonstruktionsplatte, Symphysentransfixation **8:** 478
Beckenring, Aufbau **8:** 415
- Biomechanik **8:** 447 f
- dorsaler, Zugang **8:** 453 ff
- hinterer, Pseudarthrose **8:** 495
- Rahmenkonstruktion **8:** 428 f, 447 f
- Rumpflastverteilung **8:** 428
- Tragezonen **8:** 447
- vorderer, Stabilisierung **10/1:** 491

- - Zugang **8:** 449 ff
- Zugang **8:** 449 ff
- - dorsaler **8:** 459 ff
- - - Komplikation **8:** 462
- - paraspinaler **8:** 462 f
- - posterolateraler **8:** 462 f
- - suprapubischer, erweiterter **8:** 452
- - - querer **8:** 449 ff
- - - - Komplikation **8:** 449
- - - - Wundverschluß **8:** 451
- - transperitonealer **8:** 456 ff
- - ventrolateraler **8:** 453 ff
- - - beim adipösen Patienten **8:** 453, 456
- - - Beinlagerung **8:** 456
- - - Gefahren **8:** 453
Beckenringfraktur **8:** 470 ff
- Ausheilung in Fehlstellung **8:** 494 f
- Behandlungskonzept **8:** 474
- hintere **8:** 483 ff
- - Behandlungskonzept **8:** 483 f
- - bei Komplexverletzungen **8:** 493
- - Komplikation **8:** 484 f, 493 f
- - Operationsindikation **8:** 483 f
- - Zugang **8:** 483, 485
- instabile **10/1:** 490 f
- beim Kind **8:** 494
- - Ausheilung in Fehlstellung **8:** 494
- - Reposition **8:** 494
- Versorgung **10/1:** 490
- vordere **8:** 471, 474
- - Begleitläsionen **8:** 482
- - bei Komplexverletzungen **8:** 482
- - Komplikation **8:** 474 f, 482
- - Operationsindikation **8:** 474
- - Patientenaufklärung **8:** 475
- - Röntgenprojektionen **8:** 475
Beckenringinstabilität **8:** 470
Beckenringpseudarthrose **8:** 495 f
Beckenringsprengung **8:** 473
Beckenringverletzung **8:** 414 ff
- Computertomographie **8:** 470
- instabile **8:** 414
- beim Kind **8:** 494
- Klassifikation **8:** 470 ff
- offene, Komplikation **8:** 414
- operative Strategie **8:** 414
- Polytrauma **8:** 493
- rotatorisch instabile **8:** 470 ff
- stabile **8:** 414, 470
- translatorisch instabile **8:** 470, 472
- Übersichtsaufnahme **8:** 470
- Unfallmechanismus **8:** 470
Beckenschaufelfraktur **8:** 471
Beckenspan, Fusion, atlantoaxiale, dorsale **8:** 337 ff
- gefäßgestielter, freier **8:** 45 f
- - - Entnahme **8:** 46
Beckenstrombahn, Zugang, extraperitonealer **1:** 158
Beckentamponade **8:** 457; **10/1:** 493
Beckenübersichtsaufnahme **8:** 470
Beckenvenen **8:** 438 f
Beckenvenenrekonstruktion, direkte **1:** 300
Beckenvenensporn **1:** 298
Beckenvenenthrombose, isolierte **1:** 293
- nach Schenkelhernienoperation **7/1:** 118
- Thrombektomie **1:** 293 ff
- - Komplikation, intraoperative **1:** 298
- - Nachsorge **1:** 298
- - postoperative **1:** 298
- - Spätkomplikation **1:** 298
- - Technik **1:** 294 ff
- tiefe, nach Azetabulumfrakturversorgung **8:** 553 f
Beckenvenenthrombus, flottierender **1:** 293
Beckenvenenverletzung, Versorgung **1:** 116 f
Beckenvenenverschluß, isolierter **1:** 299 f
- - Operationsindikation **1:** 299
- - Operationskontraindikation **1:** 299
- - Operationsrisiko **1:** 299
- - Operationsvorbereitung **1:** 299
- posttraumatischer **1:** 299
Beckenverletzung, Blutstillung **8:** 467
- Blutung, arterielle **8:** 467
- Folgen, Knochen **8:** 556 f
- - Weichteile **8:** 555 f
- Hämatom, retroperitoneales **10/1:** 493
- offene **8:** 465 ff
- - bei Komplexverletzungen **8:** 467
- - Komplikation **8:** 465, 467
- - Operationsindikation **8:** 465
- Weichteilverletzung, offene **10/1:** 491
Beckenwandrezidiv, Rektumkarzinom **6:** 435
Beckenzerreißung, Hämatom, retroperitoneales **8:** 467
Beckenzwinge **10/1:** 492
- Gefahr **10/1:** 492
- Zugangsweg **10/1:** 492
Befunderhebung, präoperative **7/2:** 6
Bein, Belastungsunfähigkeit **10/1:** 357
- Valgusabweichung **10/1:** 347
- Varusabweichung **10/1:** 347
Beinachse, mechanische **10/1:** 168
Beinachsenprüfung **10/1:** 168, 198
Beinarterienaneurysma, Ursache **1:** 170
Beinganzaufnahme **10/1:** 129
Beinlängendifferenz, Closed-wedge-Technik **10/1:** 348
- Femurfraktur **10/1:** 125, 194
- Hüftendoprothese **10/1:** 34, 48
- Kniegelenkarthrodese **10/1:** 361
- Umstellungsosteotomie bei medialer Schenkelhalsfraktur **10/1:** 40
Beinulkus, Netztransplantation, freie **5:** 53
Beinvenenthrombose, Thrombektomie, Komplikation, intraoperative **1:** 298
- - - postoperative **1:** 298
- - Nachsorge **1:** 298
- - Spätkomplikation **1:** 298
- tiefe **10/1:** 220
- - nach Azetabulumfrakturversorgung **8:** 554
- - Kompressionsthrombektomie **1:** 295
- - Thrombektomie **1:** 293 ff
- - - Technik **1:** 294 ff
- unkomplizierte, distale **1:** 293
Beinvenenthrombus, flottierender **1:** 293
- - Lungenembolierisiko **1:** 293
Beinvenenverschluß, isolierter **1:** 299 ff
- - Operationsindikation **1:** 299
- - Operationskontraindikation **1:** 299
- - Operationsrisiko **1:** 299
- - Operationsvorbereitung **1:** 299
Belegzellen **3:** 225
Bennet-Fraktur **9:** 380
Benzodiazepine **7/2:** 7
Bergebeutel, Appendektomie **7/2:** 104 f
- Cholezystektomie **7/2:** 125
- Dünndarmresektion **7/2:** 232
- Sigmaresektion **7/2:** 282, 287 f
- Splenektomie **7/2:** 165
Berufsethik **7/2:** 315
Besenreiservarizen **1:** 289
Beta-Rezeptoren-Blocker **1:** 41
Beugekontraktur **10/1:** 91
Beugemuskelspastik **10/2:** 251
Beugesehnen der Finger **9:** 324
Beugesehnenabriß, distaler **9:** 393 f
- - erneuter **9:** 393
Beugesehnen-Advancement **9:** 398
Beugesehnenausriß **9:** 398
Beugesehnendurchtrennung nahe der Sehneninsertion **9:** 398 f
Beugesehnennaht **9:** 393 f, 396 f
- epitendinöse **9:** 396 f
- intratendinöse **9:** 396 f
Beugesehnenrefixation **9:** 395, 398
Beugesehnenreinsertion **9:** 398
Beugesehnenscheidenentzündung **9:** 441
Beugesehnenscheidenphlegmone **9:** 438
Beugesehnenstumpf, Durchflechtungsnaht nach Bunnel **9:** 399
Beugesehnentransplantation, zweizeitige **9:** 403 f
Beugesehnenverlängerung **9:** 401
Beugesehnenverletzung, geschlossene **9:** 393 ff
- - Komplexverletzung **9:** 395
- - Komplikation **9:** 395
- offene **9:** 395 ff
- - Begleitbehandlung **9:** 405
- - Begleitverletzungen **9:** 395
- - Komplexverletzung **9:** 405
- - Komplikation **9:** 405
- - Nachbehandlung **9:** 395, 405
- - Operation, Indikation **9:** 396
- - - Kontraindikation **9:** 396
- - Wiederholungseingriff **9:** 405
- Primärnaht **9:** 395
- Sekundärnaht **9:** 395
Beuteldrainage **E:** 68
Bewegungssegment **8:** 306
- Scherkräfte **8:** 328
Bewegungstherapie, passive **10/1:** 209
Bewußtseinsverlust, Hirnverletzung, diffuse **8:** 77
Bezoar, Entfernung **3:** 112
Biegungskeil, Radiusschaftfraktur **9:** 275 f
Biersche Regionalanästhesie, intravenöse **10/2:** 5
Bifurcatio (s. auch Bifurkation) aortae s. Aortenbifurkation
- carotidis s. Karotisbifurkation
- tracheae s. Trachealbifurkation
Bifurcatio-Lymphknoten **2:** 163
Bifurkation (s. auch Bifurcatio), iliakale s. Iliakabifurkation
Bildschirm-Chirurgie s. Chirurgie, minimal-invasive
Bildwandlerkontrolle, intraoperative **8:** 342
Bilharziose **5:** 198
Bilio-pankreatischer Konfluens **4:** 5
„Billroth I, umgekehrter" **3:** 204, 299
Billroth-I-Anastomose **3:** 144 ff
- nach Farmer-Smithwick-Harkins **3:** 144
- nach Finsterer **3:** 149
- nach Flechtenmacher **3:** 146
- nach Goepel **3:** 146
- nach Griffith-Harkins **3:** 144
- nach v. Haberer **3:** 146, 149
- nach Harkins-Nyhus **3:** 146
- nach Hedenstedt **3:** 144
- nach Holle-Hart **3:** 146
- nach Horsley **3:** 146
- nach Kocher **3:** 146
- nach Kutscha-Lissberg **3:** 146
- nach Leriche **3:** 146
- nach MacQueen **3:** 146
- nach Maki **3:** 146, 226
- nach Mayo **3:** 147
- nach Moloney **3:** 146
- nach Oliani **3:** 146
- nach Schmieden **3:** 146, 226
- nach Schoemaker **3:** 146
- nach Schreiber-Farthmann **3:** 146
- nach Winkelbauer **3:** 146, 149
Billroth-I-Magen **3:** 127
Billroth-I-Magenresektion, Netzplastik **5:** 46
Billroth-I-Reparation **3:** 144 ff
- Anastomose **3:** 147 ff
- - Albert-Naht **3:** 148
- - Hinterwandnaht **3:** 147 f
- - Kaliberweite **3:** 150
- - Mikulicz-Naht **3:** 148
- - terminolaterale **3:** 147 f
- - terminoterminale **3:** 144, 147 ff
- Arbeitsschritte **3:** 147
- Ausweichverfahren **3:** 150 f
- Duodenummobilisation **3:** 147
- Indikationen **3:** 127 f
- bei kombinierter Magenoperation **3:** 136 ff
- Komplikationen **3:** 150 ff
- - Abszeß **3:** 153
- - Anastomosenspannung **3:** 150
- - Anastomosenstenose **3:** 152
- - Blutung **3:** 151, 153
- - Empyem, subhepatisches **3:** 153
- - Hämatom **3:** 153
- - Ileus **3:** 152
- - Liposklerose **3:** 150
- - Magenatonie **3:** 151
- - Nahtbruch **3:** 151
- - - Kleinkurvaturnaht **3:** 151
- - Pankreasnekrose **3:** 152
- - Pankreatitis **3:** 152
- - Peritonitis **3:** 151 f
- - späte **3:** 154 ff
- - - Anastomosenstenose **3:** 154
- - - Dumping-Syndrom **3:** 156
- - - Restmagen, zu kleiner **3:** 155
- - - Rezidivulkus **3:** 154
- - - Stumpfkarzinom **3:** 156
- bei Magenperforation **3:** 236
- Technik **3:** 147 ff
- - bei perforiertem Ulcus ventriculi **3:** 236
- Wiederholungseingriffe nach Billroth-I-Reparation **3:** 209 ff
Billroth-I-Resektion **3:** 129 ff
- Arbeitsschritte **3:** 129
- Narkose **3:** 129
- Patientenlagerung **3:** 129
- Technik **3:** 129 ff
- - Antrumskelettierung **3:** 132
- - Auslösung des Lig. duodenocolicum **3:** 129

- - Duodenummobilisation **3:** 129 f
- - Großkurvaturskelettierung **3:** 130
- - Kleinkurvatur, Klammernahtdeckung **3:** 135
- - - Skelettierung **3:** 134
- - Magenabsetzung **3:** 134
- - Resektionslinie, distale **3:** 133
- beim Ulkus **3:** 129 ff
- Zugangsweg **3:** 129
Billroth-II-Anastomose **3:** 160 ff
- nach Balfour **3:** 160
- nach Braun **3:** 160
- nach Chrysopathis **3:** 160
- nach Dubourg **3:** 160
- nach v. Eiselsberg **3:** 160 ff
- nach Goetze **3:** 160
- nach Guleke **3:** 160
- nach v. Hacker **3:** 160
- nach Hoffmann **3:** 160
- nach Hofmeister **3:** 160
- nach Kronberger **3:** 144
- nach Krönlein **3:** 160
- nach Mayo **3:** 160
- nach v. Mikulicz **3:** 160
- nach Moynihan **3:** 160
- nach Neuber **3:** 160
- nach Nissen **3:** 144
- nach Reichel **3:** 160
- nach Reichel-Polya-Wilms **3:** 144
- nach Roux **3:** 144, 160, 167, 172 ff
- nach Schmieden **3:** 160
- nach Schmilinski **3:** 226
- nach Shafik **3:** 160, 226
Billroth-II-Billroth-I-Umwandlungsoperation **3:** 212
Billroth-II-Magen, ERCP-Technik **4:** 11 f
- Gallengangsteinextraktion, perkutan-transhepatische **4:** 22 f
- Papillotomie **4:** 16
Billroth-II-Magenresektion, Netzplastik **5:** 46
Billroth-II-Operation bei aktinischem Duodenumschaden **6:** 58
- bei aortomesenterialer Duodenalstenose **6:** 63
- Blutungskomplikation, postoperative **4:** 216
- nach partieller Duodenopankreatektomie **4:** 196 ff
- nach totaler Pankreatektomie **4:** 207
Billroth-II-Papillotom **4:** 16
Billroth-II-Reparation **3:** 161 ff
- Anastomose **3:** 161 ff
- - Abzugring **3:** 162, 165
- - - Kaliberweite **3:** 165
- - Hinterwandnaht **3:** 162 f
- - Vorderwandnaht **3:** 164 f
- Arbeitsschritte **3:** 161
- Ausweichverfahren **3:** 165, 167
- Duodenalstumpfverschluß **3:** 133, 161
- Enteroenteroanastomose nach Braun **3:** 161 f, 165 f
- Indikationen **3:** 127 f
- Kleinkurvaturverschluß **3:** 161 f
- Komplikationen **3:** 167 ff
- - Abzugringstenose **3:** 167
- - Blutung **3:** 151, 153
- - Duodenalfistel, chronische **3:** 169
- - Empyem **3:** 153
- - Gastroenterostomie, Fehllage **3:** 167
- - Gastroileostomie **3:** 167
- - Ileus **3:** 168
- - Magensporn **3:** 167
- - Nahtbruch **3:** 167
- - späte **3:** 170 ff
- - - Dumping-Syndrom **3:** 171
- - - Fistel, gastrojejunokolische **3:** 170, 218
- - - Invagination, jejunale **3:** 171
- - - Rezidivulkus **3:** 170
- - - Schlingensyndrome **3:** 171
- - - Stumpfkarzinom **3:** 171
- Technik **3:** 161 ff
Billroth-II-Resektion **3:** 129 ff
- Arbeitsschritte **3:** 129
- Narkose **3:** 129
- Patientenlagerung **3:** 129
- Technik **3:** 129 ff
- - Antrumskelettierung **3:** 132
- - Duodenalmobilisation **3:** 129 f
- - Duodenalstumpfsicherung **3:** 133
- - Duodenalstumpfverschluß **3:** 133
- - Großkurvaturskelettierung **3:** 130
- - Kleinkurvaturskelettierung **3:** 134
- - Magenabsetzung **3:** 134
- - Resektionslinie, distale **3:** 133
- Zuflußring, Kaliberweite **3:** 165
- Zugangsweg **3:** 127
Bilobektomie, obere **2:** 242 f
- untere **2:** 244 f
Bindegewebe, mediastinales **7/2:** 334
- pelvines **7/2:** 275
- peribronchiales **2:** 156, 162
- präperitoneales **7/1:** 12
- retroperitoneales, Verfärbung, gallige, posttraumatische **4:** 149
- subperitoneales **7/1:** 9
- subpleurales **2:** 158
Bindegewebslager, mediastinale **2:** 60
- retroduodenales **3:** 48
Bindegewebsplatte, portale **5:** 82 f
- retroduodenale s. Platte, duodenopankreatische
Bindegewebsräume, mediastinale **2:** 60
Binnenmuskeln der Hand **9:** 319 f
Biopsie, intraoperative, bei Pankreastumor **4:** 186
- mediastinale, video-thorakoskopische **7/2:** 370
- perkutane **E:** 146 ff
- - CT-gesteuerte **E:** 147
- - Indikation **E:** 146
- - Komplikation **E:** 148
- - Patientenaufklärung **E:** 147
- - ultraschallkontrollierte **E:** 146
- bei Staging-Laparotomie **5:** 238 f
Biopsiezange **10/2:** 13
Bipupillarlinie **8:** 224 f
Biß, frontal offener **8:** 220 f
- offener, Mittelgesichtsfraktur **8:** 277
- seitlich offener **8:** 221, 253
Bißwunde **E:** 20 f
- Infektionsrisiko **E:** 21
- Nachbehandlung **E:** 21
Bizepsanker **10/2:** 28
- Refixation **10/2:** 50 ff
Bizepssehne **9:** 167, 181, 250, 258
- Ablösung von der Tuberositas radii **9:** 182
- lange, Ruptur **9:** 110, 230 ff
- - Tenodese **9:** 111
- - Verankerung, ossäre **9:** 110 f
Bizepssehnenabriß, periostaler **9:** 230
Bizepssehnenansatz, Abriß, knöcherner **10/1:** 215, 218
Bizepssehnenrefixation **9:** 231
Bizepssehnenruptur, distale **9:** 230 ff
- - Komplikation **9:** 232
- - Nachbehandlung **9:** 232
- - Zugang **9:** 171
Bizepsursprung, Längsriß **10/2:** 50
Blase s. Harnblase
Blasengalle **5:** 15
- CEA-Gehalt nach Kolonkarzinomresektion **6:** 288
- Entleerung **4:** 56
Blickwinkel **10/2:** 6 f
Blinddarm s. Caecum; s. Zäkum
Blindsackbildung nach Gastroenterostomie **3:** 200
Blindsacksyndrom **6:** 115, 147 f
- nach Ileotransversostomie **3:** 68
- Therapie, konservative **6:** 147
Block, kortikospongiöser, autogener **8:** 34 ff
- - bei Spondylolisthesis **8:** 404
- prähepatischer **3:** 86
Blockade, sympathische **7/2:** 8
Blocker, bronchialer **7/2:** 341
Block-Kardiaresektion **3:** 294
Blow-out-Fraktur **8:** 275
- operative Versorgung **8:** 286
Blubberkasten **9:** 57
Blutdruck, Bedeutung für Suche nach Blutungsquelle **3:** 153, 200
- portaler s. Pfortaderdruck
Blutdrucknormalisierung vor Phäochromozytomoperation **7/1:** 229
Bluteosinophilie **7/1:** 40
Blutfluß, hepatofugaler **5:** 153
- zerebraler, Minderung nach Hirnverletzung **8:** 77
Blutgasanalyse **7/2:** 11
- arterielle **7/2:** 12
- venöse **7/2:** 9
Blutgefäß s. Gefäß
Blutgerinnungsstörung **7/2:** 4, 298, 307, 339
- nach Lebertransplantation **5:** 145
- bei peritoneo-venöser Shunt-Therapie **5:** 224
Blutleere **9:** 341
Blutleiter **8:** 90 f
Blutsperre **10/2:** 5
- subkardiale, maschinelle **5:** 180 f
- - - Komplikation, intraoperative **5:** 181
- - - - postoperative **5:** 181
- - - Nachsorge **5:** 181
Blutstillung **10/1:** 91; **10/2:** 16
- akute, bei Varizenblutung **5:** 168
- angiographische **3:** 232
- bei Beckenverletzung **8:** 467
- Embolisation, interventionelle **E:** 143
- endoskopische **3:** 227, 232, 313; **6:** 508 f
- Fibrinklebung **7/2:** 30
- bei Gesichtsverletzung **8:** 245
- Klippverfahren **E:** 166, 168
- Lichtkoagulation **3:** 188
- plastische Chirurgie **E:** 90
- posttraumatische **1:** 113
- video-thorakoskopische **7/2:** 344
Bluttransfusion **6:** 242
- Risikoaufklärung **6:** 184
Blutung, abdominelle **10/1:** 484, 490
- bei abdomino-perinealer Rektumexstirpation **7/2:** 280
- akute, bei akuter Pankreatitis **4:** 177
- nach Aneurysmaoperation an Aortenbogenarterien **1:** 139
- bei Angiodysplasie **3:** 227, 231
- bei Aortenaneurysmaoperation **1:** 147
- nach Aortenaneurysmaoperation **1:** 148
- bei Arrosionen **3:** 227, 230
- arterielle, bei Beckenverletzung **8:** 467
- - posttraumatische **1:** 113
- bei Barret-Ulkus **3:** 318
- bei Bauchaortenaneurysma-Operation **1:** 163
- nach Bauchaortenaneurysma-Operation **1:** 163
- in die Bauchwand **7/1:** 39
- bei bilio-digestiver Anastomose **4:** 91
- bei Cholezystektomie **7/2:** 322
- nach Cholezystektomie **4:** 60, 74; **7/2:** 141
- bei diagnostischer Laparoskopie **7/2:** 73
- bei Ductus-pancreaticus-Eröffnung **4:** 164
- duodenale, Umstechung **7/2:** 193
- nach endoskopischem Pankreaseingriff **4:** 35
- bei endoskopischer Gallensteinextraktion **4:** 21
- nach endoskopischer Polypektomie **6:** 518
- - - Verhütung **6:** 515
- epidurale **10/1:** 494 f
- bei Epiduralhämatomevakuation **8:** 143
- bei Erosionen **3:** 227, 231
- extraluminäre, postoperative **7/1:** 187
- bei extraperitonealer Leistenhernienreparation **7/2:** 306
- bei Extremitätenarterienaneurysma-Operation **1:** 176
- nach Extremitätenarterienaneurysma-Operation **1:** 176
- bei Fistel, aortoduodenaler **3:** 227
- - aortogastraler **3:** 227
- bei Fisteloperation **6:** 487
- nach Gallengangeingriff, Frührelaparotomie **4:** 82
- bei Gastritis, eosinophiler **3:** 242
- - hämorrhagischer **3:** 241
- - mykotischer **3:** 242
- gastrointestinale, nach Pankreasresektion **4:** 216
- - postoperative **E:** 166, 168
- Gelenkersatzoperation **10/1:** 58
- bei Hämangiom **3:** 227
- bei Hämobilie **3:** 227
- nach Hämorrhoidenoperation **6:** 470
- nach Hepatikusgabelresektion **4:** 118
- bei Inguinalhernienoperation **7/1:** 101
- intraabdominelle, nach maschineller subkardialer Blutsperre **5:** 181
- - nach Pankreasresektion **4:** 216
- intrakranielle, bei Druckmeßsondenimplantation **8:** 167, 177
- - bei frontobasaler Fraktur **8:** 196

- intraluminale, bei Gastrojejunostomie **7/2:** 239
- intraluminäre, postoperative **7/1:** 187
- intraoperative, bei Cholezystektomie **4:** 74
- - bei Nekrosektomie **4:** 181 f
- - bei Pankreaslinksresektion **4:** 181 f
- - bei Subduralhämatomevakuation **8:** 123
- bei Karotisaneurysma-Operation **1:** 138
- nach Kolotomie **6:** 199
- nach kruraler Arterienrekonstruktion **1:** 245
- bei Kuppenusuren **3:** 231
- nach Lebertransplantation **5:** 145
- nach Lungenresektion **2:** 192
- bei Magenpolypen **3:** 232
- bei Magentumoren **3:** 232
- bei Magenvarizen **3:** 232
- bei Mallory-Weiss-Syndrom **3:** 231
- massive, bei Colitis ulcerosa **6:** 293
- - bei Crohn-Krankheit **6:** 319
- bei Mediastinoskopie **2:** 67
- mesenteriale, bei Loop-Ileostomie **7/2:** 252
- nach mesenteriko-kavaler Anastomose **5:** 214
- nach Milztransposition **5:** 172
- Mittelgesicht **8:** 245
- bei Mittelgesichtsfraktur **8:** 219
- aus dem Mund **8:** 220 f
- aus der Nase bei Gesichtsschädelverletzung **8:** 219, 221
- nach Nierenarterienaneurysma-Operation **1:** 170
- aus dem Ohr bei Gesichtsschädelverletzung **8:** 221
- nach Operation bei Pankreasverletzung **4:** 152
- nach Pankreaskopf-Pankreaskörper-Resektion **4:** 154
- bei Pankreastumoroperation **4:** 215
- nach Pankreastumoroperation **4:** 216
- nach Pankreatikojejunostomie **4:** 166
- nach Papillektomie **4:** 30
- nach Papillenexzision **4:** 132
- parametriale **6:** 418
- nach partieller Duodenopankreatektomie **4:** 173
- nach perkutan-transhepatischer Gallensteinextraktion **4:** 23
- bei portaler Hypertension **3:** 227
- postoperative **3:** 151, 153, 188, 195, 200, 288, 301; **7/1:** 174
- - nach Billroth-I-Operation **3:** 151, 153
- - nach Billroth-II-Operation **3:** 167
- - nach Drainageoperationen **3:** 195, 200
- - - nach Gastroduodenostomie **3:** 195
- - - Gastroenterostomie **3:** 200
- - nach Ersatzmagenbildung **3:** 288
- - nach Fundoplikation **3:** 321
- - nach Inguinalhernienoperation **7/1:** 101
- - nach Kardiaresektion **3:** 301
- - nach Leberlappenresektion **3:** 267
- - nach Ösophagusoperationen **3:** 76
- - nach Pyloroplastik **3:** 195
- - Relaparotomie **7/1:** 187 ff
- - nach selektiv proximaler Vagotomie **3:** 186
- - nach trunkulärer Vagotomie **3:** 188
- postpartale **7/1:** 271
- Prostataloge **6:** 418
- nach Rechtsresektion der Leber **5:** 134
- bei rechtsseitiger Hemikolektomie **7/2:** 297
- bei Rektumresektion **6:** 418
- retroperitoneale, traumabedingte **4:** 149
- rezidivierende, bei Pankreastumor **4:** 185
- Schädelbasisfraktur **8:** 143
- nach selektiver proximaler Vagotomie **7/2:** 200
- bei Sigmaresektion **7/2:** 282
- nach Strumaoperation **1:** 20
- subpartale **7/1:** 271
- thorakale **10/1:** 489
- bei thorakaler Sympathektomie **1:** 203
- bei Thymektomie **2:** 93
- bei Tracheotomie **2:** 298
- bei trunkulärer totaler Vagotomie mit Pyloroplastik **7/2:** 192
- bei Ulcus duodeni **3:** 117 ff
- - ventriculi **3:** 227 ff
- Unterkieferbruchspalt **8:** 245
- vaginale, akute **7/1:** 266 f
- - - operative Strategie **7/1:** 266
- nach Venenexstirpation **1:** 292
- bei video-thorakoskopischem Eingriff **7/2:** 348
- nach Viszeralarterienaneurysma-Operation **1:** 170

Blutzyste **6:** 107
Boari-Plastik **7/1:** 252
Bochdaleksche Hernie **2:** 99, 101 f
- - Operation **2:** 105 f
Bochdaleksches Dreieck **2:** 99
Boerema-Crile-Varizenumstechung, transthorakale **5:** 191 f
Boerema-Ligaturoperation **5:** 176 f
Boerhaave-Syndrom **3:** 10, 15
- Muskeldefekt **3:** 15
- Schleimhautriß **3:** 15
Boezema-Ligaturdissektion **3:** 232
Bogen, schmerzhafter **9:** 70
Bohrdorn **10/1:** 97 f, 122
Bohrdrahtlockerung **10/1:** 193
Bohrdrahtosteosynthese, Capitulum humeri **9:** 221
- Epicondylus ulnaris **9:** 220
- Humerusfraktur, subkapitale **9:** 90
- - - instabile **9: 89**
- - suprakondyläre, beim Kind (Jugendlichen) **9:** 218 f
- perkutane **9:** 218 f
Bohrkanal, transfemoraler **10/1:** 222, 226, 235
- transtibialer **10/1:** 221, 235
Bohrkopf, festgefressener **10/1:** 99, 122
- stumpfer **10/1:** 99
Bohrloch, frontales, Druckmeßsondenimplantation **8:** 166
- temporales, Erweiterung, osteoklastische **8:** 121 f
- - bei vermutetem Epiduralhämatom **8:** 139 f
Bohrlocherweiterung, osteoklastische, bei akutem Epiduralhämatom **8:** 125, 128, 141
- - - Subduralhämatom **8:** 121 f
Bohrlochtechnik **9:** 96 ff
Bohrlochtrepanation **8:** 80
Bohrmehl **10/1:** 222
Bohrungen für Plattenosteosynthese **9:** 375
- subchondrale, Femurkopf **10/2:** 141, 151, 158 ff
- - Kniegelenk **10/2:** 234
- - Osteochondrosis dissecans tali **10/2:** 312 ff
- transkondyläre **10/1:** 222
- für Zugschraubenosteosynthese **9:** 374
Bohrwelle **10/1:** 99
- flexible **10/1:** 98
Bolusverschluß der Speiseröhre **3:** 27
Bolzenbruch **10/1:** 123
Borderline scarring **E:** 80
Bougierung, endoskopische **3:** 72, 313; **6:** 509 f
Bowen-Krankheit, anale **6:** 498
Boydsche Venengruppe **1:** 287
Brachialisaneurysrna **1:** 171 ff
- Operationstechnik **1:** 172 f
- Zugangsweg **1:** 171
Bradykardie durch intraoperativen Zug am Nervus vagus **1:** 138
- nach Thrombendarteriektomie der Karotisbifurkation **1:** 186
Brandblasenabtragung **E:** 78
Brandblasenpunktion **E:** 78
Braunsche Fußpunktanastomose **3:** 161 f, 165 f, 196, 201, 274, 291; **4:** 154
- - Duodenopankreatektomie, partielle **4:** 167, 173, 187, 197 f
- - ERCP-Technik **4:** 12
- - maschinelle Technik **4:** 198
- - Pankreatektomie, regionale **4:** 210, 212
- - - totale **4:** 207, 209
- - Technik **3:** 165 f
- - - Hinterwandnaht **3:** 166
- - - Stapler-Naht **3:** 166
- - - Vorderwandnaht **3:** 166
- Schaumstoffschiene **10/1:** 172
Bregma **8:** 82
Brescia-Cimino-Shunt **1:** 270 f
- Arbeitsschritte **1:** 271
- Operationsrisiko **1:** 270
- Zugangsweg **1:** 271
Briden **6:** 83, 326 f; **7/1:** 62
- Durchtrennung **6:** 332
Bridenbildung nach Netzplastik **5:** 43
- postoperative **5:** 25
Bridendivertikel **3:** 114
Bridenileus **6:** 332; **7/1:** 171
- Behandlung, laparoskopische **6:** 84 f
Bridenresektion, laparoskopische **6:** 84 f
Brighan-Ersatzmagenbildung **3:** 270
Brillenhämatom **8:** 219, 221
Bronchialarterien, Variabilität **2:** 163
Bronchialbaum **2:** 155 ff
- Variabilität **2:** 156
Bronchialkarzinom, Bronchusstumpfrezidiv **2:** 259
- Lungenresektion **2:** 191
- zentrales, Radikaloperation **2:** 58
Bronchialschleimhaut **2:** 156 f
Bronchialtoilette **3:** 32
Bronchiektasen **2:** 191 f
Bronchiolus respiratorii **2:** 156
- terminalis **2:** 155 f
Bronchitis, chronische, Wundheilungsstörung **7/1:** 47
Bronchopulmonale Segmente **2:** 158 f
Bronchoskopie **2:** 251; **3:** 41
Bronchus communis **2:** 155; **7/2:** 337
- linker **3:** 6
- lobaris inferior **2:** 154; **7/2:** 336
- - - dexter **2:** 156
- - - sinister **2:** 156
- - medius **7/2:** 336
- - - dexter **2:** 156
- - superior **2:** 151, 154 f; **7/2:** 336 f
- - - dexter **2:** 156
- - - sinister **2:** 156
- principalis **2:** 37, 43, 146, 155; **7/2:** 337
- - dexter **2:** 48, 51, 56, 64, 151, 156; **7/2:** 332, 338
- - - Abriß, Operationstechnik **2:** 190
- - - Keilexzision aus der Bifurkation **2:** 223, 258
- - Gefäßversorgung, Variabilität **2:** 260
- - sinister **2:** 46, 51, 156; **7/2:** 331
- - - Keilexzision aus der Bifurkation **2:** 197, 258, 262
- - Stumpf, durchblutungsgefährdeter, Interkostalmuskellappen **2:** 281 f
- - Verschluß bei Pneumonektomie **7/2:** 369
- segmentalis **2:** 158
- - anterior **2:** 154; **7/2:** 336
- - apicoposterior **2:** 154; **7/2:** 336
- - basalis anterior **2:** 154; **7/2:** 336
- - - medialis **2:** 154; **7/2:** 336
Bronchuskarzinom **7/2:** 370
- peripheres **7/2:** 339
Bronchusrudiment **2:** 191
Bronchusstumpf, kurzer **2:** 187
- Verschluß **2:** 185 ff
- - Klammernaht **2:** 185
- - Klingenbergh-Technik **2:** 186
- - Overholt-Technik **2:** 186
- - Pichlmayr-Schildberg-Technik **2:** 187
Bronchusstumpfdeckung nach Pneumonektomie **2:** 281 f
Bronchusstumpfinsuffizienz **2:** 192, 264, 269 ff
- frühe **2:** 269
- - Rethorakotomie **2:** 269
- späte **2:** 269 ff
Bronchusstumpfkarzinom **2:** 259
Brooke-Ileostomie **6:** 293, 302 f, 437
Broviac-Katheter **E:** 46, 51
Browne-Magengefäßversorgung **3:** 100
Bruch (s. auch Hernia; s. auch Hernie) **7/1:** 49 ff
Brucheinklemmung **7/1:** 65 f
- direkte prograde **7/1:** 65
- elastische **7/1:** 65
- retrograde **7/1:** 65 f
Bruchhüllen **7/1:** 65
Bruchinhalt **7/1:** 65
- Pseudoreposition **7/1:** 66
- Reposition **7/1:** 66 f
Bruchpforte **7/1:** 11, 50, 65
- Hernia bursae omentalis **7/1:** 157
- - ischiadica **7/1:** 58, 135
- - obturatoria **7/1:** 133
- - perinealis **7/1:** 60
- Hernie, innere **7/1:** 61

- Leistenhernie **7/1:** 55
- Lumbalhernie **7/1:** 130
- Obturatorhernie **7/1:** 58
- Schenkelhernie **7/1:** 56
- Spieghel-Hernie **7/1:** 128

Bruchpfortenverschluß **7/2:** 298
- Fibrinklebung **7/2:** 32

Bruchsack **7/1:** 64 f
- Inguinalhernie **7/1:** 76
- Leistenhernie **7/1:** 55
- Obturatorhernie **7/1:** 58
- Schenkelhernie **7/1:** 56
- Tabaksbeutelnaht **7/1:** 83 ff

Bruchsackdissektion bei Leistenhernienreparation **7/2:** 303
Bruchsackeröffnung bei thorakaler Fundoplastik **3:** 324
Bruchzufall **7/1:** 124, 128
Brückenkallus **9:** 290 f
- epimetaphysärer **10/1:** 193

Brückenplastik **9:** 407, 414 f
Brückenvenen **8:** 92
Brückenvenenruptur **8:** 107, 159
Brucksackdurchtrennung bei Skrotalhernienreparation **7/2:** 304
Brunner-Drüsen, Hyperplasie s. Brunneriom
Brunneriom **6:** 69 f
- Operationstechnik **6:** 70

Brunner-Trichterbrustoperation **2:** 127 ff
Brustaorta, Wandaufbau **1:** 88
Brustbein s. Sternum
Brustdrüsenabszeß **2:** 7 ff
- Ausräumung **2:** 7
- Drainage **2:** 8 f
- Operationsrisiko **2:** 7
- rezidivierender **2:** 7, 9
- Schnittführung **2:** 7 ff
- Spaltung **2:** 8

Brustdrüsenkarzinom s. Mammakarzinom
Brustdrüsenkörperverziehung nach Quadrantenresektion **2:** 32
Brustdrüsennarben, radiäre **2:** 10
Brusthöhle, Lymphdrainage **2:** 55 ff
Brustwand, hintere, Gefäße, mediastinale **2:** 41
- Spaltlinien **E:** 89
- vordere, Gefäße, mediastinale **2:** 40 f

Brustwandventralisation **2:** 127 ff
Brustwarze s. Mamille
Brustwirbel **8:** 302 f, 312
- Berstungsfraktur, instabile **8:** 369 ff
- - - Komplikation **8:** 369, 372
- - - Zugang **8:** 369 f
- - beim Kind **8:** 373
- Luxationsfraktur, irreponible **8:** 365 ff
- - - Kerbenplatten **8:** 368
- - - Komplikation **8:** 365, 368
- - - Patientenlagerung **8:** 365
- - beim Kind **8:** 373

Brustwirbelfraktur **8:** 362, 365 ff
- fehlverheilte **8:** 405 ff
- - Fixateur interne **8:** 407 f
- - Korrektur, dorso-ventro-dorsale **8:** 405 ff
- - Lyse, dorsale **8:** 406
- - - ventrale **8:** 407
- beim Kind **8:** 373

Brustwirbelsäule **8:** 312 ff
- Beweglichkeit **8:** 323 f
- Distraktionsverletzung **8:** 364
- Fusion, dorsale **8:** 366 ff
- Kompressionsverletzung **8:** 364
- Rotationsverletzung **8:** 364
- Stabilisierung bei Polytrauma **8:** 362
- Topographie **8:** 312 ff
- Verletzung **8:** 362 ff
- - Laminektomie **8:** 363
- - Operationsziel **8:** 362
- - Spinalkanal-Clearance **8:** 363
- - Spinalkanaleinengung **8:** 363
- - Vorgehen, dorsales **8:** 362 f
- - - dorso-ventrales **8:** 363
- Zugang, dorsaler **8:** 365 f

Brustwirbelsäulenverletzung, instabile **10/1:** 495
Budd-Chiari-Syndrom **5:** 198
- Anastomose, portokavale **5:** 208
- Lebertransplantation **5:** 208

Bügelschnitt **8:** 186, 198, 242 f
Bülau-Drainage **3:** 10, 15, 25, 143, 186, 190, 300; **5:** 222; **E:** 64 f
- Zugang **E:** 65

Bulbus duodeni **3:** 96, 251; **4:** 2, 189; **5:** 78; **6:** 22, 36
- olfactorius **8:** 89
- superior venae jugularis internae **8:** 91

Bullaresektion, thorakoskopische **7/2:** 11
Bupivacain **7/1:** 70
- toxische Grenzdosis **7/1:** 71

Burner-Hautschnitt **9:** 394
Burow-Dreieck **E:** 96
Burow-Dreieckplastik **1:** 39
Burowsche Dreieckexzision **1:** 37
Burow-Vorschiebelappen **E:** 96
Bursa anserina **10/1:** 150; **10/2:** 172
- bicipitoradialis **9:** 168, 250; **10/2:** 85, 87
- cubitalis interossea **9:** 168
- infrapatellaris, Exstirpation **10/1:** 268
- - profunda **10/1:** 144; **10/2:** 165
- intratendinea olecrani **9:** 168
- musculi extensoris carpi radialis brevis **9:** 168
- - semimebranosi **10/2:** 165, 172
- olecrani subcutanea **10/2:** 87
- omentalis **3:** 80, 104, 180; **4:** 50, 135; **5:** 81, 103, 105, 227; **6:** 24, 169, 335
- - eröffnete **4:** 151
- - Eröffnung **3:** 89 f, 110, 198; **4:** 160 f, 163 f, 179 f, 203; **5:** 185; **7/2:** 164
- - - breite **4:** 221 f
- - Netzhernie **5:** 35
- - Verschluß **3:** 150, 158, 167
- - Zugang **7/2:** 69
- praepatellaris **10/1:** 144; **10/2:** 165
- - Exstirpation **10/1:** 268
- subacromialis **9:** 67, 76; **10/2:** 20, 23
- - Frontalschnitt **10/2:** 22
- - Sehnenkappe **10/2:** 24
- subcoracoidea **9:** 67 f; **10/2:** 23
- - Verbindung **10/2:** 23
- subcutanea calcanea **10/1:** 389; **10/2:** 286
- - infrapatellaris **10/1:** 144; **10/2:** 165
- - olecrani **9:** 168
- subdeltoidea **9:** 67, 76; **10/2:** 23
- - Sehnenkappe **10/2:** 24
- subtendinea musculi bicipitis femoris **10/1:** 150; **10/2:** 172
- - - gastrocnemii lateralis **10/1:** 150; **10/2:** 172
- - - - medialis **10/1:** 144, 272; **10/2:** 165, 172
- - - - - Verbindung **10/1:** 150
- - - semimembranosi **10/1:** 150, 272
- - - subscapularis **9:** 64 ff; **10/2:** 21
- - - - Eingang **10/2:** 20
- - - - Verbindung **10/2:** 23
- - - tricipitis brachii **9:** 168
- suprapatellaris **10/1:** 83, 144; **10/2:** 165
- - Gelenkkörper, freier **10/2:** 237
- tendinis calcanei **10/1:** 389; **102:** 286
- trochanterica **10/1:** 14
- - Einblutung **10/1:** 24

Bursalavage **7/1:** 215
Bursektomie **9:** 244; **10/2:** 61 f
- Nachbehandlung **9:** 244

Bursitis, akute **10/1:** 268
- chronische **10/1:** 268
- eitrige **10/1:** 268
- olecrani **9:** 244

Buschke-Löwenstein-Tumor **6:** 498
Bypass bei Aneurysma **1:** 125 f
- nach Aortenprotheseninfektion **1:** 148
- nach Aortenruptur **1:** 116
- aorto-bifemoraler, Anastomosenaneurysma, proximales **1:** 162
- - bei aorto-iliakalem Verschluß **1:** 216 f
- aorto-femoraler, Nahtaneurysma **1:** 228
- aorto-iliakaler, Anastomosenaneurysma, distales **1:** 161
- - Netzplastik **5:** 51
- aorto-(iliako-)femoraler **1:** 219 ff
- - Zugangsweg, suprainguinaler, retroperitonealer **1:** 219
- aorto-mesenterialer, Vorbereitung **1:** 260
- aorto-renaler **1:** 266
- aorto-trunkaler **1:** 195 f
- bei Armarterienverschluß **1:** 197 ff
- zur Arteria dorsalis pedis **1:** 243 f
- - fibularis **1:** 242 f
- - tibialis posterior **1:** 241 f
- nach Arterienverletzung **1:** 116
- axillo-axillärer **1:** 126
- axillo-femoraler **1:** 208
- - bei aorto-iliakalem Verschluß **1:** 216 f
- - Arbeitsschritte **1:** 217
- - Hämatombildung **1:** 217
- - Komplikation **1:** 217
- - - Therapie **1:** 217
- - Nachsorge **1:** 217
- - Tunnelierung, subkutane **1:** 216 f
- - Verschluß, thrombotischer **1:** 217
- - Zugangsweg, distaler **1:** 216
- - - proximaler **1:** 216
- extra-intrakranieller **1:** 126
- femoro-femoraler, Zugangsweg **1:** 224
- femoro-poplitealer **1:** 233 ff; **E:** 154, 157
- - Arbeitsschritte **1:** 233
- - Ausweichmethode **1:** 236 f
- - distaler **1:** 236, 238
- - - Komplikation **1:** 238
- - Frühkomplikation **1:** 237
- - Komplikation **1:** 237
- - kurzer **1:** 236
- - Lagerung **1:** 233
- - langer **1:** 236
- - Nachsorge **1:** 237
- - Spätkomplikation **1:** 237
- - Technik **1:** 234 ff
- - Zugangsweg **1:** 233
- femoro-profundaler s. Profundaplastik **1:** 111
- iliako-femoraler, durch den Canalis obturatorius s. Obturator-Bypass
- - extraanatomischer **1:** 225 ff
- iliako-iliakaler, querer **1:** 300
- iliako-renaler **1:** 267
- - bei Nierenarterienaneurysma **1:** 164, 167
- pelviner **1:** 227
- perinealer **1:** 227
- portofemoroaxillärer **5:** 107, 142
- - bei Lebertransplantation **5:** 142
- protheseo-renaler, bei thorakoabdominalem Bypass **1:** 269
- spleno-renaler **1:** 267
- - bei Nierenarterienaneurysma **1:** 164
- bei Subclavian-Steal-Syndrom **1:** 190
- bei thorakalem Aortenaneurysma **1:** 140 f
- bei thorako-abdominalem Aortenaneurysma **1:** 140 f
- thorako-abdominaler **1:** 268 f
- - Arbeitsschritte **1:** 269
- - Ausweichmethode **1:** 269
- - Indikation **1:** 268
- - Komplikation **1:** 269
- - Kontraindikation **1:** 268
- - Nachsorge **1:** 269
- - Operationsrisiko **1:** 268
- - Spätkomplikation **1:** 269
- - Vorbereitung **1:** 268
- - Zugangsweg **1:** 268
- bei Trunkus-Syndrom **1:** 194 f
- zur Unterschenkelarterie, Verschluß, thrombotischer **1:** 245
- bei Vertebralisstenose **1:** 192

Bypass-Operation bei Crohn-Krankheit **6:** 324
Bypass-Operationen **3:** 71, 300
- bei nichtresektionsfähigen Ösophagustumoren **3:** 71
- Ösophaguschirurgie **3:** 71
- bei Ösophagusverätzung **3:** 71
- bei transthorakaler Kardiaresektion **3:** 300

B-Zellen **4:** 148
- Tumor s. Insulinom **4:** 218

C

CA **4:** 19, 217
CA 19-9 bei Rektumkarzinom **6:** 401
Caecum (s. auch Zäkum) **7/2:** 251
- altum **6:** 31; **7/1:** 156
- fixum **6:** 168
- liberum **6:** 31
- mobile **6:** 31, 102, 168; **7/1:** 156

Ca-Gluconat-Infusion, intraarterielle **E:** 83
Calcaneus, Anatomie **10/1:** 375 ff
- Facies articularis talaris posterior **10/1:** 381
- Frontalschnitt **10/1:** 400
- Knochenbälkchen, spitzbogenartige **10/1:** 375
- Sagittalschnitt **10/1:** 401 f

Calciumalginat-Wundauflage **E:** 11
Calices majores **7/1:** 200
- minores **7/1:** 200

Callander-Amputation **1:** 254
Calotsches Dreieck **4:** 50 ff; **5:** 85; **7/2:** 119

- - Inzision **5:** 126 f
- - übersichtliche Ausbreitung **7/2:** 322
Campersche Ebene **8:** 224 f
- Faszie **7/1:** 2 f, 51 f
Canalis adductorius **1:** 107, 282; **10/1:** 4; **10/2:** 173
- - Aneurysma, Operationstechnik **1:** 173
- - Arteria femoralis **10/1:** 6
- - Begrenzung, dorsale **10/1:** 6
- - - ventrale **10/1:** 6
- - Freilegung, Arterienrekonstruktion, femoro-popliteale **1:** 234
- analis s. Analkanal
- caroticus **1:** 96
- - Eingang **1:** 124
- carpi s. Karpaltunnel
- femoralis **7/1:** 56; **7/2:** 304, 308
- - Anatomie **7/1:** 56
- - Verschluß **7/1:** 103
- infraorbitalis **8:** 228
- inguinalis s. Leistenkanal
- nervi radialis **9:** 133
- obturatorius **7/1:** 58, 60; **8:** 424 f, 441
- opticus **8:** 228
- pudendalis **7/1:** 58; **8:** 432 f
- pyloricus **3:** 97
- sacralis **8:** 418
- umbilicalis **7/1:** 12
Cancer en cuirasse **2:** 22
Candida-Peritonitis **5:** 16
Cannon-Böhm-Punkt **6:** 172
Capitulum humeri **9:** 163 f, 179; **10/2:** 85 ff
- - Abscherfraktur beim Kind (Jugendlichen) **9:** 221
- - Beurteilung **10/2:** 95
- - Fraktur beim Kind (Jugendlichen) **9:** 221
- - Osteochondrosis dissecans **10/2:** 101
- - Topographie **10/2:** 89
Capsula adiposa renalis **5:** 233
- - renis **7/1:** 193, 195 ff
- fibrosa renis **7/1:** 196 f
- pancreatis **4:** 135
Capsular-Shift-Operation nach Neer, Ablösung der Musculus-infraspinatus-Sehne **9:** 81
- - bei Bankart-Operation 9: 100
- - Zugang **9:** 80
Capsulitis adhaesiva **9:** 120; **10/2:** 59
Caput femoris s. Femurkopf
- fibulae **10/1:** 215; **10/2:** 171
- humeri **9:** 64 f; **10/2:** 20, 60
- - Fraktur **10/2:** 80
- - Instabilität **10/2:** 54
- medusae **5:** 151; **7/1:** 20
- metacarpale, Gelenkflächen **9:** 308
- metatarsale I **10/1:** 376 f
- - Palpationspunkt **10/1:** 380
- pancreatis s. Pankreaskopf
- radii **9:** 164, 178 f, 258; **10/2:** 84 f, 87
- - Beurteilung **10/2:** 95
- - Kippwinkel **9:** 164
- - Topographie **10/2:** 89
- tali **10/1:** 376 f, 382; **10/2:** 276
- - Facies articularis navicularis **10/1:** 381
- ulnae **9:** 258
Carcinoma ductale in situ **2:** 10 f
- - - Mastektomie, modifiziert radikale **2:** 11
- - - Strahlentherapie **2:** 10
- lobulare in situ **2:** 10
Carcinosis adhaesiva **5:** 38
- peritonei **5:** 66
- verrucosa **5:** 38
Carey-Gastrostomie **3:** 310
- Stapler-Technik **3:** 310
Caroli-Krankheit **4:** 7
Cartilago(-ines) cricoidea **1:** 6, 94; **2:** 288 ff, 294; **3:** 34
- thyroidea **1:** 5 f, 83, 93 f, 285; **2:** 288 ff, 294
- tracheales **2:** 146
Caspari-Suture-Punch **10/2:** 67
Catgut-Faden **3:** 306
Cauda equina **8:** 317, 376
- - Kompression **8:** 382
- pancreatis s. Pankreasschwanz
Cauda-equina-Syndrom, Sakrumquerfraktur **8:** 473
Cavitas glenoidalis **9:** 65; **10/2:** 20 f
- - Transversalschnitt **10/2:** 22
- nasi **8:** 226, 228
- oris **8:** 229
- pericardialis **7/2:** 334
- peritonealis s. Peritonealhöhle
- pleuralis s. Pleurahöhle
Cavum Douglasi s. Douglas-Raum
- Retzii **8:** 430
CEA **4:** 217
- in der Blasengalle **6:** 288
CEA-Anstieg nach Kolonkarzinomresektion **6:** 288
CEA-Bestimmung **3:** 41
CEA-Spiegel bei Rektumkarzinom **6:** 401
CEEA-Instrument, Darmkontinuitätswiederherstellung nach Hartmann-Operation **6:** 342 f
Celestin-Tubus **3:** 25, 41
Cellulae ethmoidales **8:** 89, 227
- - posteriores **8:** 228
Centrum tendineum **3:** 14, 17, 30, 45, 298; **7/2:** 329
- - diaphragmatis **5:** 102
- - perinei **7/1:** 60
Cephalosporin **10/1:** 92
Cervix uteri **7/2:** 74
Champy-Unterkieferosteosynthese **8:** 264
Cheilion **8:** 223 f
Chemoembolisation **E:** 143 ff
- Kontraindikation **E:** 143
- palliative **E:** 143
- Verlaufskontrolle **E:** 145
Chemotaxis, Wundheilung **E:** 4
Chemotherapie **3:** 77, 244, 246
- Katheter, arteriell implantierbarer **E:** 52 f
- bei Magenkarzinom **3:** 244, 246
- bei Ösophaguskarzinom **3:** 77
Chiasma crurale **10/1:** 387; **10/2:** 285
- plantare **10/1:** 387; **10/2:** 285
- tendinum **9:** 305, 324
Chiba-Nadel **4:** 23
Chilaiditi-Syndrom **2:** 110; **6:** 200
Child-Pugh-Klassifikation **5:** 174, 203
Chirurgie, endoskopische, Fehlervermeidung **7/2:** 317
- - video-intracavitäre s. Chirurgie, minimal-invasive
- konventionelle **7/2:** 2
- minimal-invasive **7/2:** 2 ff
- - Aufklärung **7/2:** 4
- - Kontraindikation **7/2:** 4
- - Umsteigen **7/2:** 4
- plastische s. Plastische Chirurgie
- septische **8:** 50 ff
- video-endoskopische **7/2:** 2
- - Fehlervermeidung **7/2:** 317
- video-laparoskopische **7/2:** 2 ff
- - Anästhesie **7/2:** 7 ff
- - Aufklärung **7/2:** 4
- - Befunderhebung, präoperative **7/2:** 6
- - Blickwinkel **7/2:** 3
- - CO_2-Bestimmung **7/2:** 9
- - Fehlervermeidung **7/2:** 317
- - Fibrinklebung **7/2:** 30 ff
- - gasfreie **7/2:** 4, 6
- - gynäkologische, Fibrinklebung **7/2:** 32
- - Indikationsstellung **7/2:** 4
- - Komplikation, postoperative **7/2:** 9 f
- - Kontraindikation **7/2:** 4
- - Monitoring **7/2:** 8 f
- - operative Strategie **7/2:** 3
- - Organrisiken **7/2:** 6
- - postoperative Auswirkung **7/2:** 9 f
- - Streßbelastung **7/2:** 10
- - Training **7/2:** 3
- - Vergrößerung **7/2:** 3
- video-thorakoskopische **7/2:** 2 f, 325 ff
- - Adhäsiolyse **7/2:** 344
- - Anästhesie **7/2:** 11 f, 341 f
- - Aufklärung **7/2:** 339
- - Blickwinkel **7/2:** 326
- - Blutstillung **7/2:** 344
- - Dichtigkeitsprüfung des Lungenparenchyms **7/2:** 346
- - Drainage **7/2:** 347
- - Fehlervermeidung **7/2:** 317
- - Fibrinklebung **7/2:** 30
- - Indikation **7/2:** 11, 339
- - Knotentechnik, endokorporale **7/2:** 345 f
- - Komplikation **7/2:** 347
- - Kontraindikation **7/2:** 339
- - Monitoring **7/2:** 12
- - Monitorpositionierung **7/2:** 340
- - Nachsorge **7/2:** 347
- - Operationsteampositionierung **7/2:** 340
- - operative Strategie **7/2:** 326
- - Patientenlagerung **7/2:** 342
- - postoperative Phase **7/2:** 12
- - Seitenlagerung **7/2:** 342 f
- - Standardmonitoring **7/2:** 12, 342
- - technische Schwierigkeiten **7/2:** 348
- - Training **7/2:** 326
- - Umsteigen **7/2:** 339
- - - Indikation **7/2:** 348
- - - Verfahren **7/2:** 348
- - Vergrößerung **7/2:** 326
- - Vorbereitung **7/2:** 340
- - Zugangswege **7/2:** 343
Chlamydien-Peritonitis **5:** 16
Cholangiographie, endoskopisch-retrograde, intraoperative **7/2:** 150
- intraoperative **4:** 119; **7/2:** 132, 150 ff
- - bei Cholezystektomie **4:** 63, 74
- - endoskopisch, retrograde **4:** 18, 23
- - Indikation **7/2:** 150
- - Katheterplazierung **7/2:** 151
- - Komplikation **7/2:** 152
- - bei liegendem T-Drain **4:** 81
- - perkutane, transhepatische **4:** 23, 83
Cholangiographiekatheter **7/2:** 150 f
Cholangiographie-Set, transjuguläres **5:** 217
Cholangiolithiasis **7/2:** 107, 153
- Diagnose **7/2:** 153
- mit eitriger Cholangitis **7/2:** 153
- intrahepatische, Steinextraktion, perkutan-transhepatische **4:** 22 f
Cholangiolithotomie **4:** 75 ff
- Komplikation, intraoperative **4:** 79 f
- - postoperative **4:** 81
Cholangio-Pankreatikographie, endoskopisch-retrograde **4:** 2
- - Arbeitsschritte **4:** 9
- - Billroth-I-Magen **4:** 11
- - Billroth-II-Magen **4:** 11 f
- - mit Bürstenzytologie **4:** 108
- - Endoskopbegradigung **4:** 9 f
- - Kontrastmittel **4:** 9
- - Kontrastmittelapplikation **4:** 11
- - Lagerung **4:** 9
- - bei Pancreas anulare **6:** 40
- - bei Pankreastumoroperation **4:** 187
- - posttraumatische **4:** 149
- - Prämedikation **4:** 9
- - Pyloruspassage **4:** 10
- - Technik **4:** 9 ff
- - Vorbereitung **4:** 9
Cholangio-Pankreatikoskopie, orale **4:** 35
Cholangioskop **4:** 23
Cholangioskopie, endoskopisch **4:** 22 f
- intraoperative **4:** 77; **7/2:** 150, 156
- perkutane, transhepatische **4:** 24
Cholangitis, akute eitrige, Periduodenitis **4:** 120
- aszendierende **4:** 17
- eitrige, bei Cholangiolithiasis **7/2:** 153
- - Sonde, nasobiliäre **4:** 21
- nach endoskopischer Gallensteinextraktion **4:** 22
- bei Gallengangendoprothese **4:** 28
- nach Hepatikusgabelresektion **4:** 118
- nach Papillenexzision **4:** 132
- primär sklerosierende **6:** 294
- sklerosierende **4:** 107
Cholaskos **5:** 24, 26
- bei Hepatikojejunostomie **4:** 216
Cholecystokinin **4:** 56, 65
Choledochoduodenalwinkel **3:** 130
- Lymphknoten **3:** 130, 251
Choledochoduodenostomia interna s. Ductus choledochus, Fistelung, suprapapilläre
Choledochoduodenostomie, innere **3:** 144
- nach Papillenexzision **4:** 131
Choledochojejunostomie, laterolaterale, bei Duodenalkarzinom **6:** 77
- bei Lebertransplantation **5:** 144
- palliative **4:** 98
Choledocholithiasis **5:** 15
- obstruierende **4:** 65
- Pankreatitis, akute **4:** 176
Choledochoplastik, Netzplastik **5:** 49
Choledochoskopie **7/2:** 157
- intraoperative **4:** 127
Choledochotomie **7/2:** 153

- Ischämiezone **4:** 55
- zur operativen Papillotomie **4:** 121
- - - als Reoperation **4:** 126
- zur Papillenexzision **4:** 129
- supraduodenale, bei subtotaler Pankreaslinksresektion **4:** 226 f
Choledochozele **4:** 59
Choledochus s. Ductus choledochus
Choledochus-Duodenal-Winkel, Lymphknoten **6:** 39
Choledochuslängsinzision **7/2:** 156
Choledochusnaht, Netzplastik **5:** 49
Choledochusrevision **7/2:** 155 ff
- Drainage **7/2:** 157 f
- durch den Zystikusstumpf **7/2:** 155
Choledochuszysten, angebotene **4:** 7
Cholelithiasis **4:** 60 ff
- Aufklärung, präoperative **4:** 60
- Cholezystektomie s. Cholezystektomie bei Cholelithiasis
- Diagnostik, intraoperative **4:** 60
- nach Dünndarmresektion **6:** 139
- Operationsindikation, absolute **4:** 60
- - relative **4:** 60
- Operationskontraindikation **4:** 60
- Operationsmethode **4:** 60
- Operationsrisiko **4:** 60
- Operationsvorbereitung **4:** 60
- Operationsziel **4:** 60
- Sonographie, präoperative **4:** 60
- symptomatische **4:** 60
Cholesterinstein **4:** 60
- Litholyse **4:** 24
Cholestyramin **6:** 139 f
Cholezystektomie **4:** 60 ff; **7/2:** 2, 107 ff, 317
- Abszeß, subhepatischer **4:** 74
- Adhäsionsprozeß, chronischer **4:** 68 f
- bei akuter Cholezystitis **4:** 71
- Analgetikabedarf, postoperativer **7/2:** 10
- Anatomie **7/2:** 108 f
- Arbeitsschritte **4:** 61
- Arbeitstrokarhandhabung **7/2:** 140
- Arteria-cystica-Durchtrennung **7/2:** 122
- Arteria-cystica-Einriß **7/2:** 135
- Arteria-cystica-Ligatur **4:** 62, 67, 93, 158
- vor Arteria-hepatica-communis-Unterbindung **5:** 106
- Aufklärung **7/2:** 107
- Aufklärungshinweise **4:** 60
- bei Aufklärungshinweise **4:** 92
- Bergetechnik **7/2:** 124 f
- - alternative **7/2:** 143 ff
- Beschwerden, fortbestehende **4:** 74
- bei biliär bedingter akuter Pankreatitis **4:** 177
- Blutstillung **7/2:** 124
- Blutung, intraoperative **4:** 74; **7/2:** 141
- - postoperative **4:** 74
- Blutungsquellenortung **7/2:** 322
- Cholangiographie **4:** 63
- - intraoperative **4:** 74
- bei Cholelithiasis **4:** 61 ff
- - Sekundäreingriff **4:** 82
- - - Indikation **4:** 82
- - - Kontraindikation **4:** 82
- - - Operationsrisiko **4:** 82
- - - Vorbereitung **4:** 82
- - zufällig entdecktes Karzinom **4:** 92
- bei chologener Pankreatitis **3:** 152
- Clip, falsch plazierter **7/2:** 135, 141
- Debitomanometrie **4:** 64 f
- Drainagen-Plazierung **7/2:** 126
- Ductus-choledochus-Darstellung, fehlende **7/2:** 132
- Ductus-choledochus-Präparation **7/2:** 132
- Ductus-choledochus-Teilligatur **7/2:** 132 f
- Ductus-cysticus-Durchtrennung **4:** 62, 67, 93, 158
- Ductus-cysticus-Präparation **7/2:** 120
- Ductus-cysticus-Verletzung **7/2:** 132
- Ductus-cysticus-Verschluß, Clip-Technik **7/2:** 134
- - Roeder-Schlinge **7/2:** 134
- Ductus-hepaticus-communis-Durchtrennung **7/2:** 133
- Duodenopankreatektomie, partielle **4:** 168
- bei entzündlicher Gallenblasenverschwielung **7/2:** 127
- bei entzündungsbedingter biliodigestiver Fistel **4:** 72 f
- Entzündungsprozeß, chronischer **4:** 68 f
- Faßzangenhandhabung **7/2:** 137
- Frühkomplikation **4:** 74
- Galleleck **4:** 82
- Gallenblasenablösung **4:** 63, 67
- Gallenblasenabsetzung **4:** 62
- Gallenblasenauslösung aus dem Leberbett **7/2:** 123
- Gallenblasenausschälung, subseröse **7/2:** 123
- Gallenblasenbergebeutel **7/2:** 143 ff
- Gallenblasenbett-Verschluß **4:** 63
- bei Gallenblasenempyem **4:** 71
- Gallenblaseneröffnung, akzidentelle **7/2:** 130
- Gallenblasenextraktion **7/2:** 124 f
- Gallenblasenfixierung **7/2:** 118
- bei Gallenblasenkarzinom **4:** 92 ff
- Gallenblasenperforation, gedeckte **4:** 72
- Gallenblasenpunktion **7/2:** 117
- Gallengangkarzinominfiltration im mittleren Drittel **4:** 96
- Gallengangrevision s. Gallengangrevision, operative
- Gallengangverletzung **7/2:** 141
- - intraoperative **4:** 74
- Gallensekretion in das Wundbett **4:** 40
- Galleverlust, anhaltender **4:** 74
- gaslose **7/2:** 107
- Gastrointestinaltraktverletzung **7/2:** 141
- Gefäßverletzung **7/2:** 134, 141
- Gerätepositionierung **7/2:** 115
- Hakenelektrode **7/2:** 128
- Hepatikojejunostomie **4:** 157 f
- Hepatikusgabelresektion **4:** 110, 112
- - zentrale **4:** 107, 109 f
- Indikation **7/2:** 107
- - absolute **4:** 60
- bei Indikation, absolute **4:** 92
- Indikation eingeschränkte **7/2:** 107
- - relative **4:** 60
- bei Indikation, relative **4:** 92
- Indikationsstellung **7/2:** 10
- im Intervall **4:** 22
- Komplikation **4:** 74; **7/2:** 141 ff
- - intraoperative **4:** 74; **7/2:** 129 ff, 141
- - postoperative **7/2:** 9 f, 108, 141 f
- Kontraindikation **4:** 60; **7/2:** 107
- bei Kontraindikation **4:** 92
- Lagerung **4:** 61
- Leberparenchymverletzung **7/2:** 137
- Lebervenenverletzung **7/2:** 135
- Letalität, postoperative **4:** 60
- bei linksseitiger Hemihepatektomie **5:** 119
- Narkose **4:** 61
- Oberbauchdrainage **4:** 66
- Operationsgebietexploration **4:** 61, 67
- Operationspersonalpositionierung **7/2:** 114 f
- Operationsrisiko **4:** 60
- bei Operationsrisiko **4:** 92
- vor palliativer galleableitender Operation **4:** 98 f
- vor partieller Duodenopankreatektomie **4:** 187, 190
- Patientenlagerung **4:** 61; **7/2:** 114
- bei pericholezystitischem Abszeß **4:** 72
- bei pericholezystitischen Verwachsungen **7/2:** 118, 127
- Präparation im Calotschen Dreieck **7/2:** 119 f, 132, 135
- - der Einzelstrukturen **7/2:** 322
- Präparationsrichtung **7/2:** 322
- prograde **4:** 61, 67
- bei Rechtsresektion der Leber **5:** 131
- Rendezvous-Manöver **7/2:** 140
- bei Resektion des medialen linken Lebersegmentes **5:** 126
- retrograde **4:** 62 f, 158
- Scherenhandhabung, fehlerhafte **7/2:** 138
- Schrumpfgallenblase **4:** 70
- Sekundäreingriff, Papillotomie **4:** 125
- Sicherheitsschritte **7/2:** 137
- Spätkomplikation **4:** 74; **7/2:** 142
- Steinbergung **7/2:** 131, 149
- Steinpenetration (Ductus choledochus oder Ductus hepaticus) **4:** 70
- Steinrezidive **4:** 60
- Streßbelastung **7/2:** 10
- Trokarplazierung **7/2:** 116
- Tupfer-Faßzangen-Handhabung **7/2:** 139
- Tupferverlust durch Klappenventil **7/2:** 139
- Umsteigen **7/2:** 107, 322
- Versorgung der Einzelstrukturen **7/2:** 322
- bei Verwachsungen **7/2:** 126
- Vorbereitung **4:** 60; **7/2:** 108
- bei Vorbereitung **4:** 92
- Zugang **7/1:** 37
- Zugangswege **4:** 61; **7/2:** 116
- Zwerchfellperforation **7/2:** 137
- Zystikusstumpfversorgung **4:** 66
Cholezystitis, akute **5:** 15
- - Cholezystektomie **4:** 71
- - eitrige, Periduodenitis **4:** 120
- - Gallenblasenkarzinom **4:** 92
- - Operationszeitpunkt **4:** 60
- - postoperative, Herdsanierung **7/1:** 180
- - rasch progrediente **4:** 60
- nach endoskopischer Gallensteinextraktion **4:** 22
- bei Gallengangendoprothese **4:** 28
- perforierende **5:** 15
- Schmerzempfindung **4:** 56
Cholezystoduodenostomie, palliative **4:** 100
Cholezystojejunostomie, palliative **4:** 100
Cholezystolithiasis **7/2:** 107
Cholezystoskopie, perkutan-transhepatische **4:** 24
Cholezystostomie **4:** 71
Cholezystotomie, laparoskopische **7/2:** 107
Chondrokalzinose **10/2:** 117
- Osteophytenabtragung **10/2:** 233
Chondromalazie **10/2:** 117
Chondromatose, synoviale **10/2:** 96, 98
- - Handgelenk **10/2:** 117
- - Hüftgelenk **10/2:** 151, 157
- - Operationsindikation **10/2:** 157
- - Operationsrisiko **10/2:** 157
- - Operationsziel **10/2:** 157
Chondropathia patellae, reaktive **10/2:** 189, 251
Chondropathie, Knochen-Knorpel-Sanierung **10/2:** 226 ff
Chopart-Arthrodese **10/1:** 480
Chopart-Gelenk, Amputation **1:** 249
Chopartsche Gelenklinie **10/1:** 377, 382, 386
Chorda arteriae umbilicalis **7/1:** 10, 53 ff; **7/2:** 308
- obliqua **9:** 166, 257 f; **10/2:** 86
- tympani **8:** 235
- umbilicalis **6:** 30
- urachi **7/1:** 10, 54; **7/2:** 308
- venae umbilicalis **7/1:** 22
Chromogranin A **6:** 71
Chrysopathis-Gastrojejunostomie **3:** 160
Chylangiom **6:** 107, 115
Chylascos s. Chyloperitoneum
Chyloperitoneum **5:** 220; **6:** 34
Chylothorax **7/2:** 326, 339, 356 f
- Lecksuche **7/2:** 356
Chyluszyste **6:** 107
Circulus arteriosus perithoracicus **2:** 99
Circumferentia articularis radii **9:** 164, 166 f, 259; **10/2:** 85
- - ulnae **10/2:** 108
Cisplatin, Ösophaguschemotherapie **3:** 41
Cisterna ambiens **8:** 92
- chyli **1:** 103; **2:** 50, 58, 98, 100, 125; **4:** 57; **5:** 7; **6:** 33, 171; **7/1:** 205; **7/2:** 333
- - Lage **7/1:** 205
- pontis **8:** 92
- venae cerebri magnae **8:** 92
Clamp-and-Repair-Technik **10/1:** 489
Clara-Zellen **2:** 155
Claudicatio intermittens **1:** 229
- - Arm **1:** 197
- - Poplitea-Verschluß, isolierter **1:** 237
Clavicula s. Klavikula

Cleaving-Fraktur **8:** 473
Clip, falsch plazierter **7/2:** 135, 141
Clip-Technik, Adhäsiolyse, unblutige **7/2:** 83, 87
- Blutstillung **7/2:** 344
- Ductus-cysticus-Versorgung **7/2:** 121
Clorina-Lösung **6:** 368 f
Closed-wedge-Technik **10/1:** 347 ff
Clostridieninfektion **10/1:** 371
Clostridien-Mischinfektion **8:** 72
Clostridium perfringens **8:** 72
CO_2-Bypass **7/2:** 116
CO_2-Differenz, endexspiratorisch-arterielle **7/2:** 7
CO_2-Insufflation, intrabdominelle **7/2:** 6
CO_2-Konzentration, arterielle, endexspiratorische **7/2:** 9
CO_2-Monitoring, endexspiratorisches **7/2:** 7
CO_2-Partialdruck, arterieller **7/2:** 7, 9
CO_2-Peritoneum s. Pneumoperitoneum
CO_2-Resorption s. Gasresorption
Coarctatio aortae, atypische **1:** 268 f
- - - Operationsindikation **1:** 268
- - - Operationsletalität **1:** 268
- - - Operationsrisiko **1:** 268
- - - Operationsverfahren **1:** 268
- - - Operationsvorbereitung **1:** 268
- - - Prognose **1:** 268
Cocchi-Drainage **8:** 124
Cockettsche Venengruppe **1:** 287 f
Coeliaca-Kompressionssyndrom **1:** 259
Coenen-Ersatzmagenbildung **3:** 270
Coiling, Arteria carotis interna s. Karotisschleife
Colitis ulcerosa **6:** 293 ff, 438, 447
- - Erstmanifestation im Kindesalter **6:** 294
- - Letalität **6:** 293
- - maligne Entartung **6:** 293 f
- - Manifestationen, systemische **6:** 294
- - Operation, früh-elektive **6:** 293
- - Operationsindikation **6:** 293 f
- - - absolute **6:** 293
- - - relative **6:** 293 f
- - Operationsvorbereitung **6:** 294
- - Operationszeitpunkt **6:** 293
- - Operationsziel **6:** 293
- - Perforation **6:** 293
- - schwere, therapierefraktäre **6:** 293
- - Therapie, konservative **6:** 293
Collessche Faszie **8:** 433
Collum anatomicum **9:** 64 ff
- - humeri **10/2:** 20 f
- chirurgicum **9:** 64 f
- - humeri **9:** 9
- femoris **10/1:** 10 f
- pancreatis **4:** 135
- radii **9:** 258; **10/2:** 87
- scapulae **9:** 8, 64 f; **10/2:** 24
- - Fraktur **9:** 34
- tali **10/1:** 376, 382; **10/2:** 276
Colon (s. auch Dickdarm; s. auch Kolon) ascendens **3:** 80; **5:** 78, 80; **6:** 29, 167 ff
- - Abgrenzung vom Zäkum **6:** 168
- - Appendices epiploicae **5:** 32
- - Entwicklung **6:** 30
- - Exploration **6:** 196
- - Gefäßversorgung, Transillumination, intraoperative **6:** 186
- - Karzinom, Operationstechnik **6:** 248 ff
- - - Resektionsradikalität **6:** 245
- - - Zugangsweg **6:** 248
- - Lage **6:** 168
- - Lagebeziehungen **6:** 169
- - Länge **6:** 167
- - Lymphabfluß **5:** 66
- - Mobilisation **6:** 251; **7/2:** 295
- - Tänienverhältnisse **6:** 167 f
- - Ulkus **6:** 222
- - Zugang **7/1:** 29
- descendens **3:** 65, 163, 274; **5:** 81, 209; **6:** 24, 167 ff
- - Appendices epiploicae **5:** 32
- - Exploration **6:** 196
- - Ileus, tumorbedingter **6:** 341
- - Karzinom, Operationstechnik **6:** 271 ff
- - - Resektionsradikalität **6:** 247
- - - Zugangsweg **6:** 271
- - Lage **6:** 169
- - Lagebeziehungen **6:** 169
- - Länge **6:** 167
- - Lymphabfluß **5:** 66
- - Medianlage **6:** 31
- - Mobilisierung bei Rektumresektion **6:** 404 f
- - Resektion **6:** 246 f, 272 f
- - - erweiterte **6:** 273
- - Tänienverhältnisse **6:** 167 f
- Peritonealabdeckung **3:** 80
- sigmoideum (s. auch Sigma) **6:** 167, 169
- - Dissektion bei Colitis ulcerosa **6:** 301
- - Exploration **6:** 196
- - Karzinom, Operationstechnik **6:** 273 ff
- - - Palliativoperation **6:** 291
- - - Resektionsradikalität **6:** 247
- - - Zugangsweg **6:** 273
- - Kontusion **6:** 202
- - Lage **6:** 169
- - Länge **6:** 167
- - - beim Neugeborenen **6:** 167
- - Lymphabfluß **5:** 66
- - Mobilisation **6:** 275
- - - bei Rektumresektion **6:** 404
- - - zur Stomaanlage **6:** 441
- - Resektion s. Sigmaresektion
- - Tänienverhältnisse **6:** 167 f
- - Überlänge **6:** 456, 502
- - Volvulus s. Sigmavolvulus
- - Zugang **7/1:** 29
- transversum **1:** 165; **3:** 68, 88, 162 f, 274; **5:** 81, 209; **6:** 24, 29, 37, 167 ff
- - Andauung bei akuter Pankreatitis **4:** 182
- - Appendices epiploicae **5:** 32 f
- - Entwicklung **6:** 30
- - Exploration **6:** 196
- - Gefäßversorgung, Transillumination, intraoperative **6:** 186
- - Ileus **6:** 340 f
- - Karzinom, linksseitiges **6:** 417
- - - Lymphadenektomie **6:** 260, 263 f
- - - Operationstechnik **6:** 258 ff
- - - Resektion, erweiterte **6:** 270 f
- - - Resektionsgrenzen **6:** 260 f
- - - - Markierung **6:** 261
- - - Resektionsradikalität **6:** 245 f
- - - Zugangsweg **6:** 258
- - Lage **6:** 168 f
- - Länge **6:** 167
- - Lymphabfluß **5:** 67
- - Resektion **6:** 245 f, 260 ff
- - - Arbeitsschritte **6:** 260
- - - Darmrohrdurchtrennung **6:** 263
- - - Dickdarmanastomose **6:** 264 ff
- - - erweiterte **6:** 246
- - - bei erweiterter Gastrektomie **3:** 269
- - - GIA-Instrument **6:** 263
- - Retroposition **6:** 31, 106
- - - Reparation **6:** 106
- - - mit Volvulus **6:** 106
- - Spülfistel **6:** 395 f
- - Tänienverhältnisse **6:** 167
- - Zugang **7/1:** 29
Columnae anales **6:** 378, 466 f
- laterales **3:** 103
Combined Resektion nach Harkins **3:** 136 ff
Common channel **4:** 5, 7, 49
Common-Ostium-Fistel **1:** 241, 244
- Komplikation **1:** 244
Computertomographie **3:** 40, 201; **8:** 470
- bei Abszeß **3:** 201
- bei Becken-Beinvenen-Thrombose **1:** 294
- bei Empyem **3:** 201
- Klassifikation nach Moss beim Ösophaguskarzinom **3:** 40
- kranielle, vor Aneurysmaoperation **1:** 120
Condylenosteophyt **10/2:** 233
Condylion **8:** 222 f
Condylomata acuminata **6:** 497
- - intraanale **6:** 498
Condylus femoris **10/2:** 164
- - Knorpelauflage **10/2:** 164
- - Knorpelschaden **10/2:** 210
- - Krümmung **10/2:** 164
- humeri **9:** 163
- lateralis femoris **10/1:** 10, 143, 145 f; **10/2:** 167 f
- - - Abscherfraktur **10/1:** 257
- - - Darstellung **10/1:** 83 f
- - - Zugang **10/1:** 203
- - tibiae **10/1:** 143, 283
- medialis femoris **10/1:** 10 f, 143, 146; **10/2:** 167 f
- - - Knochen-Knorpel-Mulde **10/2:** 240
- - - Knorpelglättung **10/2:** 239
- - - Knorpelschaden **10/2:** 217
- - - Kontusion **10/2:** 239
- - - Osteochondrosis dissecans **10/2:** 233 ff
- - - Rotationskrümmung **10/1:** 143
- - - Zugang **10/1:** 153, 204
- - tibiae **10/1:** 143, 283
- radialis, Fraktur beim Kind (Jugendlichen) **9:** 220
- Roll-Drehgleiten **10/1:** 145
- tibiae **10/2:** 164, 170
- - Knorpelauflage **10/2:** 164
Confluens sinuum **8:** 91
Connexus intertendinei **9:** 307, 326
Conn-Syndrom **7/1:** 227
- Operationsvorbereitung **7/1:** 229
Consensuskonferenz **7/2:** 315
Conus elasticus **2:** 290
- medullaris **8:** 315, 317, 376
- - Kompression **8:** 382
Cooley-Shunt s. Anastomose, splenorenale, latero-laterale
Cooper-Ligament s. Ligamentum pectineale
Coopersche Bänder s. Ligamenta suspensoria mammaria
Cooperscher Streifen **9:** 165 f; **10/2:** 88
Cor pulmonale **1:** 19
Corkscrew Rotatorenmanschettennaht **10/2:** 68 ff
Corona mortis **1:** 106 f, 222; **7/1:** 134; **8:** 438
Corpora aliena s. Fremdkörper
Corpus adiposum articulare **10/2:** 85 ff
- - infrapatellare s. Hoffa-Fettkörper
- - mammae **2:** 2 f
- - pararenale **7/1:** 197
- - retrosternale **1:** 74
- - thymicum s. Thymusfettkörper
- cavernosum recti **6:** 378, 467
- - - arterielle Versorgung **6:** 467
- - - Vergrößerung **6:** 469
- femoris, Facies anterior **10/1:** 10
- - - lateralis **10/1:** 10
- - - medialis **10/1:** 10
- intrapelvinum **8:** 430
- mammae **2:** 2 f
- metatarsale I **10/1:** 376
- pancreatis s. Pankreaskörper
- radii **9:** 258
- sterni **2:** 35, 120
- tibiae **10/1:** 284
- ulnae **9:** 258
- ventriculi **1:** 280; **4:** 39
Cortisoninjektion, intraartikuläre **10/2:** 80
Costae fluitantes **2:** 121; **9:** 43
- spuriae **2:** 121; **9:** 43
- verae **2:** 121; **9:** 43
Coupland-Klassifikation, Schußverletzung **E:** 18
Courvoisiersches Zeichen **4:** 188
Cowpersche Drüse **8:** 432
Crash-Laparotomie **10/1:** 491
Crawford-Einteilung der thorakoabdominalen Aortenaneurysmen **1:** 140
Crista Galli **8:** 89, 91, 228
- iliaca **10/1:** 3, 17 f
- - Spanentnahme **9:** 101
- intertrochanterica **10/1:** 10 f
- musculi supinatorii **9:** 166
- tuberculi majoris **9:** 64 f, 135
- - minoris **9:** 64 f; **10/2:** 24
Crohn-Krankheit **6:** 190, 318
- Analfissur-Äquivalent **6:** 481
- Analläsion **6:** 491 f
- - Operationsziel **6:** 491
- - radikal-chirurgisches Vorgehen **6:** 491
- Behandlung **7/1:** 209
- Dickdarmbefall **6:** 324
- Dünndarmbefall **6:** 318 f
- Dünndarmresektion **7/2:** 233
- Duodenitis **6:** 66
- Fistelbildung, innere **6:** 318 f
- - perianale **6:** 491 f
- Jejunoileitis, diffuse **6:** 319
- Karzinomrisiko **6:** 319
- Kolonbefall **6:** 318
- Komplikation, postoperative **6:** 319
- des Magens **3:** 110
- Manifestationen, extraintestinale **6:** 319
- Megakolon, toxisches **6:** 319

- Obstruktion **6:** 318
- Operation, früh-elektive **6:** 318
- Operationsindikation **6:** 318; **7/1:** 211
- - absolute **6:** 318
- Operationsrisiko **6:** 319
- Operationsvorbereitung **6:** 319 f
- Operationszeitpunkt **6:** 318
- Operationsziel **6:** 318
- Patientenaufklärung **6:** 319
- Proktektomie **6:** 437
- rektosigmoidale, Kompressionsanastomose **6:** 19
- Rektumbeteiligung **6:** 491
- Rektumexstirpation, Zugang **6:** 387
- Rezidiv, Definition **6:** 319
- Rezidivrate, Einflußfaktoren **6:** 319
- Sepsis **6:** 318
- Uropathie, obstruktive **6:** 319

Cross-Finger-Lappen **9:** 353
Cross-leg-Plastik **10/1:** 452
Cross-over-Bypass **E:** 154
- iliako-femoraler **1:** 218, 224 f
- - Arbeitsschritte **1:** 224
- - Ausweichmethode **1:** 225 ff
- - Frühthrombose **1:** 225
- - Komplikation **1:** 225
- - Nachsorge **1:** 225
- - Zugangsweg **1:** 224

Cross-over-Technik **E:** 142, 162
Cross-Section-Gastroenterostomie nach Moise **3:** 198
Crush-Syndrom **10/1:** 90
Crush-Verletzung, Becken **8:** 465, 473
Cruveilhier-v. Baumgarten-Syndrom **5:** 151
Cryo-Cuff **10/1:** 234, 267
Cuff-Arthropathie **9:** 110
Cuff-Hernie **7/2:** 341
Cul-de-sac-Syndrom **6:** 502
Cullen-Zeichen **4:** 177
Cupula pleurae **2:** 147; **7/2:** 334
Curvatura major **3:** 97, 99
- minor **3:** 97, 99, 177
- - Nachbildung nach Tanner **3:** 224
- - Ulkus **3:** 142
- - - Gastrojejunostomie **3:** 142 f
- - - Magenhinterwandexzision **3:** 224
- - - perforiertes **3:** 236
- - - - Magenresektion, keilförmige **3:** 236
- - - Segmentresektion **3:** 225

Cushing-Syndrom **7/1:** 227
- Operationsrisiko **7/1:** 229
- Operationsvorbereitung **7/1:** 229

Cyclops-Phänomen **10/2:** 215, 222
- Adhäsiolyse **10/2:** 223

Cystosarcoma phylloides **2:** 10
C-Zellen **4:** 148
Czerny-Naht **3:** 122, 124

D

Dacron-Prothese **1:** 92, 125
- Interposition nach Karotisaneurysmaresektion **1:** 135

Dacron-Streifen zur Lig.-teres-Verlängerung **3:** 329
Damm, Aufbau **8:** 431 f
Darm, Durchblutungsstörung **1:** 259
- - akute **1:** 259
- - chronische **1:** 259
- - - Operationsindikation **1:** 259
- ischämischer, Resektion **1:** 259

Darmanastomose (s. auch Dickdarmanastomose; s. auch Dünndarmanastomose) **6:** 92 ff; **7/2:** 227 f
- Heilung **6:** 3
- insuffiziente, Resektion **7/1:** 180
- latero-laterale **6:** 15, 133
- - Blindsacksyndrom **6:** 148
- - GIA-Instrument **6:** 116, 163 f
- - bei nichtresektionsfähigem Dünndarmtumor **6:** 161 ff
- Sicherung **6:** 101
- termino-laterale **6:** 15, 99 f
- termino-terminale **6:** 15, 92 ff
- - bei Anus-praeter-Rückverlagerung **6:** 455
- - EEA-Instrument **6:** 97 ff
- - GIA-Instrument **6:** 99

Darmanastomosenstenose nach Dickdarmresektion **6:** 289
Darmatonie nach Gastrojejunostomie **7/2:** 239
- postoperative, physiologische **6:** 344

Darmbein **8:** 416
- Perforation **10/1:** 58

Darmbeinkamm **7/1:** 3; **8:** 416
Darmderotation, endoskopische **6:** 512 f
Darmdistension **6:** 326 f
Darmdrehung **6:** 30 f; **7/1:** 156
- gestörte s. Malrotation

Darmduplikatur, blasig-zystische **5:** 13
- geschlossene **5:** 13
- segmentäre **5:** 13 f

Darmdurchblutungsstörung, akute **6:** 357 ff
- - Laborparameter **6:** 358
- - Operationsindikation **6:** 358
- - Operationsziel **6:** 358
- - Second-look-Operation **6:** 358
- - Ursache **6:** 358

Darmentwicklung **6:** 29 ff; **7/1:** 155 f
Darmerkrankung, chronische entzündliche, Kompressionsanastomose **6:** 19
- - - Rektumexstirpation, Zugang **6:** 387
- entzündliche, segmentäre **7/2:** 292

Darmeröffnung bei Ileusoperation **6:** 344
Darmfistel, chronische **6:** 143 ff
Darmgangrän **1:** 259; **6:** 33, 358
Darmgas **7/2:** 7
Darminfarkt **5:** 2 f, 15
- non-okklusiver **5:** 15, 22
- operatives Vorgehen **5:** 17
- stumme Periode **5:** 15 f

Darminfarzierung **6:** 359
- segmentale **6:** 359
- - Resektionsgrenzen **6:** 362

Darminnenschichtnekrose **6:** 358
Darmischämie **1:** 259
- bei Bauchaortenaneurysma-Operation **1:** 163
- komplette **6:** 358

Darmkarzinom, Aszites **5:** 24
- bei Crohn-Krankheit **6:** 319

Darmklemme **3:** 185
Darmlavage, präoperative **7/2:** 167, 249, 292
Darmleckage, Schußverletzung **E:** 19
Darmlumeninkongruenz bei Dünndarm-Dickdarm-Anastomose **6:** 333
Darmmalrotation **7/1:** 155 f
Darmmißbildung **6:** 29
Darmmotilitätshemmung, Dünndarminterposition, anisoperistaltische **6:** 141 f
- medikamentöse **6:** 138

Darmnaht (s. auch Naht), chirurgische **6:** 92 ff
- fortlaufende, einreihige, Abschluß **6:** 131
- Sicherung **6:** 101
- Vorbereitung **6:** 92 f

Darmnekrose nach Appendektomie **7/2:** 323
Darmnonrotation **7/1:** 156
Darmobstruktion bei Crohn-Krankheit **6:** 318
Darmparalyse, postoperative **4:** 216
Darmperforation bei Crohn-Krankheit **6:** 318
Darmperistaltik, Wiedereinsetzen, postoperatives **6:** 344
Darmpunktion bei Pneumoperitoneumanlage **7/2:** 41
- bei Trokareinbringung **7/2:** 51

Darmreinigung, hydromechanische, präoperative, bei Dickdarmkarzinom **6:** 242
- - - Durchführung **6:** 242
- - - Kontraindikation **6:** 242
- orale, vor Loop-Ileostomie **7/2:** 249
- - Milzzystenfenestrierung **7/2:** 167
- - vor rechtsseitiger Hemikolektomie **7/2:** 292
- - vor Rektopexie **7/2:** 259
- - vor Sigmaresektion **7/2:** 282
- - vor Splenektomie **7/2:** 160
- vor Shuntoperation nach Ösophagusvarizenblutung **5:** 203

Darmresektion bei akuter Durchblutungsstörung **6:** 362
- bei Mesenterialinfarkt **5:** 22

Darmrohr, Skelettierung **6:** 92
- transanales, bei Dickdarmileus **6:** 331

Darmrohrdevaskularisation bei Dünndarmresektion **6:** 127
Darmrohrduplikatur **6:** 107
Darmrotationsanomalie **7/1:** 62, 155 f
Darmrotationsfehler **6:** 102 ff
Darmruptur bei Hirschsprung-Krankheit im Erwachsenenalter **6:** 397
Darmschädigung bei innerer Hernie **7/1:** 171
- thermische, bei Appendektomie **7/2:** 102
- - bei Sigmaresektion **7/2:** 291

Darmschienung, innere **6:** 336
Darmschleimhautnekrose nach Arteria-mesenterica-superior-Verschluß **1:** 263
Darmschlingen, distendierte **7/2:** 8
Darmschußverletzung, Gasaustritt **3:** 93
Darmsegment, aganglionäres **6:** 395
- - Resektion **6:** 396

Darmsegmentresektion **1:** 263
- Anastomosenring, bioresorbierbarer **7/2:** 224, 228
- bei Meckel-Divertikel **6:** 110
- bei Meckelschem Divertikel **7/2:** 224, 227
- bei Mesenteriallipom **5:** 27
- bei nichtreparabler Verletzung **6:** 120

Darmsonde, lange **6:** 336
Darmsporn **3:** 139, 164
- Vermeidung **3:** 197

Darmspülung, intraoperative, bei Colon-descendens-Ileus **6:** 341
- orthograde **3:** 64, 218, 244
- - Kontraindikation **6:** 401
- - präoperative, bei Colitis ulcerosa **6:** 294
- - - bei Rektumkarzinom **6:** 401
- - mit Ringer-Laktat-Lösung **3:** 64
- - vor Splenektomie **5:** 235

Darmstenose nach Meckel-Divertikel-Resektion **7/2:** 228
- tumorbedingte **6:** 327
- verwachsungsbedingte **6:** 327

Darmstriktur, Crohn-Krankheit **6:** 322 f
- kurzstreckige **6:** 322
- langstreckige **6:** 323

Darmteileinklemmung **6:** 327
Darmtrauma, stumpfes **6:** 119
Darmtumor, maligner, Invagination **6:** 149
Darmverletzung bei Adhäsiolyse **7/2:** 88
- bei Bauchaortenaneurysma-Operation **1:** 163
- bei Cholezystektomie **7/2:** 129
- bei Inguinalhernienoperation **7/1:** 101 f
- bei Meckel-Divertikel-Resektion **7/2:** 228
- bei Nephrektomie **7/1:** 246
- bei rechtsseitiger Hemikolektomie **7/2:** 297
- bei Rezidivhernienoperation **7/1:** 123, 127
- bei Schereneinführung **7/2:** 49
- bei Splenektomie **7/2:** 160, 165
- mit der Veress-Nadel, Fehleranalyse **7/2:** 318 f

Darmverschluß **3:** 118, 151 f, 167, 288; **6:** 30
Darmvorfall, parastomaler **6:** 449
Darmwand, Sklettierung **6:** 3
- tumorinfiltrierte, Perforation **6:** 292

Darmwandeinriß, Wundexzision **6:** 120
Darmwandhämatom **6:** 3
Darmwandischämie, Hirschsprung-Krankheit im Erwachsenenalter **6:** 397
Darmwandnekrobiose nach Absetzen der Appendices epiploicae **5:** 34
Darmwandnekrose bei Ileus **6:** 327
Darmwandperforation **5:** 3, 15
Darmwandschädigung bei Invagination **3:** 202
Darmwandverletzung bei Adhäsiolyse **6:** 87
Darmwurzelverletzung **6:** 119 ff
Dauerdrainage **8:** 57 ff
- Begleitbehandlung **8:** 61
- Komplikation **8:** 61

Daumen **9:** 315 ff
- Dorsalaponeurose **9:** 317 f
- Sehnen **9:** 316 f
- Sehnenscheiden **9:** 316 f
- Strecksehnenkomplex **9:** 316
- - Zügelung **9:** 316 f

Daumenballen s. Thenar
Daumenendgelenk **9:** 316
Daumengelenk **9:** 315 f
- Kapsel-Band-Läsion **9:** 385

- - Operationsindikation **9:** 385
Daumengelenkschmerzen, Denervierung nach Wilhelm **9:** 430
Daumengrundgelenk **9:** 315 f
- Bandersatzplastik **9:** 433
- Kapsel-Band-Läsion **9:** 385
- Kapsel-Band-System **9:** 315 f
- Luxation **9:** 31, 391
- Zügelband **9:** 315 f
Daumenkuppendefekt **9:** 419
- palmarer **9:** 359
Daumensattelgelenk **9:** 315
- Kapsel-Band-Läsion **9:** 385
- Zugang, dorsalseitiger **9:** 333
- - nach Gedda-Moberg **9:** 332, 338
- - palmarseitiger **9:** 332
Daumenstrahl, Zugang **9:** 333, 338
DC-Platte **10/1:** 108, 111
DCS s. Kondylenschraube, dynamische
De Quervainscher Punkt **1:** 52, 62
DeBakey-Einteilung der dissezierenden Aortenaneurysmen **1:** 140
Debimetrie, intraoperative **4:** 64 f
Debitomanometer **4:** 64
Debitomanometrie, intraoperative **4:** 119
Débridement **8:** 4
- Elektroverbrennung **E:** 83
- friction burn **E:** 83
- Glutealmuskulatur **8:** 464
- Handgelenk **10/2:** 135 ff
- peritoneales **5:** 22
- Sprunggelenk **10/2:** 307 f
- subakromiales **9:** 119, 128; **10/2:** 76
- - Indikation **9:** 110; **10/2:** 76
- - Nachbehandlung **9:** 119
Deckzellen **5:** 5
Décollement **10/1:** 91
- subkutanes **8:** 464
DEEA **6:** 13
Defäkationsblutung **6:** 469
Defäkationsstörung **6:** 469, 502
- nach Kontinenzwiederherstellung **6:** 506
Defäkographie **6:** 456, 502
Defekt, kostolumbaler **2:** 101
- pleuroperitonealer **2:** 101 f
Defektfraktur, Unterkiefer **8:** 252
- mit Weichteilschaden **8:** 38
Defekthöhlenausfüllung, Netzplastik **5:** 50
Defektosteitis, chronische **8:** 38
Defektpseudarthrose **9:** 425 f
Defektverschluß **E:** 93 ff
Defizit, neurologisches, ischämisches, reversibles prolongiertes **1:** 181
- - - - - nach Karotisrekonstruktion **1:**182
Degastroenterostomie **3:** 199, 220
- Technik **3:** 220
- bei Ulcus pepticum jejuni **3:** 220
- - ventriculi **3:** 220
Dehnungsbesteck nach Eder-Puestow **3:** 76
Dehnungsschmerz, viszeraler **4:** 56
Dehnverschluß, angiomuskulärer, der terminalen Speiseröhre **5:** 150
Dekompression, bei chronischer Duodenalfistel **3:** 169
- duodenale **3:** 169
- endoskopische **6:** 511 f
- gastrale **3:** 169
- - bei Magenatonie **3:** 200
- portale **5:** 167
- radikuläre **8:** 300
- spinale **8:** 300; **10/1:** 495
- - lumbale, von dorsal **8:** 377 f
- - - von ventro-lateral **8:** 379
- subakromiale **10/2:** 64 ff
- - Knochenresektion **10/2:** 65 f
- - Komplikation **10/2:** 66
Dekompressionssonde **E:** 170
Dekongestion, gastroösophageale, mit Splenektomie **5:** 181 ff
Dekortikation **2:** 264 ff
- nach Judet, Humerusschaft-Pseudarthrose **9:** 130, 153
- Komplikation **2:** 266
- pleurale **7/2:** 352 f
Dekubitalulkus **10/1:** 24; **E:** 36 ff
- nach Amputation **1:** 258
- Aufklärungsgespräch **E:** 38
- Beckenbereich **E:** 38, 40 f
- Begleiterkrankung **E:** 37
- Débridement **E:** 38
- Desinfektion **E:** 38
- Diagnostik **E:** 37
- En-bloc-Resektion **E:** 39
- Exzision, radikale **E:** 39
- Klassifikation **E:** 36 f
- Knochenbeteiligung **E:** 38
- Lagerungstherapie **E:** 37
- Lokalisation **E:** 36
- Operationsindikation **E:** 38
- Operationsrisiko **E:** 38
- operative Versorgung **E:** 38 ff
- prothesenbedingtes **1:** 258
- Risikofaktoren **E:** 36
- sakrales **E:** 40 f
- tiefes **E:** 38
- durch Trachealkanüle **1:** 35
- Wundzustand **E:** 37
Dekubitusposition, laterale **8:** 453, 456
Delta-Band-Verletzung (s. auch Ligamentum mediale) **10/1:** 411
Denervationssyndrom nach Antirefluxoperation **3:** 318
- nach Nissen-Fundoplikation **7/2:** 210
Denervierung nach Wilhelm **9:** 430 f
Dennis-Sonde **3:** 152; **6:** 121; **7/1:** 186; **E:** 171
- Voraussetzungen **6:** 136
Denonvillier-Faszie s. Fascia rectoprostatica
Dens axis **8:** 308, 310, 323
Densfraktur **8:** 342 ff
- operative Versorgung **8:** 342 ff
- Verschraubung **8:** 343 f
- Wiederholungseingriff **8:** 344
Denspseudarthrose **8:** 336 ff, 341
Denver-Shunt **5:** 219 f
Depage-Gastrostomie **3:** 310
De-Quervain-Thyroiditis s. Strumitis, subakute
Dermatitis, perianale **6:** 469 f
- peristomale **6:** 450; **7/2:** 247
Dermatom **7/1:** 13; **E:** 80
Dermoidzyste **6:** 107, 348
Dermotraktion **E:** 16
Derotation, endoskopische **6:** 512 f
Derotationsosteotomie, subkapitale **9:** 104 f
Desaster **7/2:** 317 f
Descensus testis **7/1:** 53 f
Desinfektion, plastische Chirurgie **E:** 90
Desinvagination, enterokolische **6:** 149, 152
Desmoid **7/1:** 40
Desmoidbildung **5:** 25
Deszendens-Femoralis-Bypass, lateraler **1:** 227 f
- - Arbeitsschritte **1:** 227
- - Komplikation, intraoperative **1:** 228
- - - postoperative **1:** 228
- - Spätkomplikation **1:** 228
- - Verschluß, thrombotischer **1:** 228
- - Zugangsweg **1:** 227
Deszendorektostomie **6:** 247, 280 ff, 291
- AKA-II-Instrument **6:** 281 f
- Allschichtenknopfnaht, einreihige **6:** 280
- instrumentelle **6:** 280 ff
- latero-terminale **6:** 212 f, 280
- - Stapler-Naht **6:** 280
- termino-terminale **6:** 202, 208, 212 f, 231
- - Anastomosenring, biofragmentierbarer **6:** 232 f
- - Knopfnaht, äußere **6:** 232
- - Naht, fortlaufende, äußere **6:** 231
Deszendosigmoideostomie, laterolaterale, Stapler-Naht **6:** 233 f
Deszendostoma, endständiges **7/2:** 267
Deszendostomie **7/2:** 240
- nach Rektumexstirpation **7/2:** 277
Deutsche Horizontale **8:** 85
Devaskularisation, para-ösophagogastrische **5:** 173, 178
Deviationskolostomie **6:** 339 f; **8:** 465
Deviationsstoma **5:** 22 f
Dezelerationstrauma **1:** 113
DHS s. Hüftschraube, dynamische
DHS-Dreistufenbohrer **10/1:** 63
DHS-Platte **10/1:** 64 f
- Kompressionsschraube **10/1:** 64
- Spongiosaschraube **10/1:** 65
- Winkel **10/1:** 61
Diabetes mellitus **3:** 29; **10/1:** 436
- - Amputationsvorbereitung **1:** 247
- - Arterienverschluß, kruraler **1:** 238
- - bei chronischer Pankreatitis **4:** 157
- - Einstellung vor Pankreastumoroperation **4:** 186
- - pankreopriver **4:** 156, 173, 185, 217
Diabetischer Fuß s. Fuß, diabetischer
Diagnostik, präoperative **7/2:** 6
Dialyse, Aszites **5:** 24
Diaphanoskopie **3:** 64, 76; **6:** 80; **E:** 56 f
Diaphragma (s. auch Zwerchfell) **3:** 44, 80 f, 259
- Pars costalis **9:** 45
- - sternalis **9:** 45
- pelvis **7/1:** 60 f; **8:** 431
- - Fasziensysteme **8:** 431
- sellae **8:** 92
- urogenitale **7/1:** 60 f; **8:** 431 f
- - Fasziensysteme **8:** 432
Diarrhoe **3:** 154
- chologene **6:** 139 f, 328
- bei Denervationssyndrom **3:** 318
- bei Dumping-Syndrom **3:** 69, 171, 217
- paradoxe **6:** 502
- postalimentäre **3:** 202
- refraktäre, nach Darmresektion **6:** 138 f
- - - Therapie, chirurgische **6:** 138
- - Dünndarminterposition, anisoperistaltische **6:** 141
- steatogene **6:** 139 f
- nach trunkulärer totaler Vagotomie mit Pyloroplastik **7/2:** 192
Diathermie, Papillotomie **4:** 13
Dichtigkeitsprüfung **3:** 38, 62, 120, 151, 165, 188, 240, 283
- bei Ersatzmagenbildung **3:** 283
- bei Gastroduodenostomie **3:** 151
- bei Gastrojejunostomie **3:** 165
- bei Gastroösophagostomie **3:** 62
- bei Kardiaresektion **3:** 296, 300
- bei Magenverletzungen **3:** 120
- bei Ösophagogastrotomie **3:** 240
- bei Ösophagusverletzung nach Vagotomie **3:** 188
Dickdarm (s. auch Colon; s. auch Kolon) **6:** 166 ff; **7/2:** 295
- Anatomie **6:** 167 ff
- Blutabfluß, venöser **6:** 171
- Blutversorgung, arterielle **6:** 169 f
- Chirurgie, laparoskopische **6:** 166
- Durchblutungsstörung, posttraumatische **6:** 202 f
- Exploration, chirurgische **6:** 166, 196 f
- - - intraluminäre **6:** 166
- Fehlbildung **6:** 200
- Gefäßmuster **6:** 93
- Lymphknoten **6:** 171, 197
- Lymphknotenexploration **6:** 196 f
- operative Strategie **6:** 166 ff
- Peritonealverhältnisse **6:** 168 f
- Tänienverhältnisse **6:** 167
- Zugang **7/1:** 33
Dickdarmanastomose, Appendices epiploicae **5:** 33 f
- termino-terminale **6:** 92
Dickdarmdivertikel **6:** 205 ff
- Blutung **6:** 205
- Fistelbildung **6:** 205
- Infektion **6:** 205
- inkomplettes **6:** 205
- intramurales **6:** 205
- komplettes **6:** 205
- Operationsindikation **6:** 205
- Operationsverfahren, dreizeitiges **6:** 206
- Operationsvorbereitung **6:** 206
- Perforation **6:** 205
Dickdarmdivertikulitis mit Karzinom **6:** 217
- komplizierte, Kolektomie **6:** 215 ff
- - Operationsverfahren **6:** 206
Dickdarmdivertikulose, Myotomie **6:** 206
Dickdarmdoppelkarzinom, synchrones **6:** 238
Dickdarmduplikatur **6:** 200
Dickdarmeingriff, Dokumentation **6:** 166
- Risiken **6:** 166
- Todesursachen, postoperative **6:** 166
Dickdarmerkrankung, entzündliche **6:** 293 ff
Dickdarmersatzmagen **3:** 272, 289
- nach Gastrektomie **3:** 287
- nach Moroney **3:** 287
- - Technik **3:** 287
- - - Anastomose **3:** 287
- - - Dickdarminterponat **3:** 287
- - - Zäkalfistel **3:** 287

Dickdarmexstirpation **6:** 166
Dickdarmfistel nach nekrotisierender Pankreatitis **7/1:** 218
Dickdarmgranulome, infektiöse **6:** 218
Dickdarmileus **6:** 327
- Dekompression **6:** 331
- Entlastung **6:** 338 ff
- inkompletter, Palliativeingriff **7/2:** 240
- Inspektionsbefund **6:** 329
- Resektion, primäre **6:** 339
- Stenoseeröffnung, endoskopische **6:** 339
- Stomaanlage **6:** 439
- Vorgehen, operatives **6:** 338 ff
Dickdarmkarzinom **4:** 60; **6:** 199, 236, 238 ff
- adenosquamöses **6:** 241
- Anastomosenrezidiv, Prophylaxe **6:** 244
- Antibiose, perioperative **6:** 242, 244
- - prophylaktische, präoperative **6:** 242
- - therapeutische, präoperative **6:** 242
- bei Colitis ulcerosa **6:** 294
- Darmanastomose nach Resektion **6:** 244
- Darmreinigung, hydromechanische, präoperative **6:** 242
- Darmrohrvorbereitung, präoperative **6:** 242
- Diagnostik, bildgebende, nachsorgende **6:** 290
- - präoperative **6:** 241
- Differenzierungsgrad **6:** 241
- bei Divertikulose **6:** 205, 217
- Doppelkontrasteinlauf in der Nachsorge **6:** 290
- Ernährung, präoperative **6:** 241
- Exzision, lokale **6:** 244
- Fernmetastasen **6:** 239
- Gefäßabsetzung **6:** 243
- Grading **6:** 241
- Grenzlamelleninfiltration **6:** 238
- Harnwegsvorbereitung, präoperative **6:** 242
- Histologie **6:** 238
- histologischer Typ **6:** 241
- Ileus **6:** 283 ff
- - Behandlung, chirurgische **6:** 285
- - - konservative **6:** 283 f
- - infektiös komplizierter **6:** 285 f
- 5-Jahres-Heilungsquote **6:** 238
- kleinzelliges **6:** 238, 241
- Koloskopie, nachsorgende **6:** 290
- Komplikation **6:** 243
- - intraoperative **6:** 286 f
- - postoperative **6:** 287 f
- Lebermetastasen **6:** 243
- Lebermetastasennachweis **6:** 288
- Lokalisation mit mehreren Lymphabflußstraßen **6:** 243
- Lymphadenektomie **6:** 243 f
- Lymphknoten, regionäre **6:** 239 f
- Lymphknotenmetastasen **6:** 239, 243
- Metastasenchirurgie **6:** 289 f
- M-Klassifikation **6:** 239, 241
- Nachsorge **6:** 289 f
- Nachuntersuchung **6:** 288
- nichtresektionsfähiges **6:** 238
- N-Klassifikation **6:** 239, 241
- Okkultblut-Test in der Nachsorge **6:** 290
- Operationsindikation **6:** 241
- Operationskontraindikation **6:** 241
- Operationsletalität **6:** 243
- Operationsrisiko **6:** 243
- Operationsverfahren, Definition **6:** 244
- - eingeschränktes **6:** 244
- Operationsvorbereitung **6:** 241 f
- Palliativoperation **6:** 290 ff
- - Indikation **6:** 290
- - Indikationsstellung **6:** 290
- - Risiko **6:** 290
- - Zugangsweg **6:** 290 f
- Patientenaufklärung, präoperative **6:** 243
- Perforation, freie **6:** 285
- perforierendes **5:** 23
- pTNM-Klassifikation **6:** 241
- Resektion, erweiterte **6:** 245 ff
- - - Indikation **6:** 243
- - - Komplikationsrate **6:** 243
- - klassische **6:** 245 ff
- - multiviszerale **6:** 243 f
- - radikale **6:** 244
- - - erweiterte **6:** 244
- - - herkömmliche **6:** 244
- - - multiviszerale **6:** 244
- - tubuläre **6:** 244
- Resektionsausdehnung **6:** 243
- Residualtumor **6:** 239 f
- - Schnellschnittuntersuchung **6:** 240
- Rezidiv **6:** 288, 290
- - lokales **6:** 283
- - lokoregionäres **6:** 238, 288
- - Therapie, chirurgische **6:** 289
- R-Klassifikation **6:** 239 f
- Segmentresektion **6:** 244
- Sondenbehandlung **6:** 283
- Spätkomplikation **6:** 288 f
- Staging **6:** 238 ff
- Stomamarkierung, präoperative **6:** 242
- Taktik, operative **6:** 243 f
- Therapie, adjuvante **6:** 289
- Tiefeninfiltration **6:** 239
- T-Klassifikation **6:** 239, 241
- TNM-Klassifikation **6:** 238 ff
- - klinische **6:** 239
- Tumordokumentation **6:** 238 ff
- Tumorzellverschleppung, intraoperative, Verhütung **6:** 244
- Typing **6:** 241
- undifferenziertes **6:** 238, 241
- Untersuchung, klinische, nachsorgende **6:** 290
- Wundheilungsstörung **6:** 243
Dickdarmmetastasen, Primärtumoren **6:** 289
Dickdarmmukosametaplasie **3:** 242
Dickdarmnaht, Heilung **6:** 3
- Infektionsrisiko **6:** 2
- Komplikationsrisiko **6:** 2
Dickdarmnekrose **6:** 225
Dickdarmperforation **7/2:** 317
- bei Adhäsiolyse **7/2:** 88
- bei Colitis ulcerosa **6:** 293
- instrumentelle **7/2:** 254
- Peritonitis **7/2:** 80
- bei Splenektomie **7/2:** 160
Dickdarmpolyp, hyperplastischer **6:** 205
Dickdarmresektion **6:** 166
- Anastomosenstenose **6:** 289
- bei Angiodysplasie **6:** 226
- Blutung, intraoperative **6:** 286
- - postoperative **6:** 288
- bei Fremdkörperperforation **6:** 371
- Ileus, mechanischer, postoperativer **6:** 288
- bei ischämischer Kolitis **6:** 225
- Lebermetastasenresektion, synchrone **6:** 289
- Nachbarorganverletzung **6:** 286 f
- Nahtbruch **6:** 287
- - komplizierter **6:** 287 f
- Perforationsperitonitis **6:** 286
- Peritonitis, postoperative **6:** 288
- bei Verletzung **6:** 202 f
- Wundlefzen, zyanotische **6:** 286 f
- Wundpflege **6:** 288
Dickdarmschädigung, thermische, bei Appendektomie **7/2:** 102
Dickdarmstenose **6:** 205
Dickdarmteratom **6:** 235
Dickdarmtumor, bösartiger **6:** 166
- gutartiger **6:** 235
- - breitbasiger, Entfernung **6:** 199
- - Exstirpation **6:** 235
- rektosigmoidaler, Ileus **6:** 342
Dickdarmulkus **6:** 222
- vaskuläres, idiopathisches **6:** 222
Dickdarmverletzung **6:** 201 ff
- bei abdomino-perinealer Rektumexstirpation **7/2:** 280
- Operationsindikation **6:** 201
- bei rechtsseitiger Hemikolektomie **7/2:** 297
- bei Sigmaresektion **7/2:** 291
Dickdarmverschluß, arteriomesenterialer **6:** 106
Dickdarmvolvulus **6:** 200, 229 ff
- begünstigende Faktoren **6:** 229
Dickdarmwand **6:** 2
- Skelettierung **6:** 3
Dickdarmwandeinriß **6:** 203
Dickdarmzyste **6:** 200
Diefenbach-Entlastungsschnitt **1:** 39
Digestionspassagenwiederherstellung nach Gastrektomie **3:** 243
Digitalarterienstenose **1:** 197
Digitoklasie bei Pankreasnekrose **3:** 152
Digitus pedis **10/1:** 375
Dilatation, pneumatische **3:** 29, 314
- - bei Achalasie **3:** 29
- - Aufklärungshinweise **3:** 29
- - Indikationen/Kontraindikationen **3:** 29
Dilatationshülse **10/2:** 13
Dilatationsset **10/2:** 9 f
DIP s. Articulatio interphalangealis distalis
Diploevenen **8:** 86 f
Discus articularis, Articulatio acromioclavicularis **9:** 5
- - - sternoclavicularis **9:** 4
- - Radioulnargelenk **9:** 259
- - ulnokarpaler Komplex **9:** 312
- iliopectineus, Synonyma **7/1:** 62
- interpubicus **8:** 422
Diskektomie, zervikale **8:** 357
Diskonnektion, azygoportale **5:** 179
- gastroösophageale, mit Dissektion **5:** 184 ff
- - - Indikation **5:** 184
- - - Komplikation **5:** 188
- ösophagogastrale, ausgedehnte **5:** 181 ff
Diskontinuitätsresektion nach Hartmann s. Hartmannsche Operation
Diskopathie, traumatische, zervikale **8:** 357
Diskusabrißverletzung, ulnare **10/2:** 132 f
Diskusdefekt, degenerativer **10/2:** 118
Diskusrefixation, ulnare, Aufklärungsgespräch **10/2:** 131
- - Indikation **10/2:** 131
- - Komplikation **10/2:** 134
- - Lagerung **10/2:** 132
- - Nachbehandlung **10/2:** 134
- - Naht, U-förmige **10/2:** 134
- - Operationsrisiko **10/2:** 131
- - Vorbereitung **10/2:** 131
- - Zugangsweg **10/2:** 132
Diskusruptur, Einteilung **10/2:** 132
- zentrale, veraltete **10/2:** 136
Diskusteilresektion **10/2:** 135 ff
Dissekat **10/2:** 233
Dissekatentfernung **10/2:** 236
Dissektion, pelvine **7/2:** 267, 275 f
Distanz-Fernlappen **9:** 361
Distensionszyste **10/1:** 272
Distraktions-Fixateur-externe **10/1:** 462
Distraktionsosteogenese **8:** 32
Distraktionsspondylodese bei transforaminaler Sakrumfraktur **8:** 484
Distraktor **10/2:** 299
- Femurfraktur **10/1:** 115 ff
- Unterschenkelfraktur **10/1:** 328
Diureseverschlechterung nach primärer Peritonitistherapie **5:** 23
Diverticulum ilei s. Meckelsches Divertikel
Divertikel des Dickdarms s. Dickdarmdivertikel
- duodenales s. Duodenaldivertikel
- juxtapapilläres **4:** 8, 128
- Ösophagus **3:** 33 ff
- - epiphrenales **3:** 33, 37
- - parabronchiales **3:** 33, 37
- - parapharyngeales, nach Zenker **3:** 33 ff
- - Therapie, chirurgische **3:** 33 ff
Divertikelperforation **5:** 22 f
Divertikelrezidiv **3:** 37
Divertikulitis, akute **6:** 205
- chronische **7/2:** 282
- Dickdarm s. Dickdarmdivertikulitis
- Dünndarm **6:** 113
- bei Duodenaldivertikel **6:** 47
- komplizierte **7/2:** 240
Divertikulose **6:** 47, 147, 154, 205 f
- Sigma **3:** 87
Doddsche Venengruppe **1:** 287
Dokumentation **10/2:** 13
- TNM-System **3:** 109, 243
Dolichokolon **6:** 200
Donati-Naht **7/1:** 27
Donati-Rückstichnaht **10/1:** 89
Dopamin **7/1:** 229
Doppelgewindeschraube nach Herbert **10/1:** 163
Doppellumentubus **7/2:** 11, 341
- inkorrekte Lage **7/2:** 341
Doppellumentubus-Intubation, Kontraindikation **7/2:** 341
Doppel-U-Naht **10/2:** 48
Doppler-Sonographie bei Extremitätenarterienaneurysma **1:** 171
- transkranielle **1:** 120, 183
- - Hirntodfeststellung **E:** 109
Dormia-Katheter-Technik **4:** 19 f, 32
Dormia-Körbchen **4:** 18; **7/2:** 153, 157
- Abriß **4:** 21; **7/2:** 153, 159

- Einbringung durch Ballonkatheter **7/2:** 158
- Einklemmung **4:** 21
- Extraktion **4:** 22
- - eines intrahepatischen Gallensteins **4:** 79
- Gallengangsteinextraktion, perkutan-transhepatische 4: 23
- Gallensteinextraktion, endoskopische **4:** 18 ff
Dorsalaponeurose **10/1:** 280, 387
- des Daumens **9:** 317 f
- der Finger **9:** 325 ff
Dorsum pedis s. Fußrücken
Douglas-Abszeß **6:** 173
- nach Appendektomie **6:** 181; **7/2:** 106
- Drainage, transabdominelle **6:** 181, 189
- - transrektale **6:** 181, 189
- Punktion, ultraschallgesteuerte **5:** 22
- nach rechtsseitiger Hemikolektomie **6:** 189
- Therapie **6:** 181, 189
- - chirurgische **5:** 22
Douglas-Raum **3:** 85, 201; **5:** 4, 6; **6:** 377, 381
- Exploration **7/2:** 61, 68
- Fernmetastasensuche, intraoperative **5:** 60
- beim Säugling **6:** 381
- tiefer, durch Rektumprolaps **7/2:** 261
- Verkleinerung durch Rektopexie **7/2:** 265
Douglassche Umschlagfalte, Inzision **6:** 392
Douglass-Magengefäßversorgung **3:** 101
Dragstedt-Vagotomie **3:** 187
Drahtarthrodese **9:** 428 f
Drahtmaterial, endovaskulärer Eingriff **E:** 152
Drahtnaht, Bauchdeckenverschluß **3:** 152, 201
Drahtnaht-Osteosynthese, Finger **9:** 371 f
Drahtschloß, Sternumosteosynthese **9:** 51
Drainage **E:** 61 ff, 139 ff
- nach abdomino-perinealer Rektumexstirpation **7/2:** 279
- nach Appendektomie **7/2:** 101
- nach Choledochusrevision **7/2:** 157 f
- nach Cholezystektomie **7/2:** 126
- Easy-flow **3:** 75
- gekürzte **E:** 61
- Indikation **E:** 61
- intraabdominelle, diagnostischer Wert **7/1:** 175
- intraperitoneale **E:** 61
- Komplikation **E:** 61 f
- nach linksseitiger Hemihepatektomie **5:** 124
- bei Nahtbruchperitonitis **5:** 23
- bei nekrotisierender Pankreatitis **7/1:** 215
- peritoneale, bei Nahtbruch **3:** 152, 167, 186, 195, 201, 206, 288 f, 300 f
- - - nach Billroth-I-Operation **3:** 152
- - - nach Billroth-II-Operation **3:** 152, 167
- - - nach Drainageoperationen **3:** 195, 201
- - - nach Ersatzmagenbildung **3:** 288 f
- - - nach Kardiaresektion **3:** 300 f
- - - nach Ösophagusoperationen **3:** 77
- - - nach proximaler Magenresektion **3:** 206
- bei Peritonitis **5:** 17 f
- perkutane, transhepatische **4:** 23, 83
- nach Pleurahöhlenlavage **7/2:** 352
- nach Pleurektomie **7/2:** 359
- Prinzipien **E:** 62
- prophylaktische **E:** 62
- nach Rechtsresektion der Leber **5:** 133
- nach Resektion des medialen linken Lebersegmentes **5:** 129
- retroperitoneale **E:** 64
- subkutane **7/1:** 26
- bei Talkpleurodese **7/2:** 351
- therapeutische **E:** 62
- thorakale **3:** 10, 15, 25, 143, 186, 190, 300
- nach video-thorakoskopischem Eingriff **7/2:** 347
- nach video-thorakoskopischer Hämatomevakuation **7/2:** 355
Drainageabszeß nach Appendektomie **6:** 180
- nach rechtsseitiger Hemikolektomie **6:** 189
Drainageart **E:** 64 ff
Drainagekanalinfekt **5:** 23
Drainageoperationen **3:** 191 ff
- Degastroenterostomie **3:** 199
- Gastroduodenostomie **3:** 193 ff
- - laterolaterale **3:** 193 f
- - - Technik **3:** 193 f
- - Methode nach Finney **3:** 193
- - - nach Jaboulay **3:** 193
- - - nach Moschel-Walske-Neumeyer **3:** 194
- Gastroenterostomie **3:** 195 ff
- - Aufklärungshinweise **3:** 195
- - Indikationen **3:** 195
- - Komplikationen **3:** 199 ff
- - Kontraindikationen **3:** 195
- - Methoden **3:** 195 ff
- - - Cross-section nach Moise **3:** 198
- - - hintere, retrokolische anisoperistaltische **3:** 198
- - - untere, antekolische isoperistaltische **3:** 196
- - - vordere, antekolische anisoperistaltische **3:** 197
- - - - - isoperistaltische **3:** 197
- Pylorektomie, vordere, hemizirkuläre nach Steichen **3:** 194
- Pyloroplastik **3:** 191 ff
- - nach Aust **3:** 192
- - nach Heineke-Mikulicz **3:** 191 f
- - nach Horsley **3:** 191
- - nach Richardson **3:** 191
- - nach Wangensteen **3:** 191
Drainageräume, peritoneale, Oberbauch **5:** 105
Drainageset **E:** 140
Drainagesystem mit Auffanggefäß **9:** 57
- mit einfachem Wasserschloß **9:** 57
- geschlossenes **E:** 62 f
- halboffenes **E:** 62 f
- offenes **E:** 62
Drainagetechnik **E:** 63
Drain-Cholangiographie **4:** 81
Draindurchmesser **E:** 61
Drainfixierung **E:** 63
Drainmaterial **E:** 61 f
Drapanas-Shunt s. Anastomose, mesenteriko-kavale
Drehosteotomie **9:** 238
Drehscharniergelenk **10/1:** 144; **10/2:** 165
Dreieck, pleurafreies, oberes **2:** 150, 152, 167 f
- - unteres **2:** 150, 152, 167 f
Dreieckplastik, adaptierende, Hepatiko-Jejunostomie **4:** 87 ff, 202
Dreikant-Mandrin **7/2:** 46
Drei-Punkt-Naht, transglenoidale **10/2:** 45 ff
- - Komplikation **10/2:** 47
- - Nachbehandlung **10/2:** 47
Drei-Schichten-Naht **6:** 94
Dreisegmentluxationsfraktur, Humerus, proximaler **9:** 91
Drevac-Saugsystem **E:** 66
Drittelkreisschnitt, perisphinktärer **6:** 388
Drittelrohrplatte bei Thoraxwandinstabilität **9:** 54
Druck, intraabdomineller, erhöhter **7/1:** 47
- intragastraler **3:** 331
- intrakranieller **8:** 166
- - Registrierung, kontinuierliche **8:** 166
- intraösophagealer, manometrische Untersuchung **3:** 322
Druckanstieg, intrakranieller, Behandlung **8:** 79
- - nach Hirnverletzung **8:** 77
- - nach Subduralhämatomevakuation **8:** 124
Druckmeßsonde, intrakranielle **8:** 106
- - Implantation **8:** 166 ff
- - - epidurale **8:** 175 f
- - - Indikation **8:** 166
- - - intraventrikuläre **8:** 167, 170 f
- - - bei komplexer Schädel-Hirn-Verletzung **8:** 177
- - - Komplikation **8:** 167, 177
- - - Kontraindikation **8:** 166 f
- - - Operationsrisiko **8:** 167
- - - Patientenlagerung **8:** 167
- - - subdural-epiarachnoidale **8:** 172 ff
- - - Ziel **8:** 166
- - Katheterwechsel **8:** 177
- - subdurale **8:** 119, 130, 141
- - Überwachung **8:** 177
Druckmessung, arterielle **3:** 42
- intraoperative bei Fundoplastik **3:** 322
Drucknekrose nach Extremitätenarterienaneurysma-Operation **1:** 176
Drucktrajektorien, mandibulare **8:** 231
Druckulkus s. Dekubitalulkus
Druckzunahme, intraabdominelle **7/2:** 6 f, 317
DRUG-Portal **10/2:** 122
Drüsen, tubulo-azinöse **4:** 57
DSA s. Subtraktionsangiographie, digitale
Dubourg-Gastrojejunostomie **3:** 160
Ductuli hepatocystici **4:** 40
Ductus alveolares **2:** 156
- bronchomediastinalis **2:** 100, 125
- choledochus **3:** 81 f, 99, 104, 108, 130, 138, 177, 251, 266; **4:** 3 ff, 38 ff, 43, 50, 136 ff, 144, 158; **5:** 81 ff, 86; **6:** 24, 37, 39, 49; **7/2:** 108 f, 133, 151, 155
- - Abschnitt, englumiger **4:** 45
- - - weitlumiger, im Pankreaskopf **4:** 45
- - Ampulle s. Ampulle, hepatopankreatische
- - Auftreibung, pseudozystische **6:** 51
- - Darstellung **5:** 136
- - - bei Hepatikusgabelresektion **4:** 109
- - direkte Naht **3:** 144
- - distaler, Gefäßversorgung **4:** 8 f
- - - Karzinom **4:** 183
- - Durchblutung **5:** 106
- - Durchmesser **4:** 6, 42
- - Durchtrennung bei Hepatikojejunostomie **4:** 159
- - - bei Hepatikusgabelresektion **4:** 110
- - Einmauerung im Pankreasparenchym **4:** 44
- - Fistelung, suprapapilläre **4:** 26, 28
- - freier Verlauf in der Pankreaskapsel **4:** 44
- - Gallenblasenstein-Penetration **4:** 70
- - Innervation **4:** 8, 55 f
- - Intubation, endoskopische, gezielte **4:** 11
- - Ischämiezone bei Choledochotomie **4:** 55
- - Isthmus **4:** 45
- - Kalibersprung **4:** 45
- - Kanülierung, selektive **4:** 11
- - Karzinom **4:** 95
- - Kontrolle bei Duodenalverletzung **6:** 56
- - Lagebeziehungen **4:** 3 ff
- - - zum Pankreas **4:** 6
- - Länge **4:** 6, 42
- - Läsion bei subtotaler Pankreasresektion **4:** 228
- - Leck, traumatisch bedingtes **6:** 56
- - Lymphdrainage **4:** 55
- - Marginalarterien s. Marginalarterien
- - Markierung durch Bougie **6:** 49 f
- - Mündung **4:** 3 f
- - - ektope **4:** 4
- - Operationssitus bei Hepatikojejunostomie **4:** 158 f
- - - bei Pankreasrundumfreilegung **4:** 222
- - - bei partieller Duodenopankreatektomie **4:** 168, 189
- - Pars praeampullaris **4:** 45
- - - supraduodenalis **4:** 3, 42
- - - - fehlende **4:** 41
- - - - längere **4:** 41
- - - - Verlauf **4:** 42
- - Partie, infraduodenale **4:** 3
- - - intraduodenale **4:** 3, 42, 44
- - - - Verlauf **4:** 44
- - - intramurale s. Ductus choledochus, Partie, intraduodenale
- - - intrapankreatische **4:** 42, 44
- - - - Verlauf **4:** 44
- - - retroduodenale **4:** 3, 42
- - - - Verlauf **4:** 42
- - Perforation mit Führungsdraht **7/2:** 152
- - - bei Papillensondierung **4:** 124
- - Präparation **7/2:** 132
- - - bei Lymphadenektomie **3:** 265

- - Querdurchtrennung, intraoperative, Therapie **4:** 74
- - Rekonstruktion bei Lebertransplantation **5:** 144
- - retroduodenaler, Karzinom **4:** 95
- - retropankreatischer, Karzinom **4:** 95
- - Ruptur bei stumpfem Bauchtrauma **3:** 91
- - Schleimhaut **4:** 57
- - Stenose **3:** 199
- - - Hepatikojejunostomie **3:** 199
- - - karzinombedingte, Kathetereinführung **6:** 78
- - - retropankreatische, Anastomose, bilio-digestive **4:** 86
- - T-Drainage **E:** 62
- - Teilligatur **7/2:** 132 f
- - terminaler **4:** 45
- - - arterielle Versorgung **7/2:** 113
- - - Tumor, maligner, Metastasierung, lymphogene **4:** 58
- - - Verschlußapparat **4:** 45 ff
- - - - Funktion **4:** 48
- - - - Pars inferior **4:** 48, 57
- - - - - superior **4:** 48, 57
- - unterer, arterielle Versorgung **7/2:** 113
- - Verbindung mit dem Ductus pancreaticus s. Konfluens, bilio-pankreatischer
- - Verlauf **4:** 139; **7/2:** 110
- - - im Ligamentum hepatoduodenale **4:** 139
- - Verletzung **3:** 144, 229
- - - Anastomose, biliodigestive **4:** 89
- - - intraoperative, Therapie **4:** 80
- - - bei Magenresektion **3:** 144
- - - bei portokavaler Anastomose **5:** 207
- - - bei Ulkusumstechung **3:** 229
- - Versorgung, arterielle **4:** 53 f
- - Wandkonstruktion **4:** 57
- - Zerreißung **4:** 149
- cysticus **1:** 280; **3:** 82, 99; **4:** 38 ff, 43, 62, 136; **5:** 82 ff, 86, 121; **7/2:** 108, 133
- - Agenesie **4:** 40, 59
- - anatomische Varianten **7/2:** 110, 132
- - Durchtrennung **5:** 136
- - - bei Cholezystektomie **4:** 62, 67, 93, 158
- - Intubation zur intraoperativen Cholangiographie **7/2:** 151
- - Ligaturtechnik **7/2:** 122
- - Maße **4:** 40
- - Operationssitus bei partieller Duodenopankreatektomie **4:** 168, 190
- - Pars spiralis **4:** 40
- - Präparation, stumpfe **7/2:** 120
- - Röntgendarstellung, intraoperative **7/2:** 322
- - Schleimhaut **4:** 57
- - Sondierung von der eröffneten Gallenblase **4:** 69
- - Steineinklemmung **4:** 22
- - Stumpfversorgung bei Cholezystektomie **4:** 66
- - Vereinigung, hohe, mit den Ductus hepatici dexter et sinister **4:** 41
- - - tiefe, retroduodenale, mit dem Ductus hepaticus communis **4:** 41
- - Verlauf **4:** 40; **7/2:** 110
- - Verlaufsanomalie **4:** 40
- - Verletzung bei Cholezystektomie **7/2:** 132
- - Versorgung, arterielle **4:** 53 f
- - - Clip-Technik **7/2:** 121
- - Wandkonstruktion **4:** 57
- - Zugang zur Gallengangsrevision **7/2:** 155
- deferens **1:** 106, 281; **3:** 80; **6:** 278, 382; **7/1:** 53 f, 60; **7/2:** 304, 308, 311
- - Isolierung bei Leistenhernienreparation **7/2:** 304
- - Pars pelvica **8:** 436
- - Verlauf bei lateraler Leistenhernie **7/2:** 310
- - Verletzung bei Inguinalhernienoperation **7/1:** 101
- - - bei intraperitonealer Leistenhernienreparation **7/2:** 314
- hepaticus **3:** 82
- - aberrans **4:** 42
- - accessorius **4:** 42, 139; **5:** 88; **7/2:** 110
- - - Unterbindung **4:** 58; **5:** 106
- - communis **4:** 38 ff, 43, 50, 136, 139; **5:** 82 ff, 88, 121; **7/2:** 108 f, 133, 151, 155
- - - Bifurkation s. Hepatikusgabel
- - - Bifurkationsseptum, Inzision **4:** 85, 87
- - - Durchmesser **4:** 6
- - - Durchtrennung **5:** 136
- - - - bei Cholezystektomie **7/2:** 133
- - - Gallenblasenstein-Penetration **4:** 70
- - - Karzinom **4:** 95
- - - kurzer **4:** 42
- - - Länge **4:** 6
- - - Maße **4:** 41
- - - Operationssitus bei Hepatikojejunostomie **4:** 158
- - - - bei partieller Duodenopankreatektomie **4:** 168, 190
- - - - bei totaler Pankreatektomie **4:** 208 f
- - - Querdurchtrennung, intraoperative, Therapie **4:** 74
- - - ungewöhnlich langer **4:** 42
- - - Verlauf **7/2:** 110
- - - Versorgung, arterielle **4:** 53 f
- - - Verzweigungsmuster **5:** 84, 86
- - - Wandkonstruktion **4:** 57
- - - Zusammenflußvariation **4:** 41
- - dexter **4:** 38, 41; **5:** 83 f, 86 f, 121; **7/2:** 133
- - - Durchtrennung **5:** 131
- - - intrahepatischer Zusammenfluß mit dem Ductus hepaticus sinister **4:** 42
- - - leberferner Zusammenfluß mit Ductus hepaticus sinister **4:** 42
- - - Versorgung, arterielle **4:** 53
- - Plexus hepaticus **5:** 102
- - sinister **4:** 38, 41; **5:** 84, 87, 121
- - - Absetzung **5:** 137 f
- - - Darstellung **5:** 121
- - - extrahepatischer Teil, biliodigestive Anastomose **4:** 87, 89
- - - Versorgung, arterielle **4:** 53
- - sinister **5:** 83, 86
- - Tumorstenose, Galleableitung, äußere, permanente **4:** 105 f
- intercostales **2:** 55
- lactiferus s. Milchgang
- lymphaticus dexter **1:** 3; **2:** 50, 57; **7/2:** 333
- - Verletzung bei Vertebralisrekonstruktion **1:** 192
- nasofrontalis, Muskelplombe **8:** 192
- nasolacrimalis **8:** 228
- omphaloentericus **6:** 29 f
- - offener **6:** 30, 107; **7/1:** 50
- - - Behandlung **6:** 112
- - Rückbildungsmuster **6:** 107; **7/2:** 221
- pancreaticus **3:** 90, 104, 268; **4:** 45, 136, 138, 149
- - accessorius **3:** 90, 138, 142; **4:** 8, 44, 138
- - - Ausbildungsformen **4:** 138 f
- - Auftreibung, pseudozystische **6:** 51
- - Darstellung, intraoperative, röntgenologische **6:** 40
- - Eröffnung zur Pankreatikojejunostomie **4:** 164
- - Intubation, endoskopische, gezielte **4:** 11
- - Läsion bei Pankreastumorenukleation **4:** 228
- - minor **3:** 90, 138, 142
- - Neueinpflanzung **3:** 144
- - Obstruktion **4:** 156
- - Operationssitus bei partieller Duodenopankreatektomie **4:** 169, 193
- - Ruptur **4:** 150
- - Schienung, intraluminäre, bei Pankreatojejunostomie **4:** 201
- - Stau, isolierter **4:** 156
- - - - Pankreatikojejunostomie **4:** 163 ff
- - Steinextraktion, intraoperative **4:** 165
- - Steinlokalisierung, intraoperative **4:** 164
- - Stenosierung bei Papillenplastik **4:** 124
- - Umfangmeßwert **4:** 140
- - Verlauf **4:** 139
- - Verletzung, Pankreaslinksresektion **4:** 152
- parasternales **2:** 55
- parotideus **8:** 235
- Santorini s. Ductus pancreaticus accessorius
- submandibularis **1:** 55; **8:** 238
- - Durchtrennung bei radikaler Neck dissection **1:** 54
- thoracicus **1:** 3, 6 f, 94, 96, 124, 284; **2:** 36 ff, 46, 50, 57 ff, 100, 147, 152, 288 f; **3:** 4 ff, 34, 263 f; **4:** 136; **5:** 7; **6:** 33, 83; **7/1:** 205; **7/2:** 329, 331, 333; **8:** 312, 314
- - definitus **2:** 58
- - duplicatus **2:** 58
- - - longus **2:** 58
- - fehlender **2:** 58
- - Gabelung **2:** 58
- - Lagebeziehungen **2:** 58
- - Lecksuche **7/2:** 356 f
- - Leckverschluß **7/2:** 357
- - Mündung **2:** 58
- - Mündungsdelta **2:** 58
- - Pars abdominalis **2:** 58
- - - cervicalis **2:** 58
- - - thoracica **2:** 58
- - Präparation bei Lymphadenektomie **3:** 264
- - Verlauf **7/1:** 205
- - Verletzung bei radikaler Neck dissection **1:** 52
- - - bei Struma-maligna-Operation **1:** 45, 59
- - - bei Subklavia-Stenose-Operation **1:** 190 f
- - - Therapie **1:** 192
- - - bei Vertebralisrekonstruktion **1:** 192
- - Zwerchfelldurchtritt **2:** 98
- thyroglossus **1:** 81; **2:** 289
- tracheobronchialis sinister **2:** 55
- venosus **5:** 81
- - Arantii **4:** 49
- vitellointestinalis s. Ductus omphaloentericus
- Wirsungianus **3:** 90, 104, 268; **4:** 7, 11, 48

Ductus-hepatici-Zusammenfluß, Variabilität **7/2:** 110

Ductus-hepaticus-communis-Bifurkation, Blutung **7/2:** 134

Duktionstest nach Orbitabodenrekonstruktion **8:** 287

Dumping-Syndrom **3:** 69, 154, 156, 171, 217; **4:** 217
- chronisches, therapierefraktäres **3:** 156, 171, 217
- - - Jejunuminterposition **3:** 156
- - - Peristaltikbremse **3:** 156
- - - Umwandlungsoperationen **3:** 171, 217
- bei Dünndarininterposition **3:** 69
- Frühsyndrom **3:** 171
- Spätsyndrom **3:** 171
- Therapie, chirurgische **3:** 156, 171, 217
- - konservative **3:** 156

Dünndarm **6:** 22 ff
- Adhäsiolyse **6:** 86
- aktinischer Schaden **6:** 122
- Allschichtenknopfnaht, einreihige **6:** 94 f
- - zweireihige **6:** 96
- Arkadenexploration, chirurgische **6:** 82 f
- Ausstreifen, retrogrades **7/1:** 185 f
- Exploration, chirurgische **6:** 22, 80 ff
- - - bei Adhäsionen **6:** 85
- - - Dokumentation **6:** 83
- - - Risikofaktoren **6:** 83
- - laparoskopische **6:** 84 f
- - - bei Ileusverdacht **6:** 136
- - - Lokalanästhesie **6:** 91
- extraperitonealer, Blutversorgung, arterielle, Arkadenbildung **6:** 32
- Fremdkörperentfernung, operative **6:** 369 f
- Gefäßversorgung **5:** 7
- intraperitonealer **6:** 28 ff
- - Blutabfluß, venöser **6:** 33
- - Blutversorgung, arterielle **6:** 31 ff
- - Lymphgefäße **6:** 33
- - Nervenversorgung **6:** 34
- Keilexzision **6:** 90
- Länge **6:** 28, 125
- Nahtlager **6:** 94
- Passagestörung durch nichtoperablen Tumor **6:** 161
- Schußwunde **6:** 119

- Spätreaktion nach Strahlentherapie **6:** 122 f
Dünndarmadenom, tubulo-villöses **6:** 154
- villöses **6:** 154
Dünndarmanastomose, Gambee-Naht **6:** 10
- latero-laterale **6:** 133
- - bei chronischer Dünndarmfistel **6:** 145
- primäre, bei Peritonitis **6:** 338
- termino-laterale **6:** 15
- - bei chronischer Dünndarmfistel **6:** 144
- termino-terminale **6:** 15, 114, 118, 128 ff
- - Anastomosenring, biofragmentierbarer **6:** 100, 134
- - nach Invaginatresektion **6:** 151
- - Nahtmaterial **6:** 92
Dünndarmanastomoseninsuffizienz **7/2:** 229
Dünndarmdekompression, endoskopische **6:** 511 f
Dünndarmdivertikel **6:** 113 f
- Operationsindikation **6:** 113
- Resektion **6:** 114
Dünndarmdivertikulose **6:** 154
- Blindsacksyndrom **6:** 147
Dünndarmduplikatur **6:** 115
- enteral kommunizierende **6:** 115
- segmentäre **5:** 13 f; **6:** 117 f
- - Resektion **5:** 14
Dünndarmexploration **5:** 7 f
- Arterien **5:** 7 f
- Gefäßarkaden **5:** 7 f
- Lymphgefäße **5:** 7
Dünndarmfaltung **6:** 336
Dünndarmfistel bei akuter Pankreatitis **4:** 182
- chronische **6:** 143 ff
- - komplizierte **6:** 144 ff
- - Vorgehen, einzeitiges **6:** 144
- - - zweizeitiges **6:** 144 f
- nach nekrotisierender Pankreatitis **7/1:** 218
- nach Rektumexstirpation **6:** 430
Dünndarmgeschwür **6:** 123
Dünndarmgranulome, spezifische **6:** 124
Dünndarmileus (s. auch Ileus) **6:** 327
- nach abdomino-perinealer Rektumexstirpation **7/2:** 281
- Dekompression **6:** 330 f
- - durch Ausstreifen **6:** 330
- - durch Saugrohr **6:** 331
- hoher, Malrotation I **6:** 105
- Inspektionsbefund **6:** 329
- mechanischer **6:** 327
- - kompletter **6:** 327
- nach Rektumexstirpation **6:** 430
- rezidivierender **6:** 327; **7/2:** 81
- Ursachenhäufigkeit **6:** 332
Dünndarminterposition **3:** 69, 155, 171, 219, 280, 282 f
- anisoperistaltische **6:** 141 f
- Arkadengefäße **3:** 282
- bei Ersatzmagenbildung **3:** 280, 282 f
- - nach Longmire-Gütgemann **3:** 280
- - nach Schreiber-Eichfuss-Farthmann-Eckert **3:** 282 f
- bei Gastroduodenostomie **3:** 155
- bei mehrfach operiertem Ulkusmagen **3:** 219
- bei Ösophagusexstirpation **3:** 69
- - Dumping-Syndrom **3:** 69
- bei Schlingensyndrom nach Billroth-II-Operation **3:** 171
Dünndarminvaginationsileus nach Gastroenterostomie **3:** 202
Dünndarmkarzinoid **6:** 157
Dünndarmkarzinom **6:** 157 ff
- Metastasierung **6:** 157
- Resektion, radikale **6:** 159
Dünndarmkolorit, zyanotisches, flächenhaftes **6:** 81
- - punktuelles **6:** 81
Dünndarmkompression, Zyste, mesenteriale **6:** 115
Dünndarmkonvolut **6:** 28
Dünndarmlipom **6:** 154
Dünndarmlymphom, malignes **6:** 157
Dünndarmmukosametaplasie **3:** 242
Dünndarmnaht, Sicherung **6:** 101
Dünndarmnahtlager **3:** 275
- Tela serosa **3:** 275
- - submucosa **3:** 275
- Tunica muscularis **3:** 275
Dünndarmperforation **5:** 22
- bei Adhäsiolyse **7/2:** 88
- mit der Veress-Nadel, Fehleranalyse **7/2:** 318 f
Dünndarmperistaltik, Auslösbarkeit, mechanische **6:** 81
Dünndarmpolyp, gutartiger, Entfernung nach Enterotomie **6:** 90
Dünndarmpunktion **6:** 88 f
Dünndarmresektion **6:** 90, 125 ff; **7/2:** 229 ff
- Anastomose s. Dünndarmanastomose
- - laterolaterale **7/2:** 231
- Aufklärung **7/2:** 229
- ausgedehnte, Adaptation, postoperative **6:** 138 f
- - Definition **6:** 125
- - Ernährungstherapie, postoperative **6:** 139
- - Flüssigkeitsverlust **6:** 138
- - Nachsorge **6:** 138 ff
- Bergebeutelanwendung **7/2:** 232
- bei Crohn-Krankheit **6:** 320 f
- Darmrohrdevaskularisation **6:** 127
- Darmrohrdurchtrennung **6:** 128
- End-zu-End-Anastomose **7/2:** 232
- GIA-Instrument **6:** 132 f
- bei Ileus **6:** 332 f
- Indikation **7/2:** 229
- - absolute **6:** 125
- - relative **6:** 125
- Komplikation **7/2:** 233
- - intraoperative **6:** 134
- - postoperative **6:** 134 f
- bei kompliziertem Divertikel **6:** 114
- Kontraindikation **7/2:** 229
- Mesenterialschlitzverschluß **7/2:** 231
- Mesenteriumdurchtrennung **6:** 126 f
- Mesenteriumspaltung **7/2:** 230
- Patientenlagerung **7/2:** 229
- Relaparotomie **6:** 134
- Resektatbergung **7/2:** 232
- bei Resektionsgrenzen **6:** 321
- Risikofaktoren **6:** 125
- Segmentmarkierung **6:** 126
- Spätkomplikation **6:** 136
- Umsteigen **7/2:** 233
- Vorbereitung **6:** 125; **7/2:** 229
- Zugang **6:** 125
- Zugangswege **7/2:** 229, 236
Dünndarmrohr, Beschaffenheit, Exploration **6:** 81
- Kaliberveränderung **6:** 81
- Lage, Exploration **6:** 81
Dünndarmsarkom **6:** 157
- Resektion, radikale **6:** 159
Dünndarmschädigung, thermische, bei Appendektomie **7/2:** 102
Dünndarmschienung, Dennis-Sonde **7/1:** 186
- innere **6:** 134 ff
Dünndarmschlinge, abführende, Gastrojejunostomie **7/2:** 237 f
- - Loop-Ileostomie **7/2:** 252
- Andauung bei akuter Pankreatitis **4:** 182
- zuführende, Gastrojejunostomie **7/2:** 237 f
- - Loop-Ileostomie **7/2:** 252
Dünndarmschlingenischämie bei Loop-Ileostomie **7/2:** 252
Dünndarmsegmentresektion **5:** 22
- bei Fremdkörperperforation **6:** 370
- bei Geschwürskrankheit **6:** 123
- bei Strahlenschaden **6:** 122
Dünndarmstenose nach Palliativoperation **6:** 164
- nach Segmentresektion **6:** 134
Dünndarmstriktur, chronische, Blindsacksyndrom **6:** 148
Dünndarmtransplantation **3:** 70
- nach Ösophagusexstirpation **3:** 70
- - Technik **3:** 70
Dünndarmtumor, bösartiger **6:** 157 ff
- - Ausbreitungsstadium **6:** 157
- - Dokumentation **6:** 157
- - Kontrolluntersuchungen, postoperative **6:** 164
- - Lebermetastasenentfernung **6:** 157, 161
- - Malignitätsgrad **6:** 157
- - Operationsindikation **6:** 158
- - Operationskontraindikation **6:** 158
- - Operationsrisiko **6:** 158
- - Operationsvorbereitung **6:** 158
- - Resektionsradikalität **6:** 157
- - R-Klassifikation **6:** 157
- - Sterblichkeit, postoperative **6:** 158
- - Zugang **6:** 158
- epithelialer **6:** 154
- gutartiger **6:** 154 ff
- - Entfernung **6:** 155 f
- mesenchymaler **6:** 154
- neurogener **6:** 154
- nichtresektionsfähiger **6:** 161
- Palliativoperation **6:** 161 ff
- - Komplikation, intraoperative **6:** 164
- - - postoperative **6:** 164
- - Nachsorge **6:** 164
- perforierter **6:** 164
- Rezidiv **6:** 164
- Schnellschnittuntersuchung, intraoperative **6:** 154
- stenosierender, nach Palliativoperation **6:** 164
- Umleitungsoperation **6:** 161 ff
Dünndarmtumorresektion, radikale **6:** 158 f
- - Komplikation, intraoperative **6:** 160
- - Lymphadenektomie **6:** 159
- - Lymphknotenuntersuchung, intraoperative **6:** 159
Dünndarmulkus, typhöses, perforiertes **6:** 124
Dünndarm-Umgehungsanastomose, palliative **7/2:** 233
Dünndarmverletzung **6:** 119 ff
- bei abdomino-perinealer Rektumexstirpation **7/2:** 280
- bei Loop-Ileostomie **7/2:** 252
- Operationsindikation **6:** 119
- bei rechtsseitiger Hemikolektomie **7/2:** 297
- bei Sigmaresektion **7/2:** 291
Dünndarmwand **6:** 2
- antimesenteriell gelegene, Blutversorgung, arterielle **6:** 32
- ödematöse **6:** 81
- Skelettierung **6:** 3
Dünndarmwanddurchspießung durch Fremdkörper **6:** 369
Duodenalarkade, hintere **6:** 27
- vordere **6:** 27
Duodenaldivertikel **4:** 4, 6; **6:** 37, 47 ff
- intraluminäres **6:** 44 f
- - Entfernung, endoskopische **6:** 44
- - Lokalisation **6:** 39
- - Operationstechnik **6:** 45
- - papillennahes **6:** 44
- - sackartiges, mit distaler Öffnung **6:** 46
- juxtapapilläres **4:** 8, 128
- - Operationsindikation **6:** 47
- - Operationsrisiko **6:** 47
- - Operationstechnik **6:** 50
- Komplikation, intraoperative **6:** 52
- - postoperative **6:** 52
- laterales **6:** 49
- Lokalisation **6:** 39, 47
- der medialen Vorderwand **6:** 48
- Operationsindikation, absolute **6:** 47
- - relative **6:** 47
- Operationskontraindikation **6:** 47
- Papillenlokalisation **4:** 6
- Resektionsprinzipien **6:** 49
- Spätkomplikation, postoperative **6:** 52
- Vorzugslokalisation **4:** 6
Duodenalfistel **3:** 142, 167, 169
- chronische **3:** 142, 167, 169
- - Fistelkanaldarstellung **3:** 169
- - Roux-Anastomose **3:** 169
Duodenalformvarianten nach Heinrich **3:** 104
Duodenalhämatom, intramurales **6:** 53
Duodenalkarzinom **6:** 39, 72 ff
- Diagnose **6:** 72
- Dokumentation **6:** 73
- Kathetereinführung **6:** 78
- Komplikation, intraoperative **6:** 75
- Operationsindikation **6:** 73
- Operationstechnik **6:** 73 ff
- Operationsverfahren **6:** 72
- Palliativoperation **6:** 76 ff
- papillennahes **4:** 183; **6:** 73, 75
- Rezidiv **6:** 75
Duodenallichtung, Eröffnung bei Pyloromyotomie **7/2:** 191 f
Duodenalobstruktion, Pankreastumor **4:** 185
Duodenalperforation bei Papillektomie **4:** 30
- bei Sondierung des Ductus choledochus **4:** 80
Duodenalperistaltik, Gallenfluß **4:** 56

Duodenalpolyp, Entfernung, endoskopische **6**: 70
Duodenalruptur bei stumpfem Bauchtrauma **3**: 90
Duodenalstenose **3**: 191 ff
- aortomesenteriale **6**: 60 f
- - Komplikation, intraoperative **6**: 63
- - - postoperative **6**: 63
- - Operationsindikation **6**: 61
- - Operationstechnik **6**: 61 ff
- Brunneriom **6**: 69
- bei Crohn-Krankheit **6**: 324
- Drainageoperationen **3**: 191 ff
- Endoskopie, therapeutische **6**: 509
- entzündliche **4**: 155 f
- nach Gastroduodenostomie **3**: 195
- intermittierende **6**: 60
- karzinombedingte, Palliativoperation **6**: 76
- konnatale **6**: 64
- Malrotation I **6**: 105
- Pancreas anulare **6**: 40
- nach Radiotherapie **6**: 58
- Zyste, intramurale **6**: 44
Duodenalstumpf **3**: 133, 149, 161, 168
- Entlastung durch Enteroenteroanastomose **3**: 161
- Insuffizienz, Drainage **3**: 168
- Netzplastik **5**: 46
- Sicherung **3**: 133, 254
- - Pankreaskapsel **3**: 133
- Verschluß **3**: 133, 138 ff
- - bei distaler Magenresektion **3**: 133
- - bei Ersatzmagenbildung nach Roux **3**: 281
- - bei Gastrektomie **3**: 253
- - schwieriger **3**: 138 ff
- - - Fixation der duodenalen Hinterwand **3**: 142
- - - - - Vorderwand **3**: 142
- - - Jejunoduodenostomie **3**: 139
- - - Nahtsicherung durch Mesokolon **3**: 140
- - - - mit Netz **3**: 141
- - - Nahttechnik **3**: 141
- - - U-Nähte **3**: 141
- - Technik **3**: 133, 153 f
- - - Halstedt-Naht **3**: 133
- - - Kirschner-Naht **3**: 133
- - - Stapler-Naht **3**: 133
- - - zweireihige Knopfnaht **3**: 133, 253 f
Duodenaltumor, gutartiger **6**: 69 f
- - Lokalisation **6**: 39
- - Operationstechnik **6**: 70
Duodenalverletzung **6**: 53 ff
- Ductus-choledochus-Kontrolle **6**: 56
- Komplikation, intraoperative **6**: 57
- - postoperative **6**: 57
- Operationsindikation **6**: 53
- Operationsrisiko **6**: 53
- Operationsvorbereitung **6**: 53
Duodenalverschluß, gefäßbedingter **6**: 23
Duodenalwanddefekt, traumatisch bedingter **6**: 54
Duodenalwandhämatom **4**: 154
- bei stumpfem Bauchtrauma **3**: 90
Duodenalwandverdickung, ödematöse, posttraumatische **6**: 54
Duodenalzyste, intramurale **6**: 44
- - Lokalisation **6**: 39
- - Operationsindikation **6**: 44
- - Operationstechnik **6**: 46
Duodenitis **6**: 66 f
- Crohn s. Enteritis regionalis duodeni
- granulomatöse **6**: 66 f
- hämorrhagische, strahlenbedingte **6**: 58
- Komplikation, intraoperative **6**: 67
- - postoperative **6**: 67
- ulzeröse, chronisch unspezifische **6**: 66
Duodeno-Duodenostomie, laterolaterale, bei Pancreas anulare **6**: 40, 42
Duodenojejunaler Übergang, Rotationsanomalie **7/1**: 155
Duodeno-Jejunostomie bei Crohn-Krankheit **6**: 324
- latero-laterale, bei Duodenalverletzung **6**: 56
- - proximale, bei Pancreas anulare **6**: 43
- termino-terminale, bei aortomesenterialer Duodenalstenose **6**: 62
- - bei Duodenalkarzinom **6**: 74 f
Duodenokopfpankreatektomie **4**: 155, 174
- Indikation **4**: 155
Duodenopankreatektomie, Anastomosentechnik, abweichende **4**: 201 f
- Aufklärung, präoperative **4**: 185
- bei Duodenalkarzinoid **6**: 71
- bei Duodenalkarzinom **6**: 72 f
- bei endokrinem Pankreastumor **4**: 229
- bei malignem Papillentumor **4**: 128
- Operationsrisiko **4**: 185
- bei Pankreaskarzinom, Letalität **4**: 183
- partielle **4**: 154, 167 ff, 187 ff
- - Arbeitsschritte **4**: 167, 187
- - Braunsche Fußpunktanastomose **4**: 167, 173, 187, 197 f
- - Cholezystektomie **4**: 187, 190
- - bei chronischer Pankreatitis **4**: 156, 167 ff
- - - - Indikation **4**: 156
- - Diagnosesicherung, bioptische **4**: 187, 189
- - Entlastungsdrain, intrajejunales **4**: 199
- - Exploration **4**: 187 ff
- - Gastrojejunostomie **4**: 167, 171 f, 187, 196 ff
- - Hepatikojejunostomie **4**: 167, 171, 187, 195 f
- - Jejunumschlingenskelettierung **4**: 187, 193
- - Komplikation **4**: 173
- - - postoperative **4**: 216
- - Lagerung **4**: 187
- - Lebensführung, postoperative **4**: 173
- - Lymphadenektomie **4**: 187, 190, 194
- - Magenresektion **4**: 167, 171, 187, 197, 210
- - Mesenterialwurzelablösung **4**: 187, 192
- - Narkose **4**: 187
- - Operationsvorbereitung **4**: 157
- - Pankreasdurchtrennung **4**: 187, 193
- - bei Pankreaskarzinom **4**: 187 ff
- - bei Pankreaskopfkarzinom **4**: 184
- - - Indikationen **4**: 184
- - Pankreaskopfresektion **4**: 167 ff
- - Pankreatojejunostomie **4**: 194 f
- - Processus-uncinatus-Dissektion **4**: 187, 194
- - Rekonstruktion **4**: 187 f, 194 ff
- - Resektion **4**: 187 f, 190 ff
- - bei retropankreatischem Choledochuskarzinom **4**: 95
- - Röntgendiagnostik, intraoperative **4**: 186, 189
- - Sonographie, intraoperative **4**: 186, 189
- - Standardmethode **4**: 167
- - Wundbettdrainage **4**: 187, 199
- - Zöliakographie, selektive, präoperative **4**: 157
- - Zugangsweg **4**: 167, 187
- proximale **6**: 73
- Rekonstruktionsmethode, abweichende **4**: 200
- Spätkomplikation **4**: 217
- subtotale, bei Pankreaskarzinom **4**: 199
- totale **4**: 155
- bei vollösem Duodenaladenom **6**: 69
Duodenoskopie **4**: 2, 9 f
- Endoskopbegradigung **4**: 9 f
- intraoperative **6**: 57
- Pyloruspassage **4**: 10
Duodenosplenopankreatektomie s. Pankreatektomie, totale
Duodenotomie, explorative **3**: 109 f
- - bei Ulkusblutung **3**: 233
Duodenum **1**: 151, 165; **3**: 96 ff, 104 ff, 109 f; **4**: 2 f; **5**: 81; **6**: 298
- Ablösung bei rechtsseitiger Hemikolektomie **6**: 251 f
- Anatomie **3**: 96 ff, 104 ff; **6**: 22 ff
- arterielle Versorgung **4**: 140
- Bulbus **3**: 81
- Chirurgie, endoskopische **6**: 36
- chirurgische Erkrankung, Lokalisation **6**: 39
- Crohn-Krankheit, stenosierende **3**: 195
- Eingriff bei chronischer Pankreatitis **4**: 155
- embryonales **6**: 29 f
- Endoskopie **6**: 36
- Exploration **3**: 96, 109 ff
- - chirurgische **3**: 109 f; **6**: 36 ff
- - - Indikationen **3**: 109 f
- - - Kontraindikationen **3**: 110 f
- - - makroskopische **3**: 96
- - - palpatorische **3**: 96
- - - Technik **3**: 110 f
- - - Zugangswege **3**: 110
- Formvarianten nach Heinrich **3**: 104 f
- Formvariationen **6**: 22 f
- Gefäßversorgung **3**: 105 f, 108; **4**: 8; **6**: 25 ff
- - arterielle **3**: 105 f; **6**: 25 ff
- - - Anastomosen **3**: 108
- - - Variationen **3**: 105 f, 108
- - - venöse **3**: 108
- - venöse **6**: 27 f
- Knieregion **6**: 38
- Kocher-Manöver **3**: 21
- Kocher-Mobilisation s. Kocher-Manöver
- Lagebeziehung **6**: 22 f
- - zu anderen Organen **4**: 3
- Laparoskopie **6**: 36
- Lymphdrainage **3**: 108
- Lymphgefäße **6**: 28
- Mobilisation **3**: 129, 175, 191, 204, 235, 250 f, 295
- - bei distaler Magenresektion **3**: 291
- - bei Gastrektomie **3**: 246
- - - absteigendes Duodenum **3**: 250
- - - proximales Duodenum **3**: 251
- - bei Gastroenterostomie **3**: 193
- - bei Kardiaresektion **3**: 295
- - bei perforiertem Ulcus duodeni **3**: 235
- - bei proximaler Magenresektion **3**: 204
- - bei Pyloroplastik **3**: 191 f
- - bei Vagotomie **3**: 175
- Nahttechniken **3**: 121 ff
- Pars ascendens **3**: 104, 163, 274
- - descendens **3**: 81, 104; **4**: 2 f
- - horizontales **3**: 104
- - horizontalis **4**: 2 f
- - - Verletzung **4**: 149
- - pylorica **3**: 81, 104
- - superior **3**: 81, 104; **4**: 2
- - transversa **3**: 81
- Perforation **6**: 53
- - entzündungsbedingte **6**: 66
- - zweizeitige **6**: 53
- Peritonealabdeckung **3**: 80
- Präparationsweg, chirurgischer **6**: 37
- proximales **3**: 96 ff
- - Anatomie **3**: 96 ff
- - Muskelgefüge **7/2**: 205
- - Verschlußsegment **3**: 98
- Rechtsposition **7/1**: 163
- Sagittalschnitt **3**: 248
- Strahlenreaktion, frühe **6**: 58
- Strahlenschaden **6**: 58 f
- Taschenbildung, muköse **6**: 45
- venöse Drainage **4**: 145
- Verletzung **6**: 39
- Zugang **7/1**: 29 f
Duodenumdivertikulose **3**: 195
Duodenummobilisation **6**: 37 ff
- nach Kocher **6**: 37 f
Duodenumzerreißung **4**: 149
Dura, lyophilisierte **2**: 106 f, 111, 118; **3**: 39
- - Perikarddefektdeckung **2**: 201
- mater **8**: 90, 95
- - genähte, Patch-Sicherung **8**: 191
- - spinalis **8**: 315, 317
Duradefekt, Patch-Abdeckung **8**: 119, 203
- Periostlappenabdeckung **8**: 203
Duraeröffnung **8**: 115 f
- Druckmeßsondenimplantation **8**: 166, 169, 173
- bei intrakraniellem Hämatom **8**: 149
- Subduralraumexploration bei Epiduralhämatomevakuation **8**: 130
Duralsinuszerreißung bei Subduralhämatomevakuation **8**: 123
Durazerreißung, Fraktur, frontobasale **8**: 196
- Impressionsfraktur **8**: 178
Durchblutungsstörung (s. auch Darmdurchblutungsstörung), Amputation **1**: 246

- Amputationshöhe **1:** 246
- arterielle **10/1:** 90
- - bei arterio-venösem Shunt **1:** 273 f
- - Katheter, arteriell implantierbarer **E:** 53
- chronische **1:** 92
Durchflechtungsnaht **10/1:** 216, 249 ff
- nach Bunnel, Beugesehnenstumpf **9:** 399
- - Strecksehnenstumpf **9:** 408
Durchflußtransplantat **8:** 21
Dysfunktion, urogenitale, nach abdomino-perinealer Rektumexstirpation **7/2:** 275, 281
Dysphagia lusoria **3:** 27
Dysphagie **3:** 2, 27, 33
- bei Hiatuseinengung **3:** 318
- nach Nissen-Fundoplikation **7/2:** 209
- passagere **3:** 318
Dysplasie, fibromuskuläre, Arteria carotis interna **1:** 189
- - Karotisaneurysma **1:** 119
- - Nierenarterie **1:** 263
D-Zellen **4:** 148
- Tumor s. Somatostatinom; s. Vipom

E

Easy-flow-Drain **3:** 75; **4:** 166; **5:** 18, 124; **E:** 62
Echinokokkose **5:** 16
Echinokokkuszyste **6:** 107; **E:** 139
- Exstirpation **5:** 115 f
- hepatische **7/2:** 171
- Marsupialisation **5:** 116
- splenale **7/2:** 166
Eden-Hybbinette-Operation **9:** 102 f
Eder-Puestow-Dehnungsbesteck **3:** 76
EDTA-Lösung **4:** 24
EEA-Instrument, Anastomose, kolo-pouch-anale **6:** 416
- Anus praeter naturalis **6:** 211
- Aszendodeszendostomie **6:** 269
- Darmanastomose **6:** 97 ff
- Ileotransversostomie **6:** 256
EEA-Klammergerät **3:** 63
Ehlers-Danlos-Syndrom **6:** 64
Eicosanoide **1:** 148
Eigelenk **10/2:** 107
Eigenblutspende, präoperative **6:** 242
Eileiterrekonstruktion, pelviskopische, Fibrinklebung **7/2:** 33
Einblutung, intermesenteriale, nach Darmresektion **6:** 134
Einetagenthrombose, unkomplizierte **1:** 293
Einflußstauung, chronische **5:** 148
- Mediastinaltumor **2:** 86
- Mediastinoskopie **2:** 62
- obere, bei blander Struma **1:** 19
- tumorbedingte **2:** 225
Eingeweideprolaps bei stumpfem Bauchtrauma **3:** 91
- in den Thorax **2:** 101
- - bei traumatischer Zwerchfellruptur **2:** 112 f
Einlauf, rektaler, Rektosigmoidperforation **6:** 371
Einlaufprobe bei äußerer Magenfistel **3:** 310
Ein-Lungen-Beatmung **7/2:** 10 f, 341
- Komplikation **7/2:** 341
- Sauerstoffkonzentration **7/2:** 12
Einmaltrokar **7/2:** 42
- Einbringen, Komplikation **7/2:** 48
- Schutzschild **7/2:** 42, 48
Einschlagbügel **10/1:** 100, 322
Einsenkung, interhämorrhoidale **6:** 378
Einstichstelle, Herniering, Vermeidung **7/2:** 323
Einstichstellenverschluß **7/2:** 323
Einzelnaht **7/2:** 14
- überwendliche **7/1:** 26
v. Eiselsberg-Gastrojejunostomie **3:** 144 f
v. Eiselsberg-Naht **3:** 123
Eisenhammer-Operation **6:** 481
Eitrige Verhaltung **8:** 52 ff
- - erneute **8:** 57
- - sekundäre **8:** 61
- - Wiederholungseingriff **8:** 57
Ejakulationsstörung nach Aortenaneurysmaoperation **1:** 119, 149
EKG-Monitor **7/2:** 7 f
Ektasie, duodenale **3:** 201
Ektokanthion **8:** 82, 222 f
Ektoorbitale **8:** 222 f
Elastose **1:** 140
Elefantiasis nach Saphenaexhairese **1:** 292
Elektivshunt, portosystemischer **5:** 201
Elektroenzephalographie, Hirntodfeststellung **E:** 109
Elektrokauter **10/2:** 16
Elektrokoagulation **3:** 183, 241, 312
- bei hämorrhagischer Gastritis **3:** 241
- bei Kolonangiodysplasie **6:** 226
- bei maligner Kardiastenose **3:** 312
Elektrolytausgleich, präoperativer **3:** 27, 41
Elektrolytstoffwechsel, Verbrennung **E:** 75
Elektromanometrie bei Vagotomie **3:** 175
Elektrospinogramm bei Aortenaneurysmaoperation **1:** 142
Elektroverbrennung **E:** 83
- Wundabdeckung **E:** 82
Elementardiät **6:** 138 f
Elevatorium **10/2:** 299 f
Ellbogen **9:** 161 ff
- Anatomie **9:** 163 ff
- Bänder **9:** 165 f
- Gefäße **9:** 168 ff
- Kapsel-Band-Verletzung **9:** 184
- Muskeln **9:** 167 f
- Nerven **9:** 168 f
- Weichteilverletzung, operative Strategie **9:** 162
Ellbogenarthroskopie, 90°-Beugestellung **10/2:** 82, 90 f
- Anästhesieverfahren **10/2:** 6, 82
- Aufklärungshinweis **10/2:** 96
- Bauchlagerung **10/2:** 4, 92
- - Nachteil **10/2:** 92
- - Vorteil **10/2:** 92
- Biersche Regionalanästhesie, intravenöse **10/2:** 5
- Blutsperre **10/2:** 91
- Gefäßverletzung **10/2:** 82
- Gelenkdistension **10/2:** 82, 91, 93
- Gelenkkörperentfernung **10/2:** 96 ff
- - Komplikation **10/2:** 98
- Gelenkpunktion **10/2:** 82, 92
- Indikation **10/2:** 96
- Instrumentarium **10/2:** 82
- Kontraindikation **10/2:** 96
- Miniarthrotomie **10/2:** 97
- Operationsrisiko **10/2:** 96
- operative Strategie **10/2:** 83
- Optik **10/2:** 12
- Rückenlagerung **10/2:** 4, 91
- - Nachteil **10/2:** 92
- - Vorteil **10/2:** 92
- therapeutische **10/2:** 83
- Ziel **10/2:** 96
- Zugang **10/2:** 92 ff
- - anterolateraler **10/2:** 93
- - anteromedialer **10/2:** 94
- - dorsoradialer **10/2:** 95
- - posteriorer, zentraler **10/2:** 95
- - posterolateraler **10/2:** 95
- - superomedialer **10/2:** 94
Ellbogengelenk **9:** 161 ff; **10/2:** 81 ff
- Anatomie **10/2:** 84 ff
- Armnervenverlauf **9:** 170
- Arthrodese **9:** 241 f
- - Aufklärungsgespräch **9:** 240
- - Gelenkflächenresektion **9:** 241
- - Indikation **9:** 240
- - Komplikation **9:** 243
- - Korrekturoperation **9:** 243
- - Nachbehandlung **9:** 243
- - Risiken **9:** 240
- - Stabilisierung **9:** 241 f
- - Vorbereitung **9:** 240
- - Zugang **9:** 241
- Arthrolyse **9:** 224, 233 ff; **10/2:** 98 f
- - Indikation **9:** 233
- - Komplikation **9:** 235; **10/2:** 99
- - Kontraindikation **9:** 233
- - Nachbehandlung **9:** 235; **10/2:** 99
- - Operationsrisiko **9:** 233
- - Operationsvorbereitung **9:** 233
- - Zugang **9:** 234
- Arthrose **9:** 240
- Arthrotomie, Zugang **9:** 171
- Beugestellung **10/2:** 85 f
- Bewegungseinschränkung **10/2:** 96
- - posttraumatische **9:** 233
- Bursektomie **9:** 244 f
- Distorsion **9:** 184
- Einsteifung, posttraumatische **9:** 233
- Empyem **9:** 187, 244
- Endoprothese **9:** 240
- Endoprothesenlockerung **9:** 243
- Entzündung **9:** 162, 244 f
- Fixateur-externe-Montage **9:** 185
- Flake-fracture **9:** 225, 228
- Fraktur **9:** 193 ff, 215
- - operative Strategie **9:** 162
- Gelenkfläche **10/2:** 85 ff
- Gelenkhöhle **9:** 165
- Gelenkkapsel **9:** 164 f, 173; **10/2:** 87
- Gelenkkapselinzision bei dorsalem Zugang **9:** 172 f
- - H-förmige **9:** 172 f
- - bei lateralem Zugang **9:** 178
- - bei medialem Zugang **9:** 176
- - bei vorderem Zugang **9:** 181
- Gelenkknorpel **9:** 164
- Gelenkkörper, freier **9:** 225
- Gleitbeutel **9:** 168
- Hämarthros **9:** 184
- Infektion bei Weichteilverletzung **9:** 187
- Instabilität **9:** 184
- - posttraumatische **9:** 225
- - nach proximaler Unterarmfraktur **9:** 216
- Interpositionsarthroplastik **9:** 235, 240, 242
- - Indikation **9:** 240
- - knöcherne Brückenbildung **9:** 243
- - Knorpelresektion **9:** 242
- - Korrekturoperation **9:** 243
- - Nachbehandlung **9:** 243
- Kapsel-Band-Apparat, Rekonstruktion **9:** 225
- - - Risiko **9:** 225
- - ulnarer, Revision **9:** 227
- Kapsel-Band-Läsion **10/2:** 96 ff
- Kapsel-Band-Verletzung **9:** 225 ff
- - Behandlung, konservative **9:** 225
- - Komplikation **9:** 228
- - Korrekturoperation **9:** 229
- - Nachbehandlung **9:** 229
- - Operationsindikation **9:** 225
- Kapselfibrose **9:** 202
- Kapselruptur **9:** 226
- Knochen, tastbarer **10/2:** 85
- Knorpel-Knochen-Transplantation **9:** 240, 243
- - Komplikation **9:** 243
- - Nachbehandlung **9:** 243
- Knorpelschaden **9:** 225
- Knorpelverletzung **10/2:** 96
- - frische **9:** 227 f
- - Komplikation **9:** 228
- - Korrekturoperation **9:** 229
- - Nachbehandlung **9:** 229
- Komplexverletzung **9:** 186, 243
- Kontusion **9:** 184
- Luxation **9:** 225 f; **10/2:** 96 ff
- - Begleitverletzung **9:** 184
- - Behandlung, konservative **9:** 225
- - Komplikation **9:** 228
- - Korrekturoperation **9:** 229
- - Nachbehandlung **9:** 229
- - Operationsindikation **9:** 225
- - Operationsvorbereitung **9:** 226
- - operative Strategie **9:** 162
- - Reposition **9:** 226
- - Weichteilschwellung **9:** 226
- Mechanik **9:** 166 f
- Membrana synovialis **9:** 165
- Mineralisation, subchondrale **9:** 164
- osteochondrales Fragment, Refixation **9:** 228
- Osteochondrosis dissecans **9:** 225
- Plica synovialis **10/2:** 88
- Querschnitt **10/2:** 87
- rekonstruktiver Eingriff **9:** 162
- Reluxation **9:** 229
- Reluxationstendenz nach proximaler Unterarmfraktur **9:** 216
- Schleimhautveränderung **10/2:** 96
- Sehnenverletzung **9:** 230 ff
- - Komplexverletzung **9:** 232
- - Komplikation **9:** 232
- Seitenband, radiales **10/2:** 88
- - ulnares **10/2:** 88
- sensible Versorgung **9:** 165
- Synovektomie, partielle **10/2:** 100
- Topographie, spezielle **10/2:** 88 ff
- Verkalkung, periartikuläre **9:** 186, 193, 202, 204, 216, 229
- Verletzung **9:** 184 ff

- Verletzungsfolgen **9:** 233 ff
- Verschleißerscheinungen nach distaler Humerusfraktur **9:** 202
- Versorgung, arterielle **10/2:** 88
- Weichteilschaden, chronischer **9:** 188 f
- Weichteilverletzung, Defektdekkung, postprimäre **9:** 186
- - geschlossene **9:** 184 ff
- - bei Komplexverletzung **9:** 187
- - Komplikation **9:** 186
- - Korrekturoperation **9:** 186 f
- - Nachbehandlung **9:** 186 f
- - offene **9:** 186 f
- - - Komplikation **9:** 187
- - - Operationsindikation **9:** 186
- - - Operationsvorbereitung **9:** 187
- - - Risiko, intraoperatives **9:** 187
- - - - postoperatives **9:** 187
- - - Versorgung **9:** 187
- - Second-look-Intervention **9:** 186
- Zerrung **9:** 225
- Zugang, dorsaler **9:** 171 ff
- - - Hautinzision **9:** 171
- - - Lagerung **9:** 171
- - lateraler **9:** 171, 177 ff
- - - Hautinzision **9:** 177
- - - Lagerung **9:** 177
- - medialer **9:** 171, 175 ff
- - - Hautinzision **9:** 175
- - vorderer **9:** 171, 180 ff
- - - Erweiterung **9:** 182
- - - Gefahren **9:** 182
- - - Hautinzision **9:** 180

Ellbogengelenkdestruktion **9:** 240 ff
Ellbogengelenkinfekt **9:** 240, 244
Ellbogengelenkkörper **9:** 163 f
Ellbogenhalterung **10/2:** 30
Ellbogenluxation **10/2:** 96
Ellbogensteife **10/2:** 96
- Arthrolyse **10/2:** 98 f

Elle s. Ulna
Ellenbeuge s. Fossa cubitalis
Ellenstraße **1:** 101
Ellenvorschub s. Ulnavorschub
Elongation, Arteria carotis interna s. Karotisschleife
Embolektomie **6:** 225
- Arteria mesenterica superior **1:** 260 ff
- Extremität, obere **1:** 177 f
- Leistenregion **1:** 178 f
- mesenteriale **6:** 358 ff
- bei reitender Aortenbifurkationsembolie **1:** 180

Embolie (s. auch Thromboembolie) **10/2:** 9
- paradoxe **7/2:** 8

Embolisation **E:** 142 ff
- Indikation **E:** 143
- Komplikation **E:** 145
- Kontraindikation **E:** 143
- Nachsorge **E:** 145
- Patientenaufklärung **E:** 143
- pulmonale **10/1:** 106, 334
- transkatheterale **10/1:** 490

Embolisationsmaterial **E:** 142
Eminentia carpi radialis **10/2:** 109
- - ulnaris **10/2:** 109
- iliopubica **8:** 525; **10/1:** 6
- intercondylaris **10/1:** 143, 283 f; **10/2:** 164
- plantaris lateralis **10/1:** 387
- - medialis **10/1:** 387

Eminentia-intercondylaris-Fraktur **10/1:** 224
- dislozierte **10/1:** 224
- Fixation **10/1:** 224

Emphysem, mediastinales s. Mediastinalemphysem
- präperitoneales **7/2:** 39, 42, 50
- respiratorisches **2:** 298

Emphysembildung **10/2:** 9
Empyem **6:** 164; **10/2:** 215
- Behandlung, arthroskopische **10/2:** 3
- Ellbogengelenk **9:** 244
- Kniegelenk **10/2:** 189
- postoperatives **3:** 151, 153, 167, 195, 201
- - nach Billroth-I-Operation **3:** 151, 153
- - nach Billroth-II-Operation **3:** 167
- - nach Drainageoperationen **3:** 195, 201
- - peripankreatisches **3:** 153
- - retrogastrales **3:** 153
- - subphrenisches **3:** 153
- subhepatisches **7/2:** 141

Enarthrosis **10/2:** 142
En-bloc-Resektion, Dekubitalulkus **E:** 39
Endarterien, funktionelle **6:** 32
Endo-Bag, Gallenblasenextraktion **7/2:** 125
Endobrachyösophagus **3:** 293
- Entartung, maligne **3:** 314
- Karzinom **3:** 293

Endo-Button **10/2:** 259
Endojodin **1:** 41
Endo-Klammernahtgerät, Arteria-pulmonalis-Durchtrennung **7/2:** 366
- Blutstillung **7/2:** 344
- Lungenkeilresektion **7/2:** 362
- Stammbronchusdurchtrennung **7/2:** 367

Endokrine Tumoren, Gastrinom **4:** 218
- - Glukagonom **4:** 218
- - Insulinom **4:** 218
- - Vibom **4:** 218
- - - Operationsverfahren **4:** 221

Endokrinologisches Syndrom, Pankreastumor **4:** 218
- - - Operationsindikation **4:** 220

Endoleckage nach Aortenaneurysmaausschaltung **E:** 159, 164
Endoligatur **7/2:** 14, 26
- mit abgewinkeltem Fadenende, Einbringen **7/2:** 16, 18
- Appendektomie **7/2:** 99
- Fadenlänge **7/2:** 15
- Indikation **7/2:** 26
- Instrumentarium **7/2:** 26
- Nahtmaterial **7/2:** 26

Endometriose **6:** 137, 223 f; **7/2:** 75
- Klassifikation, endoskopische **6:** 223
- Laparoskopie, chirurgische **6:** 223 f
- - gynäkologische **6:** 224
- Lokalisation **6:** 223
- peritoneale **7/2:** 61
- 3-Stufen-Therapie **6:** 223

Endometrioseherd, Thermokoagulation **6:** 223
Endonaht **7/2:** 14, 26
- Fadenlänge **7/2:** 15
- Indikation **7/2:** 26

Endophlebitis hepatica **5:** 198
Endoprothese, Ellbogengelenk **9:** 240
- modulare, Knochendefektüberbrückung **8:** 47
- Schultergelenk **9:** 122 ff

Endo-Retraktor **7/2:** 180 f, 191, 196, 198, 206
Endoskop **5:** 157
Endoskopie **2:** 62 ff; **7/2:** 234; **E:** 56 f, 166 ff
- Anatomie, spezielle **4:** 2
- bei Billroth II-Anastomose **4:** 12
- chirurgische, am Magen **3:** 71 f, 312 ff
- - - Indikationen **3:** 71 f, 312 ff
- - - - Blutstillung **3:** 313
- - - - Fremdkörperentfernung **3:** 313
- - - - Gastrotomie, endoskopische, perkutane **3:** 313
- - - - Magenexploration **3:** 313
- - - - Passagewiederherstellung **3:** 71, 312 ff
- - - - Polypektomie **3:** 313
- - - - Tubusimplantation **3:** 71, 312 ff
- - - - Tumorabtragung **3:** 313
- - - Verfahren **3:** 71 f, 312 ff
- - - - diagnostische **3:** 71 f, 312 ff
- - - - kurative **3:** 312
- - - - palliative **3:** 71, 312 ff
- - am operierten Magen **3:** 314
- - - - Blutstillung **3:** 314
- - - - Dilatation bei Anastomosenödem **3:** 314
- Cholangio-Pankreatikoskopie, orale **4:** 35
- Duodenaldivertikel **4:** 6
- ERCP-Technik **4:** 9
- Fremdkörperbergung **6:** 367, 513 f
- Gallengangserkrankungen, benigne **4:** 29
- Gallengangssteine **4:** 17
- Gallengangsverschluß, maligner **4:** 26
- nach Gastrojejunostomie **7/2:** 239
- Instrumente **E:** 167
- intraoperative **6:** 80, 89
- - Indikation **6:** 89
- Komplikation **E:** 167
- Konfluens, biliopankreatischer **4:** 7
- nach maschineller subkardialer Blutsperre **5:** 181
- nach Milztransposition **5:** 172
- operative Strategie **4:** 2
- Pankreatitis, obstruktive **4:** 31
- Papillotomie **4:** 13
- bei postoperativer Komplikation **E:** 166 ff
- therapeutische **6:** 508 ff
- - Verfahren, elektrothermisches **6:** 520
- - - lichtthermisches **6:** 520
- - - mechanisches **6:** 520
- - - physiko-chemisches **6:** 520
- nach Venensperroperation **5:** 197
- bei Y-Roux-Anastomose **4:** 12

Endoskopischer Eingriff **4:** 2 ff
- - diagnostischer **4:** 2
- - therapeutischer **4:** 2

Endosonographie bei Rektumkarzinom **6:** 401
Endothelzellen, Arterie **1:** 89
- Vene **1:** 90

Endotoxin **5:** 16
Endotoxinschock **5:** 16
Endotubus **3:** 71
Endovaskulärer Eingriff **E:** 149 ff
- - abstromverbessernder **E:** 155 ff
- - Indikation **E:** 151
- - Indikationsstellung **E:** 149
- - Komplikation **E:** 164
- - Kontraindikation **E:** 151
- - Materialien **E:** 152
- - Nachbehandlung **E:** 164
- - mit offener rekonstruktiver Operation **E:** 149
- - Operationsrisiko **E:** 151
- - Patientenaufklärung **E:** 151
- - Vorbereitung **E:** 151 f

Endphalanx **9:** 321
Endstreckenblockade **9:** 341
End-zu-End-Anastomose, Arterie **9:** 350 f
- Darm s. Darmanastomose, termino-terminale
- tracheobronchiale **2:** 198

End-zu-End-Dünndarmanastomose **7/2:** 232 f
End-zu-Seit-Anastomose, Arterie **9:** 350, 352
- Darm s. Darmanastomose, termino-laterale

Enfluran **7/2:** 8
Engorgement **8:** 77
Enkephalin **6:** 172
Enolase, Neuron-spezifische **6:** 71
Entenschnabelfraktur **10/1:** 457 f
Enteritis **6:** 124
- regionalis, akute **7/2:** 91
- - duodeni **6:** 66
- - - Ballondilatation, endoskopische **6:** 67
- - - Komplikation, intraoperative **6:** 67
- - - - postoperative **6:** 67
- - - Operationstechnik **6:** 67
- strahlenbedingte **6:** 122

Enteroenteroanastomose **3:** 161, 165 f, 172, 196, 201, 274, 291
- bei Ersatzmagenbildung **3:** 279
- - Technik **3:** 279
- - - Darmspornvermeidung **3:** 279
- - - Stapler-Nähte **3:** 279
- - - U-Nähte **3:** 279
- bei Gastrojejunostomie **3:** 161, 165 f
- - Technik **3:** 165 f
- - - Hinterwandnaht **3:** 166
- - - Stapler-Naht **3:** 166
- - - Vorderwandnaht **3:** 166
- bei Roux-Operation **3:** 172
- - Technik **3:** 172

Entero-Enterostomie, latero-laterale **7/2:** 231
Enterokolitis, ischämische s. Kolitis, ischämische
- phlegmonöse **6:** 218

Enterokutaner Prozeß, Drainage **E:** 62
Enterokystom **6:** 30
Enteroskop, Endoskop, progrades **4:** 11 f
Enterostomien, multiple **6:** 441, 447; **7/2:** 240
- - Operationstechnik **6:** 447

Enterothorax 2: 101 f, 106
- Eingeweidereposition **2:** 106 f
- Komplikation, postoperative **2:** 109
- Zugang, abdominaler **2:** 106 f
- - thorakaler **2:** 106 f

Enterotomie, explorative **6:** 89 f
- Gallensteinentfernung **6:** 337 f

Enterozele **6:** 502
Enterozystostomie **6:** 116
Enterozystozele **6:** 107; **7/2:** 221

Entlastungsdrain, intrajejunales, nach partieller Duodenopankreatektomie **4:** 199
Entlastungsgastrojejunostomie, vorübergehende **7/2:** 234
Entlastungshämatom, intrazerebrales **8:** 165
Entlastungsnähte **7/1:** 47
Entokanthion **8:** 82
Entspannungsschnitt, V-Förmiger **1:** 39
Entzündung **9:** 2
- Adhäsionsbildung **6:** 137
- Ellbogengelenk **9:** 162
- Hand **9:** 438 ff
- nekrotisierende **8:** 72
- Oberarmschaft **9:** 159
- örtlich umschriebene **8:** 52
- retroperitoneale **7/1:** 209 ff
- - Aufklärungshinweise **7/1:** 211
- - Behandlungsprinzip **7/1:** 209
- - Diagnostik, präoperative **7/1:** 211
- - Operationsindikation **7/1:** 211
- - Operationsrisiko **7/1:** 211
- - Operationsvorbereitung **7/1:** 211
- - operative Taktik **7/1:** 209
- Schultergelenk **9:** 128
Enukleation, Schilddrüsenadenom, isoliertes **1:** 42 f
Enzephalomalazie nach Arteria-carotis-communis-Verletzung **1:** 9
Enzephalopathie, hepatische, bei TIPSS **5:** 218
- portosystemische **5:** 201 f
Enzym, muskelspezifisches **10/1:** 90
Epicondylitis radialis **10/2:** 96
Epicondylus lateralis femoris **10/1:** 10 f, 146; **10/2:** 167 f
- - humeri **9:** 164, 178 f, 255, 257; **10/2:** 84 ff, 90
- - - Desinsertion der Muskelansätze **9:** 189*
- - - Muskelursprünge **9:** 189*
- - - Umschneidung **9:** 189*
- medialis femoris **10/1:** 10 f, 202
- - humeri **9:** 164, 170, 176 f, 253; **10/2:** 84 f, 90, 94
- - - Abmeißelung **9:** 176
- - - Abriß **9:** 199
- radialis humeri, Osteotomie **9:** 179
- ulnaris humeri, Fraktur beim Kind (Jugendlichen) **9:** 220
Epidermolepsis bullosa **3:** 27
Epiduralhämatom **8:** 77, 125 ff; **10/1:** 494 f
- akutes **8:** 125 ff
- - Blutungsquelle **8:** 125
- - Computertomographie **8:** 125
- - computertomographisch nachgewiesenes **8:** 126 ff
- - Evakuation **8:** 125 ff
- - - Indikation **8:** 125
- - - Komplikation **8:** 126, 143
- - - Kontraindikation **8:** 125
- - - Nachbehandlung **8:** 143
- - - Operationsrisiko **8:** 126
- - - Patientenaufklärung **8:** 126
- - - Patientenlagerung **8:** 126
- - - Subduralraumexploration **8:** 130, 136
- - - Vorbereitung **8:** 126
- - - Wiederholungseingriff **8:** 143
- - - Ziele **8:** 125
- - Häufigkeit **8:** 125
- - infratentorielles **8:** 152 f
- - - Evakuation **8:** 157
- - Kind **8:** 125
- - bei komplexer Schädel-Hirn-Verletzung **8:** 143
- - kompliziertes **8:** 125
- - Lokalisation **8:** 125
- - okzipitales **8:** 126
- - - Evakuation **8:** 131 ff
- - - - Patientenlagerung **8:** 126, 131
- - Probetrepanation **8:** 138 ff
- - Rezidivblutung **8:** 143
- - vermutetes **8:** 138 ff
Epiduralraum, spinaler **8:** 315
Epiglottis **3:** 35
Epikondylitis **9:** 188
Epiphrenales Divertikel **3:** 33, 37
- - Therapie, chirurgische **3:** 33 ff, 37
- - - - Fundoplikation **3:** 37
- - - - Myotomie **3:** 37
Epiphysenfraktur, femorale **10/1:** 185, 187
- - Röntgenbild **10/1:** 192
- - Unterschenkelknochen **10/1:** 419 f
Epiphysenfugenschädigung bei distaler Humerusfraktur beim Kind **9:** 221
Epiphysenfugenschluß, vorzeitiger **10/1:** 66, 193, 343
Epiphysenlösung beim Kind **9:** 95
Epiphysiolysis capitis femoris **10/1:** 66 f
- - - Komplikation **10/1:** 67
- - - Mobilisation **10/1:** 67
- - - Operationsrisiko **10/1:** 66
- - - Operationsvorbereitung, spezielle **10/1:** 66
- - - Osteosynthese **10/1:** 67
- - - Wiederholungseingriff **10/1:** 67
Epiplozele **5:** 35
Epitheldefekt bei Ösophagitis **3:** 317
Epithelkörperchen s. Nebenschilddrüse
Epithelkultur **E:** 81
Epithelzellmigration, Wundheilung **E:** 6
Eponychium **9:** 328
EPT s. Papillotomie, endoskopische
ERC s. Cholangiographie, endoskopisch-retrograde
ERCP s. Cholangio-Pankreatikographie, endoskopisch-retrograde
Erektionsstörung nach Aortenaneurysmaoperation **1:** 149
Erfolgsbericht **7/2:** 315
Ergotherapie nach Verbrennung **E:** 84
Ergotismus **1:** 92
- chronischer **1:** 229
- - Amputationshöhe **1:** 246
Erguß, subphrenischer, nach erweiterter Rechtsresektion der Leber **5:** 139
Ergußbildung, postoperative **10/2:** 189, 247
Erlanger Papillotom **4:** 13
Ernährung, enterale **E:** 56
- - bei Verbrennung **E:** 78
Ernährungsfistel, jejunale **3:** 290
Ernährungssonde, enterale **E:** 169
- jejunale **3:** 200
- perkutane **3:** 302
Ernährungstherapie nach ausgedehnter Dünndarmresektion **6:** 139
Erosionsblutung, postoperative **7/1:** 187
Ersatzknorpel **10/2:** 240
Ersatzmagenbildung **3:** 270 ff
- Abfluß, duodenaler **3:** 272
- - jejunaler **3:** 272
- Dickdarmersatzmagen **3:** 272, 287
- Dünndarmersatzmagen **3:** 272 ff
- Dünndarminterposition **3:** 272, 280, 282 f
- Interponatauswahl **3:** 272
- Komplikationen, intraoperative **3:** 288
- - - Gefäßstieltorquierung **3:** 288
- - postoperative **3:** 288 ff
- - - Anastomosenstenose **3:** 289
- - - Blutungen **3:** 288
- - - Nahtbruch **3:** 288 f
- - - Tumorrezidiv **3:** 290
- Methoden **3:** 270 ff
- - nach Allen **3:** 270
- - nach v. Baraya **3:** 270
- - nach v. Bardeleben **3:** 270
- - nach Brigham **3:** 270
- - nach Coenen **3:** 270
- - nach Goldschwend **3:** 270
- - nach Graham-Nissen **3:** 273
- - nach Gütgemann-Schreiber **3:** 271
- - nach Harvie **3:** 270
- - nach Hays-de Almeide **3:** 271
- - nach Herczel **3:** 270
- - nach Herfarth **3:** 271
- - nach Hilarowicz **3:** 270
- - nach Hoffmann **3:** 270
- - nach Horstley **3:** 270
- - nach Hunnicut **3:** 271
- - nach Hunt **3:** 271
- - nach Kremer **3:** 221 f, 271, 284
- - - Technik **3:** 284
- - - - Enteroenteroanastomose **3:** 284
- - - - Ösophagojejunostomie, terminolaterale **3:** 284
- - - - Stapler-Nähte **3:** 284
- - nach Lahey **3:** 270
- - nach Lawrence **3:** 271
- - nach Lawrence-Rodino-Herfarth **3:** 286 f
- - - Technik **3:** 286 f
- - - - Enteroenteroanastomose **3:** 287
- - - - Jejunoplikation **3:** 286 f
- - - - Ösophagojejunostomie, terminolaterale **3:** 286 f
- - - - Roux-Segment **3:** 286
- - nach Lefèvre **3:** 270
- - nach Longmire-Gütgemann **3:** 271
- - - Technik **3:** 280
- - - - Dünndarminterposition **3:** 280
- - nach Marshall **3:** 271
- - nach Moroney **3:** 270
- - nach Moroney-Hunnicut **3:** 287
- - - Technik **3:** 287
- - - - Anastomosen **3:** 287
- - - - Dickdarminterponat **3:** 287
- - - - Zäkalfistel **3:** 287
- - nach Mouchet **3:** 270
- - nach Moynihan **3:** 270
- - nach Pack-McNeer **3:** 270
- - nach Reid **3:** 270
- - nach Rodino **3:** 271
- - nach Roux **3:** 221 f, 270
- - - Technik **3:** 281
- - - - Duodenalstumpfverschluß **3:** 281
- - - - Ösophagojejunostomie **3:** 281
- - - - Stapler-Naht **3:** 281
- - nach Schlatter **3:** 270
- - nach Schloffer **3:** 270, 280
- - - Technik **3:** 280
- - - - Enteroenteroanastomose **3:** 280
- - - - Ösophagojejunostomie **3:** 280
- - nach Schloffer-Graham-Nissen **3:** 221 f, 274 ff
- - - Technik **3:** 274 ff
- - - - Enteroanastomose **3:** 279
- - - - - Stapler-Nähte **3:** 279
- - - - Jejunalschlinge, proximale **3:** 274
- - - - Ösophagojejunostomie **3:** 275
- - - - - Hinterwandnaht **3:** 276 f
- - - - - mit jejunaler Plikation **3:** 277 f
- - - - - Kaliberweitenkontrolle **3:** 278
- - - - - Klammernaht **3:** 275
- - - - - - zirkuläre **3:** 277
- - - - - Vorderwandnaht **3:** 277
- - nach Schrader-Koslowaki-Feine-Konold **3:** 271
- - nach Schreiber-Eichfuss-Farthmann-Eckert **3:** 271, 273, 282 f
- - - Technik **3:** 282 f
- - - - Arkadengefäße **3:** 282

* **Berichtigung**

1. Die graphische Darstellung und Beschriftung der Abb. **37, 38, 39,** S. 188–190, sind unvollständig.
Der kollaterale Nerven-Gefäß-Strang – R. collateralis lateralis n. radialis nach A. Wilhelm (s. Abb. **39**) hinter dem Septum intermusculare laterale ist bei der Denervation gezielt zu durchtrennen. Ebenso werden die zur Epikondylenspitze ziehenden Fasern des N. cutaneus antebrachii posterior (s. Abb. **36**) gelegentlich des epifaszialen Ablösens des Weichteilmantels blind durchtrennt. Zur Denervation und Entspannung der Supinatorarkade (Frohse-Arkade) und zugleich des tiefen Radialisastes werden nach *A. Wilhelm* die vorderen und seitlichen Ursprünge des M. supinator in Höhe des distalen Randes des Radiusköpfchens gezielt inzidiert.
2. Im **Literaturverzeichnis**, S. 444, linke Spalte, sind die Zitate zu ergänzen:
Wilhelm, A.: Therapieresistente Epicondylitis humeri radialis und Denervationsoperation. Operat. Orthop. Traumatol. 1 (1989) 25–34
Wilhelm, A.: Tennis elbow: Treatment of resistant cases by denervation. J. Hand Surg. 21 B, 4 (1996) 523–533

- - - - Dichtigkeitsprobe 3: 283
- - - - Jejunoduodenostomie 3: 283
- - - - Jejunoplikation 3: 282 f
- - - - Jejunuminterposition 3: 282
- - - - Krawatte, jejunale 3: 283
- - - - Mesokolonfensterverschluß 3: 283
- - - - Mesokoloninzision 3: 282
- - - - Ösophagojejunostomie, terminolaterale 3: 282 f
- - - - Stapler-Nähte 3: 283
- - - - Transit, duodenaler 3: 282
- - nach Seo 3: 270
- - nach Siewert-Peiper-Jennewein-Waldeck 3: 271, 285 f
- - nach Steinberg 3: 270
- - nach Tomoda 3: 271
- Nebenschluß, duodenaler 3: 273
- Ösophagojejunostomie 3: 273
- Passage, enterale 3: 272
- Reflux, ösophagealer 3: 272
- Reservoir 3: 272
- Stapler-Nähte 3: 272
- Transit, duodenaler 3: 272
Erythema nodosum 6: 294
Erythrodermie des Gesichts 7/2: 339, 374
Erythrozytenkonzentrat 5: 235
Escherichia coli 3: 241
ESWL s. Stoßwellen-Lithotripsie, extrakorporale
Etagenexploration, Magenblutung 3: 111
Etappenlavage 5: 17 ff
Etappenlavage-Therapie 7/1: 179 f, 187
- Bauchdeckenverschluß, schwieriger 7/1: 47
- bei postoperativer Blutung 7/1: 189
Ethibloc E: 143
Ethmoidfraktur 8: 196
Etidocain 7/1: 70
Etomidat 7/2: 7
Eurotransplant E: 100
Exartikulation bei nekrotisierender Fasziitis E: 35
Excavatio rectouterina s. Douglas-Raum
- rectovesicalis s. Douglas-Raum
Exophyt 10/2: 291
Expander E: 96 f
Expanderprothese 2: 21
Explantationsteam E: 112 f
Exploration der Bauchhöhle 3: 79 ff, 93
- - Bauchtrauma, penetrierendes 3: 93
- - - stumpfes 3: 88 ff
- - - - Bursa-omentalis-Eröffnung 3: 89 f
- chirurgische, Dickdarm 6: 196 f
- - Dünndarm 6: 80 ff
- laparoskopische 6: 84 f
- video-laparoskopische 7/2: 3, 60 ff
Exspiration 2: 158
- Pleuraverschiebungen 2: 168
Exsudat, peritoneales 5: 4, 24
Extensionsgerät nach Weber 10/1: 124
Extensionstisch 10/1: 34, 320
Extensorenloge 10/1: 4
Externusaponeurose s. Aponeurosis musculi obliqui externi abdominis
Extraperitonealraum 7/1: 192
- Dissektion bei Leistenhernienreparation 7/2: 302 f
Extremitas acromialis claviculae 10/2: 22
- - - Resektion 10/2: 77 ff
- - - - Gesamtresektionsbreite 10/2: 78
- - - - Komplikation 10/2: 79
- - - - Nachbehandlung 10/2: 79
Extremität, Ischämiesyndrom, akutes s. Ischämiesyndrom, akutes, der Extremität
- obere, Arterienrekonstruktion 1: 197 ff
- - - Indikation 1: 197
- - - Komplikation 1: 200
- - - Lagerung 1: 197
- - - Nachsorge 1: 200
- - - Operationsrisiko 1: 197
- - - Technik 1: 198 ff
- - - Zugangsweg 1: 197 f
- - Arterienverschluß, chronischer 1: 197 ff
- - - Rezidiv 1: 200
- - Claudicatio intermittens 1: 197
- - Hautvenen 1: 286
- - Mikroangiopathie 1: 201 ff
- - postthrombotisches Syndrom 1: 204
- - rechte, nicht meßbarer Blutdruck 1: 194
- - Thrombendarteriektomie 1: 197, 200
- Schußverletzung E: 19
- untere, Angiodysplasie, kongenitale 1: 275
- - Arterienetagen 1: 208
- - Claudicatio intermittens 1: 229, 237
- - Fasziitis, nekrotisierende E: 34 f
- - Hämosiderose 1: 289
- - Hautvenen 1: 287 f
- - Mikroangiopathie, Sympathektomie, thorakale 1: 201 ff
- - - - - Indikation 1: 201
- - - - - Komplikation 1: 203
- - - - - Kontraindikation 1: 201
- - Ödem nach kruraler Arterienrekonstruktion 1: 245
- - Stauungsekzem 1: 289
- - Stauungsödem 1: 289
- - Verschlußkrankheit, arterielle 1: 208 ff
Extremitätenarterie, Aneurysma 1: 170 ff
- - Angiographie 1: 171
- - arteriosklerotisches 1: 170
- - asymptomatisches, progredientes 1: 170
- - - teilthrombosiertes 1: 170
- - Doppler-Sonographie 1: 171
- - in der Leistenbeuge 1: 170
- - - Zugangsweg 1: 171
- - Operation, Indikation 1: 170
- - - Komplikation, intraoperative 1: 176
- - - - postoperative 1: 176
- - - Risiko 1: 170 f
- - - Spätkomplikation 1: 176
- - - Vorbereitung 1: 171
- - Rupturwahrscheinlichkeit 1: 170
- - symptomatisches 1: 170
- - Veneninterponat 1: 171 ff
- - - Lagerung 1: 171
- - - Narkose 1: 171
- - - Zugangsweg 1: 171 f
- Verschluß, akuter 1: 177
Extremitätenerhaltung bei Extremitätenarterienaneurysma 1: 171 f
Extremitätenischämie, akute s. Ischämiesyndrom, akutes, der Extremität
- bei Aortenaneurysma 1: 140
Extremitätenperipherie, Gefäßchirurgie, hyperämisierende 1: 92
Extremitätenprothese 1: 229, 258
Extubation, frühzeitige 7/2: 11
Exzision 3: 223, 237
- Fundusulkus, perforiertes 3: 237
- Gewebsgewinnung 3: 223
- lokale 6: 244

F

Fabella 10/1: 150; 10/2: 172
Fabricius-Schenkelhernienreparation 7/1: 108
Facettenfraktur, Halswirbel 8: 352
Facies anterior hepatis 5: 103
- articularis acromialis claviculae 9: 5
- - acromii 9: 5
- - calcanea anterior 10/1: 381 f; 10/2: 276
- - - media 10/1: 381 f; 10/2: 276
- - - posterior 10/1: 381 f; 10/2: 276
- - capitis fibulae 10/1: 284 f
- - fibularis 10/1: 283 f
- - inferior tibiae 10/2: 274 f
- - malleoli lateralis 10/1: 284 f, 378, 381; 10/2: 274 ff, 283 f
- - - medialis 10/1: 284, 381; 10/2: 274 f, 284
- - navicularis 10/1: 381 f; 10/2: 276
- - patellae 10/2: 167
- - sternalis claviculae 9: 4
- - superior tibiae 10/1: 284
- - talaris 10/1: 381; 10/2: 277
- - - anterior 10/1: 382; 10/2: 276 f
- - - media 10/1: 382; 10/2: 276
- - - posterior 10/1: 381 f; 10/2: 276
- dextra hepatis 5: 103
- diaphragmatica hepatis 5: 78
- - - Lymphdrainage 5: 101
- - - Zwerchfellfurchen 5: 79
- - lienis 5: 227
- lateralis femoris 10/1: 11
- - tibiae 10/1: 283, 286
- lunata, Anatomie, spezielle 10/2: 144
- - Hinterhorn 10/2: 148 ff
- - Normalbefund, arthroskopischer 10/2: 148 ff
- - Variante 10/2: 145
- - Vorderhorn 10/2: 148, 150
- medialis femoris 10/1: 11
- - tibiae 10/1: 283, 286
- patellaris 10/1: 10 f
- - femoris 10/2: 164
- poplitea 10/1: 11
- posterior hepatis 5: 103
- - - Grenzlinien, chirurgische 5: 91
- quatrilateralis 8: 437, 439
- superior hepatis 5: 102
- - - Grenzlinien, chirurgische 5: 91
- visceralis hepatis 5: 78, 103 f
- - - Lymphdrainage 5: 101
- - lienis 5: 227
Faden, monophiler, absorbierbarer 6: 92
Fadenentfernung E: 9
Fadenfistel 1: 20; 6: 4
- nach Inguinalhernienoperation 7/1: 102
Fadengranulom 3: 112; 6: 4; 7/2: 200 f
Fadenkrankheit 6: 4
Fadenlänge 7/2: 15
Fadenmaterial s. Nahtmaterial
Fadenstärke, plastische Chirurgie E: 91
Fadenulzeration 6: 4
Faltenhypertrophie der Magenschleimhaut 3: 242
Falx cerebri 8: 91 f
- inguinalis 7/1: 6, 9, 51, 54; 7/2: 308, 311
- - Synonym 7/1: 62
Farmer-Gastroduodenostomie 3: 144 f
Fascia abdominalis superficialis 2: 2
- abdominis interna s. Fascia transversalis
- - subcutanea s. Campersche Faszie
- - superficialis 7/1: 2 f, 7, 10, 50, 52
- antebrachii 1: 100 f; 9: 70, 250 f, 253
- - aponeurotische Verstärkungszüge 9: 252
- axillaris 2: 2, 5
- brachii 1: 100
- cervicalis 1: 122; 3: 5, 35; 8: 233; 9: 7
- - media 1: 2 f, 24, 51, 57 f, 96, 122, 136; 2: 63, 146, 286 f, 296; 8: 233; 9: 7 f
- - profunda 1: 2 f, 24, 58 f, 98, 122; 2: 60, 286; 9: 7
- - superficialis 1: 2 f, 24, 51 ff, 96; 2: 2, 63, 146, 286 f; 3: 73; 8: 233; 9: 7 f
- - - Durchtrennung bei radikaler Neck dissection 1: 50
- clavipectoralis 1: 98; 9: 7, 40, 42, 71 f, 135; 10/2: 19, 31, 39
- colli media 3: 4
- - profunda 3: 4
- cremasterica 7/1: 5
- - cum musculo cremastere 7/1: 51 ff
- - - - Spaltung 7/1: 76
- cribrosa 1: 160; 7/1: 56; 10/1: 4
- cruris 1: 110, 288; 10/1: 277 f, 282; 10/2: 297 f
- - profunda 1: 110; 10/1: 278 f, 282
- - Zugang, dorsomedialer 10/1 291, 404
- deltoidea 9: 7, 71
- diaphragmatis inferior 3: 97 f; 5: 151; 7/2: 205
- - pelvis inferior 8: 431
- - - superior 6: 381; 8: 431
- - superior 3: 97 f; 7/2: 205
- - urogenitalis inferior 7/1: 60 f; 8: 432 f
- - - superior 8: 431 f
- dorsalis manus 9: 252, 306 f
- - pedis 10/1: 389, 392, 441; 10/2: 279
- endopelvina 6: 381; 8: 427
- endothoracica 2: 41, 60, 119, 122, 167; 3: 6, 98; 7/2: 327, 334, 359; 9: 41, 44
- glutaealis 10/1: 4
- glutea 7/1: 132

- iliaca **8:** 428
- iliopectinea, Synonyma **7/1:** 62
- infraspinata **10/2:** 23 f
- interossea palmaris **9:** 306
- lata **1:** 107, 234; **7/1:** 53, 56 f, 105, 108; **10/1:** 4; **10/2:** 173
- - Abschnitt, lateraler **10/1:** 8
- - Fortsetzung **10/1:** 4
- - Gefäßdurchtritt **10/1:** 4
- - Sehnentransplantatentnahme **9:** 291
- - Spalten **10/1:** 13, 18, 89
- lumbalis **3:** 80, 130, 250
- lumbodorsalis **7/1:** 237 f
- nuchae **9:** 7
- obturatoria **8:** 428, 431
- oesophagei **3:** 259
- pectinea **7/1:** 90, 105
- - Anheftung des Ligamentum inguinale **7/1:** 109, 112
- - Synonym **7/1:** 62
- pectoralis **2:** 2 f, 5, 25 f, 119; **7/2:** 327; **9:** 7, 40, 71
- pelvis **8:** 427 f
- - externa **6:** 377
- - lateralis **6:** 278
- - parietalis **6:** 278, 381; **7/1:** 60; **7/2:** 275; **8:** 431
- - - Inzision **6:** 277
- - - Präparation bei Kolektomie **6:** 216
- - visceralis **6:** 278, 381; **7/2:** 275; **8:** 430 f
- - - Inzision **6:** 277
- perinei profunda **8:** 433
- - superficialis **8:** 433
- phrenica inferior **3:** 80, 251
- phrenicopleuralis **2:** 97
- poplitea **1:** 108, 110; **10/1:** 206
- praerenalis **3:** 104; **7/1:** 196
- praesacralis **6:** 390
- rectalis **6:** 278 f
- - Ablösung **6:** 279
- recti **6:** 381; **7/2:** 275
- - propria **6:** 381
- rectoprostatica **6:** 377, 381, 407; **7/2:** 275
- renalis **6:** 25; **7/1:** 195 ff, 239
- - anterior s. Gerota-Faszie
- retinens rostralis s. Treitzsches Band
- retroduodenalis **3:** 107
- retrorenalis **7/1:** 196
- - Durchtrennung **7/1:** 245
- spermatica externa **7/1:** 51 ff
- - - Durchtrennung **7/1:** 74
- - interna **7/1:** 51 ff, 55, 76; **7/2:** 311
- subdeltoidea **9:** 7, 80
- subdiaphragmatica **2:** 99; **3:** 17, 44
- subperitonealis **2:** 97
- supradiaphragmatica **2:** 99
- temporalis **8:** 95 f
- - Adaptationsnähte **8:** 120
- thoracica externa **2:** 119, 122; **7/2:** 327; **9:** 41, 44
- - interna **2:** 119, 122; **7/2:** 327; **9:** 41, 44
- thoracolumbalis **7/1:** 3
- thyroidea **1:** 24; **2:** 290
- trachealis **1:** 24
- transversalis **3:** 80; **4:** 56; **6:** 248; **7/1:** 2, 7 ff, 12, 17, 23, 50 f, 53, 88 f, 108, 115, 192; **7/2:** 308
- - Beschaffenheit, Prüfung bei Inguinalhernienoperation **7/1:** 88
- - Defekt **7/1:** 88
- - Doppelung **7/1:** 72
- - - bei Inguinalhernienoperation **7/1:** 90 ff
- - Durchtrennung **7/1:** 24, 35
- - - bei Inguinalhernienoperation **7/1:** 80
- - Lücke **7/1:** 50
- - Naht **7/1:** 26
- - pelvis **6:** 483
- - - parietalis **6:** 505
- - Reparation bei Inguinalhernienoperation **7/1:** 87
- - Verstärkung bei Leistenhernienrezidiv **7/1:** 120 ff
- - Zugang **7/2:** 298
- umbilicalis **7/1:** 10 ff, 22
- - fehlende **7/1:** 12
- venarum hepaticarum **5:** 89

Fasciculus lateralis **10/2:** 25, 32
- - plexus brachialis **1:** 98, 133, 285
- medialis **10/2:** 25
- - plexus brachialis **1:** 98, 133, 285
- posterior **10/2:** 25

Fasciitis necroticans s. Fasziitis, nekrotisierende Faserknoten, metakarpophalangealer **9:** 322 f, 326

Fasern, elastische, Arterie **1:** 89
- - Vene **1:** 90
- kollagene, Arterie **1:** 89
- - Vene **1:** 90 Faßzange, Handhabung **7/2:** 137

Fastag-Technik **10/2:** 47 f
- Komplikation **10/2:** 48

Faszie, perivenöse **5:** 89

Fasziendefekt, Deckung mit Fremdmaterial **7/1:** 45 f

Faszien-Desmoid **7/1:** 40

Fasziendoppelung **7/1:** 149 f

Fasziennaht **7/2:** 14

Fasziennekrose **7/1:** 47

Faszienquerschnitt, suprasymphysärer **7/1:** 29, 267

Fasziitis, eosinophile **7/1:** 40
- nekrotisierende **8:** 72 f; **10/1:** 371; **E:** 33 ff
- - Diagnosekriterien **E:** 33
- - Dissektion, radikale **E:** 35
- - Nekrektomie, radikale **8:** 62
- - Operationsindikation **E:** 33
- - Operationsvorbereitung **E:** 33 f
- noduläre **7/1:** 40
- - proliferative **7/1:** 40
- pseudosarkomatöse **7/1:** 40

Faszikelnaht, epineurale **9:** 270

Fasziotomie, Elektroverbrennung **E:** 83
- Fehler **E:** 83
- friction burn **E:** 83
- Hand **9:** 346
- bei Oberarm-Kompartmentsyndrom **9:** 142 f
- paratibiale **E:** 26 f
- nach peripherer Arterienverletzung **1:** 116
- Polytrauma **10/1:** 497
- volare **10/1:** 497

Faustschluß **9:** 329

Fazialisparese nach Struma-maligna-Operation **1:** 59

Fehlbildung **6:** 102 ff
- Operationsprinzip **6:** 107

Fehleranalyse **7/2:** 315 f
- Konzept **7/2:** 316
- Vorteile **7/2:** 316

Fehlervermeidung **7/2:** 315, 317

Fehlwachstum, posttraumatisches **10/1:** 68, 345, 419

Feinkontinenzstörung nach Hämorrhoidenoperation **6:** 470

Feinnadelbiopsie, intraoperative, bei Pankreastumor **4:** 186
- Nadelkaliber **E:** 147
- perkutane **E:** 146 ff
- - Patientenaufklärung **E:** 147

Femoralhernie s. Hernia femoralis

Femoralisaneurysma, distales, Zugangsweg **1:** 172
- Operationstechnik **1:** 173 f
- Protheseninterponat **1:** 173

Femoralisbifurkation **E:** 150

Femoralisbypass nach May s. May-Venenbypass

Femoralisgabel, Aneurysma, Operationstechnik **1:** 173
- Freilegung **1:** 160, 294
- Zugangsweg, Topographie **1:** 108

Femoralisgabelstenose **E:** 155 ff

Femoralisgabel-Thrombendarteriektomie **E:** 154

Femoralisgabeltransposition **E:** 157

Femoralvene, Thrombektomie, Zugangsweg **1:** 294

Femoropatellargelenk **10/2:** 164 f, 171
- Anatomie **10/1:** 143 f
- Arthrose **10/1:** 257
- Defilee-Aufnahme **10/1:** 257
- Verspannungssystem, transversales **10/1:** 149

Femoro-popliteal-Tibialvenenthrombose **1:** 299

Femorotibialgelenk **10/1:** 143; **10/2:** 164

Femur **1:** 255
- Achsenkorrektur, operative **10/1:** 126 ff
- - - Aufklärungshinweis **10/1:** 126
- - - Beinganzaufnahme **10/1:** 126
- - - Indikation **10/1:** 126
- - - Planung **10/1:** 126
- - - Risiko **10/1:** 126
- Anatomie **10/1:** 10 f
- distales **10/1:** 141 ff
- - Gelenkfehlstellung **10/1:** 196 ff
- - - Aufklärungsgespräch **10/1:** 196
- - - Operationsindikation **10/1:** 196
- - - Operationsrisiko **10/1:** 196
- - - Operationsvorbereitung **10/1:** 196
- - Zugang, medialer **10/1:** 85 f
- Extremitas distalis **10/1:** 10
- - proximalis **10/1:** 10
- Korrekturosteotomie, suprakondyläre **10/1:** 130
- - - valgisierende **10/1:** 128 f
- - - varisierende **10/1:** 130
- - valgisierende **10/1:** 126 f
- Längenkorrektur **10/1:** 128
- proximales, Außenrotation **10/1:** 168
- - Fehlwachstum **10/1:** 68
- - Innenrotation **10/1:** 168
- - Verletzungsfolge **10/1:** 70 ff
- - Zugang **10/1:** 4, 12 ff
- - - lateraler **10/1:** 15 ff
- - - - Hautinzision **10/1:** 15
- - - transglutäaler nach Bauer **10/1:** 12 ff
- - - - Hautschnitt **10/1:** 12
- - - - Wundverschluß **10/1:** 15
- Pseudarthrose, subtrochantäre, atrophe **10/1:** 134 f
- - suprakondyläre, hypertrophe **10/1:** 136
- Subluxation, vordere **10/1:** 150; **10/2:** 172
- Varusabweichung **10/1:** 128, 134 ff
- Verlängerungsosteotomie **10/1:** 131
- - subtrochantäre **10/1:** 131
- Versorgung, arterielle **10/1:** 6, 8

Femurdiaphyse **10/1:** 10

Femurepiphysenfraktur, distale **10/1:** 187
- - Kompressionsosteosynthese **10/1:** 191 f

Femurfixationsbolzen, selbstschneidender **10/1:** 103

Femurfraktur, Achsenabweichung **10/1:** 165
- bikondyläre **10/1:** 165 f
- - Aufklärungsgespräch **10/1:** 165
- - Operationsrisiko **10/1:** 165
- - Operationsvorbereitung **10/1:** 165
- - Operationsziel **10/1:** 165
- - Rekonstruktion, direkte **10/1:** 165
- - Reposition, geschlossene **10/1:** 165
- - Teilbelastung, postoperative **10/1:** 173
- distale, AO-Klassifikation **10/1:** 158
- - artikuläre **10/1:** 142, 158
- - - Fehlstellung **10/1:** 196 ff
- - beim Erwachsenen **10/1:** 158 ff
- - Fehlstellung **10/1:** 188
- - Impressionszone **10/1:** 170
- - komplexe **10/1:** 169 ff
- - - Achsenabweichung **10/1:** 172
- - - Komplikation, intraoperative **10/1:** 172
- - - Nachbehandlung **10/1:** 172 f
- - - Rekonstruktion, transartikuläre **10/1:** 170
- - - Wiederholungseingriff **10/1:** 172
- - Kondylenplattenosteosynthese **10/1:** 115 ff
- - mehrfragmentäre, artikuläre **10/1:** 165, 169 ff
- - metaphysäre **10/1:** 142, 158
- - monokondyläre **10/1:** 158 ff
- - - Aufklärungsgespräch **10/1:** 159
- - - Belastung, postoperative **10/1:** 173
- - - Operationsindikation **10/1:** 159
- - - Operationsrisiko **10/1:** 159
- - - Operationsvorbereitung **10/1:** 159
- - - Operationsziel **10/1:** 159
- - - sagittale **10/1:** 159
- - Schienung, extramedulläre **10/1:** 142
- - Strategie, gelenkorientierte **10/1:** 165
- - - schaftorientierte **10/1:** 165
- - two-plane-Fraktur **10/1:** 187
- - Übergangsfraktur, triplane **10/1:** 187, 191
- - im Wachstumsalter **10/1:** 142, 185 ff
- - - Achsenabweichung **10/1:** 193
- - - Antekurvationsfehlstellung **10/1:** 185 f
- - - Aufklärungsgespräch **10/1:** 188

- - - Behandlung, konservative **10/1:** 185
- - - - postoperative **10/1:** 194
- - - Beinlängenveränderung **10/1:** 194
- - - Biegungsfraktur, suprakondyläre **10/1:** 186
- - - Bohrdrahtfixation **10/1:** 193
- - - Epiphysenfraktur, dislozierte **10/1:** 185
- - - Implantatentfernung **10/1:** 194
- - - Komplexverletzung **10/1:** 193
- - - Komplikation, intraoperative **10/1:** 193
- - - - postoperative **10/1:** 193
- - - Operationsindikation **10/1:** 185, 187
- - - Operationsrisiko **10/1:** 187
- - - Operationsvorbereitung **10/1:** 188
- - - Operationsziel **10/1:** 185
- - - Stauchungsfraktur, metaphysäre **10/1:** 185
- - - Übergangsfraktur **10/1:** 187
- - - Wiederholungseingriff **10/1:** 193
- - Zugang, lateraler, schaftorientierter **10/1:** 142
- - - transartikulärer, gelenkorientierter **10/1:** 142
- Fixateur externe **10/1:** 498
- Heilung, verzögerte **10/1:** 123
- intertrochantäre **10/1:** 59
- Kompartmentsyndrom, postoperatives **10/1:** 123
- kondyläre s. Kondylenfraktur
- Marknagelung s. Femurmarknagelung
- pertrochantäre **10/1:** 58 ff
- - AO-Klassifikation **10/1:** 58 f
- - Endoprothetik **10/1:** 65
- - Erstversorgung **10/1:** 2
- - Fixation, temporäre **10/1:** 61
- - Implantatversagen **10/1:** 66
- - Mehrfragmentfraktur **10/1:** 59
- - Operationsindikation **10/1:** 60
- - Zweifragmentfraktur **10/1:** 59
- Polytrauma **10/1:** 497 f
- proximale, Erstversorgung **10/1:** 2
- - beim Erwachsenen **10/1:** 26 ff
- - beim Kind **10/1:** 66 ff
- - Operationsmethode **10/1:** 2
- - Operationsziel **10/1:** 2
- - Osteosynthese, belastungsstabile **10/1:** 2
- - pathologische **10/1:** 76
- - - Verbundosteosynthese **10/1:** 65
- Stabilisierung **10/1:** 122
- subtrochantäre, dislozierte **10/1:** 124
- - beim Kind **10/1:** 124
- - Kondylenplattenosteosynthese **10/1:** 112 ff
- - - Lagerung **10/1:** 95
- suprakondyläre, Begleitverletzung **10/1:** 118
- - Kompression, axiale **10/1:** 118
- - Kondylenplattenosteosynthese **10/1:** 118
- - Rekurvationsfehlstellung **10/1:** 188
- - Wachstumsalter **10/1:** 188 ff
- - - Bohrdraht-Stabilisierung **10/1:** 188 f
- - - Kirschner-Draht **10/1:** 188 f
- - - Repositionshindernis **10/1:** 188 f
- - - Röntgenbild **10/1:** 190
- - - Spongiosaschraubenfixation **10/1:** 189 f
- Trümmerfraktur, metaphysäre **10/1:** 142
- Y-förmige **10/1:** 166 ff
Femur-Kniegelenk-Resektion, Endoprothese **8:** 47
Femurkondylus s. Condylus femoris
Femurkopf **10/1:** 10 f; **10/2:** 142 f
- Anatomie, spezielle **10/2:** 146
- Blutversorgung **7/1:** 58
- Darstellung **10/1:** 19
- Knorpelüberzug **10/2:** 146
- luxierter **10/1:** 28
- Normalbefund, arthroskopischer **10/2:** 148 ff
- Osteochondrosis dissecans, Bohrung, subchondrale **10/2:** 141, 158 ff
- - - Röntgenbild **10/2:** 159
- - - Schweregradeinteilung **10/2:** 151
- Schädigung, irreversible **10/1:** 2
- Versorgung, arterielle **10/1:** 6
- Zugang **10/1:** 14
Femurkopfdurchblutung **10/1:** 2
- beim Kind **10/1:** 66
- Verbesserung **10/1:** 26
Femurkopfepiphyse, Fixation **10/1:** 66 f
Femurkopffragment, dorsales **10/1:** 31
Femurkopffraktur, Abscherfraktur **10/1:** 26 f
- - Teilbelastung, postoperative **10/1:** 31
- AO-Klassifikation **10/1:** 26 f
- dislozierte **10/1:** 28, 31
- Einteilung nach Pipkin **10/1:** 28
- beim Erwachsenen **10/1:** 26 ff
- Fragmenteinklemmung **10/1:** 28
- Fragmentreposition **10/1:** 30
- Impressionsfraktur **10/1:** 26, 28
- - Teilbelastung, postoperative **10/1:** 31
- - Unterfütterung **10/1:** 30
- Komplikation, intraoperative **10/1:** 31
- - postoperative **10/1:** 31
- Luxationsfraktur **10/1:** 28
- Operation **10/1:** 31
- - Allgemeinnarkose **10/1:** 29
- - Aufklärungsgespräch **10/1:** 29
- - Lagerung **10/1:** 29
- - Nachbehandlung **10/1:** 31
- - Vorbereitung, spezielle **10/1:** 29
- Operationsindikation **10/1:** 26
- - absolute **10/1:** 28
- - relative **10/1:** 28
- Operationskontraindikation **10/1:** 28
- Operationsrisiko **10/1:** 29
- Operationsschritte **10/1:** 29
- Operationsziel **10/1:** 26
- pertrochantäre **10/1:** 26
- mit Pfannenbruch **10/1:** 17
- Teilbelastung, postoperative **10/1:** 26
- Therapie, konservative **10/1:** 28
- ventro-kraniale, dislozierte **10/1:** 30
- Verschraubung **10/1:** 2
- Wiederholungseingriff **10/1:** 31
- Wundheilungsstörung **10/1:** 31
- Zugang **10/1:** 12
- - hinterer **10/1:** 20 f, 29
- - vorderer **10/1:** 17, 19, 29 f
- Zugschraubenosteosynthese **10/1:** 30
Femurkopfnekrose **10/1:** 25, 29
- avaskuläre, nach Azetabulumfrakturversorgung **8:** 553 f
- Behandlung **10/1:** 31, 70
- Umstellungsosteotomie **10/1:** 41
- Winkelplattenosteosynthese **10/1:** 41
Femurkopfprothese, bipolare **10/1:** 42, 57
Femurmarknagelung **10/1:** 95 ff
- Achsenabweichung **10/1:** 122
- Aufbohren der Markhöhle **10/1:** 98 f
- Belastung, postoperative **10/1:** 123
- Bohrdornentfernung **10/1:** 99
- Bohrkopf, verklemmter **10/1:** 99
- Einführen des Bohrdorns **10/1:** 97
- - des Führungsstabs **10/1:** 99
- gedeckte, Röntgenkontrolle **10/1:** 101
- Gewebeschutz **10/1:** 96, 98
- Hautschnitt **10/1:** 80
- Indikation **10/1:** 95 f
- Kompartmentsyndrom, postoperatives **10/1:** 123
- Komplikation **10/1:** 122, 497
- Korrekturosteotomie, valgisierende **10/1:** 126 f
- Lagerung, falsche **10/1:** 122
- Längszug **10/1:** 80
- Nageldurchmesser **10/1:** 100
- Nageleinschlagstelle **10/1:** 96
- - lateral gelegene **10/1:** 122
- - medial gelegene **10/1:** 122
- Nagellänge **10/1:** 97
- Olive, Position **10/1:** 97
- Polytrauma **10/1:** 497 f
- Pseudarthrose, hypertrophe **10/1:** 132 f
- Redondrainage **10/1:** 100
- Röntgenkontrolle **10/1:** 123
- Rotationsfehler **10/1:** 122
- Rotationskorrektur **10/1:** 123
- Rückenlage **10/1:** 81
- Schanz-Schraube **10/1:** 122
- Seitenlage **10/1:** 80
- Verriegelungsnagelung **10/1:** 101 ff
Femurmetaphyse **10/1:** 205
Femurnagel, Laufrichtungbeeinflussung **10/1:** 122
- Miss-A-Nail-Technik **10/1:** 35
- Rotationsfehler **10/1:** 122 f
- unaufgebohrter **10/1:** 106 ff, 122
- Verriegelungsmöglichkeit, proximale **10/1:** 107
Femurschaft **10/1:** 10 f, 78 ff
- Darstellung **10/1:** 17
- distaler **10/1:** 83
- - Zugang **10/1:** 85 f
- Medialisierung **10/1:** 40
- Pseudarthrose, hypertrophe **10/1:** 132
- Rotationsabweichung **10/1:** 126
- Versorgung, arterielle **10/1:** 83
- Zugang, lateraler **10/1:** 82 ff
- - - proximaler **10/1:** 79
Femurschaftfraktur **10/1:** 93 ff
- Achsenabweichung **10/1:** 126 ff
- Antibiotikaprophylaxe, perioperative **10/1:** 95
- AO-Klassifikation **10/1:** 94
- Aufklärungsgespräch **10/1:** 95
- Behandlung, postoperative **10/1:** 123
- distale, langstreckige **10/1:** 115 ff
- beim Erwachsenen **10/1:** 93 ff
- Etagenfraktur **10/1:** 93 f
- extraartikuläre **10/1:** 94
- Fixateur externe **10/1:** 93
- - - Zugang **10/1:** 95
- Keilfraktur **10/1:** 94
- beim Kind **10/1:** 124 f
- - Achsenabweichung **10/1:** 125
- - Beinlängendifferenz **10/1:** 125
- Komplexverletzung **10/1:** 94, 122
- Komplikation, intraoperative **10/1:** 122 f
- - postoperative **10/1:** 123
- Marknagelung **10/1:** 93
- - Blutverlust **10/1:** 95
- - gedeckte **10/1:** 96
- - Indikation **10/1:** 95 f
- - Kontraindikation **10/1:** 93
- - Lagerung **10/1:** 95
- - offene **10/1:** 96
- - Zugang **10/1:** 79, 95
- offene **10/1:** 95, 108
- - Fixateur-externe-Osteosynthese **10/1:** 119 ff
- Operationsindikation, absolute **10/1:** 94
- Operationskontraindikation **10/1:** 94
- Operationsmethode **10/1:** 93
- Operationsrisiko **10/1:** 95
- Operationsvorbereitung, spezielle **10/1:** 95
- Operationsziel **10/1:** 78, 93
- Plattenosteosynthese **10/1:** 93, 108 ff
- - Arbeitsschritte **10/1:** 109
- - Fixieren, provisorisches **10/1:** 109
- - Indikation **10/1:** 108
- - Lagerung **10/1:** 95
- - bei liegender Hüftendoprothese **10/1:** 110 f
- - Röntgenkontrolle **10/1:** 110
- - Spongiosaplastik **10/1:** 95, 108
- - Teilbelastung **10/1:** 123
- - Zugang **10/1:** 95, 109
- Polytrauma **10/1:** 484
- Redon-Drainage, Entfernung **10/1:** 123
- Röntgenkontrolle, postoperative **10/1:** 123
- Übungsbehandlung **10/1:** 123
- Verriegelungsnagelung **10/1:** 101 ff
- - Arbeitsschritte **10/1:** 101
- - Durchleuchtung **10/1:** 102
- - dynamische **10/1:** 105
- - Femurfixationsbolzen **10/1:** 103
- - Indikation **10/1:** 101
- - statische **10/1:** 105, 107
- - mit UFN **10/1:** 106 ff
- - - Arbeitsschritte **10/1:** 106
- - - Spiralklingenverriegelung **10/1:** 106 f
- - - Zugang **10/1:** 106
- - Verriegelung, distale, Rückenlage **10/1:** 104 f
- - - - Seitenlage **10/1:** 102 ff
- - - proximale **10/1:** 102, 104 f
- - Winkelgetriebe, strahlendurchlässiges **10/1:** 104
- - Zielgerät, distales **10/1:** 102
- Wiederholungseingriff **10/1:** 123
Femurschaftprothese **10/1:** 42, 65
- zementfreie **10/1:** 58
Fenestrierung großer Milzzysten s. Milzzyste, Fenestrierung
- Leberzyste s. Leberzyste, Fenestrierung

- Perikard **7/2:** 326, 372 f
Fenster, duodenales **4:** 44, 57
Fensterrippen **9:** 43
Fentanyl **7/2:** 8
Ferguson-Plastik **6:** 477, 500
Ferguson-Segmentresektion **3:** 225
Fernmetastasen **5:** 58
- beim Magenkarzinom **3:** 246
Fersenbeinfraktur s. Kalkaneusfraktur
Fersenbeinplatte **10/1:** 457
Fersendrucknekrose, Amputation **1:** 250
Fersenfettpolster **10/1:** 398, 401
Fettgewebe, mesenteriales **6:** 28
- polsterbildendes, Fossa acetabuli **8:** 446
- retroperitoneales, Biopsie bei Staging-Laparotomie **5:** 239
- subkutanes **7/1:** 3 f
- - Kontamination durch Trokar **7/2:** 138
- - Verteilung, geschlechtsspezifische **7/1:** 4
Fettgewebelager kranial des Jochbogens **8:** 226
- Mundhöhlenboden **8:** 233
Fettkörper, palmarer, tiefer **9:** 306
Fettorgan **5:** 10 f
Fettpolster **7/1:** 3 f
- umschriebenes, der Nabelplatte **7/1:** 12
Fiberbronchoskop **7/2:** 341
Fiberglaslichtleitkabel **10/2:** 6, 8
Fibrae intercrurales **7/1:** 51
- obliquae, Magenmuskulatur **3:** 97
- praerectales **7/1:** 60 f
Fibrin **5:** 4; **10/2:** 214 f
- mikrokristallines **5:** 240, 243
Fibrinkleber **5:** 226, 240
- Anastomosenbeschichtung **6:** 11
- Applikation, laparoskopische **7/2:** 30
- Herstellung **7/2:** 34
- Lungenklammernahtabdichtung **3:** 55
Fibrinklebung **7/2:** 30 ff
- endoskopische **6:** 519 f
- Indikation **7/2:** 30 ff
- Komplikation **7/2:** 34
- nach Lungenkeilresektion **7/2:** 363
- Treibgas **7/2:** 34
Fibrinolyse s. Thrombolyse
Fibrinplättchen **5:** 240
Fibroblasten **E:** 5
- submesotheliale **5:** 11 f
Fibrogeneseregulation **6:** 137
Fibrolipom, mesenteriales, Operationstechnik **5:** 28 f
Fibromatose, pseudosarkomatöse, subkutane **7/1:** 40
Fibrosarkom, mesenteriales **5:** 25 f
- - Exstirpation **5:** 30
Fibula **10/1:** 277 f; **10/2:** 171, 274
- Anatomie **10/1:** 284 f
- Blutversorgung **8:** 21
- Dekortikation **10/1:** 355
- Facies articularis malleoli **10/1:** 381
- Frontalschnitt **10/1:** 398 f
- Längenrekonstruktion **10/1:** 410
- Rekonstruktion bei Pilon-tibial-Fraktur **10/1:** 336 f
- Resektion bei Bypass zur Arteria fibularis **1:** 242 f
- Sagittalschnitt **10/1:** 402
- Zugang **10/1:** 279, 292
Fibulafragment, Fixation **10/1:** 216, 219
Fibulafraktur **10/1:** 411
- distale, Neutralisationsplattenosteosynthese **10/1:** 413
- - Zuggurtungsosteosynthese **10/1:** 414
- Frakturspaltsäuberung **10/1:** 412
- hohe **10/1:** 324, 415
- Längenausgleich **10/1:** 419
- Mehrfragmentfraktur **10/1:** 412, 415
Fibulaköpfchenosteotomie **10/1:** 314 ff
- Zugang **10/1:** 288, 314
- Zuggurtungsosteosynthese **10/1:** 316
Fibulaosteotomie **10/1:** 348 f
- Komplikation **10/1:** 431
Fibula-pro-Tibia-Operation **10/1:** 357 ff
Fibulaschaft, Zugang **10/1:** 286
Fibulaschaftfraktur **10/1:** 318
- Fixateur externe **10/1:** 329
- beim Kind **10/1:** 344
- Plattenosteosynthese **10/1:** 327
- Repositionshilfe **10/1:** 328
- Zugang **10/1:** 319
Fibulasegment, gefäßgestieltes **10/1:** 357
Fibulaspitze, Osteotomie **10/1:** 427, 430
Fibulatransplantat, gefäßgestieltes, freies **8:** 45 f
- - - Entnahme **8:** 46
- osteokutanes **8:** 21 f
- vaskularisiertes **8:** 21 ff
- - Anatomie **8:** 21 f
- - Entnahmestellenversorgung, direkte **8:** 21
- - Entnahmetechnik **8:** 22 ff
Fieber, septisches, nach primärer Peritonitistherapie **5:** 23
Filum terminale **6:** 107
- - externum **8:** 317
- - internum **8:** 317
Filznähte **7/2:** 215
Finger, Bandausriß **9:** 387
- Bandnaht **9:** 386 ff
- - Nachbehandlung **9:** 388
- Dekompression **9:** 347
- Dorsalaponeurose **9:** 325 ff
- Entzündung **9:** 438 ff
- Kapsel-Band-Läsion **9:** 385 ff
- Korrekturosteotomie **9:** 424 f
- Luxation **9:** 389 ff
- palmare, Verletzungszonen **9:** 395
- Weichteilverletzung **9:** 341 ff
- - apikale **9:** 357
- - geschlossene **9:** 344 ff
- - offene **9:** 353 ff
Fingerarterienstenose **1:** 197
Fingerbeugemechanismus **9:** 328, 330
Fingerbeugesehnen **9:** 324
- arterielle Versorgung **9:** 324
- Verstärkungsbänder **9:** 324
Fingerendgelenk **9:** 323
- Arthrodese **9:** 395, 428 f
- - temporäre **9:** 400, 405
- Innervation **9:** 323
- Kapsel-Band-Läsion **9:** 385
- Sehnentransplantation **9:** 434 f
- Strecksehnenausriß **9:** 405
- Tenodese **9:** 400
- Zugang **9:** 333
Fingerendglied, Amputationsverletzung **9:** 364
- Bohrungen für Zugschraubenosteosynthese **9:** 374
- Quetschung **9:** 345
- Verletzung, beugeseitige **9:** 358
Fingerfraktur, Drahtnaht-Osteosynthese **9:** 371 f
- Fixateur externe **9:** 379
- geschlossene **9:** 370
- Kirschner-Draht-Osteosynthese, perkutane **9:** 370 f
- Plattenosteosynthese **9:** 375 f
- Zuggurtungsosteosynthese **9:** 372 f
Fingergelenk(e) **9:** 322 f
- Arthrodese **9:** 395, 428 f
- - temporäre **9:** 400, 405, 411, 436
- Bänder **9:** 322 f
- Beugedefizit **9:** 434
- Kapsel-Band-Läsion **9:** 385 ff
- - Operation, Indikation **9:** 385
- - - Kontraindikation **9:** 385
- - - Risiko **9:** 386
- - - Vorbereitung **9:** 386
- Streckdefizit **9:** 434 Fingergrundgelenk **9:** 322 f
- arterielle Versorgung **9:** 322 f
- Arthrodese **9:** 429
- Kapsel-Band-Läsion **9:** 385
- Luxation, Reposition **9:** 390
- Zugang **9:** 333, 340
Fingergrundglied **9:** 321
- Achsenfehlstellung **9:** 425 f
- Bohrungen für Zugschraubenosteosynthese **9:** 374
- Zugang **9:** 340
Fingergrundgliedfraktur, Plattenosteosynthese **9:** 375
Fingergrundgliedköpfchenfraktur **9:** 425
Fingerhautdefekt, Lappenplastik **9:** 355
Fingerischämie **1:** 19
Fingerknochen **9:** 321
Fingerkuppe, asensible **9:** 417
Fingerkuppendefekt **9:** 357 f, 360
Fingerkuppendestruktion **9:** 417 f
Fingerkuppennekrose **1:** 197
Fingerlängsachsen, Schnittpunkt **9:** 329 f
Fingermittelgelenk **9:** 323
- Arthrodese, temporäre **9:** 436
- Innervation **9:** 323
- Kapsel-Band-Läsion **9:** 385
- Luxation, palmare **9:** 405
- Sehnentransplantation **9:** 435
- Strecksehnenausriß **9:** 405
- Tenodese nach Littler **9:** 435 f
- Zugang **9:** 333
Fingermittelglied **9:** 321
- Schnittverletzung, palmare **9** 366 f
Fingermittelgliedfraktur, Plattenosteosynthese **9:** 376
Fingernageldeformität **9:** 417
Fingernageltrepanation **9:** 344 f
Fingeroperation, Anästhesie **9:** 341
- Vorbereitung **9:** 341
Fingerprobe bei Lig.-teres-Plastik **3:** 328
Fingerquetschmethode bei Leberlappenresektion **3:** 267
Fingerrücken **9:** 325 ff
Fingersehnenscheidenentzündung **9:** 441
Fingerstrahlresektion **9:** 423
Fingerzugvorrichtung **10/2:** 120
Finney-Gastroduodenostomie **3:** 149
- laterolaterale **3:** 198 f
Finsterer-Gastroduodenostomie **3:** 144 f, 14
Fischer-Kompressionsverband **1:** 291
Fischermann-Knoten **10/2:** 49
Fischmaullappen bei Kniegelenkexartikulation **1:** 253 f
- bei Oberschenkelamputation **1:** 255
- bei Unterschenkelamputation **1:** 253
Fissur, porto-umbilikale **5:** 96 f
Fissura accessoria hepatis **5:** 91, 96
- dextra hepatis **5:** 91, 96
- horizontalis **2:** 147; **7/2:** 334
- interlobares **2:** 150
- ligamenti teretis hepatis **5:** 85, 96, 104
- - venosi **5:** 78, 81, 91, 96, 103
- obliqua **2:** 147; **7/2:** 334
- principalis **5:** 91, 96
- sinistra hepatis **5:** 91, 97
Fistel, anale s. Analfistel
- anorektale, nach Pilonidalsinusexzision **6:** 496
- ano-vaginale **6:** 482
- - Fistuloplastik **6:** 489 f
- aorto-duodenale **3:** 227; **6:** 68
- - nach Bauchaortenaneurysma-Operation **1:** 163
- - bei infrarenalem Aortenaneurysma **1:** 157
- aorto-enterale, Aortenprothese **3:** 232
- aorto-gastrale **3:** 227
- aorto-intestinale, bei Aortenaneurysma **1:** 148
- aorto-kavale, bei Aortenaneurysma **1:** 148, 157
- arterio-venöse, bei arterieller Verschlußkrankheit, Steal-Syndrom **1:** 298
- - distale, bei venöser Thrombektomie **1:** 293
- - zur Hämodialyse s. Shunt, arterio-venöser, zur Hämodialyse
- - krurale **1:** 244
- - - nach Hollier **1:** 244
- - - nach Stockmann **1:** 244
- - bei May-Venenbypass **1:** 299
- - bei Palma-Operation **1:** 299
- - PIDDA-Technik **1:** 244
- - protektive, bei May-Venenbypass **1:** 300
- - - Verschluß, operativer **1:** 298
- biliäre, Behandlung, endoskopische **4:** 29
- bilio-digestive, entzündungsbedingte, Cholezystektomie **4:** 72 f
- bronchopleurale **2:** 264
- - bei infizierter Pneumonektomiehöhle, Plombierung **2:** 277 ff
- - Verschluß **2:** 264, 273 ff
- - - endoskopischer **2:** 280
- - - Inselmuskellappen **2:** 274 ff
- - - mit Omentum majus **2:** 284
- - - transperikardialer **2:** 277 ff
- - - - Bronchusstumpfdarstellung **2:** 278 f
- chylussezernierende **7/2:** 357
- nach Duodenaldivertikel-Operation **6:** 52
- entero-enterale **7/2:** 292
- entero-enterische **6:** 319, 324
- entero-genitale **6:** 319
- entero-kutane **6:** 318, 324; **7/2:** 292
- entero-vesikale **6:** 324
- Fibrinklebung, endoskopische **6:** 519
- gastroaortale, Aortenprothese **3:** 232

- gastrojejunokolische, nach Billroth-II-Operation **3:** 218
- - nach Billroth-II-Resektion **3:** 170, 218
- ileo-vesikale **6:** 319
- iliako-intestinale, bei Beckenarterienaneurysma **1:** 148
- iliako-kavale bei Beckenarterienaneurysma **1:** 148
- ischiorektale **6:** 483
- - Ausbreitung **6:** 483
- nach Kompressionsanastomose **6:** 18 f
- ösophagokutane **3:** 76
- pelvirektale **6:** 482
- - Behandlung **6:** 483
- - Operationstechnik **6:** 493
- perineale **6:** 483
- persistierende, bei Stoma **6:** 454
- pleuroperitoneale **2:** 114
- rektoorganische **6:** 385
- rektovaginale **6:** 389
- - Exposition **6:** 391
- - Fistuloplastik **6:** 489 f
Fistelbildung **10/1:** 409
- Crohn-Krankheit **6:** 318 f, 491 f
- bei Dickdarmdivertikel **6:** 205
- nach Divertikelektomie **3:** 37
- fremdkörperbedingte **6:** 372
- bei Pilonidalsinus **6:** 348
- strahlenbedingte **6:** 122
Fisteldiagnose, endoskopische **3:** 72
Fistelfüllung **8:** 51
Fistelkanaldarstellung bei chronischer Duodenalfistel **3:** 169
Fisteloperation **6:** 485 ff
- Komplikation **6:** 493
- Lay-open-Technik **6:** 485 ff
- - Komplikation, intraoperative **6:** 487
- Nachbehandlung **6:** 493
Fistelquelle **6:** 483
- Sanierung **6:** 485
Fistelrevision **10/1:** 409
Fistelüberbrückung, endoskopische **3:** 72
Fistelung bei Klavikulafraktur **9:** 24
Fistelverschluß, endoskopischer **6:** 519
Fistuloplastik **6:** 483, 487 ff
- Arbeitsschritte **6:** 487
Fistulotomie s. Ductus choledochus, Fistelung, suprapapilläre
Fixateur externe **10/2:** 307
- - Arthrodese am Ellbogengelenk **9:** 242
- - Beckenringverletzung beim Kind **8:** 494
- - - offene **8:** 466
- - Femurschaftfraktur **10/1:** 93, 119 ff
- - - beim Kind **10/1:** 124 f
- - bei Fingerfraktur **9:** 379
- - Fuß **10/1:** 447 f
- - gelenküberbrückender **E:** 15
- - gelenkübergreifender, Kniegelenkluxation **10/1:** 212 f
- - - Kniegelenkverletzung **10/1:** 200, 210 f
- - - Vorteile **10/1:** 212
- - bei Handknochenpseudarthrose **9:** 426
- - Humerusschaftfraktur **9:** 150 f
- - Indikation **10/1:** 119
- - bei infizierter Fraktur **8:** 67
- - Metakarpale-I-Trümmerfraktur **9:** 380
- - Modulartechnik **10/1:** 120 f, 330 f
- - Montage, unilaterale **10/1:** 329
- - nach Plattenlagerinfekt **8:** 54
- - Radiusfraktur, distale **9:** 285
- - Rohrsystem **10/1:** 119 f
- - Unifix-System **10/1:** 119
- - unilateraler **8:** 40 f
- - Unterarmfraktur, offene **9:** 278 f
- - Verletzung, offene **10/1:** 92
- - V-Montage **10/1:** 330
- - zwischen Humerus und Ulna **9:** 185
- interne, Brustwirbelfraktur, fehlverheilte **8:** 407 f
- - Lendenwirbelfraktur, instabile **8:** 384 ff
- - Lendenwirbelsäule **8:** 377
- - Querstabilisator **8:** 378, 385
- - bei Sakrumfraktur **8:** 489
Fixateur-externe-Marknagel-Kombination **8:** 40 f
Flake fracture **10/1:** 467; **10/2:** 156, 240, 291
- - Ellbogengelenk **9:** 225, 228 Flechtenmacher-Gastroduodenostomie **3:** 146
Flexorenloge **10/1:** 4
Flexura coli dextra **6:** 24, 167 f
- - - Exploration **6:** 196
- - - Karzinom, Resektionsradikalität **6:** 245
- - - Lymphabfluß **5:** 67
- - - Mobilisation **6:** 251, 262
- - - Resektion **6:** 245 f
- - sinistra **6:** 167, 169; **7/1:** 243
- - - Exploration **6:** 196
- - - Karzinom **6:** 246, 417
- - - Lymphabfluß **5:** 67
- - - Mobilisation **6:** 262
- - - Präparation bei Kolektomie **6:** 216
- - - Resektion **6:** 245 f
- duodeni inferior **6:** 36
- - - Auslösung **6:** 38
- - - Darstellung **6:** 37
- - - Exploration **6:** 196
- - - Karzinom **6:** 74 f
- - - Präparation bei Kolektomie **6:** 216
- - superior **6:** 36
- - - Darstellung **6:** 37
- duodenojejunalis **3:** 156, 162, 172, 196, 198; **5:** 7, 209; **6:** 22 f, 28 ff, 36, 81, 86; **7/1:** 162
- - Darstellung **6:** 37
- - - bei Ersatzmagenbildung **3:** 274
- - Karzinom, Palliativoperation **6:** 76
- - Mobilisierung bei partieller Duodenopankreatektomie **4:** 187, 192
- - Präparation bei Kolektomie **6:** 216
- marginalis **6:** 382
- perinealis **6:** 377
- sacralis **6:** 377
Floating Knee **10/1:** 498
Flowmessung, elektromagnetische, Vena portae **5:** 215
Flügelbewegung **9:** 5
Flügelfortsatzpfeiler **8:** 230
Flüssigkeit, peritoneale s. Peritonealflüssigkeit
Flüssigkeitsansammlung, intraperitoneale, posttraumatische **8:** 469
Flüssigkeitsdurchflußverfahren **10/2:** 140
Flüssigkeitsfüllung, Nachteil **10/2:** 9
- Vorteil **10/2:** 9
Flüssigkeitslichtkabel **10/2:** 6, 8
Flüssigkeitssubstitution bei Verbrennung **E:** 72, 76 f
Flüssigkeitsverlust nach ausgedehnter Dünndarmresektion **6:** 138
Flüssigkeitsverschiebung, Verbrennung **E:** 74
Flußsäureverletzung **E:** 83
FND s. Neck dissection, funktionelle
Foetor gangraenosus **1:** 246
Fogarty-Katheter **1:** 177 ff
- Embolektomie **6:** 361
- - der Arteria mesenterica superior **1:** 261 f
Foley-Katheter, Darmspülung **6:** 341
Folienverband **E:** 12
- Verbrennungswunde **E:** 79
Folliculi lymphatici aggregati **6:** 28
Follikelzyste **7/2:** 74, 76
Folsäuremangel nach Gastrektomie **3:** 290
- Kurzdarmsyndrom **6:** 139 f
Foramen(-ina) axillare laterale **9:** 9 ff, 73 f; **10/2:** 26
- - mediale **9:** 9 ff, 73 f
- caecum **2:** 289
- - Halsfistelmündung **1:** 81
- epiploicum **3:** 252; **4:** 40, 66, 139, 188, 222; **5:** 105, 149; **7/1:** 61, 157
- - Erweiterung zur Bruchreposition **7/1:** 160
- - Hernie (s. auch Hernia bursae omentalis) **7/1:** 154
- - Verkleinerung **7/1:** 160 f
- infraorbitale **8:** 236
- infrapiriforme **7/1:** 58; **8:** 427
- intervertebrale **8:** 315
- ischiadicum majus **7/1:** 58; **8:** 441
- - minus **7/1:** 58; **8:** 441
- lacerum **1:** 96
- magnum **8:** 309
- mentale **8:** 229, 241
- nutricium **10/1:** 283
- obturatorium **1:** 226
- obturatum **7/1:** 58, 133; **8:** 415 ff
- oesophageum s. Hiatus oesophageus
- sacralia anteriora **8:** 418
- - dorsalia **8:** 418
- scapulae **9:** 73, 75
- supraorbitale **8:** 187
- suprapiriforme **7/1:** 58; **8:** 427
- venae cavae **1:** 278; **2:** 96 ff; **7/2:** 329
- Winslowi s. Foramen epiploicum
Fördermagen **3:** 96
Formuladiät **6:** 139
Fornix humeri **9:** 64, 67; **10/2:** 21 ff
Forrest-Schema **3:** 227
Fossa acetabuli **10/2:** 142 ff
- - Anatomie, spezielle **10/2:** 145
- - Fettgewebe, polsterbildendes **8:** 446
- - Fettpolster **10/2:** 145
- axillaris **10/2:** 26
- coccygea **6:** 382, 468
- coronoidea **9:** 164; **10/2:** 87
- cranii anterior **8:** 99
- - media **8:** 99
- - posterior **8:** 99
- - - Zugang, osteklastischer **8:** 98
- cubitalis **9:** 249; **10/2:** 84 f
- - Keloidbildung **9:** 184
- - Narbenkontraktur **9:** 186
- - subkutane Gebilde **9:** 168
- - Topographie **9:** 169; **10/2:** 88 ff
- duodenalis inferior **7/1:** 162
- - superior **7/1:** 162
- iliopectinea **1:** 107
- infraspinata **9:** 9; **10/2:** 24
- - Darstellung **9:** 11
- infratemporalis **8:** 222
- - Gefäß-Nerven-Straße **8:** 236
- inguinalis lateralis **7/1:** 11, 53 ff; **7/2:** 308
- - medialis **7/1:** 11, 53 ff; **7/2:** 304, 308
- intercondylaris **10/1:** 10 f, 144, 146; **10/2:** 165, 168
- - Randwall, osteophytärer **10/1:** 237
- intersigmoidea, Zugang **7/1:** 167
- ischioanalis **6:** 380 f
- ischiorectalis **8:** 432 f
- mandibularis **8:** 235
- mesentericoparietalis **7/1:** 162, 164
- olecrani **9:** 164, 173; **10/2:** 85 ff
- - Gelenkkörper, freier **10/2:** 96
- - Zugang **10/2:** 95
- olfactoria **8:** 89
- paraduodenalis **7/1:** 162
- paravesicalis **7/1:** 253
- poplitea **1:** 288; **10/1:** 151 f, 206; **10/2:** 173 f
- - Arterienverzweigung **10/2:** 174
- - Begrenzung **10/2:** 174
- - Zugangsweg **1:** 110
- pterygopalatina **8:** 236
- radialis **9:** 164; **10/2:** 87
- retromandibularis **8:** 222
- subscapularis **10/2:** 24
- supraspinata **9:** 9; **10/2:** 24
- - Darstellung **9:** 10
- suprasternalis **2:** 286; **3:** 73; **9:** 3
- supratonsillaris, Halsfistelmündung **1:** 80
- supravesicalis **7/1:** 11, 53 f, 168; **7/2:** 308
- trochanterica **10/1:** 8, 10 f
Fossette intervasculaire **7/1:** 12
Fovea capitis femoris **10/1:** 10 f; **10/2:** 143
- - - Anatomie **10/2:** 146 f
- - - Normalbefund, arthroskopischer **10/2:** 148
- - radii **9:** 259; **10/2:** 85 ff
- centralis **10/1:** 27 f
- lunata **9:** 258 f; **10/2:** 106, 108
- - radii **10/2:** 121
- radialis **10/2:** 121 f
- scaphoidea **9:** 258 f; **10/2:** 106, 108, 121 f
F.-P.-Weber-Syndrom s. Weber-Syndrom
Fraktur, 32-A-Fraktur **10/1:** 94, 101, 108 f, 111
- 32-B-Fraktur **10/1:** 94, 112, 125
- 32-C-Fraktur **10/1:** 94, 107, 115, 117
- - offene **10/1:** 120
- 33-A-Fraktur **10/1:** 94, 118
- 33-B-Fraktur **10/1:** 158 f, 161, 163
- 33-C-Fraktur **10/1:** 158, 165 f, 169
- dentoalveoläre **8:** 252
- - Therapie **8:** 264
- Feinreposition **E:** 15
- frontobasale **8:** 196 ff
- - Antibiotikaabschirmung **8:** 205

- - Behandlungsziel **8:** 196
- - Escher-I-Typ **8:** 196
- - Escher-II-Typ **8:** 196
- - Escher-IV-Typ **8:** 196
- - indirekt offene **8:** 196
- - mit intrakranieller Blutung **8:** 196
- - - Raumforderung **8:** 196
- - bei komplexer Schädel-Hirn-Verletzung **8:** 204
- - Komplikation **8:** 197, 204
- - latero-orbitale **8:** 196
- - mediale **8:** 196
- - offene **8:** 196
- - Operationsindikation **8:** 196
- - Operationsrisiko **8:** 197
- - Patientenaufklärung **8:** 197
- - Patientenlagerung **8:** 197 f
- - Zugang, fronto-orbitaler **8:** 197
- - - neurochirurgischer **8:** 197
- - - rhinochirurgischer **8:** 197
- - - transfrontaler **8:** 197
- frontomaxilläre **8:** 249
- - komplexe **8:** 275
- - Osteosynthese **8:** 284
- Gefäßverletzung **10/1:** 496
- Hand **9:** 370 ff
- infizierte, Stabilisierung **8:** 67 f
- Kindesalter **10/1:** 125
- Klassifikation **E:** 13 f
- kniegelenknahe **10/1:** 208 f
- kraniofaziale, operative Versorgung **8:** 289 ff
- offene **10/1:** 496
- - Reperfusionsschaden **10/1:** 496
- - Versorgung **10/1:** 122
- Operationsziel **10/1:** 2
- panfaziale **8:** 249
- - operative Versorgung **8:** 293
- pankraniomaxillofaziale **8:** 249
- - operative Versorgung **8:** 293
- pathologische **10/1:** 65, 76
- Polytrauma **10/1:** 484, 496
- Schultergürtel **9:** 2
- Weichteilverletzung **E:** 13 Frakturbehandlung, operative **9:** 370 ff
- - beim Kind **9:** 384
- - Komplikation **9:** 381
- - Nachbehandlung **9:** 381
- - Wiederholungseingriff **9:** 381
Frakturhämatom, epidurales **8:** 125
Frakturprothese, Implantation bei Humeruskopffraktur **9:** 92 f
- - bei Nachbehandlung **9:** 94
Franke-Kardiaresektion **3:** 294
Frankfurter Horizontale **8:** 85, 224 f
- - Sinus-sigmoideus-Positionierung **8:** 99
„freie Luft" **3:** 83, 118
Fremdkörper **6:** 366 ff
- Abführmaßnahmen **6:** 369
- Adhäsionsbildung **6:** 137
- in der Bauchhöhle zurückgebliebener **6:** 372 ff
- - - Operationstechnik **6:** 373
- Bergung, instrumentelle **6:** 367
- - operative **6:** 368 ff
- bewußt in der Bauchhöhle belassener **6:** 372
- im Dünndarm **6:** 369 f
- - operative Entfernung **6:** 369 f
- - Spontanabgang **6:** 369
- im Kolon **6:** 370 f
- Komplikation **6:** 366
- im Magen **6:** 366 ff
- - Entfernung, endoskopische **6:** 367
- - - operative **6:** 368
- metallischer, in der Bauchhöhle **6:** 372
- obturierender **6:** 369
- Omentitis, plastische **5:** 37
- peranal eingebrachter **6:** 367, 371, 383, 394, 513
- - - Extraktion, endoskopische **6:** 394, 513
- - - Therapie **6:** 371, 385, 394
- rektaler **6:** 394, 513
- - Entfernung, chirurgische **6:** 385, 394
- - - endoskopische **6:** 394, 513
- spitzer **6:** 369 f
- - Darmwanddurchspießung **6:** 369
- textiler, in der Bauchhöhle **6:** 372
Fremdkörperentfernung, endoskopische **3:** 72, 313; **6:** 367, 394, 513 f
Fremdkörperextraktion, transanale, manuelle **6:** 394
- - rektoskopische **6:** 394, 513
Fremdkörperinkarzeration, ileozäkale **6:** 513
Fremdkörperperforation, Dickdarm **6:** 370
- Dünndarm **6:** 369 f
Fremdkörperreaktion, peritoneale **5:** 16 f
Fremdmaterial (s. auch Kunststoffnetz), Bauchdeckenersatz **7/1:** 45 f
Frenula capsulae **10/2:** 142 f
- valvae ileocaecalis **6:** 168
Frenulum Amantini **10/2:** 142
Friction burn **E:** 83
Frohsesche Arkade **9:** 257
Frontlinsenbeschädigung **7/2:** 47
Frontobasisrevision **8:** 196 f
Frontotemporale **8:** 82, 222 f
Frontzähne, obere, Verletzung beim Kind **8:** 297
Frozen shoulder **9:** 120
Frühileus nach Appendektomie **6:** 181
- postoperative **E:** 166, 171
- nach rechtsseitiger Hemikolektomie **6:** 189
Frühnekrektomie, Verätzungswunde **E:** 22
Früh-Relaparotomie **6:** 344
Frührelaparotomie nach Gallengangeingriff **4:** 82
Frühshunt, portosystemischer, programmierter **5:** 201
Frühthrombose nach mesenterikokavaler Anastomose **5:** 214
Führungsdrahtsystem, Bougierung, endoskopische **6:** 509
Führungskatheter, Embolisation **E:** 142
- endovaskulärer Eingriff **E:** 152
Full-Radius-Resektoraufsatz **10/2:** 62
Fundophrenikopexie **3:** 117, 327; **7/2:** 211 ff
- Abschlußsitus **7/2:** 216
- Aufklärung **7/2:** 211
- Geräteanordnung **7/2:** 212
- nach Höhle-Kümmerle **3:** 327
- - Technik **3:** 327
- - - Fundusanheftung **3:** 327
- - - Hiatus-oesophageus-Einengung **3:** 327
- - - Kruroraphie **3:** 327
- - Zugangsweg **3:** 327
- Indikation **7/2:** 211
- Komplikation **7/2:** 211, 216
- Kontraindikation **7/2:** 211
- Magenreposition **7/2:** 211, 214
- Operationsteamanordnung **7/2:** 212
- Patientenlagerung **7/2:** 212
- Umsteigen **7/2:** 211, 216
- Vorbereitung **7/2:** 211
- Zugangswege **7/2:** 213
Fundoplastik nach Hill **3:** 322 f
- - Komplikationen, intraoperative **3:** 322
- - - - Aortenverletzung **3:** 323
- - - - Truncus-coeliacus-Verletzung **3:** 322
- - - postoperative **3:** 322
- - Narkose **3:** 322
- - Patientenlagerung **3:** 322
- - Technik **3:** 323
- - - Exploration **3:** 322
- - - Fundusvorderwandfixation **3:** 323
- - - Hiatus-oesophageus-Dissektion **3:** 323
- - - Lig.-arcuatum-Dissektion **3:** 323
- - - Lig.-triangulare-hepatis-sinistrum-Durchtrennung **3:** 323
- - - Pars densa, Längsinzision **3:** 323
- - - Pfeilernähte **3:** 323
- thorakale nach Baue-Belsey **3:** 324 f
- - - Technik **3:** 324 f
- - - - Manschettenbildung **3:** 324 f
- - - Zugangsweg **3:** 324
Fundoplikation, laparoskopische **7/2:** 8
- nach Nissen s. Nissen-Rossetti-Fundoplikation
- bei ösophagogastraler Diskonnektion **5:** 181 ff
Fundus, Anheftung bei Fundophrenikopexie **3:** 327
- Falte, bei Hemifundoplikation **3:** 183 f
- Frühkarzinom **3:** 243
- Gastritis **3:** 241
- Manschette bei Fundoplikation **3:** 320 f
- Manschetteninsuffizienz nach Fundoplikation **3:** 322
- Manschettenweite bei Fundoplikation **3:** 321
- Mobilisation bei Fundoplikation **3:** 320
- Plikatur **3:** 322
- Resektion bei tubulärer Magenresektion **3:** 226
- Varizen, blutende **3:** 313
- ventriculi **1:** 280; **4:** 39
- Vorderwandfixation bei Fundoplastik **3:** 323
- Vorderwandverankerung bei Lig.-teres-Plastik **3:** 329
Funiculus spermaticus **7/1:** 3, 5, 8, 14, 55, 88 f
- - Freilegung **7/1:** 76
Funktionstest, elektromanometrischer, bei Vagotomie **3:** 175, 185
Furosemid **8:** 123
Fusion, atlanto-axiale, dorsale **8:** 336 ff
- - - Indikation **8:** 336
- - - Komplikation **8:** 341
- - - Patientenlagerung **8:** 336
- okzipito-zervikale **8:** 333 ff
- - Patientenlagerung **8:** 333 f
- - Zugang **8:** 333 f
Fuß **10/1:** 435 ff
- Abrollvorgang **10/1:** 391, 469
- Achsenfehlstellung **10/1:** 477
- Amputationsverletzung **10/1:** 449 ff
- - Komplikation **10/1:** 452
- Arthrodese, Aufklärungsgespräch **10/1:** 478
- - Durchbauung, knöcherne, ausbleibende **10/1:** 480
- - Entknorpelung, unzureichende **10/1:** 478
- - Indikation **10/1:** 478
- - Komplikation **10/1:** 480
- - Kontraindikation **10/1:** 478
- - Nachbehandlung **10/1:** 480
- - Operationsrisiko **10/1:** 478
- - Vollbelastung, postoperative **10/1:** 478
- - Vorbereitung, spezielle **10/1:** 478
- - Wiederholungseingriff **10/1:** 480
- Bänder **10/1:** 383 ff
- Belastungspunkt **10/1:** 391
- Dermatofasziotomie **10/1:** 446 f
- diabetischer **E:** 29 ff
- - Amputation **E:** 32
- - Aufklärungsgespräch **E:** 30
- - Diagnostik **E:** 29
- - Metatarsaleresektion **E:** 30 ff
- Distorsionsverletzung **10/1:** 471
- Dorsalaponeurose **10/1:** 280, 387
- Dorsalextension, fehlende **10/1:** 304
- Double-Arthrodese **10/1:** 480
- Entzündung **10/1:** 481 f
- Fehlposition, kontrakturbedingte **10/1:** 449
- Fixateur externe, gelenküberbrückender **10/1:** 447 f
- Gelenkdestruktion **10/1:** 478 ff
- - Spongiosainterposition, autologe **10/1:** 478
- Gliederung **10/1:** 378 ff
- Grenze, proximale **10/1:** 375
- Hämatom, infiziertes **10/1:** 481
- Kapsel-Band-Läsion **10/1:** 467 f
- Knochenpunkt, tastbarer **10/1:** 378 ff
- Knorpelläsion **10/1:** 467, 478 ff
- Kompartimente **10/1:** 389 f
- Kompartmentspaltung **10/1:** 436, 446 ff
- Kompartmentsyndrom **10/1:** 446 ff
- - Komplikation **10/1:** 471
- Längsachse **10/1:** 391
- Längswölbung **10/1:** 375, 386
- - Wiederherstellung **10/1:** 436
- Lastübertragung **10/1:** 391
- Leitungsbahn **10/1:** 391 ff
- Mittelloge **10/1:** 390
- Narbenkontraktur **10/1:** 450
- Pulslosigkeit **10/1:** 296
- Querstabilisierung **10/1:** 391
- Querwölbung **10/1:** 375
- - Wiederherstellung **10/1:** 436
- Quetschverletzung **10/1:** 436, 465
- Raum, epifaszialer **10/1:** 390
- - subfaszialer epitendinöser **10/1:** 390 f, 396
- - - subtendinöser **10/1:** 390 f, 396
- Rebound-Kompartmentsyndrom **10/1:** 449
- Regio malleolaris lateralis **10/1:** 397
- - - medialis **10/1:** 396

- - - posterior **10/1:** 397
- Sagittalschnitt **10/1:** 401 f
- Schwellneigung, postoperative **10/1:** 471, 476
- Sehnenscheiden **10/1:** 387 ff; **10/2:** 285 ff
- Sehnenscheideneröffnung **10/1:** 446
- Sehnenverlängerung **10/1:** 471
- Sehnenverletzung **10/1:** 469 f
- - Behandlung, postoperative **10/1:** 470
- - Operationsindikation **10/1:** 469
- - Operationskontraindikation **10/1:** 469
- - Operationsrisiko **10/1:** 469
- - Wiederholungseingriff **10/1:** 470
- Septum, longitudinales, laterales **10/1:** 390
- Strecksehnenverletzung **10/1:** 446
- Topographie **10/1:** 391 ff
- Triple-Arthrodese **10/1:** 480
- Valgusabknickung **10/2:** 280
- Verletzungsfolge **10/1:** 471 ff
- - Aufklärungsgespräch **10/1:** 471
- - Behandlung, postoperative **10/1:** 476
- - komplexe **10/1:** 480
- - Komplikation, postoperative **10/1:** 476
- - Operationsindikation **10/1:** 471
- - Operationsrisiko **10/1:** 471
- - Wiederholungseingriff **10/1:** 476
- Weichteilkontraktur, posttraumatische **10/1:** 436
- Weichteilreizung, oberflächliche **10/1:** 481
- Weichteilschaden, chronischer **10/1:** 452
- Weichteilverletzung, geschlossene **10/1:** 446 ff
- - - Aufklärungsgespräch **10/1:** 446
- - - Behandlung, postoperative **10/1:** 449
- - - komplexe **10/1:** 449
- - - Komplikation **10/1:** 449
- - - Operationsindikation **10/1:** 446
- - - Operationsrisiko **10/1:** 446
- - - Operationsvorbereitung **10/1:** 446
- - - Operationsziel **10/1:** 446
- - - Wiederholungseingriff **10/1:** 449
- - offene **10/1:** 449 f
- - - Aufklärungsgespräch **10/1:** 450
- - - Behandlung, postoperative **10/1:** 450
- - - komplexe **10/1:** 450
- - - Komplikation **10/1:** 450
- - - Operationsindikation **10/1:** 449 f
- - - Operationsrisiko **10/1:** 450
- - - Operationsvorbereitung **10/1:** 450
- - - Operationsziel **10/1:** 449
- - - Sehnenrekonstruktion **10/1:** 449
- - - Spülen **10/1:** 449
- - - Stumpfbildung, funktionsgerechte **10/1:** 449
- - - Wiederholungseingriff **10/1:** 450
- Zugangsweg **10/1:** 437 ff
Fußfaszie **10/1:** 389
Fußfraktur, beim Erwachsenen **10/1:** 453 ff
- - Behandlung, postoperative **10/1:** 466
- fehlverheilte **10/1:** 436
- Fixation, externe, tibiometatarsale **10/1:** 465
- beim Kind, Aufklärungsgespräch **10/1:** 466
- - Behandlung, postoperative **10/1:** 466
- - Operationsindikation **10/1:** 466
- Knorpelabschlagfragment, Refixation **10/1:** 467
- Komplikation **10/1:** 465
- multiple **10/1:** 465
- osteochondrale **10/1:** 467
- Osteosynthese, überdimensionierte **10/1:** 465
Fußinfektion **10/1:** 481 f
- Aufklärungsgespräch **10/1:** 481
- Behandlung, postoperative **10/1:** 482
- Operationsindikation **10/1:** 481
- Operationsrisiko **10/1:** 481
- Operationsvorbereitung **10/1:** 481
Fußmuskel, kurzer **10/1:** 387
- - Kontraktur **10/1:** 471
- - Nekrose **10/1:** 471
- langer **10/1:** 387
Fußpunktanastomose nach Braun s. Braunsche Fußpunktanastomose
- Duodeno-Jejunostomie, laterolaterale, proximale **6:** 43
- ERCP-Technik **4:** 12
- Gastroenterostomie, antekolische **6:** 52
- Gastro-Jejunostomie, isoperistaltische, antekolische **6:** 55
Fußrücken **10/1:** 378 f, 391 ff
- Längsinzision, vordere **10/1:** 437
- Schicht, epifasziale **10/1:** 392
- - subfasziale **10/1:** 392
- - subkutane **10/2:** 296
- - tiefe **10/1:** 393; **10/2:** 297
- Zugang, vorderer **10/1:** 441 ff
Fußskelett **10/1:** 375 ff
- Ansicht, posteriore **10/1:** 378
- Lateralansicht **10/1:** 377
- Medialansicht **10/1:** 377
- Plantaransicht **10/1:** 376
- Proximalansicht **10/1:** 37
Fußsohle **10/1:** 378 f, 394 f
- Anatomie **8:** 29
- entnommene, Aufbewahrung **8:** 28
- als freies mikroneurovaskuläres Transplantat **8:** 28 f
Fußverletzung **10/1:** 446 ff
- Abszedierung **10/1:** 449
- Kompartmentspaltung **10/1:** 446 ff
- Kompartmentsyndrom **10/1:** 446 ff
- komplexe **10/1:** 436, 465, 468
- - Wiederholungseingriff **10/1:** 465
- Nekrose **10/1:** 449 f
- Sinus-tarsi-Syndrom **10/1:** 471
- Weichteilschwellung, posttraumatische **10/1:** 446
- Wundheilungsstörung **10/1:** 471
Fußwurzel **10/1:** 375
- Distorsion **10/1:** 446
- Knorpelverletzung **10/1:** 478
- Luxationsfraktur **10/1:** 462
Fußwurzelarthrose **10/1:** 432, 457, 459, 467
Fußwurzelfraktur **10/1:** 459 ff
- Aufklärungsgespräch **10/1:** 459
- Distraktions-Fixateur-externe **10/1:** 462
- Implantatbruch, postoperativer **10/1:** 459
- Implantatentfernung **10/1:** 459
- beim Kind **10/1:** 466
- Operationsindikation **10/1:** 459
- Operationsrisiko **10/1:** 459
- Operationsvorbereitung **10/1:** 459
- Reposition, offene **10/1:** 459
Fußwurzelgelenk **10/1:** 382
- Arthrodese **10/1:** 478
Fußwurzelknochen **10/1:** 378
- Bälkchenmuster **10/1:** 375
- Zugang **10/1:** 437, 441 ff
Fußwurzelknochenluxation **10/1:** 467
- Kirschner-Draht-Fixation, perkutane **10/1:** 467
- Operationsindikation **10/1:** 467
- Operationsrisiko **10/1:** 467
- übersehene **10/1:** 471
F-Zellen **4:** 148
- Tumor s. PP-om

G

Gabelrippe **7/1:** 3; **9:** 43
Galaktographie **2:** 4
Galea aponeurotica **8:** 95 f
- - Verschluß **8:** 120
Galeazzi-Verletzung **9:** 278
Galen-Vene **8:** 91 f
Galle, Index, lithogener **6:** 139
Galleabflußstörung, Nachweis, intraoperativer **4:** 119
Galleableitende Operation, Methoden **4:** 98
- - palliative **4:** 98 ff
Galleaustritt nach Leberlappenresektion **3:** 267
Galledrainage, interne, endoskopische **7/2:** 234
- perkutan-transhepatische **7/2:** 234
Gallefistel **5:** 116 f
- Fibrinklebung **7/2:** 30
Gallefluß, Duodenalperistaltik **4:** 56
- Wiederherstellung bei malignem Verschlußikterus **4:** 26
Galleleck nach bilio-digestiver Anastomose **4:** 91
- nach Cholezystektomie **7/2:** 141
- nach erweiterter Rechtsresektion der Leber **5:** 139
- nach Gallengangeingriff, Frührelaparotomie **4:** 82
- nach Hepatikusgabelresektion **4:** 118
- nach Leberzystenfenestrierung **7/2:** 171, 174
- nach Rechtsresektion der Leber **5:** 134
Gallenblase **1:** 280; **3:** 82, 106 f; **4:** 38 ff, 43; **5:** 78, 82 f, 88; **6:** 23 f
- Ablösung bei Cholezystektomie **4:** 63, 67
- Abtrennung **4:** 62
- Agenesie **4:** 40, 59
- akzessorische **4:** 40
- atonische **4:** 50
- Auslösung aus dem Leberbett **7/2:** 123
- Ausschälung, subseröse **7/2:** 123
- Bauchfellüberzug **4:** 38 f
- Doppelung **4:** 40
- Drainage, lymphatische **4:** 55
- - venöse **4:** 55
- Entleerung **4:** 56
- entleerungsfähige bei Duodenalstenose **3:** 198
- Eröffnung, akzidentelle, bei Cholezystektomie **7/2:** 130
- Formvariation **4:** 38
- Innervation **4:** 55 f
- - sensible **4:** 56
- intrahepatische **4:** 38 f
- karzinominfiltrierte, Resektion, Aufklärungshinweise **4:** 92
- - - Indikation, absolute **4:** 92
- - - - relative **4:** 92
- - - Kontraindikation **4:** 92
- - - Operationsrisiko **4:** 92
- - - Vorbereitung **4:** 92
- Katheterisierung, endoskopisch-transpapilläre **4:** 24
- - perkutan-transhepatische **4:** 24 f
- Lage, anomale **4:** 40
- Lagebeziehung zu anderen Organen **4:** 49 ff
- Lagevariationen **4:** 38 f; **7/2:** 109
- Leberbett, flaches **4:** 39
- - tiefes **4:** 39
- Lösung aus dem Gallenblasenbett **5:** 126
- Lymphdrainage **4:** 55, 57, 93; **7/2:** 109
- Maße **4:** 38
- Mobilität **4:** 56
- operative Strategie **4:** 38
- pendelnde **4:** 39 f
- perforierte **7/2:** 317
- Pseudodivertikel **4:** 40
- Ruhedruck **4:** 56
- sanduhrartige **4:** 40
- Schleimhaut **4:** 57
- Schleimhautausstülpungen, intramurale, erweiterte **4:** 40
- Schmerzempfindung **4:** 56
- septierte **4:** 40
- Wandschichten **4:** 57
- Zugangsweg, Topographie **4:** 56
Gallenblasenbergebeutel **7/2:** 143 ff
Gallenblasenbett **5:** 78, 103 f
- Drainage **E:** 62
- Verschluß **4:** 63
Gallenblasendeszensus **4:** 50
Gallenblasendruck **4:** 56
Gallenblasenempyem, Cholezystektomie **4:** 71
- Punktion, intraoperative **4:** 71
Gallenblasenentfernung s. Cholezystektomie
Gallenblasenextraktor **7/2:** 116, 118, 124
Gallenblasenfundus **4:** 38
- Deformierung **4:** 40
- Lagebeziehung zu anderen Organen **4:** 49
Gallenblasenhals **4:** 38, 40
- Lagebeziehung zu anderen Organen **4:** 50
Gallenblasenhydrops, Punktion **7/2:** 117, 125
- Punktionsstellenverschluß **7/2:** 118
Gallenblaseninduration **4:** 68
Gallenblasenkarzinom **4:** 92 ff
- Cholezystektomie s. Cholezystektomie bei Gallenblasenkarzinom

- Lebergewebebeteiligung **4:** 92
- Lebersegmentresektion **4:** 92
- Lymphknoten, entfernt liegende **5:** 63
- - tumornahe **5:** 63
- Metastasierung **4:** 92
- Nachbarorganinfiltration **5:** 63
- N-Klassifikation **5:** 63
- Operationsindikation, absolute **4:** 92
- - relative **4:** 92
- Operationskontraindikation **4:** 92
- Operationsmethode **4:** 92
- Operationsziel **4:** 92
- Palliativmaßnahme **4:** 92
- Prognose **4:** 92
- Staging, intraoperatives **5:** 63
- Standardeingriff **4:** 92
- T-Klassifikation **5:** 63

Gallenblasenkatheterisierung, endoskopisch, transpapillär **4:** 24
- perkutan, transhepatisch **4:** 24

Gallenblasenkörper **4:** 38
- Lagebeziehung zu anderen Organen **4:** 49

Gallenblasennekrose **5:** 106

Gallenblasenperforation, freie **4:** 60
- - Letalität, postoperative **4:** 60
- bei Gallenblasenkarzinom **4:** 92
- gedeckte, Cholezystektomie **4:** 72

Gallenblasenresektion, bei Karzinom **4:** 93 f

Gallenblasenrest, zurückgelassener, Relaparotomie **4:** 82

Gallenblasenstein **4:** 60
- Penetration in den Ductus choledochus **4:** 70
- - - hepaticus communis **4:** 70
- Zystikuseinklemmung **4:** 22

Gallenblasensteinextraktion, perkutan-transhepatische **4:** 24

Gallenblasentonus **4:** 56

Gallenblasentumor, maligner, lymphogene **4:** 57
- - Metastasenwege **4:** 57 f
- - Metastasierung, hämatogene **4:** 58

Gallenblasenverschwielung, entzündliche **7/2:** 127

Gallenfistel **4:** 58
- nach Cholezystektomie **4:** 60
- nach Pankreatikojejunostomie **4:** 166

Gallenflußrhythmik, alternierende **4:** 56

Gallengang, akzessorischer **5:** 88
- Anastomose mit dem Dünndarm s. Anastomose, bilio-digestive
- extrahepatischer, Drainage, lymphatische **4:** 55
- - - venöse **4:** 55
- frisch durchtrennter, Anastomose **4:** 85
- intrahepatischer, Punktion, perkutan-transhepatische **4:** 23
- Röntgendarstellung, intraoperative **7/2:** 322
- segmentaler, Unterbindung **4:** 58; **5:** 106
- strikturierter, Präparation **4:** 83 f
- - Rekonstruktion **4:** 83
- subvesikaler **5:** 88
- verletzter, Rekonstruktion **4:** 83
- Versorgung, arterielle **4:** 53
- Wandkonstruktionen **4:** 57

Gallengangbifurkation s. Hepatikusgabel

Gallengangdilatation, kongenitale **4:** 49

Gallengangdrainage, äußere, permanente **4:** 104 ff
- - - Gallengangsondierung **4:** 104 f
- - - Katheterdurchzug **4:** 104 f
- - - Roux-Y-Anastomose **4:** 105
- endoskopisch-retrograde, bei malignem Gallengangverschluß **4:** 98
- - bei Pankreaskarzinom **4:** 185
- - vorübergehende, bei Gallengangkarzinom **4:** 95
- vor erweiterter Hepatikusgabelresektion **4:** 108
- perkutan-transhepatische **4:** 26
- - bei malignem Gallengangverschluß **4:** 98
- - bei Pankreaskarzinom **4:** 185
- - vorübergehende, bei Gallengangkarzinom **4:** 95
- transpapilläre, bei benigner Stenose **4:** 29
- - bei malignem Verschluß **4:** 26 ff
- vorübergehende, bei Gallengangkarzinom **4:** 95
- - vor Pankreaskarzinom-Radikaloperation **4:** 184
- - vor Pankreastumoroperation **4:** 186

Gallengangeingriff bei chronischer Pankreatitis **4:** 155
- Frührelaparotomie **4:** 82
- Relaparotomie, späte **4:** 82
- - - Indikation **4:** 82
- - - Kontraindikation **4:** 82
- - - Operationsrisiko **4:** 82
- - - Vorbereitung **4:** 82

Gallengangendoprothese, Einlage, transpapilläre, Arbeitsschritte **4:** 26 f
- - - Aufklärungshinweise **4:** 26
- - - bei benigner Stenose **4:** 29
- - - Komplikation **4:** 28
- - - Letalität **4:** 28
- - - bei malignem Verschluß **4:** 26 ff
- - - Risikofaktoren **4:** 26
- - - Spätkomplikation **4:** 28
- - - Stenosenerweiterung **4:** 27
- - - Vorbereitung **4:** 26
- Material **4:** 27
- Verstopfung **4:** 28

Gallengangerkrankung, benigne **4:** 29 ff
- - Behandlung, endoskopische **4:** 29 ff

Gallenganginsuffizienz nach Lebertransplantation **5:** 145

Gallengangkarzinom **4:** 95 ff
- Choledochoplastik **5:** 49
- diffuses **4:** 95
- Gallengangresektion **4:** 96 f
- - Komplikationen **4:** 97
- Lokalisationsformen **4:** 95
- im mittleren Drittel **4:** 95 f
- nicht operables **4:** 95
- noduläres **4:** 95
- im oberen Drittel **4:** 95
- Operationsindikation, absolute **4:** 95
- - relative **4:** 95
- Operationskomplikation **4:** 97
- Operationskontraindikation **4:** 95
- Operationsmethode **4:** 95
- Operationsradikalität **4:** 95
- Operationsvorbereitung **4:** 95
- Operationsziel **4:** 95
- Palliativmaßnahme **4:** 95
- Rezidiv nach Hepatikusgabelresektion **4:** 118
- im unteren Drittel **4:** 95

Gallengangkonkrement, endoskopisch schwer entfernbares **7/2:** 159

Gallengangleck nach Duodenaldivertikel-Operation **6:** 52

Gallengangnaht **4:** 78

Gallengangobstruktion, Pankreastumor **4:** 185

Gallengangprothese, Implantation, endoskopische **4:** 27

Gallengangrekonstruktion bei Lebertransplantation **5:** 143

Gallengangresektion bei Karzinominfiltration im mittleren Drittel **4:** 96 f
- Komplikation **4:** 97

Gallengangrestriktur **4:** 91

Gallengangrevision **7/2:** 153 ff
- Aufklärung **7/2:** 153
- bei Cholezystektomie **7/2:** 153
- Indikation **7/2:** 153
- intraoperative, Komplikation, intraoperative **4:** 79 f
- - - postoperative **4:** 81
- Komplikation **7/2:** 159
- operative **4:** 75
- - T-Drain-Dislokation, postoperative **4:** 81
- Vorbereitung **7/2:** 154
- Zugang **7/2:** 154

Gallengangruptur bei stumpfem Bauchtrauma **3:** 91

Gallengangsonde, transnasale, Einlage **4:** 21

Gallengangstein **4:** 60
- Extraktion, endoskopische **4:** 75
- - - nach erfolgloser Operation **4:** 79
- - über liegenden T-Drain **4:** 81
- - perkutan-transhepatische **4:** 22 f
- - - Komplikation **4:** 23
- intraoperativ schwer erkennbarer **4:** 79
- - zurückgelassener, Therapie **4:** 81
- kleiner, Entfernung durch Dauerspülung **4:** 81
- Komplikation **4:** 17
- Mobilisierung, intraoperative, durch Spülung **4:** 76
- neugebildeter **4:** 22
- Rezidiv, Relaparotomie **4:** 82

Gallengangsteinverschluß **4:** 60

Gallengangstenose **4:** 17
- Behandlung, endoskopische **4:** 29
- Dilatation, transpapilläre **4:** 29
- - - pneumatische **4:** 29
- tumorbedingte, Dilatation **4:** 104

Gallengangstriktur, benigne **4:** 107
- kurzstreckige, Anastomose, bilio-biliäre **4:** 85 f
- Relaparotomie **4:** 82 f

Gallengangtumoren, Metastasenwege **4:** 57 f

Gallengangverletzung **7/2:** 321 f
- bei Cholezystektomie **7/2:** 141
- frische, intraoperativ erkannte, Versorgung **4:** 83
- bei Gallengangrevision **7/2:** 159
- intraoperative **7/2:** 107
- - Therapie **4:** 74, 80
- tangentiale, intraoperative **4:** 74
- Vermeidung **7/2:** 321 f

Gallengangverschluß, Behandlung, endoskopische, Arbeitsschritte **4:** 26 ff
- - - Komplikation **4:** 28
- maligner **4:** 26 ff, 92, 95
- - Behandlung, endoskopische **4:** 26 ff
- - - - Indikation, absolute **4:** 26
- - - - - relative **4:** 26
- - - - Kontraindikation **4:** 26
- - - - Spätkomplikation **4:** 28
- - galleableitende Operation, palliative **4:** 98 ff

Gallengangzysten, extrahepatische **4:** 49
- intrahepatische **4:** 49
- kongenitale **4:** 59

Gallensäuren, enterohepatischer Kreislauf nach Cholezystektomie **4:** 60

Gallensäurenrückresorption, mangelhafte, nach Dünndarmresektion **6:** 139

Gallenstein, asymptomatischer **4:** 60
- intrahepatischer, Extraktion, endoskopische **4:** 79
- Litholyse s. Litholyse
- Lithotripsie s. Lithotripsie

Gallensteinbergung bei Cholezystektomie **7/2:** 131

Gallensteineinklemmung bei endoskopischer Extraktion **4:** 21

Gallensteinentfernung, chirurgische **7/2:** 153
- endoskopische, transpapilläre **7/2:** 107, 153

Gallensteinextraktion, endoskopische **4:** 17 ff, 79
- - Arbeitsschritte **4:** 18
- - Aufklärungsgespräch **4:** 17
- - Indikation, absolute **4:** 17
- - - relative **4:** 17
- - intraoperative **4:** 79
- - Komplikation **4:** 21 f
- - - Therapie **4:** 21
- - Kontraindikation **4:** 17
- - Lagerung **4:** 18
- - Papillendilatation **4:** 17
- - Papillotomie **4:** 17 f
- - Risikofaktoren **4:** 17
- - Spätkomplikation **4:** 22
- perkutan-transhepatische **4:** 17, 22
- - Indikation **4:** 22
- - Komplikation **4:** 23
- - Lagerung **4:** 22
- - Prämedikation **4:** 22
- - Risikofaktoren **4:** 18

Gallensteinileus **6:** 327
- Vorgehen **6:** 337 f

Gallensteinzertrümmerung, intraluminale **7/2:** 153

Gallenwege, Anatomie **4:** 38 ff
- endoskopischer Eingriff **4:** 2 ff
- extrahepatische **4:** 38
- - Atresie, kongenitale **4:** 59
- - Darstellung, intraoperative, bei Pankreastumor **4:** 186
- - Debimetrie, intraoperative **4:** 64 f
- - Drainage, venöse **4:** 55
- - Drüsen, tubulo-azinöse **4:** 57
- - Innervation **4:** 8, 55 f
- - Lagebeziehung zu anderen Organen **4:** 49 ff
- - Lymphdrainage **4:** 55
- - Manometrie, intraoperative **4:** 64 f
- - Mobilität **4:** 56
- - Nervenplexus **4:** 57
- - Parallelverlauf **4:** 42

- - Schleimhaut **4:** 57
- - Schmerzempfindung **4:** 56
- - Tumor, Metastasierung, hämatogene **4:** 58
- - - - lymphogene **4:** 57
- - Verdoppelung **4:** 42
- - Versorgung, arterielle **4:** 53 f
- - Zugangsweg, Topographie **4:** 56
- Lymphdrainage **7/2:** 109
- operative Strategie **4:** 38
- Zugang **7/1:** 29 ff
Gallenwegsblockade **3:** 195
Gallenwegschirurgie, Netzplastik **5:** 49
Gallenwegskarzinom, extrahepatisches, Staging, intraoperatives **5:** 64
- - T-Klassifikation **5:** 64
Galleverlust, anhaltender, nach Cholezystektomie **4:** 74
- nach Cholezystektomie **7/2:** 141
Gambee-Naht **3:** 125; **6:** 10
Ganglienexstirpation **10/1:** 269 ff
Ganglienrezidiv **10/1:** 270, 272
Ganglion(-ia) aortorenalia **1:** 103
- cardiaca **1:** 101
- cardiacum inferius **2:** 55
- cervicale inferius **1:** 97; **2:** 55, 169; **3:** 2
- - - Läsion bei Subklavia-Stenose-Operation **1:** 190 f
- - - - bei Vertebralisrekonstruktion **1:** 192
- - - Schädigung bei Truncus-sympathicus-Eingriff **7/2:** 374
- - superius **1:** 16, 123
- cervicothoracale s. Ganglion cervicale inferius
- coeliaca **1:** 103, 105
- coeliacum **3:** 2, 102; **5:** 10; **7/2:** 175
- - Alkoholinfiltration **4:** 215
- - - sonographisch gezielte **4:** 184
- - dextrum **4:** 147; **5:** 101 f, 231
- - Resektion **4:** 184
- - - der Hörner **4:** 215
- - sinistrum **4:** 147; **5:** 101, 231
- impar **8:** 440
- intermedia **7/1:** 206
- meniskales **10/1:** 269, 271 f
- mesenterica inferius **1:** 103
- - superius **1:** 103
- mesentericum inferius **6:** 172
- - superius **4:** 136; **6:** 172
- parameniskales **10/1:** 269
- pelvica **8:** 440
- sacralia **8:** 440
- splanchnicum **2:** 55
- stellatum s. Ganglion cervicale inferius
- submandibulare **1:** 54 f
- sympathicum **2:** 46, 48; **7/2:** 331 ff
- Truncus sympathicus **8:** 312 ff
Ganglioneurom **6:** 154
- retroperitoneales **7/1:** 224
Ganglionresektion **10/2:** 198 f
Gangrän **1:** 229
- Amputationshöhe **1:** 246
- angiopathische, Amputation **E:** 32
- Infektion, aufsteigende **1:** 246
- venöse **1:** 293
Gardner-Syndrom **5:** 25; **6:** 237
Gasaustritt bei Darmschußverletzung **3:** 93
Gas-bloat-Syndrom **3:** 318, 322
Gasbrand **1:** 246; **8:** 72; **10/1:** 90 f, 371
- Antibiotikagabe **10/1:** 92
- Nekrektomie, radikale **8:** 62
Gasembolie **7/2:** 7 f
- bei Lachgasanwendung **7/2:** 8
Gasfilter **10/2:** 9
Gasinsufflation, intraabdominelle **7/2:** 7, 35
- - Hämodynamikveränderung **7/2:** 7
- - Ventilationsveränderung **7/2:** 7
- - Y-Anschluß **7/2:** 45
Gasresorption **7/2:** 4, 7, 298
Gassterilisation, Knochentransplantat **E:** 134
Gastrektomie **3:** 243 ff
- Abhängigkeit vom Tumorstadium **3:** 243
- Aufklärungshinweise **3:** 244
- Ernährung, postoperative **3:** 290
- erweiterte **3:** 246, 267 ff
- - Bauchspeicheldrüsenlinksresektion **3:** 268
- - Leberlappenresektion **3:** 267
- - - Fingerquetschmethode **3:** 267
- - - Resektionsflächenversorgung **3:** 267
- - Pankreaslinksresektion **3:** 268
- - - Pankreatikojejunostomie **3:** 268
- - Querkolonresektion **3:** 269
- - - Zäkalröhrenfistel **3:** 269
- bei Fundusfrühkarzinom **3:** 243
- bei Gastrinom **4:** 219
- bei Gastritis **3:** 241
- Indikationen **3:** 244 f
- bei Kardiakarzinom **3:** 243, 293
- Kontraindikationen **3:** 244
- kurative **3:** 246 ff
- - Arbeitsschritte **3:** 246
- - Kontraindikationen, intraoperative **3:** 247
- - Schnellschnittuntersuchung, A.-gastrica-dextra-Absetzung **3:** 252
- - - A.-gastrica-sinistra-Absetzung **3:** 255
- - - A.-gastroepiploica-dextra-Absetzung **3:** 252
- - - A.-mesenterica-superior **3:** 249
- - - Choledochus-Duodenalwinkel-Lymphknoten **3:** 251
- - - Duodenalrohr, Durchtrennung **3:** 253
- - - Duodenalstumpfsicherung **3:** 254
- - - Duodenalstumpfverschluß **3:** 253
- - - Duodenum, Mobilisation **3:** 250 f
- - - intraoperative **3:** 247
- - - Lig.-duodenocolicum-Durchtrennung **3:** 250
- - - Lig.-gastrocolicum-Absetzung **3:** 249
- - - Lig.-gastrosplenicum-Darstellung **3:** 249
- - - Lymphangiektomie, Lymphadenektomie **3:** 261 ff
- - - Lymphknotengruppen, mediastinale **3:** 260
- - - Magenmobilisation **3:** 258
- - - Mesokolon-Absetzung, vorderes Blatt **3:** 248
- - - Nodi-lymphatici-mesenterici-superiores-Exstirpation **3:** 249
- - - Nodi-lymphatici-pancreatici-inferiores-Exstirpation **3:** 249
- - - Omentum-majus-Ablösung **3:** 248
- - - Omentum-minus-Absetzung **3:** 252
- - - Ösophagusdurchtrennung **3:** 260
- - - Ösophagusmobilisation **3:** 253, 258 f
- - - Pankreaskapselentfernung **3:** 248
- - - Plica-gastropancreatica-Durchtrennung **3:** 255
- - - Splenektomie **3:** 256 f
- - - - dorsale **3:** 257
- - - - separate **3:** 257
- - - Truncus-coeliacus-Variationen **3:** 254
- - - Vagotomie, trunkuläre **3:** 259
- - - V.-colica-media-Darstellung **3:** 249
- - - V.-gastrica-sinistra-Absetzung **3:** 255
- - - V.-mesenterica-superior-Darstellung **3:** 249
- bei Magenfrühkarzinom **3:** 243
- bei Magenkarzinom **3:** 243
- - nach Magenoperation **3:** 221
- bei Magenlymphom **3:** 243
- bei Magensarkom **3:** 243
- bei Magenstumpfkarzinom **3:** 156, 171, 243
- bei Magenverletzung **3:** 118
- Narkose **3:** 245
- palliative **3:** 243, 246 ff
- - Duodenalstumpfverschluß **3:** 246
- - Magenexstirpation **3:** 247
- - Passagewiederherstellung **3:** 247
- - Technik **3:** 246 ff
- Patientenlagerung **3:** 245
- Sicherheitsgrenzen **3:** 260
- Störungen, metabolische **3:** 290
- Vorbereitungen **3:** 244
- bei Zollinger-Ellison-Syndrom **3:** 247
- Zugangswege **3:** 245
Gastric-Banding bei Adipositas permagna **3:** 315
Gastrin **4:** 148, 218
Gastrin-Bestimmung **3:** 128
Gastrinom **3:** 128; **4:** 218
- extrapankreatisches **4:** 218
- Operationsvorbereitung **4:** 220
- Verlaufsbeobachtung, langfristige **4:** 229
Gastritis **3:** 241 f
- akute **3:** 241
- atrophische **3:** 241
- - Krebsrisikokrankheit **3:** 241
- Diagnostik **3:** 241
- eosinophile **3:** 242
- erosive **3:** 241
- granulomatöse bei Crohn-Krankheit **3:** 242
- hämorrhagische **3:** 127, 241
- Komplikationen **3:** 241
- mykotische **3:** 242
- - Blutungen **3:** 242
- phlegmonöse **3:** 241
- nach Silicon-Ballon, gastrale Volumenreduktion **3:** 316
- spezifische **3:** 110, 241
- Therapie **3:** 241 f
- unspezifische **3:** 241
Gastroduodenalgeschwür s. Ulkus, gastroduodenales Gastroduodenostomie **3:** 146 ff
- Anastomose **3:** 147 ff
- Arbeitsschritte **3:** 147
- Indikationen **3:** 127 f
- Komplikationen **3:** 150 ff
- Methode **3:** 136, 138, 146 f, 149
- - nach Billroth **3:** 146 ff
- - nach Finsterer **3:** 149
- - nach Flechtenmacher **3:** 146
- - nach Goepel **3:** 146
- - nach v. Haberer **3:** 146, 149
- - nach Harkins-Nyhus **3:** 136 ff, 146
- - nach Henley **3:** 146
- - nach Holle-Hart **3:** 146
- - nach Horsley **3:** 146
- - nach Kocher **3:** 146
- - nach Kutscha-Lissberg **3:** 146
- - nach Leriche **3:** 146
- - nach MacQueen **3:** 146
- - nach Maki **3:** 146
- - nach Moloney **3:** 146
- - nach Oliani **3:** 146
- - nach Schmieden **3:** 146 f
- - nach Schoemaker **3:** 146
- - nach Schreiber-Farthmann **3:** 146, 149 f
- - nach Winkelbauer **3:** 146, 149
- Netzplastik **5:** 46
- mit selektiv totaler Vagotomie **3:** 144
- Stapler-Nähte **3:** 157 ff
Gastroduodenostomie-Drainageoperation **3:** 193 f
- laterolaterale **3:** 127, 176, 193 f
- - bei selektiver proximaler Vagotomie **3:** 176
- Methode **3:** 193 f
- - nach Finney **3:** 193
- - - Pyloruskanalinzision **3:** 193
- - nach Jaboulay **3:** 193
- - nach Moschel-Walske-Neumeyer **3:** 194
Gastroenterostomie **3:** 195 ff, 208 ff
- bei aktinischem Duodenumschaden **6:** 58
- Anlage einer zweiten Gastroenterostomie **3:** 203
- antekolische, bei Duodenalkarzinom **6:** 76
- - bei Enteritis regionalis duodeni **6:** 67
- - bei Nahtbruch nach Duodenaldivertikel-Operation **6:** 52
- Aufklärungshinweise **3:** 195
- bei Crohn-Krankheit **6:** 324
- Indikationen **3:** 195
- isoperistaltische, antekolische, bei Megaduodenum **6:** 65
- Komplikationen **3:** 199 ff
- - Abfluß-, Zuflußringstenose **3:** 200
- - Leberverletzung **3:** 199
- - Milzverletzung **3:** 199
- - postoperative **3:** 200 f
- - - Blindsackbildung **3:** 200
- - - Blutung **3:** 200
- - - Nahtbruch **3:** 200 f
- - späte **3:** 201 ff
- - - Ileumschlingenverwendung **3:** 202
- - - Invagination, enteroenterale **3:** 202
- - - - enterogastrale **3:** 202
- - - Schlingensyndrom **3:** 201 f
- - - Tumorinfiltration, fortschreitende **3:** 203
- - - Ulcus pepticum jejuni **3:** 203
- Methoden **3:** 195 ff

- - Cross-section nach Moise **3:** 198
- - hintere retrokolische anisoperistaltische nach dem Roux-Prinzip **3:** 198
- - untere antekolische isoperistaltische **3:** 196
- - vordere antekolische anisoperistaltische **3:** 197
- - - - isoperistaltische **3:** 197
- Narkose **3:** 196
- bei Pancreas anulare **6:** 43
- bei Pankreaskarzinom **4:** 184
- Technik **3:** 196 ff
- Zugangsweg **3:** 196
Gastroileostomie **3:** 162
Gastrointestinaleingriff, Komplikation, postoperative **E:** 166 ff
Gastrojejunokolische Fistel **3:** 218
- - Verfahrenswahl **3:** 218
- - - Vorgehen, einzeitiges **3:** 218
- - - - mehrzeitiges **3:** 218
Gastrojejunostomie **3:** 138, 160 ff; **7/2:** 234 ff
- Anastomose **7/2:** 237 f
- Anastomosenposition **7/2:** 236
- Anastomosenüberprüfung, röntgenologische **7/2:** 239
- antekolische, anisoperistaltische **3:** 127, 161 ff
- - - Komplikationen **3:** 167 ff
- - - - Abzugringstenose **3:** 167
- - - - Dumping-Syndrom **3:** 171
- - - - Duodenalfistel **3:** 169
- - - - Ileus **3:** 168, 171
- - - - Nahtbruch **3:** 167 f
- - - - - Duodenalstumpf **3:** 167 f
- - - - - Enteroenteroanastomose **3:** 167
- - - - Passagestörungen **3:** 171
- - - - Rezidivulkus **3:** 170
- - - - Schlingensyndrom **3:** 171
- - - - Stumpfkarzinom **3:** 171
- - - Technik **3:** 161 ff
- - - - Abzugring **3:** 162
- - - - Anastomosenkaliberweite **3:** 162, 165
- - - - Duodenalstumpfverschluß **3:** 161
- - - - Enteroenteroanastomose **3:** 166
- - - - - Hinterwandnaht **3:** 166
- - - - - Stapler-Naht **3:** 166
- - - - - Vorderwandnaht **3:** 166
- - - - Hinterwandnaht **3:** 162 f
- - - - Kleinkurvaturverschluß **3:** 162
- - - - Stapler-Naht **3:** 164 f
- - - - U-Naht **3:** 164
- - - - Vorderwandnaht **3:** 164
- - ERCP-Technik **4:** 11 f
- Dünndarminzision **7/2:** 237
- Dünndarmschenkel, abführender **7/2:** 237 f
- - zuführender **7/2:** 237 f
- Dünndarmschlingenadaptation an die Großkurvatur **7/2:** 237
- Entleerungsstörung, postoperative **7/2:** 239
- Gerätepositionierung **7/2:** 235
- Indikation **7/2:** 234
- isoperistaltische, antekolische, bei Duodenalverletzung **6:** 55
- - bei Duodenalkarzinom **6:** 77
- Jejuno-Jejunostomie **7/2:** 238 f
- Komplikation **7/2:** 239
- Kontraindikation **7/2:** 234
- latero-laterale, isoperistaltische, antekolische **7/2:** 234, 236 ff
- Mageninzision **7/2:** 237
- Methode nach Balfour **3:** 160
- - nach Billroth **3:** 160
- - nach Chrysopathis **3:** 160
- - nach Dubourg **3:** 160
- - nach v. Eiselsberg **3:** 160 ff
- - nach Goetze **3:** 160
- - nach Guleke **3:** 160
- - nach v. Hacker **3:** 160
- - nach Hoffmann **3:** 160
- - nach Hofmeister **3:** 160
- - nach Kronberger **3:** 144
- - nach Krönlein **3:** 160
- - nach Mayo **3:** 160
- - nach v. Mikulicz **3:** 160
- - nach Moynihan **3:** 160
- - nach Neuber **3:** 160
- - nach Nissen **3:** 144
- - nach Polya **3:** 144
- - nach Reichel **3:** 160
- - nach Roux **3:** 144, 160, 167, 172 ff
- - nach Schmieden **3:** 160
- - nach Schmilinsky **3:** 226
- - nach Shafik **3:** 160, 226
- - nach Wilms **3:** 144
- Operationsteampositionierung **7/2:** 235
- nach partieller Duodenopankreatektomie **4:** 167, 171 f, 187, 196 ff
- Patientenlagerung **7/2:** 235
- nach regionaler Pankreatektomie **4:** 210, 212
- retrokolische **3:** 162
- - ERCP-Technik **4:** 11
- Stapler-Insertionsöffnung, Querverschluß **7/2:** 238 f
- termino-laterale **4:** 187, 196 ff, 207, 209 f
- nach totaler Pankreatektomie **4:** 207, 209
- transitorische, Indikation **7/2:** 234
- Vorbereitung **7/2:** 234
- vordere partielle **4:** 167, 171 f
- - - Jammerecke **4:** 172
- Zugangswege **7/2:** 236
Gastroknemius-Schwenklappen **8:** 69
Gastroösophagostomie **3:** 62 ff
- Dichtigkeitsprüfung **3:** 62
- Hinterwandnaht **3:** 62
- Pyloroplastik **3:** 63
- Vorderwandnaht **3:** 62
Gastropexie bei Magenvolvulus **3:** 117
Gastroplastik bei Adipositas permagna **3:** 315
Gastroplegie **3:** 186; **5:** 181
Gastroskopie s. Endoskopie
Gastrostomie **3:** 10, 309 ff; **7/2:** 217 ff
- definitive **3:** 310 f
- - Bauchdeckeninzision **3:** 311
- - Fistelschlauchbildung **3:** 310 f
- - Methode nach Carey **3:** 310
- - - nach Depage **3:** 310
- - - nach Janneway **3:** 310
- - - nach Ravitsch **3:** 310
- - - nach Spivak **3:** 310
- - - nach Steichen-Ravitch **3:** 310 f
- - - - Plikation, seromuskuläre **3:** 311
- - - nach Thorek **3:** 310
- - - nach Webster **3:** 310
- - Stapler-Technik **3:** 310 f
- Gerätepositionierung **7/2:** 218
- Haltefädeneinbringung **7/2:** 219
- Indikation **7/2:** 217
- Kathetereinbringung **7/2:** 220
- Komplikation **7/2:** 217, 220
- Komplikationen **3:** 311
- Kontraindikation **7/2:** 217
- Magenauffüllung mit CO_2 **7/2:** 219
- Magenwandinzision **7/2:** 219
- Operationsteampositionierung **7/2:** 218
- Patientenlagerung **7/2:** 217
- perkutane endoskopische **E:** 166
- - - Sonde s. PEG-Sonde
- Retentionsscheibe **7/2:** 220
- Risiken **3:** 309
- Spätkomplikation **7/2:** 220
- transitorische **3:** 309 f
- - Ballonkatheter-Gastrostomie **3:** 309 f
- - - Kader-Methode **3:** 309 f
- - - - Einlaufprobe **3:** 310
- Umsteigeverfahren **7/2:** 220
- Zugangswege **7/2:** 217 f
Gastrostomiekatheter **7/2:** 220
- Wechsel **7/2:** 217, 220
Gastrotomie **3:** 109 ff, 231, 239, 309, 313
- chirurgische **3:** 109 ff
- - Aufklärungshinweise **3:** 110
- - Etagenexploration bei Magenblutung **3:** 111
- - Indikationen **3:** 109 f, 239
- - Komplikationen **3:** 112
- - Kontraindikationen **3:** 110
- - Narkose **3:** 110
- - Patientenlagerung **3:** 110
- - Technik **3:** 110 f
- - - Mageninzision **3:** 111
- - - Mageninzisionsverschluß **3:** 112
- - - Stapler-Naht **3:** 112
- - Zugangsweg **3:** 110
- endoskopische, perkutane **3:** 313
- Fremdkörperbergung **6:** 366, 368
Gasverlust **7/2:** 35, 45
- in den Peritonealraum bei extraperitonealer Leistenhernienreparation **7/2:** 306
Gaszufuhrschlauch **10/2:** 9
Gedda-Moberg-Zugang zum Daumensattelgelenk **9:** 332, 338
Gefäß, Blutung **7/2:** 52
- epigastrisches **7/2:** 304, 308
- iliakales **7/2:** 304
- mesenteriales, Exploration, chirurgische **6:** 82
- okkzipitales **8:** 96 f
- Verletzung bei Appendektomie **7/2:** 91, 102, 321
- - bei intraperitonealer Leistenhernienreparation **7/2:** 314
- - trokarbedingte **7/2:** 321
- - - Vermeidung **7/2:** 321
Gefäßanastomose, mikrochirurgische **9:** 270 f
- mikroskopische **9:** 368
Gefäßanastomosen bei Dünndarmtransplantation **3:** 70
Gefäßarkaden, mesenteriale **5:** 7 f
- - primäre **5:** 7 f
- - sekundäre **5:** 7
Gefäßarkadenverletzung bei Schlauchmagenhochzug **3:** 51
Gefäßauslösung, subanodermale **6:** 472 f, 475
Gefäßblockade bei blutenden Magenvarizen **3:** 232
Gefäßchirurgie, hyperämisierende **1:** 88, 92
- Netzplastik **5:** 52
- operative Strategie **1:** 88
- rekonstruktive **1:** 88, 92
- Ziele **1:** 88
Gefäßdurchtrennung, Unterarm **9:** 270
Gefäßembolisation **3:** 232
Gefäßersatz **1:** 88
Gefäßinterponat bei Leberhilusgefäßresektion **4:** 116
Gefäßligatur **7/2:** 344
Gefäß-Nerven-Bündel, interkostales **7/2:** 327
Gefäß-Nerven-Strang, axillärer **9:** 7, 71
Gefäß-Nerven-Straße, Basis mandibulae **8:** 237 f
- Fossa infratemporalis **8:** 236
- Gesichtsregionen, oberflächliche **8:** 233 f
- orbitale **8:** 228
- periorbitale **8:** 236 f
- Schläfenregion, tiefe **8:** 235
- Wangenregion, tiefe **8:** 235
Gefäßprothese (s. auch Prothese), Migration **E:** 159
- stentarmierte **E:** 159
Gefäßpunktion bei Pneumoperitoneumanlage **7/2:** 40
- bei Trokareinbringung **7/2:** 43
- bei Trokareinführung **7/2:** 51
Gefäßschere, aorto-mesenteriale **6:** 23, 37, 60 f
Gefäßskelettierung bei Weber-Syndrom **1:** 276
Gefäßspasmus, peripherer, traumatogener **1:** 113 f
Gefäßstiele **7/1:** 18 f
Gefäßstieltorquierung bei Ersatzmagenbildung **3:** 288
Gefäßtumor **1:** 275 f
- Operationsindikation **1:** 275
- Operationskontraindikation **1:** 275
- Operationsmethode **1:** 275
- Operationsrisiko **1:** 275
- Operationsvorbereitung **1:** 275
Gefäßverletzung **1:** 113 ff; **10/1:** 496
- Amputation **1:** 113 f
- bei Appendektomie **7/2:** 91, 102, 321, 323
- arterielle **10/1:** 90
- bei Bohrlochplazierung **8:** 108
- bei chirurgischer Pankreasexploration **4:** 228
- bei Cholezystektomie **7/2:** 134, 141
- bei distaler Humerusfraktur **9:** 201
- Entstehung **1:** 113
- durch den ersten Trokar, Fehleranalyse **7/2:** 319 f
- bei Fundophrenikopexie **7/2:** 216
- Hand **9:** 368 f
- bei intraperitonealer Leistenhernienreparation **7/2:** 314
- bei Milzzystenfenestrierung **7/2:** 167, 170
- bei Nephrektomie **7/1:** 246
- Operationsrisiko **1:** 114
- bei Pankreastumoroperation **4:** 215 f
- penetrierende **1:** 113
- bei proximaler Unterarmfraktur **9:** 216
- bei Rezidivhernienoperation **7/1:** 127
- bei Schultergelenkluxation **9:** 105
- bei Splenektomie **7/2:** 160

- stumpfe **1:** 113
- thorakale **10/1:** 489
- mit der Veress-Nadel, Fehleranalyse **7/2:** 318 f
Gefäßwiderstand, intrahepatischer, erhöhter **5:** 148
Gefäßzerreißung, intrazerebrale **8:** 76
Gehfähigkeit **10/1:** 2
Gehirn, Lage im Schädel **8:** 99
- Projektion des Ventrikelsystems **8:** 100 f
- Rotationsbewegung **8:** 76
- Translationsbewegung **8:** 76
Gehirnerschütterung **8:** 77
Gehirnschädel **8:** 75 ff
Gehschulung **10/1:** 471
Gehtraining **1:** 92
- nach Verbrennung **E:** 84
Gekröse s. Mesenterium
Gekrösewurzel s. Radix mesenterii
Gelenk, interkarpales **10/2:** 109
- planes **10/1:** 382
- talokrurales **10/1:** 375
- zylindrisches **10/1:** 381
Gelenkbinnenraum **10/2:** 2
Gelenkdébridement **10/2:** 135 ff, 307 f
Gelenkempyem **9:** 2
- Ellbogengelenk **9:** 187
- postoperatives **8:** 52
- Revision, offene **8:** 54 f
Gelenkeröffnung, Propriozeptorzerstörung **10/2:** 16
Gelenkfraktur **10/1:** 310, 334
Gelenkinfekt **8:** 50
Gelenkinfektion **10/1:** 361
- Meniskusoperation **10/2:** 189
- postoperative **10/2:** 214, 217 f
Gelenkinnenhaut, Anfärbung **10/2:** 11 f
Gelenkinspektion **10/2:** 9
Gelenkkapsel, Articulatio radioulnaris distalis **9:** 305
- Ellbogengelenk **9:** 173
- Schultergelenk **9:** 65 f
Gelenkkapselveränderung, adhäsive **10/2:** 215
Gelenkknorpelchirurgie **10/2:** 163
Gelenkkontraktur, postoperative **9:** 346
Gelenkkörper, freier **10/2:** 211
- - Ellbogengelenk **9:** 225; **10/2:** 96 ff
- - Entfernung, arthroskopische **10/2:** 3
- - Hüftgelenk **10/2:** 157 f
- - Kniegelenk **10/2:** 178, 226, 237
- - Sprunggelenk, oberes **10/2:** 291 f, 307
Gelenkpunktion **10/2:** 8
Gelenkrevision, Nachbehandlung **8:** 57
Gelenkspalt, skapholunärer, verbreiterter **10/2:** 118
Gelenkverletzung, komplexe **10/1:** 499
Genitale, weibliches, inneres, Exploration **7/2:** 61, 74 ff
- - - - Normalbefund **7/2:** 74
- - - Fixierung bei abdominoperinealer Rektumexstirpation **7/2:** 271
- - - - bei Rektopexie **7/2:** 261
Genu valgum **10/1:** 196
- varum **10/1:** 257
Geradeaus-Operationsoptik, Einbringen **7/2:** 46
Gerdy Tuberculum s. Tuberculum Gerdy
Gerinnungsstörung, Blutung, postoperative **7/1:** 187
- Kurzdarmsyndrom **6:** 139
Gerota-Faszie **3:** 80, 130, 250; **4:** 3
Gesäßregion **8:** 442
Gesicht, Hautspaltlinien **8:** 243
Gesichtsdefekt, Deckung **E:** 94
Gesichtshautwunde, Versorgung **8:** 248
Gesichtsregion, laterale **8:** 222 ff
- - Knochenpunkte **8:** 222 f
- - Oberflächenrelief **8:** 222
- - Orientierungspunkte **8:** 222 f
- - Weichteilpunkte **8:** 222 f
- ventrale **8:** 223 ff
- - Knochenpunkte **8:** 224
- - Oberflächenrelief **8:** 223
- - Orientierungspunkte **8:** 223 f
- - Weichteilpunkte **8:** 224
Gesichtsschädel, Anatomie **8:** 222 ff
- - topographische **8:** 233 ff
- Konstruktionslinien **8:** 224 f
- Meßebenen **8:** 224 f
- Regionen **8:** 223
- Stützpfeiler **8:** 230 ff
- Totalabsprengung **8:** 274
- Weichteilverletzung **8:** 248
- - beim Kind **8:** 298
Gesichtsschädelfraktur **8:** 249 ff
- Bruchspaltinfektion **8:** 298
- beim Kind **8:** 297 f
- - Spätschäden **8:** 297
- Komplikation **8:** 298
- Okklusionsstörung **8:** 298
- Pseudarthrose **8:** 298
- Wiederholungseingriff **8:** 298
Gesichtsschädelverletzung **8:** 218 ff
- Fraktursymptome **8:** 220 f
- Röntgendiagnostik **8:** 220
- Untersuchung **8:** 218 ff
Gesichtsverletzung, antibiotische Abdeckung **8:** 246
- Blutstillung als Notmaßnahme **8:** 245
Getriebegelenk **10/1:** 144; **10/2:** 165
Gewebebank **E:** 131 ff Gewebebruch, postoperativer **7/1:** 50
Gewebeexpansion **E:** 96 f Gewebekleber **5:** 156 f, 162 f
- bei Ösophagusfistel **3:** 32
Gewebenekrose, posttraumatische **8:** 464
Gewebeschutzblech **10/1:** 98
Gewebespannung, brettharte **10/1:** 88
Gewebetransplantation, freie **8:** 4, 6 ff
- mikrovaskuläre, freie **8:** 6 ff
- - - Aufklärungshinweise **8:** 7
- - - Indikation **8:** 7
- - - Kontraindikation **8:** 7
- - - Vorbereitung **8:** 7
Gewebsnekrose nach Zweitoperation **7/1:** 19
GIA-Instrument **6:** 13
- Anastomose, kolo-pouch-anale **6:** 416
- Appendektomie, laparoskopische **6:** 195
- Aszendodeszendostomie, termino-terminale **6:** 267 ff
- Colon-transversum-Resektion **6:** 263
- Darmanastomose, latero-laterale **6:** 116, 163 f
- - termino-terminale **6:** 99
- Deszendosigmoideostomie, latero-laterale **6:** 233 f
- Dünndarmresektion **6:** 132 f
- - bei Crohn-Krankheit **6:** 321
- Hemikolektomie, rechtsseitige **6:** 186
- Ileoaszendostomie, termino-terminale **6:** 153
- Ileotransversostomie, laterolaterale **6:** 257
- Pouchbildung nach Kock **6:** 306 f
GIA-Klammergerät **3:** 66, 205
Gicht **10/2:** 117
Gigli-Säge **10/2:** 263
Gimbernat-Band s. Ligamentum lacunare
Giving-way-Phänomen **10/2:** 188, 226
- Differentialdiagnose **10/2:** 250
Glabella **8:** 82, 223 f
Glandula areolares **2:** 2 f
- mammaria s. Brustdrüse; s. Mamma
- parathyroidea **2:** 146
- parotidea **1:** 6 f, 85, 94 f, 123
- submandibularis **1:** 7, 95, 123, 134
- - Entfernung bei radikaler Neck dissection **1:** 54
- - Freilegung bei radikaler Neck dissection **1:** 53
- suprarenalis s. Nebenniere
- thyroidea s. Schilddrüse
Glasgow-Coma-Scale **10/1:** 485 ff
Gleithernie **7/1:** 64
- axiale **7/2:** 211
- inguinale, Operation **7/1:** 83 ff
Gleitknoten **10/2:** 49
- nach Melzer und Bueß **10/2:** 74
Gleitlager, femoropatellares, Dysplasie **10/1:** 257
- - Überbelastung **10/1:** 238
Gleitlappen **E:** 95 f
- subkutan gestielter **E:** 96
Gleitmechanismus, subakromialer **9:** 62
- subkorakoidaler **9:** 62
Gleitraum, subakromialer **10/2:** 23
- - Zugang **9:** 75
Glenohumeralgelenk, Arthroskopie **10/2:** 60 ff
Gliedmaße s. Extremität
Glissonsche Kapsel, äußere **5:** 82
- - innere **5:** 82 f, 93
Glisson-Trias, portale s. Trias, portale
Glockenschwengel-Anastomose **6:** 413
Glomerula haemorrhoidalia **6:** 467
Glomus caroticum **1:** 96, 123; **2:** 54
- - Läsion bei Karotisaneurysma-Operation **1:** 138
- - Tumor **1:** 206 f
- - - Exstirpation **1:** 206 f
- - - - Operationsrisiko **1:** 206
Glukagon **4:** 148, 218
Glukagonom **4:** 218
- Operationsvorbereitung **4:** 220
Glutaeus-maximus-VY-Insellappen, myokutaner, Dekubitalulkusversorgung **E:** 40 f
Glutealmuskulatur, Débridement **8:** 464
- Nekrose **8:** 512, 518
- Traumatisierung **8:** 459
Glykokolsäurenetz **3:** 143, 301
- bei Milzverletzung **3:** 143
- bei Nahtbruch **3:** 301
Gnathion **8:** 223 f
Goepel-Gastroduodenostomie **3:** 146
Goetze-Gastrojejunostomie **3:** 160
Goldschwend-Ersatzmagenbildung **3:** 270
Goligher-Ileostomie **6:** 303
Golytely-Lösung **6:** 242, 294, 401
Gonarthrose **10/2:** 225
- Befund, arthroskopischer **10/2:** 177
Gonion **8:** 222 ff
Gonokokken-Peritonitis **5:** 16
Gottstein-Heller-Kardiomyotomie **3:** 30
Götze-Gütgemann-Zipfelplastik **4:** 87 ff, 202
Götze-Lagerung **6:** 389, 430
Gould-Naht **3:** 125
Gracilis-Plastik **6:** 506
Grading **3:** 96
- bei Magenkarzinom **3:** 243
Graham-Nissen-Ersatzmagenbildung **3:** 271, 274 ff
Granulationsgewebe **E:** 4
Granulationshemmende Umstände **8:** 61
Granulationstumore nach Gastroenterostomie **3:** 201
Granulom **3:** 241
- idiopathisches **3:** 241
- spezifisches **3:** 241
Granulozyten, neutrophile, polymorphkernige **E:** 3 f
Grassi-Nerv **3:** 175
Gravidität, Hyperthyreose **1:** 40
Graysonsche Bänder **9:** 304
Gray-Turner-Zeichen **4:** 177
Grenzlamelle **3:** 250
Grenzstrang s. Truncus sympathicus
Grenzzonenamputation **1:** 246
Griffelfortsatz s. Processus styloideus
Griffelhaltung des Skalpells **7/1:** 23 f
Griffith-Gastroduodenostomie **3:** 144 f
Griffith-Vagotomie **3:** 175
Gritti-Stokes-Amputation **1:** 254
Grobkontinenzstörung nach Hämorrhoidenoperation **6:** 470
Grob-Schmitt-Stabilisierungsverfahren nach Trichterbrustoperation **2:** 134
Groshong-Katheter **E:** 51
Großhirnhemisphäreninfarkt, posttraumatischer **1:** 114
Großkurvaturskelettierung **3:** 130, 204, 303
- bei distaler Magenresektion **3:** 130
- bei palliativer Ösophagogastrostomie **3:** 303
- bei proximaler Magenresektion **3:** 204
Großzehe, Amputation **10/1:** 451
- Sehnenverletzung **10/1:** 469
Großzehenendgelenk, Arthrodese **10/1:** 471
Großzehengelenk, Beugekontraktur **10/1:** 471
Großzehengrundgelenk, Arthrodese **10/1:** 473
- Darstellung **10/1:** 444
- Luxation, irreponible **10/1:** 474
- Sesambein **10/1:** 386 f
Großzehenloge **10/1:** 390
Grota-Faszie **6:** 38
Grundphalanx s. Fingergrundglied
Grünholzfraktur, Unterarm **9:** 286
Grynfelttsche Hernie s. Hernia lumbalis superior

Gubernaculum testis **7/1:** 54
Gulcke-Gastrojejunostomie **3:** 160
Gussenbauer-Naht **3:** 122
Gütgemann-Schreiber-Ersatzmagenbildung **3:** 271
Guyonsche Loge **9:** 319
Gynäkologie, laparoskopische, Fibrinklebung **7/2:** 32
Gynäkomastie **2:** 18 f
G-Zellen **4:** 148
- Tumor s. Gastrinom

H

v. Haberer-Gastroduodenostomie **3:** 146, 149
Habermeyer-Technik **10/2:** 47 f
v. Hacker-Gastrojejunostomie **3:** 160
Hagedorn-Nadelhalter, modifizierter **7/2:** 15
Hakenelektrode, bipolare **7/2:** 128
- Fehlkontakt mit Arbeitstrokar **7/2:** 129
- monopolare **7/2:** 128
- - Isolationsdefekt **7/2:** 129
Hakenplättchen, Verschraubung am Halswirbel **8:** 354 f
Hakenplattenosteosynthese, Akromioklavikulargelenk **9:** 32
Hakenschnitt **7/1:** 31
Halbschaftdefekt **8:** 33
- Span, kortikospongiöser **8:** 38
Hallerscher Sehnenbogen **2:** 97
Hallux **10/1:** 375 Halothan **7/2:** 8, 11
Hals **1:** 2 ff
- Anatomie **1:** 2 ff
- - topographische **1:** 4 ff
- Fehlbildung, kongenitale **1:** 80 ff
- - - operative Strategie **1:** 80
- Gefäß-Nerven-Bündel **1:** 5 f
- Hirnnerven **1:** 16
- Lymphsystem **1:** 2 ff
- - Abflußgebiete **1:** 2
- oberer, Anatomie **8:** 233
- - ventraler, Anatomie, topographische **8:** 237 f
- Querschnitt **1:** 3, 24
- - mit Schilddrüsenmalignom **1:** 48
- Regionen **1:** 2
- Schußverletzung **E:** 18
- Weichteilverletzung **8:** 332
Halsarterie, Aneurysma **1:** 119 ff
- - Operationsmethode, Alternativverfahren **1:** 126
- - - Standardverfahren **1:** 126
Halsdreieck, seitliches s. Trigonum colli laterale
Halsfaszien **1:** 2; **2:** 60, 286
Halsfistel, laterale **1:** 80
- - Exstirpation **1:** 84 ff
- - - Fistelgangfreilegung **1:** 84 f
- mediane **1:** 80 f
- - Exstirpation **1:** 82 f
- Operationsmethode **1:** 82
- Operationsvorbereitung **1:** 82
Halslymphknoten, indolente **1:** 44
- laterale **1:** 3
- oberflächliche **1:** 4
- tiefe **1:** 4
- vordere **1:** 3
Halsmark, arterielle Versorgung **1:** 104
Halsmuskulatur, Tumorinfiltration **1:** 45
Halsorgane, Verlagerung durch Struma **1:** 61
Halsregion, mittlere, Anatomie **2:** 286 ff
- - Grenzen **2:** 286
Halsrippe **9:** 7, 43
- Resektion, transaxilläre **1:** 204
Halsrippensyndrom s. Schultergürtel-Kompressionssyndrom
Halsstruma **1:** 19
- diffuse **1:** 19
- multilokuläre **1:** 19
- unilokuläre **1:** 19
Halssympathikusparese nach Struma-maligna-Operation **1:** 59
Halstedtsche Operation **2:** 21
Halsvenenverletzung **1:** 9
Halsverletzung **1:** 9
- stumpfe **1:** 9
Halswirbel **8:** 302 f, 308
- Facettenfraktur **8:** 352
- Luxationsfraktur **8:** 352
- - reponible **8:** 352
- - verhakte **8:** 352
- Rotationssubluxation **8:** 357
- Subluxation **8:** 357
Halswirbelfraktur **8:** 342 ff
- beim Kind **8:** 359
Halswirbelkörperfraktur **8:** 350 ff
Halswirbelsäule **8:** 308 ff
- Bandapparatfunktion **8:** 307
- Beweglichkeit **8:** 323 f
- Bewegungssegment **8:** 306
- Flexionsverletzung **8:** 330
- Fusion, antero-laterale **8:** 346 ff
- - bisegmentale **8:** 350
- - dorsale **8:** 352
- - - bisegmentale **8:** 356
- Hakenplättchen, dorsale, Verschraubung **8:** 354 ff
- Hyperextension **8:** 342, 346
- Hyperflexion **8:** 342, 357
- Hypermobilitätssyndrom, juxtafusionelles **8:** 358
- Instabilität, disko-ligamentäre **8:** 357
- - - chronische **8:** 358
- Kernspintomographie **8:** 357
- Kompressionsverletzung, axiale **8:** 330
- Luxation **8:** 333 ff
- - beim Kind **8:** 359
- obere, Luxation **8:** 333 ff
- Osteosynthese **8:** 331
- Plattentransfixation, dorsale **8:** 333 ff
- Rotationsverletzung **8:** 330
- Schleudertrauma **8:** 358
- Spaninterposition, antero-laterale, ventrale **8:** 346 ff
- Topographie **8:** 310 f
- Translationsverletzung **8:** 330, 357
- Verletzung **8:** 330 ff
- - disko-ligamentäre **8:** 357 ff
- - - Komplikation **8:** 358
- - Klassifikation **8:** 330 f
- - Operationsplanung **8:** 331
- - Zugang **8:** 331
- Verschraubung, transartikuläre **8:** 339 ff
- - translaminäre **8:** 349
- - transpedikuläre **8:** 349
- Zugang, anterolateraler **8:** 342 f
- - dorsaler **8:** 333 f
- - transoropharyngealer **8:** 344 f
Halswirbelsäulenverletzung, instabile **10/1:** 495
Halszyste, laterale **1:** 80
- mediane **1:** 80 f
- - Exstirpation **1:** 82 f
- - - Zugangsweg **1:** 82 f
- Operationsmethode **1:** 82
- Operationsvorbereitung **1:** 82
Halteapparat, metakarpophalangealer **9:** 322
Hämangiom **1:** 275
- kavernöses **1:** 275
- - Exstirpation **1:** 276
- - - Arbeitsschritte **1:** 276
- - - Komplikation, postoperative **1:** 276
- - - Kontraindikation **1:** 275
- - - Nachsorge **1:** 276
- - - Risiko **1:** 275
- - - Vorbereitung **1:** 275
- - Rezidivhäufigkeit **1:** 275 f
- Operationsindikation **1:** 27
Hämarthros **9:** 184; **10/2:** 2, 249, 302
Hämaskos **5:** 24, 26
Hämatemesis **5:** 168 Hämatom **10/1:** 24
- epidurales s. Epiduralhämatom
- nach extraperitonealer Leistenhernienreparation **7/2:** 298, 306
- der hinteren Schädelgrube **8:** 152 ff
- - - Blutungsquelle **8:** 152
- - - Computertomographie **8:**152
- - - Evakuation **8:** 153 ff
- - - - Indikation **8:** 153
- - - - Komplikation **8:** 153, 158
- - - - Kontraindikation **8:** 153
- - - - Patientenaufklärung **8:** 153
- - - - Patientenlagerung **8:** 153 f
- - - - Wiederholungseingriff **8:** 158
- - - - Ziele **8:** 153
- - - bei komplexer Schädel-Hirn-Verletzung **8:** 158
- - - Prognose **8:** 152
- infiziertes **10/1:** 481
- intraartikuläres **10/2:** 214
- intrakranielles **8:** 77, 106 ff
- - Evakuation **8:** 79, 106 ff
- - extrazerebrales (s. auch Epiduralhämatom; s. auch Subduralhämatom) **8:** 106
- - - bei komplexer Schädel-Hirn-Verletzung **8:** 143
- intramurales s. Darmwandhämatom
- nach intraperitonealer Leistenhernienreparation **7/2:** 314
- intraperitoneales **8:** 469
- intrasplenales **7/2:** 166
- intrazerebelläres **8:** 153
- intrazerebrales, akutes **8:** 144 ff
- - - Blutungsquelle **8:** 144
- - - Computertomographie **8:** 144
- - - Evakuation **8:** 144 ff
- - - - Indikation **8:** 144
- - - - Komplikation **8:** 145, 152
- - - - Kontraindikation **8:** 144
- - - - Nachbehandlung **8:** 152
- - - - Operationsrisiko **8:** 145
- - - - Operationsziel **8:** 144
- - - - Patientenaufklärung **8:** 145
- - - - Patientenlagerung **8:** 145
- - - - Vorbereitung **8:** 145
- - - - Wiederholungseingriff **8:** 152
- - - - Wundverschluß **8:** 151
- - - bei komplexer Schädel-Hirn-Verletzung **8:** 151
- - - Lokalisation **8:** 144
- - - okzipitales, Evakuation, Patientenlagerung **8:** 145
- - - Temporallappen, vorderer **8:** 145 ff
- - - traumatisch bedingtes **8:** 144
- - - Zugangsweg **8:** 145
- - dekompressionsbedingtes **8:** 165
- Oberarm **9:** 142
- retroperitoneales **6:** 202; **7/1:** 207 f; **8:** 467 ff; **10/1:** 493
- - Diagnostik **7/1:** 207 f
- - Komplikation **8:** 468 f; **10/1:** 493
- - Operation, Indikation, absolute **7/1:** 207
- - - - relative **7/1:** 207
- - - Kontraindikation **7/1:** 207
- - Operationsindikation **8:** 467; **10/1:** 493
- - Operationsrisiko **10/1:** 493
- - posttraumatisches **7/1:** 242
- - spontanes **7/1:** 207
- - Wiederholungseingriff **10/1:** 493
- Schultergürtel **9:** 18
- subdurales s. Subduralhämatom
- subgaleales **8:** 102
- nach subkutaner Mastektomie **2:** 18
- subperiostales, Kopf **8:** 102
- subunguales **9:** 341 f
Hämatomableitung **E:** 62
Hämatomevakuation, video-thorakoskopische **7/2:** 354 f
Hämatosalpinx **7/2:** 76
Hämatothorax **7/2:** 326, 354 f; **9:** 55; **10/1:** 489
- Drainage **7/2:** 11; **9:** 40
- Lungenverletzung **2:** 188
- postoperativer **7/2:** 339
- posttraumatischer **2:** 68
- nach thorako-abdominalem Bypass **1:** 269
- traumatisch bedingter **7/2:** 339
- nach video-thorakoskopischem Eingriff **7/2:** 347 f
Hammerfinger **9:** 405
Hammerzehe **10/1:** 471
Hämobilie, traumatische **5:** 112
Hämodialyse, chronische **1:** 270
- Shunt, arterio-venöser s. Shunt, arterio-venöser, zur Hämodialyse
Hämodilution, isovolämische **1:** 92
Hämodynamik bei Pneumoperitoneum **7/2:** 7
Hämorrhoidalblutung, massive **6:** 469
Hämorrhoidaler Symptomenkomplex **6:** 469
Hämorrhoidalleiden **6:** 467, 469 ff
- Behandlung, konservative **6:** 469
- Blutung, arterielle, postoperative **6:** 470
- - frühpostoperative **6:** 470
- - massive **6:** 469
- Operationsindikation, absolute **6:** 469
- - relative **6:** 469 f
- Operationskontraindikation **6:** 470
- Operationsrisiko **6:** 470
- Operationsvorbereitung **6:** 470
- Operationsziel **6:** 469
- Spätblutung, postoperative **6:** 470
Hämorrhoidalplexus, äußerer **6:** 467
Hämorrhoidalprolaps **6:** 469
- inkarzerierter **6:** 469

Hämorrhoidektomie **6:** 470 ff
- Anodermbrücke, zu schmale **6:** 474
- Anodermhypertrophie **6:** 474
- Arbeitsschritte **6:** 470
- nach Arnold **6:** 475
- Blutung, intraoperative **6:** 474
- Drainagerinne **6:** 473
- Dreizipfeltechnik **6:** 475
- Gefäßauslösung, subanodermale **6:** 472 f, 475
- Internusexzision **6:** 474
- Komplikation, intraoperative **6:** 474
- Kompressionsverband **6:** 473
- Nachsorge **6:** 474
- offene, Wundschmieren **6:** 470
- nach Parks **6:** 475
- Spätkomplikation **6:** 474
- Spätstenose **6:** 474

Hämorrhoidenrezidiv **6:** 474
Hämosiderose **1:** 289
Hämostase, Netzplastik **5:** 52 f
Hamulus ossis hamati **9:** 337
Hamwege, Vorbereitung, präoperative, bei Dickdarmkarzinom **6:** 242
Hand **9:** 302 ff
- Amputation **9:** 361 ff
- Architektur **9:** 329 f
- Beugesehnenverletzung **9:** 393 ff
- Binnenmuskeln **9:** 319 f
- Entzündung **9:** 438 ff
- - Folgen **9:** 441
- - Komplikation **9:** 441
- - Nachbehandlung **9:** 441
- Fraktur **9:** 370 ff
- Frakturbehandlung, operative **9:** 370 ff
- - - beim Kind **9:** 384
- - - Komplikation **9:** 381
- - - Nachbehandlung **9:** 381
- - - Wiederholungseingriff **9:** 381
- Funktionsverlust, verletzungsbedingter **9:** 417
- Gefäßverletzung **9:** 368 f
- Gliederung **9:** 303
- Hauttransplantation **9:** 353 ff
- Hautverletzung **9:** 353 ff
- Kapsel-Band-Läsion **9:** 385 ff
- Kapsel-Band-Verletzung, Folgen **9:** 432 f
- Kompartmentsyndrom **9:** 346
- Komplexverletzung **9:** 368 f, 423
- - Bandersatzplastik **9:** 433
- - Beugesehnenwiederherstellung **9:** 395
- - Entzündungsbehandlung **9:** 441
- - Korrekturosteotomie **9:** 431
- - Nervenwiederherstellung **9:** 368 f
- - Schweregrad **9:** 369
- - Sehnenwiederherstellung **9:** 395, 405, 437
- - Sekundäreingriff **9:** 423
- - Strecksehnenwiederherstellung **9:** 405
- - Versorgungsprioritäten **9:** 369
- Längsbogen **9:** 329 f
- Lymphgefäße **9:** 331
- Querbögen **9:** 329 f
- Sehnenverletzung **9:** 393 ff, 405 ff
- - Folgen **9:** 434 ff
- - Nachbehandlung **9:** 405, 416
- Sensibilitätsverlust **9:** 417
- Strecksehnenverletzung **9:** 405 ff
- Umwendebewegung **10/2:** 106
- Verletzung, Behandlungszeitpunkt **9:** 417
- - Sekundäreingriff **9:** 417, 423
- Verletzungsfolgen **9:** 417 ff
- Verletzungszonen, dorsale **9:** 406 f
- Weichteilverletzung **9:** 341 ff
- - Folgen **9:** 417
- - geschlossene **9:** 34 ff
- - offene **9:** 353 ff
- - Sekundäreingriff **9:** 417 ff
- - - Nachbehandlung **9:** 423
- Zugang, dorsaler **9:** 333
- - palmarer **9:** 332

Hand-Fixateur **9:** 279
Handflächenregel, Körperfläche, verbrannte **E:** 71
Handfurchen **9:** 303
Handgelenk **9:** 309 ff; **10/2:** 103 ff
- Anatomie **10/2:** 106 ff
- - intraartikuläre **10/2:** 111 ff
- Bänder **9:** 309 ff
- - mittlere Schicht **9:** 310
- - oberflächliche **9:** 309
- - tiefe **9:** 311
- Bandschaden **10/2:** 117 f
- Chondromalazie **10/2:** 117
- Dekompression, beugeseitige **9:** 346
- - streckseitige **9:** 347
- Destruktion, verletzungsbedingte **9:** 424
- Discus articularis **10/2:** 106 f, 111
- - - Gefäßversorgung **10/2:** 107
- - - Perforation **10/2:** 107
- - - Unterseite **10/2:** 116
- - - Verletzung **10/2:** 105, 128
- Diskusdefekt, anlagebedingter **10/2:** 114
- - degenerativer **10/2:** 117 f
- - zentraler **10/2:** 117
- Diskusrefixation, Indikation **10/2:** 131
- - Ziel **10/2:** 131
- Diskusruptur **10/2:** 117
- - Einteilung **10/2:** 132
- - veraltete **10/2:** 136 f
- Diskusteilresektion **10/2:** 135 ff
- distales **9:** 309; **10/2:** 107 f, 116
- - Gelenkfläche **10/2:** 111
- - Gelenkkopf **10/2:** 108
- - Zugang, distaler **10/2:** 122
- - - dorsaler **10/2:** 121 f
- Distorsionsverletzung **10/2:** 131
- Erkrankung, synoviale **10/2:** 117
- Gefäße **9:** 312 f
- Innervation **9:** 312 f
- Kapsel-Band-Verletzung **10/2:** 131 ff
- - Operationsziel **10/2:** 131
- Knorpelpathologie **10/2:** 117
- Kompartiment, radiales **10/2:** 111
- - radiokarpales **9:** 259
- - ulnares **10/2:** 113 f
- - ulnokarpales **9:** 259
- Komplexverletzungen **9:** 269 f
- pathomorphologisches Substrat **10/2:** 117 ff
- proximales **9:** 309; **10/2:** 106 ff
- - Zugang, dorsaler **10/2:** 121 f
- Röntgenaufnahme, seitliche **9:** 286
- ulnokarpaler Komplex **9:** 259
- Verbreiterung **10/2:** 117
- Verletzungsfolge **10/2:** 135 ff
- - Operationsindikation **10/2:** 135
- - Operationsrisiko **10/2:** 135
- - Operationsziel **10/2:** 135
- Weichteildeckung **9:** 270
- Weichteilschaden, chronischer **9:** 272
- Weichteilverletzung **9:** 248
- - geschlossene **9:** 268 f
- - Komplikation **9:** 272
- - offene **9:** 270 f
- Zugang, dorsalseitiger **9:** 264, 333
- - palmarseitiger **9:** 264, 332, 337
- - radialer, streckseitiger **10/2:** 111
- - radiokarpaler, dorsalseitiger **9:** 333, 335
- - - palmarseitiger **9:** 333 f
- - ulnokarpaler, dorsalseitiger **9:** 333, 336

Handgelenkarthrographie **10/2:** 105
Handgelenkarthrose **10/2:** 117
Handgelenkarthroskopie, Anästhesieverfahren **10/2:** 6
- Biersche Regionalanästhesie, intravenöse **10/2:** 5
- Blutsperre **10/2:** 104, 124
- diagnostische **10/2:** 105
- Extension **10/2:** 4, 104
- Fingerzugvorrichtung **10/2:** 120
- Gelenkdistension **10/2:** 124
- Instrumentarium **10/2:** 104
- Lagerung **10/2:** 120
- operative Strategie **10/2:** 105
- Optik **10/2:** 12
- Positionierung des OP-Personals **10/2:** 120
- Technik **10/2:** 122
- Zugang **10/2:** 121 f
- - dorsoradialer **10/2:** 122
- - dorsoulnarer **10/2:** 122

Handgelenkdébridement, arthroskopisches **10/2:** 135 ff
- - Aufklärungsgespräch **10/2:** 135
- - Nachbehandlung **10/2:** 137
- - Vorbereitung **10/2:** 135
- - Zugangsweg **10/2:** 135

Handgelenksarthrose **9:** 293
Handgelenkverletzung **9:** 248 ff; **10/2:** 105, 124 ff
- Therapieziel **9:** 248
- Verfahren, rekonstruktives **10/2:** 105
- - resektives **10/2:** 105

Handknochen, Achsenfehlstellung **9:** 424
- Fehlheilung **9:** 424 ff
- Pseudarthrose **9:** 424 ff
- Rotationsfehlstellung **9:** 424 f
- Schienung, intramedulläre **9:** 378
- Zugschraubenosteosynthese **9:** 373 f

Handoperation, Anästhesie **9:** 341
- Vorbereitung **9:** 341

Handphlegmone **9:** 438, 440 f
Handrücken **9:** 325 ff
- Anatomie **9:** 307
- Dekompression **9:** 347
- Faszien **9:** 307
- Hautdefekt, Lappenplastik **9:** 355
- Hautinnervation **9:** 307
- Leitungsbahnen **9:** 307

Handrückenvenen **9:** 307
Handwunde, verschmutzte **9:** 341
Handwurzel **9:** 308; **10/2:** 107
- Bandzerreißung **9:** 392
- Gelenkschmerzen, Denervierung nach Wilhelm **9:** 430
- Kapsel-Band-Verletzung **9:** 389
- Luxation **9:** 392
- Querschnitt **10/2:** 121
- Zugang, dorsalseitiger **9:** 333
- - dorsoradialer **9:** 333 f
- - palmarseitiger **9:** 332, 337
- - radiokarpaler, dorsalseitiger **9:** 333, 335
- - - palmarseitiger **9:** 332, 334
- - ulnokarpaler, dorsalseitiger **9:** 333, 336
- - - palmarseitiger **9:** 332

Handwurzelfraktur **9:** 382 ff
- Behandlung, operative **9:** 382 ff
- Komplexverletzung **9:** 383
- Komplikation **9:** 383
- Nachbehandlung **9:** 383 f
- Wiederholungseingriff **9:** 383

Handwurzelknochen **10/2:** 107
- Gefäßversorgung **9:** 308
- Gleit-/Torsionsbewegung **10/2:** 110
- Stabilität **10/2:** 109
- Stufenbildung **10/2:** 117 f

Hanged-man's fracture **8:** 346
Hard-Vagotomie **3:** 175 ff
Harkins, kombinierte Magenoperation **3:** 136 ff, 144
Harkins-Nyhus-Gastroduodenostomie **3:** 146
Harnableitung, suprasymphysäre **6:** 419
- temporäre **7/1:** 248
- - Ureterokutaneostomie **7/1:** 251

Harnblasenelongation, Pexie an der Psoasfaszie **7/1:** 254
- Psoas-Hitch-Verfahren **7/1:** 252 ff

Harnblasenfistel, suprapubische **7/1:** 255, 257, 259 ff
Harnblasenfunktionsstörung nach Operation bei Crohn-Krankheit **6:** 319
- nach Proktokolektomie bei Colitis ulcerosa **6:** 294

Harnblasenhaken **6:** 387
Harnblasenhinterwandverletzung bei Rektumresektion **6:** 418
Harnblasenkatheter, suprapubischer **6:** 242
Harnblasenperforation, extraperitoneale **7/1:** 255
- intraperitoneale **7/1:** 255 f
- Verschluß **7/1:** 255 ff

Harnblasenpfeiler des Beckenbindegewebes **8:** 430
Harnblasenpunktion bei Trokareinbringung **7/2:** 51
Harnblasenruptur **10/1:** 491
Harnblasenspiegelung, präoperative, bei Dickdarmkarzinom **6:** 242
Harnblasenverletzung, Blutung, intraoperative **7/1:** 256
- bei Inguinalhernienoperation **7/1:** 101 f
- bei Pneumoperitoneumanlage **7/2:** 40
- bei Rektumchirurgie **6:** 401
- bei Rezidivhernienoperation **7/1:** 123

Harnblasenzentrum **6:** 381
Harnleiter s. Ureter Harnröhrenverletzung bei Proktokolektomie **6:** 303
Harnsperre, reflektorische, nach Hämorrhoidenoperation **6:** 470
Harnverhaltung nach Inguinalhernienoperation **7/1:** 102
Hartmann-Operation **5:** 22 f; **7/2:** 246

Hartmannsche Operation **6:** 293, 342 f, 404, 418 f, 422 f; **7/2:** 240
- - Arbeitsschritte **6:** 422
- - Darmkontinuitätswiederherstellung **6:** 342 f, 422
- - Indikation **6:** 342, 422
- - bei Sigmadivertikulitis **6:** 209 ff
Hartmannscher Sack **4:** 40
Harvie-Ersatzmagenbildung **3:** 270
Hashimoto-Strumitis s. Strumitis lymphomatosa
Hassab-Dekongestion, gastroösophageale **5:** 181 ff
Hasson-Trokar **7/2:** 44, 54
- Fixierung **7/2:** 57
Hauptbronchus s. Bronchus principalis
Haut, gezüchtete **E:** 81
Hautdesinfektion **E:** 7
Hautemphysem, postoperatives **7/2:** 52
Hautersatz, temporärer, Laugenverätzungswunde **E:** 22
Hautersatzstoff, synthetischer **10/1:** 91
Haut-Galea-Lappen, Liquoransammlung **8:** 124
Hautinduration **7/1:** 40
Hautinzision **7/1:** 4, 21
- bei Einmaltrokarverwendung **7/2:** 42, 48
- Laparoskopie, offene **7/2:** 44, 54 f
Hautklammerung, apparative **7/1:** 28
Hautlappen **E:** 95
- freier **9:** 361
- Stumpfdeckung **9:** 362 ff
Hautläsion im Portbereich **E:** 49
Haut-Muskel-Lappen **E:** 97
- mikrovaskulär angeschlossener, Verbrennungswundendeckung **E:** 82
Hautnabelnekrose **7/1:** 142, 145
Hautnaht nach Allgöwer **10/1:** 306
- dynamische **10/1:** 89 f
- - Defektdeckung **10/1:** 91
- Unterarm **9:** 265
Hautnekrose **10/1:** 296, 407
Hautnerven, Unterarm **9:** 252 f
Hautschnitt, palmarer, nach Burner **9:** 394
Hautspaltlinien, faziale **8:** 243
- Mamma **2:** 4
Hauttransplantat, Blutzirkulation **9:** 361
- Naht **9:** 354
Hauttransplantation, Aufklärung **9:** 353
- Defektverschluß **E:** 93 ff
- freie **9:** 353 f
- - Kontraindikation **9:** 353
- bei Handverletzung **9:** 353 ff
- Hebedefektverschluß **9:** 355 f, 358 ff
- Komplikation **9:** 361
- Korrekturoperation **9:** 361
- Nachbehandlung **9:** 361
- Verbrennungswundendeckung **E:** 80 ff
Hautvenen, Extremität, obere **1:** 286
- - untere **1:** 287 f
Hautverletzung, Hand **9:** 353 ff
- bei subkutaner Mastektomie **2:** 17
Hautverschiebelappen nach Tumorresektion **7/1:** 41 f
Hautverschluß **7/1:** 26 ff
Haut-Weichteil-Lappen, Stumpfdeckung **9:** 363
Hays-de Almeida-Ersatzmagenbildung **3:** 271
Heberdrainage **E:** 64 f
Hedenstedt-Gastroduodenostomie **3:** 144
Hedenstedt-Myotomie **3:** 183
Hedenstedt-Vagotomie **3:** 175
- mit zirkulärer Ösophagusmyotomie **3:** 175 ff
Hegar-Stift **1:** 189
Hegemann-Stabilisierungsverfahren nach Trichterbrustoperation **2:** 134
Heidelberg External Fixation System **8:** 40
Heilungsstörung **10/1:** 2, 123, 471
Heinecke-Mikulicz-Plastik **6:** 322
Heineke-Mikulicz-Pyloromyoplastik **3:** 154, 191 f
- bei Kardiaresektion **3:** 296
Heinrich-Duodenalformvarianten **3:** 104
Heiserkeit, Karotisaneurysma **1:** 119
- Struma **1:** 44
Heistersche Klappe **4:** 57
Heisterscher Lymphknoten s. Nodus lymphaticus foraminalis
Heller-Myotomie **3:** 29 f
Hemifundoplikation **3:** 137, 155, 172, 183 f, 216; **7/2:** 198, 208 f
- bei gastroösophagealem Reflux **3:** 143
- bei Lig.-teres-Plastik **3:** 329
- bei Magenverletzung **3:** 118
- bei peptischer Ösophagusnekrose **3:** 237
- bei Refluxösophagitis **3:** 186
- - nach Magenoperation **3:** 216
- bei Vagotomie **3:** 175, 183 f
Hemigastrektomie **3:** 127, 208, 230
- bei Arrosionsblutung der A. gastroduodenalis **3:** 230
- distale, stufenförmige **3:** 208
- - - Indikationen **3:** 208
Hemihepatektomie **4:** 92, 107, 112 ff; **5:** 76
- anatomische **5:** 77
- erweiterte **5:** 99
- linksseitige **4:** 113, 115; **5:** 118 ff
- - Absetzen der Vena portae **5:** 121
- - Anschlingung der Vena cava inferior **5:** 120
- - Blutstillung **5:** 122
- - Darstellung der Arteria hepatica sinistra **5:** 121
- - - des Ductus hepaticus sinister **5:** 121
- - Lagerung **5:** 118
- - Leberhilusdarstellung **5:** 120
- - Oberflächenversiegelung **5:** 124
- - Parenchymdurchtrennung **5:** 122 f
- - Resektionsrand **5:** 124
- - Technik **5:** 119 ff
- - Zugangsweg **5:** 119
- rechtsseitige **4:** 115; **6:** 289
- typische **5:** 98 f
Hemikolektomie **6:** 179
- linksseitige, bei Dickdarmkarzinom, Gefäßabsetzung **6:** 243
- - - Lymphadenektomie **6:** 243
- rechtsseitige **6:** 249 ff; **7/2:** 292 ff
- - Allgemeinkomplikation **6:** 189
- - Anastomoseninsuffizienz **6:** 184
- - bei Angiodysplasie **6:** 226
- - bei Appendixkarzinoid **6:** 183 ff
- - bei Appendixkarzinom **6:** 183 ff
- - Arbeitsschritte **6:** 249
- - Aufklärung **7/2:** 292
- - Bergetechnik **7/2:** 295
- - Darmvorbereitung **7/2:** 292
- - bei Dickdarmkarzinom, Gefäßabsetzung **6:** 243
- - - Lymphadenektomie **6:** 243
- - Dickdarmresektionslinie **6:** 254
- - Dünndarmresektionslinie **6:** 254
- - Einschneiden des lateralen Peritoneums **7/2:** 295
- - erweiterte **6:** 250
- - - bei Flexura-coli-dextra-Karzinom **6:** 245
- - Frühkomplikation, postoperative **6:** 188 f
- - Gefäßabsetzung **6:** 243, 249
- - Gefäßabtragung **7/2:** 292
- - Gefäßdarstellung, intraoperative **6:** 186
- - Gerätepositionierung **7/2:** 293
- - GIA-Instrument **6:** 186
- - Harnleiterverletzung **6:** 188, 287
- - - Vorbeugung **6:** 287
- - bei Ileus vor der Flexura coli sinistra **6:** 340
- - - der Ileozäkalregion **6:** 339
- - Indikation **7/2:** 292
- - bei karzinombedingtem Ileus **6:** 285
- - bei Kolonpseuodoobstruktion **6:** 221
- - Komplikation **6:** 184, 188 f; **7/2:** 297
- - - septische **6:** 184
- - Kontraindikation **7/2:** 292
- - Letalität **6:** 184
- - Lymphadenektomie **6:** 243, 245, 249, 252 f
- - Mesenteriumdurchtrennung **6:** 186; **7/2:** 295
- - Mobilisation des rechten Kolons **7/2:** 295
- - Omentum-majus-Präparation **7/2:** 292, 295
- - Operationsrisiko **6:** 184
- - Operationsteampositionierung **7/2:** 293
- - Patientenlagerung **7/2:** 293
- - posttraumatische **6:** 203
- - Relaparotomierate **6:** 184
- - Resektionsgrenzen **6:** 249
- - Spätkomplikation, postoperative **6:** 189
- - bei Syndrom der Valva ileocaecalis **6:** 227 f
- - Tabaksbeutelnaht **7/2:** 296
- - Technik **6:** 185 ff
- - Umsteigen **7/2:** 292, 297
- - Valtrac-Ring-Einführung **7/2:** 296
- - Vorbereitung **7/2:** 292
- - Wundheilungsstörung **6** 188 f
- - bei Zäkumvolvulus **6:** 234
- - Zugangswege **7/2:** 294
Hemikorporektomie **8:** 408
Hemipelvektomie, traumatische **8:** 465, 473
Hemipelvis, disloziertes, Reposition **8:** 483, 485
Hemipelvisabtrennung **8:** 472
Hemipelvisdislokation, traumatische **8:** 470
Hemiprothese **10/1:** 42, 57
Hemithyroidektomie **3:** 73
Henley-Gastroduodenostomie **3:** 146
Heparinisierung bei mesenterialer Embolektomie **6:** 361
Hepatikaaneurysma s. Arteria hepatica communis, Aneurysma
Hepatiko-(Choledocho-)Duodenostomie, palliative **4:** 98
Hepatiko-(Choledocho-)Jejunostomie, palliative **4:** 98
Hepatikojejunostomie **4:** 86 ff, 157 ff
- Anastomose **4:** 160
- Anastomosenschrumpfung **4:** 216 f
- Arbeitsschritte **4:** 157
- Arterienpräparation **4:** 158
- Cholezystektomie **4:** 157 f
- bei chronischer Pankreatitis **4:** 155, 157 ff
- - - Indikation **4:** 155
- Dehiszenz **4:** 216
- Dreieckplastik, adaptierende **4:** 86 ff, 202
- - - Anastomosennaht **4:** 88
- Duodenopankreatektomie, partielle **4:** 167, 171, 184, 195 f
- Gallenwegspräparation **4:** 158
- Jejunumschlingendurchtrennung **4:** 159
- Jejunumschlingenhochzug, retrokolischer **4:** 159
- laterolaterale **3:** 199
- palliative **4:** 98
- bei Pankreaskarzinom **4:** 184
- Pankreatektomie, regionale **4:** 210, 212
- - totale **4:** 207, 209
- termino-laterale **4:** 187, 195 f, 207, 210
- Zugangsweg **4:** 157
Hepatikusgabel, Darstellung, cholangioskopische, intraoperative **7/2:** 156
- Präparation **4:** 110 f, 114, 117
- tiefe **4:** 42
Hepatikusgabelkarzinom **4:** 95, 107 ff
- Aufklärung, präoperative **4:** 108
- Bürstenzytologie mit ERCP **4:** 108
- computertomographisch nachweisbares **4:** 108
- Gefäßinfiltration **4:** 107, 115 f
- Lebenserwartung **4:** 107
- Lebergewebeinfiltration, Resektionsumfang **4:** 111
- Lymphknotenmetastasierung **4:** 108
- Operationsindikation **4:** 108
- Operationskontraindikation **4:** 108
- Operationsrisiko **4:** 108
- Operationsverfahren **4:** 107
- Operationsvorbereitung **4:** 108
- Operationsziel **4:** 107
- Palliativmaßnahme **4:** 107
- papilläres **4:** 107
- Resektabilitätsbeurteilung **4:** 117
- Resektion **4:** 109 ff
- Rezidiv **4:** 118
- sklerosierendes **4:** 107
- Sonographie **4:** 108
- Wachstumsverhalten **4:** 107
- Zöliakographie **4:** 108
Hepatikusgabelresektion **4:** 107, 109 f
- Anastomose, bilio-digestive **4:** 117

- Hemihepatektomie **4:** 107, 112 ff
- - links **4:** 112 f
- - rechts **4:** 114 f
- Hilusgefäßresektion, zentrale **4:** 115 f
- Komplikation **4:** 117 f
- - postoperative **4:** 118
- Rekonstruktionsvarianten, biliodigestive **4:** 117
- Spätkomplikation **4:** 118
- zentrale **4:** 107
- - erweiterte **4:** 107
Hepato-Enterostomie **4:** 100 ff
- mit Roux-Anastomose **4:** 102 f
Herczel-Ersatzmagenbildung **3:** 270
Herfarth-Ersatzmagenbildung **3:** 271
Hernia(-ae) accreta **7/1:** 66
- bursae omentalis **7/1:** 61, 154 f
- - - Bruchinhalt **7/1:** 157
- - - Bruchpforte **7/1:** 157
- - - Bruchring **7/1:** 157 f
- - - Operation **7/1:** 157 ff
- - - prädisponierende Faktoren **7/1:** 157
- - - Reposition **7/1:** 160
- - - Verwachsungen **7/1:** 160
- completa **7/1:** 72
- duodenojejunalis **7/1:** 61, 155
- duodenomesocolica **7/1:** 155
- epigastrica **7/1:** 138 ff
- - Bruchpfortenverschluß **7/1:** 140
- - Bruchsackversorgung **7/1:** 140
- - Operation, Indikation **7/1:** 138
- - - Kontraindikation **7/1:** 138
- - Rezdiv, unechtes **7/1:** 139
- - Rezdivquote **7/1:** 138
- - Schnittführung **7/1:** 139
- femoralis **7/1:** 56, 103 ff; **7/2:** 310
- - Arteria-obturatoria-Verlauf **7/1:** 56
- - äußere **7/1:** 103
- - Austritt durch die Lacuna musculorum **7/1:** 103
- - Bruchpforte **7/2:** 304
- - Differenzierung zur Hernia obturatoria **7/1:** 133
- - bei Inguinalhernie **7/1:** 118
- - inkarzerierte **7/1:** 103
- - Komplikation, postoperative **7/1:** 118
- - Operation, Lokalanästhesie **7/1:** 70
- - Operationsindikation **7/1:** 103
- - Operationstaktik **7/1:** 104
- - Operationstechnik **7/1:** 105 ff
- - Operationsverfahren **7/1:** 103
- - Präparation **7/1:** 105 ff
- - Reparation nach Bassini **7/1:** 109
- - - nach Fabricius **7/1:** 108
- - - nach Lotheissen/McVay **7/1:** 111
- - - nach Moschcowitz **7/1:** 110
- - - nach Shuldice **7/1:** 112 ff
- - Rezidiv **7/1:** 118
- - Zugang, inguinaler **7/1:** 104, 110
- - - kruraler **7/1:** 104, 108 f
- - - präperitonealer **7/1:** 114 ff
- glutealis inferior **7/1:** 59
- - superior **7/1:** 59
- - supraspinosa **7/1:** 59
- incipiens **7/1:** 72
- infrapiriformis **7/1:** 59, 135 f
- inguinalis **7/1:** 72 ff
- - acquisita **7/1:** 55
- - Bassini-Operation **7/1:** 88, 94 ff
- - Bruchinhaltreposition **7/1:** 82 f
- - Bruchpforten **7/2:** 304
- - Bruchpfortenreparation **7/1:** 88 ff
- - Bruchpfortenverschluß **7/2:** 298
- - Bruchsackeröffnung **7/1:** 82
- - Bruchsackmobilisation **7/1:** 80 f
- - Bruchsackpräparation **7/1:** 78 f
- - Bruchsackstumpf **7/1:** 82
- - Bruchsackversorgung **7/1:** 83
- - congenita **7/1:** 54
- - direkte s. Hernia inguinalis, mediale
- - Faszienreparation **7/1:** 87
- - der Frau, Bruchsackversorgung **7/1:** 86
- - indirekte s. Hernia inguinalis, laterale
- - inkarzerierte **7/2:** 298, 307
- - Komplikation, intraoperative **7/1:** 101
- - - postoperative **7/1:** 101
- - laterale **7/1:** 11, 55, 78; **7/2:** 304, 310
- - Lotheissen-McVay-Operation **7/1:** 88, 97 ff
- - mediale **7/1:** 55, 78; **7/2:** 304, 310
- - Operation **7/1:** 72 ff
- - - elektive **7/1:** 72
- - - Indikation **7/1:** 72
- - - Komplikationsmöglichkeiten, aufklärungspflichtige **7/1:** 72
- - - Kontraindikation **7/1:** 72
- - - laparoskopische **7/1:** 72
- - - Lokalanästhesie **7/1:** 68 ff
- - - - Technik **7/1:** 68 ff
- - - Nachblutung **7/1:** 72
- - - Notfallsituation **7/1:** 72
- - - Wundheilungsstörung **7/1:** 72
- - Operationsrisiko **7/1:** 72
- - Patientenaufklärung **7/1:** 72
- - Reparation **7/2:** 298 ff, 307 ff
- - - extraperitoneale **7/2:** 298 ff
- - - - Aufklärung **7/2:** 298
- - - - Bruchpforten-Netzabdekkung **7/2:** 304
- - - - Bruchsackdissektion **7/2:** 303
- - - - Ductus-deferens-Isolierung **7/2:** 304
- - - - Eröffnung des vorderen Rektusscheidenblattes **7/2:** 301
- - - - Extraperitonealraumdissektion **7/2:** 302 f
- - - - Gerätepositionierung **7/2:** 299
- - - - Indikation **7/2:** 298
- - - - Komplikation **7/2:** 298, 306
- - - - - intraoperative **7/2:** 306
- - - - - postoperative **7/2:** 306
- - - - Kontraindikation, absolute **7/2:** 298
- - - - - relative **7/2:** 298
- - - - Netzeinbringung **7/2:** 305
- - - - Netzfixierung **7/2:** 305
- - - - Operationsteampositionierung **7/2:** 299
- - - - Patientenlagerung **7/2:** 299
- - - - Spätkomplikation **7/2:** 306
- - - - Umsteigen **7/2:** 299, 306
- - - - Vasa-testicularia-Isolierung **7/2:** 304
- - - - Vorbereitung **7/2:** 299
- - - - Zugangswege **7/2:** 300
- - - intraperitoneale **7/2:** 307 ff
- - - - Anatomie **7/2:** 308
- - - - Aufklärung **7/2:** 307
- - - - Bruchlückendarstellung **7/2:** 310
- - - - Bruchsackpräparation **7/2:** 311
- - - - Geräteanordnung **7/2:** 309
- - - - Indikation **7/2:** 307
- - - - Klammernanzahl **7/2:** 313
- - - - Komplikation **7/2:** 307, 314
- - - - Kontraindikation **7/2:** 307
- - - - Langzeitergebnisse **7/2:** 314
- - - - Netzeinbringung **7/2:** 312
- - - - Netzfixierung **7/2:** 313
- - - - Operationsteamanordnung **7/2:** 309
- - - - Patientenlagerung **7/2:** 309
- - - - Peritoneumverschluß **7/2:** 314
- - - - Präparation **7/2:** 311
- - - - Rezidiveingriff **7/2:** 307
- - - - Zugangswege **7/2:** 310
- - Re-Rezidivhernie, Operation, vereinfachte **7/1:** 124 ff
- - Rezidiv **7/2:** 306 f
- - rezidivierend inkarzerierte **7/2:** 307
- - Rezidivhernie, direkte **7/1:** 119, 121 f
- - - echte **7/1:** 119
- - - falsche **7/1:** 119
- - - indirekte **7/1:** 119
- - - intermediäre **7/1:** 122
- - - Komplikation, intraoperative **7/1:** 123, 127
- - - - postoperative **7/1:** 123, 127
- - - Nachsorge **7/1:** 127
- - - Operation **7/1:** 119 ff
- - - - Indikation **7/1:** 119
- - - - Kontraindikation **7/1:** 119
- - - - Risiko **7/1:** 119
- - - - vereinfachte **7/1:** 124 ff
- - - suprapubische **7/1:** 122
- - - totale **7/1:** 123
- - - Ursache **7/1:** 119
- - - Zugang **7/1:** 119 f
- - Rückfallgefährdung **7/1:** 73
- - bei Schenkelhernie **7/1:** 118
- - Shouldice-Operation **7/1:** 88, 90 ff
- - Zimmermann-Operation **7/1:** 88 ff
- - Zugang **7/1:** 73
- intersigmoidea **7/1:** 61
- ischiadica **7/1:** 58 f, 135 f
- - infrapiriformis **7/1:** 59, 135 f
- - spinotuberosa **7/1:** 59, 135 f
- - suprapiriformis **7/1:** 59, 135 f
- - Topographie **7/1:** 136
- ischiorectalis **7/1:** 136 ff
- labialis **7/1:** 61, 136
- ligamentosa **7/1:** 62
- lumbalis **7/1:** 130 ff
- - Bruchpforte **7/1:** 130
- - Bruchpfortenverschluß **7/1:** 132
- - inferior **7/1:** 131
- - inkarzerierte **7/1:** 130
- - sekundäre **7/1:** 130
- - superior **7/1:** 131
- - Zugang **7/1:** 130 f
- mesentericoparietalis dextra **7/1:** 62, 163
- - - mit Duodenumlinksposition **7/1:** 163, 165
- - - mit Duodenumrechtsposition **7/1:** 163 f
- - sinistra **7/1:** 62, 155, 162
- - - angeborene **7/1:** 162 f
- - - Bruchinhalt **7/1:** 162 f
- - - erworbene **7/1:** 163
- mesocolica **6:** 31
- obturatoria **7/1:** 58, 133 f
- - Differenzierung zur Hernia femoralis **7/1:** 133
- - Inkarzeration **7/1:** 133
- - Operationsindikation **7/1:** 133
- - Zugang, präperitonealer **7/1:** 133 f
- - - transperitonealer **7/1:** 133 f
- parajejunales **7/1:** 62
- paravesicalis **7/1:** 136 f
- pectinea **7/1:** 103
- perinealis **5:** 35; **7/1:** 60, 136 ff
- - dorsale **7/1:** 61, 136
- - primäre **7/1:** 60 f
- - sekundäre **7/1:** 60
- - Topographie **7/1:** 137
- - ventrale **7/1:** 61, 136
- - Zugang, perinealer **7/1:** 137
- - - transperitonealer **7/1:** 137
- perivesicales **7/1:** 61
- permagna **7/1:** 72
- - bei Stoma **6:** 452
- pudenda **7/1:** 61, 136
- recessus duodenojejunalis **7/1:** 162
- - iliocaecalis inferioris **7/1:** 61
- - - superioris **7/1:** 61
- retrocaecalis **7/1:** 61
- retroperitonealis **6:** 22
- - Treitz s. Treitzsche Hernie
- retrosternalis **2:** 101
- retrovascularis **7/1:** 103
- retrovesicalis **7/1:** 136
- scrotalis s. Skrotalhernie
- semilunaris Spigeli s. Spieghel-Hernie
- spinotuberosa **7/1:** 59, 135 f
- suprapiriformis **7/1:** 59, 135 f
- supravesicalis externa **7/1:** 55
- umbilicalis **7/1:** 12, 142 ff
- - Bruchpfortenverschluß **7/1:** 144 f
- - Inkarzeration **7/1:** 142
- - Operationsindikation **7/1:** 142
- - Operationsrisiko **7/1:** 142
- - physiologische **6:** 31
- - Zugang **7/1:** 142 f
- vaginolabialis **7/1:** 61, 136
Herniation, aszendierende **8:** 152 f
- deszendierende **8:** 152 f
- transtentorielle **8:** 107, 125, 144, 159
Hernie (s. auch Bruch; s. auch Hernia) **7/1:** 49 ff
- äußere **7/1:** 50, 64 ff
- - Definition **7/1:** 64
- - irreponible, schmerzhafte **7/1:** 66
- - Operationsindikation, absolute **7/1:** 66
- - Pseudoreposition **7/1:** 66
- - Reparationsprinzipien **7/1:** 67
- - Reposition **7/1:** 66 f
- nach Bauchdeckenverschluß mit Kunststoffnetz **7/1:** 48

- an der Einstichstelle, Vermeidung **7/2:** 323
- epigastrische **7/1:** 9
- - multiple **7/1:** 139
- falsche **7/1:** 64
- durch das Foramen Winslowi (s. auch Hernia bursae omentalis) **7/1:** 154
- ileozäkale **7/1:** 154
- Indikation, chirurgische **7/1:** 50
- inkarzerierte **7/2:** 298
- inkomplette **7/1:** 64
- innere **5:** 35; **7/1:** 50, 61 f, 64, 154 ff
- - Bruchsackauskleidung, peritoneale **7/1:** 154
- - Definition **7/1:** 154
- - Eintrittspforten **7/1:** 154
- - bei Ileostoma **6:** 450
- - Komplikation, intraoperative **7/1:** 171
- - - postoperative **7/1:** 171
- - Lokalisation **7/1:** 154
- - Operationsindikation **7/1:** 157
- - Operationsrisiko **7/1:** 157
- - Operationsvorbereitung **7/1:** 157
- - Operationsziel **7/1:** 156
- - Patientenaufklärung **7/1:** 157
- - postoperative **7/1:** 154 f, 170 f
- - Zugang **7/1:** 157
- interparietale **7/1:** 50, 64
- intersigmoidale **7/1:** 155, 167 f
- intramesosigmoidale **7/1:** 167
- intraperitoneale **7/1:** 154 ff, 168 f
- komplette **7/1:** 64
- durch das Ligamentum latum **7/1:** 154, 169
- lumbokostale **2:** 102
- - Operation **2:** 105 f
- nach Magenresektion **7/1:** 171
- durch das Omentum majus **7/1:** 154, 169
- operative Strategie **7/1:** 50
- paraduodenale **7/1:** 154 f, 162 f
- - linksseitige **7/1:** 155, 162 f
- - - Bruchinhalt **7/1:** 162
- - - Bruchring **7/1:** 162
- - rechtsseitige **7/1:** 155, 163 f
- parasternale **2:** 101
- - Operation **2:** 104 ff
- parastomale s. Parastomiehernie
- parazäkale **7/1:** 155, 166
- peristomale **7/2:** 247
- periumbilikale **7/1:** 141
- in den Recessus ileocaecalis superior **7/1:** 166
- - intersigmoideus **7/1:** 154
- retroperitoneale **7/1:** 155 f
- sternokostale **2:** 102
- supravesikale **7/1:** 154 f, 168
- - anteriore retropubische **7/1:** 168
- - laterale **7/1:** 168
- - Lokalisation **7/1:** 168
- transmesenteriale **7/1:** 61, 156
- - postoperative **7/1:** 170
- transmesosigmoidale **7/1:** 167
- unechte **7/1:** 156
Hernienbildung nach Netzplastik **5:** 43
Hernieninkarzeration **6:** 332
Hernienoperation **7/1:** 67 ff
- Komplikationsmöglichkeiten, aufklärungspflichtige **7/1:** 72 f
- Lokalanästhesie **7/1:** 68 ff
- - Blockade, sequentielle, schichtorientierte **7/1:** 68
- - Indikation **7/1:** 68
- - Komplettblockade **7/1:** 68
- - Komplikation **7/1:** 71
- - Kontraindikation **7/1:** 68
- - Operationsrisiko **7/1:** 68
- - Patientenaufklärung **7/1:** 68
- - Vorbereitung **7/1:** 68
- Methoden **7/1:** 67
- Ziel **7/1:** 67
Hernienreparation **7/2:** 298 ff
- extraperitoneale **7/2:** 298 ff
- intraperitoneale **7/2:** 307 ff
Hernienrezidiv s. Rezidivhernie
Herniotomie, Corona mortis **8:** 438
- plastische **7/1:** 50
Herz **7/2:** 334
Herzbeutel s. Perikard
Herzdreieck s. Trigonum cardiacum
Herzinfarkt, frischer **7/2:** 339
- nach Interposition einer aortobifemoralen Y-Prothese **1:** 209
Herzinsuffizienz, dekompensierte **5:** 219
Herzkammern **2:** 38
Herzkrankheit koronare, Aortenaneurysmaoperation **1:** 141
- - Operationsrisiko bei Karotisrekonstruktion **1:** 182
Herzog-Naht **3:** 125
Herzrhythmusstörung **7/2:** 339
- bei Kammerelektrodenimplantation **E:** 50
Herzsattel **2:** 96, 100
Herzschrittmacherelektrode, Implantation **E:** 49 f
- - Aufklärungsgespräch **E:** 49
- - Komplikation **E:** 50
- - Zugangsweg **E:** 49, 51
- Positionierung **E:** 49 f
- Probereizung **E:** 50
Herzspende, Kriterien **E:** 108
Herzstillstand, akuter, posttraumatischer **1:** 116
Herzwandruptur **10/1:** 489
Herzzeitvolumen bei Pneumoperitoneum **7/2:** 7
Hesselbachsches Dreieck **7/1:** 78; **7/2:** 308, 311
HF-Koagulation, bipolare, Adhäsiolyse **7/2:** 83, 86
- Mesenteriolum **7/2:** 96 f, 103
- Truncus vagalis anterior **7/2:** 190
- - - posterior **7/2:** 191
Hiatoplastik, hintere **3:** 326
- vordere **3:** 327
Hiatus adductorius **1:** 108 f
- analis **7/1:** 61
- aorticus **1:** 102 f, 143; **2:** 46, 52, 96 ff; **7/2:** 329
- basilicus **1:** 286; **10/2:** 90
- levatorius **7/1:** 61
- oesophageus **2:** 52 f, 96 ff; **3:** 6, 14, 17 f, 42, 44 f, 59, 102, 298; **7/1:** 193; **7/2:** 329
- - Anatomie **3:** 259
- - Aufdehnung bei Kardiaresektion **3:** 295, 297 f
- - Darstellung bei Fundophrenikopexie **3:** 327
- - - bei Ösophagofundopexie **3:**326
- - Einengung **3:** 117
- - - bei Fundophrenikopexie **3:** 327
- - - bei Ösophagopexie **3:** 326
- - Quervene **5:** 99
- - Raffung **7/2:** 211, 215
- - Randwall **7/2:** 214
- - Verankerung der Speiseröhre **2:** 99
- - Verschluß durch nichtresorbierbares Netzmaterial **7/2:** 211, 216
- popliteus **10/2:** 11
- sacralis **8:** 418
- saphenus **1:** 282, 288; **7/1:** 56; **10/1:** 4 f
- - Synonym **7/1:** 62
- tendineus **10/2:** 173
- - adductorius **1:** 107; **10/1:** 6, 8 f
- tentorii **8:** 92
- urogenitalis **7/1:** 61
Hiatushernie **2:** 101; **3:** 313, 317, 327
- Bruchsack **2:** 99
- Netzplastik **5:** 44
- paraösophageale **7/2:** 211
Hiatusplastik **7/2:** 207
Hiatusschenkeleinengung **7/2:** 207
Hiatusschlinge **2:** 97, 99
Hiatusschlitzeinengung **3:** 328
Hickman-Katheter **E:** 44, 51
Hidradenitis suppurativa **E:** 42 f
- - chronische **E:** 42 f
- - recidivans **7/2:** 339, 374
High-risk-Anastomose **7/2:** 32
Hilarowicz-Ersatzmagenbildung **3:** 270
Hilgenreiner-Linie **8:** 446
Hill-Fundoplastik **3:** 322 f
Hill-Sachs-Läsion **9:** 96
- umgekehrte **9:** 105
Hilton-Linie **6:** 378
Hilum renale **7/1:** 194
Hilusgefäßeinriß **2:** 68
Hinterhornquetschung **10/2:** 197
Hinterhornresektion **10/2:** 197
Hinterhornschaden **10/2:** 177
Hirnabszeß **8:** 195
Hirnatrophie **8:** 159
Hirndekompression, innere **8:** 123
Hirngewebezerreißung **8:** 76 f
Hirnhäute **8:** 90 f
Hirninfarkt, Einblutung bei operativem Eingriff **1:** 181
- iatrogener **1:** 182
- ischämischer, Verhütung **1:** 181
- posttraumatischer **8:** 77
- stummer **1:** 183
Hirnischämie bei Karotisaneurysma-Operation **1:** 120, 138
Hirnkontusion **8:** 76
Hirnkontusionsherd, Débridement **8:** 118
- eingebluteter **8:** 76, 78, 144
Hirnmetastasen, Palliativbehandlung **6:** 290
Hirnnerven am Hals **1:** 16
Hirnödem bei Karotisrekonstruktion **1:** 182
- perifokales, progredientes **8:** 107, 125, 153
- - - nach Kontusion **8:** 144
- posttraumatisches **8:** 77
Hirnpilz **8:** 123
Hirnrindenprellung **8:** 76
Hirnschwellung, diffuse, Behandlung **8:** 123
- vor Duraeröffnung **8:** 124
- bei Epiduralhämatomevakuation **8:** 143
- massive, bei filmartigem Subduralhämatom **8:** 108
- bei Subduralhämatomevakuation **8:** 123
Hirnstammareflexie **E:** 109
Hirnsubstanzschädigung, traumatisch bedingte **8:** 108
Hirntod **E:** 101, 105
- Intensivtherapie, organprotektive **E:** 111 f
- Untersuchung, neurologische **E:** 109
- Ursache **E:** 107
Hirntodfeststellung **E:** 109
- Dokumentation **E:** 110
Hirntoter, Betreuung **E:** 112
Hirnvenen **8:** 91 f
Hirnvenenmündungen **8:** 91
Hirnverletzung, diffuse **8:** 76 f
- fokale **8:** 77
- Sekundärinsulte **8:** 77
- Zugang **8:** 80
- - direkter **8:** 79
Hirnwunde **8:** 206, 212
Hirschsprung-Krankheit **6:** 200
- im Erwachsenenalter **6:** 395 ff
- - Darmwandzerreißung, intraoperative **6:** 398
- - Elektivoperation **6:** 395 ff
- - Komplikation, intraoperative **6:** 398
- - Kotentlastung, intraoperative **6:** 397 f
- - - präoperative **6:** 395 f
- - Myektomie, intersphinktäre **6:** 396
- - - submuköse **6:** 396
- - Notfallsituation **6:** 397
- - Operationsvorbereitung **6:** 395
Hiss-Winkel **3:** 326
Histaminanstieg, Prophylaxe bei Dickdarmkarzinomoperation **6:** 242
Hitzenekrose **9:** 371, 373
HIV-Infektion **7/2:** 160
- Darmbeschwerden **6:** 219
- Manifestation, gastrointestinale **6:** 157
Hochdruck, pulmonaler, präkapillärer **5:** 151
Hochdruckkrise nach Karotisrekonstruktion **1:** 182
- nach Thrombendarteriektomie der Karotisbifurkation **1:** 186
Hochgeschwindigkeitsgeschoß **E:** 17
Hochspannungsunfall **E:** 83
Hochvolt-Therapie **6:** 402
Hoden, Entwicklung **7/1:** 54
Hodenatrophie nach Inguinalhernienoperation **7/1:** 102
Hodenschädigung bei Inguinalhernienoperation **7/1:** 73
Hodenschwellung nach Rezidivhernienoperation **7/1:** 123
Hodentorsion, Orchidopexie **7/1:** 263
- Orchiektomie **7/1:** 263
Hodgkin-Krankheit **3:** 86
- Bauchhöhlenexploration **3:** 86
- Down-Staging **5:** 69
- des Erwachsenen **5:** 69
- kindliche **5:** 70
- Milzbefall **3:** 86
- Stadienbestimmung, pathologische **5:** 69
- Staging-Laparoskopie **7/2:** 160
- Staging-Laparotomie **5:** 69 ff, 234
- - Indikation **5:** 69 f
- - mit Splenektomie **5:** 69 f
- Up-Staging **5:** 69
Hoffa-Fettkörper **10/1:** 144, 202, 221; **10/2:** 165
- hypertropher **10/1:** 202
Hoffa-Fraktur **10/1:** 159, 161 f
Hoffa-Gelenkkörper **10/2:** 165
- hypertropher **10/2:** 210 f
- Teilresektion **10/2:** 207, 210 f
Hoffa-Zotte, eingeschlagene **10/2:** 211

- hypertrophe **10/2:** 205
Hoffmann-Ersatzmagenbildung **3:** 270
Hoffmann-Gastrojejunostomie **3:** 160
Hofmannsches Band **8:** 315
Hofmeister-Gastrojejunostomie **3:** 160
Höhle-Kümmerle-Fundophrenikopexie **3:** 327
Hohlhand, Anatomie **9:** 304 ff
- Bandapparat, V-förmiger **9:** 310 f
- Dekompression **9:** 346
- Faszienräume **9:** 306
- Leitungsbahnen **9:** 304 f
- Verletzungszonen **9:** 395
Hohlhandbogen s. Arcus palmaris
Hohlhandfaszie, tiefe **9:** 306
Hohlhandhaut, Nervenversorgung **9:** 304
Hohlhandvenen, tiefe **9:** 304
Hohlhandwölbung **9:** 329
Hohlorganperforation **5:** 2 f
Hohlorganverletzung bei Appendektomie **7/2:** 102
- bei diagnostischer Laparoskopie **7/2:** 73
- bei Milzzystenfenestrierung **7/2:** 167, 170
- nichttraumatische **7/2:** 77
- bei Pneumoperitoneumanlage **7/2:** 41
- bei Sigmaresektion **7/2:** 291
- bei Splenektomie **7/2:** 160, 165
- bei stumpfem Bauchtrauma **3:** 88 f
- bei Trokareinbringung **7/2:** 42
Hohlorganwandprozeß, ischämischer **5:** 2
Hohlvene, obere s. Vena cava superior
- untere s. Vena cava inferior
Hohmann-Wilhelm-Operation **9:** 188 ff
Holle-Hart-Gastroduodenostomie **3:** 146
Holle-Kardiaresektion **3:** 294
Hollender-Peristaltikbremse **3:** 156
Holle-Segmentresektion **3:** 225
Holle-Vagotomie **3:** 175 ff
Hollier-Fistel **1:** 244
Hollinshead-Magengefäßversorgung **3:** 101
Hopkins-Stablinsensystem **10/2:** 12
Horner-Syndrom, Karotisaneurysma **1:** 119
- nach Struma-maligna-Operation **1:** 45, 59
- nach Subklavia-Stenose-Operation **1:** 190 f
- nach thorakaler Sympathektomie **1:** 203
- nach Vertebralisrekonstruktion **1:** 192
Horstley-Ersatzmagenbildung **3:** 270
Horstley-Gastroduodenostomie **3:** 146
Horstley-Pyloroplastik **3:** 191
Howell-Jolly-Körperchen **5:** 226
H-Platte **10/1:** 457
- Fingermittelglied-Osteosynthese **9:** 376
H-Pouch **6:** 315
H_1-Rezeptoren-Blocker bei Dickdarmkarzinomoperation **6:** 242
H_2-Rezeptoren-Blocker **3:** 241, 317; **6:** 138
- bei Dickdarmkarzinomoperation **6:** 242
H-Shunt s. Anastomose, mesenteriko-kavale
Huber-Nadel **E:** 48 f, 54 f
Hufeisenfistel **6:** 483, 487
Hüftbein **8:** 415 f
- Gefäße **8:** 426
- Kanäle **8:** 426
- Segmentum acetabulare **8:** 445
- - iliacum **8:** 445
- - pubicum **8:** 445
Hüftbeininnenfläche, Azetabulumrandprojektion **8:** 437, 444
Hüftbeinpfeiler, hinterer **8:** 442, 444 f
- vorderer **8:** 442, 444
Hüftendoprothese (s. auch Hüfttotalendoprothese), Aufklärungsgespräch **10/1:** 34
- Femurschaftfraktur **10/1:** 110 f
- Gangschulung **10/1:** 58
- Hemiprothese **10/1:** 42
- Indikation **10/1:** 32 f, 60
- Luxation **10/1:** 58
- Schenkelhalsfraktur, mediale **10/1:** 41 ff
- Schenkelhalsmetastase **10/1:** 76
- Varusposition **10/1:** 58
Hüftendoprothesenoperation, Arbeitsschritte **10/1:** 42
- Komplikation, intraoperative **10/1:** 58
- - postoperative **10/1:** 58
- Lagerung **10/1:** 41
- Nachbehandlung **10/1:** 58
- Narkose **10/1:** 41
- Risiko **10/1:** 33 f
- Thromboseprophylaxe **10/1:** 58
- Vollbelastung **10/1:** 58
- Vorbereitung, spezielle **10/1:** 34
- Zugang **10/1:** 41
Hüftgelenk **10/2:** 139 ff
- Anatomie **10/2:** 142 ff
- - intraartikuläre **10/2:** 148 ff
- Arthrographie, präarthroskopische **10/2:** 154
- Beugekontraktur **10/1:** 91
- Chondromatose, synoviale **10/2:** 151, 157
- Frontalschnitt **10/2:** 142
- Gelenkkapsel **10/2:** 145
- Inkongruenz **8:** 556 f
- Kapselverstärkung **8:** 446
- Luxationsfraktur **10/1:** 25
- Ossifikation, paraartikuläre **10/1:** 31
- Osteochondrosis dissecans, Bohrung, subchondrale **10/2:** 158 ff
- - - Operationsindikation **10/2:** 158
- - - Schweregradeinteilung **10/2:** 151
- Randzackenbildung, exophytäre **10/2:** 151
- Synovialmembranfalte **10/2:** 142
- Synovialschlauch, äußerer **10/2:** 142
- - innerer **10/2:** 143, 146
- Totalendoprothese **8:** 557
- Verletzung **10/2:** 156
- Weichteilverletzung, offene **10/1:** 24
- Zugang **10/1:** 12
- - hinterer **10/1:** 20 f
- - - Hautinzision **10/1:** 20
- - - Komplikation **10/1:** 20
- - vorderer **10/1:** 17 ff
Hüftgelenkarthrodese **10/1:** 70 ff
- Azetabulumpräparation, kastenförmige **10/1:** 72
- Beckenosteotomie bei dysplastischem Gelenk **10/1:** 73
- Beinlängenvergleich **10/1:** 70, 74
- Femurkopfnekrose **10/1:** 31
- Hüftbeugung **10/1:** 74
- Indikation **10/1:** 70
- Kobraplatte **10/1:** 73 f
- Musculus vastus lateralis, Re-Adaptation **10/1:** 75
- Patientenlagerung **10/1:** 70
- Rotationseinstellung des Beines **10/1:** 73
- Trochanter-major-Osteotomie **10/1:** 72
- Trochanter-major-Refixation **10/1:** 73
- Wundverschluß **10/1:** 75
Hüftgelenkarthrose s. Koxarthrose
Hüftgelenkarthroskopie, Anästhesieverfahren **10/2:** 6
- Arthrographie, präarthroskopische **10/2:** 154
- Aufklärungsgespräch **10/2:** 157
- Blutungsneigung **10/2:** 140
- Extension **10/2:** 4, 140
- Flüssigkeitsdurchflußverfahren **10/2:** 140, 157
- Gelenkkörperentfernung **10/2:** 157
- Instrumentarium **10/2:** 140
- Lagerung **10/2:** 152
- Normalbefund **10/2:** 148 ff
- Optik **10/2:** 12, 148
- pathomorphologisches Substrat **10/2:** 151
- Positionierung des OP-Teams **10/2:** 152
- Punktionsrichtung **10/2:** 154
- Risiko, intraoperatives **10/2:** 157
- Röntgenkontrolle **10/2:** 140
- Technik **10/2:** 154
- Vorbereitung **10/2:** 157
- Ziel **10/2:** 141
- Zugang **10/2:** 152 f
- - anterolateraler **10/2:** 152 f
- - dorsolateraler **10/2:** 152 f
- - lateraler **10/2:** 152 f
Hüftgelenkersatz, Indikation **10/1:** 2
- primärer **10/1:** 2
- sekundärer **10/1:** 2
Hüftgelenkexartikulation, Arbeitsschritte **1:** 256
- Femurkopfentfernung **1:** 256
- Muskeldurchtrennung **1:** 256 f
- Schnittführung **1:** 256 f
- - hintere **1:** 256
- - vordere **1:** 256
- Wundflächendeckung **1:** 256
- Zugangsweg **1:** 256
Hüftgelenkextension **10/2:** 140
Hüftgelenkkapsel **10/1:** 21
- Entfernung **10/1:** 14
- Entlastungsinzision **10/1:** 67
- Eröffnung, T-förmige **10/1:** 19, 68
- - umgekehrt T-förmige **10/1:** 14, 17
- Refixation **10/1:** 15
- ventrale **10/1:** 14, 18
Hüftgelenkkörper, freier, Entfernung **10/2:** 157 f
- - - Komplikation **10/2:** 158
Hüftgelenkluxation **10/1:** 25, 31
- Reposition, geschlossene **10/1:** 25
- - offene **10/1:** 25
Hüftgelenkpfanne s. Hüftpfanne
Hüftluxation, dorsale **8:** 545
- zentrale **8:** 498
Hüftpfanne (s. auch Azetabulum) **10/2:** 142 f
- Facies lunata **10/2:** 142 f
- - - Anatomie, spezielle **10/2:** 144
- - - Variante **10/2:** 145
- Hinterhorn **10/2:** 144 f
- Knorpelinzisur **10/2:** 144
- Vorderhorn **10/2:** 144 f
Hüftpfannenband **10/1:** 382, 386; **10/2:** 276
Hüftpfannenboden, Perforation **10/1:** 58
Hüftpfannendach **8:** 446, 520
Hüftpfannendacherker **8:** 446
Hüftpfanneneingangsebene **8:** 445
Hüftpfannenfräse **10/1:** 44
- hemisphärische **10/1:** 52
- Komplikation **10/1:** 58
Hüftpfannenhaltegriff **10/1:** 54
Hüftpfannenprothese, Anteversion **10/1:** 45, 52
- Inklination **10/1:** 52
- zementfreie **10/1:** 52
Hüftpfannenrand, dorsaler **8:** 520
- - Fraktur **8:** 498, 521 f, 524, 544 f
- - - operative Versorgung **8:** 526 ff, 542 f
- - - Patientenlagerung **8:** 526
- - - Plattenosteosynthese **8:** 528
- - - Zugang **8:** 526
- Präparation **10/2:** 37
- Projektion auf die Hüftbeininnenfläche **8:** 437, 444
- ventraler **8:** 520
- - Fraktur **8:** 522 f
- - - operative Versorgung **8:** 532
- - - Osteosynthese **8:** 532
- - - Zugang **8:** 532
- ventro-kranialer **10/1:** 18
Hüftpfannenrandfragment, vorderes, Refixation **10/2:** 57 ff
- - - Arbeitsschritte **10/2:** 57
- - - Instrumentarium **10/2:** 58
- - - Komplikation **10/2:** 59
Hüftpfannenrandfraktur, dorsale **10/1:** 31
Hüftschraube, dynamische **10/1:** 34 f
- - Bohrdrahtinsertion **10/1:** 61 f
- - Eindrehen **10/1:** 64
- - Komplikation, intraoperative **10/1:** 65
- - - postoperative **10/1:** 65
- - Längenmessung **10/1:** 63
- - Operationsschritte **10/1:** 61
- - Schenkelhalsfraktur, laterale **10/1:** 60 ff
- - - mediale **10/1:** 41
- - Technik, spezielle **10/1:** 61 ff
Hüfttotalendoprothese **10/1:** 42 ff
- Femurfraktur, pertrochantäre **10/1:** 65
- zementfreie **10/1:** 42
- - Implantation **10/1:** 52 ff
- - - Komplikation **10/1:** 58
- - - Markraumeröffnung **10/1:** 55
- - - Markraumerweiterung **10/1:** 56
- - - Pfannenbodendefekt **10/1:** 53
- - - Pfannenprothese, Einsatz **10/1:** 52
- - - - Fixation **10/1:** 54
- - - - Größenabstufung **10/1:** 52

- - - - Verankerung **10/1:** 52
- - - Titanschaft **10/1:** 56
- - - Zapfenloch **10/1:** 53
- - Teilbelastung, postoperative **10/1:** 58
- zementierte **10/1:** 42 ff
- - Beinverlängerung **10/1:** 48
- - Implantation, Aushärten des Zements **10/1:** 50
- - - Bewegungseinschränkung **10/1:** 48
- - - Einsetzen der Polyäthylenpfanne **10/1:** 46
- - - - der Probepfanne **10/1:** 45
- - - Femurkopfluxation **10/1:** 43
- - - Gelenkbeweglichkeitsprüfung **10/1:** 51
- - - Komplikation **10/1:** 58
- - - Markraumerweiterung **10/1:** 47
- - - Markraumsperrer **10/1:** 50
- - - Pfannenaufbau **10/1:** 44
- - - Pfanneneingangsebene **10/1:** 45 f
- - - Reposition **10/1:** 51
- - - Schaftprothese **10/1:** 42, 50
- - - Schenkelhalsosteotomie **10/1:** 46 f
- - - Stabilisationstest **10/1:** 49
- - - Testprothese **10/1:** 48
- - - Testprothesenentfernung **10/1:** 49
- - - Wundverschluß **10/1:** 51
- - - Zugang **10/1:** 43
- - Knochendurchblutung **10/1:** 110
- - Pfannengröße **10/1:** 42
- - Planung, präoperative **10/1:** 42
- - Verankerung **10/1:** 45 f
- - Vollbelastung **10/1:** 58
Human immunodeficiency virus infection s. HIV-Infektion
Humeroradialgelenk s. Articulatio humero-radialis
Humeroulnargelenk s. Articulatio humero-ulnaris
Humerus (s. auch Oberarm) **9:** 64, 163
- Achsenfehlstellung **9:** 236
- - nach Fraktur **9:** 158
- - - beim Kind **9:** 95
- - nach Frakturbehandlung **9:** 94
- Derotationsosteotomie, subkapitale **9:** 104 f
- distaler, Drehosteotomie **9:** 238
- - Korrekturosteotomie **9:** 236 f
- - - Osteosynthese **9:** 237
- - - Planung **9:** 237
- - - Vorbereitung **9:** 236
- - Mehrfragmentfraktur, extraartikuläre **9:** 194, 200
- - - intraartikuläre **9:** 194
- - Zugang **9:** 171
- Dreisegmentluxationsfraktur **9:** 91
- Pseudarthrose **9:** 130, 153 f
- - nach subkapitaler Fraktur **9:** 94
Humerusepiphyse, proximale, Lösung **9:** 95
Humerusfehlstellung nach Fraktur beim Kind **9:** 217
Humerusfraktur, diakondyläre, beim Kind (Jugendlichen) **9:** 217 ff
- - Reposition beim Kind (Jugendlichen) **9:** 219
- - Rotationsfehlstellung beim Kind (Jugendlichen) **9:** 219
- distale **9:** 193 ff
- - AO-Klassifikation **9:** 193 f
- - dislozierte, beim Kind (Jugendlichen) **9:** 217
- - extraartikuläre **9:** 194
- - Fragmentfixation, temporäre **9:** 197
- - intraartikuläre **9:** 194
- - beim Kind (Jugendlichen) **9:** 217 ff
- - - - Korrekturoperation **9:** 222
- - - - Nachbehandlung **9:** 222
- - Knochenheilungsstörung **9:** 202
- - Komplexverletzung **9:** 201
- - Komplikation, intraoperative **9:** 201
- - - postoperative **9:** 202
- - Korrekturoperation **9:** 202
- - mehrfragmentäre **9:** 194
- - Nachbehandlung **9:** 202
- - offene **9:** 201
- - Operation, Aufklärungsgespräch **9:** 195
- - - Indikation **9:** 195
- - - Kontraindikation **9:** 195
- - - Lagerung **9:** 15, 194
- - - Risiko **9:** 195
- - - Vorbereitung **9:** 195
- - Operationsziele **9:** 193
- - Plattenosteosynthese **9:** 198 f
- - Reosteosynthese **9:** 202
- - Röntgenkontrolle, postoperative **9:** 201
- - Schraubenosteosynthese **9:** 197, 199 f
- extraartikuläre, bifokale **9:** 90 f
- perkondyläre, beim Kind (Jugendlichen) **9:** 217 ff
- proximale, beim Kind **9:** 95
- subkapitale **9:** 85
- - Bohrdrahtosteosynthese **9:** 89 f
- - dislozierte **9:** 89
- - eingestauchte **9:** 88, 90
- - instabile **9:** 89
- - - T-Platten-Osteosynthese **9:** 89
- - nach Schlüssellochplastik **9:** 119
- - Stiftfixation **9:** 90
- suprakondyläre, beim Kind (Jugendlichen) **9:** 217 ff
Humeruskopf **10/2:** 20
- Darstellung **9:** 79
- Defektauffüllung **9:** 105, 107
- Dreifragmentfraktur **9:** 122
- Impaktion, metaphysäre **9:** 87, 91
- Impressionsfraktur **9:** 105, 122
- Instabilität **10/2:** 54
- Luxationsfraktur **9:** 85
- Luxationstrümmerfraktur **9:** 122
- Mehrsegmentfraktur **9:** 85
- Reposition, halboffene **9:** 91
- tiefgefrorener **9:** 107
- Valgusfraktur, impaktierte **9:** 91
- Vierfragmentfraktur **9:** 91, 122
- - rekonstruierte, Nachbehandlung **9:** 94
- Viersegmentluxationsfraktur **9:** 92
- Zugang nach Judet **9:** 80
- - vorderer **9:** 78
- Zweisegmentfraktur **9:** 91
Humeruskopffraktur **9:** 62, 85 ff; **10/2:** 80
- Bohrdrahtosteosynthese, Nachbehandlung **9:** 94
- dislozierte **9:** 87
- extraartikuläre **9:** 87
- - unifokale **9:** 88
- Frakturprothesenimplantation **9:** 92 f
- - Nachbehandlung **9:** 94
- Impaktion, metaphysäre **9:** 87, 91
- intraartikuläre **9:** 85, 87, 91 ff
- - mit Luxation **9:** 92
- Klassifikation der AO **9:** 85, 87
- - der nach Neer **9:** 85 f
- Komplikation **9:** 94
- Korrekturoperation **9:** 94
- Nachbehandlung **9:** 94
- Operationsindikation **9:** 85
- T-Platten-Osteosynthese, Nachbehandlung **9:** 94
- Versorgung **9:** 88
- Vorgehen, kopferhaltendes **9:** 85
- - kopfersetzendes **9:** 85
Humeruskopfnekrose **9:** 62, 85, 92
- avaskuläre **9:** 122
- nach Frakturbehandlung **9:** 94
Humeruskopfprothese **9:** 85, 107 f, 122
Humeruskopfzentrierung **10/2:** 60
Humerusmetastasen **9:** 147
Humerusretrotorsion, physiologische **9:** 93
Humerusschaft, Querbruch **9:** 144
- Schrägbruch **9:** 144
- Torsionsbruch **9:** 144
- Trümmerbruch **9:** 144
Humerusschaftfraktur **9:** 144 ff; **10/1:** 499
- Begleitverletzung **9:** 130
- Behandlung, konservative **9:** 130
- distales Drittel, Plattenosteosynthese von dorsal **9:** 147 f
- Fixateur-externe-Osteosynthese **9:** 150 f
- Instabilität, postoperative **9:** 155
- beim Kind (Jugendlichen) **9:** 156
- Klassifikation **9:** 144
- Komplexverletzung **9:** 155
- Komplikation, intraoperative **9:** 155
- - postoperative **9:** 155
- Korrekturoperation **9:** 155
- Marknagelung **9:** 151 f
- mittleres Drittel, Plattenosteosynthese von dorsal **9:** 147 f
- Nachbehandlung **9:** 155
- offene **9:** 130
- Operation, Indikation **9:** 130, 144 f
- - - absolute **9:** 145
- - - relative **9:** 145
- - Kontraindikation **9:** 145
- - Lagerung **9:** 145
- - Narkose **9:** 145
- - Nervus-radialis-Schädigung **9:** 155
- - Patientenaufklärung **9:** 145
- - Risiko **9:** 145
- - Röntgendokumentation **9:** 155
- - Vorbereitung **9:** 145
- operative Strategie **9:** 130
- Osteosynthese **9:** 144
- - äußere **9:** 130
- - innere **9:** 130
- - übungsstabile **9:** 144
- pathologische **9:** 130, 147
- Plattenosteosynthese von dorsal **9:** 146 ff
- - übungsstabile **9:** 144
- proximale, beim Kind **9:** 95
- - Lagerung **9:** 148
- - Plattenosteosynthese **9:** 148 ff
- - Zugang **9:** 148
- Reosteosynthese **9:** 155, 158
- Reposition, offene **9:** 130
- Ruhigstellung, postoperative **9:** 144
- Verriegelungsnagel **9:** 151 f
- Weichteilschaden **9:** 150
- Zugang **9:** 145
Humerusschaftpseudarthrose **9:** 130, 153 f
- avitale **9:** 154
- Behandlung **9:** 130, 153 f
- Dekortikation nach Judet **9:** 130, 153
- Osteosynthese **9:** 154
Hunnicut-Ersatzmagenbildung **3:** 271
Hunt-Ersatzmagenbildung **3:** 271
Hybrid-Fixateur **10/1:** 276, 332
Hydrogel **E:** 12
Hydrokolloide **E:** 12
Hydroperitoneum **5:** 24
Hydrops der Appendix vermiformis **6:** 183
Hydrozele nach extraperitonealer Leistenhernienreparation **7/2:** 298
Hydrozephalus, posttraumatischer **8:** 124
Hymecronom **4:** 81
Hyperabduktionssyndrom s. Schultergürtel-Kompressionssyndrom
Hyperalimentation, parenterale **3:** 38, 41
- - vor Pankreastumoroperation **4:** 186
Hyperamylasämie **4:** 163
Hypergammaglobulinämie **7/1:** 40
Hyperglykämie, passagere, nach Insulinomentfernung **4:** 229
Hyperhidrose des Gesichts **7/2:** 339, 374
- der oberen Extremität **7/2:** 339, 374
Hyperinsulinismus **4:** 218
Hyperkalzämie, akute **1:** 76
Hypermobilitätssyndrom, juxtafusionelles, Halswirbelsäule **8:** 358
Hyperoxalurie **6:** 139 f
Hyperparathyroidismus, akuter s. Parathyrotoxikose
- primärer **1:** 72
- - asymptomatischer **1:** 77
- - Behandlung **1:** 70
- - Behandlungsmethoden **1:** 72
- - Komplikation **1:** 76
- - Operationsrisiko **1:** 72
- - Operationsvorbereitung **1:** 72
- - postoperativ persistierender, Wiederholungseingriff **1:** 76
- - rezidivierender, Wiederholungseingriff **1:** 76
- sekundärer **1:** 70, 77
- tertiärer **1:** 72
Hyperperistaltik, postoperative **6:** 84
Hyperplasie, foveoläre **3:** 242
- lymphoide **3:** 242
Hypersekretion, gastrale, nach ausgedehnter Dünndarmresektion **6:** 138, 140
Hyperspleniismus **5:** 148, 169, 199, 226, 234; **7/2:** 160
Hypertelorismus, traumatischer **8:** 220
Hypertension, portale s. Pfortaderhochdruck
Hyperthyreose **1:** 40
- Autonomie, thyroidale **1:** 40

- - - Behandlung **1:** 12
- - - Schilddrüsenresektion, Arbeitsschritte **1:** 42
- - - - Technik **1:** 42
- Gravidität **1:** 40
- immunogene **1:** 40
- medikamentös nicht beherrschbare **1:** 40
- Operationsindikation, absolute **1:** 40
- - relative **1:** 40
- Operationskontraindikation **1:** 40
- Operationsletalität **1:** 40
- Operationsvorbereitung **1:** 40 f
- - antithyroidale Pharmaka **1:** 41
- - Beta-Rezeptoren-Blocker **1:** 41
- - Plummerung **1:** 41
- Radiojodtherapie **1:** 43
- Rezidivrisiko **1:** 40
- Schilddrüsenresektion, Arbeitsschritte **1:** 42
- - Komplikation **1:** 43
- - Nachsorge **1:** 43
Hypertonie, renovaskuläre **1:** 263 ff
- - maligne **1:** 264
- - Operationsindikation **1:** 263
- - - relative **1:** 264
- - Operationskontraindikation **1:** 264
- - Operationsmethode **1:** 263
- - Operationsrisiko **1:** 264
- - Operationsvorbereitung **1:** 264
- - Operationsziel **1:** 263
- - Prognose nach Nierenarterienrekonstruktion **1:** 264
Hyperventilation **7/2:** 7, 10
- prophylaktische **8:** 79
Hypnose **7/2:** 8
Hypnotika **7/2:** 7 f
- barbituratfreie **7/2:** 7
Hypoglykämie bei Dumping-Syndrom **3:** 171
Hypokalzämie nach Parathyroidektomie **1:** 72, 76
- nach subtotaler Strumaresektion **1:** 32
Hyponatriämie **5:** 15
Hyponychium **9:** 328
Hypopharynx, En-bloc-Mobilisation **3:** 73
- Lymphabfluß **1:** 4
Hypopharynxkarzinom **3:** 73 ff
- Therapie, chirurgische **3:** 73 ff
- - - Anastomose-Schlauchmagen-Mesopharynx **3:** 75
- - - Hemithyroidektomie **3:** 73
- - - Hypopharynxdarstellung **3:** 73
- - - Laryngektomie **3:** 75
- - - Neck-Dissektion **3:** 73 f
- - - Ösophagusexstirpation **3:** 73 ff
- - - Patientenlagerung **3:** 73
- - - Schlauchmagenbildung **3:** 74
- - - Schlauchmagenhochzug **3:** 73
- - - Schlauchmagentorquierung **3:** 75
- - - Thorakotomie **3:** 73
- - - Tumorexstirpation **3:** 75
Hypoproteinämie bei Ménétrier-Krankheit **3:** 242
- Wundheilungsstörung **7/1:** 47
Hypothenarmuskeln **9:** 319
- Innervation **9:** 319
Hypothenarraum **9:** 306
Hypothermie, postoperative **7/2:** 12
Hypothyreose nach Schilddrüsenresektion **1:** 40
Hypotonie, arterielle, nach Hirnverletzung **8:** 77
Hypoxie nach Hirnverletzung **8:** 77
- postoperative **7/2:** 12
Hysterektomie, abdominale **7/1:** 271 ff
- - Aufklärungshinweise **7/1:** 271
- - Indikation **7/1:** 271
- - Operationsrisiko **7/1:** 271
- - Technik, extrafasziale **7/1:** 272
- - - intrafasziale **7/1:** 272
H-Zell-Hyperplasie **3:** 128

I

Ikterus nach Cholezystektomie **7/2:** 142
Ikterusrezidiv nach Hepatikusgabelresektion **4:** 118
Ileitis, akute **6:** 190
Ileoaszendostomie **6:** 190, 321, 370
- termino-terminale **6:** 152 f, 228
- - Anastomosenring, biofragmentierbarer **6:** 153
- - Stapler, linearer **6:** 153
Ileodeszendostomie **6:** 203, 245, 250
Ileoileostomie **6:** 321
Ileokolostomie, Lumeninkongruenz **6:** 333
Ileorektostomie **6:** 246, 271, 283, 293
- als Palliativmaßnahme **6:** 291
- termino-terminale **6:** 215
- - Anastomosennaht, erschwerte **6:** 217
Ileosigmoideostomie **6:** 246, 270
- als Palliativmaßnahme **6:** 291
Ileostoma, doppelläufiges **6:** 337
- bei Dünndarmperforation **5:** 22
- Einnähen **6:** 303
- bei familiärer adenomatöser Polyposis **6:** 237
- bei Ileus **6:** 336 f
- bei Nahtbruchperitonitis **5:** 23
- passageres **7/2:** 248
Ileostomie **6:** 302 f, 437, 439, 441; **7/2:** 240
- Crohn-Rezidiv, stenosierendes **6:** 454
- doppelläufige, definitive **7/2:** 240
- - bei Dickdarmfistel **7/1:** 218
- - bei im Erwachsenenalter **6:** 398
- - bei Hirschsprung-Krankheit **6:** 395
- - Operationstechnik **6:** 446 f
- - protektive, transitorische **7/2:** 240
- endständige, prominente **7/2:** 240
- kontinente **6:** 293, 447 ff
- - Darmvorfall, parastomaler **6:** 449
- - Indikation **6:** 447
- - Infektion, peristomale **6:** 449
- - Intussuszeption, akute **6:** 450
- - Operationstechnik **6:** 448 f
- - Retraktion **6:** 450
- - Spätkomplikation **6:** 450
- - Stenose **6:** 450
- - Stomakomplikation, postoperative **6:** 449
- - Stomanekrose **6:** 449
- - Stomaretraktion **6:** 449
- - Versorgungsprobleme **6:** 450
- passagere, bei Analfistelsanierung **6:** 484
- bei pelvirektaler Fistel **6:** 493
- plane **6:** 454
- prominente, Operationstechnik **6:** 445 f
- terminale **6:** 293 ff
Ileotransversostomie **6:** 245
- Allschichtennaht, einreihige **6:** 254
- Anastomosenring, biofragmentierbarer **6:** 257 f
- anisoperistaltische **6:** 292
- - mit Ileoileostomie **6:** 292
- EEA-Instrument **6:** 256
- isoperistaltische **6:** 292
- Kaliberdifferenzausgleich **6:** 254
- Knopfnaht, äußere **6:** 256
- latero-laterale, Stapler-Naht **6:** 257
- Naht **6:** 254 ff
- - äußere, fortlaufende, auf der Tunica serosa **6:** 255
- termino-laterale **6:** 255
- termino-terminale **6:** 186 f, 234, 249, 254, 33
Ileozäkalhernie **6:** 29; **7/1:** 154
Ileozäkalklappe s. Valva ileocaecalis
Ileozäkalregion, Blutversorgung, arterielle **6:** 32 f
- Fremdkörperinkarzeration **6:** 513
- Ileus **6:** 339
Ileozäkalresektion **6:** 190, 227 f
- bei Angiodysplasie **6:** 226
- bei Crohn-Krankheit **6:** 321
- bei fremdkörperbedingtem Abszeß **6:** 370
- bei Invagination **6:** 152 f
Ileozäkostomie, termino-laterale **6:** 334
Ileum **6:** 22, 28
- Absetzung, zäkumnahe **6:** 300
- Anatomie **6:** 28
- Blutabfluß, venöser **6:** 33
- Blutversorgung, arterielle **6:** 31 ff
- Entwicklung **6:** 29 f
- Exploration, chirurgische **6:** 80 ff
- - - Dokumentation **6:** 83
- Lymphgefäße **6:** 33
- Naht **6:** 94
- Nervenversorgung **6:** 34
- Schleimhautrelief **6:** 28
- terminales, Inspektion bei Laparoskopie **7/2:** 79
- - Resektion **6:** 13
Ileum-Kolon-Anastomose, Insuffizienz **7/2:** 297
- nach rechtsseitiger Hemikolektomie **7/2:** 296
Ileummetastase, stenosierende **6:** 292
Ileumpouch **6:** 293
Ileumreservoir, laterales **6:** 315
Ileumverwendung, irrtümliche bei Gastroenterostomie **3:** 199, 202
Ileus (s. auch Dickdarmileus; s. auch Dünndarmileus) **6:** 325 ff
- nach Appendektomie **6:** 174, 181
- Aspirationsprophylaxe **6:** 328
- nach Ballonimplantation **3:** 316
- Bauchhöhlendrainage **6:** 336
- chronisch intermittierender **6:** 106
- Darmwandnekrose **6:** 327
- bei Dickdarmkarzinom **6:** 283 ff
- - Behandlung, chirurgische **6:** 285
- - - konservative **6:** 283 f
- Dickdarmvolvulus **6:** 229
- Dünndarmtumor, maligner **6:** 157
- duodenaler **3:** 171; **6:** 40
- - Gefäßschere, aortomesenteriale **6:** 60
- - bei Nonrotation mit Volvulus **6:** 104
- - nach Pancreas-anulare-Operation **6:** 43
- - bei Strahlenschaden **6:** 58
- Extubation **6:** 328
- früh-postoperativer **6:** 344
- - mechanischer **6:** 344
- - Relaparotomieindikation **6:** 344
- funktioneller **6:** 326 f
- - Gefährdungspotential **6:** 327
- - Therapie, medikamentöse **6:** 327 f
- Hautdesinfektion **6:** 328
- Hernie, innere **7/1:** 157
- - nach Magenresektion **7/1:** 171
- Hirschsprung-Krankheit im Erwachsenenalter **6:** 397
- Höhenlokalisation **6:** 327
- hoher, Pankreastumor **4:** 185
- infektiös komplizierter, bei Dickdarmkarzinom **6:** 285 f
- inkompletter **3:** 152, 171
- karzinombedingter, Stomaanlage **6:** 439
- kompletter **3:** 171
- - tumorbedingter **6:** 154
- Komplikation, intraoperative **6:** 344
- - postoperative **6:** 344
- mechanischer **3:** 152, 171; **7/2:** 78
- - nach Adhäsiolyse **7/2:** 89
- - nach Billroth-II-Operation **3:** 171
- - - bei offenem Mesenterialfenster **3:** 171
- - nach Dickdarmresektion **6:** 288
- - nach Dünndarmresektion **6:** 136
- - Exploration, chirurgische **6:** 83
- - - laparoskopische **6:** 136
- - nach Peritonitisoperation **5:** 23
- - postoperativer **6:** 344; **7/1:** 174
- - - Diagnostik **7/1:** 175, 185
- - - Relaparotomie **7/1:** 184 ff
- - - - Bauchdeckenverschluß **7/1:** 187
- - - - Dennis-Sonden-Plazierung **7/1:** 186
- - - - Schienengleitverband **7/1:** 187
- - - - Technik **7/1:** 185 ff
- - - - Vorbereitung **7/1:** 185
- - - Ursache **7/1:** 185
- - nach Relaparotomie bei intraabdomineller Infektion **7/1:** 183
- Nachsorge **6:** 344 f
- Narkose **6:** 328
- nach Operation einer inneren Hernie **7/1:** 171
- Operationsindikation **6:** 327 f
- - absolute **6:** 327
- - relative **6:** 327
- Operationskontraindikation **6:** 328

- Operationsmethode **6:** 326
- Operationsrisiko **6:** 328
- Operationsziel **6:** 326
- nach Palliativoperation am Dünndarm **6:** 164
- paralytischer **3:** 118, 151, 288
- - nach Adhäsiolyse **7/2:** 89
- - nach primärer Peritonitistherapie **5:** 23
- - Sondendekompression **3:** 152
- Patientenlagerung **6:** 328
- postoperativer **E:** 166
- - früher **7/2:** 81
- posttraumatischer **10/1:** 493
- nach rechtsseitiger Hemikolektomie **6:** 189
- Relaparotomie, programmierte **6:** 338
- Retroposition des Colon transversum **6:** 106
- Second-look-Operation, Indikation **6:** 338
- Situationsbewertung **6:** 327
- Sofortmaßnahmen **6:** 328
- Syndrom der Valva ileocaecalis **6:** 227
- Zugangsweg **6:** 329
- Zyste, mesenteriale **6:** 115
Ileusdarm, Dekompression **6:** 88 f
- - Ballonsonde **6:** 135
Ileuskrankheit **6:** 326 f
- Pathogenese **6:** 326
Iliakabifurkation **1:** 106
- Aneurysma, Zugang, extraperitonealer **1:** 159
- Blindsack **1:** 222
- Freilegung **1:** 222 f
- Ringstripperperforation **1:** 223
- Thrombendarteriektomie **1:** 219, 221
Iliakalarterienverschluß, segmentärer **1:** 214
Iliakalgefäße, Kreuzung mit dem Ureter **7/1:** 201
Iliofemoralvenenthrombose s. Becken-Beinvenen-Thrombose
Ilioinguinalis-Iliohypogastricus-Syndrom **7/1:** 39
Iliosakralgelenk **8:** 415, 417 ff, 448
- Gelenkspalt, radiologischer **8:** 418
- Topographie **8:** 422
- Transfixation **8:** 484 ff
- Translationsverschiebung **8:** 459
- Zugang, dorsaler **8:** 459 ff
- - - Komplikation **8:** 459, 462
- - - lateraler **8:** 460 ff
- - - Patientenlagerung **8:** 460
- - transperitonealer **8:** 456 ff, 486
- - ventrolateraler **8:** 453 ff
Iliosakralgelenksprengung **8:** 472, 483
- operative Versorgung von dorsal **8:** 487
- - - von ventral **8:** 485
- Plattentransfixation **8:** 486
- Schraubentransfixation **8:** 487
- Zugang, dorsaler, lateraler **8:** 460 ff
- - transperitonealer **8:** 457, 486
Ilizarow-Instrumentarium **10/1:** 450, 457
Ilizarow-Kallusdistraktion **8:** 33
Ilizarow-Ringfixateur **8:** 41; **10/1:** 276, 332 f
- Montage **8:** 42 ff
- Prinzip **8:** 42
Immobilisation **10/1:** 26
Immunsuppression, Wundheilungsstörung **7/1:** 47
Immunsystem, Verbrennung **E:** 75
Immuntest bei Pseudolymphom **3:** 242
Impingementsyndrom **9:** 110
- Befund, arthroskopischer **10/2:** 60
- hinteres **10/2:** 27, 54
- mechanisches **10/2:** 62
- - Dekopression, subakromiale **10/2:** 64 ff
- Tibiavorderkante **10/2:** 307
- ulnares **10/2:** 105
- - Ulnakopfteilresektion **10/2:** 135
Implantat, alloplastisches, Knochendefektüberbrückung **8:** 32 f
- Ermüdungsbruch **10/1:** 123, 134, 459
- Lockerung **10/1:** 41
- metallisches **10/2:** 36
Implantatausbruch nach Azetabulumfrakturversorgung **8:** 554
Implantationsmetastase **7/2:** 73
Impotenz (s. auch Sexualfunktionsstörung), neurogene, nach Interposition einer aorto-bifemoralen Y-Prothese **1:** 209
- - nach linksseitiger Beckenarterienrekonstruktion **1:** 218
- nach Proktokolektomie bei Colitis ulcerosa **6:** 294
- nach Rektumchirurgie **6:** 401
- nach Rektumexstirpation **6:** 430
Impressio cardiaca **5:** 81, 102
- colica **5:** 104
- duodenalis **5:** 104
- gastrica **5:** 103
- ligamenti costoclavicularis **9:** 5
- oesophagea **5:** 103
- renalis **5:** 104
- suprarenalis **5:** 103 f
Impressionsfraktur **8:** 178 ff
- Angiographie, zerebrale **8:** 178
- Begleitbehandlung **8:** 195
- Diagnostik **8:** 178
- Entknöchern **8:** 179, 181
- Fragmentmobilisation vom Bohrloch aus **8:** 181 f
- geschlossene **8:** 78, 178
- indirekt offene **8:** 178
- Infektion, endokranielle **8:** 178 f, 195
- kindliche **8:** 182
- bei komplexer Schädel-Hirn-Verletzung **8:** 195
- Komplikation **8:** 179, 195
- offene **8:** 78, 178
- Operation, Indikation **8:** 178
- - Kontraindikation **8:** 178
- - Patientenlagerung **8:** 179
- - Ziel **8:** 178
- Rahmenkraniotomie **8:** 182
- temporo-parietale **8:** 179 ff
- Wiederholungseingriff **8:** 195
Incisura acetabuli **8:** 446; **10/2:** 142 f
- angularis **3:** 184
- cardiaca, Projektion auf die Thoraxoberfläche **2:** 153
- clavicularis sterni **9:** 4
- fibularis **10/1:** 283, 381
- - tibiae **10/2:** 275
- glenoidalis **9:** 64; **10/2:** 20
- ischiadica major **8:** 415
- jugularis sterni **2:** 286; **9:** 3, 5, 44
- ligamenti teretis **5:** 103
- pancreatis **4:** 135
- radialis ulnae **9:** 164, 166, 258; **10/2:** 85, 87
- trochlearis **9:** 164, 258
- - ulnae **10/2:** 85 ff
- ulnaris radii **9:** 258; **10/2:** 107
- vesicae biliaris **5:** 78
Infektion, akute **8:** 51
- - klinische Zeichen **8:** 51
- Amputationsvorbereitung **1:** 247
- nach Aneurysmaoperation an Aortenbogenarterien **1:** 139
- bei aorto-bifemoraler Y-Prothese **1:** 209, 213
- nach Arterienverletzung **1:** 116
- bei arterio-venösem Shunt **1:** 273
- aufsteigende, bei Gangrän **1:** 246
- bei axillo-femoralem Bypass **1:** 217
- nach Azetabulumfrakturversorgung **8:** 553
- Diagnostik **8:** 51
- endokranielle, bei Impressionsfraktur **8:** 178 f, 195
- nach Extremitätenarterienaneurysma-Operation **1:** 176
- fulminante **1:** 229
- gastrointestinale, bei HIV-Infektion **6:** 219
- bei HIV-Infektion **6:** 157
- bei iliako-femoralem Bypass **1:** 225
- intraabdominelle, postoperative **7/1:** 174
- - - Bauchdeckenverschluß, definitiver **7/1:** 182 f
- - - - - temporärer **7/1:** 181 f
- - - - Komplikation **7/1:** 183
- - - - Nekrosektomie **7/1:** 180 f
- - - Magen-Darm-Atonie **7/1:** 185
- - - Relaparotomie **7/1:** 179 ff
- - - Wundruptur **7/1:** 184
- ischiorektale **6:** 483
- nach Karotisaneurysma-Operation **1:** 138 f
- bei lateralem Deszendens-Femoralis-Bypass **1:** 228
- bei liegender intrakranieller Druckmeßsonde **8:** 167, 177
- lokale, bei peritoneovenöser Shunt-Therapie **5:** 224
- Nekrosengrenzzone **1:** 246
- nekrotisierende **8:** 72 f
- parastomale **7/2:** 247, 253
- peristomale **6:** 449 f
- nach Profundaplastik **1:** 233
- Revisionsindikation **8:** 52
- Streuung **8:** 52
- nach subkutaner Mastektomie **2:** 18
- Therapie **8:** 50 ff
- - antibiotische **8:** 70 f
- - lokale **8:** 71
- - systemische **8:** 70
- bei thorako-abdominalem Bypass **1:** 269
- nach Thrombendarteriektomie der Karotisbifurkation **1:** 186
- bei Verbrennung **E:** 75
- Verbrennungswunde **E:** 8
Infektionsabkapselung, intraperitoneale **5:** 12
Infektionsneigung nach Splenektomie **5:** 234 f
Infektionsprophylaxe **6:** 137
Infektionszeichen **E:** 9
Infektpseudarthrose **9:** 425 f; **10/1:** 355
Infektsanierung **6:** 137
Infertilität, weibliche, nach Appendizitis **6:** 173
Infiltrat, leukämisches, perianales **6:** 484
Infiltrationsanästhesie **9:** 341
Inflow-Kanüle **10/2:** 162 Infradentale **8:** 223 f
Inframammärfaltenschnitt **2:** 7 ff, 12, 14 f
Infraorbito-meatal-Linie **8:** 85 Infrarotkoagulator **5:** 111
Infraspinatussehnentransposition **9:** 117
Infundibulotomie s. Ductus choledochus, Fistelung, suprapapilläre
Infundibulum tubae uterinae **7/2:** 74
Infusionstherapie nach ausgedehnter Dünndarmresektion **6:** 138
- Zugang, venöser **E:** 51
Inguinalgefäße, Freilegung **1:** 210 f, 213
- - Arterienrekonstruktion, femoro-popliteale **1:** 233
- - zur Implantation des axillofemoralen Bypasses **1:** 217
- - bei Interposition einer aortobifemoralen Y-Prothese **1:** 210 f
- - Profundaplastik **1:** 230 f
Inguinalhernie s. Hernia inguinalis Inguinalkanal **8:** 25
- Eröffnung **8:** 505, 507 f
Inhalationsanästhetika **7/2:** 8, 11
Inhalationstrauma **E:** 78
Inion **8:** 83 f
Injektionstest **7/2:** 35, 38
Injury-Severity-Score **10/1:** 486
Inkarzeration **6:** 326 f, 332
Inkontinenz (s. auch Kontinenzstörung), absolute **6:** 502
- degenerative **6:** 502
- Diagnostik **6:** 502
- nach Fisteloperation **6:** 484, 493
- nach Kontinenzwiederherstellungsversuch **6:** 506
- muskuläre **6:** 502
- myogene **6:** 382
- neurogene **6:** 502
- Operationsindikation **6:** 503
- Operationskontraindikation **6:** 503
- Operationsrisiko **6:** 503
- Restitutio ad integrum **6:** 502
- Schweregrade **6:** 502
- sensorische **6:** 469, 476, 502
Inkontinenzresektion nach Hartmann s. Hartmannsche Operation
Innenknöchel **10/1:** 283, 377 ff
- Abrißfraktur, quere **10/1:** 411
- Hautschnitt **10/1:** 403 f
- Muskelzug **10/1:** 387
- Weichteilinterponat **10/1:** 410, 419
- Weichteilsubstanzdefekt **10/1:** 407
Innenknöchelfraktur **10/1:** 411, 416 f
- Defektzone, subchondrale **10/1:** 417
- Gelenkfläche, impaktierte **10/1:** 416
- Ruhigstellung, postoperative **10/1:** 417
- Zuggurtungsosteosynthese **10/1:** 416
Innenknöchelgelenkfläche **10/2:** 289, 306
Innenknöchelosteotomie **10/1:** 456
- Zugang **10/1:** 441
Innenmeniskusnaht **10/2:** 200

Insellappen, homodigitaler **9:** 353
- muskulokutaner **2:** 139, 141
- myokutaner, Dekubitalulkusversorgung **E:** 40 f
- - nach radikaler Exzision der axillären Schweißdrüsenregion **E:** 44
Inselmuskellappen **2:** 274 ff
Inselorgan **4:** 135, 138, 148
- A-Zellen **4:** 148
- - Tumor s. Glukagono
- Blutversorgung **4:** 148
- B-Zellen **4:** 148
- - Tumor s. Insulinom
- C-Zellen **4:** 148
- D-Zellen **4:** 148
- - Tumor s. Somatostatinom; s. Vipom
- F-Zellen **4:** 148
- - Tumor s. PP-om
- G-Zellen **4:** 148
- - Gastrinom **4:** 218
- Innervation **4:** 148
- Tumor s. Pankreastumor, endokriner Inselzelladenom, Enukleation **4:** 225 f
- - Wundbettdrainage **4:** 226
- gutartiges **4:** 218
Inselzellhyperplasie, diffuse **4:** 224
Inselzelltumor, Aufklärung, präoperative **4:** 220
- Operationsindikation **4:** 219 f
- Operationskontraindikation **4:** 220
- Operationsmethoden **4:** 219
- Operationsrisiko **4:** 220
- Operationsvorbereitung **4:** 220
- Operationsziel **4:** 134, 219
Inside-Out-Technik **10/2:** 200 f
Instrumentarium, video-endoskopisches **7/2:** 2
Instrumententisch **10/2:** 13
Insuffizienz, kardiale, bei blander Struma **1:** 19
- pulmonale, nach Narbenhernienoperation **7/1:** 153
- respiratorische, Bauchdeckenverschluß, schwieriger **7/1:** 47
- - bei blander Struma **1:** 19
Insulae pancreatici s. Inselorgan
Insulin **4:** 148, 218
- Serumspiegelbestimmung, intraoperative **4:** 225
Insulinom **4:** 218
- Nachsorge **4:** 229
- nicht auffindbares, Venenblutentnahme, selektive, intraoperative **4:** 225
- Operationsindikation **4:** 220
- Operationsvorbereitung **4:** 220
Intensivtherapie, Komplikation **E:** 82
- organprotektive, nach Hirntod **E:** 111 f
Interalveolarsepten, Atmung **2:** 156
- Spannung **2:** 156
Interferenzschraube **10/1:** 237
Interkondylärbogen, Einengung **10/1:** 237
Interkondylärraum, Narbenbildung **10/2:** 222
- Normbefund, arthroskopischer **10/2:** 177
Interkostalarterie, Anastomosierung bei Aortenaneurysmaoperation **1:** 145
Interkostalarteriensondierung **E:** 143
Interkostalarterienverletzung **2:** 68
Interkostalmuskellappen **2:** 281 f
Interkostalmuskulatur **2:** 121 f; **9:** 40 f, 43 f
Interkostalnerven **2:** 125
Interlobärräume, Topographie **2:** 165 ff
Interlobärspalte, Topographie **7/2:** 335, 337 f
Internusaponeurose s. Aponeurosis musculi obliqui interni abdominis
Interphalangealgelenk **10/1:** 444
- distales s. Articulatio interphalangealis distalis
- proximales s. Articulatio interphalangealis proximalis
Interpositio hepaticodiaphragmatica **6:** 200
- hepato-diaphragmatica **2:** 110
Interpositionsarthroplastik, Ellbogengelenk **9:** 235, 240, 242
Intersectiones tendineae **7/1:** 7, 11
Interspinallinie **7/1:** 9
Intervalloperation bei Blutung **3:** 227
Intervertebralraumausräumung **8:** 348
Intestinalarterien-Angiographie, präoperative **5:** 20, 22
Intimaläsion **10/1:** 90, 212
Intradermal-intrakutan-Naht, außen fixierte **7/1:** 27
Intrakutannaht **7/1:** 27
- mit doppeltem Langfaden **7/1:** 28
Intrazerebralhämatome **8:** 76
Introitus vaginae, Notfalleingriff **7/1:** 274
Intubation, endotracheale **7/2:** 8
- notfallmäßige **2:** 295
Intussuszeption s. Invagination
Invaginatio colica **6:** 149
- enterica **6:** 149
- ileocolica **6:** 149, 151 f
Invagination **3:** 114; **6:** 149 ff, 326 f
- akute, bei Ileostoma **6:** 450
- chronisch rezidivierende **6:** 149
- duodenale **3:** 110
- einfache **6:** 150
- enteroenterale **3:** 202
- enterokolische **6:** 151 f
- - Desinvagination **6:** 149, 152
- gastroduodenale bei Lageanomalien **3:** 114
- gastrogastrale bei Lageanomalien **3:** 114
- jejunale nach Drainageoperationen **3:** 202
- Operationsindikation, absolute **6:** 149
- - relative **6:** 149
- ösophagogastrale bei Lageanomalien **3:** 114
- Resektion **6:** 150
- retrograde **6:** 149
- Schrittmacher **6:** 149
- Selbstheilung **6:** 149
- zweifache **6:** 150
Invaginationsileus nach Billroth-II-Operation **3:** 171
- nach Drainageoperationen **3:** 202
Invaginationsnaht **6:** 4 f
Involutionsosteoporose **10/1:** 26, 32
Inzisalpunkt **8:** 224
Inzision, infraorbitale **8:** 242 f
- intraorale **8:** 240 ff, 244
- nasale, vertikale **8:** 242 f
- periareoläre **2:** 7 ff
- submandibulare **8:** 239 f
- submentale **8:** 240 f
- subziliare **8:** 242 f
- supraklavikuläre **2:** 70
- supramanubriale, kleine **2:** 69 f
- suprapubische, quere **8:** 449 f
- suprasternale, kollare s. Kocherscher Kragenschnitt
- transkonjunktivale **8:** 242 f
- transrektale, vertikale **7/1:** 37
Inzisionsausdehnung **7/1:** 2
Inzisionsbereiche, nicht empfehlenswerte **7/1:** 16
Inzisionsführung, Organentnahme **E:** 119
- plastische Chirurgie **E:** 89 f
Inzisionsstelle, verwachsungsfreie **7/2:** 81, 84
IRA-Prinzip **1:** 246 Iritis **6:** 294
Ischämiesyndrom, akutes **1:** 92
- - der Extremität **1:** 177 ff
- - - bei Aneurysma **1:** 170
Ischämietoleranz, normotherme, der Leber **5:** 105
Ischiadikusläsion **10/1:** 20, 29, 58
Isofluran **7/2:** 8
Isotopenclearance, renale **1:** 26
ISS s. Injury-Severity-Score
Isthmus glandulae thyroideae **1:** 12 f; **2:** 147, 288 f
- tubae **7/2:** 74 Isthmusfraktur **8:** 346 ff
Itersectiones tendineae **7/1:** 7 ff
IXL-Instrumentarium **10/2:** 37, 50

J

Jaboulay-Gastroduodenostomie, laterolaterale **3:** 193
Jaboulay-Vagotomie **3:** 187 ff
Jackson-Membran **5:** 13 f; **7/2:** 91
Jackson-Pratt-Drainage **E:** 66
Jammerecke **4:** 172
Janneway-Gastrostomie, definitive **3:** 310
Jejunalschlingen-Bypass, Circulus vitiosus **6:** 62
Jejunalschlingenverdrehung bei Gastroenterostomie **3:** 199
Jejunoduodenostomie bei kombinierter Magenoperation **3:** 139
- - - Technik **3:** 139
- - - - Darmspornvermeidung **3:** 139
- - - - Hinterwandnaht **3:** 139
- - - - Vorderwandnaht **3:** 139
Jejunoileitis, diffuse **6:** 319
Jejunoileostomie bei Adipositas permagna **3:** 315
Jejuno-Jejunostomie bei Gastrojejunostomie **7/2:** 238 f
Jejunoplikation **3:** 273 ff, 278, 282
Jejunum **6:** 22
- Anatomie **6:** 28
- Blutabfluß, venöser **6:** 33
- Blutversorgung, arterielle **6:** 31 f
- Entwicklung **6:** 29 f
- Exploration, chirurgische **6:** 80 ff
- - - Dokumentation **6:** 83
- Lymphgefäße **6:** 33
- Naht **6:** 94
- Nervenversorgung **6:** 34
- proximales, Gefäßmuster **6:** 93
- Schleimhautrelief **6:** 28
- Übergang zum Ileum **6:** 81
Jejunumdekompression, endoskopische **6:** 511 f
Jejunum-Ernährungssonde **E:** 58 ff
- Komplikation **E:** 60
Jejunuminterposition **3:** 155 f, 206, 219, 273, 282
- Arkadengefäße **3:** 282
- cholangioduodenale **4:** 117
- isoperistaltische **3:** 155, 206
- bei mehrfach operiertem Ulkusmagen **3:** 219
- orthograde **3:** 219, 273
- Peristaltikbremse nach Hollender **3:** 156
Jejunumschlingendurchtrennung zur Hepatikojejunostomie **4:** 159
- zur Zystojejunostomie **4:** 161
Jet-Ventilation s. Katheter-Jet-Ventilation
Jobert-Naht **3:** 122, 124
Jochbeinfraktur **8:** 220, 275
- isolierte, operative Versorgung **8:** 284 ff
- Osteosynthese **8:** 285
Jochbeinpfeiler **8:** 230
- Schenkel, hinterer **8:** 230 f
- - vorderer **8:** 230 f
Jochbeinregion, Schwellung **8:** 221
Jochbogen **8:** 231
- Faszienverhältnisse **8:** 226
Jochbogenfraktur **8:** 275 f
- operative Versorgung **8:** 288
- Reposition **8:** 276
Jodgabe vor Schilddrüsenoperation bei Hyperthyreose **1:** 41
Jodoform-Gazestreifen **E:** 62
J-Pouch-Bildung **6:** 313
- Klammergerät **6:** 313
J-Span-Plastik **9:** 101 f
J-Span-Technik **10/2:** 42
Judet-Letournel-Zugang zum Azetabulum **8:** 512 ff
- - Außenrotatorendurchtrennung **8:** 516
- - Glutealmuskulaturmobilisation **8:** 515 f
- - Hautinzision **8:** 514
- - Kapsulotomie **8:** 516
- - Komplikation **8:** 512, 518
- - Patientenlagerung **8:** 513
- - Wundverschluß **8:** 517 f
Judin-Löffel **3:** 50
Jugale **8:** 222 Jugulum **3:** 4, 21, 23, 48
- Freilegung bei Arteria-subclavia-Transposition **1:** 191
Jung-Trichterbrustoperation **2:** 130 f

K

Kabelmethode **10/1:** 198
Kader-Fistel **3:** 53, 309 f
Kahnbein der Hand s. Os scaphoideum
Kalkaneus, Extensionsbügel **10/1:** 320
- Osteitis **10/1:** 457
- Pseudarthrose **10/1:** 477
- Zugang, medialer **10/1:** 439 f
Kalkaneusdrahtextension **10/1:** 319
Kalkaneusfraktur **10/1:** 457 f
- Athrodese, subtalare **10/1:** 478
- Aufklärungsgespräch **10/1:** 457
- dislozierte, mehrfragmentäre **10/1:** 457
- extraartikuläre **10/1:** 457 f
- intraartikuläre **10/1:** 457
- beim Kind **10/1:** 466
- Operation, verzögerte **10/1:** 457
- Operationsindikation **10/1:** 457
- Operationskontraindikation **10/1:** 457

- Operationsrisiko **10/1:** 457
- Operationsvorbereitung **10/1:** 457
- Operationsziel **10/1:** 457
- unverschobene **10/1:** 466
- Weichteilschwellung **10/1:** 457
- Zugang **10/1:** 437
- - lateraler, erweiterter **10/1:** 457
Kalkherdpunktion **10/2:** 63
Kalkscher Punkt **6:** 91
Kallusdistraktion **8:** 4, 33, 38 ff; **E:** 135
- Behandlungszeit **8:** 40
- biologische Gesetzmäßigkeit **8:** 40
- Indikation **8:** 38
- Kontraindikation **8:** 41
- Patientenaufklärung **8:** 41
Kalorienangebot bei Kurzdarmsyndrom **6:** 139
Kalottendefekt, Rekonstruktion **8:** 213 ff
- - Indikation **8:** 213
- - Komplikation **8:** 213, 216
- - Kontraindikation **8:** 213
Kalottensegment, entferntes **8:** 213
- konserviertes, Replantation **8:** 124, 152, 215
Kaltlichtkabel **7/2:** 49
Kalziummangel, Kurzdarmsyndrom **6:** 139
Kammerelektrode, Implantation **E:** 50
Kanalhernie s. Hernia inguinalis, indirekte
Kantho-meatale Ebene **8:** 85
Kapandji-Sauve-Operation, Zugang **9:** 336
Kapnometrie **7/2:** 9, 12
Kapnopneumoperitoneum s. Pneumoperitoneum
Kaposi-Sarkom **6:** 157, 219
Kapsel-Band-Verletzung **10/1:** 212
- alte **10/1:** 229 ff, 241 ff
- Finger **9:** 385 ff
- Folgen **9:** 432 f
- frische **10/1:** 214 ff
- Handwurzel **9:** 389
- komplexe **10/1:** 200, 228, 241 ff
- laterale **10/1:** 214 ff
- - Arthroskopie **10/1:** 215
- - Durchflechtungsnaht **10/1:** 214
- - Kombinationsverletzung **10/1:** 216 f
- - Komplexverletzung **10/1:** 214, 246
- - - Behandlung, postoperative **10/1:** 219
- - - Komplikation **10/1:** 219
- - Operationsindikation **10/1:** 214
- - Operationsrisiko **10/1:** 214
- - Operationsvorbereitung **10/1:** 215
- - Operationsziel **10/1:** 214
- - Stabilitätsprüfung, postoperative **10/1:** 219
- - - Strategie **10/1:** 218
- - - Thromboseprophylaxe **10/1:** 220
- - - Versorgung **10/1:** 218 f
- - Versorgung **10/1:** 215 f
- - Zugang **10/1:** 215
- mediale **10/1:** 214
- - isolierte **10/1:** 200
- - Tapeverband **10/1:** 214
- Mittelhand **9:** 385 ff
- Radioulnargelenk, distales **9:** 288 f
Kapsel-Band-Zerreißung **10/1:** 200
- bei Kniegelenkluxation **10/1:** 212
Kapselfibrose (s. auch Mammaprothese, Kapselfibrose), Ellbogengelenk **9:** 202
Kapselrelease, oberer **10/2:** 75
- unterer **10/2:** 60
Kapsel-Schneideinstrument **10/2:** 60
Kapsel-T-Shift, unterer, von dorsal **9:** 110
- - - Komplikation **9:** 110
- - - Nachbehandlung **9:** 110
- - von ventral **9:** 108
- - - Komplikation **9:** 110
- - - Nachbehandlung **9:** 110
Kapsulotomie, posteromediale **10/1:** 267
Kardangelenk **10/1:** 391; **10/2:** 274
Kardiafrühkarzinom **3:** 294
Kardiagastritis **3:** 241
Kardiainkontinenz bei Refluxkrankheit **3:** 317
Kardiakarzinom **3:** 243, 293
- Passagewiederherstellung, endoskopische **3:** 312
- Strahlentherapie **3:** 312
Kardialäsion bei Nissen-Fundoplikation **7/2:** 209
Kardialymphom **3:** 293
Kardiaperforation bei Antirefluxoperation **3:** 318
Kardiarekonstruktion **3:** 317
Kardiaresektion **3:** 293 ff
- abdominelle **3:** 295 f
- - A.-gastrica-sinistra-Absetzung **3:** 295
- - Arbeitsschritte **3:** 295
- - Duodenummobilisation **3:** 295
- - Lig.-gastrosplenicum-Absetzung **3:** 295
- - Lymphadenektomie **3:** 295
- - Magenschlauchbildung **3:** 295 f
- - Ösophagogastrostomie **3:** 295
- - Pyloroplastik **3:** 296
- - Resektionslinien **3:** 295
- - Splenektomie **3:** 295
- - Stapler-Naht **3:** 295
- - V.-gastrica-sinistra-Absetzung **3:** 295
- Aufklärungshinweise **3:** 293
- Indikationen **3:** 293
- Komplikationen **3:** 300 f
- - intraoperative **3:** 300
- - postoperative **3:** 300 f
- - - Blutung **3:** 301
- - - Nahtbruch **3:** 300 f
- - - Narbenstenosen **3:** 301
- Kontraindikationen **3:** 293
- Methode nach Block **3:** 294
- - nach Franke **3:** 294
- - nach Holle **3:** 294
- - nach Kirklin **3:** 294
- - nach Kirschner **3:** 294
- - nach Körbe **3:** 294
- - nach Kümmerle-Voelcker **3:** 294
- - nach Lortat-Jacob **3:** 294
- - nach Marshall **3:** 294
- - nach Mikulicz-Voelcker-Kirschner-Wendel **3:** 295 f
- - nach Ohsawa **3:** 294, 297
- - nach Ohsawa-Sauerbruch-Nissen **3:** 297 ff
- - nach Pack **3:** 294
- - nach Rienhoff **3:** 294
- - nach Watkins **3:** 294
- - nach Wendel **3:** 294
- - nach Zaaijer **3:** 294
- Narkose **3:** 293
- Patientenlagerung **3:** 293
- transthorakale-transdiaphragmale **3:** 297 ff
- - Anastomosendeckung **3:** 300
- - Arbeitsschritte **3:** 297
- - Billroth I, „umgekehrter" **3:** 299
- - Dichtigkeitsprobe **3:** 299
- - Kleinkurvaturskelettierung **3:** 299
- - Lymphadenektomie **3:** 297 f
- - Magenresektion, stufenförmige **3:** 297
- - Myotomie **3:** 300
- - Osophagogastrostomie, terminolaterale **3:** 297, 299 f
- - Ösophagusmobilisation **3:** 297 f
- - Pleurahöhlendrainage **3:** 300
- - Plica-gastropancreatica-Durchtrennung **3:** 297, 299
- - Pyloroplastik **3:** 297, 300
- - Stapler-Nähte **3:** 299
- - Thorakotomie **3:** 297
- - Zwerchfellverschluß **3:** 297, 300
- Zugangsweg **3:** 293, 297
Kardiasarkom **3:** 293
Kardiastenose, benigne **3:** 239 f
- - Aufdehnung, endoskopische **3:** 239
- - Therapie, chirurgische **3:** 239 f
- - - - Gastrotomie **3:** 239
- - - - Ösophagogastrotomie **3:** 239
Kardiaulkus **3:** 142, 204, 293
- Therapie, chirurgische **3:** 142 f, 204
- - - Billroth-II-Operation **3:** 142 f
- - - Magenresektion, proximale **3:** 204
Kardiaumleitung bei Kardiakarzinom **3:** 303 f
- - Ösophagogastrostomie **3:** 303 f
Kardiaverletzung **3:** 318, 321
- bei Fundoplikation **3:** 321
Kardiazügel bei Lig.-teres-Plastik **3:** 328
Kardinalvene, persistierende **1:** 283
Kardinalvenensystem **7/1:** 199, 204
Kardiomyopathie, kongestive **1:** 270
Kardiomyotomie **3:** 2, 29 ff
Karotisaneurysma **1:** 119 ff
- arteriosklerotisches **1:** 119
- Ätiopathogenese **1:** 119
- Ausdehnung in die Halsweichteile **1:** 120
- Computertomographie **1:** 120
- extrakranielles **1:** 119
- - Wiederherstellungsoperation, Lagerung **1:** 121
- im Halsabschnitt **1:** 134 ff
- - Operation, Arbeitsschritte **1:** 134
- - - Lagerung **1:** 134
- intrakranielles **1:** 119 f
- Kernspintomographie **1:** 120
- Operation, Frühkomplikation **1:** 138
- - Indikation **1:** 119
- - Komplikation **1:** 138 f
- - - intraoperative **1:** 138 f
- - - thromboembolische **1:** 138
- - - thrombotische **1:** 138
- - Kontraindikation **1:** 119
- - Methode **1:** 119
- - - Alternativverfahren **1:** 126
- - - Standardverfahren **1:** 126
- - Narkose **1:** 120
- - Risiko **1:** 119 f
- - Spätkomplikation **1:** 139
- - Ziel **1:** 119
- Verdrängungssymptomatik **1:** 119
Karotis-Axillaris-Bypass **1:** 198 f
Karotisbifurkation **1:** 80, 96
- Aneurysma, arteriosklerotisches **1:** 119
- - Operation, Lagerung **1:** 120 f
- - - Methode, Alternativverfahren **1:** 126
- - - - Standardverfahren **1:** 126
- Glomus-caroticum-Tumor **1:** 206
- Lage **1:** 5
- Lagebeziehung des Nervus vagus **1:** 123
- Stenose **1:** 181
- Thrombendarteriektomie **1:** 183 ff
- - Arbeitsschritte **1:** 183
- - Ausweichmethode **1:** 186
- - Komplikation **1:** 186
- - Lagerung **1:** 183
- - Nachsorge **1:** 186
- - Narkose **1:** 183
- - Patch-Plastik **1:** 183 ff
- - Shunt-Röhrchen-Einlegung **1:** 185
- - Spätkomplikation **1:** 186
- - Vena-saphena-magna-Gewinnung **1:** 184
- - Zugang **1:** 184
- Verletzung, Rekonstruktion, Kontraindikation **1:** 114
- Zugang **1:** 122
Karotis-Brachialis-Bypass **1:** 198 f
Karotisgabel s. Karotisbifurkation
Karotisknick **1:** 187 f
- asymptomatischer **1:** 187
Karotis-Kubitalis-Bypass **1:** 198
Karotis-Radialis-Bypass **1:** 198 f
Karotisrekonstruktion, Dauermedikation, postoperative **1:** 183
- Indikation, absolute **1:** 181
- - relative **1:** 182
- Kontraindikation **1:** 182
- notfallmäßige, Voraussetzungen **1:** 181
- Operationsrisiko **1:** 182 f
- Operationsvorbereitung **1:** 183
- Prognose **1:** 182
Karotisschleife **1:** 95, 187 f
- asymptomatische **1:** 187
- inoperable **1:** 187
- Operationsindikation **1:** 187
- Operationskontraindikation **1:** 187
- Operationsrisiko **1:** 187
- Patch-Plastik **1:** 187 f
- Plikation **1:** 187 f
- Resektion **1:** 187 f
Karotis-Sinus-cavernosus-Fistel **8:** 212
Karotissiphon **1:** 96
Karotisstenose **1:** 181 ff
- asymptomatische **1:** 182
- Dauermedikation, postoperative **1:** 183
- Diagnose **1:** 183
- Operationsindikation **1:** 181 f
- - absolute **1:** 181
- - relative **1:** 182
- Operationskontraindikation **1:** 182

- Operationsrisiko **1:** 182
- Operationsvorbereitung **1:** 183
- Rezidiv **1:** 182
- - nach Thrombendarteriektomie der Karotisbifurkation **1:** 186
- Vorzugslokalisation **1:** 181
Karotis-Subklavia-Bypass **1:** 190 f, 197 f
- Nachsorge **1:** 192
- Nahtausriß, intraoperativer **1:** 190 f
Karotisthrombose, stenosierende, nach Karotisrekonstruktion **1:** 183
Karotis-Truncus-brachiocephalicus-Bypass **1:** 196
Karotis-Ulnaris-Bypass **1:** 198 f
Karotis-Vertebralis-Bypass **1:** 192 f
Karpalknochen **10/2:** 107
Karpaltunnel **9:** 252, 254, 306, 308 ff, 314; **10/2:** 109
- Dach **9:** 309 f, 314
- Druckveränderungen **9:** 314
- Inhalt **9:** 310, 314
- Zugang **9:** 332
Karpaltunnelsyndrom **9:** 314
Karpometakarpalgelenk s. Articulatio carpometacarpalis
Karpopedalspasmus **1:** 32
Karpus, Rotationsstabilität **10/2:** 109
Karzinoembryonales Antigen s. CEA
Karzinoid **6:** 71; **7/2:** 90 f
- der Appendix vermiformis s. Appendixkarzinoid
- duodenales **6:** 71
Karzinom, anales s. Analkarzinom
- Dickdarm s. Dickdarmkarzinom
- Dünndarm s. Dünndarmkarzinom
- duodenales s. Duodenalkarzinom
- gastrointestinales, Einbruch in die Bauchdecke **7/1:** 41
- hepatozelluläres, Chemoembolisation **E:** 143
- - - Nachsorge **E:** 145
- - Chemotherapie, Arterienkatheterimplantation **E:** 53
- kolorektales, Lymphknotenmetastasen **5:** 68
- - N-Klassifikation **5:** 68
- - Staging, intraoperatives **5:** 66 ff
- - TK-Klassifikation **5:** 66
Karzinom-Cholezystektomie s. Cholezystektomie bei Gallenblasenkarzinom
Karzinomentstehung nach Speiseröhrenverätzung **3:** 71
Karzinomileus, Stomaanlage **6:** 439
Katarakt, hypokalzämische **1:** 32
Katheter, arteriell implantierbarer **E:** 52 ff
- epiduraler **E:** 54
- intrakavitärer **E:** 54 f
- intraperitonealer **E:** 54
- intrapleuraler **E:** 54
- intravasaler **E:** 44 ff
- suprapubischer, bei Verbrennung **E:** 73
Katheterangiographie, transbrachiale, bei thorakalem Aortenaneurysma **1:** 141
- transfemorale, Embolisation **E:** 142 ff
- - bei thorakalem Aortenaneurysma **1:** 141
Katheterembolisation bei Weber-Syndrom **1:** 276
Katheter-Jet-Ventilation **2:** 251, 262 f
- Minitracheotomie **2:** 301
Katheterokklusion bei Portsystem **E:** 49
Katheter-Portsystem **E:** 44 ff
Kathetersystem, venös implantierbares **E:** 44 ff
- - - Aufklärungsgespräch **E:** 44
Katheterthrombektomie **1:** 293
- Komplikation **1:** 298
Kaudaarterien **4:** 143
Kaudruck der Zähne, Übertragung **8:** 231
Kaumuskeln **8:** 232 f
Kava-Gallenblase-Linie **5:** 95 f, 105
Kavitation, Schußverletzung **E:** 17
Keilexzision, intraoperative, bei Pankreastumor **4:** 186
Keilfraktur **9:** 273
Keimausbreitungsprophylaxe **8:** 70
Keimzelltumor, retroperitonealer, Lymphknotenbefall **7/1:** 225
Keloid **9:** 13, 19; **E:** 91
- Ellenbeuge **9:** 184
- Korrektur **9:** 20 f
Kemspintomographie vor Karotisaneurysmaoperation **1:** 120
Keratinozytenkultur **E:** 81
Keratinozytenmigration, Wundheilung **E:** 5
Kerckringsche Falten **6:** 28
Ketamin **7/2:** 7 f
Kettenfraktur **10/1:** 122
- des Armes **9:** 274
Kieferbruchschienung **8:** 254 ff
Kiefergelenk, Discus articularis **8:** 234
- Distorsion **8:** 249
- Erguß **8:** 249
- Fraktur **8:** 252 f
- - beim Kind **8:** 297
- - Therapie **8:** 264
- Kontusion **8:** 249
- Luxation **8:** 249, 253
- - Reposition, manuelle **8:** 256
- - Ruhigstellung, intermaxilläre **8:** 256
- Luxationsfraktur **8:** 252 f
- - Stauchungsschmerz **8:** 218
- - Therapie **8:** 267
- - Zugangsweg **8:** 239
- Verletzung **8:** 218, 249
- - Behandlung, konservative **8:** 254 ff
Kieferklemme **8:** 221
Kieferschienung **8:** 257
Kiefersperre **8:** 221, 249
Kieferverdrahtung bei Adipositas permagna **3:** 315
Kieferwinkel, Zugangsweg **8:** 239
Kieferwinkelfraktur, Osteosynthese **8:** 260 f, 264, 272
Kinking, Arteria carotis interna s. Karotisknick
Kinn, statischer Bau **8:** 232
- Zugang **8:** 240 f
- - Patientenlagerung **8:** 242 Kinnfraktur **8:** 241
- Therapie **8:** 264 ff
- Zugschraubenosteosynthese **8:** 271
Kinnverletzung beim Kind **8:** 297
Kirchmair-Naht **9:** 116
Kirklin-Kardiaresektion **3:** 294
Kirschner-Draht-Osteosynthese, Bennet-Fraktur **9:** 380
- bei knöchernem Strecksehnenausriß **9:** 410
- perkutane, Finger **9:** 370 f
- Processus styloideus radii **9:** 284 f
- - - ulnae **9:** 284 f
- Radiusfraktur, distale **9:** 282 f
- Skaphoidfraktur **9:** 382
Kirschner-Kardiaresektion **3:** 294
Klammerautomat-Technik, Adhäsiolyse, unblutige **7/2:** 83, 87
Klammerfixateur **10/1:** 119
Klammermaterial **6:** 13
Klammernaht **3:** 52, 253
- mechanische **6:** 13 f
- zirkuläre **3:** 174
Klammernahtanastomose, Insuffizienz **6:** 419
- Komplikation, postoperative **6:** 419
- Nachblutung **6:** 419
- Vorgehen **6:** 99
Klammernahtgerät (s. auch Stapler) **3:** 281, 283 f
- EEA **3:** 62
- endoskopisches **7/2:** 345
- GIA **3:** 66
- herkömmliches **7/2:** 346
- TA **3:** 55
Klammernahtmaterial, Entfernung **E:** 9
Klammernahttechnik, Sigmaresektion **7/2:** 282, 287 ff
Klammernanzahl bei intraperitonealer Leistenhernienreparation **7/2:** 313
Klammertechnik, Appendektomie **7/2:** 99 ff
- Dünndarmanastomose **7/2:** 231
Klappenventil **7/2:** 42, 45 f
- Tupferverlust **7/2:** 139
Klatskin-Tumor s. Hepatikusgabelkarzinom
Klavikula (s. auch Clavicula) **9:** 3 ff, 8 ff, 63 ff **10/2:** 18 ff
- Angulationsosteotomie **9:** 33
- - Schnitt längs zur Klavikulaachse **9:** 13
- Durchtrennung, bei Subklaviaaneurysma im I. Segment **1:** 125
- Venenring **9:** 71
- Zugang **9:** 8
- - Sagittalschnitt **9:** 13
Klavikulafraktur **9:** 2
- Behandlung, konservative **9:** 24 f
- - - Kontraindikation **9:** 25
- dislozierte **9:** 25
- Fragmentverschiebung **9:** 25
- Komplexverletzung **9:** 24, 27
- Korrekturoperation **9:** 24, 27
- laterale **9:** 27 f
- mediale **9:** 23 f
- - Zuggurtung **9:** 23
- mittlerer Schaftbereich **9:** 24 f
- Nachbehandlung **9:** 24, 27
- offene **9:** 25
- Operation, Indikation **9:** 25
- - Kontraindikation **9:** 25
- - Risiko **9:** 25
- - Vorbereitung **9:** 25
- Plattenosteosynthese **9:** 26 f
- bei Schulterblattfraktur **9:** 34
- Zugang **9:** 13
Klavikulapseudarthrose **9:** 25
Kleeblattplatte **10/1:** 339 f
Kleinfingerballen s. Hypothenar
Kleinfragment-LC-DC-Platte **9:** 205
Kleinfragmentspongiosaschrauben **9:** 91
Kleinfragmentwinkelplatte nach Weber **10/1:** 368
Kleinkurvatur s. Curvatura minor
Kleinzehenloge **10/1:** 390
Klingenfehllage **10/1:** 123
Klingensitzinstrument **10/1:** 113
Klippel-Trenaunay-Syndrom **1:** 275
- Operationsindikation **1:** 275
- Operationsmethode **1:** 275
- Operationsvorbereitung **1:** 275
Klippverfahren bei Anastomosendehiszenz **E:** 166, 172
- Blutstillung **E:** 166, 168
Knie, duodenales **3:** 48
Kniebänkchen **10/2:** 4
Knie-Endoprothese, infizierte **10/1:** 365
Kniegelenk **10/2:** 161 ff, 173
- Adhäsiolyse **10/2:** 215, 219 ff
- - Nachbehandlung **10/2:** 223
- - Streckdefizit **10/2:** 222
- Anatomie **10/1:** 143 ff; **10/2:** 164 ff
- - intraartikuläre **10/2:** 175 ff
- Arthrodese, Arbeitsschritte **10/1:** 362
- - Aufklärungsgespräch **10/1:** 361
- - Einstellung **10/1:** 362 ff
- - Fixateurrahmen **10/1:** 364
- - Gelenkflächenentknorpelung **10/1:** 363
- - Gelenkkapselinzision **10/1:** 363
- - Indikation **10/1:** 361
- - Kontraindikation **10/1:** 361
- - Lagerung **10/1:** 362
- - Narkose **10/1:** 362
- - Operationsrisiko **10/1:** 361
- - Operationsvorbereitung **10/1:** 361
- - Patellaposition **10/1:** 365
- - Plattenosteosynthese **10/1:** 366
- - Quadrizepsverkürzung **10/1:** 365
- - Resektionsfläche **10/1:** 363, 365
- - Röntgenbild **10/1:** 365
- - Zugangsweg **10/1:** 362
- Arthrofibrose **10/2:** 189, 215
- Arthrotomie, mediale **10/1:** 201
- Aufklappbarkeit **10/1:** 148, 220; **10/2:** 250
- - laterale **10/1:** 145; **10/2:** 166, 170, 172
- - - Schutz **10/1:** 150
- - mediale **10/1:** 145; **10/2:** 166, 170, 172
- - - Schutz **10/1:** 150
- Außenrotation **10/1:** 144; **10/2:** 165, 170 ff
- - Kontrolle **10/1:** 149 f
- Bandschaden **10/2:** 248 ff
- - chronischer **10/2:** 250
- - iatrogener **10/2:** 189
- - beim Kind **10/2:** 250
- - medialer **10/2:** 188
- - Operationskomplikation **10/2:** 251
- - Operationskontraindikation **10/2:** 251
- - operative Strategie **10/2:** 163
- Bandverletzung **10/1:** 122
- - isolierte **10/1:** 200
- - komplexe **10/1:** 223
- Beugehemmung **10/2:** 215
- Beugekontraktur **10/1:** 130
- - Übungsbehandlung **10/1:** 91
- Bewegungseinschränkung **10/2:** 214 f, 251

- Bewegungsumfang **10/1:** 144; **10/2:** 165
- Blockade **10/2:** 188
- Bursen, kommunizierende **10/2:** 165
- Diagnostik, radiologische **10/1:** 185
- Distorsionsverletzung **10/2:** 188, 197
- Extension **10/2:** 166
- Flexion **10/1:** 202; **10/2:** 165 f
- Ganglienexstirpation **10/1:** 269 f
- Ganglion, meniskales **10/1:** 269
- - parameniskales **10/1:** 269
- Gefäßversorgung **10/2:** 173 f
- Gelenkflächenersatz, endoprothetischer **10/1:** 361
- Gelenkkapsel **10/2:** 165
- - Ruptur, parapatellare, mediale **10/2:** 238
- - Veränderung, anlagemäßige **10/2:** 204
- - - reaktive **10/2:** 214 ff
- - Weichteiltumor **10/2:** 205
- Gelenkkapselschaden **10/2:** 163, 204 ff
- Gelenkkörper **10/2:** 164 f
- - freier **10/2:** 178, 226
- - - Differentialdiagnose **10/2:** 211
- - - Resektion **10/2:** 237
- Gelenkkörperschaden, anlagemäßiger **10/2:** 224 ff
- - - Operationsindikation **10/2:** 225 f
- - - Valgusosteotomie **10/2:** 225
- Gelenkkörperverletzung **10/2:** 238 ff
- - Operationsindikation **10/2:** 238
- - Operationskomplikation **10/2:** 238
- - Operationsverfahren, offenes **10/2:** 238
- Gleitbeutel **10/1:** 268
- Hämarthros **10/1:** 208; **10/2:** 249
- Hautinnervation **10/2:** 173
- Horizontalschnitt **10/1:** 151
- Hyperextension **10/1:** 144; **10/2:** 165
- - Hemmung **10/1:** 148, 150
- Infektion, postoperative **10/2:** 217 f
- Innenrotation **10/1:** 144, 149 f; **10/2:** 165, 171 f
- Instabilität **10/1:** 214
- - globale **10/1:** 244
- - Kreuzbandverletzung, vordere **10/1:** 220
- - Operationsindikation **10/1:** 241
- - Operationskontraindikation **10/1:** 241
- - Operationsrisiko **10/1:** 242
- - Operationsvorbereitung **10/1:** 242
- - posteriore **10/1:** 225, 238
- - posterolaterale **10/1:** 224, 240
- - Rotationsinstabilität, anterolaterale **10/1:** 244 ff
- - - anteromediale **10/1:** 242
- - - posterolaterale **10/1:** 246 f
- - Ursache **10/1:** 241
- Inzision, parapatellare, laterale **10/1:** 201, 203
- - - mediale **10/1:** 201
- - - - Verlängerung **10/1:** 201 f
- Kapselband, mediales **10/1:** 146
- Kapsel-Band-Apparat, Anatomie **10/1:** 148
- - dorsaler **10/1:** 148
- - lateraler, Abriß, knöcherner **10/1:** 215 f
- - posteromedialer **10/1:** 242 f
- Kapsel-Band-Struktur, dorsale **10/2:** 170 f
- - mediale **10/2:** 168
- Kapsel-Band-Verletzung s. Kapsel-Band-Verletzung
- Kapselnaht **10/1:** 218
- Kapselruptur **10/1:** 217
- - U-Naht **10/1:** 216
- Kapselschale, posteromediale, Rekonstruktion **10/1:** 242 ff
- Kapselverbindung, meniskotibiale **10/1:** 243
- Knochen-Knorpel-Schaden **10/2:** 163
- Knorpeldestruktion **10/1:** 361
- Knorpelsanierung, arthroskopische **10/2:** 226 ff
- Kombinationsverletzung **10/2:** 248
- Komplexverletzung, laterale **10/1:** 204
- Membrana fibrosa **10/1:** 144; **10/2:** 165
- - synovialis **10/1:** 144; **10/2:** 165
- - - Einblutung **10/2:** 249
- Miniarthrotomie **10/1:** 201, 229
- - Hautinzision **10/1:** 201
- Narbenbildung **10/2:** 219
- Normbefund, arthroskopischer **10/2:** 175 ff
- Operation, arthroskopische **10/2:** 162 f
- Osteochondrosis dissecans **10/2:** 226
- - - Sanierung **10/2:** 233 ff
- Osteophytenbildung **10/2:** 177
- pivot central **10/1:** 145; **10/2:** 166
- Plica mediopatellaris **10/2:** 204 ff
- - suprapatellaris **10/2:** 204
- Regio genus anterior **10/2:** 173
- - - posterior **10/2:** 173 f
- Regionen **10/1:** 151 f
- Rezessus, dorsaler **10/2:** 216
- - oberer, Narbenbildung **10/2:** 215
- - - Weichteiltumor **10/2:** 212
- Roll-Gleit-Mechanismus **10/1:** 220
- Rotationsschutz **10/1:** 148 f
- Rotationsstabilisierung **10/2:** 171
- Saug-Spül-Drainage **8:** 60
- Schlußrotation **10/1:** 145
- Schwellung **10/2:** 214 f
- Stabilisator, dynamischer **10/1:** 149 ff; **10/2:** 171 ff
- - statischer **10/1:** 145; **10/2:** 166 ff
- Stabilität, Frontalebene **10/2:** 166, 168 ff
- - funktionelle **10/1:** 145
- - Sagittalebene **10/2:** 166, 170, 172
- - Transversalebene **10/2:** 166, 168, 170 ff
- Streckdefizit **10/1:** 253, 264
- - Kapsulotomie, posteromediale **10/1:** 267
- Streckhemmung **10/2:** 215
- Synovektomie **10/2:** 214 ff
- - Antibiotikaschutz **10/2:** 215
- - Aufklärung **10/2:** 215
- - Beinhochlagerung **10/2:** 218
- - Indikation **10/2:** 214 f
- - Komplikation **10/2:** 215
- - Kontraindikation **10/2:** 215
- - Nachbehandlung **10/2:** 223
- - Operationsrisiko **10/2:** 215
- - partielle **10/2:** 189
- - Periduralkatheter **10/2:** 215
- - Spül-Saug-Drainage **10/2:** 216, 218
- - Zugang **10/2:** 216
- Synovitis **10/2:** 175, 214
- - reaktive **10/2:** 188, 217
- Transversalschnitt **1:** 110; **10/2:** 173
- Valguspositionierung **10/2:** 228
- Valgusstreß **10/2:** 166, 168, 172
- Varusstreß **10/1:** 146 f; **10/2:** 166, 170, 172
- Verletzungsfolge **10/1:** 264 ff
- Versorgung, arterielle **10/1:** 151
- Weichteiltumorresektion **10/2:** 212
- Weichteilverletzung **10/1:** 200 ff
- - geschlossene **10/1:** 200, 208 f
- - - Behandlung, postoperative **10/1:** 209
- - - Faszienspaltung **10/1:** 208
- - - Operationsindikation **10/1:** 208
- - - Operationsrisiko **10/1:** 208
- - - Operationsvorbereitung **10/1:** 208
- - - Wiederholungseingriff **10/1:** 209
- - Mobilisierung **10/1:** 209
- - offene **10/1:** 200, 209 f
- - - Behandlung, postoperative **10/1:** 211
- - - komplexe **10/1:** 211
- - - Komplikation **10/1:** 211
- - - Operationsindikation **10/1:** 210
- - - Operationsrisiko **10/1:** 210
- - - Operationsvorbereitung **10/1:** 210
- - - Weichteildeckung **10/1:** 211
- - - Wiederholungseingriff **10/1:** 211
- - stumpfe **10/1:** 208 f
- - Wundbehandlung, offene **10/1:** 209
- Zugang **10/1:** 201 ff
- - anterolateraler **10/1:** 160, 203 f
- - - Erweiterung **10/1:** 204
- - anteromedialer **10/1:** 201 f
- - dorso-medialer **10/2:** 216
- - Hautinzision, laterale, parapatellare, lange **10/1:** 265
- - infrapatellarer **10/2:** 216
- - medialer **10/1:** 153 ff
- - posteriorer **10/1:** 206
- - - Hautschnitt **10/1:** 206
- - posterolateraler **10/1:** 205
- - supramenis kaler **10/2:** 216
- - suprapatellarer **10/2:** 216

Kniegelenkarthrolyse, extraartikuläre **10/1:** 265
- Kapsulotomie, posteromediale **10/1:** 267
- Komplikation, intraoperative **10/1:** 267
- - postoperative **10/1:** 267
- Nachbehandlung **10/1:** 267
- offene **10/1:** 264
- Periduralkatheteranästhesie **10/1:** 267
- Retinakulaspaltung **10/1:** 265 ff

Kniegelenkarthrose **10/2:** 190, 248

Kniegelenkarthroskopie, Anästhesieverfahren **10/2:** 6
- Anordnung des OP-Teams **10/2:** 180
- Beinhalter **10/2:** 179
- Blutsperre **10/2:** 162, 179
- diagnostische **10/2:** 163
- Flüssigkeitsfüllung **10/2:** 11
- Ganglionresektion **10/2:** 198 f
- Gasfüllung **10/2:** 11
- Gelenkdistension **10/2:** 162
- Instrumentarium **10/2:** 162
- Instrumentenzugang **10/2:** 182 ff
- Interkondylärraum **10/2:** 178
- Knorpelschaden, iatrogener **10/2:** 186, 190
- Komplikation **10/2:** 189 f
- Lagerung **10/2:** 4, 179 f
- operative Strategie **10/2:** 163
- Optik **10/2:** 12
- Optikzugang **10/2:** 180 f
- Parakondylärraum, lateraler **10/2:** 178
- - medialer **10/2:** 176
- Patello-Femoralgelenk **10/2:** 176
- Pathomorphologie **10/2:** 175 ff
- Recessus suprapatellaris **10/2:** 175
- Sichtfenster **10/2:** 175 ff
- Tasthakentest **10/2:** 175
- Tibio-Femoralgelenk, laterales **10/2:** 178
- - mediales **10/2:** 177
- Zugang **10/2:** 175
- - anterolateraler **10/2:** 180 f
- - dorsaler **10/2:** 182, 184
- - dorsomedialer **10/2:** 181
- - infrapatellarer **10/2:** 182 f
- - supramenis kaler **10/2:** 182 f
- - suprapatellarer **10/2:** 182 f
- - zentraler **10/2:** 180 f
- Zweiteingriff **10/2:** 163

Kniegelenkempyem **10/1:** 361; **10/2:** 189
- Revision, arthroskopische **8:** 56 f
- - Nachbehandlung **8:** 57
- - offene **8:** 54 f
- Stabilisierung **8:** 67

Kniegelenkerguß **10/2:** 188
- infektbedingter **10/2:** 214
- postoperativer **10/2:** 189
- Synovitis **10/2:** 214
- Ursache **10/2:** 214

Kniegelenkexartikulation **1:** 246, 253 f
- Fischmaulschnittführung **1:** 253 f
- Heilungsvoraussetzung **1:** 255
- Schnittführung, Ausweichmethode **1:** 254
- Stumpfrevision **1:** 258
- Ziel **1:** 246

Kniegelenkfraktur **10/1:** 158 f, 310

Kniegelenkinfektion **10/1:** 361

Kniegelenkinstabilität **10/2:** 248
- antero-laterale **10/2:** 250
- antero-mediale **10/2:** 250
- chronische **10/2:** 250

Kniegelenkkapsel **10/1:** 144
- Inzision **10/1:** 202
- Ruptur **10/1:** 216 f
- synoviale **10/1:** 83

Kniegelenkkontraktur, Unterschenkelamputation **1:** 253

Kniegelenkluxation **10/1:** 200, 212 f
- Aufklärung, präoperative **10/1:** 212
- Behandlung, postoperative **10/1:** 213
- Diagnostik **10/1:** 212
- dorsale **10/1:** 212
- Fixateur externe **10/1:** 212 f
- Gefäßverletzung **10/1:** 212

- Komplikation, intraoperative **10/1:** 213
- - postoperative **10/1:** 213
- Operationsrisiko **10/1:** 212
- Operationsvorbereitung **10/1:** 212
- Operationsziel **10/1:** 212
- posterolaterale **10/1:** 212
- Zugangsweg **10/1:** 213
Kniegelenkpunktion **10/1:** 185
Kniegelenkresektion **1:** 254
Kniegelenksteife, posttraumatische **10/1:** 200, 210, 264 ff
- - Operationsindikation **10/1:** 264
- - Operationskontraindikation **10/1:** 264
- - Operationsrisiko **10/1:** 264
- - Operationsvorbereitung **10/1:** 264
- - Operationsziel **10/1:** 264
- - Retinakulaspaltung **10/1:** 265 ff
Kniegelenkverletzung **10/2:** 185 ff
- komplexe **10/1:** 200
- offene **10/1:** 209 ff
- - Versorgung **10/1:** 210 f
- - Zugangsweg **10/1:** 210
- bei suprakondylärer Fraktur **10/1:** 118
Kniekehle, Druckgefühl **10/2:** 189
- Durchtrennung bei Kniegelenkexartikulation **1:** 253
- Schmerz **10/2:** 188
- Tunnelierung für femoro-poplitealen Bypass **1:** 235
- Zyste **10/1:** 272 ff
Knieregion, Hautnerv, sensibler **10/1:** 201
- Nervenversorgung **10/1:** 151
- Netz, arterielles, oberflächliches **10/1:** 201
Knieruhebein **1:** 253
Kniescheibe **10/2:** 8
Kniestreckapparat, Verletzung **10/1:** 200, 248 ff
- - offene **10/1:** 209
Kniesymptomatik, ventrale **10/2:** 210, 225
Knöchelgabel s. Malleolengabel
Knöchelödem nach Transplantatentnahme aus der Vena saphena magna **1:** 197
Knöchelregion **10/1:** 378, 396 f
Knochen, subchondraler, sklerosierter **10/2:** 225
Knochenbank, Aufbau **E:** 135
Knochenbiopsie, perkutane **E:** 147
Knochendefekt **8:** 32 f; **10/1:** 301
- Lager, ersatzschwaches **8:** 32
- - ersatzstarkes **8:** 32
- - ersatzunfähiges **8:** 32
- langstreckiger **8:** 38
- - Endoprothese, modulare **8:** 47
- - Kallusdistraktion **8:** 38 ff
- - Knochentransplantation, gefäßgestielte, freie **8:** 45 ff
- - Segmenttransport **8:** 38 ff
- posttraumatischer, längerbestehender **8:** 38
- Überbrückung **8:** 32 ff
- - Patientenaufklärung **8:** 32
- Überbrückungsmethoden, Wertung **8:** 50
Knocheneinlagerung **E:** 131, 133
Knochenempfänger, Aufklärung **E:** 131
Knochenentnahme **E:** 132 f
- postmortale **E:** 133
Knochenersatzmaterial **8:** 32 f; **E:** 135
Knocheninfekt **8:** 50
Knochen-Knorpel-Flake **10/2:** 240
Knochen-Ligament-Knochen-Transplantat, freies **10/1:** 229
Knochenmarkbiopsie bei Staging-Laparotomie beim Kind **5:** 72
Knochenmetastase, Chemoembolisation **E:** 143
- Osteosynthese **10/1:** 65, 76
Knochen-Nativtransplantation **E:** 134
Knochenplastik, autogene **10/1:** 357
Knochensegmentdefekt **8:** 4
Knochenspanentnahme **9:** 101, 103
Knochenspanfusion, interlamināre, Halswirbelsäule **8:** 341
Knochenspende, Dokumentationsbogen **E:** 135
Knochenspender, Aufklärung **E:** 131
- Ausschlußkriterien **E:** 132
- Auswahl **E:** 131 f
- Laboruntersuchung **E:** 132
Knochentransplantat, allogenes **8:** 32 f
- autogenes **E:** 131
- - Entnahme **E:** 135
- - Entnahmestellen **8:** 34 ff
- Einbauverhalten **E:** 134 f
- Entnahme vom Schädeldach **8:** 293 ff
- gefäßgestieltes, freies **8:** 45 ff
- Kalottenlückenverschluß **8:** 213
- Lagerung **E:** 133 f
- nichtvaskularisiertes, autogenes **8:** 32 f
- vaskularisiertes, autogenes **8:** 32 f
Knochentransplantatgewinnung **9:** 59
Knochentransplantation, allogene **E:** 131
- Aufklärungspflicht **E:** 131
- autologe **E:** 131
- Indikation **E:** 131
- Keimübertragung **E:** 134
- Kontraindikation **E:** 131
- mikrovaskuläre, freie **8:** 6
- - - Aufklärungshinweise **8:** 7
- - - Indikation **8:** 7
- - - Kontraindikation **8:** 7
Knochenverletzung bei Komplexverletzung **9:** 369
Knochenzement, Aushärtungsvorgang **10/1:** 50
Knopflochdeformität **9:** 434
Knopfnaht, zweireihige, Dünndarmanastomose, termino-terminale **6:** 130 f
- - über einer Prothese **6:** 9
Knorpel, hyaliner, Fehlen **10/2:** 117
- Strukturauflockerung, zottige **10/2:** 225
- weicher **10/2:** 119
Knorpeldestruktion **10/2:** 234
Knorpelglättung **10/2:** 228 ff
Knorpel-Knochen-Transplantation, Ellbogengelenk **9:** 240, 243
Knorpelödem **10/2:** 225, 233
Knorpelsanierung, arthroskopische **10/2:** 226 ff
Knorpelschaden **10/2:** 224 ff
- Klassifikation **10/2:** 119
- - nach Outerbridge **10/2:** 151
- patellarer **10/2:** 227 ff
- - Knorpelglättung **10/2:** 228 ff
- Stadium I **10/2:** 225, 227
- Stadium II **10/2:** 225, 228, 230
- Stadium III **10/2:** 225, 229, 231
Knoten, chirurgischer **7/2:** 14, 20 ff
- - Fadenlänge **7/2:** 15, 20
- - Indikation **7/2:** 21
- - Instrumentarium **7/2:** 21
- erster, vorbereiteter **7/2:** 14 f, 28
- - - Fadenlänge **7/2:** 15
- - - Indikation **7/2:** 28
- mesenterialer, Differentialdiagnose **5:** 27
Knotenschieber **7/2:** 14, 18; **10/2:** 47
Knotenstruma, hyperthyreote **1:** 40
Knotentechnik s. Knüpftechnik
Knüpftechnik **7/2:** 14 ff, 18
- extrakorporale **7/2:** 16, 24 ff
- Fehler **7/2:** 29
- intrakorporale **7/2:** 16, 20 ff, 345
Koagulationsnekrose **E:** 23
Koagulopathie **5:** 219
Koaptation, Nervenstümpfe **9:** 365
Kobraplatte **10/1:** 73
Kocher-Duodenummobilisation **6:** 37 f
Kocher-Gastroduodenostomie **3:** 146
Kocher-Langenbeck-Zugang zum Azetabulum **8:** 499 ff, 526 f
- - Außenrotatorendurchtrennung **8:** 502 f
- - Gelenkkapseldurchtrennung **8:** 504
- - Hautschnitt **8:** 501
- - Komplikation **8:** 499, 505
- - Nervus-ischiadicus-Entlastung **8:** 505
- - Patientenlagerung **8:** 500
- - Trochanter-major-Osteotomie **8:** 503
- - Wundverschluß **8:** 504
Kocher-Manöver **3:** 21, 42, 48, 91
- bei Cholezystektomie **4:** 62
- Duodenopankreatektomie, partielle **4:** 187, 189
- eingeschränktes **4:** 203
- Gallengangdrainage **4:** 151
- Gallengangrevision, chirurgische **4:** 76
- maximales **4:** 221 f
- Pankreasrundumfreilegung **4:** 221 f
- Pankreatektomie, totale **4:** 207
- Splenopankreatektomie **4:** 203
Kocherscher Kragenschnitt **1:** 22, 42, 46, 61, 66, 73; **2:** 70
- - Larynxmobilisierung, suprahyale **2:** 256
Kocher-Vene s. Vena thyroidea media
Kock-Pouch **6:** 293, 304 ff, 447 f
Kohlendioxidfüllung (s. auch CO_2) **10/2:** 9
- Nachteil **10/2:** 9
- Vorteil **10/2:** 9
Köhlersche Tränenfigur **8:** 446, 520
Kolektomie, Arbeitsschritte **6:** 215
- Komplikation, intraoperative **6:** 217
- - postoperative **6:** 217
- bei komplizierter Divertikulitis **6:** 215 ff
- neuralgische Punkte bei Präparation **6:** 216
- partielle **6:** 293
- bei Polypose **6:** 236
- prophylaktische, bei multiplen Adenomen **6:** 417
- Sigmaskelettierung, erschwerte **6:** 217
- Spätkomplikation **6:** 217
- subtotale **6:** 283
- - bei Angiodysplasie **6:** 226
- - Arbeitsschritte **6:** 283
- - bei Colon-transversum-Karzinom **6:** 270
- - bei Crohn-Krankheit **6:** 319
- - bei Divertikulose **6:** 206
- - Indikation **6:** 283
- totale, bei familiärer adenomatöser Polyposis **6:** 237
Kolitis **6:** 218
- ischämische **1:** 209; **6:** 225
- - nichtokklusive **6:** 225
- - okklusive **6:** 225
- pseudomembranöse, postantibiotische **6:** 218
Kollagen-Akkumulation, Wundheilung **E:** 5
Kollagenstoffwechsel, aktivierter **6:** 3
Kollateralen, arterielle, viszerale **1:** 259
Kollateralisationsoperation **5:** 167, 169 ff
Kolliquationsnekrose **3:** 242; **E:** 22 f
- schmerzlose **E:** 22
Kolon (s. auch Colon; s. auch Dickdarm) **7/2:** 295
- BAR-Anastomose **6:** 18, 266
- Blutabfluß, venöser **6:** 171
- Blutversorgung, arterielle **6:** 169 f
- Fremdkörper **6:** 370 f
- Fremdkörperdurchspießung **6:** 370
- Innenrelief **6:** 168
- Longitudinalmuskulatur **6:** 167
- Lymphgefäße **6:** 171
- Lymphknoten **6:** 171, 197
- Nervenversorgung **6:** 172
- - extrinsische **6:** 172
- - intrinsische **6:** 172
- - parasympathische **6:** 172
- Peritonealverhältnisse **6:** 168 f
- Polypektomie, endoskopische **6:** 514
- Pseudoobstruktion s. Pseudoobstruktion des Kolons
- spastisches, Myotomie **6:** 206
- Tänienverhältnisse **6:** 167
Kolonadenokarzinom **6:** 236, 238, 241
- muzinöses **6:** 238, 241
- - schlecht differenziertes **6:** 236
Kolonadenom **6:** 236
- breitbasiges **7/2:** 292
- Entfernung, chirurgische **6:** 417
- - koloskopische **6:** 417
- Invasion, pseudokarzinomatöse **6:** 236
- bei Kolonkarzinom **6:** 238
- maligne Entartung **6:** 236
- Multiplizität **6:** 417
- - Kolektomie, prophylaktische **6:** 417
- Operationsindikation **6:** 236
- mit schwerer Zellatypie **6:** 236
- Therapie, endoskopische **6:** 236
- villöses, großes **6:** 236
Kolonanastomose **3:** 66 f
- Naht **6:** 10 f
Kolonangiodysplasie **6:** 226; **7/2:** 292
Kolonbett **5:** 6
Kolonbogen, primitiver **6:** 30
Kolonchirurgie, Netzplastik **5:** 48
Kolondekompression, endoskopische **6:** 221, 511 f

Kolondekompressionssonde **E:** 170
Kolondilatation, aszendierende **6:** 395
Kolondivertikulitis **5:** 2 f
Kolonflexur, linke, Mobilisation **7/2:** 285 f
Kolongangrän **6:** 225, 229
Kolonileus, paralytischer s. Kolonpseuodoobstruktion
Koloninterposition **3:** 64 ff
- bei Ösophagusexstirpation **3:** 64 ff
- - Antibiotikaprophylaxe **3:** 64
- - Darmspülung **3:** 64
- - Kontraindikationen **3:** 64
- - Linkskolonverwendung **3:** 64 ff
- - - Interponatbildung **3:** 64
- - - Kolonanastomose, terminolaterale **3:** 66 f
- - - Ösophagokolostomie **3:** 67
- - - - Hinterwandnaht **3:** 67
- - - - U-Naht **3:** 67
- - - - Vorderwandnaht **3:** 67
- - - Thorakotomie **3:** 64
- - Rechtskolonverwendung **3:** 68 f
- - - Blindsacksyndrom-Vermeidung **3:** 68
- - - Ileotransostomie **3:** 68
- - - - Lumenkongruenz **3:** 68
Kolonkarzinom s. Dickdarmkarzinom
Kolonlage **6:** 167
Kolonlänge **6:** 167
Kolonlavage, orale s. Darmreinigung, orale
Kolonlymphom, malignes **6:** 238
Kolonmalignom, rechtsseitiges **7/2:** 292
Kolonmobilisation **6:** 298 f
Kolonmuskulatur **6:** 167
Kolonobstruktion, idiopathische s. Pseudoobstruktion des Kolons
Kolonperforation, iatrogene, Therapie, chirurgische **5:** 23
Kolonpolyp, hyperplastischer **6:** 236
Kolonpseudoobstruktion s. Pseudoobstruktion des Kolons
Kolonreinigung, peranale **7/1:** 186
Kolon-Rektum-Anastomose **6:** 410 f
- Durchzugsoperation **6:** 412
- Insuffizienz **6:** 419 f; **7/2:** 291
- Klammernaht **6:** 413 f
- Kontaktanastomose, nahtlose **6:** 413
- manuelle **6:** 410 ff
- Stenose **6:** 421
- termino-laterale, manuelle **6:** 411
- transanale **6:** 412
Kolonresektion bei Colitis ulcerosa **6:** 297
- bei Divertikelperforation **5:** 22
- dreizeitige **6:** 283
- bei gutartigem Tumor **6:** 235
- mehrzeitige **6:** 283
- - Indikation **6:** 283
- Omentumerhaltung **6:** 297
- zweizeitige, bei karzinombedingtem Ileus **6:** 285
Kolonsarkom **6:** 238
Kolonstenose bei Schwanzpankreatitis **4:** 156
Kolonteile **6:** 167
Kolonveränderung, tumorähnliche **6:** 236 f
Kolonverletzung bei Gastrektomie **3:** 257
- bei Nephrektomie **7/1:** 246
- bei Splenektomie **3:** 257
- bei stumpfem Bauchtrauma **3:** 257
Kolorektale Funktionsstörung **6:** 466
Koloskopie, Fremdkörperbergung **6:** 367
- intraoperative **7/2:** 256
- Perforation, instrumentelle **7/2:** 254
- präoperative **7/2:** 285
- Rektosigmoidperforation **6:** 371
- therapeutische **6:** 511 ff
- totale, bei Rektumkarzinom **6:** 401
Kolostoma bei Nahtbruchperitonitis **5:** 23
Kolostomie **8:** 465
- doppelläufige, transitorische **7/2:** 240
- endständige **7/2:** 240
- bei ischämischer Kolitis **6:** 225
- passagere, bei Analfistelsanierung **6:** 483 f
- bei pelvirektaler Fistel **6:** 493
- Plazierung **7/2:** 241
Kolotomie **6:** 166, 198 f
- Adenomentfernung **6:** 417
- Indikation **6:** 198
- Komplikation, intraoperative **6:** 199
- - postoperative **6:** 199
- Zugang **6:** 198
Koma, Hirntodfeststellung **E:** 109
Kombinationsnarkose **7/2:** 8
Kombinierte Magenoperation nach Harkins **3:** 136 ff
- - - Magenresektion **3:** 136
- - - - Billroth-I-Reparation **3:** 136, 144 ff
- - - - Billroth-II-Reparation **3:** 144, 161 ff
- - - Ösophagusmyotomie **3:** 137
- - - bei sekundärer Pylorusstenose **3:** 239
- - - Vagotomie **3:** 136 f
Kompartiment, radiokarpales **10/2:** 108
- ulnares **10/2:** 113 f
- - Synovialitis, hypertrophe **10/2:** 117
- ulnokarpales **10/2:** 108
Kompartmentbildung, extraperitoneale **7/1:** 213, 215 ff
- - linksseitige **7/1:** 215 f
- - rechtsseitige **7/1:** 217 f
- - Schnittführung **7/1:** 214
- - Spülbehandlung **7/1:** 217
Kompartmentdruckmessung **10/1:** 88
Kompartmentspaltung **E:** 13
- Unterarm **9:** 268 f
Kompartmentsyndrom **1:** 116; **10/2:** 9
- Dekompression, operative **9:** 184
- nach Ellbogenverletzung **9:** 184
- Femurfraktur **10/1:** 123
- Fuß **10/1:** 436, 446 ff, 471
- Hand **9:** 346
- Hautnaht, dynamische **10/1:** 89 f
- - - Defektdeckung **10/1:** 91
- - - Wundrandadaptation **10/1:** 89
- Kniegelenkverletzung **10/1:** 208
- Komplikation **10/1:** 91
- Leitsymptom **10/1:** 88
- Mitteldruck, arterieller Grenzwert **10/1:** 485
- Oberarm **9:** 142 f
- Oberschenkelverletzung **10/1:** 78, 89
- - Faszienspaltung **10/1:** 88 f
- - - unzureichende **10/1:** 90
- Polytrauma **10/1:** 484 f, 497
- Rebound-Kompartmentsyndrom **10/1:** 90, 406, 449
- Sprunggelenkregion **10/1:** 406, 418
- Unterarm **9:** 268
- Unterschenkel **10/1:** 209, 276, 296 ff, 317
Kompensationsgelenk **10/1:** 285
Kompetenz **7/2:** 318
Komplex, ulnokarpaler s. Ulnokarpaler Komplex
Komplikation **7/2:** 317
- postoperative, Relaparotomie **7/1:** 174 ff
Kompression, radikuläre **10/1:** 495
Kompressionsanastomose, Kolon **6:** 18
- kolorektale **6:** 17 f
- Konzept **6:** 17
- Nachteile **6:** 19
- präsphinktäre **6:** 19
- rückstandsfreie **6:** 15 f
- - technisches Vorgehen **6:** 16
- Vorteile **6:** 18 f
Kompressionsarthrodese, Schultergelenk **9:** 127 Kompressionsstrumpf **1:** 291 f
Kompressionssyndrom, neurovaskuläres s. Schultergürtel-Kompressionssyndrom
Kompressionstherapie bei Ulcus cruris venosum **E:** 25
Kompressionsthrombektomie **1:** 293, 295
Kompressionsverband **E:** 25
- nach Saphenaexhairese **1:** 291
Kondylenabstützplatte **10/1:** 165, 171
Kondylenfragment, disloziertes **10/1:** 166
- Fixation **10/1:** 170
Kondylenfraktur, dorsale, tangentiale **10/1:** 159, 161 ff
- - - Röntgenaufnahme **10/1:** 162 f
- Korrekturosteotomie **10/1:** 196 ff
- laterale, fehlverheilte **10/1:** 196
- - bei Osteoporose **10/1:** 160
- - T-Platte **10/1:** 160
- - Versorgung **10/1:** 159 f
- - Zugang **10/1:** 160
- mediale **10/1:** 161
- osteochondrale **10/1:** 163 f
- Plattenosteosynthese **10/1:** 168
- Reposition **10/1:** 167
Kondylenkantenfraktur, laterale **10/2:** 238
Kondylenkappe **10/1:** 150; **10/2:** 172
Kondylenplatte, Fingergrundglied-Osteosynthese **9:** 375
Kondylenplattenosteosynthese, Distraktoreinsatz **10/1:** 115 ff
- Durchleuchtung **10/1:** 116
- Ermüdungsbruch **10/1:** 134
- Femurfraktur, subtrochantäre **10/1:** 112 ff
- - suprakondyläre **10/1:** 118
- Klingenbett **10/1:** 116
- Klingeneintrittstelle **10/1:** 113, 116
- Klingenlänge **10/1:** 113
- Kompression, axiale **10/1:** 114
- Kortikalisfenster, querovales **10/1:** 113
- Pseudarthrose, subtrochantäre **10/1:** 134 f
- - suprakondyläre **10/1:** 136
- Rotationskontrolle **10/1:** 114, 118
- überbrückende **10/1:** 115 ff
- Verlängerungsosteotomie, subtrochantäre **10/1:** 131
Kondylenschraube, dynamische **10/1:** 165, 167
Kondylenzielgerät **10/1:** 113
Kondylus, karpaler **9:** 259
- Rekurvation **10/1:** 172
Konfluens, bilio-pankreatischer **4:** 2, 7 f, 45
- - U-Typ **4:** 48
- - Variationen **4:** 5, 7, 48, 139 f
- - V-Typ **4:** 48
- - Y-Typ **4:** 48
Konglomerattumor, entzündlicher **6:** 173
Koniotomie **2:** 286, 294 ff
- Alternativen **2:** 295
- Arbeitsschritte **2:** 295
- Technik **2:** 295
Konservierungslösung **5:** 107
Kontaktprothese **1:** 246
Kontakverbrennungswunde, Abdeckung **E:** 82
Kontinenz, anorektale, Störung, fehlbildungsbedingte **6:** 395
Kontinenzapparat **6:** 377, 466 ff
- Gefäße **6:** 466 f
- Kreislauf, funktioneller **6:** 467
- - nutritiver **6:** 467
- Schleimhaut **6:** 466 f
- Verschluß, angio-muskulofibröser **6:** 466
Kontinenzerhaltung **6:** 376
Kontinenzfaktoren **6:** 467 f
- muskuläre **6:** 467 f
Kontinenzorgan, Muskulatur **6:** 467 f
- Strickleitersystem, vaskuläres **6:** 380, 467
Kontinenzorganzerstörung, Stomaanlage **6:** 439
Kontinenzreflex **6:** 420
Kontinenzresektion bei Sigmadivertikulitis **6:** 206 ff
- Zugangsweg **6:** 206
Kontinenzstörung (s. auch Inkontinenz) nach Fisteloperation **6:** 493
- nach Hämorrhoidenoperation **6:** 470
- nach Rektumresektion **6:** 420 f
Kontinenzwiederherstellung **6:** 502 ff
- Ernährung, postoperative **6:** 506
- Indikation, absolute **6:** 503
- - relative **6:** 503
- Methodenwahl **6:** 502 f
- Nachbehandlung **6:** 506
- unbefriedigende **6:** 506
- Wiederholungseingriff **6:** 506
Kontraktur nach Verbrennung **E:** 85
Konverter **7/2:** 16
Kopf, Weichteilverletzung **8:** 102 ff
- - Komplikation **8:** 105
Kopfbohrer **10/1:** 43
Kopfgelenk, oberes **8:** 308, 311, 323
- - Beweglichkeit **8:** 323
- unteres **8:** 308, 323
- - Beweglichkeit **8:** 323

- - Fraktur im Kindesalter **8:** 359
Kopfhaut, Netztransplantation, freie **5:** 53
Kopfhautinfektion **8:** 102
Kopfhautverletzung **8:** 102 ff
- Komplikation **8:** 105
Kopfhochlagerung **7/2:** 7
Kopflagerung, präoperative, bei Schädel-Hirn-Verletzung **8:** 79
Kopfpankreatitis, chronische **4:** 120
Kopfschwarte **8:** 95
- Riß-Quetsch-Wunde **8:** 103 f
Kopfschwartendefekt **8:** 102
- Deckung, direkte **8:** 105
Kopfschwartenverletzung **8:** 102 ff; **10/1:** 494
- Komplikation **8:** 105
Kopftieflagerung **7/2:** 6 f
Kopfverletzung, Diagnostik **8:** 106
Korbabriß **4:** 21
Korbeinklemmung **4:** 21
Korbhenkelresektion **10/2:** 195 f
Korbhenkelriß **10/2:** 187
- Teilresektion, intermediäre **10/2:** 197
Körbl-Kardiaresektion **3:** 294
Kornzange **3:** 50
Koronarschnitt s. Bügelschnitt
Körperfläche, verbrannte **E:** 71 f
Korporektomie **8:** 350; **10/1:** 495
Korpusfrühkarzinom **3:** 243
Korpusgastritis **3:** 241
Korpusresektion bei tubulärer Magenresektion **3:** 226
Korrekturoperationen nach Fundoplikation **3:** 321
Korrekturosteotomie **8:** 556 f; **9:** 236 ff, 424 f
- Becken **8:** 494 f
- Closed-wedge-Technik **10/1:** 347 ff
- Femurschaft **10/1:** 126 ff
- Komplikation **9:** 431; **10/1:** 355
- laterale, monokondyläre **10/1:** 196 ff
- Nachbehandlung **9:** 431
- Open-wedge-Technik **10/1:** 347 f
- Risiken **9:** 236
- suprakondyläre, extendierende **10/1:** 130
- - valgisierende **10/1:** 128 f
- - varisierende **10/1:** 130
- Tibiaschaft, distaler **10/1:** 354
- Wiederholungseingriff **9:** 431
Korsettnaht **10/1:** 299, 326
Kortexinzision bei intrakraniellem Hämatom **8:** 145, 150
Kortexläsion, Impressionsfraktur **8:** 178
Kortexverletzung bei Bohrlochplazierung **8:** 108
Kortikosteroidsubstitution bei Adrenalektomie **7/1:** 229
Kortikotomie **8:** 38 f, 42 ff; **10/1:** 333
Kostoklavikuläres Syndrom s. Schultergürtel-Kompressionssyndrom
Kostoumbilikalschnitt **5:** 233, 236; **7/1:** 30
- linksseitiger **7/1:** 30
- rechtsseitiger **7/1:** 30
- nach unterem Medianschnitt **7/1:** 33
Kotblase s. Ampulla recti
Kotfistel nach Appendektomie **6:** 174, 181
- nach Inguinalhernienoperation **7/1:** 102
- nach rechtsseitiger Hemikolektomie **6:** 189
- Rektumanastomoseninsuffizienz **6:** 420
- nach Transfixation bei Stomaprolaps **6:** 453
Kotimpaktierung, Hirschsprung-Krankheit des Erwachsenen **6:** 395 f
- nach Kontinenzwiederherstellung **6:** 506
Kotschmieren **6:** 502
Koxarthrose **10/2:** 151
- posttraumatische **10/1:** 2, 29
- - Behandlung **10/1:** 31, 70
Krähenfuß s. Rami antrales anteriores
Krallenplattenfixation **10/1:** 464
Krallenzehe **10/1:** 304, 449, 471 f
Krallenzehenbildung, diabetischer Fuß **E:** 29
Kraniektomie **8:** 106
- Hämatom der hinteren Schädelgrube **8:** 153 ff
- okzipitale **8:** 153 ff
Kraniotomie **8:** 106; **10/1:** 494
- bifrontale **8:** 200
- dekompressive **8:** 79
- Epiduralhämatom, akutes **8:** 125 f
- Fraktur, frontobasale, mediale **8:** 200
- Hämatom, intrazerebrales, akutes **8:** 144 ff
- Nachbehandlung **8:** 124
- Subduralhämatom, akutes **8:** 108 ff
- - chronisches **8:** 159
- - - rezidivierendes **8:** 165
- - subakutes **8:** 122
- zentrierte **8:** 80, 122, 125, 145
Krawatte, jejunale zur Nahtsicherung **3:** 288
Krebsrisikokrankheiten **3:** 109
- Gastritis, atrophische **3:** 241
- Ménétrier-Krankheit **3:** 242
- Metaplasie, intestinale **3:** 242
Kremer-Ersatzmagenbildung **3:** 221 ff, 271, 284
- Enteroenteroanastomose **3:** 284
- Jejunoplikation **3:** 273, 284
- Manschettenbildung **3:** 284
- Ösophagojejunostomie **3:** 284
Krepitation **E:** 33
Kreuzband **10/2:** 166 ff
- Durchtrennung bei Kniegelenkexartikulation **1:** 253 f
- hinteres **10/1:** 145 f; **10/2:** 166 ff
- - Anatomie **10/1:** 145 f
- - Ansatz **10/2:** 166
- - Ansatzmuster, fächerförmiges **10/1:** 226
- - Ausriß, knöcherner **10/1:** 225
- - - - Fixation **10/1:** 228
- - Bündel, anterolaterales **10/2:** 166, 168
- - - isometrisches **10/2:** 166
- - - posteromediales **10/2:** 166, 168
- - Faserbündel, anterolaterales **10/1:** 145, 226
- - - posteromediales **10/1:** 145, 226
- - Ruptur **10/1:** 200
- - - Behandlung, postoperative **10/1:** 228 f
- - - distale **10/1:** 225
- - - femurnahe **10/1:** 225 f
- - - intraligamentäre **10/1:** 218
- - - - intermediäre **10/1:** 225, 228
- - - isolierte **10/1:** 224
- - - Komplikation, intraoperative **10/1:** 228
- - - Reinsertion **10/1:** 227
- - - - femorale **10/1:** 228
- - - - tibiale **10/1:** 228
- - - tibianahe **10/1:** 227 ff
- - - - Zugang **10/1:** 227
- - - veraltete **10/1:** 238
- - Schrägbündel, hinteres **10/2:** 166, 168
- - Stabilisierung **10/2:** 249
- - Überprüfung **10/2:** 177
- - Ursprung **10/2:** 166
- - Zugang **10/1:** 202
- Vernarbung, sekundäre **10/1:** 220
- vorderes **10/1:** 145 f, 203; **10/2:** 166 ff
- - Abscherung, proximale, periostale **10/1:** 220
- - Anatomie **10/1:** 145 f
- - Ansatz **10/2:** 166
- - Anspannung **10/2:** 166
- - Augmentation **10/1:** 220
- - Ausriß, knöcherner, distaler **10/1:** 220, 224
- - - nichtossärer **10/1:** 224
- - Bündel, anteromediales **10/1:** 145; **10/2:** 166
- - - anteromedialies **10/2:** 167
- - - posterolaterales **10/1:** 145; **10/2:** 166
- - - posteromedialies **10/2:** 167
- - Defekt **10/2:** 177
- - Elongation **10/2:** 248
- - Funktion, stabilisierende **10/1:** 145; **10/2:** 166
- - Insuffizienz **10/1:** 220
- - Naht **10/2:** 248
- - Propriorezeptor **10/1:** 220
- - Reinsertion **10/1:** 220, 223
- - - Zugang **10/1:** 205
- - Ruptur **10/1:** 200
- - - Bandersatz **10/1:** 229
- - - distale, ansatznahe **10/1:** 220
- - - femurnahe **10/1:** 221 ff
- - - intraligamentäre **10/1:** 218, 220
- - - - intermediäre **10/1:** 224
- - - - Kreuzbandplastik **10/1:** 220
- - - veraltete **10/1:** 229 f
- - - - Ersatzmaterial **10/1:** 229
- - - - Operationsindikation **10/1:** 229
- - - - Operationskontraindikation **10/1:** 229
- - - - Operationsrisiko **10/1:** 229 f
- - Ursprung **10/2:** 166
- Wirkung, stabilisierende **10/1:** 146 f
Kreuzbandersatz **10/2:** 249
- Cyclops-Phänomen **10/2:** 222
- hinterer, Altersgrenze **10/1:** 238
- - Aufklärungsgespräch **10/1:** 238
- - Ersatzmaterial **10/1:** 238
- - Indikation **10/1:** 238, 246
- - Komplikation **10/1:** 240
- - Ligamentum-patellae-Transplantat **10/1:** 238 ff
- - - Bohrung, transfemorale **10/1:** 239
- - - - transtibiale **10/1:** 239
- - - Durchzug **10/1:** 239
- - - Fixation **10/1:** 240
- - Nachbehandlung **10/1:** 240, 247
- - Operationsrisiko **10/1:** 238
- - Operationsvorbereitung **10/1:** 238
- - Wiederholungseingriff **10/1:** 240
- Indikation **10/1:** 220, 229; **10/2:** 250
- vorderer **10/1:** 220
- - nach Brückner **10/1:** 236 f
- - nach Brückner/Jones **10/1:** 234 f
- - Einklemmung **10/1:** 237
- - Indikation **10/1:** 242
- - Ligamentum-patellae-Transplantat, distal gestieltes **10/1:** 234 f
- - - freies **10/1:** 236 f
- - Notch-Plastik **10/1:** 237
- - Press-fit-Technik **10/1:** 230 ff
- - - Bohrung, transkondyläre **10/1:** 231
- - - - transtibiale **10/1:** 232
- - - Hebedefekt, patellarer **10/1:** 233
- - - - tibialer **10/1:** 233
- - - Knochenblock, patellarer **10/1:** 231, 233
- - - - tuberositärer **10/1:** 230 ff
- - - Komplikation **10/1:** 234
- - - Lachmann-Test **10/1:** 233
- - - Nachbehandlung **10/1:** 234, 247
- - - Streckhemmung **10/1:** 234
- - - Transplantat, Spannungsverhalten **10/1:** 233
- - - Transplantatverankerung, distale **10/1:** 232
- - - Wiederholungseingriff **10/1:** 234
- - - Wundverschluß **10/1:** 233
- - Prognose **10/1:** 237
- - Zugang **10/1:** 202
Kreuzbandfaden **10/1:** 219
Kreuzbandfaßzange **10/2:** 260
Kreuzbandhöckerausriß **10/2:** 243
Kreuzbandhöckerruptur, vordere **10/2:** 246 f
Kreuzbandinstabilität **10/2:** 200
Kreuzbandinsuffizienz, vordere **10/1:** 244
Kreuzbandnaht, augmentierte **10/1:** 220
Kreuzbandoperation **10/2:** 163
- Komplikation **10/2:** 251
- Nachbehandlung **10/2:** 269
- Narkose **10/2:** 251
- Schmerztherapie **10/2:** 269
- Vorbereitung **10/2:** 251
Kreuzbandruptur, hintere **10/2:** 249
- - Ligamentum-patellae-Plastik **10/2:** 268 f
- - Operationsindikation **10/2:** 250
- - Therapie, konservative **10/2:** 268
- komplette **10/2:** 249
- partielle **10/2:** 249
- vordere, Formen **10/2:** 249
- - isolierte, Operationsindikation **10/2:** 250
- - Ligamentum-patellae-Plastik **10/2:** 251 ff
- - Naht und Augmentation **10/2:** 248, 260 ff
- - - - Bandansatzstelle, femorale **10/2:** 267
- - - - Bohrkanal, tibialer **10/2:** 262
- - - - Membrana-synovialis-Fixation **10/2:** 266

- - - - Operationstermin **10/2:** 251
- - - - Schlaufennaht **10/2:** 265
- - - - Transplantatlager **10/2:** 263
- - Operationsverfahren **10/2:** 251 ff
- - Semitendinosussehnenplastik **10/2:** 257 ff
Kreuzbandstumpf **10/1:** 218
- Armierung **10/1:** 221
- Armierungsfaden **10/1:** 223
- Umstechen, U-förmiges **10/1:** 226
Kreuzbandverletzung **10/2:** 188
- Diagnose **10/2:** 249
- Ersatzplastik **10/2:** 249
- hintere **10/1:** 224 ff
- - Komplexverletzung **10/1:** 224, 228
- - Operationsindikation **10/1:** 225
- - Operationsrisiko **10/1:** 225
- - Operationsvorbereitung **10/1:** 225
- - Operationsziel **10/1:** 224 f
- - Reinsertion **10/1:** 225 f
- intrasynoviale **10/2:** 249
- isolierte **10/2:** 248
- kombinierte **10/2:** 249
- - Femuschaftfraktur **10/2:** 250
- Rekonstruktion **10/1:** 214
- vordere **10/1:** 220 ff
- - Augmentationsmaterial, autologes **10/1:** 220
- - Behandlung, postoperative **10/1:** 223 f
- - beim Kind **10/2:** 249
- - Komplikation, intraoperative **10/1:** 223
- - - postoperative **10/1:** 223
- - oberschenkelrollennahe, akute **10/2:** 260
- - Operationsindikation **10/1:** 220
- - Operationsrisiko **10/1:** 220
- - Operationsvorbereitung **10/1:** 220 f
- - Operationsziel **10/1:** 220
- - Teilbelastung **10/1:** 224
- - tibianahe **10/1:** 223 f
- - Wachstumsalter **10/1:** 224
Kreuzbein (s. auch Sakrum) **6:** 278
- Krümmung **8:** 418, 425
Kreuzbeinabtragung **6:** 393
Kreuzbein-Darmbein-Gelenk s. Iliosakralgelenk
Kreuzbeinkanal **8:** 418
Krikomyotomie **3:** 33
Krise, hyperkalzämische s. Parathyrotoxikose
- hypotone **6:** 225
- thyrotoxische **1:** 40
Kristallsynovialitis **10/2:** 117
Kriterien, onkochirurgische **4:** 184
Kronberger-Gastrojejunostomie **3:** 144
Krönlein-Gastrojejunostomie **3:** 160
Krönlein-Schema **8:** 85 f
Kropf s. Struma
Krückstockprothese **10/1:** 76
Krummdarm s. Ileum
Krurographie **3:** 326 ff
- bei Fundophrenokopexie **3:** 327
- bei Lig.-teres-Plastik **3:** 328
- bei Ösophagofundopexie **3:** 326
Kryptitis **6:** 467, 482
Kubitaltunnel **9:** 133
Kufennadel **7/2:** 15
Kugelbauch **E:** 97
Kugelgelenk **10/1:** 381 f; **10/2:** 20, 142
- substituierbares **10/2:** 107 f
Kugelspieß **10/1:** 417
Kugelspitz-Repositionsinstrument **10/2:** 126 f
Kugelventil **7/2:** 42, 45
Kulissenschnitt **6:** 175
- pararektaler, unterer, rechtsseitiger **7/1:** 36
Kümmell-Voelcker-Kardiaresektion **3:** 294
Kunstafter s. Anus praeter naturalis; s. Stoma
Kunstbandaugmentation **10/2:** 260 f, 264 f
Kunststoffarterie **1:** 125
Kunststoffimplantation, Sternumaugmentation **2:** 136 f
Kunststoffnetz, Bauchdeckenverschluß, dauerhafter **7/1:** 48
- - passagerer **7/1:** 48
- Bruchlückenverschluß bei Narbenhernie **7/1:** 152
- Fasziendefektdeckung **7/1:** 45
- resorbierbares **7/1:** 45 f, 48
Kunststoffprothese, Infektion nach Karotisaneurysma-Operation **1:** 138 f
- Interposition nach Aneurysmaresektion **1:** 125 f
Kuntzscher Nerv, Resektion **1:** 203
Kuppenusurenblutungen **3:** 231
Kürschner-Naht **3:** 123, 133
Kurvatur, große, Skelettierung **3:** 18, 46, 130, 204, 303
- kleine, Anatomie **3:** 177
- - Nekrobiose **7/2:** 196
- - Nervenfaserndissektion **7/2:** 186
- - Reserosierung **7/2:** 198
- - Skelettierung **3:** 45, 134, 204; **7/2:** 196 Kurzdarmsyndrom **6:** 138 f
- Behandlung, konservative **6:** 138
- Elektrolytsubstitution **6:** 139
- Ernährung **6:** 138 f
- nach Ileusoperation **6:** 328, 344
- Kalorienangebot **6:** 139
- Vitaminsubstitution **6:** 139 f
Kurzschluß, enteraler **3:** 203
Kutis **7/1:** 4, 10
Kutis-Subkutis-Lappen, Venennetz **7/1:** 20
Kutscha-Lissberg-Gastroduodenostomie **3:** 146
Kux-Sympathektomie s. Sympathektomie, thorakale, endoskopische, transpleurale

L

Labbé-Vene **8:** 91 f
Labrum acetabulare **10/1:** 19, 21; **10/2:** 144
- - Anatomie, spezielle **10/2:** 145
- - Ansatz **10/2:** 149
- - Normalbefund **10/2:** 150
- glenoidale **8:** 446; **9:** 64 ff; **10/2:** 20 f
- - Spaltung **10/2:** 28
- - Veränderung, degenerative **10/2:** 28
Labrumablösung **10/2:** 27
- posteriore, Refixation **10/2:** 54 ff
- - - Instrumentenanordnung **10/2:** 55
- vordere, Refixation **10/2:** 54
Labrum-Kapsel-Komplex, Fixation **10/2:** 45 ff
- Refixation **9:** 96
- - Ankernahttechnik **10/2:** 48 f
- - Drei-Punkt-Naht **10/2:** 45 ff
- - Dübel **10/2:** 41 f
- - extraartikuläre **10/2:** 42, 54, 56
- - intraartikuläre **10/2:** 42, 57
- - Nahttechnik nach Caspari **10/2:** 43 ff
- - U-Naht **10/2:** 47 f
Labrumteilabriß **10/2:** 50
Lacertus fibrosus **1:** 99 f, 199; **9:** 70, 167 f, 181, 253 f **10/1:** 497; **10/2:** 89 f
- - Durchtrennung bei Arteria-cubitalis-Darstellung **1:** 199
- - - bei Brachialisaneurysmaoperation **1:** 171
Lachgas **7/2:** 7 f
- Nebenwirkung **7/2:** 8
Lachgas-Sauerstoff-Beatmung **7/2:** 8
Lacuna musculorum **7/1:** 56; **7/2:** 308; **8:** 425, 427; **10/1:** 6
- vasorum **1:** 106 f, 281 f; **7/1:** 56; **7/2:** 308; **8:** 425, 441; **10/1:** 6
Ladd-Band **6:** 64; **7/1:** 156
Lagerung **10/2:** 3 f
Lahey-Ersatzmagenbildung **3:** 270
Lahey-Stadieneinteilung bei Ösophagusdivertikel **3:** 33
Laimer-Dreieck **3:** 35
Laimersche Membran s. Membrana phrenico-oesophagealis
Laktationsmastitis **2:** 7
Lambda **8:** 83 f
Lamina anterior **6:** 259
- cribrosa **1:** 288; **10/1:** 5
- - Fraktur **8:** 196
- elastica externa **1:** 89
- - interna **1:** 89
- epithelialis mucosae **5:** 151
- intertendinea superficialis **9:** 325, 327
- muscularis mucosae **5:** 151
- posterior **6:** 248, 259
- praetrachealis fasciae cervicalis s. Fascia cervicalis media
- praevertebralis **3:** 4, 35
- - fasciae cervicalis s. Fascia cervicalis profunda
- superficialis fasciae cervicalis s. Fascia cervicalis superficialis
- umbilicalis, aponeurotische **7/1:** 12
Laminektomie **10/1:** 495
- Brustwirbelsäule **8:** 363
- dekompressive **8:** 385 f
- Lendenwirbelsäule **8:** 376, 378, 385 f
Landsmeer-Bänder **9:** 325, 327, 340
Lane-Band **7/2:** 91
Lanesche Schleife **5:** 13 f
Längenwachstum, überschießendes **10/1:** 124 f
Langerhanssche Inseln s. Inselorgan
Langersche Spaltlinien **7/1:** 4, 21
Langfinger, Zugang, palmarseitiger **9:** 332, 338
Langfingerflexoren **9:** 337
Längslaparotomie **1:** 209
Längspylorotomie **7/2:** 191
- Verschluß **7/2:** 191
Längsschnitt **3:** 85 Langzeit-pH-Metrie **3:** 318
Laparoskopie **3:** 109; **6:** 841; **7/1:** 269
- bei abdomineller Minderdurchblutung, Fehlervermeidung **7/2:** 317
- Aufklärung **7/2:** 78
- diagnostische **5:** 17; **7/2:** 63 ff
- - Aufklärung **7/2:** 63
- - Ausrüstungspositionierung **7/2:** 64
- - nach Bauchtrauma **6:** 119
- - Biopsie **7/2:** 71
- - erweiterte **7/2:** 65 ff
- - Indikation **7/2:** 63
- - Komplikation, intraoperative **7/2:** 73
- - - postoperative **7/2:** 73
- - Kontraindikation **7/2:** 63
- - Konversion **7/2:** 63, 72
- - Lagerung des Patienten **7/2:** 64
- - Lokalanästhesie **7/2:** 63
- - Lymphknotenbeurteilung **7/2:** 72
- - Monitor-Positionierung **7/2:** 64
- - Narkose **7/2:** 63
- - OP-Team-Positionierung **7/2:** 64
- - Schema **7/2:** 72
- - Spätkomplikation **7/2:** 73
- - Ultraschallsonde **7/2:** 70
- - Umlagerung des Patienten **7/2:** 64
- - Vorbereitung **7/2:** 63
- - Zugangsweg **7/2:** 65
- Dünndarm-Exploration **6:** 84 f, 91
- Duodenum-Exploration **6:** 36
- bei Endometriose **6:** 223 f
- gaslose **7/2:** 317
- Indikation **7/2:** 77 f
- Komplikation **7/2:** 80
- Kontraindikation **7/2:** 78
- in Lokalanästhesie **6:** 91
- - Indikation **6:** 91
- Nachteile gegenüber der explorativen Laparotomie **7/2:** 77
- offene **7/2:** 44, 54 ff
- - Aponeurosendarstellung **7/2:** 56
- - Aponeuroseninzision **7/2:** 56
- - Aponeurosennaht **7/2:** 58 f
- - Aufklärung **7/2:** 54
- - Haltenähte **7/2:** 56
- - Hautinzision **7/2:** 54 f
- - Indikation **7/2:** 54
- - Kontraindikation **7/2:** 54
- - Lagerung des Patienten **7/2:** 55
- - Peritoneumdarstellung **7/2:** 56
- - Subkutangewebespreizung **7/2:** 55
- - Vorbereitung **7/2:** 54
- - Zugangswege **7/2:** 55
- Operationsrisiko **7/2:** 78
- Patientenlagerung **7/2:** 78
- bei Peritonitis, Fehlervermeidung **7/2:** 317
- Probenentnahme **7/2:** 79
- in der Schwangerschaft, Fehlervermeidung **7/2:** 317
- bei Trauma, Fehlervermeidung **7/2:** 317
- Untersuchungsgang **7/2:** 79
- Vorteile gegenüber der explorativen Laparotomie **7/2:** 77
- Zugang **7/2:** 78
- Zugangsweg **6:** 84
- - nach Voroperation **6:** 91
Laparotomie **7/1:** 21 ff

- bei Bauchaortenaneurysma **1:** 150
- bei Beckenarterienverschluß **1:** 218 f
- diagnostische **3:** 83
- - bei Lymphogranulomatose **3:** 83, 86
- elektive **3:** 83
- explorative **3:** 83 ff; **7/2:** 77, 80
- - Abdomen, akutes **3:** 83 f
- - Bauchtrauma, penetrierendes **3:** 93
- - - - Gasaustritt bei Hohlorganverletzung **3:** 93
- - - stumpfes **3:** 88 ff
- - - - Blut, freies **3:** 88
- - - - Bursa-omentalis-Eröffnung **3:** 89
- - - - Hämatom, retroperitoneales **3:** 91 ff
- - - - Hohlorganverletzungen **3:** 89
- - - - Kocher-Manöver **3:** 91
- - - - Leberhämatom, subkapsuläres **3:** 89
- - - - Milzruptur **3:** 89
- - - - Nierenfreilegung **3:** 89
- - - - Pankreasverletzung **3:** 90
- - bei chronischer Pankreatitis **4:** 156
- - Erkrankungen, intraabdominelle **3:** 84 ff
- - - - Bayer-Anschütz-Syndrom **3:** 87
- - - - Palpation, Douglas-Raum **3:** 85
- - - - Zugangswege **3:** 85
- - Fistel, aorto-duodenale **6:** 68
- - bei ischämischer Kolitis **6:** 225
- - posttraumatische **4:** 149
- - bei Verdacht auf innere Verletzung **6:** 53
- Interposition der aorto-bifemoralen Y-Prothese **1:** 209
- mediane **1:** 104, 150
- - Loop-Ileostomie **7/2:** 248
- - Milzchirurgie **5:** 236, 238
- - Peritonitisoperation **5:** 20 f
- - untere **5:** 26
- - Zugang zum Beckenring **8:** 453
- Narbenhernienrisiko **7/1:** 146
- bei Nierenarterienaneurysma **1:** 165
- Operation der atypischen Coarctatio aortae **1:** 268
- quere, bei Relaparotomie **7/1:** 175 f
- bei Schußverletzung **E:** 19
- Sympathektomie, lumbale **1:** 244 f
- Thrombendarteriektomie der Arteria mesenterica superior **1:** 260
- transrektale, Narbenhernie **7/1:** 151
- Wechselschnitt-Technik **1:** 160
- Zugang zur Aorta abdominalis **1:** 104
- - zur Vena cava inferior **1:** 278
- - - portae **1:** 280

Lappen, fasziokutaner **8:** 6, 8 ff; **E:** 95
- freier **8:** 6
- myokutaner **2:** 275; **8:** 6; **10/1:** 24

Lappenbronchusstumpf, Verschluß **2:** 187

Lappenplastik **E:** 10, 95 f
- Bauchdeckenersatz **7/1:** 41 ff
- bei Daumenkuppendefekt **9:** 419
- Hebedefektdeckung **7/1:** 42 f
- lokale **9:** 353
- - Kontraindikation **9:** 353
- - Nachbehandlung **9:** 361
- mikrovaskuläre **10/1:** 409
- Planung **E:** 95
- regionale **9:** 353, 355 ff
- - Kontraindikation **9:** 353
- - Nachbehandlung **9:** 361
- Sekundärdefektverschluß **E:** 95
- nach Verbrennung **E:** 82, 85
- bei Weichteilverletzung am Ellbogengelenk **9:** 186

Lappentransfer, mikrochirurgischer **E:** 97

Largiadère-Segmentresektion **3:** 225

Larreysche Hernie **2:** 102
- Spalte **2:** 99

Laryngektomie **3:** 75
- bei Struma maligna **1:** 59

Laryngotomie **2:** 295

Larynx **2:** 290; **3:** 27
- Arterien **2:** 291
- En-bloc-Mobilisation **3:** 73
- Nerven **2:** 292 f
- Venen **2:** 292
- Verletzung **1:** 9

Larynxmobilisierung, suprahyale **2:** 256 f

Laser **4:** 17
- gasgekühlter **7/2:** 8

Laserkoagulation bei Kolonangiodysplasie **6:** 226

Laser-Technik, Lungenkeilresektion **7/2:** 363 f

Lasertherapie, Blutstillung, endoskopische **3:** 241, 313
- bei maligner Kardiastenose **3:** 312
- Palliativmaßnahme bei Ösophaguskarzinom **3:** 41

Latissimus-dorsi-Insellappen nach radikaler Exzision der axillären Schweißdrüsenregion **E:** 44

Latissimus-dorsi-Lappen **8:** 8, 12 ff
- Anatomie, neurovaskuläre **8:** 12
- Durchblutungsprüfung **8:** 16
- Gefäßstielpräparation **8:** 14, 16
- Hebung **8:** 14 ff
- Markierung **8:** 14
- myokutaner **8:** 14
- partieller **8:** 17

Lauenstein-Position **10/1:** 62

Laufknoten **7/2:** 25 f

Laugenverätzung **E:** 22 f, 83

Lavage, intraperitoneale s. Peritoneallavage
- bei stumpfem Bauchtrauma **3:** 83, 88
- - - falsch-negative **3:** 88
- - - falsch-positive **3:** 88

Lawrence-Ersatzmagenbildung **3:** 271

Lawrence-Rodino-Herfarth-Ersatzmagenbildung **3:** 273, 286 f
- Enteroenteroanastomose **3:** 286 f
- Jejunoplikation **3:** 286 f
- Nebenschluß, duodenaler **3:** 273, 286
- Ösophagojejunostomie, terminolaterale **3:** 273, 286 f
- Plikation, jejunale **3:** 286
- Position, antekolische **3:** 273
- - retrokolische **3:** 273
- Roux-Segment **3:** 286
- Transit, duodenaler **3:** 286

LC-DC-Platte **9:** 144, 146, 148, 154, 297 f
- Humerus, distaler **9:** 199
- schmale **10/1:** 324 ff
- Symphysentransfixation **8:** 478
- Ulna, proximale **9:** 206

LC-DC-Plattenosteosynthese **10/1:** 108 ff
- Indikation **10/1:** 122

Lebendspende von Organen **E:** 102

Leber **3:** 7, 177
- Anatomie **5:** 77 ff
- - funktionelle, Schema **5:** 97
- Arterialisation, Druck-und-Flow-adaptierte **5:** 200, 215 f
- - - Zugangsweg **5:** 203
- Ausstromhilum **5:** 78, 89 ff, 96
- Blutversorgung, Variation **4:** 49
- Blutzufuhrunterbrechung **5:** 105
- Doppelsegmente **5:** 89 f
- Echinokokkusbefall **7/2:** 171
- Einstromhilum **5:** 96
- - portales **5:** 78, 83
- Funktionsstatus **5:** 77
- Gallenblasenkarzinom-Infiltration **4:** 92
- Gefäßversorgung **5:** 77
- Gewicht **5:** 77
- Gliederung **5:** 95 ff
- Grenzlinien, chirurgische **5:** 91
- Grenzspalte, linke **5:** 97
- - rechte **5:** 96
- Grenzspalten **5:** 90, 95 ff
- Hauptgrenzspalte **5:** 95 f
- Innervation **5:** 101 f
- - parasympathische **5:** 102
- - sensible **5:** 102
- - sympathische **5:** 102
- In-situ-Protektion **5:** 107
- Ischämietoleranz, normotherme **5:** 105
- Kollateralen, arterielle **5:** 106
- Kreislaufunterbrechung, Toleranzzeit **5:** 107
- Lagebeziehungen **5:** 102 ff; **E:** 116
- Lappengrenze **5:** 62
- Lobus caudatus **3:** 107
- Lymphdrainage **2:** 60; **4:** 55; **5:** 99 ff; **7/2:** 109
- Lymphproduktion **5:** 99
- Margo inferior **5:** 78
- - - Projektion auf die Rumpfwand **5:** 79
- Materialentnahme bei Staging-Laparotomie **5:** 71
- - - beim Kind **5:** 72
- Metastasektomie, lokale **5:** 77
- Metastasenresektion **5:** 60
- - Dokumentation **5:** 59
- Metastasensuche, intraoperative **5:** 58 f
- Mobilisation **5:** 110
- Oberflächenanatomie **5:** 78
- Operation, blutleere **5:** 107
- Pars lateralis partis principalis sinistrae **5:** 97
- - medialis partis principalis sinistrae **5:** 97
- Pathophysiologie **5:** 107
- Perisegmentektomie **5:** 98 f
- Projektion auf die Rumpfwand **5:** 79 f
- Rechtsresektion **5:** 130 ff
- - Drainage **5:** 133
- - Ductus hepaticus, Absetzung **5:** 131
- - erweiterte **5:** 134 ff
- - - Gefäßligatur **5:** 136 f
- - - Indikation **5:** 134
- - - Komplikation **5:** 139
- - - Kontraindikation **5:** 134
- - - Mobilisation des rechten Leberlappens **5:** 138
- - - Operationsrisiko **5:** 134
- - - Parenchymdurchtrennung **5:** 138
- - - Resektionsfläche **5:** 139
- - - Tumorausdehnung, Prüfung **5:** 136
- - - Tumorlokalisierung, intraoperative **5:** 135
- - - Zugangsweg **5:** 134
- - Gallengangsdurchtrennung **5:** 131
- - Gefäßligatur **5:** 131 f
- - Indikation **5:** 130
- - Komplikation **5:** 134
- - Kontraindikation **5:** 130
- - Leberhilusdarstellung **5:** 131 f
- - Oberflächenversiegelung **5:** 133
- - Operationsrisiko **5:** 130
- - Parenchymdissektion **5:** 133
- - Resektionslinienmarkierung **5:** 131
- - Technik **5:** 131 ff
- - Tumorlokalisierung, intraoperative **5:** 131
- - Vorbereitung **5:** 130
- Regenerationskraft **5:** 107
- Segment I **5:** 97
- Segment II **5:** 97
- Segment III **5:** 97
- Segment IV **5:** 97
- Segment V **5:** 97
- Segment VI **5:** 98
- Segment VII **5:** 98
- Segment VIII **5:** 98
- Segmentierung **5:** 97 ff
- Segmentum intermedium **5:** 98
- Spalte, intersegmentale, linke **5:** 96
- - - rechte **5:** 96
- - linke **5:** 97
- traumatisierte **5:** 107
- Versorgungsgebiet, linkes **5:** 84, 88, 90, 95
- - - Doppelsegmente **5:** 95
- - - Gefäßokklusion **5:** 105
- - - Segmente **5:** 90, 97, 99
- - rechtes **5:** 84, 88, 90, 95
- - - Doppelsegmente **5:** 90, 95
- - - Gefäßokklusion **5:** 105
- - - Segmente **5:** 97 f
- vorgeschädigte **5:** 107
- Zugang **7/1:** 32 Leberabszeß **5:** 114, 117
- Drainage **5:** 117
- Punktion **5:** 117

Leberadenom, operative Strategie **5:** 77

Leberadhäsion **7/2:** 130

Leberarterie, aberrierende **E:** 118
- - Ligatur **4:** 58
- - Unterbindung **5:** 106
- Kollateralen **4:** 58
- linke, aberrierende **5:** 82 f, 85
- Portkatheterimplantation **E:** 52
- Unterbindung **4:** 58
- vikariierende **4:** 49

Leberarterienligatur **5:** 106

Leberarterienpräparation bei Lymphadenektomie **3:** 263 f

Leberausfallkoma nach erweiterter Hepatikusgabelresektion **4:** 108

Leberbänder **5:** 78, 81 ff

Leberbiopsie, perkutane **E:** 148
- bei Staging-Laparotomie **5:** 238 f

Leberbisegmentresektion bei zentraler Hepatikusgabelresektion **4:** 107
Leberblutung, subkapsuläre **5:** 109
Leberchirurgie **5:** 75 ff
- Netzplastik **5:** 50
- operative Strategie **5:** 76
- Ziele **5:** 76
Leberdurchblutung **5:** 83
- Diagnostik vor Shuntoperation **5:** 202
- bei intrahepatischem Pfortaderblock **5:** 199
- portale, verminderte **5:** 151, 199
- Strömungsumkehr **5:** 199
Leberechinokokkus **5:** 115 f
- Typus alveolaris **5:** 115
- - cysticus **5:** 115 f
Leberentnahme **E:** 120 ff
- Perfusion, aortale **E:** 123
- - portale **E:** 123
Leberfeld, epigastrisches **5:** 80
Leberfibrose nach portokavaler Anastomose mit Leberarterialisation **5:** 216
Leberfunktionsdiagnostik vor Shuntoperation **5:** 202
Leber-Gallen-Gang, akzessorischer, Unterbindung **4:** 58
- segmentaler, Unterbindung **4:** 58
Leberhälften, chirurgische **5:** 95 f
Leberhämatom, subkapsuläres **3:** 89
Leberherd, Stanzbiopsie, perkutane **E:** 148
Leberhilus, Darstellung **5:** 120, 126, 131 f, 141
- Katheter, arterieller **E:** 53
- Materialentnahme bei Staging-Laparotomie **5:** 71
Leberhilusgefäße, Resektion zentraler Anteile **4:** 115 ff
- - - - Gefäßinterponat **4:** 116
Leberinfarkt, anämischer **4:** 58
- ischämischer **5:** 106
- roter **4:** 58; **5:** 106
Leberinsuffizienz nach erweiterter Rechtsresektion der Leber **5:** 139
Leberischämie, umschriebene, nach Arterienunterbindung **4:** 58
Leberkapsel **5:** 77
Leberkapseleinriß bei Cholezystektomie **7/2:** 130
Leberkapselvenen **5:** 151 f
Leberkapselverletzung bei selektiver proximaler Vagotomie **7/2:** 200
Leberkarzinom, kleines, früherkanntes **5:** 77
- primäres **5:** 113
- - Gefäßinvasion **5:** 62
- - Lymphknotenexploration **5:** 62
- - multiples **5:** 62
- - solitäres **5:** 62
- - Sonographie, intraoperative **5:** 62
- - Staging, intraoperatives **5:** 62
- - T-Klassifikation **5:** 62
Leberkeilbiopsie **5:** 207, 211 f
Leberkeilexzision **5:** 113 f
- Modifikation **5:** 114
Leberkoma **5:** 174, 182, 194
- Prophylaxe bei Venensperroperation **5:** 174
Leberkuppenverletzung **3:** 89
Leberläppchen **5:** 77 Leberlappen, anatomische **5:** 78
- linker, Inspektion **7/2:** 66
- rechter, Inspektion **7/2:** 66 f
- - Mobilisation **5:** 138
- - Ultraschalluntersuchung, laparoskopische **7/2:** 71
Leberlappenresektion bei erweiterter Gastrektomie **3:** 246, 267
- Netzplastik **5:** 50
Leberlappentransplantation **5:** 145
Lebermetastase **4:** 58; **6:** 385
- Chemotherapie, Katheter, arteriell implantierbarer **E:** 52
- Ektomie, lokale **5:** 77
- Gefäßinvasion **5:** 62
- bei Magenkarzinom **3:** 85
- Nachweis **6:** 288 f
- Operationsindikation **5:** 76
- operative Strategie **5:** 76
- Palliativbehandlung **6:** 290
- bei Rektumkarzinom **6:** 399
- - Nachweis **6:** 401
- Resektion **5:** 77
- Sonographie, intraoperative **5:** 76
Lebermetastasenentfernung **6:** 157, 161
- synchron mit der Darmresektion **6:** 289
Lebernaht, chirurgische **5:** 107 f
- - Nahtmaterial **5:** 107
- - Widerlager **5:** 108
Lebernekrose nach Arterienligatur **4:** 58
Leber-Pankreas-Entnahme **E:** 125 ff
Leber-Pankreas-Trennung **E:** 118, 126
- in situ **E:** 120, 125
Leberparenchym, oberflächliches, Lymphdrainage **5:** 99, 101
- - - Facies diaphragmatica **5:** 99, 101
- - - - visceralis **5:** 100 f
- Verletzung bei Cholezystektomie **7/2:** 137
- zentrales, Lymphdrainage **5:** 99 f
- - - Kollektoren, absteigende **5:** 100
- - - - aufsteigende **5:** 100
Leberparenchymatrophie nach Arterienunterbindung **4:** 5
Leberpforte **4:** 41; **5:** 78, 81, 83; **7/2:** 108 f
Leberpfortenpräparation **E:** 123
Leberpunktion bei Pneumoperitoneumanlage **7/2:** 41
- Topographie **5:** 104
Leberrandfläche-U-Naht **5:** 108
Leberresektion **5:** 118 ff
- blutleere **5:** 107
- bei Gallenblasenkarzinom **4:** 92
- Indikation **5:** 76
- bei Leberzirrhose **5:** 77
- segmentorientierte, unvollständige **5:** 98 f
- Voraussetzungen **5:** 76
Leberruptur **3:** 89; **10/1:** 490
- Operationstechnik **5:** 110 f
- Tamponade **5:** 112; **10/1:** 490
- Transplantation **10/1:** 490
- zweizeitige **5:** 109
Lebersegment **5:** 77
- linkes, laterales, Transplantation **5:** 145
- - mediales, Resektion **5:** 125 ff
- - - - Indikation **5:** 125
- - - - Leberhilusdarstellung **5:** 126
- - - - Tumorlokalisierung, intraoperative **5:** 126
- - - - Zugangsweg **5:** 125
Lebersegment III, Gallengangdarstellung **4:** 101
- Segmenthilus **4:** 101
- Teilresektion, Hepato-Enterostomie **4:** 103
Lebersegmentresektion **5:** 77
Lebersonographie, intraoperative **5:** 58, 76, 126, 131, 135
Leberspende, Kriterien **E:** 108
Leberstauung **5:** 106
- nach Vena-hepatica-Unterbindung **5:** 106
Lebertransplantat, Abstoßung **5:** 140
- größenreduziertes **5:** 145
- Implantation **5:** 143
Lebertransplantation **5:** 77, 208
- bei Hepatikusgabelkarzinom **4:** 108
- heterotope **5:** 145
- beim Kind **5:** 145
- orthotope **5:** 140 ff
- - anhepatische Phase **5:** 142
- - Aufklärungshinweise **5:** 140
- - Blutstillung **5:** 142
- - Blutverlust **5:** 140
- - Bypass-Anschluß **5:** 142
- - Gallengangsrekonstruktion **5:** 144
- - Gefäßabsetzung **5:** 141
- - Gefäßanastomosierung **5:** 143 f
- - Immunsuppression **5:** 140
- - Indikation **5:** 140
- - - im Kindesalter **5:** 140
- - Komplikation, intraoperative **5:** 142 f
- - - postoperative **5:** 145
- - Kontraindikation **5:** 140
- - Lagerung **5:** 140
- - Leberhiluspräparation **5:** 141
- - Leberrestdissektion **5:** 142
- - Ligamentadurchtrennung **5:** 141
- - Operationsrisiko **5:** 140
- - Technik **5:** 141 ff
- - Transplantatimplantation **5:** 143
- - Zugangsweg **5:** 140
- Spenderorgan, größenreduziertes **5:** 145
Lebertransplantatversagen **5:** 140
Lebertrisegmentektomie **4:** 92
Lebertumor, bösartiger **5:** 118 ff
- - Operationsindikation **5:** 118
- - Operationsrisiko **5:** 118
- gutartiger **5:** 113 f
- Lokalisierung, intraoperative **5:** 126, 131, 135
- maligner, Ausdehnung **5:** 77
- - Drei-Jahres-Überlebensrate **5:** 77
- - Fünf-Jahres-Überlebensrate **5:** 77
- - Gefäßbeziehung **5:** 77
- - Letalität, operative **5:** 77
- - Operationsindikation **5:** 76
- - operative Strategie **5:** 76 f
- - sekundärer s. Lebermetastase
- zentral sitzender **5:** 126
Leberüberarterialisierung **5:** 216
Leber-U-Naht **5:** 108
Lebervenen **5:** 89 ff
- blutende, bei Cholezystektomie **7/2:** 135
Lebervenenligatur **5:** 106
- segmentale **5:** 106
Lebervenenverlauf **5:** 89
Lebervenenwinkel, Darstellung **5:** 127
Lebervene-Zwerchfell-Übergang, Darstellung **5:** 120
Leberveränderung nach Verbrennung **E:** 82
Leberverletzung **3:** 89, 144, 185, 188, 199; **5:** 109 ff
- bei Gastroenterostomie **3:** 199
- Komplikation, intraoperative **5:** 112
- - postoperative **5:** 112
- bei Magenresektion **3:** 144
- bei Nephrektomie **7/1:** 246
- bei Nissen-Fundoplikation **7/2:** 209
- Operationstechnik **5:** 110 ff
- Spätkomplikation **5:** 112
- bei trunkulärer totaler Vagotomie mit Pyloroplastik **7/2:** 192
- bei Vagotomie **3:** 185, 188
- Zugangsweg **5:** 109 f
Leberversagen nach Pankreasresektion **4:** 217
Leberzellatrophie nach Arteria-hepatica-propria-Unterbindung **5:** 106
- nach Pfortaderunterbindung **5:** 105
Leberzelldissoziation **5:** 216
Leberzirrhose **5:** 148, 153, 167
- Aszites **3:** 87
- dekompensierte **5:** 219
- - Varizenbehandlung, endoskopische, prophylaktische **5:** 156
- grobknotige **3:** 87
- hypertrophische **5:** 175
- Leberresektion **5:** 77
- Lebertransplantation, orthotope **5:** 140 ff
- Pfortaderblock, intrahepatischer **5:** 198 f
- Shuntoperationsrisiko **5:** 202
- Situs, abdominaler **5:** 141
- Strömungsumkehr **5:** 199
- Venensperroperation, Risiko **5:** 174
Leberzyste **5:** 113
- angeborene **7/2:** 171
- Deckelresektion **7/2:** 171
- Diagnostik **7/2:** 171
- echte **7/2:** 171
- Fenestrierung **7/2:** 171 ff
- - Aufklärung **7/2:** 171
- - Geräteanordnung **7/2:** 172
- - Indikation **7/2:** 171
- - Komplikation **7/2:** 171, 174
- - Kontraindikation **7/2:** 171
- - Operationsteamanordnung **7/2:** 172
- - Patientenlagerung **7/2:** 172
- - Umsteigen **7/2:** 171, 174
- - Zugangsweg **7/2:** 173
- - Zystenpunktion **7/2:** 174
- parasitäre **5:** 115
- posttraumatiche **7/2:** 171
Leberzystenpunktion **7/2:** 174
Leberzystenresektion, Fibrinklebung **7/2:** 31
Leberzystenwand, Resektion **7/2:** 174
Leck, bronchopleurales **7/2:** 348
Leckage nach Aortenaneurysmaausschaltung **E:** 159, 164
- gastrointestinale, Verschluß, endoskopischer **6:** 519
Leerdarm s. Jejunum
Lefèvre-Ersatzmagenbildung **3:** 270
Le-Fort-I-Fraktur **8:** 273 f
- Osteosynthese **8:** 278
Le-Fort-II-Fraktur **8:** 273 f
- Osteosynthese **8:** 280, 282
Le-Fort-III-Fraktur **8:** 274
- operative Versorgung **8:** 284
- Osteosynthese **8:** 282

Leger-Magen-Resektion, tubuläre **3:** 226
Leichenknochen, Sterilisation **E:** 133 f
Leichenknochentransplantation, Komplikation **E:** 133
Leiomyoblastom **6:** 154
Leiomyom, intramurales **6:** 154
- des Ösophagus **3:** 38
- subseröses **6:** 154
Leistenband **8:** 425, 448; **10/1:** 3, 5
Leistenbeuge **10/1:** 3
Leistenbruch s. Hernia inguinalis
Leistengefäße s. Inguinalgefäße
Leistenhernie s. Hernia inguinalis
Leistenkanal **8:** 25
- Anatomie **7/1:** 51 ff
- Boden **7/1:** 51
- Dach **7/1:** 51
- Eröffnung **8:** 505, 507 f
- Hinterwand **7/1:** 51
- - Verstärkung **7/1:** 72, 123
- Präparation **7/1:** 51 ff
- Vorderwand **7/1:** 51
Leistenregion, Anatomie **E:** 150
- Embolektomie **1:** 178 f
Leistenschmerzen nach Inguinalhernienoperation **7/1:** 73
Leitungsbahnen, digitale **9:** 306
- prävertebrale, mediastinale **7/2:** 333
Leitungsblockade, periphere **9:** 341
- subaxilläre **9:** 341
- supraklavikuläre **9:** 341
Lembert-Naht **3:** 122, 124; **6:** 4, 8
Lemmens-Sympathektomie s. Sympathektomie, thorakale, dorsale
Lemos-Torres-Degni-Diskonnektion, azygoportale **5:** 179
Lendenrippe **7/1:** 3; **9:** 43
Lendenwirbel **8:** 302 f, 315
- Berstungsfraktur **8:** 387 ff
- - instabile **8:** 392 ff
- - - Patientenlagerung **8:** 392, 395
- Kompressionsfraktur beim Jugendlichen **8:** 409
- Luxation beim Kind **8:** 409
- Spondylolisthesis, traumatische **8:** 398 f
Lendenwirbel V, Sakralisation **8:** 315 f
Lendenwirbelfraktur, instabile **8:** 382 ff
- - Fixateur interne **8:** 384 ff
- - Pedikeleröffnung **8:** 383
- - Pedikelschrauben-Eintrittsstellen **8:** 382 f
- beim Kind **8:** 409
Lendenwirbelkörper, Berstungsbruch **8:** 381
- Spaltbruch, frontaler **8:** 381
Lendenwirbelsäule **8:** 315 ff
- Bandapparatfunktion **8:** 307
- Beweglichkeit **8:** 323 f
- Bewegungssegment **8:** 306
- Distraktionsverletzung **8:** 364, 376
- Fixateur interne **8:** 377, 384 ff
- Gelenkdenervation **8:** 317
- Grundstabilisierung **8:** 376
- Kompressionsverletzung **8:** 364, 376
- Laminektomie **8:** 376
- Pedikelschrauben-Eintrittsstellen **8:** 382
- Repositionsmanöver von ventral **8:** 379
- Rotationsverletzung **8:** 364, 376, 381
- Topographie **8:** 315
- Translationsverletzung **8:** 376
- Verletzung **8:** 376 ff
- - Dekompression, spinale, von dorsal **8:** 377 f
- - - - von ventro-lateral **8:** 379
- - Frühmobilisation **8:** 376 f
- - instabile **8:** 376, 381
- - Instrumentierung, dorsale **8:** 377
- - Intervention, dorsale **8:** 376 ff
- - - kombinierte **8:** 381
- - - ventro-laterale **8:** 376 ff
- - Rekonstruktion der ventralen Säule **8:** 379 f
- - Therapieplanung **8:** 376
- - zweizeitiges Vorgehen **8:** 377
- Zugang, dorsaler **8:** 365 f
- - retroperitonealer-pararektaler **8:** 392 f
Lendenwirbelsäulenverletzung, instabile **10/1:** 495
Lengemann-Ausziehdrahtnaht, Beugesehne **9:** 406
- Strecksehne **9:** 407 f, 411 f
Lennander-Schnitt **6:** 175
Lenzmann-Linie **7/1:** 9
Leriche-Gastroduodenostomie **3:** 146
Leukozytenszintigraphie **8:** 51
Leukozytose nach Splenektomie **5:** 244
Levamisol **6:** 289
Levatorenabsetzung **6:** 432
Levatorplastik, vordere **6:** 460
Levatorplatte **6:** 387
Levatorraffung **6:** 459 f
Levatorschenkel **7/1:** 61
Levatorschenkelschwäche **8:** 431
Levatortor **7/1:** 61; **8:** 431 f
Le-Veen-Shunt **5:** 219 f
Lichtkoagulation **3:** 143 f
- Blutstillung **3:** 143 f, 188, 199, 267
- - bei Leberlappenresektion **3:** 267
- - bei Leberverletzung **3:** 144, 188
- - bei Milzverletzung **3:** 143, 199
Lichtleitkabel **10/2:** 6, 13
Lidocain, toxische Grenzdosis **7/1:** 71
Lidwinkelinzision, laterale **8:** 243
Ligamentotaxis **10/1:** 340, 342
Ligamentum(-a) acromioclaviculare **9:** 4 f, 9
- - inferius **9:** 5
- Anheftung des Ligamentum inguinale **7/1:** 110, 112
- anococcygeum **6:** 379, 388, 483; **7/1:** 61; **8:** 425
- anulare **9:** 164
- - radii **9:** 165 ff, 257 f; **10/2:** 85 f
- - - Querschnitt **10/2:** 87
- - - Topographie **10/2:** 90
- anularia **2:** 146, 290
- apicis dentis **8:** 310
- arcuatum **8:** 424 f; **10/1:** 204
- - Dissektion bei Fundoplastik **3:** 322
- - laterale **2:** 97
- - mediale **2:** 97
- - medianum **1:** 104; **2:** 97; **7/2:** 329
- - pubis **8:** 422
- - Verletzung **10/1:** 217
- arteriosum **1:** 101, 122, 283; **2:** 42 ff, 46 f, 61, 85, 155, 198 f; **3:** 57; **7/2:** 331, 337
- Bauchdeckenanheftung **7/1:** 111
- - Synonyma **7/1:** 63
- bifurcatum **10/1:** 382 ff, 386; **10/2:** 276 f, 279
- calcaneocuboideum **10/1:** 383 f; **10/2:** 277, 279
- calcaneofibulare **10/1:** 381, 383 ff, 398; **10/2:** 274 ff
- - Ansatz **10/1:** 383
- - Ausriß, knochennaher **10/1:** 422 f
- - Funktion **10/1:** 385
- - Ruptur, intraligamentäre **10/1:** 423
- - Ursprung **10/1:** 383; **10/2:** 279
- - Zugang, lateraler **10/1:** 439
- calcaneonaviculare **10/1:** 383 f; **10/2:** 277, 279
- - plantare **10/1:** 382 f; **10/2:** 276, 288
- - - Funktion **10/1:** 386
- - - Sagittalschnitt **10/1:** 401
- capitatohamato-triquetrum **9:** 310, 337; **10/2:** 108, 110
- capitis femoris **8:** 425, 442, 446; **10/2:** 142, 144
- - - Anatomie, spezielle **10/2:** 146 f
- - - Ansatz **10/1:** 10
- - - Ausriß, knöcherner **10/1:** 26 f
- - - fehlendes **10/2:** 146
- - - Normalbefund, arthroskopischer **10/2:** 148
- - - Versorgung, arterielle **10/1:** 6
- - - Wurzel, hintere, weiße **10/2:** 146 f
- - - - vordere, rote **10/2:** 146 f
- - fibulae anterior **10/1:** 285
- - - posterior **10/1:** 285
- carpi palmare **9:** 252, 305, 314, 337
- carpometacarpale dorsale **10/2:** 109
- - dorsoradiale **9:** 311, 315; **10/2:** 109
- - obliquum anterius **9:** 311, 315; **10/2:** 110
- - - posterius **9:** 311, 315; **10/2:** 109
- - palmare **10/2:** 109
- carpometacarpalia dorsalia **9:** 311
- - palmaria **9:** 311
- collaterale accessorium **9:** 340
- - - Daumenendgelenk **9:** 316
- - - Fingerendgelenk **9:** 323
- - - Fingergrundgelenk **9:** 322
- - - Fingermittelgelenk **9:** 323
- - Ausriß, metaphysärer **10/1:** 187
- - - Wachstumsalter **10/1:** 193
- - carpi radiale **9:** 311; **10/2:** 106, 109 f
- - - ulnare **9:** 311 f; **10/2:** 106, 109
- - fibulare **1:** 110, 254; **10/1:** 146 f; **10/2:** 167 ff
- - - Ablösung **9:** 179
- - - Abrißfraktur **10/1:** 214 f
- - - Funktion, stabilisierende **10/1:** 148
- - - Refixation **10/1:** 216
- - - - am Epicondylus radialis **9:** 179
- - - Riß **10/1:** 214, 218
- - - Zugang **10/1:** 204
- - laterale s. Ligamentum collaterale fibulare
- - mediale s. Ligamentum collaterale tibiale
- - Naht **9:** 387
- - proprium **9:** 340
- - - Daumenendgelenk **9:** 316
- - - Fingerendgelenk **9:** 323
- - - Fingergrundgelenk **9:** 322
- - - Fingermittelgelenk **9:** 323
- - radiale **9:** 165 f, 258; **10/2:** 85 f, 90
- - Ruptur **10/1:** 214
- - - Durchflechtungsnaht **10/1:** 216
- - - intraligamentäre **10/1:** 216
- - - Refixation **10/1:** 217
- - tibiale **1:** 110, 254; **10/1:** 146, 202, 242; **10/2:** 167 ff
- - - Fasern **10/1:** 147
- - - Faserrichtung **10/1:** 146
- - - Funktion, stabilisierende **10/1:** 148
- - - Naht **10/1:** 214
- - - posterius superius **10/1** 146, 242, 244; **10/2:** 168
- - - - - Zugang **10/1:** 202
- - ulnare **9:** 165 f, 258; **10/2:** 85 f
- - - Ansatz **10/2:** 88
- - - Impression **10/2:** 114
- - - Ruptur **9:** 226
- - - - Fascia-lata-Plastik **9:** 227
- - - Ursprung **10/2:** 88
- - Verletzung, mediale **10/2:** 249
- - - Versorgung, offene **10/2:** 250
- - Zehengelenk **10/1:** 386
- conoideum **9:** 4 f; **10/2:** 77
- coracoacromiale **9:** 4, 66 f, 72, 76; **10/2:** 21, 23
- - Ablösung, indirekte **10/2:** 65
- - Auffaserung **10/2:** 62
- - Durchtrennung bei Akromioplastik **9:** 113
- - Funktion **9:** 67
- - Teilresektion **9:** 113
- - Transversalschnitt **10/2:** 22
- coracoclaviculare **9:** 5; **10/2:** 77
- coracohumerale **9:** 66 f; **10/2:** 21
- coronarium **5:** 82; **10/1:** 146; **10/2:** 168
- - hepatis **2:** 100
- - Lymphstränge **5:** 99
- costoclaviculare **9:** 4 f
- cricothyroideum medianum **2:** 288 ff
- - - Inzision **2:** 295
- cricotracheale **2:** 146
- cruciatum anterius s. Kreuzband
- cuboideonaviculare dorsale **10/1:** 384; **10/2:** 279
- cuneocuboideum **10/1:** 383; **10/2:** 277
- cuneonaviculare dorsale **10/1:** 383; **10/2:** 277 ff
- - plantare **10/1:** 383 f; **10/2:** 278
- deltoideum s. Ligamentum mediale
- duodenocolicum **3:** 21, 48, 129; **4:** 188, 222; **5:** 7; **6:** 22, 39
- - Ablösung **6:** 37 f, 262
- - Auslösung bei Magenresektion **3:** 129
- - Durchtrennung bei Gastrektomie **3:** 250
- duodenorenale s. Treitzsches Band
- falciforme **2:** 100
- - hepatis **3:** 267; **5:** 78, 81 f, 89, 95 f, 103, 141; **6:** 30; **7/1:** 11; **E:** 121
- - - Durchtrennung **5:** 119, 127, 135, 141
- - - bei Lig.-teres-Plastik **3:** 330
- - - Lymphstränge **5:** 100

- - Inspektion **7/2:** 66
- fibulotalare anterius, Ausriß, knöcherner **10/1:** 422
- - - Ruptur, intraligamentäre **10/1:** 422
- flavum **7/2:** 328; **8:** 306, 310, 315; **9:** 45
- gastrocolicum **3:** 18, 46, 82, 131, 150, 193, 248; **4:** 50, 137, 161 f, 164, 179 f, 188, 203; **5:** 9, 32, 78, 233; **6:** 169, 185, 261 f; **7/1:** 232
- - Absetzung bei Gastrektomie **3:** 249
- - Anatomie **3:** 248
- - Darstellung bei Gastrektomie **3:** 249
- - - bei Gastroduodenostomie **3:** 193
- - Durchtrennung **6:** 252, 261
- - Entfernung **6:** 250
- - Lücke **7/1:** 159
- - Spaltung **7/1:** 160
- gastrolienale **3:** 115
- gastrophrenicum **2:** 101; **3:** 14, 17, 30, 45, 115; **5:** 81, 227; **7/2:** 185, 189
- - Durchtrennung bei Fundoplikation **3:** 320
- - Inzision bei Nissen-Fundoplikation **7/2:** 207
- gastrosplenicum **3:** 19, 150, 175 f, 257, 298; **4:** 174, 203; **5:** 9, 227, 232 f; **7/2:** 163 f
- - Absetzung bei Kardiaresektion **3:** 295
- - Darstellung bei Gastrektomie **3:** 249
- - Durchtrennung **5:** 187, 233, 236, 238; **7/2:** 164
- - Entspannung durch Polsterung des Milzbettes **3:** 175 f
- glenohumerale inferius **9:** 67; **10/2:** 21, 30 f
- - medium **9:** 67; **10/2:** 21
- - superius **9:** 67; **10/2:** 21
- Henle **7/1:** 51
- hepatocolicum **5:** 83; **6:** 169, 185
- hepatoduodenale **1:** 156, 279 f; **3:** 86, 107, 129, 132, 138; **4:** 38, 40, 50, 139; **5:** 78, 81 f, 85; **6:** 22 f, 38; **7/1:** 157 f; **10/1:** 490
- - Anschlingung **5:** 120, 126, 131, 136
- - Ausklemmen **5:** 110
- - Darstellung bei Sekundäreingriff **4:** 82 f
- - Exklusion, vaskuläre, temporäre **5:** 107
- - bei Gastrektomie **3:** 252
- - Gefäße **4:** 49
- - Gefäßokklusion **5:** 105
- - Induration, entzündungsbedingte **4:** 68
- - Längsspaltung bei Lymphadenektomie **3:** 262
- - Leitungsbahnen **4:** 42 f; **7/2:** 109
- - Lymphstränge **5:** 99 f
- - Präparation bei Lymphadenektomie **3:** 266
- - Präparationsrichtung **7/2:** 120
- - Querschnitt **4:** 43
- hepatogastricum **1:** 156; **5:** 78, 82, 103
- hepatooesophagicum **5:** 82, 103
- hepatorenale **3:** 106 f; **5:** 81 f; **6:** 23
- - Durchtrennung **5:** 110
- Hesselbach s. Ligamentum interfoveolare
- iliofemorale **8:** 425; **10/1:** 14
- - Ansatz **10/1:** 10
- - Darstellung **10/1:** 17
- - Pars lateralis **10/1:** 19
- - - medialis **10/1:** 19
- iliolumbale **8:** 423 ff, 448
- iliopectineum, Anheftung der Bauchmuskulatur **7/1:** 72, 97 ff
- inguinale **1:** 106 f, 226, 281 f; **7/1:** 3 ff, 8, 51, 53, 57, 88 f, 105 ff, 133; **7/2:** 308; **8:** 425, 448; **10/1:** 3, 5; **10/2:** 153
- - Anheftung an die Fascia pectinea **7/1:** 112
- - - - und den Musculus pectineus **7/1:** 109
- - - an das Ligamentum pectineale **7/1:** 110, 112
- - - der Bauchmuskulatur **7/1:**72, 94 ff
- - Synonyma **7/1:** 62
- intercarpale dorsale **9:** 311; **10/2:** 109 f
- interclaviculare **1:** 66; **9:** 4 f, 9
- intercuneiforme dorsale **10/1:** 383; **10/2:** 277
- interfoveolare **7/1:** 11, 51, 54; **7/2:** 308
- - Präparation **7/2:** 311
- - Synonyma **7/1:** 63
- ischiofemorale **8:** 425
- laciniatum **1:** 110 f; **10/1:** 282, 387 ff, 397; **10/2:** 278 f, 286, 298
- - Frontalschnitt **10/1:** 399
- - Stratum superficiale **10/1:** 396; **10/2:** 295
- lacunare **7/1:** 51, 56 f, 99, 105 f, 108; **7/2:** 308
- - Corona mortis **8:** 438
- - Hernia femoralis **7/1:** 103
- - Synonyma **7/1:** 63
- laterale accessorium **9:** 166
- latum **7/1:** 272; **7/2:** 74
- - Hernie **7/1:** 154, 169
- longitudinale anterius **1:** 281; **8:** 306, 309 f
- - posterius **8:** 310, 315
- lumbosacrale **8:** 423
- lunotriquetrum **10/2:** 110
- - interosseum **10/2:** 108
- mediale **10/1:** 383 ff; **10/2:** 274 ff
- - Ansatz **10/2:** 278
- - Funktion **10/1:** 385
- - Gelenkkapselverstärkung **10/2:** 280 f
- - Normalbefund, arthroskopischer **10/2:** 289
- - Pars tibiocalcanea **10/1:** 381, 383 ff; **10/2:** 277 f
- - - tibionavicularis **10/1:** 381, 383 f; **10/2:** 277 f, 282
- - - tibiotalaris anterior **10/1:** 381, 383 f; **10/2:** 276, 278, 280 f
- - - - Befund arthroskopischer **10/2:** 282 f
- - - - Frontalschnitt **10/1:** 400
- - - - posterior **10/1:** 381, 383 ff, 398; **10/2:** 276 ff, 280 ff
- - Ursprung **10/2:** 278
- - Verletzung **10/1:** 421
- mediastinale **2:** 60
- meniscofemorale **10/1:** 218
- - anterior **10/2:** 168
- - posterior **10/2:** 168
- metacarpale dorsale **9:** 311, 315
- - dorsale I **10/2:** 109
- - palmare **10/2:** 109
- - transversum profundum **9:** 304 ff, 322, 325
- - - superficiale **9:** 304
- metatarsale dorsale **10/1:** 383; **10/2:** 277
- - plantare **10/1:** 383
- - transversum profundum **10/1:** 386
- natatorium **9:** 304
- nuchae **8:** 96
- ovarii proprium **7/2:** 74
- palpebrale mediale **8:** 228
- patellae **10/1:** 144, 146, 221, 279; **10/2:** 165, 167, 169
- - Durchtrennung bei Kniegelenkexartikulation **1:** 253 f
- - Funktion **10/2:** 171
- - Nervenversorgung **10/1:** 151; **10/2:** 173
- - Teilversetzung **10/1:** 258
- - Zugang **10/1:** 289
- pectineale **7/1:** 56, 90, 95, 98 f, 105 f, 108; **7/2:** 304, 310 f
- phalangeale proprium **9:** 329
- phalangoglenoidale **9:** 329, 340
- - Naht **9:** 387
- phrenicocolicum **3:** 19; **4:** 137; **5:** 81, 227; **6:** 169, 212, 262
- - Durchtrennung **5:** 186; **6:** 299
- - Venenerweiterung **5:** 151
- phrenicopericardiaca **2:** 40, 42
- phrenicosplenicum s. Ligamentum splenorenale
- pisohamatum **9:** 311; **10/2:** 109
- pisometacarpale **9:** 311; **10/2:** 109
- plantare **10/1:** 382
- - longum **10/1:** 383, 386, 389 f; **10/2:** 287 f
- - - Frontalschnitt **10/1:** 399 f
- - - Sagittalschnitt **10/1:** 401 f
- popliteum arcuatum **10/1:** 148, 214; **10/2:** 170
- - - Refixation **10/1:** 247
- - - Rekonstruktion **10/1:** 216
- - obliquum **1:** 110; **10/1:** 148, 206; **10/2:** 170
- posterius **10/1:** 146, 148
- pubicum, Anheftung der Bauchmuskulatur **7/1:** 72, 97 ff
- - superius **8:** 422, 424 f, 448
- - - Synonyma **7/1:** 63
- - Zerreißung **8:** 447
- pubofemorale **8:** 425
- pulmonale **2:** 150; **3:** 12
- - Durchtrennung **5:** 190; **7/2:** 366, 369
- - - bei Fundoplastik **3:** 324
- - - bei linksseitiger Unterlappenlobektomie **2:** 213
- - - bei Pneumonektomie **2:** 194
- - - bei rechtsseitiger Unterlappenlobektomie **2:** 239
- quadratum **9:** 166
- radiocarpale dorsale **9:** 311; **10/2:** 109 f
- radiocarpeum palmare **9:** 334
- radiolunatum **9:** 311, 335, 337; **10/2:** 109 f
- radiolunotriquetrum **10/2:** 109 f, 112 f, 115
- radioscaphocapitatum **9:** 311, 337; **10/2:** 106, 108 ff, 112
- radioscaphoideum **9:** 311, 335; **10/2:** 109 f
- radioscapholunatum **9:** 311; **10/2:** 106, 109 ff, 113
- - Querschnitt **10/2:** 121
- radiotriquetrum dorsale **9:** 311, 335 f; **10/2:** 109 f
- radioulnare dorsale **9:** 311 f, 335; **10/2:** 106, 109
- - palmare **9:** 312; **10/2:** 106, 109
- radioulnotriquetrum **9:** 310 f, 334
- rectovaginale **6:** 381
- rectovesicale **6:** 381
- reflexum **7/1:** 53, 93, 95, 98, 110
- - Synonyma **7/1:** 63
- retinaculare obliquum **9:** 316, 318, 325, 327
- - transversum **9:** 316, 318, 325
- rotundum s. Ligamentum teres uteri
- sacrococcygea **8:** 425
- sacroiliaca **8:** 423 f
- - anteriora **8:** 421, 423
- - Funktion **8:** 428
- - interossea **8:** 420, 448
- - - Zerreißung **8:** 447
- - posteriora **8:** 420 f, 423 f
- - vantralia, Zerreißung **8:** 447
- sacrospinale **7/1:** 136; **8:** 418, 423 ff, 447 f
- - Funktion **8:** 428 f
- - Zerreißung **8:** 447, 471
- sacrotuberale **8:** 418, 423 ff, 447 f
- - Funktion **8:** 428 f
- - Zerreißung **8:** 447
- sacrouterinum, Endometrioseherd **6:** 223
- sagittale **9:** 325, 327
- scapholunatum **9:** 311
- - interosseum **10/2:** 108, 110
- scaphotrapezium **9:** 311; **10/2:** 109
- splenicum **5:** 227
- splenocolicum **5:** 227
- - Darstellung bei Gastrektomie **3:** 249
- - Durchtrennung **5:** 186, 233, 236 f
- splenopancreaticum **5:** 227
- splenorenale **2:** 101; **4:** 135, 137, 180, 204; **5:** 81, 152, 227, 232 f; **7/2:** 163 f
- - Durchtrennung **5:** 186, 236 f
- sternoclaviculare **9:** 4 f
- - anterius **9:** 5, 9, 44
- - posterius **9:** 5
- sternocostale radiatum **9:** 4, 42
- sternopericardiaca **2:** 42, 147, 150, 152; **7/2:** 334
- suspensoria mammaria **2:** 2 f
- suspensorium ovarii **7/2:** 74
- talocalcaneum **10/1:** 475
- - Frontalschnitt **10/1:** 399
- - interosseum **10/1:** 381 f, 385; **10/2:** 276, 287 f
- - - Frontalschnitt **10/1:** 400
- - - Sagittalschnitt **10/1:** 401 f
- - laterale **10/1:** 383 f; **10/2:** 277, 279
- - mediale **10/1:** 384 f; **10/2:** 277 f
- - - Zugang **10/1:** 439
- talofibulare anterius **10/1:** 381, 383 f; **10/2:** 274 ff
- - - Befund arthroskopischer **10/2:** 282 f
- - - Frontalschnitt **10/1:** 399
- - - Funktion **10/1:** 385
- - - Gelenkkapselverstärkung **10/2:** 280 f
- - - Naht **10/2:** 291, 302
- - - - Indikation **10/2:** 302
- - - - Technik **10/2:** 303 f
- - - Rekonstruktion **10/2:** 273
- - - Ruptur **10/2:** 302 ff
- - - Ursprung **10/2:** 279
- - posterius **10/1:** 381, 383, 398; **10/2:** 274 f, 277, 283
- - - Ansatz **10/1:** 285

- - - Funktion **10/1:** 385
- - - Gelenkkapselverstärkung **10/2:** 280
- - - Normalbefund, arthroskopischer **10/2:** 282 f, 289 f
- - - Ursprung **10/2:** 279
- talometatarsale dorsale **10/2:** 279
- talonaviculare **10/1:** 383 f; **10/2:** 276 f, 279
- tarsometatarsale dorsale **10/1:** 383; **10/2:** 277
- teres femoris s. Ligamentum capitis femoris
- - hepatis **1:** 280; **2:** 104; **3:** 104, 267; **4:** 39, 188; **5:** 78, 81 ff, 89 f, 95 f, 104, 149, 151; **7/1:** 10 f, 20, 22; **7/2:** 108; **E:** 121
- - - Durchtrennung **7/1:** 30
- - - - bei Hepato-Enterostomie **4:** 100
- - - bei erweiterter Gastrektomie **3:** 267
- - - Fehlpunktion bei Pneumoperitoneumanlage **7/2:** 41
- - - Leberkapseleinriß **7/2:** 130
- - - Lymphstränge **5:** 99 f
- - - Plastik **3:** 328 ff
- - - - nach Mahmud-Ulrich-Kremer **3:** 328 ff
- - - - - Hiatoplastik **3:** 328
- - - - - Schlingfunktion **3:** 330
- - - - nach Narbona **3:** 328, 330
- - - - - Fundoplikation **3:** 330
- - - - nach Rampal **3:** 329
- - - - - Gas-bloat-Syndrom **3:** 322, 329
- - - - Verlängerung durch Darco-Streifen **3:** 329
- - - Präparation **5:** 128, 137
- - - Venenerweiterung **5:** 151
- - uteri **1:** 281; **7/1:** 272; **7/2:** 74
- - - Fixation bei Inguinalhernienoperation **7/1:** 86 f
- - - Verletzung bei Inguinalhernienoperation **7/1:** 101
- thyroideae **1:** 3, 13; **2:** 286, 290
- thyroideum laterale **1:** 49
- - - Durchtrennung bei extrakapsulärer Lobektomie **1:** 49
- - - - bei radikaler Neck dissection **1:** 52
- thyrotympanicum **1:** 74
- tibiofibulare **10/1:** 414
- - anterius **10/1:** 285, 381, 383 f; **10/2:** 274 f, 277, 279, 283
- - - Darstellung **10/1:** 443
- - - Dicke **10/2:** 278
- - - Frontalschnitt **10/1:** 399
- - - Gelenkkapselverstärkung **10/2:** 280 f
- - - Normalbefund, arthroskopischer **10/2:** 289 f
- - posterius **10/1:** 285, 381, 384 f; **10/2:** 274 f, 277, 279
- - - Dicke **10/2:** 278
- - - Gelenkkapselverstärkung **10/2:** 280
- transversum acetabuli **8:** 425, 446; **10/2:** 142 ff
- - - Anatomie, spezielle **10/2:** 146
- - - Normalbefund, arthroskopischer **10/2:** 150
- - atlantis **8:** 308, 323
- - - Funktion **8:** 323
- - genus **10/1:** 146, 149; **10/2:** 167, 171
- - perinei **7/1:** 60 f; **8:** 431
- - scapulae **9:** 9, 73
- - - inferius **9:** 9, 11
- trapeziometacarpale **9:** 311, 315; **10/2:** 109
- trapezoideum **9:** 4 f; **10/2:** 77
- triangulare dextrum **5:** 78, 81 f, 89
- - Durchtrennung **5:** 110, 120, 127, 132, 135
- - hepatis sinistrum **3:** 187, 267
- - - - Durchtrennung bei Fundoplastik **3:** 323
- - - - bei Fundoplikation **3:** 318 f
- - - - bei Lig.-teres-Plastik **3:** 328
- - - - bei Ösophagofundopexie **3:** 327
- - sinistrum **2:** 105; **5:** 78, 81 f, 89; **E:** 121
- - - Durchtrennung **5:** 119, 175
- ulnocarpale **9:** 312
- ulnolunatum **9:** 259, 310 ff, 335, 337; **10/2:** 106, 109 ff, 113
- ulnotriquetrum **9:** 259, 311 f; **10/2:** 106, 109, 111, 113 f
- umbilicale mediale s. Plica chordae umbilicalis
- - medianum s. Plica chordae urachi
- venae cavae **5:** 99
- venosum **5:** 78, 81 ff, 103
Ligamentum-patellae-Plastik **10/2:** 251 ff
- Bohrkanal, femoraler **10/2:** 254, 269
- - - Aufbohren, konisches **10/2:** 257
- - tibialer **10/2:** 253, 268
- Isometrieprüfung **10/2:** 256
- Kreuzbandruptur, hintere **10/2:** 268 f
- Transplantatentnahme **10/2:** 252
- Transplantatfixation **10/2:** 256
- - Interferenzschraube **10/2:** 269
- - Verklemmung, proximale, konische **10/2:** 257
- Transplantatimpingement **10/2:** 254, 256
- Zugangsweg **10/2:** 251
Ligamentum-patellae-Ruptur, frische **10/1:** 253 f
- - Drahtcerclage **10/1:** 254
- - Operationsrisiko **10/1:** 253
- - Versorgung **10/1:** 254
- U-Naht **10/1:** 254 f
- veraltete **10/1:** 255 f
- - Operation nach Kelikian **10/1:** 255
Ligamentum-patellae-Streifen, distal gestielter **10/1:** 234 f
- - - Bohrkanal, femoraler **10/1:** 235
- - - - tibialer **10/1:** 235
- - - kurzer **10/1:** 235
- - - Technik **10/1:** 234 f
- - - Verankerung, femorale **10/1:** 235
Ligamentum-patellae-Transplantat, freies **10/1:** 236 f
- - Behandlung, postoperative **10/1:** 237
- - Bohrkanal, femoraler **10/1:** 236
- - - tibialer **10/1:** 236
- - Knochenblock, distaler **10/1:** 236
- - - proximaler **10/1:** 236
- - Kreuzbandersatz, hinterer **10/1:** 238 ff
- - Nachteil **10/1:** 229
- - Schraubenfixation **10/1:** 237
- - Spannungsverhalten **10/1:** 237
- - Verankerung, femorale **10/1:** 237
Ligatur, epineurale **9:** 422
Ligaturdissektion nach Boerema **3:** 232
Ligaturoperation **5:** 176 f
Ligaturresektion **5:** 177
Ligaturzylinder **5:** 177
Limbus acetabuli **10/2:** 142, 145
- glenoidalis **9:** 64; **10/2:** 20
Linea alba **2:** 121, 123; **6:** 378; **7/1:** 2 ff, 9 ff, 23; **9:** 45
- - aufgeweitete, Resektion **7/1:** 141
- - colli **2:** 287
- - - Inzision **2:** 295 f
- - Hernie **7/1:** 138
- - Medianschnitt **7/1:** 22
- - Naht **7/1:** 26
- anocutanea **6:** 378, 466
- arcuata **6:** 248; **7/1:** 4, 6 ff, 14, 17, 54, 60; **7/2:** 308; **8:** 415, 425
- - Variabilität **7/1:** 9
- aspera **10/1:** 4, 10 f, 83
- - Labium laterale **10/1:** 10 f
- - - mediale **10/1:** 10 f
- cephalica **9:** 303
- dentata **6:** 378
- ilioischiadica **8:** 520
- iliopectinea **8:** 520
- intercondylaris **10/1:** 10 f, 144
- intertrochanterica **10/1:** 10 f; **10/2:** 142
- mensalis **9:** 303
- mucocutanea **6:** 378, 466
- musculi solei **10/1:** 283 f
- pectinata **6:** 380, 467
- pectinea **10/1:** 10 f
- semicircularis **7/1:** 6
- semilunaris **3:** 80; **7/1:** 6, 8, 14, 17, 128
- terminalis **7/2:** 310
- trapezoidea **9:** 5
- vitalis **9:** 303
Linearstapler, Dünndarmresektion **7/2:** 230
Lingula **2:** 147
- pancreatis **4:** 3, 44
Lingulabiopsie, offene **2:** 218
Lingulabronchus **2:** 208
Lingularesektion **2:** 208 f
Lingulavene **2:** 209
Linitis plastica der Appendix vermiformis **6:** 183
Linksappendizitis **6:** 205
Linksherzinsuffizienz **1:** 270
Lintonsche Linie **1:** 289
Linton-Shunt **5:** 199, 201, 212
Lipiodol **E:** 144 f
Lipodystrophie, mesenteriale s. Pannikulitis, mesenteriale
Lipom **5:** 33 f; **7/1:** 40
- mesenteriales **5:** 25, 27
- - Exstirpation **5:** 29 f
- präperitoneales, Abtragung bei Inguinalhernienoperation **7/1:** 79, 81
Lipomatose **7/1:** 40
- diffuse **6:** 154
- submuköse, nodulär-polypoide, segmentäre **6:** 154
Liposarkom, myxoides, retroperitoneales, zentrales **7/1:** 221
- - - - Mobilisation **7/1:** 222 f
- - - - Operationstechnik **7/1:** 221 ff
- - - - Trennung von der Vena cava inferior **7/1:** 223
Liposklerose **3:** 131, 150, 201
Lippenverletzung, Wundverschluß **E:** 90
Lipshulz-Magengefäßversorgung **3:** 100
Liquor cerebrospinalis **8:** 90
Liquoransammlung unter dem Haut-Galea-Lappen **8:** 124
Liquordrainage **8:** 166
- interne **8:** 158
Liquorfistel, Fraktur, frontobasale, mediale **8:** 196
- posttraumatische, Versorgung **8:** 196
Liquorrhö, Mittelgesichtsfraktur **8:** 220
Liquorzirkulationsstörung nach Subduralhämatomevakuation **8:** 124
Lisfranc-Arthrodese **10/1:** 480
Lisfranc-Gelenk, Amputation **1:** 249
- Luxation **10/1:** 462
Lisfrancsche Gelenklinie **10/1:** 377, 382
Lisso-muskulo-fibröses System **6:** 382, 468
Lister's tubercle **9:** 258
Lithogenese **7/2:** 107
Litholyse, chemische **4:** 24 f, 60
- - mit extrakorporaler Stoßwellen-Lithotripsie **4:** 24
- - Gallenblasenkatheterisierung **4:** 24
- - bei intraoperativ zurückgelassenem Gallengangstein **4:** 81
- - Komplikation **4:** 25
- - Sonde, nasobiliäre **4:** 21
Lithotripsie **4:** 17
- elektrohydraulische **7/2:** 158 f
- mechanische **4:** 17; **7/2:** 158
- - Fragmenteinklemmung bei Extraktion **4:** 21
- - nichtendoskopische **4:** 20
- - Technik **4:** 19 f
Lobektomie **5:** 76; **7/2:** 364 ff
- Aufklärung **7/2:** 364
- Gefäßdurchtrennung **7/2:** 366
- Indikation **7/2:** 364
- Lappenwurzelpräparation **7/2:** 366
- Letalität **2:** 192
- Ligamentum-pulmonale-Durchtrennung **7/2:** 366
- Oberlappenbronchus-Durchtrennung **7/2:** 365
- Pleuraresthöhle, infizierte **2:** 274 ff
- Pulmonalvenendurchtrennung **7/2:** 365
- Stammbronchusdurchtrennung **7/2:** 367
- Vorbereitung **7/2:** 364
- Zugangswege **7/2:** 365
Lobuli pulmonis **2:** 158
Lobus appendicularis hepatis **5:** 79
- caudatus hepatis **1:** 280; **4:** 39; **5:** 78, 97, 103, 121
- - - Versorgungsgebiet **5:** 95
- dexter hepatis **1:** 280; **4:** 39; **5:** 78, 82 f, 93, 102; **6:** 24
- - - Punktion **5:** 104
- inferior **2:** 36 ff, 147, 154, 165; **7/2:** 334, 336
- - Projektion auf die Thoraxoberfläche **2:** 153
- medius **2:** 38, 147, 154, 165; **7/2:** 334, 336
- - Projektion auf die Thoraxoberfläche **2:** 153
- pyramidalis **1:** 13
- - Entfernung bei subtotaler Strumaresektion **1:** 26

- - glandulae thyroideae **2:** 288 f
- - Strumarezidiv, isoliertes **1:** 61
- quadratus hepatis **4:** 50; **5:** 78, 81 f, 121
- - - Lagebeziehungen **5:** 104
- - - Versorgungsgebiet **5:** 95
- sinister hepatis **1:** 280; **4:** 39; **5:** 78, 81 ff, 93
- superior **2:** 36 ff, 147, 154, 165, 169; **7/2:** 334, 336
- - Projektion auf die Thoraxoberfläche **2:** 153
- venae azygos **2:** 151
Locked suture **9:** 397
- symphysis **8:** 472, 474
Locked-in-Syndrom **8:** 333
Logendruck **10/1:** 296
Lokalanästhesie **10/2:** 5 f
- Blockade, sequentielle, schichtorientierte **7/1:** 68
- Hernienoperation **7/1:** 68 ff
- Komplettblockade **7/1:** 68
- Laparoskopie, diagnostische **7/2:** 63
- bei laparoskopischer Dünndarmexploration **6:** 91
- Nachbeobachtung **10/2:** 5
- Operationsdauer **10/2:** 6
- plastische Chirurgie **E:** 89
Lokalanästhetikum, Adrenalinzusatz **7/1:** 71
- allergische Reaktion **7/1:** 71
- Präparatwahl **7/1:** 70
- toxische Grenzdosis **7/1:** 71
- Überdosierung **7/1:** 71
Longmire-Gütemann-Ersatzmagenbildung **3:** 271, 280
- Dünndarminterposition **3:** 280
- Krawatte, jejunale **3:** 280
- Mesenterialarterie **3:** 280
- Ösophagojejunostomie **3:** 280 ff
- Transit, duodenaler **3:** 280
Longnose-Papillotom **4:** 13, 15
Loop-Ileostoma, temporäres **6:** 316 f
Loop-Ileostomie **7/2:** 248 ff
- Anziehen des Haltebandes **7/2:** 252
- Anzügeln des Dünndarms **7/2:** 251
- Aufklärung **7/2:** 248
- Dünndarmschlinge, abführende **7/2:** 252
- - zuführende **7/2:** 252
- Indikation **7/2:** 248
- Komplikation **7/2:** 248, 252 f
- - intraoperative **7/2:** 252
- - postoperative **7/2:** 253
- Kontraindikation **7/2:** 248
- Laparotomie, mediane **7/2:** 248
- Mesenteriuminzision **7/2:** 251
- Nachteile **7/2:** 248
- Operationsteampositionierung **7/2:** 250
- Patientenlagerung **7/2:** 249
- Spätkomplikation **7/2:** 253
- temporäre **6:** 293, 309 ff
- Umsteigen **7/2:** 252
- Unterbauchwechselschnitt, rechtsseitiger **7/2:** 248
- Vorbereitung **7/2:** 248
- Zugangswege **7/2:** 250 Loop-Technik **7/2:** 14, 27
- Fadenlänge **7/2:** 15
Lordsche Bänder **7/2:** 285
Lortat-Jacob-Kardiaresektion **3:** 294
Lortat-Jacob-Ösophagofundopexie **3:** 326
- Fundophrenikopexie **3:** 326
- Hiatuseinengung **3:** 326
- Hiss-Winkel-Korrektur **3:** 326
- Narkose **3:** 326
- Ösophagusmobilisation **3:** 326
- Patientenlagerung **3:** 326
- Zugangsweg **3:** 326
Lösung, isomolare, zur Darmreinigung s. Golytely-Lösung
Lösungsmittelsterilisation, Knochentransplantat **E:** 134
Lotheissen-McVay-Inguinalhernienoperation **7/1:** 88, 97 ff
Lotheissen-McVay-Schenkelhernienreparation **7/1:** 111
Low-output-Syndrom nach Verbrennung **E:** 82
Luft, „freie" **3:** 83, 88
Luftembolie nach Aneurysmaoperation an Aortenbogenarterien **1:** 139
- bei Aortenaneurysmaoperation **1:** 147
- bei Halsvenenverletzung **1:** 9
- bei Strumaoperation **1:** 30
Luftemphysem, posttraumatisches **1:** 9
Luftfistel nach Dekortikation **2:** 266
Luftinsufflation **3:** 36
- endoskopische **3:** 118
- - bei Ulkusperforation **3:** 234
Lumbalarteriensondierung **E:** 143
Lumbalhernie s. Hernia lumbalis
Lumbalkanüle **10/2:** 13
Lumbosakraler Übergang **8:** 316, 418 f
- - Instabilität **8:** 398
- - Verletzung, Intervention, ventro-laterale **8:** 379
- - Zugang **8:** 398 f
Lumbosakralmark, arterielle Versorgung **1:** 104
Lumbotomie, linksseitige **8:** 393, 395
Lumbrikalis-Kanäle **9:** 306, 319
Lunatum s. Os lunatum Lunge **2:** 146 ff; **7/2:** 335 ff
- Airdrift **2:** 165
- Anatomie **2:** 146 ff
- Atmungsexkursion **2:** 168
- Exploration, intraoperative **2:** 146
- Facies costalis **2:** 150
- - diaphragmatica **2:** 150
- - mediastinalis **2:** 150
- Form **2:** 150
- Gasaustauschfläche **2:** 158
- gefangene **7/2:** 349, 352
- Gefäßversorgung **2:** 47 f
- Gliederung **7/2:** 335
- Innervation **2:** 164 f
- Lage **2:** 150
- Lymphabflußsystem **2:** 56, 163 f
- operative Strategie **2:** 146
- Pars vertebralis **2:** 150
Lungenabszeß **2:** 191
Lungenalveole s. Alveoli pulmonis
Lungenaufblähung nach Thorakotomie **3:** 190
Lungenbiopsie **7/2:** 361
- Fibrinklebung **7/2:** 33
- offene **2:** 218
- perkutane, Komplikation **E:** 148
Lungenchirurgie, Netzplastik **5:** 51
Lungendekortikation s. Dekortikation
Lungenembolie **1:** 278, 293; **10/1:** 106, 334
- nach Gastrektomie **3:** 244
- intraoperative, bei iliofemoraler Thrombektomie **1:** 293, 298
- nach Narbenhernienoperation **7/1:** 153
Lungenerkrankung, diffuse, Biopsie **7/2:** 361
Lungenfissuren **2:** 165
Lungenflügel, adhärenter **3:** 55
Lungenfunktion nach Kardiaresektion **3:** 294
- Kontrolle **3:** 41
- bei Mediastinitis **3:** 300
Lungenfunktionsprüfung **7/2:** 11
Lungenfunktionsstörung nach Relaparotomie bei intraabdomineller Infektion **7/1:** 183
Lungengefäße, Mißbildung **2:** 191
- Präparation **2:** 180 ff
- Versorgung **2:** 180 ff
- - intraperikardiale, linksseitige **2:** 198 ff
- - - rechtsseitige **2:** 226 ff
Lungengrenzenprojektion auf die Thoraxoberfläche **2:** 153
Lungenhilus **1:** 284
- Absetzung **7/2:** 368 f
- linker, Gefäße **2:** 195
- rechter, Gefäße **2:** 220
Lungenhypoplasie **2:** 191
Lungenkeilresektion **7/2:** 361 ff
- Koagulationssonde **7/2:** 364
- Komplikation **7/2:** 363
- Lasertechnik **7/2:** 363 f
- Resektatbergung **7/2:** 36
Lungenkompression, Chylothorax **7/2:** 356
Lungenkontusion **10/1:** 122
Lungenlappen **2:** 150; **7/2:** 335
Lungenlappengrenzen, Projektion auf die Thoraxoberfläche **2:** 153
Lungenlappenwurzel, Präparation **7/2:** 366
Lungenmetastasen, Palliativbehandlung **6:** 290
- Resektion **2:** 249 f
- - Indikation **2:** 249
Lungenmetastasenresektion **7/2:** 339
Lungenmißbildung **2:** 191 ff
- Operationsindikation **2:** 192
Lungenmittellappen s. Lobus medius; s. Mittellappen
Lungenoberlappen s. Lobus superior; s. Oberlappen
Lungenödem nach Kardiaresektion **3:** 301
Lungenparenchym, Dichtigkeitsprüfung **7/2:** 346
- - nach Keilresektion **7/2:** 363
- Keilresektion **2:** 217
Lungenparenchymbrücken **2:** 150, 165
Lungenparenchymkontusion **2:** 188
Lungenparenchymresektion, periphere, atypische **2:** 217
Lungenparenchymruptur **2:** 188
- Operationstechnik **2:** 189
Lungenparenchymverletzung **2:** 68
Lungenprozeß, entzündlicher **2:** 191 ff
- - Operationsindikation **2:** 192
Lungenresektion **2:** 191 ff; **7/2:** 326
- anatomische **7/2:** 335
- Beatmungsmethode **2:** 191 f
- Indikation **2:** 192
- Komplikation **2:** 192
- Kontraindikation **2:** 192
- Nachblutung **2:** 192
- Operationsrisiko **2:** 192
- Resthöhleninfektion **2:** 264
- Vorbereitung **2:** 192
Lungenrundherd **2:** 191
Lungenschwieleninzisionen, schachbrettartige **2:** 266
Lungensegmente **2:** 158; **7/2:** 335
Lungensequestration **2:** 191
Lungenspende, Kriterien **E:** 108
Lungenspitze s. Apex pulmonis
Lungenstiel **2:** 150, 154 f
- linker **2:** 154 f; **7/2:** 335 ff
- rechter **2:** 154 f; **7/2:** 335 ff
Lungentumor **2:** 191 ff
- benigner, Lungenresektion **2:** 191
- intraperikardial vorgewachsener **2:** 199, 226
- maligner, Diagnostik, präoperative **2:** 146
- Operationsindikation **2:** 192
- Thoraxwandinfiltration, Thorakotomie **2:** 175 f
Lungenunterlappen s. Lobus inferior; s. Unterlappen
Lungenvene, obere, Versorgung, intraperikardiale **2:** 226
Lungenvenenstamm, Ligatur **2:** 184
Lungenverletzung **2:** 188 ff
- offene **2:** 188
- Operationsindikation **2:** 188
- bei stumpfer Gewalteinwirkung **2:** 188
- bei submuköser transthorakaler Ösophagustranssektion **5:** 194
Lungenwurzel **3:** 57
Lungenzyste **2:** 191 ff
- Operationsindikation **2:** 192
Lunula obliqua **9:** 164, 166; **10/2:** 86 f
Lupus erythematodes, Digitalarterienstenose **1:** 197
Luschkasche Gänge **4:** 40
Luxatio iliaca **10/1:** 25
- ischiadica **10/1:** 25
- obturatoria **10/1:** 25
- pubica **10/1:** 25
Luxation, atlantoaxiale **8:** 333 ff
- - Operation **8:** 333 ff
- - Patientenlagerung **8:** 333 f
- Fingemittelgelenk **9:** 405
- Finger **9:** 389 ff
- Fingergrundgelenk **9:** 390
- Handwurzel **9:** 392
- Karpometakarpalgelenk **9:** 390
- Mittelhand **9:** 389 f
- perilunäre **9:** 392
- radioulnare, distale, bei Radiusschaftfraktur **9:** 278
- Schultergelenk **9:** 84
- Schultergürtel **9:** 2
- skapulohumerale **9:** 87
- Sternoklavikulargelenk **9:** 22
- transdentale **8:** 336 ff
Luxationsfraktur **10/1:** 2
- Halswirbel **8:** 352
- Humeruskopf **9:** 85
- transdentale **8:** 342
Lymphabfluß **7/1:** 20
Lymphadenektomie **3:** 42 f, 73, 203, 243, 261 ff, 291, 295
- bei Colondescendens-Karzinom **6:** 272 f
- bei Colon-sigmoideum-Karzinom **6:** 274, 276 f
- bei distaler Magenresektion wegen Karzinom **3:** 291
- Duodenopankreatektomie, partielle **4:** 187, 190, 194
- Gallenblasenkarzinom **4:** 92, 94
- bei Gastrektomie **3:** 203, 243, 246, 261 ff
- - A.-gastrica-sinistra-Präparation **3:** 263 f

- - A.-gastroduodenalis-Präparation 3: 263
- - A.-hepatica-communis-Präparation 3: 263 ff
- - A.-hepatica-propria-Präparation 3: 265
- - Aorta-abdominalis-Präparation 3: 264
- - Ductus-choledochus-Präparation 3: 265
- - Ductus-thoracicus-Präparation 3: 263 f
- - Lig.-hepatoduodenale-Längsspaltung 3: 262
- - Lig.-hepatoduodenale-Präparation 3: 266
- - Lymphknotenexstirpation 3: 262 ff
- - - aortale 3: 264
- - - gastrale 3: 263
- - - hepatische 3: 265
- - - lienale 3: 264
- - - pankreatische 3: 265
- - - periduodenale 3: 262
- - - präaortale 3: 264
- - - retroduodenale 3: 262
- - - retrogastrale 3: 263
- - - subpylorische 3: 262
- - - suprapylorische 3: 262
- - - zöliakale 3: 263
- - Lymphknotenkompartimente 3: 261
- - Pankreaskapsel-Absetzung 3: 265
- - Plexus-coeliacus-Präparation 3: 263
- - TNM-System-Dokumentation 3: 261
- - Truncus-coeliacus-Präparation 3: 263 f, 266
- - V.-gastrica-sinistra-Absetzung 3: 263
- - V.-portae-Präparation 3: 265
- bei Hypopharynxkarzinom 3: 73
- - parajugulare Lymphadenektomie 3: 73
- inguinale, bei Analkarzinom 6: 501
- bei Kardiakarzinom 3: 294 f
- bei Ösophaguskarzinom 3: 42 f
- - Lymphknoten, mediastinale 3: 18, 43
- - - paraösophageale 3: 54
- Pankreastumoroperation 4: 186
- Pankreatektomie, regionale 4: 210 f
- bei rechtsseitiger Hemikolektomie 6: 249, 252 f
- retroperitoneale 7/1: 225 ff
- - Aufklärungshinweise 7/1: 225
- - Drainage, postoperative 7/1: 227
- - Indikation 7/1: 225
- - Kontraindikation 7/1: 225
- - Narkose 7/1: 225
- - Operationsrisiko 7/1: 225
- - radikale 7/1: 225
- - Split-und-Role-Technik 7/1: 226
- - Zugangsweg 7/1: 225
- Splenopankreatektomie 4: 205
Lymphangio-Computertomogramm 7/2: 356
Lymphangiom 6: 107, 115
- zystisches, mesenteriales 5: 25
Lymphangitis 9: 438
Lymphatisches System, darmassoziiertes 6: 28
Lymphdrainage, Duodenum 3: 108
- Magen 3: 102
- mediastinale, parietale 2: 55
- - viszerale 2: 56 f
- pulmonale 7/2: 335, 338
Lymphfistel 2: 29
- nach Extremitätenarterienaneurysma-Operation 1: 176
- nach radikaler Neck dissection 1: 52
- nach Saphenaexhairese 1: 292
- nach Struma-maligna-Operation 1: 45, 59
- nach Subklavia-Stenose-Operation 1: 190 f
- nach Vertebralisrekonstruktion 1: 192
Lymphfluß, verstärkter, nach Pankreastumoroperation 4: 216
Lymphgefäßbündel, radiales 9: 331
- ulnares 9: 331
Lymphgefäße, Arm 9: 331
- epifasziale 7/1: 20
- großes Netz 5: 10
- Hand 9: 331
- intrahepatische 5: 99 ff
- intrarenale 7/1: 200
- mesenteriale 5: 7
- parietale, tiefe 7/1: 20
- peritoneale 5: 5
- retroperitoneale 7/1: 200, 205
- Unterarm 9: 252, 256
- des Ureters 7/1: 201
Lymphgefäßhypoplasie 1: 289
Lymphgefäßzerreißung 6: 34
Lymphknoten (s. auch Nodus[-i] lymphaticus[-i]), axilläre s. Nodus(-i) lymphaticus(-i) axillares
- bronchopulmonale 7/2: 335, 338
- iliakale 7/1: 205
- inguinale 7/1: 205
- - oberflächliche 7/1: 56 f
- - tiefe 7/1: 56 f
- im Ligamentum pulmonale 2: 163
- lumbale 7/1: 205
- mediastinale, Dissektion 2: 224 f
- mediastinoskopisch darstellbare 2: 64
- mesenteriale, Exploration, chirurgische 6: 82 f
- perikolische 6: 239 f
- peripankreatische 4: 146
- - Exstirpation 6: 264
- perirektale 6: 239 f
- retroperitoneale 7/1: 200, 205
- - Tumorbefall 7/1: 225 ff
- - Exstirpation 6: 90
- submandibulärer, Entfernung bei radikaler Neck dissection 1: 54
- submentaler, Entfernung bei funktioneller Neck dissection 1: 59
- tracheale 7/2: 335, 337
Lymphknotenbeurteilung, laparoskopische 7/2: 72
Lymphknotenbiopsie, mediastinale, video-thorakoskopische 7/2: 370
- bei Staging-Laparotomie 5: 71, 238 f
Lymphknotendissektion, mediastinale, video-thorakoskopische 7/2: 370
Lymphknotenentnahme bei Thyroidektomie 1: 47
Lymphknotenklassifikation, japanische Einteilung 3: 261
Lymphknotenkompartimente 3: 261
Lymphknotenmetastasen beim Magenkarzinom 3: 243
- mediastinale 2: 224
Lymphknotenuntersuchung, histologische, intraoperative 6: 126, 159
Lymphkollateralen, thorako-abdominale 2: 60
- thorako-zervikale 2: 60
Lymphkollektoren intrahepatische, absteigende 5: 100
- - aufsteigende 5: 100
Lymphödem 2: 21, 29
- nach Extremitätenarterienaneurysma-Operation 1: 176
- nach Palma-Operation 1: 300
- nach Varizenoperation 1: 289, 292
Lymphogranulom, gastrales 3: 11
Lymphogranulomatose 3: 83, 86
- Exploration, Abdomen 3: 82 ff, 86
- - Retroperitonealraum 3: 86
Lymphom, malignes 3: 232, 242; 5: 25
- - Differentialdiagnose, Pseudolymphom 3: 242
- - Dünndarm 6: 157
- - duodenales 6: 73
- - bei HIV-Infektion 6: 157
- - mediastinales 2: 34
Lymphonodi axillaris 9: 331
Lymphsystem, submesotheliales 5: 5
Lymphzyste 6: 107

M

MacQueen-Gastroduodenostomie 3: 146
Magen, Anatomie 3: 19, 96 ff
- Endoskopiefixpunkte 4: 2
- Eröffnung bei trunkulärer Vagotomie mit Seromyotomie 7/2: 186
- Exploration, chirurgische 3: 109 f
- Fremdkörper 6: 366
- Fremdkörperentfernung, endoskopische 6: 367, 513
- - operative 6: 368
- Gefäßversorgung, arterielle 3: 99 f
- - - Anastomosen 3: 99 f
- - - Variationen 3: 100
- - venöse 3: 101
- - - Variationen 3: 101
- Innervation 3: 102 f
- Innervation N. vagus 3: 102 f
- Innervation sympathische 3: 102 f
- - Variationen 3: 103
- Inspektion bei Laparoskopie 7/2: 79
- Lymphabfluß 3: 102
- Lymphdrainage 3: 102
- Lymphgefäße 3: 102
- Nahttechniken 3: 121 ff
- operierter, Ulkus 7/2: 177
- Staging 3: 96
- TNM-System 3: 96
- Tunica mucosa 3: 192
- Verschlußsegment 7/2: 205
- Verschlußsystem 3: 96
- Zugang 7/1: 29
Magenadenom 3: 109
Magenadnexe 3: 243
Magenagenesie 3: 113
Magenangiodysplasie 3: 114
Magenantrum 3: 96 ff; 4: 2
- Karzinom 3: 196, 243
- - Gastroenterostomie 3: 196
- Makrokarzinom 3: 243
- Manschette bei Maki-Magenresektion 3: 226
- Resektion 3: 136 f, 144, 226
- - bei kombinierter Magenoperation 3: 136 f, 144
- - bei tubulärer Magenresektion 3: 226
- Skelettierung bei Magenresektion 3: 132
Magenatonie 3: 128, 151, 186, 200
- nach Gastroenterostomie 3: 200
- - Ernährungssonde, jejunale 3: 200
- - Magensporn 3: 200
- postoperative nach Magenresektion 3: 128, 151
- Retonisierung 3: 200
- nach selektiver proximaler Vagotomie 7/2: 200
- nach Vagotomie 3: 186
Magenatresie 3: 113
Magenausgangsstenose 3: 195, 222
- Bougierung, endoskopische 3: 313
- Gastroenterostomie 3: 195 ff
- rezidivtumorbedingte E: 176
- Tubusimplantation, endoskopische 3: 313
Magenausgangsverschluß, entzündlicher 7/2: 234
- tumoröser 7/2: 234
Magenblutung 3: 227 ff, 231 f, 241 f
- Blutungsquelle, unbekannte 3: 231
- - - Längsgastrotomie 3: 231
- bei erosiver Gastritis 3: 241
- Gefäßembolisation 3: 232
- bei hämorrhagischer Gastritis 3: 241
- bei Magenvarizen 3: 232
- bei mykotischer Gastritis 3: 242
- bei Polypen 3: 232
- bei Pseudolymphom 3: 242
- bei Tumoren 3: 232
- bei Ulkus 3: 227 ff
Magen-Bypass bei Adipositas permagna 3: 315
Magenchirurgie, Netzplastik 5: 45
Magen-Darm-Atonie, postoperative E: 166, 169
- - physiologische 7/1: 184
Magen-Darm-Kanal, Entwicklung 6: 29 f
Magen-Darm-Rohr, primitives 6: 29 f
Magendauerabsaugung bei perforiertem Ulkus 3: 237
Magendissektion, zirkuläre, subkardiale 5: 179
Magendivertikel 3: 114 ff
- Divertikelresektion 3: 114 ff
- - Defektverschluß 3: 115 f
- - Divertikeldarstellung 3: 115 f
- - Komplikationen 3: 117
- - - Pseudorezidiv 3: 117
- - - Rezidiv 3: 117
- - - Vagusverletzung 3: 117
- - Magenwandverschluß 3: 116
- - Milzunterpolsterung 3: 115
- - Narkose 3: 114
- - Stapler-Naht 3: 115
- - Zugangsweg 3: 114
- inkomplettes 3: 115
- komplettes 3: 115
- Lokalisation 3: 114 f

Magendrittel, obere zwei, Devaskularisation s. Sugiura-Futagawa-Operation
- oberes, Devaskularisation **5:** 173, 175, 178, 180 ff
Magenduplikatur **3:** 113, 115
Magendurchblutungsstörung nach Splenektomie **5:** 243 f
Magenendoskopie **3:** 312 ff
Magenentleerungsstörung nach Pankreasresektion **4:** 216
- stenosebedingte **7/2:** 234
Magenfeld, epigastrisches **5:** 80
Magenfistel, äußere **3:** 309 ff
- - definitive **3:** 310 f
- - - Bauchdeckeninzision **3:** 311
- - - Fistelschlauchbildung **3:** 310 f
- - - Komplikationen **3:** 311
- - - - Magenschlauchherausgleiten **3:** 311
- - - Methode nach Steichen-Ravitsch **3:** 310 f
- - - - Plikation, seromuskuläre **3:** 311
- - - - Stapler-Technik **3:** 310 f
- - transitorische **3:** 309 f
- - - Ballonkatheter nach Kader-Methode **3:** 309 f
Magenfremdkörperentfernung **3:** 112
- chirurgische **3:** 112
- endoskopische **3:** 312 f
Magenfrühkarzinom **3:** 243
- metastasierendes **3:** 243
- multizentrisches **3:** 243
Magenfundus **3:** 96; **5:** 176 f
- arterielle Versorgung bei Magenschlauchbildung **3:** 44
- Durchzug bei Nissen-Fundoplikation **7/2:** 207
- Fixierung an der Zwerchfellunterfläche s. Fundophrenikopexie
- Mangeldurchblutung bei Magenschlauchbildung **3:** 60
Magenfundusanheftung bei Fundophrenikopexie **3:** 327
Magenfundusausstülpung nach Nissen-Fundoplikation **7/2:** 209
Magenfundusmanschette, insuffiziente **7/2:** 209
- stenosierende **7/2:** 209
Magenfundusplikatur **3:** 322
Magenfundusulkus, perforiertes **3:** 237
Magenfundusvarizen, Behandlung, endoskopische, prophylaktische **5:** 156
- Blutung s. Magenvarizenblutung
- endoskopisches Bild **5:** 155
- Gummibandligatur **5:** 156
- Nachweis **5:** 202
- Obliterationstherapie **5:** 156, 162 ff
- - Technik **5:** 164 f
- - Vorbereitung **5:** 163
- Stärkenklassifikation **5:** 154
Magenfunktionsstörung nach Netzplastik **5:** 43
Magengefäßversorgung nach Baggenstoss **3:** 101
- nach Browne **3:** 100
- nach Michels **3:** 100
Magengeschwür s. Ulcus ventriculi
Magengranulome, spezifische **3:** 110
Magenhinterwand, Andauung bei akuter Pankreatitis **4:** 182
- Klammerung **5:** 180
Magenhinterwandskelettierung bei distaler Magenresektion **3:** 291
Magenhypersekretion nach ausgedehnter Dünndarmresektion **6:** 138, 140
Magenileus **3:** 114
- nach Gastroenterostomie **3:** 202
Mageninnervation **3:** 102 f
- Nervus vagus **3:** 102 f
- sympathische **3:** 102 f
- vagale **7/2:** 175
Magenkardia **3:** 96 f
Magenkardiakarzinom s. Kardiakarzinom
Magenkarzinom **3:** 243 ff
- Ausbreitung **3:** 244
- Ausdehnung, lokale **3:** 243
- - multizentrische **3:** 243
- Bauchwandinfiltration **3:** 244
- Diagnose, endoskopisch-bioptische **3:** 244
- Ernährungsdefizit **3:** 244
- Fernmetastasenausschluß **3:** 290
- fortgeschrittenes, Palliativeingriffe **3:** 302 ff
- Gefäßinfiltration **3:** 244
- Grading **3:** 243
- Klassifizierung nach Lauren **3:** 243
- Lebermetastasen **3:** 85
- nach Magenresektion **3:** 222
- Metaplasie, intestinale **3:** 242
- Metastasierung, Douglas-Raum **3:** 85
- Nachbarorgane **5:** 61
- Oberlebensdauer **3:** 243
- Resektion, Unradikalität **5:** 61
- Rezidiv **3:** 244
- Staging **3:** 243
- - intraoperatives **5:** 61
- Typ, diffuser **3:** 243
- - intestinaler **3:** 243
Magenkaskade **3:** 113
Magenkleinkurvatur, Anatomie, chirurgische **3:** 177
Magenkorpus **3:** 96 f
Magenkurvatur, große **4:** 2
- kleine **4:** 2
- - Netzdeckung, prägastrische **5:** 47
- - - retrogastrische **5:** 47
- - Skelettierung **5:** 182 f
Magenlageanomalien **3:** 113
- Volvulus **3:** 117
- - Fundophrenikopexie **3:** 117
- - Gastropexie **3:** 117
- - Rezidiv **3:** 117
Magenlymphogranulom **3:** 110
Magenlymphom, malignes **3:** 232, 243
Magenmuskelschichten **3:** 97 f
Magennekrose, peptische bei Pseudolymphom **3:** 242
Magenoperation, kombinierte **3:** 136 f
Magenperforation s. Ulcus ventriculi, perforiertes
Magenpilzbefall **3:** 242
Magenpolypen, blutende **3:** 232
- Polpektomie, endoskopische **3:** 313
Magenpseudolymphom **3:** 242
Magenquerresektion **3:** 225
- bei Kleinkurvaturulkus **3:** 225
- Pyloromyoplastik **3:** 225
- Vagotomie **3:** 225
Magenrefluxzunahme nach primärer Peritonitistherapie **5:** 23
Magenresektion bei aktinischem Duodenumschaden **6:** 58
- distale **3:** 129 ff
- - bei aortomesenterialer Duodenalstenose **6:** 63
- - Arbeitsschritte **3:** 129
- - bei Duodenalverletzung **6:** 55
- - Indikationen **3:** 127 f
- - - Karzinom **3:** 291 f
- - - Ménétrier-Krankheit **3:** 242
- - - Pseudolymphom **3:** 242
- - - Sarkoidose **3:** 242
- - - Ulcus ventriculi **3:** 127 ff
- - - - - blutendes **3:** 230
- - - - - perforiertes **3:** 236
- - beim Karzinom **3:** 291 f
- - - A.-gastrica-dextra-Absetzung **3:** 291
- - - A.-gastrica-sinistra-Absetzung **3:** 291
- - - A.-gastroepiploica-Absetzung **3:** 291
- - - Duodenummobilisation **3:** 291
- - - Gastroduodenostomie **3:** 292
- - - Gastrojejunostomie **3:** 291
- - - Lymphadenektomie **3:** 291
- - - Narkose **3:** 291
- - - Omentum-majus-Absetzung **3:** 291
- - - Zugangswege **3:** 291
- - Komplikationen **3:** 150 ff
- - - Abszeß **3:** 153
- - - Anastomosenspannung **3:** 150
- - - Anastomosenstenose **3:** 152
- - - Blutung **3:** 151, 153
- - - Empyem **3:** 153
- - - Hämatom **3:** 153
- - - Liposklerose **3:** 150
- - - Magenatonie **3:** 151
- - - Nahtbruch **3:** 151
- - - Pankreasnekrose **3:** 152
- - - Pankreatitis **3:** 152
- - - Peritonitis **3:** 151
- - - späte **3:** 154 ff
- - - - Anastomosenstenose **3:** 154
- - - - Dumping-Syndrom **3:** 156
- - - - Restmagen, zu kleiner **3:** 155
- - - - Rezidivulkus **3:** 154
- - - - Stumpfkarzinom **3:** 156
- - Kontraindikationen **3:** 128
- - bei Megaduodenum **6:** 65
- - Narkose **3:** 129
- - Patientenlagerung **3:** 129
- - Technik, Reparation **3:** 144 ff, 161 ff
- - - - Billroth-I-Reparation **3:** 144 ff
- - - - - Anastomose **3:** 147 ff
- - - - - Arbeitsschritte **3:** 147
- - - - - Ausweichverfahren **3:** 150 f
- - - - - Duodenummobilisation **3:** 147
- - - - Billroth-II-Reparation **3:** 161 ff
- - - - - Anastomose **3:** 161 ff
- - - - - Abzugring **3:** 162, 165
- - - - - Arbeitsschritte **3:** 161
- - - - - Ausweichverfahren **3:** 165, 167
- - - - - Duodenalstumpfverschluß **3:** 133, 161
- - - - - Enteroenteroanastomose nach Braun **3:** 161 f, 165 f
- - - - - Kleinkurvaturverschluß **3:** 161 f
- - - - - Komplikationen **3:** 167 ff
- - - - Roux-Reparation **3:** 172 ff
- - - - - Arkadengefäße **3:** 172
- - - - - Dünndarmschlinge, retrokolische **3:** 172
- - - - - Enteroenteroanastomose **3:** 173 f
- - - - - Gastrojejunostomie, terminolaterale **3:** 174
- - - - - terminoterminale **3:** 172 f
- - - - - - - Hinterwandnaht **3:** 173
- - - - - - - Vorderwandnaht **3:** 173
- - - - - Hemifundoplikation **3:** 172
- - - - - Stapler-Naht **3:** 174
- - - Resektion **3:** 129 ff
- - - - Antrumskelettierung **3:** 132
- - - - Auslösung des Lig. duodenocolicum **3:** 129
- - - - Duodenummobilisation **3:** 129 f
- - - - Großkurvaturskelettierung **3:** 130
- - - - Kleinkurvatur, Klammernahtdeckung **3:** 135
- - - - - Skelettierung **3:** 134
- - - - Magenabsetzung **3:** 134
- - - - Resektionslinie **3:** 133 f
- - - - Verletzung A. colica media **3:** 143
- - - - - A. gastroduodenalis **3:** 143
- - - - - A. lienalis **3:** 143
- - - - - A. pancreaticoduodenalis **3:** 143
- - - - - Ductus choledochus **3:** 140, 142, 144
- - - - - - - Anastomose, biliodigestive **3:** 144
- - - - - Milz **3:** 143
- - - - - Pankreas **3:** 144
- - - - - Papilla duodeni major **3:** 144
- - Zugangsweg **3:** 129
- Hernie, innere **7/1:** 171
- Netzplastik **5:** 46
- partielle, Duodenopankreatektomie, partielle **4:** 167, 187, 192
- proximale **3:** 204 ff
- - Arbeitsschritte **3:** 204
- - Indikationen **3:** 204
- - Komplikationen **3:** 206
- - - Nahtbruch **3:** 206
- - - Refluxösophagitis **3:** 206
- - Narkose **3:** 204
- - Patientenlagerung **3:** 204
- - Technik **3:** 204 ff
- - - Duodenummobilisation **3:** 204
- - - Ösophagogastrostomie **3:** 204 f
- - - Plikation, gastrale **3:** 206
- - - Pyloroplastik **3:** 204 f
- - - Stapler-Naht **3:** 205 f
- - - „umgekehrter Billroth I" **3:** 204
- - - Vagotomie **3:** 204, 206
- - Zugangsweg **3:** 204
- stufenförmige **3:** 138
- - Resektionslinien **3:** 138
- subtotale **3:** 243
- tubuläre **3:** 226
- - nach Deloyers **3:** 226
- - nach Leger **3:** 226
Magenresektionsformen, seltene **3:** 223 ff

- - Magenwandexzisionen **3:** 223
- - Magenwandkeilexzisionen **3:** 224
- - - Magenstraßenwiederherstellung **3:** 224
- - - Pyloromyoplastik **3:** 224 f
- - - Vagotomie **3:** 224
- - Methode nach Deloyers **3:** 226
- - - nach Leger **3:** 226
- - - nach Maki **3:** 226
- - - - Antrummanschette, belassene **3:** 226
- - - nach Schmilinski **3:** 226
- - - nach Shafik **3:** 226
- - Segmentresektion **3:** 225
- - - nach Ferguson **3:** 225
- - - - Magenanastomose, terminoterminale **3:** 225
- - - nach Holle **3:** 225
- - - - Querresektion, Vagotomie und Pyloroplastik **3:** 225
- - - nach Largiadère **3:** 225
- - tubuläre **3:** 226
- - - Pyloroplastik **3:** 226
- - - Vagotomie **3:** 226

Magenrest, zu kleiner **3:** 155
Magenriesenfaltenbildung **3:** 242, 313
Magensarkoidose **3:** 110, 242
Magensarkom **3:** 109, 232, 243 ff
Magensäuresekretion, Depression **7/2:** 175
- Wiederanstieg nach Gastrinomentfernung **4:** 229

Magenschlauch bei Fundoplikation **3:** 318
- Orientierungshilfe, palpatorische **3:** 187, 189, 207
- - - bei Vagotomie **3:** 187
- - - bei Wiederholungseingriffen **3:** 207

Magenschlauchbildung **3:** 20 f, 44, 47 f, 295 f
- bei Kardiaresektion **3:** 295 f
- - Resektionslinie **3:** 295
- bei Ösophagusexstirpation **3:** 42 ff
- - Fundusversorgung, arterielle **3:** 44
- - Gefäßligaturen, Omentum minus **3:** 20, 47
- - Kleinkurvaturklammernaht **3:** 20 f, 47
- - - Deckung, seromuskuläre **3:** 21, 48
- - Kleinkurvaturmobilisation **3** 20
- - Methode, milzerhaltende **3:** 44
- - Stapler-Naht **3:** 21, 47, 61

Magenschleimhaut, ektopische **3:** 40
- Faltenhypertrophie **3:** 242
- Hyperplasie, lymphoblastische **3:** 242
- Metaplasie, intestinale **3:** 242
- - - Dickdarmmukosa **3:** 242
- - - Dünndarmmukosa **3:** 242
- Schädigung **3:** 241 f

Magenschleimhautdystopie **6:** 107, 123
Magenschleimhautentzündung s. Gastritis
Magenschleimhautnekrose **3:** 242
Magensegmentresektion **3:** 225 f
- nach Ferguson **3:** 225
- nach Holle **3:** 225
- nach Largiadère **3:** 225
- nach Maki **3:** 226

Magenskelettierung bei Kardiaresektion **3:** 295, 297
Magensonde bei Ileus **6:** 328
Magensporn **3:** 164, 167, 197, 200
- nach Gastroenterostomie **3:** 200
- nach Gastrojejunostomie **3:** 167
- Vermeidung **3:** 164, 197

Magenstraße **3:** 96, 224
- Wiederherstellung nach Magenwandexzision **3:** 224

Magenstumpfkarzinom **3:** 154, 243
Magenteile **3:** 97
Magentotalkarzinom **3:** 244, 311
Magentumorabtragung, endoskopische **3:** 313
Magentumorstenose **3:** 303, 306
- nach Billroth-I-Operation **3:** 306
- nach Billroth-II-Operation **3:** 306
- Gastroenterostomie, antekolische **3:** 306
- Roux-Segment **3:** 306
- Tubusimplantation **3:** 306

Magenulkus s. Ulcus ventriculi
Magenvalvenbildung **3:** 324 f
- Technik **3:** 324 f

Magenvarizen, blutende **3:** 232
- - Gefäßblockade **3:** 232
- - Ligaturdissektion nach Boerema **3:** 232
- - Magenwanddissektion nach Schreiber **3:** 232
- - Sklerosierungsbehandlung **3:** 232
- - Vagotomie und Pyloroplastik **3:** 232

Magenvarizenblutung **5:** 167, 198
- Behandlung, endoskopische **5:** 153 ff
- - - Indikation **5:** 156
- - - Instrumente **5:** 157
- - - Operationsrisiko **5:** 156
- - - Vorbereitung **5:** 157
- - - Ziel **5:** 156
- - konservative, Letalität **5:** 167
- nach maschineller subkardialer Blutsperre **5:** 181
- Obliterationstherapie, Technik **5:** 164 f
- Therapie, vasoaktive, intravenöse **5:** 168
- unstillbare **5:** 182

Magenverlagerung, intrathorakale **7/2:** 211
Magenverletzung bei Fundophrenikopexie **7/2:** 216
- bei Nissen-Fundoplikation **7/2:** 209

Magenvolumenreduktion, chirurgische **3:** 315
- endoskopische **3:** 315 f
- - Siliconballon **3:** 315 f

Magenvolvulus **3:** 113, 117
- mesenterio-axialer **3:** 113, 117
- Therapie, chirurgische **3:** 117
- - - Fundophrenikopexie **3:** 117
- - - Gastropexie **3:** 117
- - - Hiatus-oesophageus-Einengung **3:** 117

Magenvorderwand, Klammerung **5:** 180
Magenwand, dorsale, Ausspiegeln **7/2:** 69
Magenwanddissektion nach Schreiber **3:** 232
Magenwandnekrose nach endoskopischer Blutstillung **3:** 313
- nach selektiver proximaler Vagotomie **7/2:** 200
- nach Vagotomie **3:** 186

Magenwandphlegmone nach endoskopischer Blutstillung **3:** 313
Magenwandschädigung, thermische **7/2:** 186, 200
Magenwandverletzung, intraoperative **3:** 185, 257, 321
- - bei Fundoplikation **3:** 321
- - bei Splenektomie **3:** 257
- - bei Vagotomie **3:** 185
- perforierende **3:** 118 ff
- - Aufklärungshinweise **3:** 118
- - Indikationen **3:** 118
- - Komplikationen **3:** 120 f
- - - Kardiakanalstenose **3:** 120 f
- - - Nahtbruch **3:** 120
- - - Pylorusstenose **3:** 120
- - Kontraindikationen **3:** 118
- - Narkose **3:** 118
- - Patientenlagerung **3:** 118
- - Technik **3:** 118 f
- - - Gastroduodenostomie **3:** 120
- - - Gastrojejunostomie **3:** 120
- - - Hemifundoplikation **3:** 119
- - - Omentum-minus-Absetzung **3:** 118
- - - Omentum-minus-Anheftung **3:** 119
- - - Stapler-Naht **3:** 118
- - - Wundrandausschneidung **3:** 118
- - Zugangsweg **3:** 118

Magenzysten **3:** 114
Magnet-Analverschluß **6:** 506
Mahmud-Ulrich-Kremer-Lig.-teres-Plastik **3:** 317, 328 ff
- Arbeitsschritte **3:** 328
- Narkose **3:** 328
- Patientenlagerung **3:** 328
- Technik **3:** 328 ff
- - Hemifundoplikation **3:** 329
- - Hiatoplastik **3:** 328
- - Hiatuseinengung **3:** 328
- - Lig.-teres-Anheftung **3:** 329
- Zugangsweg **3:** 328

Maisonneuve-Verletzung **10/1:** 415
Majoramputation **1:** 246
- Letalität **1:** 246

Maki-Gastroduodenostomie **3:** 146
Maki-Magensegmentresektion **3:** 226
- Antrummanschette, belassene **3:** 226
- Gastrostomie, terminoterminale **3:** 226
- Segmentresektion, stufenförmige **3:** 226

Maki/Morgan-Technik **10/2:** 45 ff
Makroangiopathie, Amputationshöhe **1:** 246
Makrophagen **5:** 4, 7, 9, 11 f; **E:** 4 f
Makrophageninsel **5:** 12
Malabsorptionssyndrom **6:** 113, 147
Malassimilation nach Drainageoperation **3:** 201
Maldigestion nach Drainageoperation **3:** 201
Maligne Erkrankung, Wundheilungsstörung **7/1:** 47
Malleolarbereich **10/1:** 396 f
Malleolengabel **10/1:** 381; **10/2:** 275
- Inkongruenz **10/1:** 415

Malleolengabelfraktur, offene **10/1:** 418
Malleolus lateralis **10/1:** 284 f, 377 ff; **10/2:** 274, 279
- - Frontalschnitt **10/1:** 399
- - Gelenkfläche **10/2:** 300, 303
- - Repositionshindernis **10/1:** 410
- - Weichteilsubstanzdefekt **10/1:** 410
- - Zugang **10/1:** 403, 437 ff
- medialis **10/1:** 283, 377 ff; **10/2:** 289, 306
- - Hautschnitt **10/1:** 403 f
- - Muskelzug **10/1:** 387
- - Weichteilinterponat **10/1:** 410, 419
- - Weichteilsubstanzdefekt **10/1:** 407

Mallet-Finger **9:** 405
Mallory-Weiss-Syndrom **3:** 72, 231, 312
- Diagnose, endoskopische **3:** 72
- Unterspritzung, endoskopische **3:** 72, 312

Malrotation I **6:** 31, 105
Malrotation II **6:** 23, 31, 105 Malrotation Reparation **6:** 105
Malum perforans s. Ulkus, neuropathisches
Mamille **2:** 2 f
- Morbus Paget **2:** 20

Mamillennekrose nach Mammaquadrantenresektion **2:** 32
- postoperative **2:** 11, 32

Mamillensekretion, blutige **2:** 10
Mamillensitz, Festlegung bei Reduktionsplastik **2:** 14
Mamma **2:** 2 ff
- Anatomie **2:** 2 ff
- Arterien **2:** 3 ff
- Bindegewebe **2:** 2, 4
- Drüsengewebe **2:** 2
- Fettgewebe **2:** 2 f
- Hautspaltlinien **2:** 4
- Lymphdrainage **2:** 5 f
- Nervenversorgung **2:** 3, 6
- Operationsmethoden **2:** 2
- Querumschneidung, spindelförmige **2:** 22 f
- Sagittalschnitt **2:** 3
- Schnittführung **2:** 4
- Venen **2:** 4 f
- Venenplexus, subkutaner **2:** 4 f

Mammaadenom **2:** 10
Mammaaufbauplastik, primäre **2:** 10
Mammaexstirpation, Netzplastik **5:** 51 f
Mammafibroadenom **2:** 10
Mammafibrom **2:** 10
Mammahämatom nach Tumorexstirpation **2:** 13
Mammakarzinom **2:** 20 ff
- Axillaausräumung **2:** 20
- Behandlungsstrategie **2:** 21
- fortgeschrittenes **2:** 30
- frühes **2:** 21
- inflammatorisches **2:** 7, 20
- des Mannes **2:** 20
- Mastektomie, modifiziert radikale **2:** 21 ff
- Metastasierung **2:** 21
- Multizentrizität **2:** 21
- Musculus-pectoralis-major-Infiltration **2:** 29
- nichtpalpables **2:** 20
- - Markierung, präoperative **2:** 21
- Strahlentherapie, postoperative **2:** 21
- Therapie, brusterhaltende **2:** 20 f
- - - Nachbestrahlung **2:** 20 f
- Thoraxwandinfiltration **2:** 21 f, 29

- TNM-Stadium **2:** 20
- tumorbiologisches Konzept **2:** 21
Mammametastase **2:** 20
Mammapräkanzerose **2:** 10
Mammaprothese, Kapselfibrose **2:** 11, 16 f
Mammaprothesendislokation **2:** 11, 17
Mammaprothesenimplantation, primäre **2:** 11, 16 f
- retropektorale **2:** 17
- subkutane **2:** 16
Mammaquadrantenresektion **2:** 10 f, 30 ff
- Indikation **2:** 30
- bei kleinem Mammakarzinom **2:** 20
- Komplikation, intraoperative **2:** 32
- - postoperative **2:** 32
- Kontraindikation **2:** 30
- Operationsrisiko **2:** 30
- Präparatradiographie **2:** 32
- Schnittführung **2:** 30 f
Mammareduktionsplastik **2:** 14
- bei rezidivierender Mastitis **2:** 7
Mammasarkom **2:** 20
Mammasegmentresektion **2:** 10 f, 30 ff
- Indikation **2:** 30
- bei kleinem Mammakarzinom **2:** 20
- Komplikation, intraoperative **2:** 32
- - postoperative **2:** 32
- Kontraindikation **2:** 30
- Operationsrisiko **2:** 30
- Schnittführung **2:** 30 f
Mammatumor, benigner **2:** 10 ff
- Komplikation, intraoperative **2:** 13
- - postoperative **2:** 13
- Markierung, präoperative **2:** 11
- Nachresektion **2:** 13
- Operationsindikation **2:** 11
- Operationsrisiko **2:** 11
- Probeexzision, intraoperative **2:** 24
- Quadrippeldiagnostik **2:** 10 f
- semimaligner **2:** 10 ff
Mammatumorexstirpation **2:** 10 ff
- diagnostische **2:** 20
- Nachsorge **2:** 13
- Wundverschluß **2:** 13
Mammatumorgewebe, Hormonrezeptorenbestimmung **2:** 20
- Präparatradiographie **2:** 20
Mammaveränderung, nichtpalpable **2:** 11
Mammawiederaufbauplastik, primäre **2:** 21
Mammazyste **2:** 10
- Pneumozystographie **2:** 10 f
Mandibularkanal **8:** 232
Mandrindurchmesser **7/2:** 48
Mannitol **8:** 123
Manometertest **7/2:** 35, 38
Manometrie nach Fundoplastik **3:** 322
- intraoperative, bei Cholezystektomie **4:** 64 f
Manschettenbildung bei Fundoplikation nach Nissen-Rossetti **3:** 318 ff
Manschetteninsuffizienz **3:** 322
Manschettenlösung **3:** 322
Manschettenpneumonektomie **2:** 258
- rechtsseitige **2:** 261 f
- - Atemwegsrekonstruktion **2:** 262
Manschettenresektion, Arteria pulmonalis sinistra **2:** 206 f
- Oberlappen, linker **2:** 205 f
- - rechter **2:** 232
- umgekehrte, des linken Unterlappens **2:** 214
Manschettenstenose **3:** 322
Manubrium **9:** 42
- sterni **2:** 35, 120 f; **9:** 44
Manubrium-sterni-Tumor, Exstirpation **2:** 141 ff
- - Defektdeckung **2:** 142 f
- - Komplikation **2:** 143
Marfan-Syndrom **1:** 140
Marginalarterien **4:** 53, 55, 57; **7/2:** 113
Margo anterior tibiae **10/1:** 286, 289
- falciformis **7/1:** 56
- - Synonyma **7/1:** 62
- lateralis scapulae **10/2:** 24
- medialis scapulae **10/2:** 19
- - tibiae **10/1:** 277, 286, 289, 291
- posterior ulnae **10/2:** 85
Marisken **6:** 469, 473
- Operationsindikation **6:** 476
- verplumpte **6:** 491
Marker, neuroendokriner **6:** 71
Markhöhle, Nekrektomie **8:** 65
- Phlegmone **8:** 40, 65
Mark-IV-Operation **3:** 324
Marknagel, Einschlagen **10/1:** 100
- Ermüdungsbruch **10/1:** 123
- unaufgebohrter **10/1:** 106 ff, 497
Marknagel-Fixateur-externe-Kombination **8:** 40 f
Marknagelung, Bolzenbruch **10/1:** 123
- Femurschaftfraktur **10/1:** 79, 93
- gedeckte, unaufgebohrte **10/1:** 108
- Humerusschaft **9:** 151 f
- Komplikation **10/1:** 93, 122 f
- Kontraindikation **10/1:** 93
- Risiko, intraoperatives **10/1:** 95
- - postoperatives **10/1:** 95
- Tibiafraktur **10/1:** 318 ff
Markraum, Aufbohren **10/1:** 98 f, 497
- Eröffnung **10/1:** 96
- - Komplikation **10/1:** 58
Markraumbohrmaschine **10/1:** 98
Markraum-Eröffnungsinstrument **10/1:** 96, 320
Markraumsperrer **10/1:** 50
Mark-V-Operation **3:** 324
Marshall-Ersatzmagenbildung **3:** 271
Marshall-Falte s. Plica venae cavae superioris sinistrae
Marshall-Kardiaresektion **3:** 294
Mascagni-Plexus **4:** 51
Massenblutung, abdominelle **10/1:** 490
- Fistel, aortoduodenale **6:** 68
- thorakale **10/1:** 489
Mastdarm s. Rektum Mastektomie, einfache **2:** 29
- modifiziert radikale **2:** 22 ff
- - - Axillaausräumung **2:** 21, 26 f
- - - bei Carcinoma ductale in situ **2:** 11
- - - nach diagnostischer Tumorexstirpation **2:** 24
- - - Drainage **2:** 28
- - - Indikation **2:** 22
- - - Komplikation, intraoperative **2:** 29
- - - - postoperative **2:** 29
- - - Kontraindikation **2:** 22
- - - Lagerung **2:** 22
- - - bei Mammakarzinom **2:** 20 ff
- - - bei Morbus Paget **2:** 20
- - - Nachbestrahlung, Indikation **2:** 21
- - - Operationsrisiko **2:** 22
- - - Schnellschnittuntersuchung **2:** 22
- - - Serienschnittuntersuchung **2:** 22
- - - Spätkomplikation **2:** 29
- - - Variation **2:** 29
- - - Wundverschluß **2:** 28
- - - Zugangswege **2:** 22
- Nekrose zurückbleibenden Gewebes **2:** 4
- radikale **2:** 21
- subkutane **2:** 14 ff
- - Brustdrüsenrest, retroareolärer **2:** 16
- - bei Carcinoma lobulare in situ **2:** 10
- - bei Cystosarcoma phylloides **2:** 10
- - bei diffuser Milchgangspapillomatose **2:** 10
- - Drainage **2:** 17
- - bei Gynäkomastie **2:** 18 f
- - Komplikation, intraoperative **2:** 17
- - - postoperative **2:** 18
- - Lagerung **2:** 14
- - bei Mastopathie **2:** 10
- - Wundverschluß **2:** 17
- - Zugangswege **2:** 14
- supraradikale **2:** 21 Mastitis **2:** 7 ff
- abszedierende **2:** 7
- rezidivierende **2:** 9
Mastoidale **8:** 83 f, 222 f
Mastopathie **2:** 7
- Grade **2:** 10
Mastzellen **5:** 11 f
Matratzennaht **10/2:** 68
Maydl-Schlingenkolostomie **6:** 441
Mayfield-Zange, Anlegung **8:** 109
Mayo-Gastroduodenostomie **3:** 147
Mayo-Gastrojejunostomie **3:** 160
Mayo-Vene **3:** 97
May-Venenbypass, Arbeitsschritte **1:** 300
- Fistel, arterio-venöse, protektive **1:** 299
McBurney-Punkt **6:** 168
McBurney-Sprengel-Schnitt **6:** 175
McLaghlin-Operation **9:** 106
MCR-Portal **10/2:** 122
MCT-Fette **6:** 139
MCTH-Portal **10/2:** 122
MCU-Portal **10/2:** 122
Meckel-Divertikel **3:** 83; **6:** 29 f, 107 ff
- bei akuter Appendizitis **3:** 83
- breitbasiges **6:** 111
- chirurgische Krankheiten **6:** 108
- Darmsegmentresektion **6:** 110
- Entfernung, laparoskopische **6:** 110 f
- - - Zugang **6:** 110
- Exstirpation **6:** 109
- - Indikation **6:** 108
- - Kontraindikation **6:** 108
- Komplikation, intraoperative **6:** 112
- - postoperative **6:** 112
- kompliziertes **6:** 108
- Lokalisation **6:** 107
- Magenschleimhautektopie **6:** 107, 123
- schmalbasiges **6:** 111 Meckelsches Divertikel **7/2:** 221
- - breitbasiges **7/2:** 224, 226
- - Darmsegmentresektion **7/2:** 224, 227
- - Resektion **7/2:** 221 ff
- - - Anastomosenring, bioresorbierbarer **7/2:** 224, 228
- - - Aufklärung **7/2:** 222
- - - Gerätepositionierung **7/2:** 223
- - - Indikation **7/2:** 222
- - - Klammernahttechnik **7/2:** 223, 226 f
- - - Komplikation **7/2:** 228
- - - Kontraindikation **7/2:** 222
- - - Nahttechnik **7/2:** 224, 226
- - - Operationsteampositionierung **7/2:** 223
- - - Schlingentechnik **7/2:** 224
- - - Vorbereitung **7/2:** 222
- - - Zugangswege **7/2:** 222 f
- - schmalbasiges **7/2:** 224 f
Medianekrose, Elektroverbrennung **E:** 83
- zystische, Aortenaneurysma **1:** 140
Medianschnitt **3:** 85; **6:** 329, 358; **7/1:** 22 ff, 220
- Erweiterung bei abdomineller Rektumexposition **6:** 385
- Hautschnitt **7/1:** 23
- Hernienprophylaxe **7/1:** 22
- Narbenhernie **7/1:** 151
- Narbenhernienrisiko **7/1:** 146
- bei oberem bogenförmigem Querschnitt **7/1:** 32
- oberer **4:** 109, 150, 203, 221; **5:** 169; **6:** 53
- - nach unten verlängerter **4:** 187
- bei Relaparotomie **7/1:** 176
- unterer **6:** 113, 119, 125, 142, 147, 149, 158, 175, 184, 198, 201, 229 f, 248; **7/1:** 271
- - Erweiterung bei anteriorer Rektumresektion **6:** 403
- - bei Kostoumbilikalschnitt **7/1:** 30
- - mit Kostoumbilikalschnitt **7/1:** 33
- Verschluß **7/1:** 26 ff
Medianusgabel **1:** 98
Medianusstraße **9:** 256
Medianuszinke, laterale **1:** 98, 285
- mediale **1:** 98, 285
Mediastinaldrainage bei Mediastinitis **3:** 288
Mediastinalemphysem nach Mediastinoskopie **2:** 62
- posttraumatisches **1:** 9
- Tracheobronchialsystemverletzung **2:** 68
Mediastinaltumor **2:** 34, 79 ff
- Computertomographie **2:** 34
- Diagnostik, präoperative **2:** 79, 86
- Drainage, postoperative **2:** 85
- gutartiger, vorderer, oberer **2:** 82
- hinterer **2:** 86 ff
- - Aortenwandinfiltration **2:** 88
- - Differentialdiagnose **2:** 86
- - Palliativoperation **2:** 89
- - Rezidiveingriff **2:** 89
- Kernspintomographie **2:** 34
- Komplikation, intraoperative **2:** 90
- - postoperative **2:** 90
- maligner, Palliativeingriff **2:** 79

- - Strahlentherapie, palliative **2:** 80
- - vorderer, oberer **2:** 81 f
- Operationsindikation **2:** 79
- Operationskontraindikation **2:** 80
- Operationsletalität **2:** 80
- Operationsmethoden **2:** 79
- Operationsrisiko **2:** 80
- Operationsvorbereitung **2:** 80
- Operationsziel **2:** 79
- Röntgendiagnostik **2:** 79
- Veneninfiltration **2:** 85
- vorderer **2:** 80 ff
- - Exstirpation **2:** 82 ff
- - - palliative **2:** 82
- - oberer **2:** 81 f
- - - Tumorektomie, kurative **2:** 81
- - - Tumorresektion, palliative **2:** 81 f
Mediastinitis **2:** 68, 73 ff; **3:** 9, 26, 28, 186, 206, 288, 300 f
- abszedierende **2:** 73
- Ausdehnung, perikardiale **2:** 76
- - retrosternale **2:** 75
- Drainage **2:** 73
- nach Ersatzmagenbildung **3:** 288
- hintere, Operationstechnik **2:** 77
- nach Kardiaresektion **3:** 300 f
- Operationsindikation, absolute **2:** 73 f
- - relative **2:** 74
- Operationskontraindikation **2:** 74
- Operationsrisiko **2:** 74
- Operationsvorbereitung **2:** 74
- bei Ösophagusdivertikel **3:** 33
- nach Ösophagusoperation **3:** 28
- nach Ösophagusverletzung **3:** 9
- phlegmonöse **2:** 73
- nach proximaler Magenresektion **3:** 206
- nach selektiver proximaler Vagotomie **7/2:** 200
- Spüldrainage **2:** 73, 76 f
- nach submuköser transthorakaler Ösophagustranssektion **5:** 194
- nach trunkulärer totaler Vagotomie mit Pyloroplastik **7/2:** 192
- Ursache **2:** 73
- nach Vagotomie **3:** 186
Mediastinoskop, Einführung **2:** 64
Mediastinoskopie **2:** 62 ff; **3:** 41; **7/2:** 370
- Anatomie **2:** 60 f
- anteriore **2:** 65 f
- erneute **2:** 62
- Indikation **2:** 62
- - relative **2:** 62
- Komplikation **2:** 67
- Operationsrisiko **2:** 62
- präoperative **2:** 34
- Thorakotomie, parasternale **2:** 65
- - supraklavikuläre, kollare **2:** 66 f
- Ziel **2:** 62
- Zugang **2:** 62
Mediastinotomie, anteriore **2:** 77
- kollare **2:** 75
- - Komplikation **2:** 78
- posteriore **2:** 78
- Zugang zur Vena cava superior **1:** 283
Mediastinum **2:** 33 ff, 147; **3:** 4, 6, 54; **7/2:** 330 ff
- Anatomie **2:** 35 ff
- anterius **2:** 35, 38 f, 147; **7/2:** 330
- Bindegewebslager **2:** 60
- Bindegewebsräume **2:** 60
- Eingriff, video-thorakoskopischer **7/2:** 370 f
- - - Indikation **7/2:** 370
- - - Kontraindikation **7/2:** 370
- - - Vorbereitung **7/2:** 370
- Gliederung **2:** 35; **7/2:** 330
- hinteres **2:** 35; **7/2:** 330
- - Zugang **2:** 72 f
- - - transabdominaler **2:** 73
- - - transaxillärer **2:** 72
- inferius **2:** 35, 37, 147; **7/2:** 330
- - Einteilung **7/2:** 330
- - enthaltene Strukturen **7/2:** 334
- medium **2:** 35, 38, 147; **7/2:** 330
- oberes **2:** 37
- - Venenplatte **2:** 60
- - vorderes **1:** 283
- - Zugang, zervikaler **2:** 60 f
- operative Strategie **2:** 34
- posterius **2:** 35, 38 f, 147; **7/2:** 330
- Revision bei Hyperparathyroidismus **1:** 75
- superius **1:** 101; **2:** 35 f, 147; **7/2:** 330
- - enthaltene Strukturen **7/2:** 334
- - Venenplatte **2:** 36
- unteres **2:** 35
- Verletzung **2:** 68 ff
- - Operationsindikation **2:** 68
- - - relative **2:** 68
- - Operationskontraindikation **2:** 69
- - Operationsrisiko **2:** 69
- - Operationsvorbereitung **2:** 69
- - operative Strategie **2:** 68
- - Patientenlagerung **2:** 69
- - Zugang **2:** 69
- vorderes **2:** 35, 38; **7/2:** 330
- - Zugang **2:** 69 ff
- Zugang, transabdominaler **7/1:** 32
- - transdiaphragmaler **2:** 115
Medikamente, motilitätsinhibierende **6:** 138
Mediokarpalgelenk, radiales **10/2:** 122
Meek-Dermatom **E:** 81
Megaduodenum **6:** 64 f
- nichtobstruktives **6:** 64
- obstruktives **6:** 64
Megakolon **6:** 200
- erworbenes **6:** 200, 220
- funktionelles **6:** 200
- Hirschsprung-Krankheit **6:** 200, 395
- konnatales **6:** 200
- toxisches **6:** 293, 318 f
- - Enterostomien, multiple **6:** 447
Mehretagenthrombose, unkomplizierte **1:** 293
Mehretagenverschluß, arterieller **1:** 238
- - Behandlungsstrategie **1:** 229
Mehrorganentnahme, Zeitablauf **E:** 113
Mehrorganspende **E:** 107
- Knochenentnahme **E:** 133
Mehrschichtnaht **6:** 4
Meigs-Syndrom **5:** 24
Meissnerscher Plexus s. Plexus submucosus
Meläna **5:** 168
Membran, gastroösophageale **3:** 259 f
Membrana atlanto-occipitalis anterior **8:** 308 f
- - posterior **8:** 309 f
- bronchopericardiaca **2:** 42, 64, 147
- fibrosa capsulae articularis **9:** 65, 67
- intercostalis externa **7/2:** 327; **9:** 41
- interossea **9:** 258; **10/2:** 171, 277
- - antebrachii **9:** 166, 250, 252, 255, 258
- - - Ossifikation **9:** 248
- - - - posttraumatische **9:** 290
- - - Schrumpfung, narbige **9:** 248
- - cruris **1:** 110 f, 252; **10/1:**2 77 f
- - - Operation Fibula pro Tibia **10/1:** 358 f
- - - Riß **10/1:** 411
- obturatoria **8:** 424 f, 427
- oesophagophrenica **3:** 318 f
- phrenico-oesophagea **7/2:** 205
- phrenico-oesophagealis **2:** 53, 97, 99; **3:** 17, 44, 97, 259; **5:** 151
- pleuropericardiaca **2:** 42
- sterni **9:** 4
- synovialis, Ellbogengelenk **9:** 165
- - Schultergelenk **9:** 65
- tectoria **8:** 310
- vastoadductoria **1:** 107, 109, 174; **10/1:** 4, 6 f
Membranstenose, duodenale **6:** 64
Ménétrier-Krankheit **3:** 109, 127, 242
- Kontrollen, endoskopische **3:** 242, 313
- Krebsrisikokrankheit **3:** 242
Meninges encephali **8:** 90
Meniscus (s. auch Meniskus) lateralis **10/1:** 144, 146; **10/2:** 167 f, 170 f
- - Crus anterius **10/1:** 148 f; **10/2:** 170 f
- - - posterior **10/2:** 170 f
- - - - Verwachsung **10/2:** 172
- - - posterius **10/1:** 148 f
- - Einklemmung **10/2:** 168
- - Insertion **10/1:** 149
- - Längsschnitt **10/2:** 165
- - Radiärruptur, intermediäre **10/2:** 196
- - Schädigung **10/2:** 188
- - Teilresektion **10/2:** 196 ff
- - Zugang **10/1:** 203, 287
- medialis **10/1:** 146, 288; **10/2:** 167 f, 171
- - Befestigung **10/1:** 149
- - Crus anterius **10/2:** 171
- - - posterius **10/2:** 171
- - Korbhenkelresektion **10/2:** 195 f
- - Rekonstruktion **10/2:** 200
- - Schädigung **10/2:** 188
- - - nach vorderer Kreuzbandrekonstruktion **10/2:** 251
- - Teilresektion, dorsale **10/2:** 190 ff
- - - - bei engem Gelenkspalt **10/2:** 192
- - - - Randleistenbegrenzung **10/2:** 193
- - - - Resektatentnahme **10/2:** 193
- - - - Resektionslinie **10/2:** 191
- - - - Schnittführung **10/2:** 192
- - - - Tasthakendiagnostik **10/2:** 191
- - - - Zugang **10/2:** 190
- - - ventrale **10/2:** 193 f
- ulnocarpalis **9:** 312; **10/2:** 106, 121
Meniskektomie **10/1:** 271
Meniskofemoralband **10/1:** 146, 149, 218; **10/2:** 168
- Ursprung **10/2:** 171
Meniskofemoralgelenk **10/1:** 143; **10/2:** 164
Meniskotibialgelenk **10/1:** 143; **10/2:** 164
Meniskotom **10/2:** 13
Meniskus (s. auch Meniscus), Anatomie **10/1:** 148 f
- Druckverteilung **10/1:** 148; **10/2:** 170
- Einklemmung **10/2:** 195
- Faser, radiäre **10/2:** 170
- Faserzone, kapillarhaltige **10/1:** 149; **10/2:** 171
- Knorpelzone, gefäßlose **10/1:** 148 f; **10/2:** 170 f
- Längsfaser **10/2:** 170
- Normbefund, arthroskopischer **10/2:** 177 f
- Refixation **10/2:** 171
- tibiofibularer **10/2:** 300
- Veränderung, gallertig-zystische **10/1:** 271
- Verankerung, kapsuläre **10/1:** 218
- Zone, parameniskeale **10/2:** 171
Meniskusexstirpation **10/1:** 269
Meniskusganglion **10/1:** 269; **10/2:** 196
- Exstirpation **10/1:** 271 f
- Resektion **10/2:** 198 f
Meniskushinterhorn **10/1:** 149; **10/2:** 171, 188
Meniskushinterhornschaden **10/2:** 177, 188
Meniskusluxation **10/2:** 191, 195
Meniskusnaht, Indikation **10/2:** 200
- Inside-Out-Technik **10/2:** 200 f
- Outside-In-Technik **10/2:** 200, 202
- Schlaufennaht, dorsale **10/2:** 202
- - intermediäre **10/2:** 202
- - ventrale **10/2:** 202
- Schlaufenpositionierung **10/2:** 202
- Zugangsweg **10/2:** 200
Meniskusnahtinstrumentarium **10/2:** 265
Meniskusoperation, Anästhesie **10/2:** 190
- Arthrose, posttraumatische **10/2:** 190
- Aufklärungshinweis **10/2:** 189 f
- Baker-Zystensymptomatik, reaktive **10/2:** 189
- Bandverletzung, mediale, iatrogene **10/2:** 189
- Ergußbildung, postoperative **10/2:** 189
- Gefäßverletzung **10/2:** 189
- Gelenkstellung **10/2:** 191
- Indikation **10/2:** 188
- Infektion **10/2:** 189
- Instrumentarium **10/2:** 191
- Knorpelschaden, iatrogener **10/2:** 190
- Komplikation **10/2:** 189 f
- Oberschenkelblutsperre **10/2:** 190
- Re-Arthroskopie **10/2:** 188
- rekonstruktive **10/2:** 200 ff
- - Nachbehandlung **10/2:** 203
- resektive **10/2:** 190 ff
- - Nachbehandlung **10/2:** 203

- - Redon-Drainage **10/2:** 203
- Vorbereitung **10/2:** 190
Meniskusresektion, komplette **10/2:** 196
- Teilresektion **10/2:** 194
Meniskusruptur, Befund **10/2:** 178
- frische, kapselnahe **10/2:** 188
- horizontale **10/2:** 187, 191
- inkomplette, distale **10/2:** 187
- - proximale **10/2:** 187
- kapselnahe **10/2:** 197
- komplette **10/2:** 187
- Längsruptur, vertikale **10/2:** 195
- traumatische **10/2:** 188
- vertikale **10/2:** 187
Meniskusschaden **10/2:** 186 ff, 251
- alter **10/2:** 186
- degenerativer **10/2:** 190
- Differentialdiagnose **10/2:** 188, 204, 211
- Entstehung **10/2:** 248
- frischer **10/2:** 186
- intermediärer **10/2:** 194
- kapselnaher **10/2:** 186
- Kernspintomogramm **10/2:** 188
- Kombinationsschaden **10/2:** 187
- Oberflächenschaden **10/2:** 187
- Operationsziel **10/2:** 186
- operative Strategie **10/2:** 163
- rekonstruktionsfähiger **10/2:** 186
- resektionspflichtiger **10/2:** 186
- Rezidiv **10/2:** 189
- scheidennaher **10/2:** 186
- sekundärer **10/1:** 220
- Substanzschaden **10/2:** 187, 198
- Symptomatik **10/2:** 188
- Synovitis **10/2:** 214
- Ursache **10/2:** 186
Mepivacain **7/1:** 70
Mercedes-Schnitt **5:** 119, 169
Merkaptoimidazol **1:** 43
Mesenterialangiographie **6:** 225
Mesenterialarteriensklerose **6:** 225
Mesenterialarterienverschluß **6:** 358
Mesenterialdefekt **7/1:** 61 f, 156, 168
Mesenterialeinriß **6:** 203
- bei stumpfem Bauchtrauma **3:** 90
Mesenterialembolie **6:** 327
Mesenterialgefäßverschluß, akuter **6:** 358 ff
Mesenterialinfarkt **1:** 259
- Ablauf **5:** 15 f
- Angiographie, präoperative **5:** 20, 22
- nach Mesenterica-superior-Thrombendarteriektomie **1:** 263
- segmentaler **5:** 22
- Therapie, chirurgische **5:** 22
Mesenterialischämie **6:** 327
Mesenterialkompression nach Narbenhernienoperation **7/1:** 153
Mesenterialmobilisierung zur Ileumpouchbildung **6:** 312
Mesenterialvenenthrombose **5:** 15; **6:** 327, 358
- sekundäre **6:** 358
- nach Splenektomie **5:** 244
Mesenterialvenenverschluß **6:** 358
Mesenterialwurzel s. Radix mesenterii Mesenterialzyste s. Zyste, mesenteriale
Mesenterica-inferior-Bereich, Ischämie, totale **7/2:** 317
Mesenteriitis **5:** 25
- retrahens **5:** 25
- sklerosierende **5:** 25
- - Operationstechnik **5:** 28
Mesenterium **5:** 5, 7 f; **6:** 28 f
- Anheftung **5:** 7
- Besonderheiten **5:** 7
- commune **6:** 102 ff; **7/1:** 163 f
- - Volvulus **6:** 103 f
- Dünndarmnahtsicherung **6:** 101
- Durchtrennung bei Dünndarmresektion **6:** 126
- Exploration, chirurgische **6:** 82
- Gefäße **5:** 7 f
- Nahtmaterial **6:** 92
- Nerven **5:** 7
- Verschluß bei Ersatzmagenbildung **3:** 281
Mesenteriumerkrankung **5:** 25 ff
- Komplikation, intraoperative **5:** 31
- Operation, Indikation, absolute **5:** 26
- - - relative **5:** 26
- - Kontraindikation **5:** 26
- - Risiko **5:** 26
- - Vorbereitung **5:** 26
- Zugang, operativer **5:** 26
Mesenteriumstiel, Mehrfachtorsion **6:** 103
Mesenteriumverdrehung bei Loop-Ileostomie **7/2:** 252
Mesenteriumverletzung **6:** 119
Mesh-graft **7/1:** 43; **E:** 80
Mesh-graft-Transplantat **10/1:** 91
Mesh-graft-Transplantation **8:** 69
Mesoappendix **5:** 7; **6:** 32 f, 168, 177; **7/2:** 96 ff
- Durchtrennung **7/2:** 96
- Einriß **7/2:** 102, 104
- Fensterung **7/2:** 99
- HF-Strom-Koagulation **7/2:** 96 f, 103
- Skelettierung **7/2:** 96
- - retrograde **7/2:** 100
Mesocolon **5:** 32
- sigmoideum **6:** 169, 171
- transversum **3:** 162 f, 198, 274; **5:** 7, 81, 209; **6:** 29, 167, 169; **7/2:** 241
Mesoduodenum **4:** 2 f
- dorsale **6:** 23
- dorsales **3:** 104 f
- Durchtrennung **6:** 74
- posteriores **3:** 105
- ventrales **3:** 250
Mesogastrium **5:** 4
Mesokolon, Durchtrennung **6:** 297
- Einblutung **6:** 202
- Einriß **6:** 203
- Randarkade **7/2:** 286
Mesokolonblatt, vorderes, Entfernung bei Gastrektomie **3:** 243, 248
Mesokolonfenster **5:** 209
Mesokoloninzision bei Gastroenterostomie **3:** 198
Mesokolonlücke **7/1:** 159
Mesokolonruptur bei stumpfem Bauchtrauma **3:** 90
Mesopharynx **3:** 73
Mesorektum **6:** 381
- Ablösung **6:** 279
Mesosigma **7/2:** 286
- Durchtrennung, Klammernahttechnik **7/2:** 287
- - bei Proktokolektomie **6:** 301
- Fensterung **7/2:** 244
- Skelettierung **6:** 406
Mesosigmoideum **5:** 7
Mesotendineum, Karpaltunnel **9:** 314
- Sehne des Musculus flexor pollicis longus **9:** 316 f
- 1. Sehnenfach **9:** 325
- 2. Sehnenfach **9:** 325
Mesothel **5:** 5, 9, 11 f
Mesotheliom **5:** 24
- benignes **5:** 25
- malignes **5:** 26
Mesothelregeneration **5:** 12
Mesothelzellen **4:** 2
Meßpunkte, frontotemporale **8:** 81 f
- okzipitale **8:** 83 f
Metakarpale-I-Fraktur **9:** 380 f
Metakarpale-I-Trümmerfraktur **9:** 380
Metallallergie **10/1:** 106
Metallgitterprothese **E:** 152
Metallspiralenembolisierung **E:** 142 ff
Metallstent, selbstexpandierender, bei gastrointestinaler Stenose **E:** 174 f
Metaplasie, intestinale **3:** 109, 242
- - Krebsrisikokrankheit **3:** 109, 242
Metastasektomie **6:** 385
Metastasen, Palliativbehandlung **6:** 290
Metastasenchirurgie, großes Netz **5:** 2, 4
Metastasenreduktion bei Pankreastumor des endokrinen Gewebes **4:** 219
Metastasierung, lymphogene **4:** 57
- bei Magenkarzinom **3:** 85, 244
- - mesenteriale **3:** 244
- - peritoneale **3:** 244
Metatarsaleresektion **E:** 30 f
Metatarsalfraktur **10/1:** 463 ff
- dislozierte **10/1:** 459
- Kirschner-Draht-Stabilisierung **10/1:** 463 f
- Plattenosteosynthese **10/1:** 464
- Reposition, falsche **10/1:** 463
- Zuggurtungsosteosynthese **10/1:** 465
Metatarsophalangealgelenk, Arthrodese **10/1:** 478
Metatarsus s. Mittelfuß
Meteorismus nach primärer Peritonitistherapie **5:** 23
Methohexital **7/2:** 7
Methylenblau **10/2:** 11
Methyl-Tert-Butyl-Äther **4:** 24
- Nebenwirkungen **4:** 25
Metopion **8:** 82
Metronidazol **10/1:** 92
v. Meyenburg-Komplex **7/2:** 171
Michaelis-Raute **8:** 416
Michel-Klammer **7/1:** 28
Michels-Magengefäßversorgung **3:** 100
Mikroangiopathie, Amputationshöhe **1:** 246
- Extremität, obere **1:** 201 ff
Mikroarthroendoskopie **10/2:** 11 f
Mikrochirurgie **9:** 361, 368, 423
- endoskopische **6:** 518
Mikrokatheter **E:** 142 ff
Miktionsstörung nach Rektumchirurgie **6:** 401
Mikulicz-Gastrojejunostomie **3:** 160
Mikulicz-Kardiaresektion **3:** 295 f
Mikulicz-Naht **3:** 123 f, 148
Mikulicz-Tamponade **E:** 68
Milchflecken **5:** 12
Milchgang **2:** 3 f
Milchgangsektasie **2:** 7
Milchgangspapillom, isoliertes **2:** 10
Milchgangspapillomatose, diffuse **2:** 10
Milchgangsresektion, retromamilläre **2:** 7, 9
Milchsack s. Sinus lactiferus
Miles-Gabriel-Hämorrhoidektomie **6:** 475
Miles-Rektumexstirpation s. Rektumexstirpation, abdomino-perineale
Miliärkarzinose **5:** 38
Military-Antishock-Trousers **10/1:** 490
Milligan-Morgan-Hämorrhoidektomie **6:** 475
Milz **1:** 145; **3:** 81, 99; **5:** 172; **7/2:** 285 f
- Anatomie **5:** 227 ff
- Aufarbeitung nach Splenektomie bei Staging-Laparotomie **5:** 70
- Befestigung **5:** 227
- Besonderheiten **5:** 227
- Echinokokkusbefall **7/2:** 166
- Eventeration **5:** 187, 233, 236, 238
- Facies diaphragmatica **5:** 227
- - visceralis **5:** 227
- Funktion **5:** 226
- Gefäße **5:** 228 ff
- Gefäßnerven **5:** 231
- Lagebeziehung **5:** 232
- Lymphdrainage **5:** 230
- Nervenversorgung **5:** 231
- Projektion auf die vordere Rumpfwand **5:** 80
- Projektionsfeld **5:** 232
- Segmentgliederung **5:** 229
- splenomegale, Berstung, intraoperative **5:** 243
- Zugang **7/1:** 29 ff
- - Topographie **5:** 233
Milzarterie s. Arteria splenica
Milzauslösung, Nekrosektomie, Milzbänderdurchtrennung **7/2:** 163 f
Milzblutung bei Sigmaresektion **7/2:** 282
Milzchirurgie, Komplikation, intraoperative **5:** 243
- - postoperative **5:** 244
- Methoden **5:** 234
- Nachsorge **5:** 244
- Notfalleingriff **5:** 235
- operative Strategie **5:** 226
- Vorbereitung **5:** 235
- Ziel **5:** 234
Milzeinriß, Kapselnähte **3:** 199
- Lichtkoagulation **3:** 143
- bei stumpfem Bauchtrauma **3:** 89
Milzentfernung s. Splenektomie
Milzerhaltende Maßnahmen **5:** 226, 234, 239 ff
- - Komplikation, intraoperative **5:** 243
- - - postoperative **5:** 244
Milzerhaltung bei distaler Magenresektion wegen Karzinom **3:** 291
- bei Magenschlauchbildung **3:** 44
Milzexposition **7/2:** 162
Milzexstirpation bei Gastrektomie **3:** 256 f
- - A. u. V. splenica, Variationen **3:** 256
- - dorsale **3:** 256 f
- - - Exstirpation, en bloc **3:** 256
- - - - separate **3:** 256
- - - Lig.-phrenicocolicum-Durchtrennung **3:** 257
- - - Polgefäße **3:** 257
- - ventrale **3:** 257

- - - Lig.-splenocolicum-Spaltung **3:** 257
- bei Kardiaresektion **3:** 295
- bei Schlauchmagenbildung **3:** 19
Milzfieber **5:** 170
Milzgefäße **3:** 19, 60, 256
Milzgefäßligatur **5:** 187
Milzgefäßstiel **5:** 172
Milzgewebereplantation **5:** 226
Milzhilus **3:** 19, 86, 100; **5:** 227
- Materialentnahme bei Staging-Laparotomie **5:** 70
- Topographie **7/2:** 164
Milzinfarkt **5:** 234
Milzkapsel **5:** 228
Milzkapseleinriß bei thorakoabdominaler Aortenaneurysmaoperation **1:** 147
Milzkapselriß **5:** 240
Milzkapselvenen **5:** 151 f
Milzkapselverletzung bei Milztransposition **5:** 172
Milzläsion, Netzplastik **5:** 53
Milzlogendrainage **3:** 24; **5:** 236
Milznische **5:** 227
Milzparenchymriß **5:** 240
Milzpol, Skelettierung **5:** 171
Milzpolamputation **5:** 241 f
Milzpolgefäße **3:** 257
Milzpolresektion **5:** 171
Milzpunktion bei Pneumoperitoneumanlage **7/2:** 41
Milzreplantation bei Milzverletzung **3:** 143
Milzresektion **5:** 241
Milzruptur **5:** 38, 234
- Kunststoffnetz, resorbierbares **5:** 242
- Naht, direkte **5:** 240
- Organerhaltung **5:** 239 ff
- bei Splenektomie **5:** 170
- bei stumpfem Bauchtrauma **3:** 89
- traumatische **5:** 234
Milztransposition **5:** 170 ff
- Indikation **5:** 170
- im Kindesalter **5:** 170 ff
- Komplikation, intraoperative **5:** 172
- - postoperative **5:** 172
- Lagerung **5:** 171
- Methoden **5:** 170
- Nachsorge **5:** 172
- Operationsrisiko **5:** 170
- Technik **5:** 171 f
- Vorbereitung **5:** 170
- Ziel **5:** 170
- Zugangsweg **5:** 171
Milzvenenstenose **5:** 169
Milzvenenthrombose **5:** 198
- Splenektomie **5:** 169
Milzvergrößerung s. Splenomegalie
Milzverletzung **5:** 109, 234 f; **10/1:** 490
- intraoperative **3:** 65, 143, 185 f, 199, 318
- - bei Antirefluxoperationen **3:** 318
- - bei Gastroenterostomie **3:** 199
- - bei Kolonflexurmobilisation **3:** 65
- - bei Magenresektion **3:** 143
- - Therapie **5:** 181
- - bei Vagotomie **3:** 185 f
- bei maschineller subkardialer Blutsperre **5:** 181
- bei Nephrektomie **7/1:** 246
- bei Nissen-Fundoplikation **7/2:** 209
- bei Proktokolektomie **6:** 303
- bei selektiver proximaler Vagotomie **7/2:** 199 f
Milzwurzel **3:** 256
Milzzyste, angeborene **7/2:** 166
- echte **7/2:** 166
- Enukleation **5:** 243
- falsche **7/2:** 166
- Fenestrierung **7/2:** 166 ff
- - Adhäsiolyse **7/2:** 169
- - Aufklärung **7/2:** 167
- - Geräteanordnung **7/2:** 167
- - Indikation **7/2:** 166
- - Komplikation **7/2:** 167, 170
- - Kontraindikation **7/2:** 166
- - Netzplombe **7/2:** 170
- - Operationsteamanordnung **7/2:** 167
- - Patientenlagerung **7/2:** 167
- - Umsteigen **7/2:** 167, 170
- - Vorbereitung **7/2:** 167
- - Zugangswege **7/2:** 168
- posttraumatische **5:** 243
- Resektion **5:** 243
Milzzystenpunktion **7/2:** 169
Milzzystenruptur **7/2:** 166
Milzzystenwand, Resektion **7/2:** 166, 169
Minderdurchblutung, intestinale, Laparoskopie, Fehlervermeidung **7/2:** 317
Minilaparotomie **7/2:** 54
- Optiktrokarplazierung zur Adhäsiolyse **7/2:** 82 f
- bei Relaparotomie **7/1:** 177
Minimaluntersuchung, präoperative **7/2:** 6
Mini-Open-Repair **10/2:** 75 f
Minithorakotomie **7/2:** 326; **9:** 56
Minitracheotomie **2:** 301
Minoramputation **1:** 246
- Anästhesie **1:** 246
MISTI-Mammaprothese **2:** 16
Mittelbauch, linker, Inspektion **7/2:** 68
- rechter, Inspektion **7/2:** 67
Mittelbauchschnitt, querer, bei Relaparotomie **7/1:** 176
Mittelbauchwand, Defektdeckung **7/1:** 41, 44
Mittelfuß **10/1:** 375, 378
- Frontalschnitt **10/1:** 400 f
Mittelfußfraktur **10/1:** 459
- beim Kind **10/1:** 466
- Operationsindikation **10/1:** 459
Mittelfußgelenk **10/1:** 391
Mittelfußknochen **10/1:** 382
- Bänderverbindung **10/1:** 386
- Frontalschnitt **10/1:** 401
- Unterteilung **10/1:** 375
Mittelgesicht, Aussprengung, zentrale, hohe **8:** 274
- - - tiefe **8:** 274
- Totalabsprengung, operative Versorgung **8:** 284
- Trümmerfraktur, operative Versorgung **8:** 284
- verbreitertes **8:** 220
- verlängertes **8:** 220
- Zugangsweg **8:** 242 ff
Mittelgesichtsblutung **8:** 245
Mittelgesichtsfraktur **8:** 218 f, 273 ff
- Blutung **8:** 219
- beim Kind, Spätschäden **8:** 297
- Klassifikation **8:** 273 ff
- kombinierte, operative Versorgung **8:** 284
- laterale **8:** 275
- - operative Versorgung **8:** 284 ff
- Okklusionswiederherstellung **8:** 275
- Operation **8:** 275 ff
- Osteosynthesematerial **8:** 276
- Reposition **8:** 275 ff
- zentrale **8:** 273 f
- - operative Versorgung **8:** 278 ff
- zentrolaterale **8:** 274 f
- - kombinierte **8:** 274
- - operative Versorgung **8:** 284
Mittelhand, Bandnaht, Nachbehandlung **9:** 388
- Gelenkschmerzen, Denervierung nach Wilhelm **9:** 430
- Kapsel-Band-Läsion **9:** 385 ff
- - Operation, Indikation **9:** 385
- - - Kontraindikation **9:** 385
- - - Risiko **9:** 386
- - - Vorbereitung **9:** 386
- Komplexverletzung **9:** 388
- Längswunde, ulnarseitige, Verschiebelappenplastik **9:** 356
- Luxation **9:** 389 f
- Zugang, dorsaler **9:** 333, 338
- - palmarer **9:** 332, 338 f
Mittelhandamputation **9:** 361, 363
Mittelhandfraktur, geschlossene **9:** 370
Mittelhandknochen **9:** 308
- Kompaktadicke **9:** 308
- Plattenosteosynthese **9:** 376
- Schienung, intramedulläre **9:** 378
- Trümmerfraktur **9:** 377
- Zugschraubenosteosynthese **9:** 374
Mittelhandknochen I, Fraktur **9:** 380 f
Mittelhandköpfchen, Fraktur, subkapitale, Schienung, intramedulläre **9:** 378
- Zugang, dorsaler **9:** 338
Mittelhandraum **9:** 306
Mittelhandschmerzen, Denervierung nach Wilhelm **9:** 430
Mittellappen s. Lobus medius
Mittellappenbiopsie, offene **2:** 218
Mittellappenlobektomie **2:** 236 f
- Bronchusstumpfverschluß **2:** 237
- Gefäßversorgung **2:** 236 f
Mittellappenstieldrehung, Prophylaxe nach Oberlappenlobektomie **2:** 232
Mittellinienstrukturen, Verschiebung, Epiduralhämatom **8:** 125
- - Subduralhämatom, filmartiges **8:** 108
Mittelphalanx s. Fingermittelglied
Modularfixateur **10/1:** 121
Mohrenheimsche Grube s. Trigonum clavipectorale
Moise-Cross-section-Gastroenterostomie **3:** 198
Molarenregion, Zugangsweg **8:** 239
Moloney-Gastroduodenostomie **3:** 146
Monchet-Ersatzmagenbildung **3:** 270
Mondbein s. Os lunatum Monilia albicans **3:** 242
Monitoring, anästhesiologisches **7/2:** 8 f
- Chirurgie, video-laparoskopische **7/2:** 8 f
- - video-thorakoskopische **7/2:** 12, 342
- postoperatives **7/2:** 10
- spinales **8:** 377
Monokelhämatom **8:** 219, 221
Monozyten **E:** 3 ff
Monteggia-Läsion **9:** 204, 278
- atypische **9:** 204
- - beim Kind (Jugendlichen) **9:** 222 f
- beim Kind (Jugendlichen) **9:** 222
- Versorgung **9:** 206
Montgomery-Drüsen s. Glandulae areolares
Morbus s. Eigenname
Morel-Lavalle-Syndrom **8:** 464
Morgagnische Hernie **2:** 99, 101 f
- - Operation **2:** 104 ff
Moroney-Ersatzmagenbildung **3:** 270
Moroney-Hunnicut-Ersatzmagenbildung **3:** 287
- Dickdarminterponat **3:** 287
- Zäkalfistel **3:** 287
Morphin-Prostigmin-Test **4:** 119 f
Moschcowitz-Schenkelhernienreparation **7/1:** 110
Moschel-Gastroduodenostomie, Drainageoperation **3:** 194
Moss-Klassifikation maligner Ösophagustumoren **3:** 40
Mother-Baby-System **4:** 35
Motilitätsuntersuchung nach Venensperroperation **5:** 197
Motorschiene **10/1:** 209
Moynihan-Ersatzmagenbildung **3:** 270
Moynihan-Gastrojejunostomie **3:** 160
MTBE s. Methyl-Tert-Butyl-Äther
Mukosaektropium **6:** 476 f
Mukosahypertrophie **3:** 113
Mukosanaht **6:** 2
- fortlaufende **3:** 62
Mukosa-Submukosa-Zylinder des Ösophagus **5:** 192 f
Mukosektomie, anale **6:** 293, 310 f
Mukozele **7/2:** 90
- der Appendix vermiformis **6:** 183
- maligne, der Appendix vermiformis **6:** 183
Mukulicz-Tamponade **4:** 182
Muldung **8:** 64 Mullkompresse **E:** 11
Multiorganversagen nach Interposition einer aorto-bifemoralen Y-Prothese **1:** 209
- schockbedingtes **10/1:** 490
Mundboden, Lymphabfluß **1:** 4
Mundhöhlenboden, Fettgewebelager **8:** 233
Mundspaltenlinie **8:** 225
Mundwinkel, Lähmung nach Struma-maligna-Operation **1:** 45, 59
Murphy-Knopf **6:** 17
Musculus(-i) abductor digiti minimi **9:** 305, 319; **10/1:** 387, 394 f, 397; **10/2:** 298
- - - - Frontalschnitt **10/1:** 398 ff
- - hallucis **10/1:** 387, 393 ff; **10/2:** 295
- - - Abtrennung **10/1:** 440
- - - Frontalschnitt **10/1:** 398 ff
- - pollicis **9:** 306, 334
- - - brevis **9:** 305, 318; **10/2:** 108
- - - - Caput profundum **9:** 305, 318
- - - - - superficiale **9:** 305, 318
- - - longus **1:** 100; **9:** 250 ff, 255, 257, 262, 307, 310; **10/2:** 108, 121
- - - - Sehnenscheide **9:** 325

- adductor brevis **1:** 226; **7/1:** 57, 133; **10/1:** 5
- - - Innervation **10/1:** 7
- - hallucis **1:** 248
- - - Caput obliquum **10/1:** 387, 395
- - - - - Frontalschnitt **10/1:** 400
- - - - - Sagittalschnitt **10/1:** 402
- - - - transversum **10/1:** 387, 395
- - - - - Sagittalschnitt **10/1:** 402
- - longus **1:** 211, 226, 282; **7/1:** 57, 133; **10/1:** 5 f
- - - Innervation **10/1:** 7
- - - Oberschenkelquerschnitt **10/1:** 4
- - magnus **1:** 109, 226; **10/1:** 6, 8, 144; **10/2:** 165
- - - Ansatz **10/1:** 10
- - - Ansicht, dorsale **10/1:** 7
- - - Innervation **10/1:** 7 f
- - - Oberschenkelquerschnitt **10/1:** 4
- - minimus **10/1:** 8
- - pollicis **9:** 304 f, 318
- - - Caput obliqum **9:** 305, 318
- - - - transversum **9:** 305, 318
- anconaeus **9:** 167, 178 f, 255, 260, 263; **10/2:** 85, 87, 90
- - Desinsertion am Epicondylus lateralis **9:** 189
- anococcygeus **6:** 382
- articularis **10/2:** 87
- - genus **10/1:** 144, 147; **10/2:** 165, 169, 171
- biceps brachii **1:** 98 f, 199, 285; **9:** 67 f, 70 f, 131, 134 f, 150, 167 f, 180 ff, 253 f, 258; **10/2:** 87
- - - Caput breve **9:** 65, 67 ff, 134 f; **10/2:** 19, 22, 25
- - - - longum **9:** 68, 70 f, 134 f; **10/2:** 21 f, 25
- - - Sehne **9:** 178, 181
- - - Ursprung **10/2:** 20
- - - Varianten **9:** 71
- - femoris **1:** 108 ff; **10/1:** 3, 8, 144, 205; **10/2:** 165
- - - Ansatz **10/1:** 150; **10/2:**172
- - - Ansicht, dorsale **10/1:** 7
- - - Caput breve **1:** 109; **10/1:** 7f; **10/2:** 172
- - - - - Ansatz **10/1:** 10
- - - - longum **1:** 109; **10/1:** 7, 150; **10/2:** 172
- - - - - Versorgung, arterielle **10/1:** 8
- - - Oberschenkelquerschnitt **10/1:** 4
- - - Riß, knöcherner **10/1:** 215, 218
- - - Ursprung **10/1:** 150; **10/2:** 172
- brachialis **1:** 99; **9:** 131, 133 ff, 164, 167 f, 175 f, 180 ff, 253 f; **10/2:** 87, 89
- - Einkerbung **9:** 139, 182
- - Sehnendurchtrennung **9:** 181
- brachioradialis **1:** 99 f, 199; **9:** 133 f, 167 f, 180 ff, 250, 252 ff, 257; **10/2:** 84, 87
- - Epithelkörperchenimplantation **1:** 77
- - Topographie **10/2:** 89
- broncho-oesophageus **2:** 52 f
- bulbocavernosus **6:** 460
- bulbospongiosus **6:** 388; **7/1:** 60, 137
- canalis analis **6:** 378, 466 f
- cleidohyoideus **9:** 6
- coccygeus **7/1:** 60 f; **8:** 431
- complexus papillae duodeni s. Musculus sphincter Oddi
- constrictor pharyngis inferior **3:** 34 f
- coracobrachialis **1:** 98, 285; **9:** 65; **10/2:** 22, 25, 32
- - Ursprung **10/2:** 19
- - Varianten **9:** 69
- corrugator ani **6:** 378, 467
- - - Kontinenzfaktor **6:** 467
- cremaster **7/1:** 5, 51, 55, 92
- - Resektion **7/1:** 78
- - Spaltung **7/1:** 76
- cricothyroideus **1:** 5 f, 17, 93 f, 285; **2:** 67, 295
- deltoideus **1:** 125, 130; **9:** 8 ff, 64, 67 ff, 75 f, 80 f, 131 f, 134 f, 150; **10/2:** 18 f, 22
- - Ablösung **10/2:** 76 f
- - - vom Akromionende **9:** 113
- - Funktion **9:** 69
- - Nervus-axillaris-Verlauf **9:** 75 f
- - Pars acromialis **9:** 63, 134 f; **10/2:** 18
- - - clavicularis **9:** 63, 72, 76, 134 f; **10/2:** 18
- - - spinalis **9:** 63, 76, 132, 135; **10/2:** 18
- - - - Zugang zum Schultergelenk **9:** 73 f
- - Spaltung **9:** 75 f, 82, 88; **10/2:** 76
- - Topographie **10/2:** 25
- - Transversalschnitt **10/2:** 22
- - Variante **9:** 69, 135
- detrusor vesicae, Naht **7/1:** 256
- digastricus **1:** 83; **2:** 256
- - Durchtrennung, Zugang zum schädelbasisnahen Karotisabschnitt **1:** 124
- - Venter anterior **1:** 5, 7, 93, 285
- - - posterior **1:** 2, 5 ff, 53 f, 85 f, 93 ff, 123, 134, 285
- - - - Durchtrennung bei radikaler Neck dissection **1:** 55
- dilator corporis papillae **4:** 46 f
- epitrochleoanconaeus **9:** 167
- erector spinae **1:** 202; **7/1:** 197, 237, 239; **8:** 317
- extensor carpi radialis **9:** 250
- - - - brevis **9:** 250 ff, 254 f, 257, 261 f, 307, 310; **10/2:** 84, 87, 121
- - - - - Sehne **10/2:** 108
- - - - - Sehnenscheide **9:** 325
- - - - longus **9:** 167, 178, 250 ff, 254 f, 257, 307, 310; **10/2:** 84, 87, 121
- - - - - Desinsertion am Epicondylus lateralis **9:** 189
- - - - - Regio cubitalis anterior **10/2:** 89
- - - - - Sehne **10/2:** 108
- - - - - Sehnenscheide **9:** 325
- - - ulnaris **9:** 167, 178 f, 250 ff, 255, 260, 307, 309 f; **10/2:** 85, 87, 106, 121
- - - - Sehne **10/2:** 108
- - - - Sehnenscheide **9:** 312, 326
- - digiti minimi **9:** 250 ff, 255, 307, 310, 336; **10/2:** 108, 121
- - digitorum **9:** 178 f, 250 ff, 255, 257, 261 ff, 306 f, 310; **10/2:** 87, 108, 121
- - - brevis **10/1:** 387, 392 f, 397; **10/2:** 297 f
- - - - Darstellung **10/1:** 443
- - - - Frontalschnitt **10/1:** 400 f
- - - - Sagittalschnitt **10/1:** 402
- - - Faszieninzision **10/1:** 338
- - - longus **1:** 111, 240; **10/1:** 298, 387, 392, 397; **10/2:** 285, 297 f
- - - - Ansatz **10/1:** 280
- - - - Frontalschnitt **10/1:** 400 f
- - - - Muskellappenplastik, gestielte **10/1:** 301, 303
- - - - Operation Fibula pro Tibia **10/1:** 358 f
- - - - Sehnenscheide **10/1:** 387 ff
- - - - Unterschenkelanatomie **10/1:** 277 ff
- - - - Ursprung **10/1:** 280
- - - - Zugang **10/1:** 442
- - - Sehnenscheide **9:** 326
- - hallucis brevis **1:** 250; **10/1:** 387, 392 f; **10/2:** 297
- - - - Darstellung **10/1:** 443
- - - - Frontalschnitt **10/1:** 400 f
- - - longus **10/1:** 279, 387, 392, 441 f; **10/2:** 285, 297
- - - - Insertion **10/1:** 280
- - - - Operation Fibula pro Tibia **10/1:** 359
- - - - Sehnenscheide **10/1:** 387 ff
- - - - Unterschenkelquerschnitt **10/1:** 278
- - - - Ursprung **10/1:** 280
- - indicis **9:** 250 ff, 307, 310; **10/2:** 108, 121
- - - proprius, Sehnentransfer **9:** 413 f
- - - Sehnenscheide **9:** 326
- - pollicis brevis **1:** 100; **9:** 251 f, 255, 257, 262, 306 f, 310, 334
- - - - Sehnenscheide **9:** 325
- - - longus **9:** 251 f, 255, 257, 263, 307, 310, 334; **10/2:** 108, 121
- - - - Sehnenscheide **9:** 325
- fibularis/peroneus **10/2:** 279
- - brevis **10/2:** 285, 287, 298
- - - Tendo **10/2:** 283
- - longus **10/2:** 285, 298
- - - Ansatz **10/2:** 287
- - tertius **10/2:** 297 f
- flexor carpi radialis **1:** 100; **9:** 167, 175 ff, 250 ff, 265, 305, 310, 334; **10/2:** 84, 87, 121
- - - - Sehnenfach **9:** 314
- - - ulnaris **1:** 100 f; **9:** 167, 175 ff, 190, 192, 250 ff, 260, 305; **10/2:** 84 f, 87
- - digiti minimi brevis **9:** 305, 319; **10/1:** 387
- - - - - Frontalschnitt **10/1:** 400
- - digitorum brevis **10/1:** 387, 394 f
- - - - Frontalschnitt **10/1:** 398 ff
- - - - Sagittalschnitt **10/1:** 401 f
- - - longus **1:** 110 f, 252; **10/1:** 291, 298 f, 387, 395 ff; **10/2:** 285, 287
- - - - Ansatz **10/1:** 282
- - - - Frontalschnitt **10/1:** 398 ff
- - - - Sagittalschnitt **10/1:** 401 f
- - - - Sehnenscheide **10/1:** 388
- - - - Tendo **10/2:** 283, 298
- - - - Unterschenkelquerschnitt **10/1:** 278
- - - - Ursprung **10/1:** 282
- - - profundus **9:** 250 ff, 254, 305, 338; **10/2:** 87, 121
- - - - Beugesehnentransplantation, zweizeitige **9:** 404
- - - - Sehne **9:** 324
- - - superficialis **1:** 100; **9:** 167, 250 f, 253 f, 263, 305; **10/2:** 84, 87, 121
- - - - Beugesehnentransplantation, zweizeitige **9:** 404
- - - - Caput humerale **9:** 254
- - - - - radiale **9:** 254
- - - - Sehnen **9:** 324
- - - - Sehnentransfer **9:** 402
- - hallucis brevis **1:** 250; **10/1:** 387, 395
- - - - Darstellung **10/1:** 440
- - - longus **1:** 110 f, 250, 252; **8:** 21, 23 f; **10/1:** 298, 387, 394 f, 397; **10/2:** 284 f, 287, 298
- - - - Ansatz **10/1:** 282
- - - - Frontalschnitt **10/1:** 398 ff
- - - - Sagittalschnitt **10/1:** 401
- - - - Sehnenscheide **10/1:** 388 f
- - - - Unterschenkelquerschnitt **10/1:** 278
- - - - Ursprung **10/1:** 282
- - pollicis brevis **9:** 305 f
- - - longus **1:** 100; **9:** 251 ff, 310; **10/2:** 121
- - - - im Karpaltunnel **9:** 314
- - - - Sehne **9:** 316 f
- - - - Sehnenscheide **9:** 316
- - - Sehnenverlängerung **9:** 401
- gastrocnemius **1:** 108, 111, 175, 234 f; **10/1:** 279, 298 f; **10/2:** 165
- - Ansatz **10/1:** 150, 282; **10/2:** 172
- - Aponeurose **1:** 252
- - Caput laterale **1:** 109 ff; **10/1:** 144, 148, 282; **10/2:** 169 f, 172
- - - - Unterschenkelquerschnitt **10/1:** 277
- - - mediale **1:** 108 f, 111; **10/1:** 7, 147 f, 206, 282; **10/2:** 169 f, 172
- - - - Gefäß-Nerven-Bündel **10/1:** 206
- - - - Unterschenkelquerschnitt **10/1:** 277
- - Funktion **10/2:** 172
- - Kniegelenkstabilisation **10/1:** 150
- - Muskellappenplastik, gestielte **10/1:** 301
- - Sehnenkappe **10/2:** 170
- - Sesambein **10/1:** 150; **10/2:** 172
- - Ursprung **10/1:** 150, 282; **10/2:** 172
- gemellus inferior **10/1:** 20
- - superior **10/1:** 20
- genioglossus **2:** 256 f
- geniohyoideus **2:** 256 f
- glutaeus maximus **1:** 258; **6:** 388; **10/1:** 4, 8; **10/2:** 173; **E:** 40 f
- - - Ansatz **10/1:** 10
- - - Dorsalansicht **10/1:** 7
- - - Spaltung **10/1:** 20
- - - Zugang, hinterer **10/1:** 20 f
- - medius **1:** 258; **10/1:** 14 ff, 72
- - - Ablösung **10/1:** 18
- - - Spaltung **10/1:** 13, 81
- - - Zugang, hinterer **10/1:** 20 f
- - minimus **1:** 258; **10/1:** 14
- - - Ablösung **10/1:** 18

- - - Spaltung **10/1:** 13
- - - Zugang, hinterer **10/1:** 20 f
- gluteus maximus **7/1:** 131
- - medius **7/1:** 131 f
- gracilis **1:** 108 ff; **10/1:** 5, 7; **10/2:** 172
- - Ansatz **10/1:** 150
- - Faszienschlauch **10/1:** 4
- - Innervation **10/1:** 7
- - Oberschenkelquerschnitt **10/1:** 4
- - Ursprung **10/1:** 150; **10/2:** 172
- iliacus **1:** 106, 281; **3:** 80; **7/1:** 54, 193; **7/2:** 308; **8:** 24 f, 427
- iliococcygeus **6:** 388; **7/1:** 60 f; **8:** 431
- iliocostalis **7/1:** 131; **8:** 320 f
- iliopsoas **1:** 211, 258, 282; **7/1:** 57; **7/2:** 308; **8:** 427 f; **10/1:** 5 f, 14
- - Ansatz **10/1:** 10
- infraspinatus **8:** 9 f; **9:** 3, 9 ff, 63, 65, 68 ff, 75, 81; **10/2:** 18 f, 22, 24
- - Ansatzsehne **10/2:** 20 f
- - Innervation **10/2:** 24
- - Sehnentransposition **9:** 117
- - Ursprung **10/2:** 24
- intercostales externi **2:** 50, 119, 121 f; **9:** 41, 43 ff
- - interni **2:** 50, 119, 122; **9:** 41, 44 f
- - intimi **2:** 122; **9:** 44 f
- intercostalis externus **7/1:** 14; **7/2:** 327, 333
- - internus **7/1:** 12, 14; **7/2:** 327 f, 333
- - intimus **7/1:** 12; **7/2:** 328
- interossei **9:** 320 f
- - arterielle Versorgung **9:** 320
- - dorsales **9:** 306 ff
- - Innervation **9:** 320
- - palmares **9:** 306, 308
- interosseus dorsalis **10/1:** 387, 392 f
- - - Sagittalschnitt **10/1:** 402
- - dorsalis I **10/2:** 121
- - Frontalschnitt **10/1:** 401
- interosseus plantaris **10/1:** 387
- interosseus I **9:** 320 f
- interspinales **8:** 322
- ischiocavernosus **6:** 388; **7/1:** 60, 137
- laryngopharyngeus **3:** 73
- latissimus dorsi **1:** 98, 285; **2:** 5, 28, 172, 176, 178; **3:** 12; **7/1:** 131 f, 197, 236; **8:** 12 ff, 318 f, 395 ff; **9:** 3, 10 f, 63, 67 f; **10/2:** 18 f, 25
- - - Durchtrennung zur Obergeschoßplastik **2:** 271
- - - Insellappen **2:** 139, 141, 275 f
- levator ani **6:** 378, 380 ff, 388, 460, 468; **7/1:** 60, 136 ff; **8:** 431
- - - Durchtrennung **6:** 389 f
- - glandulae thyroideae **1:** 13; **2:** 289
- - scapulae **8:** 318 f; **9:** 6
- longissimus **8:** 320 f
- longitudinalis **4:** 8, 48
- longus colli **1:** 3, 8, 24, 96 f; **2:** 286
- lumbricales **9:** 306, 319 f
- - Funktion **9:** 319
- - Innervation **9:** 319
- masseter **1:** 54; **8:** 232
- multifidus **8:** 322
- mylohyoideus **1:** 5, 7, 54, 83, 93, 285; **2:** 256 f
- obliquus abdominis externus **6:** 176
- - - internus **6:** 176
- - capitis inferior **8:** 311 f
- - - superior **8:** 311 f
- - externus abdominis **2:** 120 f; **3:** 80; **4:** 56; **7/1:** 2 ff, 8, 10, 14, 16, 23, 131 f, 197, 236; **9:** 40, 42
- - - - Blutgefäße **7/1:** 5
- - - - Crus laterale **7/1:** 3 f, 51 f
- - - - - mediale **7/1:** 3 f, 51 f
- - - - Durchtrennung **7/1:** 38
- - - - Innervation **7/1:** 4, 12 f, 16
- - - - - Hautäste **7/1:** 13
- - - - - Muskeläste **7/1:** 13
- - - - Muskel-Sehnen-Übergangslinie **7/1:** 4
- - - - Spaltung bei Bauchaortenaneurysma-Operation **1:** 158 f
- - - - Ursprungszacken **7/1:** 4 f
- - internus abdominis **2:** 122; **3:** 80; **4:** 56; **7/1:** 2, 4 ff, 8, 10, 14, 16, 23, 52 f, 129, 131, 236; **9:** 44
- - - - Ansatzvariabilität **7/1:** 6
- - - - Blutversorgung **7/1:** 6
- - - - Durchtrennung **7/1:** 35, 38
- - - - Innervation **7/1:** 6, 15 f
- - - - Muskel-Sehnen-Übergangslinie **7/1:** 6
- - - - Spaltung bei Bauchaortenaneurysma-Operation **1:** 158 f
- obturator externus **1:** 258; **7/1:** 58; **8:** 425; **10/1:** 21
- - internus **6:** 381, 388; **7/1:** 54, 58; **7/2:** 308; **8:** 425, 427; **10/1:** 20
- - - Ansatz **10/1:** 10
- - - Zugang **10/1:** 20 f
- obturatorius **7/1:** 133
- occipitofrontalis, Venter frontalis **8:** 94
- - - occipitalis **8:** 94
- omohyoideus **1:** 4 ff, 51, 83, 93 f, 122, 285; **2:** 67, 286; **3:** 11; **9:** 6, 8 f, 44
- - Durchtrennung bei intrakapsulärer Strumarezidivresektion **1:** 63
- - - bei radikaler Neck dissection **1:** 50
- - - bei Thyroidektomie **1:** 47
- - Resektion bei funktioneller Neck dissection **1:** 57
- - Venter superior **1:** 2
- opponens digiti minimi **9:** 305, 319
- - digiti V **10/1:** 387
- - pollicis **9:** 305, 318
- orbicularis oculi **8:** 82, 93 f
- - - Pars lacrimalis **8:** 229
- palmaris brevis **9:** 304, 319
- - longus **1:** 100; **9:** 167, 175 ff, 192, 250 ff, 263 f, 304, 337; **10/2:** 84, 87
- - - Querschnitt **10/2:** 121
- - - Sehnentransplantatentnahme **9:** 292, 433, 435
- papillaris anterior **2:** 38
- pectineus **1:** 107, 211, 282; **7/1:** 57, 90, 105, 108, 133; **7/2:** 308; **10/1:** 5
- - Anheftung des Ligamentum inguinale **7/1:** 109
- - Ansatz **10/1:** 10
- - Innervation **10/1:** 6 f
- pectoralis major **1:** 98, 125, 130, 133, 284; **2:** 3, 5, 24 ff, 119 ff, 178, 276; **7/1:** 5; **7/2:** 327; **8:** 12; **9:** 8 f, 40 ff, 67 ff, 134 f; **10/2:** 18, 25
- - - Ansatzablösung, temporäre **9:** 139
- - - Entfernung bei Mastektomie **2:** 21
- - - Funktion **9:** 69
- - - als Insellappen **2:** 274 f
- - - Mammakarzinominfiltration **2:** 29
- - - Pars abdominalis **7/1:** 3; **9:** 135
- - - - clavicularis **9:** 42, 63, 135
- - - - costalis **9:** 42
- - - - sternalis **9:** 42
- - - - sternocostalis **9:** 42
- - - Ursprung, kaudaler, Perforation **2:** 18
- - - Variante **9:** 69, 135
- - minor **1:** 98, 133, 199; **2:** 5, 26, 120 f; **9:** 7, 9, 40, 42, 69; **10/2:** 19, 25
- - - Abtrennung vom Processus coracoideus bei Hyperabduktionssyndrom **1:** 204
- - - Ursprungsvariationen **9:** 42
- perinei **6:** 460
- peronaeus **10/2:** 174
- - brevis **1:** 252
- - longus **1:** 252
- peroneus longus **8:** 23
- peroneus/fibularis brevis **10/1:** 279 f, 298, 387
- - - Ablösen **10/1:** 327
- - - Ansatz **10/1:** 280
- - - Frontalschnitt **10/1:** 398 ff
- - - Insertion **10/1:** 387
- - - Sagittalschnitt **10/1:** 402
- - - Sehnenscheide **10/1:** 389
- - - Unterschenkelquerschnitt **10/1:** 278
- - - Ursprung **10/1:** 280
- - - Verlauf, Regio malleolaris lateralis **10/1:** 397
- - longus **10/1:** 279 f, 292, 383, 387
- - - Ansatz **10/1:** 280
- - - Frontalschnitt **10/1:** 398 ff
- - - Operation Fibula pro Tibia **10/1:** 358 f
- - - Sagittalschnitt **10/1:** 402
- - - Sehnenscheide **10/1:** 389
- - - Unterschenkelquerschnitt **10/1:** 277 f, 298
- - - Ursprung **10/1:** 280
- - - Verlauf, Regio malleolaris lateralis **10/1:** 397
- - tertius **10/1:** 280, 387, 392, 397
- piriformis **8:** 427, 441; **10/1:** 20 f
- plantaris **1:** 111, 252; **10/1:** 147 f, 282; **10/2:** 169 f, 172
- - Ansatz **10/1:** 150, 282
- - Ansicht, dorsale **10/1:** 7
- - Unterschenkelquerschnitt **10/1:** 277
- - Ursprung **10/1:** 150, 282
- pleuro-oesophageus **2:** 52
- popliteus **1:** 108, 111; **10/1:** 144; **10/2:** 165, 170
- - Ansatz **10/1:** 150
- - Sehne **10/2:** 169
- - Unterschenkelquerschnitt **10/1:** 277
- - Ursprung **10/1:** 150; **10/2:** 172
- pronator quadratus **9:** 251 f, 254, 256, 265
- - teres **1:** 99 ff; **9:** 167 f, 175 f, 181 f, 192, 252 ff; **10/2:** 84, 87, 89
- - - Caput humerale **9:** 169, 250, 253, 256
- - - - ulnare **9:** 169, 250, 253, 256
- - - Nervus-medianus-Verlaufsvariationen **9:** 169
- psoas **1:** 106
- - Major **1:** 104, 281
- - major **2:** 50, 98; **3:** 81; **6:** 212, 298 f; **7/1:** 60, 193; **7/2:** 333; **8:** 315, 317, 397, 419 f, 435
- - Major Grenzstranglage **1:** 244 f
- - minor **7/1:** 193
- pterygoideus lateralis **8:** 233
- - medialis **8:** 233
- pubococcygeus **7/1:** 60 f; **8:** 431
- puborectalis **6:** 380, 382, 460, 468; **7/1:** 60 f; **8:** 431
- pyramidalis **7/1:** 2, 4, 7 f
- - Blutversorgung **7/1:** 8
- - Innervation **7/1:** 8
- - Variabilität **7/1:** 8
- quadratus femoris, Ansatz **10/1:** 10
- - - Zugang, hinterer **10/1:** 20 f
- - lumborum **1:** 104; **2:** 50, 98; **6:** 212, 299; **7/1:** 239; **7/2:** 333
- - plantae **10/1:** 387, 395; **10/2:** 288
- - - Frontalschnitt **10/1:** 398 ff
- - - Sagittalschnitt **10/1:** 401 f
- quadriceps femoris **1:** 110; **10/1:** 3, 149; **10/2:** 171
- - - Ansatz **10/1:** 149
- - - Defizit, funktionelles **10/1:** 88
- - - Innervation **10/1:** 6
- - - Versorgung, arterielle **10/1:** 6
- rectococcygeus **6:** 382; **7/1:** 60 f
- rectourethralis inferior **6:** 382
- - superior **6:** 382
- rectus abdominis **2:** 120 f; **3:** 59, 80; **4:** 56; **6:** 248, 259; **7/1:** 2 ff, 7 f, 10 f, 14, 17, 19, 23, 54, 115, 129; **7/2:** 301, 308; **9:** 40, 42, 44
- - - Blutversorgung **7/1:** 7
- - - Bruchlückenverschluß bei Narbenhernie **7/1:** 153
- - - Innervation **7/1:** 7, 15, 17
- - - Intersectiones tendineae **7/1:** 7 ff, 11
- - - sensible Versorgung **7/1:** 18
- - - Umkipp-Plastik **2:** 18
- - - Variabilität **7/1:** 7
- - capitis posterior major **8:** 311 f
- - - - minor **8:** 311 f
- - femoris **10/1:** 144; **10/2:** 165
- - - Ansatzsehne **10/2:** 169
- - - Caput rectum **10/1:** 149; **10/2:** 171
- - - - reflexum **10/1:** 19, 149; **10/2:** 171
- - - Darstellung **10/1:** 18
- - - Funktion **10/2:** 171
- - - Lappen, myokutaner **10/1:** 24
- - - Oberschenkelquerschnitt **10/1:** 4
- - - Ursprung **10/2:** 171
- recurrentes **4:** 8, 48
- rhomboideus **2:** 246; **9:** 6
- - major **8:** 318 f; **9:** 10 f, 68 f; **10/2:** 19
- - - Durchtrennung zur Obergeschoßplastik **2:** 271
- - minor **8:** 318 f

- - - Durchtrennung zur Obergeschoßplastik **2:** 271
- rotatores breves **8:** 322
- - longes **8:** 322
- sacrococcygeus **7/1:** 60 f
- sartorius **1:** 107, 109 f, 171, 174, 211, 226, 234, 282; **7/1:** 57; **7/2:** 308; **10/1:** 3, 5 f; **10/2:** 172
- - Ansatz **10/1:** 150
- - Faszienschlauch **10/1:** 4
- - Innervation **10/1:** 6
- - Oberschenkelquerschnitt **10/1:** 4
- - Unterschenkelquerschnitt **10/1:** 277
- - Ursprung **10/1:** 150
- scalenus anterior **1:** 3, 5, 8, 24, 51, 63, 93, 96 f, 130, 284 f; **2:** 169, 286; **7/2:** 328; **9:** 9, 45
- - - Abtrennung zur Obergeschoßplastik **2:** 273
- - medius **1:** 52; **2:** 246, 271 f
- - posterior **1:** 52; **2:** 246, 271 f
- semimembranosus **1:** 108 ff; **10/1:** 3, 8; **10/2:** 174
- - Ansatz **10/1:** 150
- - Ansicht, dorsale **10/1:** 7
- - Oberschenkelquerschnitt **10/1:** 4
- - Sehne **10/2:** 168 ff
- - Unterschenkelquerschnitt **10/1:** 277
- - Ursprung **10/1:** 150
- - Versorgung, arterielle **10/1:** 8
- semispinalis capitis **8:** 96 f, 322
- - cervicis **8:** 322
- semitendinosus **1:** 108 ff; **10/1:** 8; **10/2:** 174
- - Ansatz **10/1:** 150; **10/2:** 172
- - Ansicht, dorsale **10/1:** 7
- - Oberschenkelquerschnitt **10/1:** 4
- - Sehnenplastik **10/1:** 222
- - Unterschenkelquerschnitt **10/1:** 277
- - Ursprung **10/1:** 150; **10/2:** 172
- - Versorgung, arterielle **10/1:** 8
- serratus anterior **1:** 98, 285; **2:** 5, 27 f, 120 f, 172, 176, 246, 271; **3:** 13; **7/1:** 3, 5, 236; **8:** 12 f, 15 ff; **9:** 6 f, 40, 42, 67; **10/2:** 25
- - - Insellappen **2:** 275 f
- - posterior **7/1:** 236 f
- - - inferior **7/1:** 131; **8:** 318, 320
- - - superior **8:** 318, 320
- soleus **1:** 111, 175, 252; **8:** 21, 23; **10/1:** 144, 291, 298 f; **10/2:** 165
- - Ansatz **10/1:** 282
- - Durchtrennung, Thrombendarteriektomie des Truncus tibiofibularis **1:** 239
- - Muskellappenplastik, gestielte **10/1:** 301 f
- - Unterschenkelquerschnitt **10/1:** 277
- - Ursprung **10/1:** 282
- sphincter ampullae hepatopancreaticae s. Musculus sphincter basis papillae
- - ani externus **6:** 377, 381, 388, 460, 466 ff, 472, 483
- - - - Kontinenzfaktor **6:** 468
- - - - Pars profunda **6:** 378, 468
- - - - - subcutanea **6:** 378, 468
- - - - - superficialis **6:** 378, 468
- - - internus **6:** 311, 378, 466 f, 472, 483
- - - - Aganglionose, physiologische **6:** 395, 467
- - - - Durchtrennung **6:** 478
- - - - Exzision bei Hämorrhoidektomie **6:** 474
- - - - Kontinenzfaktor **6:** 467
- - basis papillae **4:** 8, 46 ff, 57
- - corporis papillae **4:** 46, 48
- - ductus choledochi **4:** 8, 45, 48, 57
- - - - Funktion **4:** 56
- - - pancreatici **4:** 8, 57
- - Oddi **4:** 8
- - - Sympathikuswirkung **4:** 56
- - - Vaguswirkung **4:** 56
- - pori papillae **4:** 46
- - urethrae externus **7/1:** 60 f
- splenius capitis **8:** 94
- sternalis **9:** 42
- sternocleidomastoideus **1:** 2 ff, 24 f, 48, 62, 80, 84, 93 ff, 122 f, 134, 136, 285; **2:** 66 f, 124, 286 ff; **3:** 4, 11, 22, 36, 38, 49, 73; **5:** 217, 220 f; **8:** 94, 96 f; **9:** 3, 6, 9, 46, 63
- - Abtrennung, Zugang zur Arteria subclavia **1:** 124
- - Caput claviculare **9:** 8
- - - sternale **9:** 8 f
- - Durchtrennung bei radikaler Neck dissection **1:** 50, 55
- - - bei Resektion der tiefen substernalen Struma **1:** 65
- - klavikulärer Ansatz, Abtrennung bei Karotis-Subklavia-Bypass **1:** 191
- - Schilddrüsenmalignominfiltration **1:** 48
- sternohyoideus **1:** 3, 6, 24 f, 48, 50 f, 62, 83, 94; **2:** 124, 286; **9:** 8 f, 44, 46
- sternothyroideus **1:** 3, 5 f, 24 f, 48, 50 f, 62, 84, 93 f, 285; **2:** 67, 124, 286; **9:** 44, 46
- - Schilddrüsenmalignominfiltration **1:** 48
- stylohyoideus **1:** 7, 54, 95, 134; **2:** 256
- subclavius **1:** 98; **2:** 120; **9:** 4 ff, 40, 42, 44; **10/2:** 25
- subcostales **9:** 44
- subscapularis **1:** 98; **2:** 5, 28; **8:** 10 f; **9:** 7, 65, 68, 70; **10/2:** 19, 24, 32
- - Innervation **10/2:** 24
- - Sehne **10/2:** 21, 24
- - Sehnentransposition **9:** 118
- - Topographie **10/2:** 25
- - Transversalschnitt **10/2:** 22
- supinator **9:** 167 f, 179, 181 f, 205, 250, 252, 255, 257, 261; **10/2:** 87, 89 f
- - Einkerbung **9:** 181
- supraspinatus (s. auch Supraspinatussehne) **9:** 9 f, 65, 68 ff, 75 **10/2:** 20, 24
- - Ansatzsehne **10/2:** 21 f
- - Frontalschnitt **10/2:** 22
- - Innervation **10/2:** 24
- - Ursprung **10/2:** 24
- suspensorius duodeni **3:** 106 f, 163, 274; **5:** 209; **6:** 23, 36, 39
- - - Durchtrennung **6:** 74
- temporalis **8:** 82, 94, 232
- temporoparietalis **8:** 82, 94
- tensor fasciae latae **10/1:** 4 f, 13; **10/2:** 153, 173
- - - - Ablösung **10/1:** 18 f, 71
- - - - Bruchlückenverschluß bei Narbenhernie **7/1:** 153
- - - - Schwenklappen **10/1:** 24
- teres major **8:** 8 ff; **9:** 3, 9 ff, 63, 68 f, 133; **10/2:** 18 f, 25
- - minor **8:** 8 ff; **9:** 3, 9 ff, 63, 65, 68 ff, 75, 81, 133; **10/2:** 18 f, 22, 24
- - - Ansatzsehne **10/2:** 20 f
- - - Innervation **10/2:** 24
- - - Ursprung **10/2:** 24
- thyrohyoideus **1:** 5 f, 83, 93 f, 285; **2:** 67
- tibialis anterior **1:** 111, 240; **10/1:** 279 f, 298, 384 f, 392; **10/2:** 285
- - - Ansatz **10/1:** 280
- - - Frontalschnitt **10/1:** 400
- - - Insertion **10/1:** 387
- - - Inzision **10/1:** 287
- - - Operation Fibula pro Tibia **10/1:** 358
- - - Sagittalschnitt **10/1:** 401
- - - Sehnenscheide **10/1:** 387 ff
- - - Tendo **10/2:** 277 f, 297
- - - Unterschenkelquerschnitt **10/1:** 277 f
- - - Ursprung **10/1:** 280
- - posterior **1:** 110 f, 252; **10/1:** 298, 383, 385, 397; **10/2:** 285
- - - Ansatz **10/1:** 282, 387
- - - Frontalschnitt **10/1:** 398 ff
- - - Sehnenabrißfraktur **10/1:** 461
- - - Sehnescheide **10/1:** 388
- - - Tendo **10/2:** 277, 283, 287, 298
- - - Unterschenkelquerschnitt **10/1:** 278
- - - Ursprung **10/1:** 282
- trachealis **2:** 147
- transversus abdominis **2:** 123; **3:** 80; **4:** 56; **6:** 176; **7/1:** 2, 4, 6, 8, 10, 14, 17, 23, 51, 53, 88, 129, 236; **7/2:** 328; **9:** 44 f
- - - Ansatzvariabilität **7/1:** 7
- - - Besonderheiten **9:** 45
- - - Blutversorgung **7/1:** 7
- - - Durchtrennung **7/1:** 35, 38
- - - Innervation **7/1:** 15, 17
- - - Muskel-Sehnen-Übergangslinie **7/1:** 6
- - - Nervenversorgung **7/1:** 6
- - - Spaltung bei Bauchaortenaneurysma-Operation **1:** 158 f
- - perinei profundus **6:** 381 f, 468; **7/1:** 60 f, 137 f; **8:** 431 f
- - - superficialis **6:** 388; **7/1:** 60 f, 138; **8:** 431
- - thoracis **2:** 122 f; **7/2:** 328; **9:** 41, 44 f
- - - Besonderheiten **9:** 44 f
- trapezius **1:** 52, 58; **2:** 246; **3:** 12; **8:** 94, 96 f, 318 f; **9:** 3, 5, 8 ff, 44, 75; **10/2:** 19, 22
- - Atrophie nach Struma-maligna-Operation **1:** 59
- - Durchtrennung zur Obergeschoßplastik **2:** 271
- - Lähmung nach Struma-maligna-Operation **1:** 45
- - Pars descendens **9:** 63, 75; **10/2:** 18
- triceps brachii **1:** 99, 199; **9:** 69, 131 ff, 175 ff, 179, 192, 255; **10/2:** 19, 87
- - - Ansatz **10/2:** 85
- - - Caput laterale **9:** 131 ff, 150, 167; **10/2:** 90
- - - - - Desinsertion am Epicondylus lateralis **9:** 189
- - - - longum **9:** 9 ff, 65, 131 ff, 167
- - - - mediale **9:** 131 ff, 167
- - - Durchblutungsstörung **9:** 202
- - - Myositis ossificans **9:** 157
- - - Sehnenlängsspaltung **9:** 172
- - - Spaltung **9:** 137
- - - Variante **9:** 133
- - surae **10/1:** 150, 282; **10/2** 172
- - - Unterschenkelquerschnitt **10/1:** 278
- trigastricus **2:** 67
- vastus, Funktion **10/2:** 171
- - Hypotonie **10/2:** 227
- - intermedius **10/1:** 16, 144; **10/2:** 165, 171
- - - Adhäsion **10/1:** 266
- - - Oberschenkelquerschnitt **10/1:** 4
- - - Ursprung **10/1:** 149
- - lateralis **1:** 110; **10/1:** 5, 14; **10/2:** 169 ff
- - - Ablösung **10/1:** 16
- - - Ansatz **10/1:** 10
- - - Fixierung **10/1:** 16
- - - Inzision, L-förmige **10/1:** 15, 82
- - - Mobilisierung **10/1:** 84
- - - Oberschenkelquerschnitt **10/1:** 4
- - - Spaltung **10/1:** 13, 17
- - - Untertunnelung **10/1:** 117
- - - Ursprung **10/1:** 149
- - - Zugang **10/1:** 13, 20
- - medialis **1:** 107, 109, 234; **10/1** 5 f; **10/2:** 169 f
- - - Ablösung **10/1:** 85 f
- - - Ansatzfaser **10/2:** 171
- - - Distalisierung **10/1:** 258
- - - Kniegelenkeröffnung **10/1:** 202
- - - Mobilisierung **10/1:** 154
- - - Oberschenkelquerschnitt **10/1:** 4
- - - Ursprung **10/1:** 149; **10/2:** 171
- zygomaticus major **8:** 82
- - minor **8:** 82

Musculus-latissimus-dorsi-Lappen **10/1:** 452
Musculus-peronaeus-brevis-Plastik **10/1:** 429
- Komplikation **10/1:** 431

Musculus-peronaeus-Loge **10/1:** 280, 298
Musculus-tibialis-anterior-Loge **10/1:** 297 f
- Kompartmentsyndrom **10/1:** 317

Muskeldefekte, ösophageale **3:** 137
Muskelecke **7/1:** 4
Muskelfaserriß **10/1:** 88
Muskellappen **8:** 6; **E:** 97
- mikrovaskulär angeschlossener, Verbrennungswundendeckung **E:** 82

Muskellappenplastik, gestielte **10/1:** 301 ff
- - Knieverletzung **10/1:** 211

Muskelmobilisation nach Debeyre **9:** 118
Muskeln, mimische, Innervation **8:** 93
- okkzipitale **8:** 96 f

Muskelnaht **7/2:** 14; **10/1:** 88
Muskelnekrose, Elektroverbrennung **E:** 83
Muskelpumpe **1:** 90
Muskelrelaxantien **7/2:** 8
Muskelrelaxation **7/2:** 8, 11
Muskelriß **10/1:** 88

Muskelzellen, glatte, Arterie **1:** 89
- - Vene **1:** 90
Muskulatur, infrahyoidale, Durchtrennung bei Exstirpation einer medialen Halszyste **1:** 83
- - - bei radikaler Neck dissection **1:** 50
- - - bei Resektion der tiefen substernalen Struma **1:** 65
- ischiokrurale **10/1:** 3, 8, 150; **10/2:** 172
- - Innervation **10/1:** 8
- - Versorgung, arterielle **10/1:** 6, 8
Myasthenia gravis **2:** 91
Myektomie bei Hirschsprung-Krankheit im Erwachsenenalter **6:** 396
Myelographie, intraoperative **8:** 377, 386
Myoaponeurotisches System **7/1:** 4 ff
- - Lücke **7/1:** 50
Myofibroblasten **E:** 5
Myoglobinnachweis im Urin **10/1:** 90
Myokardischämie nach Thrombendarteriektomie der Karotisbifurkation **1:** 186
Myolyse nach Elektroverbrennung **E:** 83
- toxische **8:** 72
Myom **7/2:** 75 Myonekrose, progressive **10/1:** 371
Myositis ossificans **9:** 157 f
Myotomie bei Dickdarmdivertikulose **6:** 206
- Ösophagus **3:** 29 ff, 137, 183 f
- - anteriore, Gottstein-Heller **3:** 30 f
- - - - bei Achalasie **3:** 29
- - - - Fundoplikation **3:** 31
- - - - Myotomie **3:** 30 f
- - - - Ösophagusperforation bei Myotomie **3:** 31
- - - - Vagotomie **3:** 30 f
- - zirkuläre, Hedenstedt **3:** 137, 183 f
- - - - Dissektion ösophagealer Nervenfasern **3:** 183
- - - - Hemifundoplikation **3:** 183 f
- - - - Reserosierung Kleinkurvatur **3:** 184
- Pylorus, Weber-Ramstedt **3:** 300
- - - bei Kardiaresektion **3:** 300

N

Nabel **7/1:** 10 ff, 14
- chronisch gereizter, nässender **6:** 112
- Lage **7/1:** 4
Nabeladenom **6:** 112
Nabelbereich, Bauchwand **7/1:** 11 f
Nabelgranulom **6:** 107; **7/2:** 221
Nabelgrubendesinfektion **7/2:** 36, 53
Nabelhernie s. Hernia umbilicalis
Nabelnarbe **7/1:** 11
Nabelnekrose **7/1:** 143, 145
Nabelplatte, Schichten **7/1:** 12
Nabelregion von innen **7/1:** 11, 22
- Lymphabfluß **7/1:** 20
Nabelschleife **6:** 29 f
Nabelschnalle **7/1:** 22
Nabelumkreisung bei Bauchdekkeninzision **3:** 85, 319
Nabelumschneidung, linksseitige **7/1:** 22, 30
- rechtsseitige **7/1:** 30
Nabelzyste **6:** 107; **7/2:** 221
- enterozystale, Behandlung **6:** 112
Nachamputation **1:** 258
Nachbestrahlung bei Ösophaguskarzinom **3:** 41, 52
- - nach Akiyama **3:** 41
Nachblutung nach abdomino-perinealer Rektumexstirpation **7/2:** 280
Nackenmuskeln, tiefe **8:** 311 f
Nadel, gebogene **7/2:** 20
- - Einführen des Nahtmaterials **7/2:** 16, 18
- gerade, Einführen des Nahtmaterials **7/2:** 16
- nichtreflektierende **7/2:** 15
Nadelarthroskop **10/2:** 9, 13, 104
- Einsatz **10/2:** 12
Nadelform **7/2:** 15
Nadelhalter **7/2:** 15, 29
Nadel-Papillotom **4:** 13, 15, 28
Naevus flammeus **1:** 275
Nagelanlage **9:** 328 f
Nagelbettnaht **9:** 345
Nagelbettverschmälerung **9:** 420
Nagelfalz, infiziertr **9:** 440
Nagelplatte **9:** 328
Nagelplattenluxation **9:** 345
Nagelsporn **9:** 420, 440
Nageltrepanation **9:** 344 f
Nagelwall, infizierter **9:** 440
Nagelwurzel **9:** 328 f
- Fixierung **9:** 329
Nahschuß **E:** 17
Naht **6:** 2 ff; **E:** 8 f
- adaptierende **6:** 4 f
- allschichtige **6:** 4
- - einreihige **3:** 123
- apparative s. Klammernaht; s. Stapler-Naht
- dreireihige **3:** 123; **6:** 4
- einreihige **3:** 121; **6:** 4, 8, 10
- einschichtige **6:** 4
- epineurale **9:** 367
- epitendinöse **9:** 396 f
- evertierende, Klammernahttechnik **6:** 13
- fortlaufende **3:** 62, 121; **7/1:** 26
- - durchschlungene **7/1:** 27
- - einreihige, Dünndarmanastomose, termino-terminale **6:** 131
- - Loop-Technik **7/2:** 14, 27
- - - Fadenlänge **7/2:** 15
- - auf der Tunica serosa **6:** 97, 255
- Heilungsphase **3:** 121
- innen geknüpfte **6:** 4
- intratendinöse **9:** 396 f, 413
- invertierende **6:** 4 f
- - Klammernahttechnik **6:** 13
- Knopfnaht **3:** 121
- manuelle **3:** 121; **6:** 2 ff
- - Prinzipien **6:** 4 ff
- maschinelle s. Klammernaht; s. Klammernahtgerät; s. Stapler
- mehrschichtige **6:** 4, 8
- Methode nach Albert **3:** 122 f
- - nach Albert-Halsted **3:** 125
- - nach Albert-Mikulicz-Halsted **3:** 125
- - nach Allgöwer **3:** 125
- - nach Czerney **3:** 122
- - nach v. Eiselsberg **3:** 123
- - nach Gambee **3:** 125
- - nach Gould **3:** 125
- - nach Gussenbauer **3:** 122
- - nach Halsted **3:** 123 f
- - nach Herzog **3:** 125
- - nach Jobert **3:** 122 f
- - nach Kirschner **3:** 123
- - nach Lambert **3:** 122, 124
- - nach Mikulicz **3:** 123 f
- - nach Pribram **3:** 123
- - nach Schede **3:** 123
- - seromuskuläre **3:** 62, 296
- - nach Winiwarter **3:** 122
- - nach Wölfer **3:** 124
- Omentumabdeckung **6:** 11
- Peritoneumabdeckung **6:** 11
- Riskofaktoren **6:** 3
- seromuskuläre **6:** 4; **7/2:** 14
- Sicherung, zusätzliche **6:** 11
- Spannung **6:** 3
- spannungsfreie **6:** 3
- subkutane **E:** 88
- Verläßlichkeit **3:** 121
- mit vorbereitetem ersten Knoten **7/2:** 14 f, 28
- - - - Fadenlänge **7/2:** 15
- - - - Indikation **7/2:** 28
- Vorbereitung **7/2:** 15
- zweireihige **3:** 121; **6:** 4
Nahtaneurysma nach lateralem Deszendens-Femoralis-Bypass **1:** 228
- Therapie **1:** 228
- bei thorako-abdominalem Bypass **1:** 269
Nahtapparat s. Klammernahtapparat; s. Stapler
Nahtbereich, Durchblutung **6:** 3
Nahtbruch (s. auch Anastomoseninsuffizienz) **5:** 2; **6:** 2 f, 11; **7/1:** 50
- nach Dickdarmresektion **6:** 287 f
- nach Drainageoperationen **3:** 195, 200 f
- - Gastroduodenostomie **3:** 195
- - Gastroenterostomie **3:** 200 f
- - Pylorektomie **3:** 195
- nach Dünndarmresektion **6:** 134
- nach Duodenaldivertikel-Operation **6:** 52
- Endoskopie, therapeutische **6:** 519
- nach Ersatzmagenbildung **3:** 288 f
- nach Gastroduodenostomie **3:** 151
- nach Gastrojejunostomie **3:** 167
- nach Gastrotomie **3:** 112
- - Duodenalstumpf **3:** 167
- - Gastroenterostomie **3:** 167
- nach Ileusoperation **6:** 344
- nach Kardiaresektion **3:** 300 f
- nach Kolektomie **6:** 217
- nach Kolotomie **6:** 199
- nach Magendivertikelabtragung **3:** 117
- nach Magenresektion, distaler **3:** 128, 151, 167
- - proximaler **3:** 206
- nach Meckel-Divertikel-Resektion **7/2:** 228
- nach Ösophagusoperationen **3:** 26, 28, 32 f, 37 f, 77
- - Divertikeloperation **3:** 33 f, 37
- - Fremdkörperexstirpation **3:** 26
- - Ösophagusexstirpation **3:** 77
- - Tumorentfernung **3:** 38
- - Verätzungsstenosenoperation **3:** 28
- - Verletzungen **3:** 10
- nach Palliativoperation am Dünndarm **6:** 164
- nach Pancreas-anulare-Operation **6:** 43
Nahtbruchperitonitis **5:** 16
- Therapie, chirurgische **5:** 23
Nahtheilung **6:** 3
- Einflußfaktoren **6:** 3
Nahtinsuffizienz (s. auch Nahtbruch) **5:** 16
- Peritonitis, diffuse **7/1:** 179
- postoperative **E:** 166, 172
Nahtlager **6:** 2
- Anatomie, chirurgische **3:** 121
- Dünndarm **6:** 94
Nahtlinienrezidiv, Rektumkarzinom **6:** 435
Nahtmaterial **6:** 4; **7/2:** 15; **E:** 8
- absorbierbares **6:** 12
- Anforderungen **7/2:** 15
- Einführen **7/2:** 16 ff
- Fadenkrankheit **3:** 121
- geflochtenes **7/2:** 20
- glattes **7/2:** 15
- langfristig resorbierbares **7/1:** 26
- ohne Nadel **7/2:** 16
- nichtabsorbierbares **6:** 4
- rauhes **7/2:** 15
- resorbierbares **6:** 4, 12
- Stärkesortierung, metrische **6:** 12
- zweifarbiges, polyfiles **7/2:** 15
Nahtstenose nach Extremitätenarterienaneurysma-Operation **1:** 176
Nahttechnik **7/2:** 14 ff, 27 f; **10/2:** 36
- Bedeutung **3:** 121
- nach Caspari **10/2:** 42 ff
- - Komplikation **10/2:** 45
- - Nachbehandlung **10/2:** 45
- - Nervus suprascapularis, Schonung **10/2:** 44
- Duodenum **3:** 121 ff
- Fadenabstand **3:** 121
- Fehler **7/2:** 29
- Magen **3:** 121
- - Nahtlager **3:** 121
- nach Resch, transossäre **10/2:** 70 ff
- - - Komplikation **10/2:** 74
- - - Nachbehandlung **10/2:** 74
- spezielle **3:** 122 ff
- Stapler-Nähte **3:** 126
Nancy-Nagel **10/1:** 342
Narbe, hypertrophe **E:** 5, 7, 91
- strangförmige, Schultergürtel **9:** 20
Narbenausschneidung **9:** 20
Narbenbildung, intraartikuläre **10/2:** 215
Narbenbulbus **3:** 195
Narbenfibrose, retroperitoneale **6:** 430
Narbenhernie **7/1:** 146 ff, 218
- Bauchwandrekonstruktion mit Eigenkörpermaterial **7/1:** 152
- - mit Fremdkörpermaterial **7/1:** 152
- - Komplikation **7/1:** 153
- - Nachsorge **7/1:** 153
- - plastisch-chirurgische **7/1:** 152 f
- - primär adaptierende **7/1:** 148 ff
- begünstigende Faktoren **7/1:** 146
- Diagnostik **7/1:** 147
- nach Mittelschnittlaparotomie **7/1:** 149 f
- Operation, Indikation **7/1:** 147
- - Kontraindikation **7/1:** 147
- Operationsmethode **7/1:** 146 f
- Operationsrisiko **7/1:** 147
- Operationsvorbereitung **7/1:** 147

- Operationsziel **7/1:** 146
- nach Relaparotomie bei intraabdomineller Infektion **7/1:** 183
- Rezidiv **7/1:** 153
- Risiko, erhöhtes **7/1:** 47
- nach transrektaler Laparotomie **7/1:** 151

Narbenimpingement **10/2:** 306
Narbenkeloid **1:** 39, 45
- nach subtotaler Strumaresektion **1:** 32

Narbenkontraktur **1:** 39; **9:** 393, 417 f
- Ellenbeuge **9:** 186

Narbenkorrektur, Schultergürtel **9:** 20 f
Narbenschmerzen nach Appendektomie **6:** 182
- nach rechtsseitiger Hemikolektomie **6:** 189

Narbenstenose **6:** 217
- nach Drainageoperationen **3:** 192, 195
- nach Ersatzmagenbildung **3:** 289
- nach Kardiaresektion **3:** 301
- nach Magendivertikelabtragung **3:** 117
- - nach Kardiakanalstenose **3:** 117
- - Pylorusstenose **3:** 117
- nach Magenresektion **3:** 152, 154
- nach Magenverletzungen **3:** 120
- - Kardiakanalstenose **3:** 120
- - Pylorusstenose **3:** 120
- nach Meckel-Divertikel-Resektion **7/2:** 228
- nach Ösophagusexstirpation **3:** 77
- - untere Anastomose **3:** 77
- - zervikale Anastomose **3:** 77
- nach Ösophagusverätzung **3:** 27

Narbona-Lig.-teres-Plastik **3:** 330
Narkose, Steuerbarkeit **7/2:** 8
Nasenbeinfraktur **8:** 288 f
Nasenbeinreposition **8:** 289
Nasenbeintrümmerfraktur **8:** 288
Nasengipsverband **8:** 288 f
Nasennebenhöhlen **8:** 89, 226 f
Nasen-Rachen-Raum-Inspektion bei Verbrennung **E:** 72
Nasion **8:** 82, 223 f
Nasoethmoidalfraktur **8:** 220, 288 f
Nasospinale **8:** 223 f
Natriumnitroprussid **7/1:** 229
Nävus, flächiger **1:** 275
n-Butyl-2-Cyanoacrylat **5:** 162
Near total lobectomy **1:** 46
- - thyroidectomy s. Thyroidektomie, fast totale

Nebenmilz **5:** 226, 228; **7/2:** 164
- Lokalisation **5:** 228

Nebenniere **3:** 104; **7/1:** 193, 201 ff
- Blutgefäße **7/1:** 202
- Form **7/1:** 202
- linke, Lagebeziehungen **7/1:** 202
- Lymphgefäße **7/1:** 202
- Nerven **7/1:** 203
- rechte, Lagebeziehungen **7/1:** 202
- venöse Drainage **7/1:** 231

Nebennierenadenom **7/1:** 227
Nebennierenerkrankung **7/1:** 227 ff
- Behandlungsziel **7/1:** 227
- Operation, Aufklärungshinweise **7/1:** 228 f
- - Indikation **7/1:** 228
- - Kontraindikation **7/1:** 228
- - Verfahrenswahl **7/1:** 228
- - Vorbereitung **7/1:** 229
- - Zugang, abdominal-transperitonealer **7/1:** 228
- - - abdomino-thorakaler **7/1:** 228
- - - dorsal-paravertebraler **7/1:**228
- - - lumbal-extraperitonealer **7/1:** 228
- Operationsrisiko **7/1:** 228
- Therapie, perioperative **7/1:** 229

Nebennierenhyperplasie **7/1:** 227 f
Nebennierenkarzinom **7/1:** 227
Nebennierenrindenanteil, aberranter **7/1:** 203
Nebennierentumor **7/1:** 201, 227
- hormoninaktiver **7/1:** 227
- maligner, Eingriffsausweitung **7/1:** 230
- - En-bloc-Resektion **7/1:** 230, 235 f
- - Inoperabilität **7/1:** 230
- Operationsgebieterweiterung **7/1:** 231

Nebennierenverletzung nach Splenektomie **3:** 257
Nebenpankreas **4:** 59
Nebenphrenikus s. Nervus phrenicus accessorius
Nebenschilddrüse **1:** 70 f
- Arterien **1:** 71
- Biopsie **1:** 75
- - Indikation **1:** 75
- Dystopie **1:** 70
- - Vorgehen **1:** 74
- intraoperativ nicht gefundene **1:** 74
- Lage **1:** 70
- Lagebeziehung des Nervus laryngeus recurrens **1:** 71
- Lymphsystem **1:** 71
- Nerven **1:** 71
- Resektion, subtotale **1:** 70
- Transplantation, autologe **1:** 70, 72, 77
- überzählige **1:** 76
- Venen **1:** 71

Nebenschilddrüsenadenom **1:** 74 f
- Exstirpation **1:** 73 ff
- - Arbeitsschritte **1:** 73
- - Lagerung **1:** 73
- - Technik **1:** 73
- solitäres **1:** 70, 72

Nebenschilddrüsenhyperplasie **1:** 70, 72
Nebenschilddrüsenkarzinom **1:** 71 f, 78
- Metastasierung **1:** 78
- Tumorreduktion, palliative **1:** 7

Nebenschluß, duodenaler, bei Ersatzmagenbildung **3:** 273, 280 f, 286 f
- - - nach Kremer **3:** 273
- - - nach Lawrence-Rodino-Herfarth **3:** 286 f
- - - nach Roux **3:** 281
- - - nach Schloffer **3:** 280
- - - nach Siewert-Peiper-Jennewein-Waldeck **3:** 285 f
- Magenrest bei Kardiaresektion **3:** 300

Neck dissection, funktionelle **1:** 46, 57 ff
- - - zu entfernendes Areal im Halsquerschnitt **1:** 48
- - - Operationsfelder **1:** 57
- - - Technik **1:** 57 ff
- - bei Hypopharynxkarzinom **3:** 73 f
- - radikale **1:** 46, 50 ff
- - - Fascia-cervicalis-superficialis-Durchtrennung **1:** 50
- - - zu entfernendes Areal im Halsquerschnitt **1:** 48
- - - Hautschnitt **1:** 50
- - - Operationssitus am Operationsende **1:** 56
- - - Technik **1:** 50 ff
- - - Zugangswege **1:** 46

Nekrektomie **8:** 57 f, 62 ff; **9:** 270
- Ausmaß **8:** 62
- Diagnostik, präoperative **8:** 62
- epifasziale **E:** 22 f
- Indikation **8:** 62
- Komplikation **8:** 66
- der Markhöhle **8:** 65
- Patientenaufklärung **8:** 62
- radikale **8:** 62
- - bei nekrotisierender Fasziitis **8:** 73
- - Rekonstruktionstechnik **8:** 68 f
- tangentiale **E:** 22 f
- Verätzungswunde **E:** 22 f
- Verbrennungswunde **E:** 79
- Wiederholungseingriff **8:** 66
- Ziel **8:** 62

Nekrobiose **9:** 438
- Ösophaguswand **3:** 188

Nekrose **9:** 438
- Grenzzoneninfektion **1:** 246
- infizierte, bei akuter Pankreatitis **7/1:** 213
- intrapankreatische **4:** 177
- peptische bei Magenpseudolymphom **3:** 242
- - Ösophagus, terminaler **3:** 237
- peripankreatische **4:** 177
- periphere **1:** 229
- progrediente, Flußsäureverletzung **E:** 83

Nekrosektomie **7/1:** 181
- bei akuter hämorrhagisch-nekrotisierender Pankreatitis **4:** 179 ff
- - - - Komplikation, intraoperative **4:** 181 f
- - - - postoperative **4:** 182
- bei nekrotisierender Pankreatitis **7/1:** 214, 216
- bei Pankreasnekrose **3:** 152

Nekrosestraßen bei akuter hämorrhagisch-nekrotisierender Pankreatitis **4:** 177
Neocholedochus **5:** 49
Neodym-YAG-Laser, gepulster, Lithotripsie **4:** 17
Neointimabildung nach Karotisrekonstruktion **1:** 182
Neokarina **2:** 263
Nephrektomie **7/1:** 242 ff
- Indikation **1:** 264
- Komplikation **7/1:** 246
- linksseitige **7/1:** 243 ff
- partielle **7/1:** 247
- posttraumatische **7/1:** 242 ff
- rechtsseitige **7/1:** 245 f
- Zugang, transperitonealer **7/1:** 242 ff
- - - laterokolischer **7/1:** 242 f

Nephrokalzinose **1:** 70
Nephrolithiasis nach Dünndarmresektion **6:** 139
Nephrostomie, perkutane **7/1:** 248
- - Indikation **7/1:** 248
- - Komplikation **7/1:** 248
- - Operationsrisiko **7/1:** 248

Nephrostomiekatheter **7/1:** 248
Nerven, okkzipitale **8:** 96 f
- retroperitoneale **7/1:** 205
- vegetative, Becken **8:** 440

Nervenanastomosen in der tiefen Bauchwand **7/1:** 17
Nervenaufspaltung in der tiefen Bauchwand **7/1:** 17
Nervenblockade **10/2:** 6
Nervendurchtrennung, traumatische, Unterarm **9:** 270
Nervenendenapproximation **9:** 365
Nervenendenkoaptation **9:** 365
Nervenfaserndissektion an der kleinen Kurvatur **7/2:** 186
Nerven-Gefäß-Bündel, glutäales, inferiores, Schädigung **10/1:** 29, 31
Nervengeflecht, suprarenales **7/1:** 203
- vegetatives, der Arterie **1:** 89

Nervenkompressionssyndrom, posttraumatisches **9:** 348
Nervennaht **9:** 270, 367
- interfaszikuläre **9:** 367
- Komplikation **9:** 368
- mikrochirurgische **9:** 270 f
- Nachbehandlung **9:** 368

Nervenschädigung bei Aneurysmaoperation an Aortenbogenarterien **1:** 139
- bei Extremitätenarterienaneurysma-Operation **1:** 176
- bei Glomus-caroticum-Tumorexstirpation **1:** 206
- bei Karotisaneurysma-Operation **1:** 138
- bei Karotisrekonstruktion **1:** 182
- bei Nebenschilddrüsenoperation **1:** 72
- bei Struma-maligna-Operation **1:** 45, 59
- bei Strumaoperation **1:** 19, 30 f, 40

Nervenstumpfpräparation **9:** 365
Nervensystem, autonomes, des kleinen Beckens **7/2:** 275
Nerventransplantation **9:** 367
Nervenunterbrechung am Unterarm **9:** 362
Nervenverletzung **9:** 365 f; **E:** 13
- bei distaler Humerusfraktur **9:** 201
- Fingermittelglied, palmares **9:** 366 f
- Früh-Sekundärversorgung **9:** 365
- bei Inguinalhernienoperation **7/1:** 101
- bei Komplexverletzung **9:** 369
- Operation, Kontraindikation **9:** 365
- - Risiko **9:** 365
- bei proximaler Unterarmfraktur **9:** 216
- bei Schultergelenkluxation **9:** 105
- Spät-Sekundärversorgung **9:** 365

Nervligatur, epineurale **9:** 422
Nervus(-i) abducens **8:** 91
- accessorius **1:** 4 ff, 16, 53, 56, 58, 93 f, 123, 134, 285; **2:** 67, 288; **9:** 6, 8, 10
- - Darstellung bei radikaler Neck dissection **1:** 51
- - Lagebeziehung zur Vena jugularis interna **1:** 56
- - Läsion bei Karotisaneurysma-Operation **1:** 138
- - - bei Struma-maligna-Operation **1:** 45, 59
- - Verlauf **1:** 17
- alveolaris inferior **8:** 235 f
- - - Leitungsanästhesie **8:** 229

- Anastomosen **7/1:** 12, 17
- - Verlauf **7/1:** 12
- auricularis magnus **1:** 96; **8:** 233; **9:** 8 f
- auriculotemporalis **8:** 93
- axillaris **1:** 98, 285; **8:** 12; **9:** 9 ff, 16, 69 f, 73, 96; **10/2:** 24, 32
- - Ramus muscularis zum Musculus deltoides **9:** 73
- - - - - teres minor **9:** 73
- - Sicherungsnaht bei Akromioplastik **9:** 113
- - Topographie **10/2:** 25 f
- - Verlauf unter dem Musculus deltoideus **9:** 75 f
- - Verletzung, intraoperative **9:** 110
- - - bei Schultergelenkluxation **9:** 105
- bronchialis **2:** 155; **7/2:** 337
- buccalis **8:** 235 f
- - Betäubung **8:** 229
- cardiaci **2:** 41
- cardiacus cervicalis superior sinister **2:** 55
- caroticus externus sympathicus **3:** 34
- cavernosi penis **7/2:** 275
- - - Verletzung bei pelviner Dissektion **7/2:** 275
- cervicales, Rami anteriores **8:** 310
- choledochus **4:** 55
- clunium inferiores **10/1:** 8 f
- - superiores **10/2:** 153
- cutaneus antebrachii dorsalis, Rami articulares, Ausschaltung **9:** 430
- - - lateralis **1:** 99, 286; **9:** 134 f, 168 f, 180, 250 ff; **10/2:** 87
- - - - Gelenkäste **9:** 312 f
- - - - Topographie **10/2:** 89 f, 92
- - - medialis **1:** 99 ff, 172, 285 f; **9:** 131, 168 f, 181 f, 250, 252 f; **10/2:** 25, 87
- - - - Ellbogenarthroskopie **10/2:** 94
- - - - Rami posteriores **9:** 256
- - - - Ramus anterior **9:** 250
- - - - - posterior **9:** 250, 253
- - - - Topographie **10/2:** 89 f
- - - posterior **9:** 134, 250, 253, 256, 307; **10/2:** 87, 89 f
- - - - Gelenkäste **9:** 312 f
- - - - Verlauf **9:** 189
- - - Rami articulares, Ausschaltung **9:** 430
- - brachii lateralis inferior **9:** 132, 135
- - - - superior **9:** 9 ff, 73 f, 132
- - - medialis **1:** 98, 285; **9:** 132, 253; **10/2:** 25
- - - posterior **9:** 132, 134 f
- - dorsalis intermedius **10/1:** 392, 397, 403; **10/2:** 296, 298
- - - lateralis **10/1:** 391 f, 397; **10/2:** 296, 298
- - - medialis **10/1:** 392, 397; **10/2:** 298
- - - - Schonung **10/1:** 444
- - femoralis lateralis **3:** 81
- - - posterior **8:** 440; **10/2:** 173
- - femoris lateralis **1:** 104; **7/1:** 193; **7/2:** 304, 308; **8:** 25 f, 440, 458 f; **10/1:** 5, 151; **10/2:** 153, 173
- - - - Schädigung **10/1:** 29, 31
- - - - - bei Azetabulumfraktur versorgung **8:** 553
- - - - Schonung **10/1:** 18
- - - posterior **7/1:** 58 f; **10/1:** 8 f, 151 f
- - surae lateralis **10/1:** 151 f; **10/2:** 173 f
- - - medialis **1:** 108 f, 111, 175; **10/1:** 151 f, 206, 273; **10/2:** 173 f, 298
- - - - Verlauf, Regio cruralis posterior **10/1:** 281
- digitales palmares communes **9:** 306, 338
- digitalis dorsalis pedis hallucis lateralis **10/2:** 296
- - - - - - et digiti secundi medialis **10/1:** 391 ff
- - plantaris communis **10/1:** 394 f, 401
- - - proprius **10/1:** 394
- digiti secundi medialis **10/2:** 296
- dorsalis scapulae **1:** 5 f, 93 f, 285; **2:** 67, 288; **8:** 318; **9:** 6
- erigentes **6:** 381
- errigentes **8:** 440
- facialis **8:** 93, 233 ff
- - Astläsion bei Karotisaneurysma-Operation **1:** 138
- - Parese s. Fazialisparese
- - Ramus(-i) colli **8:** 238
- - - digastricus **8:** 235
- - - marginalis mandibulae **2:** 67; **8:** 238
- - - styloideus **8:** 235
- - - temporalis **8:** 233 f
- - - - Läsion **8:** 108
- - - zygomatici **8:** 233 f
- femoralis **1:** 104, 107, 282; **3:** 81; **7/1:** 57; **7/2:** 308; **8:** 440; **10/2:** 153; **E:** 150
- - Äste **10/1:** 6 f
- - Läsion **10/1:** 58
- - Rami cutanei anteriores **7/1:** 57
- - Schädigung bei Azetabulumfrakturversorgung **8:** 553
- - Trigonum femorale **10/1:** 6
- fibularis/peroneus profundus **10/2:** 287, 294, 296 f
- - superficialis **10/2:** 294, 296, 298
- - - Neurombildung **10/2:** 302
- frontalis **8:** 290
- genitofemoralis **1:** 104, 106, 281; **3:** 81; **7/1:** 6, 18, 193, 253; **8:** 434, 440, 458 f
- - Eintritt in die Bauchwand **7/1:** 13
- - Ramus femoralis **7/2:** 304
- - - genitalis **7/1:** 8, 12, 14, 51, 60
- - - - Lokalanästhesie **7/1:** 69
- - - - Schonung bei Inguinalhernienoperation **7/1:** 75
- - Verlauf **7/1:** 13
- - Verletzung bei Rezidivhernienoperation **7/1:** 123
- glossopharyngeus **1:** 95, 123 f, 134, 137; **3:** 4, 34 f
- - Läsion bei Karotisaneurysma-Operation **1:** 138
- glutaeus inferior **8:** 440
- - superior **8:** 440, 488; **10/2:** 153
- - - Verletzung bei Azetabulumfrakturversorgung **8:** 553
- gluteus inferior **7/1:** 58 f
- - superior **7/1:** 58 f
- hypogastrici **8:** 315
- hypogastricus **6:** 381, 405
- hypoglossus **1:** 5 ff, 16, 53, 56, 58, 85 f, 93 ff, 122 f, 134; **2:** 67, 288; **8:** 238
- - Läsion bei Karotisaneurysma-Operation **1:** 138
- - - bei Karotisrekonstruktion **1:** 182
- - - bei Struma-maligna-Operation **1:** 45, 59
- - Verlauf **1:** 18
- iliohypogastricus **1:** 104; **2:** 50; **3:** 81; **7/1:** 5, 12, 14, 16, 17, 193; **7/2:** 333; **8:** 439
- - Eintritt in die Bauchwand **7/1:** 13
- - gemeinsamer Stamm mit dem Nervus ilioinguinalis **7/1:** 18
- - Irritation, mechanische **7/1:** 39
- - Lokalanästhesie **7/1:** 69
- - Ramus cutaneus anterior **7/1** 3, 13
- - - - - fehlender **7/1:** 17
- - - - lateralis **7/1:** 13
- - Variabilität **7/1:** 17
- - Verlauf **7/1:** 6, 13
- ilioinguinalis **1:** 104, 106, 281; **7/1:** 3, 5, 8, 12, 14, 16, 52, 193; **8:** 439
- - Eintritt in die Bauchwand **7/1:** 13
- - fehlender **7/1:** 18
- - gemeinsamer Stamm mit dem Nervus iliohypogastricus **7/1:** 18
- - Irritation, mechanische **7/1:** 39
- - Lokalanästhesie **7/1:** 69
- - Variabilität **7/1:** 18
- - Verlauf **7/1:** 6, 13
- - Verletzung bei Rezidivhernienoperation **7/1:** 123
- infrapatellaris **10/2:** 189
- infratrochlearis **8:** 236
- intercostalis **2:** 3, 7, 119, 125; **7/1:** 3 ff, 7 f, 12, 14; **7/2:** 327 f, 333; **9:** 41, 47
- intercostalis 5 **7/1:** 16
- intercostalis 6 **7/1:** 17
- intercostalis 10 **7/1:** 16
- intercostobrachialis **2:** 3, 27; **9:** 71; **10/2:** 25
- - Resektion **2:** 22
- intercostobrachialis II **1:** 98, 285; **9:** 73 f
- interosseus antebrachii posterior **9:** 326
- - anterior **9:** 250, 252, 256
- - - Gelenkäste **9:** 312 f
- - dorsalis, Ausschaltung **9:** 430
- - palmaris, Ausschaltung **9:** 430
- - posterior **9:** 250 ff, 255; **10/2:** 121
- - - Gelenkäste **9:** 312
- ischiadicus **1:** 108 f, 255; **7/1:** 58; **8:** 440; **10/1:** 8 f; **10/2:** 153
- - Ast **10/2:** 174
- - Durchtrennung bei Hüftgelenkexartikulation **1:** 256
- - - bei Oberschenkelamputation **1:** 255
- - Entlastung beim Kocher-Langenbeck-Zugang zum Azetabulum **8:** 505
- - Fossa poplitea **10/2:** 174
- - Läsion **10/1:** 20, 29, 58
- - Schädigung bei Azetabulumfrakturversorgung **8:** 553
- - Schonung **10/1:** 20 f
- - Verlauf in der Fossa poplitea **10/1:** 152
- - - Regio femoralis posterior **10/1:** 8 f
- - Zugang **10/1:** 4
- laryngeus inferior **3:** 34 f
- - recurrens **1:** 4 ff, 16 f, 48, 53, 56 ff, 75, 94, 101, 124, 129, 132, 285; **2:** 41, 54, 67, 84, 92, 146, 155, 169, 193, 292 f; **3:** 4 f, 7, 11, 22, 34 f, 43, 49, 57, 73
- - - Darstellung bei radikaler Neck dissection **1:** 52
- - - - bei subtotaler Strumaresektion **1:** 28
- - - - bei Thyroidektomie **1:** 47
- - - dexter **1:** 93, 122, 283; **2:** 42, 48, 151; **7/2:** 332
- - - Lagebeziehung zur Arteria thyroidea inferior **1:** 17, 27
- - - - zu den Epithelkörperchen **1:** 71
- - - Läsion bei fast totaler Thyroidektomie **1:** 40
- - - - bei Nebenschilddrüsenoperation **1:** 72
- - - - bei Struma-maligna-Operation **1:** 59
- - - - bei Strumaoperation **1:** 19, 30, 40
- - - Parese s. Rekurrensparese
- - - Resektion **2:** 224
- - - sinister **1:** 122, 283; **2:** 36, 42, 46, 51; **7/2:** 331, 337
- - - - Verletzung bei Mediastinoskopie **2:** 67
- - - Verlauf **1:** 17
- - - Verlaufsvarianten **2:** 293
- - superior **1:** 5, 16 f, 53, 56 ff, 93 ff, 123, 134; **2:** 67, 288, 292
- - - Lagebeziehung zur Arteria thyroidea superior **1:** 17
- - - Läsion bei subtotaler Strumaresektion **1:** 31
- - - Verlauf **2:** 292
- Latarjet **3:** 177
- lingualis **1:** 55 f; **8:** 235, 238
- mandibularis **8:** 92
- - Lagevarianten **8:** 236
- medianus **1:** 98 ff, 172 f, 199, 285; **9:** 131, 164 f, 250 ff, 256, 263 f, 305, 310, 337; **10/2:** 25
- - Ellbogen **10/2:** 87, 89 f, 94
- - Fossa cubitalis **9:** 169
- - Gelenkäste **9:** 312 f
- - Handwurzel **10/2:** 121
- - Hitzeschaden **10/2:** 99
- - Kompression im Karpaltunnel **9:** 314
- - Lage im Karpaltunnel **9:** 310, 314
- - Lagebeziehung zur Arteria brachialis **1:** 99
- - Musculi-lumbricales-Innervation **9:** 319
- - Rami perforantes, Ausschaltung **9:** 430
- - Ramus articularis spatii interossei, Ausschaltung **9:** 430
- - - palmaris **9:** 251 ff, 256, 304, 334, 337
- - - - Ausschaltung **9:** 430
- - - thenaris **9:** 305, 314, 318
- - Verlauf am Ellbogengelenk **9:** 169 f
- - Verlaufsvariationen **9:** 169
- - Verzweigung **9:** 314
- - Zinke, laterale **1:** 98, 285
- - - mediale **1:** 98, 285
- - Zugang, transsubskapulärer **10/2:** 32
- mentalis **8:** 241
- musculocutaneus **1:** 99, 285; **9:** 69, 71, 96, 131, 135, 165; **10/2:** 32

- - Endast **10/2:** 90
- - Handrückeninnervation **9:** 307
- - Topographie **10/2:** 25 f
- mylohyoideus **1:** 7; **8:** 238
- obturatorius **7/1:** 58, 60, 133; **8:** 437, 440, 442; **10/1:** 7
- occipitalis major **8:** 93, 96 f, 311 f
- ophthalmicus **8:** 92
- - Hautäste **8:** 236
- pectoralis lateralis **2:** 5; **9:** 7, 9, 135
- - medialis **9:** 7, 9, 135
- peronaeus **1:** 108 ff, 243; **10/2:** 202
- - communis **10/1:** 4, 8 f; **10/2:** 174
- - - Läsion bei distalem femoro-poplitealem Bypass **1:** 238
- - - - bei Extremitätenarterienaneurysma-Operation **1:** 176
- - - Riß **10/1:** 218
- - - Schädigung **10/1:** 208
- - - Überdehnung **10/1:** 214
- - - Unterschenkelquerschnitt **10/1:** 277
- - - Verlauf **10/1:** 152
- - - - Regio cruralis anterior **10/1:** 281
- - - Zügeln **10/1:** 215
- - Lähmung **10/1:** 298
- - longus **10/1:** 152
- - profundus **1:** 110, 240
- - - Operation Fibula pro Tibia **10/1:** 359
- - - Unterschenkelquerschnitt **10/1:** 278
- - - Verlauf, Dorsum pedis **10/1:** 390 ff, 442 f
- - - - Regio cruralis anterior **10/1:** 280 f, 293, 298
- - - Zugangsweg **10/1:** 279
- - superficialis **1:** 110 f; **10/1:** 327, 391 f, 403
- - - Ausläufer **10/1:** 396
- - - Operation Fibula pro Tibia **10/1:** 358 f
- - - Präparation **10/1:** 314 f
- - - Schonung **10/1:** 337
- - - Unterschenkelquerschnitt **10/1:** 278
- - - Verlauf **10/1:** 279 ff, 292, 298
- - - Zugangsweg **10/1:** 279
- peroneus communis **8:** 23
- phrenicus **1:** 3, 5 ff, 17, 24, 51 f, 56, 58, 63, 93 f, 97, 101, 122, 124 f, 129, 132, 283, 285; **2:** 36 f, 40, 42, 46, 48, 52 ff, 67, 92, 96, 100, 151, 167, 169, 193, 286, 288; **3:** 7; **4:** 56; **5:** 172; **7/2:** 329, 331 f
- - accessorius **2:** 53
- - Äste, motorische **2:** 53 f
- - - sensible **2:** 54
- - dexter **2:** 100, 150
- - Lagebeziehungen **2:** 53
- - Läsion bei Struma-maligna-Operation **1:** 45, 59
- - - bei Zwerchfelleingriff **2:** 114
- - Resektion **2:** 224
- - sinister **2:** 84, 100, 147, 150; **3:** 298; **7/2:** 334
- - Zwerchfelldurchtritt **2:** 98
- plantaris lateralis **1:** 111, 242; **10/1:** 390, 394 ff, 399 f; **10/2:** 287, 298
- - - Ramus superficialis **10/1:** 394
- - medialis **1:** 111, 242; **10/1:** 390, 394 ff, 399 f; **10/2:** 287, 295, 298
- puborectalis **6:** 380
- pudendus **6:** 380 f, 467; **7/1:** 58 f; **8:** 432, 441
- - Schädigung bei Azetabulumfrakturversorgung **8:** 553
- radialis **1:** 99 f; **9:** 131 ff, 150, 165, 181, 257; **10/2:** 25
- - Ellbogen **10/2:** 87
- - in der Fossa cubitalis **9:** 169
- - Ramus profundus **9:** 169, 181, 205, 250, 255, 257; **10/2:** 87, 90
- - - superficialis **9:** 169, 181 f, 250 ff, 304, 307, 312 f, 334 f; **10/2:** 87, 90
- - - - Ausschaltung **9:** 430
- - Schädigung beim Zugang zur Humerusschaftfraktur **9:** 155
- - Topographie **10/2:** 90, 92 f
- - Verlauf am Ellbogengelenk **9:** 170, 185
- recurrens s. Nervus laryngeus recurrens
- saphenus **1:** 107, 109 f, 174, 184, 288; **10/1:** 291, 298 f, 391 f, 396; **10/2:** 173, 202, 294 ff
- - Gefährdung **10/1:** 95
- - Läsion bei Aneurysmaoperation im Adduktorenkanal **1:** 174
- - Oberschenkelquerschnitt **10/1:** 4
- - Verlauf **10/1:** 6 f, 279
- - Verletzung bei Varizenoperation **1:** 289
- spinalis **8:** 308
- splanchnici lumbales **7/1:** 206
- - pelvini **6:** 172
- splanchnicus(-i) **3:** 6, 103
- - imus **2:** 55
- - lumbales **8:** 315
- - major **1:** 284; **2:** 38, 46, 48, 55, 98, 151 f; **7/1:** 206; **7/2:** 329, 331 f; **8:** 312, 314
- - - dexter **4:** 147; **5:** 101 f, 231; **7/2:** 333
- - - Durchtrennung **4:** 215
- - - Lagebeziehung zur Nebenniere **7/1:** 202
- - - sinister **4:** 147; **5:** 101 f, 231
- - - Verlauf **7/1:** 206
- - minor **2:** 46, 55, 98; **7/1:** 206; **7/2:** 329, 331; **8:** 312, 314
- - pelvici **8:** 440
- - pelvini **7/2:** 275
- - sacrales **8:** 440
- subclavius **9:** 6
- subcostalis **2:** 50; **7/1:** 3, 5, 7 f, 12, 14, 16, 17, 193; **7/2:** 333
- - Eintritt in die Bauchwand **7/1:** 13
- - Ramus cutaneus lateralis **7/1:** 13
- - Verlauf **7/1:** 6
- suboccipitalis **8:** 311
- subscapularis **9:** 35 f, 70; **10/2:** 24
- supraclaviculares **9:** 8 f, 71 f
- - laterales **9:** 10, 42, 73 f
- - mediales **9:** 42
- supraclavicularis lateralis **2:** 119
- - medialis **2:** 119
- supraorbitalis **8:** 187
- suprascapularis **1:** 5 f, 93 f, 285; **2:** 67, 288; **9:** 9 ff, 70, 75; **10/2:** 22, 24
- - Schonung **10/2:** 44
- - Topographie **10/2:** 25 f
- suralis **1:** 111, 288; **10/1:** 152, 298, 397; **10/2:** 174, 296, 298
- - Nerveninterponat am Unterarm **9:** 270
- - Verlauf **10/1:** 281
- thoracicus **9:** 9
- - longus **1:** 5 f, 93 f, 98, 130, 285; **2:** 5, 27 f, 67, 177 f, 288; **8:** 16 f; **9:** 6; **10/2:** 25
- thoracodorsalis **1:** 285; **2:** 5, 28; **8:** 16 f, 318
- thyroideus caudalis **1:** 71
- - inferiores **1:** 16
- - medii **1:** 16
- - superiores **1:** 16
- tibialis **1:** 108 ff, 176, 235, 241; **8:** 22, 29; **10/1:** 8 f, 144, 298, 396, 398; **10/2:** 174, 202, 295, 297 f
- - Äste **10/1:** 396
- - Kniekehle **10/1:** 206
- - Lähmung **10/1:** 298, 346
- - Oberschenkelquerschnitt **10/1:** 4
- - Präparation **10/1:** 440
- - Ramus calcaneus **10/2:** 295
- - Unterschenkelquerschnitt **10/1:** 277 f
- - Verlauf, Fossa poplitea **10/1:** 152
- - - Regio cruralis posterior **10/1:** 283
- - Zugang **10/1:** 279
- transversus colli **1:** 96; **9:** 8 f
- trigeminus **8:** 236
- trochlearis **8:** 92
- ulnaris **1:** 99 f, 199; **9:** 131 ff, 164 f, 175 ff, 250 ff, 254, 310; **10/2:** 25, 32
- - Darstellung bei dorsalem Zugang **9:** 172
- - - bei medialem Zugang **9:** 175
- - Dekompression **9:** 190 ff
- - Ellbogen **10/2:** 85, 87
- - Fossa cubitalis **9:** 169
- - Gelenkäste **9:** 312 f
- - Handwurzel **10/2:** 121
- - Kompressionssyndrom **9:** 167, 184, 186 f, 229
- - - Operationsindikation **9:** 188
- - Läsion bei Extremitätenarterienaneurysma-Operation **1:** 176
- - Musculi-lumbricales-Innervation **9:** 319
- - Ramus dorsalis **9:** 254, 307, 312
- - - - Ausschaltung **9:** 430
- - - muscularis **9:** 176
- - - palmaris **9:** 252 ff, 304 f
- - - profundus **9:** 318
- - - superficialis **9:** 305
- - Regio cubitalis posterior **10/2:** 90
- - Transposition unter die oberflächliche Beugerschicht **9:** 190 f
- - - subkutane **9:** 192
- - Verlauf am Ellbogengelenk **9:** 170
- vagus 1; **1:** 3, 5 ff, 16, 24, 48, 51 f, 56, 62, 93 ff, 97, 124 f, 129, 134, 137, 283, 285; **2:** 36 ff, 41, 54 f, 67, 92, 151, 169, 193, 224, 286, 292; **3:** 4, 6, 34 f, 43, 57, 73; **5:** 190 ff; **7/2:** 337; **8:** 315
- - Äste **2:** 54
- - bronchopulmonales **2:** 37, 56, 163 f
- - cardiae **2:** 100
- - dexter **1:** 122, 283 f; **2:** 42, 48, 54, 87; **3:** 6, 102; **7/2:** 332
- - infraclaviculares **2:** 5 f
- - intercostales **2:** 57, 125
- - interpectorales **2:** 5 f
- - intraoperativer Zug, Bradykardie **1:** 138
- - juxta-oesophageales pulmonales **2:** 36, 163 f
- - Lagebeziehung zur Karotisbifurkation **1:** 123
- - Larynxinnervation **2:** 292
- - Läsion bei Karotisaneurysma-Operation **1:** 138
- - - bei Karotisrekonstruktion **1:** 182
- - - bei Struma-maligna-Operation **1:** 59
- - ligamenti arteriosi **2:** 164
- - lumbales **2:** 100
- - Lungeninnervation **2:** 165
- - mediastinales **2:** 60
- - - anteriores **2:** 56, 163 f
- - - posteriores **2:** 36, 38, 55 f
- - Netz, großes s. Omentum majus
- - Nodus Etagen **2:** 6, 26
- - - lymphaticus axillares **2:** 3, 5 f
- - paramammarii **2:** 3, 5 f
- - parasternales **2:** 6, 100, 125
- - paratracheales **2:** 56, 61, 164
- - paravertebrales **2:** 100
- - pericardiales laterales **2:** 36, 56
- - phrenici inferiores **2:** 56, 100
- - - superiores **2:** 56 f, 60, 100
- - praepericardiales **2:** 56, 100
- - praetracheales **2:** 56, 61
- - praevertebrales **2:** 57, 100
- - Rami bronchiales **7/2:** 337
- - - hepatici **3:** 175, 179, 185, 318
- - Ramus cardiacus inferior **7/2:** 337
- - - coeliacus **3:** 137, 185
- - - criminalis **3:** 137, 175, 181, 185, 187
- - - gastricus anterior **3:** 137, 175, 178
- - - - posterior **3:** 137, 178
- - - gastro-epiploicus dexter **3:** 175
- - Schilddrüseninnervation **2** 292
- - sinister **1:** 101, 122; **2:** 42, 46, 54, 84; **7/2:** 328, 331; **9:** 45
- - supraclaviculares **2:** 5 f
- - Tracheainnervation **2:** 292
- - tracheobronchiales **2:** 163 f
- - - inferiores **2:** 37, 48, 56, 61, 64
- - - superiores **2:** 36, 48, 56, 61, 163 f
- - Verletzung bei submuköser transthorakaler Ösophagustranssektion **5:** 194
- zygomaticofacialis **8:** 93

Nesidioblastose **4:** 218, 226 f

Netz, großes s. Omentum majus
- kleines s. Omentum minus
- nichtresorbierbares, Biokompatibilität **7/2:** 298
- - Bruchpfortenabdeckung **7/2:** 304 f, 307, 311 f
- - Hiatus-oesophageus-Verschluß **7/2:** 211, 216
- - Implantation, präperitoneale **7/2:** 298

- - Rektopexie **7/2:** 263 ff
- resorbierbares **5:** 226, 242
Netzdeckung, Anastomosensicherung **3:** 192 f, 201, 235
- - Liposklerose **3:** 150
Netzentzündung **5:** 37
Netzexploration **5:** 38 f
Netzexstirpation, partielle **5:** 39
- totale **5:** 38 f
Netzhernie **5:** 35
- intraepiploische **5:** 35
- retrokostoxiphoidale **5:** 35
- transdiaphragmatische **5:** 35
- transepiploische **5:** 35 f
Netzinfarkt **5:** 36
- Operationsindikation **5:** 36
- primärer **5:** 36
- sekundärer **5:** 36
Netzkompression bei antekolischer Gastroenterostomie **3:** 199
Netzlappen, frei transplantierter **5:** 50
- linksseitiger **5:** 42
- rechtsseitiger **5:** 41
- Spaltung, mediale, verlängernde **5:** 41
- Transpositionsmöglichkeiten **5:** 42
Netzmanschette bei Nahtbruch **3:** 142, 167, 195
- - nach Drainageoperationen **3:** 195
- - Duodenalstumpf **3:** 142, 167
Netzmetastase **5:** 38
Netznekrose nach Netzplastik **5:** 43
Netzplastik **5:** 40 ff
- Defekthöhlenausfüllung **5:** 50
- Gallenwegschirurgie **5:** 49
- Gefäßchirurgie **5:** 52
- gestielte **5:** 40 ff
- - Prämissen **5:** 40
- zur Hämostase **5:** 52 f
- Indikation **5:** 44 ff
- Kapuzenbildung **5:** 52
- Kolonchirurgie **5:** 48
- Komplikation **5:** 43
- Leberchirurgie **5:** 50
- Lungenchirurgie **5:** 51
- Magenchirurgie **5:** 46
- Ösophaguschirurgie **5:** 44
- Pfropfungsverfahren **5:** 52
- Plattenbildung **5:** 52
- Rektumchirurgie **5:** 51
- Thoraxchirurgie **5:** 51
Netzplombe **6:** 424, 426, 429; **7/2:** 170
- gestielte **5:** 48; **6:** 334 f
Netzsegment, gestieltes **5:** 40 f
Netztorsion **5:** 36 f
- nach Netzplastik **5:** 43
Netztransplantat, freies **5:** 53, 112
- gestieltes **5:** 40 ff, 112, 116
- Leberrupturtamponade **5:** 112
Netztransplantation **5:** 39
- freie **5:** 53
Netztransposition **6:** 335
Netztumor **5:** 38 f
Netzverlagerung, intrathorakale **5:** 39
Netzverletzung **5:** 35
Neuber-Gastrojejunostomie **3:** 160
Neumeyer-Gastroduodenostomie, Drainageoperation **3:** 194
Neunerregel, Körperfläche, verbrannte **E:** 71 f
Neuralgie **7/1:** 39
- nach extraperitonealer Leistenhernienreparation **7/2:** 298, 306
Neuralgien, postoperative **3:** 13
Neuralrohr, offenes **6:** 348
Neurinom **6:** 154
Neuroblastom **7/1:** 227
Neurofibrom **6:** 154
Neurofibromatose **6:** 154
Neurolyse **9:** 368
Neurom **6:** 182, 189
Neurombildung **10/1:** 201
Neuromresektion **9:** 422
Neuropathie, diabetische, Amputation **1:** 246
- - Fußläsion **E:** 29
Neurotraumatologischer Eingriff **8:** 78 f
Niere **7/1:** 193 ff
- Gewicht **7/1:** 194
- Größe **7/1:** 194
- Höheneinstellung, Varianzbreite **7/1:** 194
- Ischämiezeit, warme **E:** 129
- kindliche, Entnahme **E:** 128
- Kontaktflächen **7/1:** 195
- Lage **7/1:** 193 f
- Lagebeziehungen **7/1:** 195; **E:** 116
- - nach dorsal **7/1:** 195 f
- - nach ventral **7/1:** 195
- linke, Zugangsweg **7/1:** 243
- Lymphgefäße **7/1:** 200
- Nerven **7/1:** 200
- Oberfläche **7/1:** 194
- rechte, Lagebeziehungen nach dorsal **7/1:** 196
- - Tiefstand **7/1:** 202
- - Zugangsweg **7/1:** 242
- Wiederbelebungszeit bei kompletter Ischämie **1:** 263
Nierenaplasie **7/1:** 203
Nierenarterie **7/1:** 197 ff
- aberrante **7/1:** 197 ff
- Abtrennung bei temporärer Nierenentfernung **1:** 267
- akzessorische **7/1:** 197 ff
- Angioplastie, perkutane, transluminale **1:** 263
- Anschluß bei thorako-abdominalem Bypass **1:** 269
- Arteriosklerose **1:** 263
- Dissektion **1:** 263
- Dysplasie, fibromuskuläre **1:** 263
- - - Nephrektomie, temporäre **1:** 267
- Hypoplasie, konnatale **1:** 263
- Rezidivstenose **1:** 267
- - Katheterdilatation **1:** 267
- Thromboembolie **1:** 263
- Vena-saphena-magna-Bypass **1:** 266
Nierenarterienaneurysma **1:** 164 ff
- embolisierendes **1:** 164
- hilusnahes, Operationstechnik **1:** 166 f
- iatrogenes **1:** 164
- intrarenales **1:** 164
- Operation, Frühkomplikation **1:** 170
- - Indikation **1:** 164
- - Komplikation **1:** 170
- - - thrombotische **1:** 170
- - Kontraindikation **1:** 164
- - Lagerung **1:** 165
- - Methode, Alternativverfahren **1:** 164
- - - Standardverfahren **1:** 164
- - Narkose **1:** 164
- - Risiko **1:** 164
- - Spätkomplikation **1:** 170
- - Vorbereitung **1:** 164
- - Ziel **1:** 164
- - Zugangsweg **1:** 165
- mit renovaskulärer Hypertonie **1:** 164
- Resektion **1:** 164
- Ursachen **1:** 164
Nierenarterienostium, Endarteriektomie **1:** 212
- Stenose **1:** 208, 263
- - beidseitige, bei infrarenalem Aortenaneurysma **1:** 156
- Thrombendarteriektomie, transaortale **1:** 264 ff
- - - Arbeitsschritte **1:** 264 f
- - - Zugangsweg **1:** 264
Nierenarterienrekonstruktion **1:** 259
- Angiographie, postoperative **1:** 264, 267
- Ausweichverfahren **1:** 267
- Indikation **1:** 164, 263 f
- Komplikation **1:** 170, 267
- Kontraindikation **1:** 164, 264
- Methoden **1:** 164, 263
- Nachsorge **1:** 267
- Operationsrisiko **1:** 164, 264
- Vorbereitung **1:** 164, 264
Nierenarterienriß, traumatischer **1:** 263
Nierenarterienstenose bei atypischer Coarctatio aortae **1:** 268
- Operationsindikation **1:** 263
- Resektion mit End-zu-End-Anastomose **1:** 267
- - mit Reinsertion in die Aorta **1:** 267
Nierenarterienthrombose, posttraumatische **7/1:** 242
Nierenarterienverschluß, akuter, embolischer **1:** 263
- - thrombotischer **1:** 263
- chronischer **1:** 263
- langstreckiger **1:** 264
- nach Nierenarterienaneurysma-Operation **1:** 170
- Operationsindikation **1:** 263
- thrombotischer, nach Rekonstruktion **1:** 264, 267
Nierenbecken **7/1:** 200
- ampullärer Typ **7/1:** 200
- Blutversorgung **7/1:** 200
- dendritischer Typ **7/1:** 200
- Varietät **7/1:** 200
- Zugang, operativer **7/1:** 200
Nierenberstungsruptur **7/1:** 242, 247
Nierenblutung, traumatische **E:** 143
Nierenektopie **7/1:** 200
- Nebennierenlage **7/1:** 202
Nierenentfernung, temporäre, bei fibromuskulärer Nierenarteriendysplasie **1:** 267
Nierenentnahme nach Kreislaufstillstand **E:** 129
Nierengefäßstiel, Abriß **7/1:** 242
Nierenhohlsystemruptur **7/1:** 242
Nierenhülle, äußere **7/1:** 196
- innere **7/1:** 196
- mittlere **7/1:** 196
Niereninsuffizienz bei akuter Pankreatitis **4:** 177
- Hyperparathyroidismus **1:** 77
- kompensierte, Bauchdeckenverschluß, schwieriger **7/1:** 47
- posttraumatische **1:** 116
Nierenkapselhämatom **E:** 143
Nierenkarzinom, hypernephroides, Nierenvenenthrombose **1:** 293, 296
Nierenparenchymeinriß **7/1:** 247
Nierenperfusion, aortale, bei Kreislaufstillstand **E:** 129
Nierenpolabriß **7/1:** 247
Nierenpolarterie **1:** 106
Nierenpolresektion **7/1:** 247
Nierenruptur, segmentale **7/1:** 247
- bei stumpfem Bauchtrauma **3:** 88, 92
- - - retroperitoneales Hämatom **3:** 92
Nierenspende, postmortale, Kriterien **E:** 108
Nierenszintigraphie **1:** 264
Nierentrennung in situ **E:** 128
Nierenvene, Abtrennung bei temporärer Nierenentfernung **1:** 267
Nierenvenen **7/1:** 199
Nierenvenenblutentnahme, elektive, seitengetrennte, Reninaktivitätsbestimmung **1:** 264
Nierenvenenthrombose bei hypernephroidem Nierenkarzinom **1:** 293, 296
Nierenverletzung **7/1:** 242 ff
- Aufklärungshinweise **7/1:** 242
- Diagnostik, präoperative **7/1:** 242
- Harnableitung, temporäre **7/1:** 248
- Nephrektomie, sekundäre **7/1:** 242
- Operationsindikation **7/1:** 242
- Operationsvorbereitung **7/1:** 242
- Organerhaltung **7/1:** 247
- Zugangsweg **7/1:** 242 f
Nierenversagen nach Aortenaneurysmaoperation **1:** 148
- primäres **5:** 219
Nippelgleiten **6:** 447
Nipple Valve **6:** 305
- - Malfunktion **6:** 308
- - Nekrose **6:** 308
- - Neukonstruktion **6:** 309
- - Prolaps **6:** 308
Nissen-Fundoplikation s. Nissen-Rossetti-Fundoplikation
Nissen-Gastrojejunostomie **3:** 144
Nissen-Kardiaresektion **3:** 294
Nissen-Methode bei Ösophagusverätzungsstenose **3:** 28
Nissen-Rapant-Varizenumstechung, transthorakale **5:** 189 f
Nissen-Rossetti-Fundoplikation **3:** 2, 10, 25, 29 f, 33, 119, 186, 206, 219, 318 ff **7/2:** 202 ff, 211
- Arbeitsschritte **3:** 318
- Aufklärung **7/2:** 202
- Ausweichverfahren **7/2:** 210
- Erfolgsbeurteilung **7/2:** 210
- Fundusdurchzug **7/2:** 207
- Fundusmanschettenbildung **3:** 318
- Fundusmanschettenfixation **3:** 321
- Fundusmanschettensicherung **7/2:** 208
- Fundusmanschettenweite **7/2:** 208
- Fundusmobilisation **3:** 320
- Gerätepositionierung **7/2:** 203
- Hiatusplastik **7/2:** 207
- Hiatusschenkeldarstellung **7/2:** 206
- Indikation **7/2:** 202
- Inzision der peritonealen Umschlagfalte **7/2:** 206
- Komplikation **3:** 321; **7/2:** 209 f
- - intraoperative **3:** 321 f; **7/2:** 209
- - - Hiatuseinengung, zu ausgedehnte **3:** 321
- - - Kardiaverletzung **3:** 321
- - - Milzverletzung **3:** 321
- - - Ösophagusverletzung **3:** 321
- - postoperative **3:** 321 f; **7/2:** 209 f

- - - Denervationssyndrom **3:** 321
- - - Gas-bloat-Syndrom **3:** 322
- - - Manschetteninsuffizienz **3:** 322
- - - Manschettenlösung **3:** 322
- - - Refluxrezidiv **3:** 321
- - - Superkontinenz **3:** 322
- - - Teleskop-Phänomen **3:** 321
- - Milzverletzung **3:** 321
- - Ösophagusverletzung **3:** 321
- Kontraindikation **7/2:** 202
- Korrekturoperation **7/2:** 210
- Nachsorge **7/2:** 210
- Operationspersonalpositionierung **7/2:** 203
- Ösophagusanschlingung **7/2:** 206
- Patientenlagerung **7/2:** 202
- Technik **3:** 318 ff
- - Fundusmobilisation **3:** 320
- - Hiatushernienreposition **3:** 318 f
- - Manschettenbildung **3:** 320 f
- - Manschettenfixierung **3:** 321
- - Manschettenplazierung **3:** 320 f
- - Manschettenweitenprüfung **3:** 321
- - Ösophagusmobilisation **3:** 319
- Umsteigen **7/2:** 202
- Vorbereitung **7/2:** 202
- Wiederholungseingriffe **3:** 321
- - Angelchick-Prothese **3:** 321
- - Kardiaresektion **3:** 321
- - Roux-Anastomose **3:** 321
- Zugangswege **7/2:** 204
Nodus(-i) lymphaticus(-i) (s. auch Lymphknoten) aggregati **6:** 28
- - aortici **6:** 24
- - - laterales **3:** 19, 261, 264; **4:** 138, 146; **6:** 25, 197, 276
- - - - Exstirpation bei Gastrektomie **3:** 264
- - appendiculares **6:** 171, 197
- - axillares **9:** 331
- - - profundi **1:** 98, 285
- - bronchopulmonales **7/2:** 338
- - cavales laterales **6:** 197
- - cervicales anteriores **1:** 4
- - - laterales accessorii **1:** 4
- - - profundi **1:** 4; **3:** 3
- - - superficiales **1:** 4
- - coeliaci **1:** 105; **3:** 3, 19, 261, 263; **4:** 39, 42, 55, 58, 138, 146; **5:** 100 ff, 230; **6:** 33; **7/2:** 108 f
- - - Exstirpation bei Gastrektomie **3:** 263
- - colici **6:** 197, 380
- - - dextri **6:** 171
- - - medii **6:** 171
- - - sinistri **6:** 171, 380
- - cystici **3:** 261
- - cysticus **4:** 39, 42 f, 51, 55, 57, 146; **7/2:** 108 f
- - epiploici **6:** 171
- - foraminales **3:** 130, 261 f
- - - Exstirpation bei Gastrektomie **3:** 262
- - foraminalis **4:** 39, 42 f, 55, 57, 146; **6:** 39; **7/2:** 108 f
- - gastrici **4:** 39, 55; **5:** 100; **7/2:** 108
- - - dextri **3:** 3, 99, 102, 261, 263
- - - - Exstirpation bei Gastrektomie **3:** 263
- - - inferiores **5:** 102
- - - sinistri **3:** 3, 19, 99, 102, 261, 263
- - - - Exstirpation bei Gastrektomie **3:** 263
- - - superiores **1:** 280
- - gastro-epiploici **3:** 19, 102
- - - dextri **3:** 19, 102, 261; **5:** 230
- - - sinistri **3:** 19, 99, 102, 261; **5:** 230
- - gastro-omentales dextri **6:** 197
- - - Entfernung **6:** 250
- - hepatici **3:** 99, 102, 261, 265; **4:** 39, 42 f, 51, 57, 146, 191; **5:** 82, 101 f, 230; **7/2:** 108 f
- - - Exstirpation bei Gastrektomie **3:** 265
- - hepaticus **1:** 280
- - ileocolici **6:** 171, 197
- - iliaci **6:** 377; **8:** 439
- - - communes intermedii **6:** 277
- - - - laterales **6:** 197, 276
- - - - mediales **6:** 197, 276 f
- - - - promontorii **6:** 197
- - - - subaortici **6:** 197
- - - externi **1:** 106
- - - - interiliaci **6:** 276
- - - - laterales **1:** 281
- - - interni **6:** 380
- - infraclaviculares **1:** 98, 285
- - infrahyoidei **1:** 4
- - inguinales **6:** 377, 380; **8:** 439
- - - profundi **1:** 107, 282; **7/1:** 56 f; **10/1:** 7
- - - superficiales **7/1:** 56 f
- - - - inferiores **10/1:** 5
- - inguinalis profundus **7/2:** 308
- - intercostales **9:** 47
- - jugulares anteriores **1:** 4, 95, 123
- - - craniales **1:** 18
- - - inferiores **1:** 3 f, 18, 71
- - - interni **3:** 34
- - - laterales **1:** 4, 95, 123
- - - superiores **1:** 3 f
- - jugularis **1:** 47
- - jugulodigastricus **1:** 3, 95, 123
- - - Entfernung bei radikaler Neck dissection **1:** 55
- - juguloomohyoideus **1:** 3
- - lumbales intermedii **1:** 103; **4:** 146
- - - sinistri **1:** 103
- - mediastinales **1:** 71
- - - anteriores **1:** 101, 122, 283
- - - - superiores **1:** 3
- - - posteriores **5:** 101
- - - superiores **1:** 18
- - mediastinalis anteriores **7/2:** 338
- - - posterior **7/2:** 331
- - mesenterici **5:** 100
- - - appendiculares **5:** 7; **6:** 83
- - - coeliaci **5:** 7; **6:** 83
- - - ileocolici **5:** 7; **6:** 83
- - - inferiores **6:** 171, 197, 275, 377, 380
- - - juxtaintestinales **5:** 7; **6:** 33, 83
- - - superiores **3:** 249, 261; **4:** 58, 136, 138, 146; **5:** 7; **6:** 33, 83, 171, 253, 264
- - - - centrales **6:** 197
- - - - Exstirpation bei Gastrektomie **3:** 249
- - pancreatici **4:** 55; **5:** 100
- - - inferiores **3:** 249, 261, 265; **4:** 138, 146; **5:** 230
- - - - Exstirpation bei Gastrektomie **3:** 249, 265
- - - superiores **3:** 261, 263, 265; **4:** 138, 146, 189 f; **5:** 102, 230; **6:** 264
- - - - Exstirpation bei Gastrektomie **3:** 265
- - pancreaticoduodenales **4:** 42; **5:** 100; **7/2:** 109
- - - inferiores **4:** 55, 146; **6:** 197
- - - posteriores **4:** 189, 222; **5:** 230
- - - superiores **4:** 55, 58, 146; **6:** 197
- - - - et inferiores **3:** 261 f
- - - - - - Exstirpation bei Gastrektomie **3:** 262
- - paracolici **6:** 171, 197, 250
- - pararectales **6:** 197
- - parasternales **1:** 3; **5:** 101; **9:** 47
- - paratracheales **1:** 3 f, 18, 71; **7/2:** 338
- - pericardiales laterales **5:** 100
- - phrenici inferiores **3:** 261; **5:** 101
- - - superiores **5:** 100 f
- - poplitealis profundus **1:** 109
- - postcavales **6:** 25
- - praeaortici **3:** 261 f, 264; **6:** 197, 253, 276; **7/1:** 193
- - - Exstirpation bei Gastrektomie **3:** 264
- - praecaecales **6:** 171, 197
- - praecavales **3:** 261 f; **6:** 197, 253, 276
- - - Exstirpation bei Gastrektomie **3:** 262
- - praelaryngeales **1:** 3 f, 18
- - praepericardiales **5:** 101
- - praetracheales **1:** 3 f, 18
- - pylorici **3:** 99
- - rectales superiores **6:** 197
- - retrocaecales **6:** 171, 197
- - retropharyngeales **1:** 3, 18
- - retropylorici **4:** 58; **6:** 250
- - sacrales **8:** 439
- - sigmoidei **6:** 197
- - splenici **3:** 99, 104, 261, 264; **4:** 146; **5:** 102, 230, 233
- - - Exstirpation bei Gastrektomie **3:** 264
- - submandibulares **1:** 3 f, 59
- - - anteriores **1:** 3
- - - Entfernung bei radikaler Neck dissection **1:** 54
- - submandibularis anterior **1:** 7
- - submentales **1:** 3 f, 7, 54
- - subpylorici **3:** 261 ff; **4:** 55, 58; **5:** 100; **6:** 197, 250
- - - Exstirpation bei Gastrektomie **3:** 262 f
- - supraclaviculares **1:** 3 f
- - suprapylorici **3:** 99, 261 f; **4:** 55; **5:** 100
- - - Exstirpation bei Gastrektomie **3:** 262
- - suprapyloricus **4:** 43
- - suprasternales **1:** 4
- - tracheobronchiales inferiores **7/2:** 332, 338
- - - superiores **7/2:** 332, 338
N_2O-Insufflationsgerät **6:** 91
Non-Hodgkin-Lymphom, hochmalignes, bei AIDS **6:** 219
- Stadienbestimmung, pathologische **5:** 69
- Staging-Laparotomie **5:** 69 ff
- - Indikation **5:** 70
Nonrotation, Eigenwachstum des Kolons **6:** 104
- Volvulus **6:** 103 f
Notch-Osteophyt **10/2:** 231, 253
Notch-Plastik **10/1:** 237; **10/2:** 223, 256
Notfall, gynäkologischer **7/1:** 265 ff
- urologischer **7/1:** 241 ff
Notfallaparotomie nach Bauchtrauma **4:** 150
Notfallbronchoskopie **2:** 295
Notfallendoskopie **5:** 168
Notfall-Laparotomie **8:** 456 f; **10/1:** 491
- bei intraperitonealer Flüssigkeitsansammlung **8:** 469
Notfallthorakotomie bei Schußverletzung **E:** 19
Notfalltracheotomie **1:** 33
- Komplikation **1:** 35
Notshunt, portosystemischer **5:** 201
- Vorbereitung **5:** 202
Novocain zur Plexus-oesophageus-Blockade **3:** 189
NSE s. Enolase, Neuron-spezifische
Null-Linien-EEG **E:** 109
Nußgelenk **10/2:** 142

O

Obelion **8:** 83 f Oberarm (s. auch Humerus) **9:** 129 ff
- Achsenfehlstellung nach Fraktur **9:** 158
- Bewegungseinschränkung, posttraumatische **9:** 157
- Entzündung **9:** 159
- Gefäß-Nerven-Straße, dorsoradiale **9:** 132 f
- - dorsoulnare **9:** 133
- - retrokondyläre **9:** 132
- Kompartmentsyndrom **9:** 142 f
- - Fasziensspaltung **9:** 142 f
- Komplexverletzung **9:** 143
- Kontusion **9:** 142
- Muskelloge, dorsale **9:** 132 f
- Sehnenverletzung **9:** 156
- topographische Gliederung **9:** 131
- Transversalschnitt, distaler **9:** 131
- - proximaler **9:** 131
- Weichteilverletzung, geschlossene **9:** 142
- - Korrekturoperation **9:** 143
- - Nachbehandlung **9:** 143
- - offene **9:** 143
- Zugang, anterolateraler **9:** 138 f
- - - Anatomie **9:** 134 f
- - - Lagerung **9:** 138
- - dorsaler **9:** 136 ff
- - - Anatomie **9:** 132 f
- - - Gefäß-Nerven-Bündel **9:** 137 f
- - - Hautinzision **9:** 137
- - - Lagerung **9:** 136
- - medialer **9:** 139
Oberarmfraktur s. Humerusfraktur
Oberarmnagel **9:** 151
Oberarmschaft s. Humerusschaft
Oberarmstraffung **E:** 98
Oberarmverletzung, Folgen **9:** 157 f
Oberbauch, Drainageräume, peritoneale **5:** 105
- Exploration **7/2:** 61, 79
- Topographie **7/2:** 108 f
Oberbauchcomputertomographie, posttraumatische **4:** 149
Oberbauch-Computertomographie bei Rektumkarzinom **6:** 401
Oberbauchdrainage nach Cholezystektomie **4:** 66

Oberbauchfrontalschnitt, prävertebraler **4:** 50
Oberbauchlaparotomie, quere, bei Nierenarterienaneurysma **1:** 165
Oberbauchorgane, Projektion auf die vordere Rumpfwand **5:** 80
Oberbauchperitonitis, produktive, rechtsseitige **7/2:** 130
Oberbauchprozeß, chronisch entzündlicher, Cholezystektomie **4:** 68 f
Oberbauchquerschnitt **4:** 109, 221; **6:** 445; **7/1:** 220
- Anastomose, mesenterikocavale **5:** 213
- - splenorenale, latero-laterale **5:** 212
- bogenförmiger **7/1:** 231
- großer, Anastomose, splenorenale, termino-laterale **5:** 208 f
- nach oben konvexer **4:** 150, 160, 163, 167, 174, 207, 210
- bei Relaparotomie **7/1:** 176
Oberbauchsagittalschnitt, rechtsmedianer **4:** 49
Oberbauchschnitt, bogenförmiger, bei lokalisierter Peritonitis **5:** 20 f
- medianer, Milztransposition **5:** 171
- - Venensperroperation **5:** 174
Oberbauchschrägschnitt **4:** 150, 187
- senkrecht zum Rippenbogen **4:** 61
Oberbauchsitus **E:** 116
Oberbauchsonographie, posttraumatische **4:** 149
- bei Rektumkarzinom **6:** 401
Oberflächentherapeutika, antibakterielle, Verbrennungswunde **E:** 79
Obergeschoßplastik **2:** 270 ff
Oberkieferabriß **8:** 273
Oberkieferfraktur **8:** 273 f
- sagittale **8:** 274
- - operative Versorgung **8:** 282 f
- - Osteosynthese **8:** 283
Oberkieferquerfraktur **8:** 273
- Osteosynthese **8:** 278
Oberlappen, linker, Manschettenresektion **2:** 205 f
- - - Indikation **2:** 205
- - Segmentresektion **2:** 207 f
- - - Indikation **2:** 207
- - Segmentresektion S1+2 **2:** 209 f
- - Segmentresektion S3 **2:** 211
- rechter, Segmentresektion S2 **2:** 234
- - Segmentresektion Sl **2:** 233
- - Segmentresektion S3 **2:** 235
Oberlappenlobektomie, linksseitige **2:** 201 ff
- - Arterienpräparation im Interlobium **2:** 203
- - Bronchusstumpfversorgung **2:** 204
- - Segmentarteriendarstellung **2:** 202
- rechtsseitige **2:** 229 ff
- - Bronchusstumpfversorgung **2:** 231
- - Gefäßversorgung **2:** 229 f
Oberlappensegmentresektion, rechtsseitige **2:** 233 ff
Oberlidinzision, laterale **8:** 243
Oberschenkel, Anatomie, spezielle **10/1:** 3 ff
- Arterie, epifasziale **10/1:** 5
- - subfasziale **10/1:** 6 f
- Extensorenloge **10/1:** 4
- Faszie **10/1:** 4
- Faszienraum **10/1:** 4
- Flexorenloge **10/1:** 4
- Grenze, distale **10/1:** 3
- - proximale **10/1:** 3
- Hautinnervation **10/1:** 7
- Lymphgefäß **10/1:** 5
- - subfasziales **10/1:** 7
- Nerv, epifaszialer **10/1:** 5
- - subfaszialer **10/1:** 6 f
- Querschnitt **10/1:** 4
- Regio femoralis anterior **10/1:** 3, 5 ff
- - - posterior **10/1:** 3, 8 f
- Sensibilitätsausfall, ventro-lateraler **10/1:** 31
- Skelett **10/1:** 10 f
- Vene, epifasziale **10/1:** 5
- - oberflächliche **10/1:** 5
- - subfasziale **10/1:** 6 f
- Weichteilverletzung **10/1:** 24
- - geschlossene **10/1:** 88 ff
- - - Frakturversorgung **10/1:** 90
- - - Kompartmentspaltung **10/1:** 89
- - - komplexe **10/1:** 90
- - - Komplikation **10/1:** 90
- - - Operationsrisiko **10/1:** 88
- - - Second-Look-Intervention **10/1:** 90
- - - Wiederholungseingriff **10/1:** 90 f
- - offene **10/1:** 91 f
- - - Antibiotikaprophylaxe **10/1:** 91 f
- - - komplexe **10/1:** 92
- - - Komplikation **10/1:** 92
- - - Operationsindikation **10/1:** 91
- - - Operationskontraindikation **10/1:** 91
- - - Operationsmethode **10/1:** 91
- - - Operationsrisiko **10/1:** 91
- - - Operationsschritte **10/1:** 92
- - - Operationsvorbereitung **10/1:** 92
- - - Operationsziel **10/1:** 91
- - - Second-Look-Eingriff **10/1:** 92
- - - Wundbehandlung, offene **10/1:** 91
Oberschenkelamputation **1:** 246, 255 f
- Arbeitsschritte **1:** 255
- distale **1:** 254
- Heilungsvoraussetzung **1:** 255
- Stumpfrevision **1:** 258
- Ziel **1:** 246, 255
Oberschenkelarterie **10/1:** 8 f
- Rekonstruktion, Indikation **1:** 229
- - Kontraindikation **1:** 229
- - Operationsrisiko **1:** 230
- Verschluß **1:** 208, 229 ff
- - Operationsindikation **1:** 229
- - Operationskontraindikation **1:** 229
- - Operationsrisiko **1:** 230
Oberschenkelblutsperre **10/1:** 118; **10/2:** 162
Oberschenkelhämatom **10/1:** 88
Oberschenkelkopffraktur s. Femurkopffraktur
Oberschenkelmuskulatur **10/1:** 5
- dorsale **10/1:** 7
- Versorgung, arterielle **10/1:** 6
Oberschenkelrolle, Druckschmerz, medialer **10/2:** 249
- Knorpelglättung **10/2:** 230
- Schraubenfixation **10/2:** 241
Oberschenkelschaft s. Femurschaft
Oberschenkelstraffung **E:** 98
Oberschenkelvene **10/1:** 8 f
Oberschenkelweichteile **10/1:** 3
Oberst-Anästhesie **9:** 341
Obliquus-externus-abdominis-Lappen, myokutaner **7/1:** 41
Obstipation, Dolichokolon **6:** 200
- Kolonpseuodoobstruktion **6:** 220
- Megakolon **6:** 200
- Rektumprolaps **7/2:** 258
Obstruktionsileus **6:** 326 f
- Gefährdungspotential **6:** 327
Obturationsileus **6:** 326 f
- Gefährdungspotential **6:** 327
Obturator **10/2:** 8, 13
Obturator-Bypass **1:** 213, 225 f
- Anastomose, distale **1:** 226
- - kraniale **1:** 226
- Arbeitsschritte **1:** 226
- Lagerung **1:** 225
- Zugangsweg **1:** 225
- - retroperitonealer **1:** 225
- - transperitonealer **1:** 225
Obturatorhernie s. Hernia obturatoria
Ödem nach kruraler Arterienrekonstruktion **1:** 245
- nach portokavaler Anastomose mit Leberarterialisation **5:** 216
- thrombosebedingtes **1:** 293
- venöses, bei arterio-venösem Shunt **1:** 273 f
Öffnungswinkel **10/2:** 6 f
Ogilvie-Syndrom s. Pseudoobstruktion des Kolons
Ohr-Augen-Ebene **8:** 85, 224 f
Ohsawa-Kardiaresektion **3:** 294
Okklusion, bei Unterkieferfraktur **8:** 251, 298
- Wiederherstellung bei Mittelgesichtsfraktur **8:** 275
Okklusionsebene **8:** 224 f
Okklusionskurve, sagittale **8:** 224
- transversale **8:** 224
Okklusionsstörung, Mittelgesichtsfraktur **8:** 220, 249
- Unterkieferfraktur **8:** 249, 298
Okklusivhydrozephalus **8:** 153, 158
Olani-Gastroduodenostomie **3:** 146
Olbert-Defektdeckung am Ösophagus **3:** 39
Olekranisation nach Grammont **10/1:** 240 f
Olekranon **9:** 132 f, 164, 166, 179, 249, 255 f, 258; **10/2:** 84
- Mehrfragmentfraktur **9:** 212
- Zuggurtung **9:** 174
Olekranonfraktur, dislozierte **9:** 204
- mit Radiusköpfchenluxation **9:** 204
- - beim Kind **9:** 222 f
- - - Röntgenbild, postoperatives **9:** 224
- Versorgung **9:** 207
- Zuggurtungsosteosynthese **9:** 207 ff
- - Röntgenbild **9:** 211
Olekranonosteotomie, Komplikation **9:** 201
- V-förmige **9:** 173
Olekranonquerfraktur, Zuggurtungsosteosynthese **9:** 207 ff
Olekranonsporn **9:** 244 f
Ombredannes Lot **8:** 446
Omentitis, plastische **5:** 37
Omentopexie **5:** 39
Omentum majus **2:** 283 f; **3:** 92, 162, 248 f, 291; **5:** 4, 9 ff, 32, 78; **6:** 24 f, 167, 169, 212; **7/2:** 237, 241, 285
- - Absetzung bei distaler Magenresektion wegen Karzinom **3:** 291
- - - bei Gastrektomie **3:** 248 f
- - - beim Magenkarzinom **3:** 243, 248, 291
- - Abwehrfunktion **5:** 12
- - Aplasie **5:** 13
- - Arterien **5:** 9 f
- - - Varianten **5:** 10
- - Besonderheiten **5:** 9
- - Bindegewebsgerüst **5:** 11
- - Defekt **5:** 13
- - Erhaltung bei Kolonresektion **6:** 297
- - Fernmetastasensuche, intraoperative **5:** 58
- - Fettgehalt **5:** 9
- - Fettorgane **5:** 10 f
- - Form **5:** 9
- - Funktion **5:** 4, 12
- - Funktionsstrukturen **5:** 11 ff
- - Gewebecharakter, palpabler **5:** 9
- - Hernie **7/1:** 154, 169
- - Innervation **5:** 10
- - Lage **5:** 9
- - Lymphgefäße **5:** 10
- - Mesothelschicht **5:** 11 f
- - Metastasenchirurgie **5:** 2, 4
- - Mobilisierung **2:** 283
- - Oberflächenstruktur **5:** 11 f
- - plastische Eigenschaften **5:** 2, 4
- - Präparation bei rechtsseitiger Hemikolektomie **7/2:** 292, 295
- - Transposition in die Pleurahöhle **2:** 283
- - Ursprünge **5:** 9
- - Venen **5:** 10
- - Verletzung bei Pneumoperitoneumanlage **7/2:** 40
- - - bei Trokareinführung **7/2:** 50
- - vernarbtes **5:** 17
- - Wischbewegung **5:** 4
- - Zweilappung **5:** 37
- minus **1:** 156; **3:** 20, 46 f, 252, 291, 318, 323; **4:** 43; **5:** 78; **6:** 38
- - Absetzung bei distaler Magenresektion wegen Karzinom **3:** 291
- - - bei Gastrektomie **3:** 252
- - - beim Magenkarzinom **3:** 243, 252
- - Dissektion bei Ösophagusexstirpation **3:** 20
- - Pars-densa-Inzision bei Fundoplastik **3:** 323, 326
- - Pars-flaccida-Durchtrennung bei Gastrektomie **3:** 252
- Nahtabdeckung **6:** 11
Omentum-Plastik, Sternumaugmentation **2:** 137 f
Onkochirurgie, Kriterien **4:** 184
Oophorektomie **7/1:** 269 f
Open-book-Verletzung s. Becken, Open-book-Verletzung
Open-wedge-Technik **10/1:** 347 f, 352 f
- Tibiaschaft, distaler, Korrekturosteotomie **10/1:** 354
Operation, arthroskopische **10/2:** 2
- - Indikation **10/2:** 3
- - Qualitätssicherung **10/2:** 3

- nach Bankart, offene **10/2:** 42
- Fibula pro Tibia **10/1:** 357 ff
- - - - Beckenkammspan **10/1:** 359
- - - - Hautschnitt **10/1:** 358
- - - - Komplikation **10/1:** 360
- - - - Nachbehandlung **10/1:** 360
- - - - Röntgenbild **10/1:** 360
- - - - Zugschraubenfixation **10/1:** 359 f

Operationsgebiet, Blutung, postoperative **7/1:** 187 ff
- - - Relaparotomie **7/1:** 188 ff
- - - Tamponade **7/1:** 188 f
- Lage **7/2:** 29

Operationsoptik, Beschädigung **7/2:** 47
- Einbringen **7/2:** 46 f

Operationstechnik, atraumatische **6:** 137
Operationszeit **10/2:** 5 f
Ophthalmo-Plethysmographie **1:** 120
Opioide **7/2:** 8, 11
Opponenskanal **9:** 319
Optik **10/2:** 7, 9
- Öffnungswinkel **10/2:** 10

Optikeinbringung **7/2:** 46 f
- Komplikation **7/2:** 47

Optiktrokar **6:** 191; **7/2:** 3, 16, 36, 40, 42, 60
- Dünndarmperforation **7/2:** 88
- Einbringen **7/2:** 43
- - Komplikation **7/2:** 42
- - offene Technik **7/2:** 44
- - Z-Technik **7/2:** 43 f
- Fehlplazierung **7/2:** 50
- Handhabung **7/2:** 43
- - falsche **7/2:** 48
- Plazierung zur Adhäsiolyse **7/2:** 81 ff
- - Minilaparotomie **7/2:** 82 f
- - Spezialtrokar **7/2:** 83 f
- - Technik nach Semm **7/2:** 83 f
- - Veress-Kanüle **7/2:** 81 ff
- Ventilmechanismus **7/2:** 43, 45

Optikwechsel **10/2:** 8
- steriler **10/2:** 12

Orbitaboden **8:** 228
- Rekonstruktion **8:** 286
- - Duktionstest **8:** 287
- Zertrümmerung **8:** 287
- Zugang **8:** 286

Orbitabodenfraktur **8:** 275
- operative Versorgung **8:** 286
- PDS-Folie **8:** 286

Orbitadach, Fraktur **8:** 196
- Pneumatisierung **8:** 89

Orbitaeröffnung bei Bohrlochplazierung **8:** 108
Orbitainzision, mediale **8:** 243
Orbitale **8:** 82, 223 f
Orbitarandfraktur **8:** 275
Orbitatrümmerfraktur **8:** 287
Orbito-meatal-Linie **8:** 85
Orbitopathie, endokrine **1:** 40
- - progrediente, Behandlungsstrategie **1:** 40

Orchidopexie bei Hodentorsion **7/1:** 263
- prophylaktische **7/1:** 263

Orchiektomie nach Hodentorsion **7/1:** 263
- posttraumatische **7/1:** 260

Orchitis, ischämische, nach Inguinalhernienoperation **7/1:** 102
- nach Rezidivhernienoperation **7/1:** 123

Organe, intraperitoneale **5:** 4
Organentnahme **E:** 115
- Hirntodkriterien **E:** 101
- Information an die Krankenhausverwaltung **E:** 113
- In-situ-Präparation **E:** 120 ff
- bei intaktem Kreislauf **E:** 119
- Komplikation, intraoperative **E:** 119
- konventionelle **E:** 119 ff
- Lagerung **E:** 119
- Narkose **E:** 119
- No-touch-Technik **E:** 115, 119, 126 f
- operative Strategie **E:** 115
- Organisation **E:** 112 f
- Schnittführung **E:** 119
- Vorbereitung **E:** 119
- Zugangsweg **E:** 119
- Zustimmung **E:** 101

Organgewinnung **E:** 100
Organhandel **E:** 102
Organischämie bei Aortenaneurysma **1:** 140
Organklebung **5:** 226
Organ-Lebendspende **E:** 102
Organperfusion, aortale **E:** 126 ff
- - bei Kreislaufstillstand **E:** 129

Organpunktion bei Appendektomie **7/2:** 102
- bei Pneumoperitoneumanlage **7/2:** 41
- bei Trokareinbringung **7/2:** 42, 52

Organspende, Ausschlußkriterien, organspezifische **E:** 107
- Basisdiagnostik **E:** 107 f
- Fakultativdiagnostik **E:** 107 f
- gesetzliche Vorgaben **E:** 105
- Gespräch mit den Angehörigen **E:** 111
- Indikation **E:** 119
- Kontraindikation **E:** 108 f, 119
- Krankenhauskooperation **E:** 105 f
- Logistik **E:** 105 ff
- Öffentlichkeitsarbeit **E:** 114
- postmortale **E:** 105 ff
- - Häufigkeit **E:** 105
- Todesfeststellung **E:** 105
- Zustimmungslösung, erweiterte **E:** 105

Organspender, Betreuung **E:** 112
- Hämodynamik **E:** 111
- Hirntodursache **E:** 107
- Komplikationen, limitierende **E:** 112
- Kriterien **E:** 107 f
- Labormonitoring **E:** 111
- Monitoring **E:** 111
- potentieller, Erkennen **E:** 106

Organspenderausweis **E:** 107, 111
Organspendermeldung **E:** 109
Organtransplantation s. Transplantation
Organverletzung bei Aortenaneurysmaoperation **1:** 147
- Fibrinklebung **7/2:** 32
- bei Laparoskopie **7/2:** 80
- bei Nierenarterienaneurysma-Operation **1:** 170
- bei Viszeralarterienaneurysma-Operation **1:** 170

Organvermittlung **E:** 100 f
Organzeichen bei Peritonitis **7/2:** 79
Os(-sa) capitatum **9:** 309 f, 335, 337; **10/2:** 108, 111
- - Bandansatz **10/2:** 110
- - Fingerlängsachsen-Schnittpunkt **9:** 329 f
- - Gelenkfläche **10/2:** 116
- coccygis **7/1:** 61
- - Querfraktur **8:** 471
- coxae s. Hüftbein
- cuboideum **10/1:** 375 f
- - Dorsalansicht **10/1:** 378
- - Frontalschnitt **10/1:** 400
- - Lateralansicht **10/1:** 377
- - Sagittalschnitt **10/1:** 402
- - Zugang **10/1:** 443
- cuneiforme **10/1:** 282, 375 ff
- - intermedium **10/1:** 376 f
- - - Frontalschnitt **10/1:** 400
- - - Sagittalschnitt **10/1:** 402
- - - Zugang **10/1:** 443
- - laterale **10/1:** 376 f
- - - Frontalschnitt **10/1:** 400
- - - Sagittalschnitt **10/1:** 402
- - - Zugang **10/1:** 443
- - mediale **10/1:** 280, 376 f
- - - Frontalschnitt **10/1:** 400
- - - Sagittalschnitt **10/1:** 401
- - - Zugang **10/1:** 443
- digitorum pedis **10/1:** 375
- frontale, Trümmerfraktur **8:** 196
- hamatum **9:** 309 f, 335; **10/2:** 107 f
- hyoideum s. Zungenbein
- ilium **8:** 416 f, 444
- - Fraktur **8:** 483
- - - operative Versorgung **8:** 488
- - - Zugang, dorsaler, lateraler **8:** 460
- - - - ventrolateraler **8:** 453 ff
- - Längsfraktur **8:** 488
- - Luxationsfraktur, parasakrale **8:** 488
- intermedium antebrachii **10/2:** 106
- ischii **8:** 415 f, 444
- lunatum **9:** 259, 309, 335 ff; **10/2:** 106 ff, 110 f
- - Gelenkfläche **10/2:** 113, 115 f, 118
- - Knorpelaufrauhung **10/2:** 119
- - Luxation nach palmar **9:** 392
- metacarpale **10/2:** 107
- - Trümmerfraktur **9:** 380
- metacarpale I, Fraktur **9:** 380 f
- metatarsale **10/1:** 378
- - Fraktur **10/1:** 463 ff
- - Frontalschnitt **10/1:** 401
- - Sagittalschnitt **10/1:** 401 f
- - Schaftfraktur **10/1:** 464
- - Verletzungsfolge **10/1:** 477
- - Zugang **10/1:** 441 ff
- metatarsale I, Darstellung **10/1:** 437
- - Schanz-Schrauben-Plazierung **10/1:** 447 f
- metatarsale II **10/1:** 377
- - Zwei-Drittel-Resektion, transmetatarsale **E:** 30 f
- metatarsale V **10/1:** 377
- - Abrißfraktur, dislozierte **10/1:** 465
- - Basisfraktur **10/1:** 437
- - Fraktur, metaphysäre **10/1:** 464
- - Zwei-Drittel-Resektion, transmetatarsale **E:** 31
- metatarsi **10/1:** 375
- naviculare **10/1:** 375 ff; **10/2:** 288
- - Facies articularis talaris **10/1:** 381 f; **10/2:** 276
- - Lateralansicht **10/1:** 377
- - Proximalansicht **10/1:** 376
- - Sagittalschnitt **10/1:** 401 f
- - Zugang **10/1:** 443
- occipitale, Fraktur **8:** 152
- pisiforme **9:** 310
- pubis **7/2:** 308; **8:** 417, 444
- - Ramus superius, Zugang **8:** 452
- sacrum s. Kreuzbein
- scaphoideum **9:** 259, 309 f, 312, 334 f, 337; **10/2:** 106 ff, 110 f
- - arterielle Versorgung **9:** 308
- - Fingerlängsachsen-Schnittpunkt **9:** 329 f
- - Fraktur **9:** 382
- - Gelenkfläche **10/2:** 111 f, 115 f
- - Pseudarthrose **9:** 427
- - Zugang **9:** 333 f; **10/2:** 122
- sesamoideum laterale **10/1:** 376, 401; **10/2:** 288
- - mediale **10/1:** 376 f
- styloideum **10/2:** 106
- suprasternalia **9:** 43
- trapezium **9:** 309 f; **10/2:** 107 f, 110
- - Zugang **10/2:** 122
- - - dorsalseitiger **9:** 333
- - - palmarseitiger **9:** 332
- trapezoideum **9:** 309 f; **10/2:** 107 f
- - Zugang **10/2:** 122
- triangulare **10/2:** 106
- triquetrum **9:** 259, 310, 312, 335 f; **10/2:** 106 ff, 110 f
- - Gelenkfläche **10/2:** 113 f, 118
- - secundarium **10/2:** 106
- - Verschiebung **10/2:** 110

O_2-Sättigung, arterielle **7/2:** 9
Os-naviculare-Fraktur **10/1:** 459 ff
- Abrißfragment, dorsales **10/1:** 461
- Fixateur externe **10/1:** 460
- Frakturspaltsäuberung **10/1:** 460
- Gelenkflächenrekonstruktion **10/1:** 461
- Metallentfernung **10/1:** 461
- Reposition **10/1:** 460
- Zugschraubenosteosynthese **10/1:** 460

Ösophagitis **3:** 317 ff
- Therapie, chirurgische **3:** 317 ff
- - - Antirefluxprothese **3:** 317, 331
- - - Fundophrenikopexie **3:** 317, 327
- - - Fundoplastik, abdominell **3:** 317, 322 f
- - - - thorakal **3:** 317, 324 f
- - - Hiatoplastik **3:** 327
- - - Lig.-teres-Plastik **3:** 317, 328 ff
- - - Ösophagofundophrenikopexie **3:** 317, 326
- - - Rekonstruktion, anatomische **3:** 317
- - - Valvuloplastiken **3:** 317
- - - Vorderwandfundoplikation **3:** 317 ff
- - konservative **3:** 317

Ösophagoduodenogastroskopie nach Sugiura-Futagawa-Operation **5:** 197
Ösophagofundopexie nach Lortat-Jacob **3:** 317, 326
- - Arbeitsschritte **3:** 326
- - Narkose **3:** 326
- - Patientenlagerung **3:** 326
- - Technik **3:** 326
- - - Fundophrenikopexie **3:** 326
- - - Hiatoplastik, hintere **3:** 326
- - - Hiss-Winkel-Überkorrektur **3:** 326
- - - Krurographie **3:** 326
- - Zugangsweg **3:** 326

Ösophagogastraler Übergang, Venen **5:** 150 f

Ösophagogastrischer Übergang, venöse Verbindungen **5**: 153
Ösophagogastroduodenoskopie nach Milztransposition **5**: 172
- therapeutische **6**: 512
Ösophagogastroskopie, präoperative **7/2**: 202
Ösophagogastrostomie **3**: 23 f, 62 f
- Anastomosentechnik **3**: 23 f, 52, 56
- - Hinterwandnaht **3**: 24, 56
- - Magenplikation **3**: 56
- - Vorderwandnaht **3**: 24, 52, 56
- Nahtinsuffizienz **E**: 172
- Netzplastik **5**: 44
- palliative **3**: 303 ff
- - Anastomose, zervikale **3**: 304
- - Großkurvaturskelettierung **3**: 303
- - Magenschlauchbildung **3**: 303
- - Magenschlauchhochzug **3**: 304
- - - substernaler **3**: 304
- - Stapler-Naht **3**: 304 f
- - Tunnelbildung **3**: 304
Ösophagojejunostomie bei Magenzyanose **3**: 300
- terminolaterale nach Graham-Nissen **3**: 273
- - nach Kremer **3**: 273
- - nach Lawrence-Rodino-Herfarth **3**: 273
- - nach Roux **3**: 273
- - nach Schloffer **3**: 273
- - nach Siewert-Peiper-Jennewein-Waldeck **3**: 273
- terminoterminale nach Longmire-Gütgemann **3**: 273
- - nach Schreiber-Eichfuss-Farthmann-Eckert **3**: 273
- Tumorstenose **E**: 175
Ösophagokolostomie **3**: 67
- Hinterwandnaht **3**: 67
- Schleimhautnaht **3**: 67
- U-Naht **3**: 67
- Vorderwandnaht **3**: 67
Ösophagospasmus **3**: 20 ff
- Dilatation, pneumatische **3**: 29
- Myotomie **3**: 29 ff
- Umwandlung, maligne **3**: 29
Ösophagostomie, zervikale **3**: 75
Ösophagotomie zur Fremdkörperexstirpation **3**: 25 f
- - Verschluß **3**: 25
- - - Muskelnaht **3**: 25
- - - Nahtsicherung **3**: 25
- - - Schleimhautnaht **3**: 25
- - - Zwerchfellappen **3**: 25
Ösophagotrachealfistel durch Trachealkanüle **1**: 35
Ösophagus **1**: 104; **2**: 35 ff, 52 f; **3**: 2 ff, 34 f, 81, 98, 177, 181; **7/2**: 329 ff, 334, 337 f
- abdominaler **3**: 2 ff, 7, 177, 181
- - Anatomie, chirurgische **3**: 177, 181
- - Devaskularisation **5**: 173, 178, 180 ff
- - Gefäßversorgung **3**: 2 f
- - Innervation **3**: 4
- - Lagebeziehungen **3**: 7
- - Lymphabfluß **3**: 4
- - Muskelgefüge **3**: 98
- - Verschlußsystem **3**: 98
- - Zugang **3**: 7
- Anatomie **3**: 2 ff, 34 f, 81, 98, 177, 181
- - Gefäßversorgung **3**: 2 ff
- - - arterielle **3**: 2 f
- - - - Anastomosen **3**: 2
- - - - Truncus coeliacus **3**: 2
- - - venöse **3**: 3 f
- - - - Plexus, longitudinale **3**: 3
- - - - - venosus vertebralis externus **3**: 4
- - Innervation **3**: 2, 4
- - Lagebeziehungen **3**: 4
- - Lymphabfluß **3**: 4
- - Metastasenwege **3**: 4
- - Muskelgefüge **3**: 8, 98
- - Nahtlager **3**: 8
- - Verschlußsystem **3**: 98
- - Zugangswege **3**: 4 ff
- - - abdominaler **3**: 7
- - - thorakaler **3**: 6 f
- - - zervikaler **3**: 4 f
- Anschlingung **7/2**: 206
- Bougierung, endoskopische **7/2**: 202
- devaskularisierter **5**: 176 f
- Engstellen **2**: 52
- Eröffnung bei trunkulärer totaler Vagotomie mit Pyloroplastik **7/2**: 192
- Gefäßversorgung **2**: 53
- Innervation **2**: 53
- Lagebeziehungen **2**: 53
- Lymphdrainage **2**: 53, 56
- Mukosa-Submukosa-Zylinder **5**: 192 f
- Muskelgefüge **3**: 8, 98
- Nahtlager **3**: 8
- Nahtmethoden **3**: 8
- Nervenversorgung **1**: 284
- terminaler, Dehnverschluß, angiomuskulärer **5**: 150
- - Freilegung, transthorakale **5**: 190
- - Venen, extramurale **5**: 150 f
- - - intramurale **5**: 150 f
- - - subepitheliale **5**: 150 f
- - - submuköse **5**: 150 f
- thorakaler **3**: 2 ff, 6 f
- - Anatomie **3**: 2 ff, 6 f
- - - Gefäßversorgung **3**: 2 ff
- - - Innervation **3**: 4
- - - Lagebeziehungen **3**: 6 f
- - - - Ductus thoracicus **3**: 6
- - - Zugang **3**: 6 f
- - Devaskularisation **5**: 194
- bei trunkulärer Vagotomie mit Seromyotomie **7/2**: 186
- Verankerung im Hiatus oesophageus **2**: 99
- Verletzung bei Aortenaneurysmaoperation **1**: 147
- - bei Struma-maligna-Operation **1**: 45
- Verschlußsystem, Muskelgefüge **7/2**: 205
- zervikaler **3**: 2 ff, 34 f
- - Anatomie **3**: 2 ff
- - - Gefäßversorgung **3**: 2 f, 34 f
- - - - arterielle **3**: 2, 34
- - - - - A. thyroidea inferior **3**: 34
- - - - - Anastomosen **3**: 34
- - - - venöse **3**: 3 f, 35
- - - - - V. thyroidea inferior **3**: 35
- - - Innervation **3**: 4, 34
- - - Lymphgefäße **3**: 4, 35
- - - Ösophagusenge, obere **3**: 36
- - - Ösophagusmund, oberer **3**: 35
- - - Schwellkörper **3**: 35
- - - Zugangsweg **3**: 4 f, 35
Ösophagusatresie **3**: 2, 27
Ösophaguschirurgie, Netzplastik **5**: 44
Ösophagusdivertikel **3**: 8, 33 ff
- Aufklärung **3**: 33
- Entstehung **3**: 8
- epiphrenales **3**: 33, 37
- - Technik **3**: 37
- - - Divertikelabtragung **3**: 37
- - - Fundoplikation **3**: 37
- - - Myotomie **3**: 37
- - - Narkose **3**: 37
- - - Patientenlagerung **3**: 37
- - - Versorgung der Abtragungsstelle **3**: 37
- - - Zugangsweg **3**: 37
- Indikationen **3**: 33
- Komplikationen **3**: 37
- - Fistel **3**: 37
- - Nahtbruch **3**: 37
- - Rezidiv **3**: 37
- parabronchiales **3**: 33, 37
- - Technik s. Ösophagusdivertikel, epiphrenales
- pharyngeoösophageales **3**: 33 ff
- - Anatomie, Ösophagus, zervikaler **3**: 34 f
- - - Zugangsweg **3**: 35
- - Technik **3**: 36
- - - Divertikelabtragung **3**: 36
- - - - mit Klammerapparat **3**: 36
- - - Luftinsufflation **3**: 36
- - - Narkose **3**: 36
- - - Patientenlagerung **3**: 36
- - - Zugangsweg **3**: 35 f
- Stadieneinteilung nach Lahey **3**: 33
Ösophagusdurchtrennung bei Gastrektomie **3**: 260
Ösophaguseinriß bei selektiver proximaler Vagotomie **7/2**: 199 f
Ösophagusendoskopie, diagnostische **3**: 72
- therapeutische **3**: 72
- - bei Mallory-Weiss-Syndrom **3**: 72
- - bei Ösophagusvarizen **3**: 72
Ösophagusexstirpation **3**: 16 ff, 42 ff, 73 ff
- Indikationen **3**: 9, 27, 41
- - beim Hypopharynxkarzinom **3**: 73
- - beim Ösophaguskarzinom **3**: 41
- - bei Verletzungen **3**: 9, 16
- beim Karzinom mit Dünndarminterposition **3**: 69
- - mit Dünndarmtransplantation **3**: 70
- - - Technik **3**: 70
- - - - Gefäßanastomosen **3**: 70
- - - - - arterielle **3**: 70
- - - - - venöse **3**: 70
- - - - Knickbildung, Vermeidung **3**: 70
- - - - Transplantatgewinnung **3**: 70
- - mit Koloninterposition, Colon descendens **3**: 64 ff
- - - - - Arbeitsschritte **3**: 64
- - - - - Darinspülung **3**: 64
- - - - - Laparotomie **3**: 64
- - - - - Technik **3**: 65 ff
- - - - - Kolonanastomose **3**: 66 f
- - - - - - - terminolaterale **3**: 67
- - - - - - - terminoterminale **3**: 66
- - - - - - - - einreihige **3**: 66
- - - - - - - - Hinterwandnaht **3**: 66
- - - - - - - - Vorderwandnaht **3**: 66
- - - - - - - - zweireihige **3**: 66
- - - - - - Kolonhochzug im Speiseröhrenbett **3**: 67
- - - - - - - Kolonmobilisation **3**: 65
- - - - - - - Milzverletzung **3**: 65
- - - - - - Ösophagokolostomie **3**: 67
- - - - - - - Hinterwandnaht **3**: 67
- - - - - - - Schleimhautnaht **3**: 67
- - - - - - - Vorderwandnaht **3**: 67
- - - - - - - - U-Naht **3**: 67
- - - - - Thorakotomie **3**: 64
- - - rechtes Kolon **3**: 68
- - - - - Technik **3**: 68
- - - - - - Ileotransversostomie **3**: 68
- - - - - - Kolonhochzug, isoperistaltischer **3**: 68
- - mit Magenschlauchbildung **3**: 42 ff
- - - Arbeitsschritte **3**: 42
- - - Aufklärungshinweise **3**: 41
- - - Indikationen **3**: 41
- - - Kontraindikationen **3**: 42
- - - - Fernmetastasierung **3**: 42
- - - Technik **3**: 42 ff
- - - - Bülau-Drainage **3**: 43
- - - - Exploration, Abdomen **3**: 44
- - - - Großkurvaturskelettierung **3**: 46
- - - - Kleinkurvaturklammernaht **3**: 47
- - - - - Deckung, Serosierung **3**: 48
- - - - Laparotomie **3**: 44
- - - Lymphadenektomie, mediastinale **3**: 43
- - - - Magenschlauchbildung **3**: 44, 47 f
- - - - Magenschlauchhochzug **3**: 50
- - - - - im alten Speiseröhrenbett **3**: 51
- - - - - retrosternaler **3**: 50
- - - - - substernaler **3**: 50
- - - - Milzerhaltung **3**: 44
- - - - Milzexstirpation **3**: 19
- - - - Omentum-minus-Dissektion **3**: 47
- - - - Ösophagogastrostomie **3**: 52
- - - - - Hinterwandnaht **3**: 52
- - - - - Vorderwandnaht **3**: 52
- - - - Ösophagusfreilegung, zervikale **3**: 49
- - - - Ösophagusmobilisation, distale **3**: 45
- - - - - thorakale **3**: 43
- - - - Pyloroplastik **3**: 53
- - - - Thorakotomie, posterolaterale **3**: 43
- Komplikationen **3**: 76 f
- - Anastomosenstenose **3**: 77
- - - obere Anastomose **3**: 77
- - - untere Anastomose **3**: 77
- - Blutungen **3**: 76
- - Nahtbruch **3**: 77
- - Passagestörungen **3**: 77
- - Transplantatischämie **3**: 76
- - Transplantatlänge, ungenügende **3**: 76

- - Transplantatnekrose **3**: 77
- - Tumorrezidiv **3**: 77
- bei Verletzung, Ersatz durch Magenschlauchbildung **3**: 16 ff
- - - - Arbeitsschritte **3**: 16
- - - - Narkose **3**: 16
- - - - Patientenlagerung **3**: 16
- - - - Technik **3**: 16 ff
- - - - - Anastomose, zervikale **3**: 23 f
- - - - - Großkurvaturskelettierung **3**: 18
- - - - - Hiatus-oesophageus-Einkerbung **3**: 18
- - - - - Kardiaregiondarstellung **3**: 17
- - - - - Kocher-Mobilisation **3**: **21**
- - - - - Laparotomie **3**: 17
- - - - - Magenschlauchbildung **3**: 20 f
- - - - - - Kleinkurvaturklammernaht **3**: 21
- - - - - - Serosierung, Kleinkurvaturklammernaht **3**: 21
- - - - - Magenschlauchhochzug **3**: 23
- - - - - - retrosternaler **3**: 23
- - - - - - im Speiseröhrenlager **3**: 23
- - - - - Milzauslösung, dorsale **3**: 19
- - - - - Milzexstirpation **3**: 19
- - - - - Milzlogendrainage **3**: 24
- - - - - Omentum-minus-Dissektion **3**: 20
- - - - - Ösophagogastrostomie **3**: 23 f
- - - - - - Hinterwandnaht **3**: 24
- - - - - - Vorderwandnaht **3**: 24
- - - - - Ösophagusaushülsung, bimanuelle **3**: 23
- - - - - - mit Ringstripper **3**: 23
- - - - - Ösophagusdurchtrennung **3**: 20

Ösophagusfibrome **3**: 38
Ösophagusfistel, erworbene **3**: 32
- - Aufklärung **3**: 32
- - Indikationen **3**: 32
- - Kontraindikationen **3**: 32
- - Technik **3**: 15

Ösophagusfremdkörper **3**: 25 f
- Exstirpation **3**: 25 f
- - Arbeitsschritte **3**: 25
- - Bülau-Drainage **3**: 25
- - Ösophagotomie **3**: 25
- - - Verschluß **3**: 25 f
- - - - Nahtsicherung **3**: 25

Ösophagushämangiome **3**: 38
- Therapie, chirurgische **3**: 38

Ösophaguskarzinom **3**: 4, 40 ff, 53 ff, 71, 77
- Ausbreitung **3**: 40
- Bypass-Verfahren **3**: 71
- Endotubus **3**: 71
- Klassifikation nach Moss **3**: 40
- Lymphadenektomie, mediastinale **3**: 43
- Metastasenwege **3**: 4
- Nachsorge **3**: 77
- Palliativmaßnahmen **3**: 41, 71
- - Endotubus **3**: 71
- - Häring-Prothese **3**: 41
- - Lasertherapie **3**: 41
- Palliativoperationen **3**: 53, 71
- - Bypass-Operationen **3**: 71
- - Witzel-Fistel **3**: 53
- Sicherheitsgrenzen **3**: 54
- Staging, intraoperatives **3**: 40
- Therapie, chirurgische **3**: 42 ff, 54 ff, 58 ff, 64 ff, 69 f
- - - Ösophagusexstirpation mit Dünndarminterposition **3**: 69
- - - - mit Dünndarmtransplantation **3**: 70
- - - - mit Linkskoloninterposition **3**: 64 ff
- - - - mit Magenschlauchbildung **3**: 42 ff
- - - - mit Rechtskoloninterposition **3**: 68
- - - Ösophagusresektion, abdomino-thorakal **3**: 58 ff
- - - - linksthorakal **3**: 57 f
- - - - rechtsthorakal **3**: 54 ff
- Wiederholungseingriffe **3**: 53

Ösophagusläsion, Palliativversorgung mit T-Drainage **3**: 25
Ösophagusmelanom **3**: 40
Ösophagusmobilisation **3**: 43, 57, 59, 73, 136, 187, 246, 258 ff, 295, 297, 326
- bei Gastrektomie **3**: 246, 258 ff
- bei Hypopharynxkarzinomoperation **3**: 73
- bei Kardiaresektion **3**: 295, 297
- bei kombinierter Magenoperation **3**: 136
- bei Myotomie **3**: 30
- bei Ösophagofundopexie **3**: 326
- bei Ösophagusoperationen **3**: 43, 57
- bei Vagotomie **3**: 187

Ösophagusmuskellücken **3**: 8
Ösophagusmuskulatur **3**: 8, 98
Ösophagusmyotomie **3**: 29 ff, 137, 183 f
- anteriore, Gottstein-Heller **3**: 29 ff
- - - bei Achalasie **3**: 29
- - - Fundoplikation **3**: 31
- - - Indikationen **3**: 29
- - - Kontraindikationen **3**: 29
- - - Muskulaturspaltung **3**: 31
- - - Myotomie **3**: 30 f
- - - Ösophagusmobilisation **3**: 30
- - - Ösophagusperforation **3**: 31
- - - Vagotomie **3**: 30 f
- zirkuläre nach Hedenstedt **3**: 137, 183 f
- - bei kombinierter Magenoperation **3**: 137
- - Technik **3**: 137, 183 f
- - - Durchtrennung ösophagealer Nervenfasern **3**: 183
- - - Hemifundoplikation **3**: 137, 183 f
- - - Reserosierung Kleinkurvatur **3**: 184
- - bei Vagotomie **3**: 183 f

Ösophagusnahtinsuffizienz **E**: 172
Ösophagusnahtlager **3**: 8, 275
Ösophagusnekrobiose **7/2**: 192
Ösophagusperforation bei anteriorer Myotomie **3**: 31
- bei Antirefluxoperationen **3**: 318
- Netzplastik **5**: 44
- bei Vagotomie **3**: 183, 185 f

Ösophagusperistaltik **3**: 318
Ösophagusresektion beim Karzinom, abdomino-thorakal **3**: 58 ff
- - - Arbeitsschritte **3**: 59
- - - Inzision, simultane **3**: 59
- - - Subkostalschnitt **3**: 58
- - - Technik **3**: 59 ff
- - - - - Dichtigkeitsprobe **3**: 62
- - - - - Gastroösophagostomie **3**: 62 f
- - - - - - Hinterwandnaht **3**: 62
- - - - - - Vorderwandnaht **3**: 62
- - - - - Gastroplikation **3**: 62
- - - - - Lymphknoten, En-bloc-Dissektion **3**: 60
- - - - - Magenschlauchbildung **3**: 60 f
- - - - - - Gefäßbrückenerhalt **3**: 60
- - - - - Klammernaht **3**: 61
- - - - - - Serosierung der Klammernaht **3**: 61
- - - - - Ösophagusmobilisation **3**: 59
- - - - - Pankreasresektion, distale **3**: 60
- - - - - Pyloroplastik **3**: 63
- - - - - Sicherheitsabstand **3**: 61
- - links, Arbeitsschritte **3**: 57
- - - Technik **3**: 57 f
- - - - Aortenbogenmobilisation **3**: 57 f
- - - - Ösophagusresektion **3**: 57
- - - - Thorakotomie **3**: 57
- - - thorakal **3**: 57 f
- - rechts Arbeitsschritte **3**: 54
- - - Technik **3**: 54 ff
- - - - Laparotomie **3**: 55
- - - - Lungenanteil, Tumorinfiltration **3**: 55
- - - - Lymphadenektomie, mediastinale **3**: 54
- - - - Ösophagogastrostomie **3**: 56
- - - - - Hinterwandnaht **3**: 56
- - - - - Magenplikation **3**: 56
- - - - - Vorderwandnaht **3**: 56
- - - - Ösophagusmobilisation, thorakale **3**: 54
- - - - Sicherheitsgrenzen **3**: 54
- - - - Thorakotomie **3**: 54
- - - thorakal **3**: 54 ff

Ösophagusrupturen **3**: 9 f
- postemetische **3**: 10
- spontane **3**: 10

Ösophagussarkome **3**: 40
Ösophagusschwellkörper **3**: 35
Ösophagusskelettierung, distale, bei Vagotomie **3**: 175, 182
Ösophagusstenose, benigne **3**: 2, 27 f
- - angebotene **3**: 27
- - Aufklärungshinweise **3**: 27
- - Bestrahlungsstenose **3**: 27
- - Bolusverschluß **3**: 27
- - bei Endobrachyösophagus **3**: 318
- - erworbene **3**: 27
- - Indikationen **3**: 27
- - Kontraindikationen **3**: 27
- - nach Myotomie **3**: 239
- - nach Refluxösophagitis **3**: 27, 317
- - Schatzki-Ring **3**: 27
- - Therapie **3**: 27, 239 f
- - - Bougierung **3**: 27
- - - Ösophagogastrostomie **3**: 239
- - - Segmentresektion **3**: 27
- - - Stenoseexzision **3**: 239 f
- - Verätzungsstenose **3**: 27 f
- - - Entartung **3**: 27
- - - Nissen-Methode **3**: 28
- - - Ösophagektomie **3**: 16 ff, 27
- - - Thal-Methode **3**: 28
- - - - Deckung mit Magenfundus **3**: 28
- - - - Stenosenlängsspaltung **3**: 28
- nach Fundophrenikopexie **7/2**: 216
- peptische **7/2**: 202

Ösophagusstriktur, Aufweitung **E**: 173
Ösophagustranssektion **5**: 173, 178
- submuköse, transthorakale **5**: 192 ff
- - - Komplikation, intraoperative **5**: 194
- - - - postoperative **5**: 194
- - - Technik **5**: 193

Ösophagustumoren, benigne **3**: 38 f
- - Arbeitsschritte **3**: 38
- - Aufklärungshinweise **3**: 38
- - Enukleation **3**: 38
- - Indikationen **3**: 38
- - Komplikationen **3**: 39
- - Kontraindikationen **3**: 38
- - Narkose **3**: 38
- - Patientenlagerung **3**: 38
- - Technik **3**: 39
- - - Duradeckung **3**: 39
- - - Tumoraushülsung **3**: 39
- - Zugangswege **3**: 38
- maligne **3**: 40 ff
- - Technik **3**: 42 ff

Ösophagusvarizen **3**: 4, 72; **5**: 167
- Behandlung, endoskopische, prophylaktische **5**: 156
- endoskopisches Bild **5**: 155
- Gummibandligatur **5**: 156 f, 165 f
- Klippverfahren **5**: 166
- Nachweis **5**: 202
- Sklerosierung **3**: 72
- Sklerotherapie, endoskopische **5**: 158 ff, 167 f
- - - bei großen Varizen **5**: 158 ff
- - - Indikation **5**: 168
- - - Injektionstechnik, perivasale-intravasale **5**: 158 ff
- - - bei kleinen Varizen **5**: 161
- - - Komplikation **5**: 162
- - - Kontraindikation **5**: 168
- - - Risiken **5**: 156
- - - Verlauf **5**: 162
- Stärkenklassifikation **5**: 154

Ösophagusvarizenblutung **5**: 167 f
- Akutbehandlung **5**: 167
- Akutsklerosierung, Indikation **5**: 168
- - Kontraindikation **5**: 168
- Behandlung, endoskopische **5**: 153 ff
- - - Indikation **5**: 156
- - - Instrumente **5**: 157
- - - Operationsrisiko **5**: 156
- - - Vorbereitung **5**: 157
- - - Ziel **5**: 156
- - konservative, Letalität **5**: 167
- Blutstillung, akute **5**: 168
- Darmreinigung vor Shuntoperation **5**: 203
- Kollateralisationsoperation **5**: 167, 169 ff
- nach maschineller subkardialer Blutsperre **5**: 181
- Notfallendoskopie **5**: 168
- Obliterationstherapie **5**: 156
- - Technik **5**: 164
- - Vorbereitung **5**: 163

- rezidivierende **5:** 217
- Therapie, vasoaktive, intravenöse **5:** 168
- unstillbare **5:** 173, 182
- Venensperroperation **5:** 167, 173 ff

Ösophagusverätzung **3:** 9 f, 28
- Therapie **3:** 10, 16 ff, 28
- - Nissen-Methode **3:** 28
- - Ösophagusexstirpation **3:** 16 ff
- - Thal-Methode **3:** 28

Ösophagusverletzung **2:** 68; **3:** 9 ff, 16 ff, 27 f
- Aufklärung **3:** 10
- äußere **3:** 9
- - Ösophagusexstirpation **3:** 10, 16 ff
- - Stomataanlage **3:** 9
- Fremdkörper **3:** 10, 25 f
- bei Fundophrenikopexie **7/2:** 216
- Indikationen **3:** 9 f
- intraluminäre **3:** 9 f
- - Mediastinitis **3:** 9
- - Mediastinostomie **3:** 9
- intraoperative **3:** 31, 183, 185 f, 318
- Komplikationen **3:** 26, 185
- Kontraindikationen **3:** 10
- bei Nissen-Fundoplikation **7/2:** 209
- Palliativmaßnahmen **3:** 25
- - Jejunumfistel **3:** 25
- - Magenfistel **3:** 25
- - T-Drainage **3:** 25
- Ruptur, spontane **3:** 10
- - - Boerhave-Syndrom **3:** 10
- Therapie, chirurgische **3:** 10 ff, 16 ff, 28
- - - Arbeitsschritte **3:** 10, 15 f
- - - Narkose **3:** 11 f, 14, 16
- - - Ösophagusdarstellung, abdominal **3:** 14
- - - - - Hiatus-oesophageus-Erweiterung **3:** 14
- - - - - Zugangsweg **3:** 14
- - - - thorakal **3:** 12 f
- - - - - M.-latissimus-dorsi-Durchtrennung **3:** 12
- - - - - M.-serratus-anterior-Durchtrennung **3:** 13
- - - - - Neuralgien, postoperative **3:** 13
- - - - - Rippenresektion **3:** 13
- - - - - Thoraxdrainage **3:** 13
- - - - - Thorakotomie, posterolaterale **3:** 12 f
- - - - zervikal **3:** 11
- - - - - Halsfaszienspaltung **3:** 11
- - - - - Lufteinblasen **3:** 11
- - - - - Schilddrüsenmobilisation **3:** 11
- - - - - Zugangsweg **3:** 11
- - - Ösophagusexstirpation **3:** 16 ff
- - - Patientenlagerung **3:** 11 f, 14, 16
- - - Verletzungsstellennaht **3:** 15 f
- - - - Nahtsicherung **3:** 15 f
- - - - - Fundoplikation **3:** 16
- - - - - Pleuralappen **3:** 15
- - - - - Zwerchfellappen **3:** 16
- - - Zugangswege **3:** 11 f, 14, 16

Ösophaguswand, venöse Drainage **5:** 151

Ösophaguswandnekrose nach Devaskularisation **5:** 174

Ösophaguszysten **3:** 38
- Abtragung **3:** 38

Ossifikation, ektope, Membrana interossea **9:** 248
- heterotope **8:** 480, 505, 512, 518; **10/1:** 20
- - nach Azetabulumfrakturversorgung **8:** 553 f
- - Entfernung **8:** 555 f
- - paraartikuläre **8:** 555 f
- - - Entfernung **10/1:** 31
- periartikuläre **9:** 186
- - Ellbogengelenk **9:** 202, 204, 229

Ossifikationszentrum **10/1:** 185

Osteitis **10/1:** 481

Osteochondroplastik, Brustwandventralisation **2:** 127 ff

Osteochondrosis dissecans, Behandlung, arthroskopische **10/2:** 100 f
- - Bohrung, subchondrale **10/2:** 157 ff, 234
- - - - Aufklärungsgespräch **10/2:** 158
- - - - Vorbereitung **10/2:** 158
- - Dissekatentfernung **10/2:** 236
- - Ellbogengelenk **9:** 225; **10/2:** 96, 100 f
- - Femurkopf **10/2:** 151
- - Kniegelenk **10/2:** 226
- - Knochen-Knorpel-Sanierung **10/2:** 233 ff
- - Schraubenfixation **10/2:** 234
- - Spongiosaplastik, subchondrale **10/2:** 234
- - Sprunggelenk, oberes **10/2:** 291 f
- - Stadieneinteilung **10/2:** 233
- - tali **10/1:** 480; **10/2:** 312 ff

Osteogenese **8:** 33

Osteoinduktion **8:** 33

Osteokonduktion **8:** 33

Osteomalazie nach Gastrektomie **3:** 290

Osteomyelitis **10/1:** 333, 355
- chronische, Stabilisierung **8:** 68
- Frakturspalt **8:** 298
- nach Mediastinitis **2:** 78
- Reaktivieren **10/1:** 357

Osteopathie, neuropathische **E:** 30

Osteophyt **10/2:** 177, 225
- Abtragung **10/2:** 229, 231 ff
- Notch-Osteophyt **10/2:** 231, 253
- Patella **10/2:** 229, 232
- Tibiakopf **10/2:** 232

Osteophyten **9:** 110
- am Sulcus nervi ulnaris **9:** 184, 186

Osteoporose **10/1:** 123
- nach Gastrektomie **3:** 290

Osteoporosefraktur, Brustwirbel **8:** 362

Osteosynthese, Azetabulum **8:** 524 f, 531, 534 f, 540, 549 f
- Beckenring **8:** 485 ff
- belastungsstabile **10/1:** 2
- Finger **9:** 372 f, 375 f
- frontomaxilläre Fraktur **8:** 284
- Gefäßverletzung **10/1:** 123
- geschlossene, bei knöchernem Strecksehnenausriß **9:** 409
- Halswirbelsäule **8:** 331
- Humerusschaft **9:** 130, 144
- Humerusschaftpseudarthrose **9:** 154
- intramedulläre, Kontraindikation **10/1:** 124
- Jochbein **8:** 285
- Kieferwinkel **8:** 260 f, 264, 272
- Kinnfraktur **8:** 271
- Klavikula **9:** 23, 26 f
- Korrekturosteomie am distalen Humerus **9:** 237
- - Fingerknochen **9:** 424 f
- Kreuzbandhöckerruptur **10/2:** 246 f
- Le-Fort-Fraktur **8:** 278, 280, 282
- Lendenwirbelsäule **8:** 377, 384 ff
- Mittelgesicht **8:** 275 ff
- Netztransplantation, freie **5:** 53
- Oberkiefer **8:** 278, 283
- Olecranon **9:** 174, 207 ff
- Os ilium **8:** 488
- Pfannenrand **8:** 528, 532
- Radiusschaft **9:** 275 f
- Sakrum **8:** 489 f
- Schambeinast **8:** 481 f
- Schultergürtel **9:** 2
- Sternum **9:** 51
- Tibiakopffraktur **10/2:** 243 ff
- Ulna **9:** 206, 277
- Unterarm **9:** 274, 276 ff
- - beim Kind **9:** 287
- - proximaler **9:** 202 f
- Unterarmschaftfraktur, offene **9:** 278 f
- Wirbel **8:** 300

Osteosynthesematerial-Set, kraniofaziales **8:** 276, 278

Osteotomie, additive **10/1:** 126
- aufklappende **10/1:** 347
- Fibula **10/1:** 314 ff, 348 f
- Fibulaspitze **10/1:** 427, 430 f
- Innenknöchel **10/1:** 441, 456
- Schenkelhalsfraktur **10/1:** 34 f, 40 f
- subtraktive **10/1:** 126
- suprakondyläre **10/1:** 130
- - extendierende **10/1:** 130
- - valgisierende **10/1:** 129
- Tibia **10/1:** 348 ff, 352, 354 f
- treppenförmige **10/1:** 131
- Trochanter major **10/1:** 21, 72
- Tuberculum Gerdy **10/1:** 204

Ostitis fibrosa cystica generalisata **1:** 70
- Frakturspalt **8:** 298

Ostium appendicis vermiformis **6:** 196
- ileocaecale **6:** 28, 168

Östrogenrezeptor **2:** 20

Outflow-Kanüle **10/2:** 140

Outside-In-Technik **10/2:** 200, 202

Ovarialgravidität **7/1:** 267

Ovarialkarzinom **7/2:** 76

Ovarialtumor **5:** 24; **7/1:** 269 f; **7/2:** 76
- Laparoskopie **7/1:** 269
- maligner, Staging-Laparotomie **7/1:** 269
- Operation, Indikation, absolute **7/1:** 269
- - - relative **7/1:** 269
- - Kontraindikation **7/1:** 269
- stielgedrehter **7/1:** 269 f

Ovarialzystenruptur **7/1:** 269

Ovarien **7/2:** 74

Ovarkeilresektion **7/1:** 270

Ovaropexie **5:** 70, 72

Ovarvergrößerung **7/2:** 76

Overholt-Klemme **3:** 20, 46, 134, 137, 252

Over-the-Top-Punkt **10/2:** 260, 262

Owens-Vagotomie **3:** 187 f

Oxyuriasis **5:** 16

P

Pack-Kardiaresektion **3:** 294

Pack-McNeer-Ersatzmagenbildung **3:** 270

Paget-Krankheit **2:** 20
- anale **6:** 498

Paget-van-Schroetter-Syndrom **2:** 21

Palisadennähte, Bauchdeckenverschluß **3:** 152 f

Palliation, Chemoembolisation **E:** 143
- endovaskulärer Eingriff **E:** 149
- Stentimplantation, gastrointestinale **E:** 174 ff

Palliativeingriffe beim Magenkarzinom **3:** 302 ff
- - Arbeitsschritte **3:** 302
- - Technik **3:** 303 ff
- - - Gastrostomie **3:** 309 ff
- - - Ösophagogastrostomie **3:** 303 ff
- - - Stenose, nach Gastrektomie **3:** 307 f
- - - - Magen, distaler **3:** 306
- - - - - proximaler **3:** 303
- - - - nach Magenresektion **3:** 306
- beim Ösophaguskarzinom **3:** 71

Palliativoperation bei Dünndarmtumor **6:** 161 ff
- Indikationsstellung **6:** 290

Palma-Bypass, hoher **1:** 300

Palma-Operation **1:** 117, 299 f
- Arbeitsschritte **1:** 299
- Ausweichmethode **1:** 300
- Fistel, arterio-venöse, protektive **1:** 299
- Komplikation, intraoperative **1:** 300
- - postoperative **1:** 300
- Transplantatverschluß, intraoperativer **1:** 300
- Zugangsweg **1:** 299

Palmaraponeurose **9:** 304, 306, 310, 338

Palmaris-longus-Plastik **6:** 506

Panaritium **8:** 73
- subcutaneum **8:** 73; **9:** 438 ff
- tendinosum **8:** 73

Pancoast-Tumor **2:** 246 ff
- Ausdehnung **2:** 246 f
- Bestrahlung, präoperative **2:** 247
- Rippenresektion **2:** 247
- Zugang **2:** 246
- - transsternaler **2:** 248

Pancreas accessorium **4:** 59
- anulare **4:** 59, 136; **6:** 39 ff
- - mit Ausführungsgang **6:** 40
- - Definition **6:** 40
- - Durchtrennung der Bindegewebsbrücke **6:** 40 f
- - Entwicklungsgeschichte **4:** 7
- - Gangdarstellung, intraoperative, röntgenologische **6:** 40
- - Komplikation, intraoperative **6:** 43
- - - postoperative **6:** 43
- - Megaduodenum **6:** 64
- - Operationsindikation, absolute **6:** 40
- - Operationskontraindikation **6:** 40
- - Operationsrisiko **6:** 40
- - Operationsvorbereitung **6:** 40
- - stenosierendes **3:** 195
- - Zugangsweg **6:** 40 f
- bifidum **4:** 59
- divisum **4:** 7 f, 48, 59
- - Cholangio-Pankreatikographie, endoskopisch-retrograde **4:** 8
- - Drainage, transpapilläre **4:** 33
- - Eingriff, transpapillärer **4:** 31

- - Entwicklungsgeschichte **4:** 7
Pancuronium **7/2:** 8
Pankreas **1:** 168, 261, 280; **3:** 104, 106 f, 248; **6:** 38
- akzessorisches **4:** 136
- Anatomie **4:** 135 ff
- arterielle Versorgung **4:** 135, 140 ff; **E:** 117
- endokriner Anteil s. Inselorgan
- endoskopischer Eingriff **4:** 2
- exokrines, Tumor **4:** 183 ff
- Formvarianten **4:** 135
- Hauptachsen-Transversalachsen-Winkel **4:** 136
- Hufeisenform **4:** 135
- Innervation **4:** 135, 147
- - parasympathische **4:** 147
- - sympathische **4:** 147
- Inselorgan **4:** 148
- Lage **4:** 135
- Lagebeziehung **E:** 116
- - zu anderen Organen **4:** 137 f
- - zum Duodenum **6:** 23 f
- - zu den großen Bauchgefäßen **4:** 138
- Länge **4:** 135
- L-Form **4:** 135
- Lymphabfluß **4:** 135, 146
- Lymphknoten **4:** 146
- Operationsziel **4:** 134
- operative Strategie **4:** 134
- Palpation, bidigitale **4:** 221, 224
- - - posttraumatische **4:** 149
- Peritonealabdeckung **3:** 80
- Präparation **E:** 124 f
- Rundumfreilegung **4:** 219, 221 ff
- - Ablösung der rechten Kolonflexur **4:** 221 f
- - Arbeitsschritte **4:** 221
- - Duodenummobilisation **4:** 221 f
- - Zusatzmaßnahmen, diagnostische **4:** 224 f
- Sammellymphknoten **4:** 146
- S-förmiges **4:** 135
- venöse Drainage **4:** 135, 144 f
- venöser Abfluß **E:** 117
- V-Form, umgekehrte **4:** 135
- Zugang **7/1:** 29, 32
Pankreasabszeß **4:** 182
- Zugang, operativer **5:** 21
Pankreasadenokarzinom, duktales **4:** 156
Pankreasanlage, dorsale **4:** 138
- ventrale **4:** 138
Pankreasarkade **4:** 8
Pankreasbiopsie bei Pankreasrundumfreilegung **4:** 224
Pankreasblutung, postoperative **3:** 199
Pankreasdestruktion bei Ductus-pancreaticus-Obstruktion **4:** 156
Pankreasdurchblutungsstörung nach Splenektomie **5:** 243 f
Pankreasentnahme mit Leberentnahme **E:** 118, 120, 125 ff
Pankreasexploration, chirurgische, bei Tumor des endokrinen Gewebes **4:** 219
Pankreasfistel **4:** 59
- nach Operation bei Pankreasverletzung **4:** 151 f
- - bei wegen Tumor des endokrinen Pankreas **4:** 228
- nach Pancreas-anulare-Operation **6:** 43
- nach Pankreaskopf-Pankreaskörper-Resektion **4:** 154
- posttraumatische, persistierende **4:** 150
- sekundäre **3:** 169
Pankreasfraktur **3:** 90
Pankreasgangdrainage, transpapilläre **4:** 31
- - Komplikation **4:** 35
- - Technik **4:** 33
Pankreasgangdurchtrennung bei stumpfem Bauchtrauma **3:** 90
Pankreasgangkonkrement, eingeklemmtes **4:** 31
- Extraktion, endoskopische **4:** 31
- - - Technik **4:** 32
- - intraoperative **4:** 165
- Stoßwellen-Lithotripsie, extrakorporale **4:** 31 f
Pankreasgangokklusion **4:** 200, 202, 216
Pankreasgangsystem **4:** 138 ff
- Ausbildungsformen **4:** 138 f
Pankreasgewebe, ektopisches **4:** 59
Pankreashämatom, subkapsuläres **4:** 149
Pankreashauptgangstein, eingeklemmter **4:** 31
Pankreashauptgangstenose, umschriebene **4:** 31
Pankreasheterotopie **6:** 107
- duktale **6:** 44
Pankreasinsuffizienz, endokrine, nach Pankreasresektion **4:** 217
- exokrine, nach Pankreasresektion **4:** 217
Pankreaskapsel, vordere, Ablösen bei Magenkarzinom **3:** 243, 265
Pankreaskarzinom **4:** 183 ff
- Aufklärung, präoperative **4:** 185
- Diagnostik, intraoperative **4:** 183 f
- Drainage, endoskopisch-retrograde **4:** 185
- - perkutan-transhepatische **4:** 185
- duktales **4:** 183
- Einbruch, intestinaler **4:** 185
- Galleableitung, vorübergehende, präoperative **4:** 184
- 5-Jahres-Überlebensrate, postoperative **4:** 183
- Komplikation, intraoperative **4:** 215 f
- - postoperative **4:** 216 f
- Lokalisation **4:** 183
- Lymphknotengruppen, regionäre **5:** 66
- Nachbarstruktureninfiltration **5:** 65 f
- Operationsindikation, absolute **4:** 184 f
- - relative **4:** 185
- Operationskontraindikation **4:** 185
- Operationsmethode **4:** 184
- Operationsmethodenwahl **4:** 184
- - Kriterien **4:** 184
- Operationsrisiko **4:** 185
- Operationstechnik, onkochirurgische Kriterien **4:** 184
- Operationsvorbereitung **4:** 186
- Operationsziel **4:** 183
- Palliativmaßnahme **4:** 183
- Palliativoperation **4:** 213 ff
- - Arbeitsschritte **4:** 214
- - Exploration **4:** 214
- - Zugangsweg **4:** 214
- periampulläres **4:** 183
- Processus uncinatus **4:** 213
- Radiotherapie, intraoperative **4:** 215
- Resektabilität **4:** 183
- - Beurteilung, intraoperative **4:** 188, 191, 208
- Resektion, palliative **4:** 184
- Resektionsmethode, abweichende **4:** 199
- Schmerzausschaltung, operative **4:** 184, 215
- - - Indikation **4:** 185
- Staging, intraoperatives **5:** 65 f
- Tumormarker **4:** 217
- Wiederholungseingriff **4:** 215
Pankreaskontusion **4:** 149
Pankreaskontusionsverletzung **3:** 90
Pankreaskopf **4:** 135 ff; **6:** 23 ff, 39
- arterielle Versorgung **4:** 8, 140
- Ausspiegeln **7/2:** 70
- Gefäßversorgung, arterielle **6:** 25
- - venöse **6:** 27
- Kocher-Mobilisation **4:** 76
- Maße **4:** 135
- Pseudozyste, Drainage ins Duodenum **4:** 161
- venöse Drainage **4:** 145
Pankreaskopfkarzinom, isthmusnahes **4:** 199
- Lymphknotengruppen, regionäre **5:** 66
- Operationsmethode **4:** 184
- Palliativoperation **6:** 77
Pankreaskopf-Pankreaskörper-Resektion **4:** 153
Pankreaskopfresektion **4:** 153
- Duodenopankreatektomie, partielle **4:** 167 f
- Modifikation **4:** 199
Pankreaskopfruptur, komplette **4:** 153
Pankreaskopftumor, entzündlicher **4:** 155 f
Pankreaskopfverletzung **4:** 149
- Duodenopankreatektomie, partielle **4:** 154
- Resektion **4:** 153
Pankreaskopfzertrümmerung **4:** 154
Pankreaskörper **4:** 39, 135, 137; **6:** 23
- arterielle Versorgung **4:** 141 ff
- Ausspiegeln **7/2:** 69
- Lage **4:** 135
- venöse Drainage **4:** 145
Pankreaskörperverletzung **4:** 149
- Pankreaslinksresektion **4:** 152
Pankreaskorpusinfiltration bei Magenkarzinom **3:** 268
Pankreaslinksresektion **4:** 152, 155, 174 f
- Arbeitsschritte **4:** 152, 174
- Ausräumung retrokolischer Nekrosestraßen **4:** 179 ff
- bei chronischer Pankreatitis **4:** 174 f
- bei erweiterter Gastrektomie **3:** 246, 268
- Indikation **4:** 152
- Komplikation **4:** 152
- mit Milzentfernung s. Splenopankreatektomie
- bei Pankreasdestruktion **4:** 156
- bei Pankreasverletzung **4:** 152
- über die Pfortader hinaus **4:** 174 f
- subtotale **4:** 226 f
- - Arbeitsschritte **4:** 226
- - bei Nesidioblastose **4:** 219, 226 f
- Zugangsweg **4:** 174
Pankreaslogendrainage, posttraumatische **4:** 149
Pankreaslogenrevision, posttraumatische **4:** 149
Pankreasnekrose, postoperative **3:** 152
- - Digitoklasie **3:** 152
- - Linksresektion **3:** 152
- - Nekrosektomie **3:** 152
- - Wundbehandlung, offene **3:** 152
Pankreas-Norm-Varianten **4:** 8
Pankreasparenchymeinriß **4:** 149
Pankreaspseudozyste, Darstellung zur Zystojejunostomie **4:** 161
- Differentialdiagnose **4:** 156
- Drainage **4:** 228
- - äußere **4:** 161
- - innere s. Zystojejunostomie
- Nachbarorgankompression **4:** 155
- nach Operation bei Pankreasverletzung **4:** 151
- nach Pankreastumorenukleation **4:** 228
- posttraumatische **4:** 149 f
- Sonographie **4:** 156
- zunehmender Größe **4:** 156
Pankreasresektion, distale **6:** 271
- Komplikation, intraoperative **4:** 215 f
- - postoperative **4:** 216 f
- Nachsorge **4:** 217
- - onkologische **4:** 217
- Spätkomplikation **4:** 217
- Wiederholungseingriff **4:** 215
- Wundheilungsstörung **4:** 216 f
Pankreasrest-Jejunum-Teleskopanastomose **4:** 153, 167, 170, 194 f
- Komplikation **4:** 173
Pankreasruptur, distale **4:** 149
- proximale **4:** 149
Pankreassarkom **4:** 183
Pankreasschwanz **4:** 135, 137
- arterielle Versorgung **4:** 141, 143
- Lage **4:** 135
- Tumorinfiltration aus Nachbarorganen **4:** 184
- venöse Drainage **4:** 145
- Zugang **7/1:** 30
Pankreasschwanzkarzinom, Lymphknotengruppen, regionäre **5:** 66
Pankreasschwanzresektion bei Magenkarzinom **3:** 268
Pankreasschwanzspitze, Resektion bei Pankreasrundumfreilegung **4:** 224
Pankreasschwanzverletzung **4:** 149
- Pankreaslinksresektion **4:** 152
Pankreassequester **4:** 182
Pankreasspende, Kriterien **E:** 108
Pankreassteine, intraductale, Extraktion, endoskopische **4:** 32
Pankreasteilresektion **4:** 153
Pankreastumor, Aufklärung, präoperative **4:** 185
- Biopsie, intraoperative **4:** 186
- Diagnostik, intraoperative **4:** 134, 183 f, 186 f
- Einbruch, intestinaler **4:** 185
- endokriner **4:** 218 ff
- - Aufklärung, präoperative **4:** 220
- - Biopsie **4:** 219
- - ohne endokrines Syndrom **4:** 219
- - Enukleation **4:** 219, 225 f
- - Komplikation, intraoperative **4:** 228
- - - postoperative **4:** 228
- - Metastasenreduktion **4:** 219
- - metastasierender **4:** 220
- - Multiplizität **4:** 218, 224

- - Nachsorge 4: 229
- - Operation, erfolglose 4: 229
- - Operationsindikation, absolute 4: 219 f
- - - relative 4: 220
- - Operationskontraindikation 4: 220
- - Operationsmethode 4: 219
- - - diagnostische 4: 219
- - - kurative 4: 219
- - Operationsrisiko 4: 220
- - Operationsstrategie 4: 219
- - Operationsvorbereitung 4: 220
- - Operationsziel 4: 219
- - Palliativeingriff 4: 219, 228
- - Sonographie, intraoperative 4: 219
- - Spätkomplikation, postoperative 4: 228
- - Venenblutentnahme, selektive 4: 219
- - Verlaufsbeobachtung, langfristige 4: 229
- - Wiederholungseingriff 4: 228
- Enukleation 4: 213, 219, 225 f
- Exploration, intraoperative 4: 186
- Feinnadelbiopsie, intraoperative 4: 186
- Gallenwegsdarstellung, intraoperative 4: 186
- Keilexzision, intraoperative 4: 186
- Komplikation, intraoperative 4: 215 f
- - postoperative 4: 216 f
- Lympadenektomie 4: 186
- Lymphfluß, verstärkter, postoperativer 4: 216
- maligner, Operationsziel 4: 134
- Operation, kurative 4: 184
- - palliative 4: 184
- Operationsindikation, absolute 4: 184
- - relative 4: 185
- Operationskontraindikation 4: 185
- Operationsmethode 4: 219
- Operationsmethodenwahl 4: 184
- - Kriterien 4: 184
- Operationsrisiko 4: 185
- Operationsvorbereitung 4: 186
- Operationsziel 4: 219
- Palliativoperation 4: 213 ff
- Pankreasgangsystemdarstellung, intraoperative 4: 186
- Resektabilitätsbeurteilung, intraoperative 4: 188, 191, 208
- Röntgendiagnostik, intraoperative 4: 186 f
- Tru-cut-Biopsie, intraoperative 4: 186
- Wiederholungseingriff 4: 215

Pankreasverletzung 4: 149 ff
- Aufklärung, präoperative 4: 150
- Diagnostik 4: 149
- Form 4: 149
- intraoperative 3: 144, 257
- - bei Magenresektion 3: 144
- - bei Splenektomie 3: 257
- Komplikation, postoperative 4: 151
- Letalität 4: 150
- Nachsorge 4: 151
- Notfallaparotomie 4: 150
- Operationsindikation 4: 150
- Operationsmethoden 4: 149
- - Drainageoperationen 4: 150 f
- - Duodeno-Pankreatektomie, partielle 4: 154, 167 ff
- - Pankreaskopfteilresektion 4: 153
- - Pankreaslinksresektion 4: 152
- - Pankreatiko-Jejunostomie 4: 154
- Operationsrisiko 4: 150
- Operationstechnik 4: 151
- Operationsvorbereitung 4: 150
- Operationsziel 4: 134, 149
- Schnittführung 4: 150
- bei Sigmaresektion 7/2: 282
- Symptome 4: 149

Pankreaszystadenokarzinom, papilläres 4: 183

Pankreaszystendrainage, transmurale 4: 31
- - Technik 4: 34
- transpapilläre 4: 31
- - Technik 4: 34

Pankreatektomie, regionale 4: 210 ff
- - Arbeitsschritte 4: 210
- - Ausweichmethoden 4: 213
- - Exploration 4: 210
- - Rekonstruktion 4: 210, 212
- - Resektion 4: 210 ff
- - Zugangsweg 4: 210
- totale 4: 207 ff
- - Arbeitsschritte 4: 207
- - Aufklärung, präoperative 4: 185
- - Ausweichmethoden 4: 210
- - Exploration 4: 207
- - bei Pankreaskarzinom 4: 183 f
- - bei Pankreastumor des endokrinen Gewebes 4: 219
- - Rekonstruktion 4: 207, 209
- - Resektion 4: 207, 209
- - Tumordiagnostik, intraoperative 4: 207 f
- - Zugangsweg 4: 207

Pankreatikojejunostomie 3: 268; 4: 155 f, 163 ff
- Anastomose 4: 165
- Anastomosenleck 4: 216
- Arbeitsschritte 4: 163
- doppelte 4: 154
- Drainage 4: 165 f
- Ductus-pancreaticus-Eröffnung 4: 164
- Duodenopankreatektomie, partielle 4: 194 f
- Heilungsstörung 4: 216
- bei isoliertem Ductus-pancreaticus-Stau 4: 163 ff
- Komplikation 4: 166
- palliative 4: 184
- Pankreatikoskopie, intraoperative 4: 164
- Sonographie, intraoperative 4: 164
- termino-laterale 4: 187, 194 f, 201
- Zugangsweg 4: 163

Pankreatikolithiasis 4: 156, 163

Pankreatikoskopie, intraoperative, bei Pankreatikojejunostomie 4: 164

Pankreatitis, akute 4: 21, 176 ff
- - Basistherapie, konservative 4: 176
- - biliär bedingte 4: 60
- - - - Cholezystektomie 4: 177
- - Cholangio-Pankreatikographie, endoskopisch-retrograde, frühzeitige, mit Papillotomie 4: 176
- - Computertomographie 4: 176
- - nach endoskopischem Pankreaseingriff 4: 31
- - - - Therapie 4: 35
- - nach endoskopischer Gallensteinextraktion 4: 21
- - hämorrhagisch-nekrotisierende 4: 176 ff
- - - Aufklärung, präoperative 4: 178
- - - Computertomographie 4: 177 f
- - - Komplikation 4: 176
- - - - postoperative 4: 178
- - - Letalität, postoperative 4: 178
- - - Nekrosestraßen 4: 177
- - - Operationsindikation 4: 177
- - - Operationskontraindikation 4: 178
- - - Operationsrisiko 4: 178
- - - Operationsvorbereitung 4: 178
- - - Operationsziel 4: 176
- - - Respiratortherapie, präoperative 4: 178
- - Intensivtherapie 4: 176
- - Klassifikation 4: 176
- - nekrotisierende 4: 176
- - Niereninsuffizienz 4: 177
- - ödematöse 4: 176
- - Operationsmethode 4: 176
- - - Linksresektion 4: 179 ff
- - - Nekrosektomie 4: 179 ff
- - Operationsziel 4: 176
- - nach Papillektomie 4: 30
- - nach Papillenexzision 4: 132
- - respiratorische Insuffizienz 4: 177
- - Respiratortherapie 4: 177 f
- - Ursache 4: 176
- biliäre 4: 17
- chologene 3: 152
- chronische 4: 155 ff
- - alkoholbedingte 4: 155
- - Alkoholismus, fortbestehender 4: 156
- - Aufklärung, präoperative 4: 157
- - Begleiterkrankung 4: 156
- - Komplikation 4: 155
- - Operation an Nachbarorganen 4: 155
- - - am Pankreas 4: 155
- - Operationsindikation 4: 155 f
- - - relative 4: 156
- - Operationskontraindikation 4: 156
- - - technisch bedingte 4: 156
- - Operationsmethode 4: 155
- - - Hepatiko-Jejunostomie 4: 157 ff
- - - Linksresektion 4: 174 ff
- - - nichtresezierende, Indikation 4: 155 f
- - - Pankreatiko-Jejunostomie 4: 163 ff
- - - resezierende 4: 155
- - - - Indikation 4: 156
- - - Zysto-Jejunostomie 4: 160 ff
- - - - Letalität 4: 156
- - Operationsrisiko 4: 156 f
- - Operationsvorbereitung 4: 157
- - Operationsziel 4: 155
- - postoperativ persistierende 4: 156
- - - rezidivierende 4: 156
- - Reeingriff 4: 156
- - - Indikation 4: 156
- nach Duodenaldivertikel-Operation 6: 52
- nekrotisierende 5: 16; 7/1: 209, 213 ff
- - Drainage 7/1: 215
- - Kompartmentbildung, extraperitoneale 7/1: 213, 215 ff
- - Komplikation, postoperative 7/1: 218
- - Nekrosektomie 7/1: 214, 216
- - Nekrosenlokalisation 7/1: 215
- - nach Pankreaskopf-Pankreaskörper-Resektion 4: 154
- - postoperative, Diagnostik 7/1: 175
- - posttraumatische 4: 149 f
- - Retroperitoneostoma, transperitoneales 7/1: 213 ff
- - Therapiekonzept 7/1: 213
- obstruktive 4: 31 ff
- - Behandlung, endoskopische 4: 31 ff
- - - - Aufklärungshinweise 4: 31 ff
- - - - Indikation, absolute 4: 31
- - - - - relative 4: 31
- - - - Komplikation 4: 35
- - - - Kontraindikation 4: 31
- - - - Risikofaktoren 4: 31
- nach Operation wegen Tumor des endokrinen Pankreas 4: 228
- Operationsziel 4: 134
- bei Pancreas anulare 6: 40, 43
- nach Pancreas-anulare-Operation 6: 43
- nach Papillenplastik 4: 124 f
- nach Papillotomie, Risiko 4: 120
- postakute 4: 182
- postoperative 3: 128, 152, 244; 4: 134
- - nach Gastrektomie 3: 244
- - nach Magenresektion 3: 128, 152
- Zwerchfelldefekt 2: 114

Pankreatojejunostomie s. Pankreatikojejunostomie

Panniculus adiposus 7/1: 3 f

Pannikulitis, mesenteriale 5: 25

Papilla duodeni, arterielle Versorgung 7/2: 113
- - major 3: 138 f, 142, 195; 4: 2 ff, 8, 45 ff, 139; 6: 44, 46, 56
- - - Abflußverhältnisse, Beurteilung, intraoperative 4: 64
- - - endoskopisches Bild 4: 4, 8
- - - Formvariation 4: 3, 45
- - - Frenulum 4: 4, 8
- - - Größenvariation 4: 45
- - - Innervation 4: 8
- - - Kapuze 4: 3 f, 8, 47
- - - Lokalisation 4: 3 f
- - - - bei Duodenaldivertikel 4: 6
- - - Normposition 4: 48
- - - Papillotomie s. Papillotomie
- - - Residualdruck 4: 65
- - - Sitz, hoher 4: 48
- - - - tiefer 4: 48
- - - Sondierung vor Papillotomie 4: 122 f
- - - - - Komplikation 4: 124
- - - Standarddurchfluß 4: 65
- - - Tumor, maligner, Metastasierung, lymphogene 4: 58
- - - Verlegung bei Duodenaldivertikel 6: 47
- - - Verletzung bei Magenresektion 3: 144
- - - Verschlußapparat 4: 8, 45 ff
- - minor 4: 3, 8, 138
- - - beim Kind 4: 48
- - - Normposition 4: 48
- - - Pancreas-divisum-Drainage 4: 31, 33

- - - Papillotomie **4:** 119
- - - zweite **4:** 48
- ilealis **6:** 168
- mammaria s. Mamille
- umbilicalis **7/1:** 10 f
- Vateri s. Papilla duodeni major
Papillektomie, endoskopische, Komplikationen **4:** 30
Papillenabtragung, endoskopische **4:** 128
Papillenadenom **4:** 30
- Behandlung, endoskopische **4:** 30
Papillendachinzision **4:** 15
Papillendilatation, Gallensteinextraktion, endoskopische **4:** 17
Papillendysfunktion **4:** 120
Papillenexzision **4:** 128 f
- Diagnostik, präoperative **4:** 128
- Indikation, absolute **4:** 128
- - relative **4:** 128
- Komplikation, intraoperative **4:** 132
- - postoperative **4:** 132
- Kontraindikation **4:** 128
- Nachsorge **4:** 132
Papillenfunktion **3:** 149 Papillenkarzinom **4:** 183
Papillenplastik **4:** 119 ff
- Komplikation, intraoperative **4:** 124
- Technik **4:** 123
Papillenporus **4:** 3 f, 45
- Durchmesser **4:** 3
- enger, Papillotomie **4:** 14 ff
- Größenvariation **4:** 45
- Länge **4:** 5
Papillenschleimhaut **4:** 45
- Faltenhyperplasie **4:** 47
Papillensondierung **4:** 2
Papillenspasmus **4:** 65, 120
apillenstein, inkarzerierter **4:** 31
- - Extraktion, endoskopische **4:** 19
- - Papillotomie, operative **4:** 119
Papillenstenose, benigne, Papillotomie, operative **4:** 119
- endoskopisch nicht behandelbare **4:** 82
- nach ERC **4:** 22
- funktionelle **4:** 65, 120
- nach Gallengangsrevision **7/2:** 159
- intraoperativ festgestellte **4:** 79 f
- primäre **4:** 119
- sekundäre **4:** 119
Papillentumor, benigner, Papillenexzision **4:** 128
- maligner **4:** 128
- - Palliativmaßnahme **4:** 128
Papillom **6:** 497 f Papillotom **4:** 13
Papillotomie (s. auch Sphinkterotomie) **3:** 152; **4:** 2, 119 ff
- Antibiotikaprophylaxe, perioperative **4:** 120
- Aufklärungshinweise **4:** 120
- bei Billroth-II-Magen **4:** 16
- chirurgische **4:** 119 ff
- - Antibiotikaprophylaxe, perioperative **4:** 120
- - Aufklärungshinweise **4:** 120
- - Diagnostik, präoperative **4:** 119
- - Duodenotomie **4:** 121
- - Duodenotomieverschluß **4:** 124
- - Indikation **4:** 119
- - - absolute **4:** 119
- - - relative **4:** 120
- - bei intraoperativ festgestellter Papillenstenose **4:** 79 f
- - Komplikation, intraoperative **4:** 124
- - - postoperative **4:** 125
- - Kontraindikation **4:** 120
- - Operationsrisiko **4:** 120
- - Papilla duodeni minor **4:** 33, 119
- - Papillenlokalisierung **4:** 121 f
- - Papillensondierung **4:** 122 f
- - partielle **4:** 119
- - prophylaktische **4:** 119
- - Reoperation nach Cholezystektomie **4:** 125 ff
- - vollständige **4:** 119
- - Ziel **4:** 119
- Cholangio-Pankreatikoskopie, orale **4:** 35
- Diagnostik, präoperative **4:** 119
- Diathermie **4:** 13
- Duodenotomie **4:** 121
- Duodenotomieverschluß **4:** 124
- endoskopische **4:** 2, 13 ff, 22, 119; **6:** 47, 51
- - bei Billroth-II-Magen **4:** 16
- - Cholangio-Pankreatikoskopie, orale **4:** 35
- - Diathermie **4:** 13
- - bei engem Pylorus **4:** 14 ff
- - Erlanger Methode s. Papillotomie, Standardverfahren
- - Gallengangendoprotheseneinlage **4:** 26 f
- - Gallensteinextraktion, endoskopische **4:** 17 f, 75
- - mit Hilfe des Führungsdrahtes **4:** 15
- - Pankreas-divisum **4:** 32
- - Papilla duodeni minor **4:** 33
- - Precutting-Technik **4:** 14
- - Rendez-vous-Verfahren **4:** 16
- - Standard-Verfahren **4:** 13 f
- - Technik **4:** 13 ff
- bei engem Porus **4:** 14 ff
- Erlanger Methode s. Papillotomie, Standardverfahren
- Gallengangendoprotheseneinlage **4:** 26 f
- Gallensteinextraktion, endoskopische **4:** 17 f, 75
- mit Hilfe des Führungsdrahtes **4:** 15
- Indikation **4:** 119 f
- - absolute **4:** 119
- - relative **4:** 120
- bei intraoperativ festgestellter Papillenstenose **4:** 79 f
- Komplikation, intraoperative **4:** 124
- - postoperative **4:** 125
- Kontraindikation **4:** 120
- Operationsrisiko **4:** 120
- Papilla duodeni minor **4:** 33, 119
- Papillenlokalisierung **4:** 121 f
- Papillensondierung **4:** 122 f
- partielle **4:** 119
- Precutting-Technik **4:** 14
- prophylaktische **4:** 119
- Rendezvous-Verfahren **4:** 16
- Reoperation nach Cholezystektomie **4:** 125 ff
- Standardverfahren **4:** 13 f
- Technik **4:** 13 ff
- vollständige **4:** 119
- Ziel **4:** 119
Paraduodenalhernie s. Hernie, paraduodenale
Paragangliom **6:** 154; **7/1:** 227
- mediastinales, Resektion **7/2:** 371
Parakondylärraum, lateraler **10/2:** 178
- medialer, Knorpelschaden **10/2:** 176
- - Normbefund, arthroskopischer **10/2:** 176
Paramedianschnitt **6:** 175
- linksseitiger **6:** 297
Parametrium **6:** 381
Paraparese nach Aortenaneurysmaoperation, Risiko **1:** 141
Paraphimose **7/1:** 262
Paraplegie nach Aortenaneurysmaoperation, Risiko **1:** 141
Paraproktien **7/2:** 275
- Absetzung **7/2:** 275 f
Paraproktienabsetzung **6:** 408, 432
Paraprostatikum **6:** 381
Pararektalschnitt **5:** 169; **6:** 175, 184
- rechtsseitiger **6:** 108
Paraskapulalappen, fasziokutaner **8:** 8 ff
- - Markierung **8:** 9
Parastomiehernie **6:** 294, 304, 450; **7/1:** 151, 154 f, 171
Parasympathikus, sakraler **6:** 172
Parathyroidektomie, Komplikation **1:** 76
- Nachsorge **1:** 76
- subtotale **1:** 70, 72, 77
- totale **1:** 70, 72, 77
Parathyrotoxikose **1:** 76
Parazystium **6:** 381 f
Parks-Hämorrhoidektomie **6:** 475
Parks-Operation bei Rektumprolaps **6:** 459
Paronascher Raum **9:** 252, 306
- - Phlegmone **9:** 438
Paronychie **8:** 73
Paronychium **9:** 328
Parotitis nach Karotisschleifenoperation **1:** 187
Pars abdominalis aortae s. Aorta abdominalis
- analis recti **6:** 377
- ascendens aortae thoracicae s. Aorta ascendens
- - duodeni **5:** 209; **6:** 22, 24, 29, 36
- - - Darstellung **6:** 37
- - - Karzinom **6:** 74
- basalis arteriae pulmonalis **2:** 154, 180, 238
- cardiaca ventriculi **4:** 39
- descendens aortae **2:** 46 f
- - - Äste, parietale **2:** 47
- - - - viszerale **2:** 47
- - - Rami bronchiales **2:** 47
- - - thoracicae s. Aorta descendens
- - duodeni **4:** 189; **6:** 22, 24 f, 36
- - - Darstellung **6:** 37
- - - Divertikel, Operationstechnik **6:** 48 f
- - - Membranstenose **6:** 64
- epicondylica musculi adductoris magni **1:** 109
- horizontalis duodeni **4:** 189; **6:** 22 f, 25, 36
- - - Divertikel, Operationstechnik **6:** 51
- - - Gefäßschere, aortomesenteriale **6:** 60
- - - Hinterwanddivertikel **6:** 39
- - - Karzinom **6:** 74
- - - Lage, prävaskuläre **6:** 23, 31
- - - - retrovaskuläre **6:** 23
- inferior duodeni s. Pars horizontalis duodeni
- pelvina ureteris **6:** 382
- perinealis recti **6:** 377
- pylorica ventriculi **5:** 78
- superior duodeni **4:** 189; **6:** 22 f
Passagestörung durch Darmsporn **3:** 279
- gastrointestinale, tumorrezidivbedingte **E:** 166, 174 ff
- hernienbedingte **7/1:** 50
- durch Netzkompression **3:** 201 f
Patch, Duraverschluß **8:** 119, 203
- Sicherung der genähten Dura **8:** 191
Patch-Plastik bei Arterienverletzung **1:** 113
- bei Darmarterienverschluß-Operation **1:** 260
- bei Karotisschleife **1:** 187 f
- nach Queraortotomie **1:** 266
- bei Thrombendarteriektomie der Karotisbifurkation **1:** 183 ff
Patella **1:** 254; **10/1:** 141 ff; **10/2:** 164, 171
- bipartita **10/1:** 194
- Facette, laterale **10/1:** 143 f; **10/2:** 164 f
- - mediale **10/1:** 143 f; **10/2:** 164 f
- Femurstumpfverschluß **1:** 254
- Knorpelschaden **10/2:** 176, 227 ff
- Olekranisation nach Grammont **10/1:** 240 f
- Ossifikationszentrum **10/1:** 194
- Release, laterales **10/2:** 228
- Tiefstand **10/1:** 254
- Zugbelastung **10/1:** 173
- Zügelungsoperation **10/1:** 257
Patellafraktur **10/1:** 209
- Abrißfraktur **10/1:** 174
- Arthroskopie **10/1:** 173
- Aufklärungsgespräch **10/1:** 175
- Behandlung, konservative **10/1:** 142
- - postoperative **10/1:** 184
- Berstungsfraktur **10/1:** 174
- Cerclage, äquatoriale **10/1:** 174
- dislozierte **10/1:** 142, 173
- - Berstungsfraktur **10/1:** 179 ff
- - Klassifikation **10/1:** 174
- - Strategie, operative **10/1:** 142
- Fragmentdislokation, sekundäre **10/1:** 184
- Hämarthrospunktion **10/1:** 173
- Implantatentfernung **10/1:** 184
- beim Kind **10/1:** 194
- Komplexverletzung **10/1:** 183
- Komplikation, intraoperative **10/1:** 183
- - postoperative **10/1:** 184
- Längsfraktur **10/1:** 174
- - Schraubenosteosynthese **10/1:** 175
- Mehrfragmentfraktur **10/1:** 142, 174
- nicht dislozierte, Behandlung, funktionelle **10/1:** 173
- - - - konservative **10/1:** 173
- - - Immobilisierung **10/1:** 173
- Operationsindikation **10/1:** 174
- Operationskontraindikation **10/1:** 174
- Operationsmethode **10/1:** 173 f
- Operationsrisiko **10/1:** 175
- Operationsziel **10/1:** 173
- osteochondrale **10/1:** 173
- Pseudarthrose **10/1:** 184
- Querfraktur **10/1:** 174
- - Schraubenosteosynthese **10/1:** 176 f
- - Zuggurtung **10/1:** 177
- - mit Zusatzfragment **10/1:** 178 f
- Schnittführung **10/1:** 174

- Schraubenosteosynthese **10/1:** 173 f
- - Rückbohrtechnik **10/1:** 176
- - Schraubenlänge **10/1:** 177
- Spongiosaplastik **10/1:** 175
- Sternfraktur **10/1:** 174
- nach Transplantatentnahme **10/1:** 229
- Wiederholungseingriff **10/1:** 184
- Zuggurtung **10/1:** 173, 177
- - Komplikation **10/1:** 175
- - ventrale **10/1:** 174, 177
Patellagelenkfläche **10/2:** 183
Patellagleitlager **10/2:** 181, 183
- Adhäsiolyse **10/2:** 220
- Knorpelschaden **10/2:** 204, 230
- Verletzung **10/2:** 238
Patella-Haltezange **10/1:** 176
Patellalateralisation **10/2:** 176, 225, 227
Patellaluxation **10/2:** 238
- akute **10/1:** 257
- Folge **10/1:** 173
- MR-Untersuchung **10/1:** 257
- rezidivierende **10/1:** 257 ff
- - Behandlung, postoperative **10/1:** 259
- - Fesselungsoperation modifiziert nach Krogius **10/1:** 258 f
- - Operationsindikation **10/1:** 257 f
- - Operationsrisiko **10/1:** 258
- - Operationsvorbereitung **10/1:** 258
- - Operationsziel **10/1:** 257
- - Röntgendiagnostik **10/1:** 257
- - Tuberositas-tibiae-Medialisierung **10/1:** 260 ff
Patellamedialisierung **10/2:** 238
Patellaosteophyt **10/2:** 229, 232
Patellaquerfraktur **10/2:** 243
Patellarsehnenreflex **10/1:** 151; **10/2:** 173
Patellarsehnenstreifen, autologer **10/1:** 229
Patellaspitze, Abrißfraktur **10/1:** 178
- Zertrümmerung **10/1:** 183
Patellatiefstand **10/1:** 241
Patellatrümmerfraktur **10/1:** 179 ff
- Cerclage, äquatoriale **10/1:** 180 f
- Fixation, temporäre **10/1:** 180
- Zuggurtung, ventrale **10/1:** 180 ff
Patellektomie, partielle **10/1:** 183
- primäre **10/1:** 175
- - Indikation **10/1:** 179
- totale **10/1:** 183
Patello-Femoralgelenk, Knorpelschaden **10/2:** 176
- Normbefund, arthroskopischer **10/2:** 176
PDS-Folie **8:** 286
PDS-Kordel, Sternumosteosynthese **9:** 51
Pedienelli-Narbona-Ulrich-Kremer-Lig.-teres-Plastik **3:** 328 ff
Pedikelabgangshöhe **8:** 302 f
Pedikeleröffnung **8:** 383
Pedikelhöhe **8:** 305
Pedikellänge **8:** 304
Pedikelquerdurchmesser **8:** 304
Pedikelschraube **8:** 367
- Lendenwirbelsäule **8:** 382
- Sakrumfraktur **8:** 489
Pedikelwinkel, sagittaler **8:** 304
PEG-Sonde **E:** 56 ff
- Komplikation **E:** 58
- Kontraindikation **E:** 56
Pelveoperitonitis der Frau **5:** 2 f
Pelvis renalis (s. auch Nierenbekken) duplex **7/1:** 200
Pelviskopie **6:** 223 Pelvisretraktor **6:** 407
Penicillin G **10/1:** 92
Penisteilamputation **7/1:** 259
Penrose-Drain **3:** 151
Penrose-Drainage **E:** 64
Peptid, vasoaktives, intestinales **4:** 148, 218
Peracchia-Diskonnektion, gastroösophageale, mit Dissektion **5:** 184 ff
Perforansligatur **1:** 278
- endoskopische **E:** 28
Perforansvenen **1:** 287
- insuffiziente **1:** 275
- klappeninsuffiziente, Unterbindung **1:** 289
- Klappenverlust **E:** 24
- Lokalisation **1:** 289
Perforation bei endoskopischer Polypektomie **6:** 515, 518
- gastrointestinale, verzögerte, nach Lebertransplantation **5:**145
- kolorektale, instrumentelle **7/2:** 254
- - - Diagnostik, intraluminale **7/2:** 256
- - - Klammernahtverschluß **7/2:** 257
- - - Nahtverschluß **7/2:** 257
- - - Versorgung **7/2:** 254 ff
- - - - Aufklärung **7/2:** 254
- - - - konventionelle **7/2:** 254
- - - - Op-Team-Positionierung **7/2:** 255
- - - - Patientenlagerung **7/2:** 255
- - - - Vorbereitung **7/2:** 254
- - - - Zugangswege **7/2:** 256
- retroduodenale, bei endoskopischer Gallensteinextraktion **4:** 21
Perforationsperitonitis **6:** 286; **7/2:** 80
Perfusionsstörung, hernienbedingte **7/1:** 50
Pergraftserom **1:** 217
Pericardium fibrosum **2:** 42, 101, 147, 159; **7/2:** 334
- serosum **2:** 42
- - Umschlagfalten **2:** 159 f
Peridivertikulitis **6:** 206
- Dünndarm **6:** 113
Periduodenitis **3:** 195, 229; **4:** 120; **6:** 43
Periduralkatheter zur Schmerztherapie **3:** 302
Perikard **1:** 75; **2:** 35, 38, 40, 42 f, 46, 48, 52, 75, 83 f; **3:** 18, 260; **7/2:** 330 ff
- Eröffnung zur intraperikardialen Gefäßversorgung **2:** 198, 226
- - transperikardialer Verschluß einer bronchopleuralen Fistel **2:** 278
- Gefäßversorgung **2:** 42
- Innervation **2:** 42
- Lagebeziehungen **2:** 43
- Lymphdrainage **2:** 42
- Pars diaphragmatica **2:** 40, 42
- - dorsalis **2:** 38, 42
- - mediastinalis **2:** 38, 42
- - sternocostalis **2:** 38, 42
- Umkleidung der Pars ascendens aortae thoracicae **1:** 101
Perikardbiopsie **7/2:** 326, 372
Perikarddefekt nach Pneumonektomie **2:** 201, 228
Perikarderguß, chronischer **7/2:** 372
- Punktion **7/2:** 372
- septierter **7/2:** 372
Perikarderkrankung **7/2:** 372 f
Perikardfenestration **7/2:** 326, 372 f
Perikarditis, konstriktive **7/2:** 372
Perikardpunktion **9:** 58 f; **E:** 18
Perikardtamponade **7/2:** 372; **9:** 39, 58; **10/1:** 489
- Schußverletzung **E:** 18
Perikardverwachsung nach Mediastinitis **2:** 78
Perikostalnaht **3:** 13
Perikranium **8:** 95 f
- Adaptationsnähte **8:** 120
Perinealhernie s. Hernia perinealis
Periostlappen, Duraverschluß **8:** 119, 203
Periostlappenplastik **10/1:** 427 f
- Komplikation **10/1:** 431
Peristaltika **6:** 328
Peristaltikbremse nach Hollender **3:** 156
- - bei postoperativer Diarrhoe **3:** 156
Peritonealblatt, Durchtrennung **7/1:** 35
- Inzision **7/1:** 25
- Naht **7/1:** 26
Peritonealdebridement **6:** 180
Peritonealexsudat, drainagebedingtes **E:** 61
Peritonealflüssigkeit **5:** 4, 9, 12
- Keimzahl **5:** 15
Peritonealgravidität **7/1:** 267
Peritonealhöhle **7/1:** 192
- Exploration **7/1:** 25; **7/2:** 60 ff, 90
- - bei diffuser Peritonitis **7/2:** 79
- - Indikation **7/2:** 60
- - Rundblick, diagnostischer **7/2:** 61
- - bei Verdacht auf retroperitoneale Verletzung **7/1:** 208 f
- - Zugangsweg **7/2:** 60
- mittlere, hintere, Zugang **7/1:** 38
- obere, Retrositus **5:** 105
- Recessus **7/1:** 154
- rechte, untere, Zugang **7/1:** 38
- Retrositus **5:** 81
- Revision bei Appendektomie **7/2:** 101
- Zugang, operativer **7/1:** 21 ff
- - - Wahl **7/1:** 21
Peritonealhöhlenexploration, chirurgische **6:** 80 ff
- laparoskopische **6:** 84 f
Peritonealkarzinose **5:** 24, 26, 38; **6:** 399
- Ileus **6:** 327
Peritoneallappen, diaphragmaler, zur Nahtsicherung **3:** 188
Peritoneallavage, intraoperative **5:** 17
- kontinuierliche, geschlossene **5:** 17 ff
Peritonealmakrophagen, freie **5:** 12
Peritonealspülung s. Bauchhöhlenspülung
Peritonealverletzung bei Rezidivhernienoperation **7/1:** 127
Peritonealverschluß **7/2:** 14
- nach intraperitonealer Hernienreparation **7/2:** 314
Peritoneum **3:** 7, 80, 177; **5:** 2 ff
- Abwehrmechanismus **5:** 4
- Anatomie **5:** 5 ff
- Anteile **3:** 80
- Arterien **5:** 5
- Besonderheiten **5:** 5
- Darstellung bei offener Laparoskopie **7/2:** 56
- Duplikatur, abnorme **5:** 13 f
- Epithelienimplantation **5:** 4
- Fehlbildung **5:** 13 f; **7/2:** 91
- Flüssigkeitsströme **5:** 6
- Funktion **5:** 4
- Innervation **5:** 6
- Inzision **7/1:** 24 f
- Keiminvasion bei akuter Appendizitis **5:** 15
- - nach Ulkusperforation **5:** 15
- Ligamenta **3:** 80
- Metastasensuche, intraoperative **5:** 60, 62
- Nahtabdeckung **6:** 11
- Nahtmaterial **6:** 92
- parietale **3:** 44, 80, 98, 259; **5:** 5; **7/1:** 9 f, 12, 23, 55, 193
- - dorsales **7/1:** 192
- - sensible Versorgung **7/1:** 18
- - Zerreißung **10/1:** 493
- parietales, Oberbauch, linker **7/2:** 65
- - - rechter **7/2:** 66
- Perforation bei extraperitonealer Leistenhernienreparation **7/2:** 306
- Recessus **3:** 80
- Schmerzempfindlichkeit **5:** 4
- Struktur **5:** 5
- Venen **5:** 6
- Verdickung, schwielige **5:** 17
- Verklebung **5:** 4
- - perifokale **5:** 2
- Verwachsung **5:** 4, 17
- viscerale **5:** 5
- viszerales, Oberbauch, linker **7/2:** 66
- - über dem Scheidenstumpf, Verschluß **7/1:** 273
Peritonitis **5:** 2 f, 15 ff; **7/2:** 77 f, 101; **E:** 166
- nach abdomino-perinealer Rektumexstirpation **7/2:** 280
- nach Adhäsiolyse **7/2:** 89
- bei akuter hämorrhagisch-nekrotisierender Pankreatitis **4:** 177
- nach Appendektomie **7/2:** 104
- bei Appendizitis **6:** 173
- bakterielle **5:** 2 f, 15 f
- - primäre **5:** 3
- - sekundäre **5:** 2 f
- - Therapie, Standards **5:** 23
- Bauchdeckenverschluß, schwieriger **7/1:** 47
- chemische **5:** 15; **6:** 334; **7/2:** 317
- nach Cholezystektomie **7/2:** 141
- chronica fibroplastica diffusa **5:** 17
- - - incapsulans **5:** 17
- constrictiva, bestrahlungsbedingte **6:** 402
- bei Crohn-Krankheit **6:** 319
- bei Darmverletzung **6:** 121
- Diagnose **7/1:** 179
- bei Dickdarmdivertikel **6:** 205
- bei Dickdarmkarzinom **6:** 285 f
- nach Dickdarmresektion **6:** 288
- nach Dickdarmverletzung **6:** 203
- diffuse **7/2:** 4, 73, 77 f
- - bei Dickdarmdivertikulitis **6:** 206
- - durch Nahtinsuffizienz **7/1:** 179
- Drainage **5:** 17 f
- Dünndarmanastomose, primäre **6:** 338
- bei Dünndarmgeschwür **6:** 123

- nach Dünndarmresektion **6:** 134 f
- bei Duodenaldivertikel **6:** 47
- nach Duodenaldivertikel-Operation **6:** 52
- Früherkennung **5:** 17
- gallige **5:** 15, 112
- - bei Hepatikojejunostomie **4:** 216
- - Herdelimination **5:** 17
- granulomatöse **5:** 17
- Herdelimination **5:** 17
- Herdsanierung **7/2:** 79
- bei Hirschsprung-Krankheit im Erwachsenenalter **6:** 397
- iatrogene **5:** 16 f
- Ileus **6:** 327
- nach Ileusoperation **6:** 344
- Infektionsquelle **7/2:** 79
- bei intraabdominellem Fremdkörper **6:** 373
- bei ischämischer Kolitis **6:** 225
- Keiminvasion **5:** 2
- - kanalikuläre **5:** 2 f
- nach Kolektomie **6:** 217
- nach Kolotomie **6:** 199
- Komplikation, postoperative **5:** 23
- Laparoskopie, Fehlervermeidung **7/2:** 317
- Laparotomie **5:** 20
- lokale **7/2:** 317
- lokalisierte **5:** 15
- - Operationsindikation **5:** 19
- luica **5:** 16
- nach maschineller subkardialer Blutsperre **5:** 181
- nach Meckel-Divertikel-Resektion **7/2:** 228
- mykotische **5:** 16
- nach Operation wegen Tumor des endokrinen Pankreas **4:** 228
- operative Strategie **5:** 2
- Organzeichen **7/2:** 79
- nach Pancreas-anulare-Operation **6:** 43
- parasitäre **5:** 16
- bei pelvirektalem Abszeß **6:** 485
- periappendizitische **5:** 15
- - Herdelimination **5:** 17
- postoperative **3:** 151, 167, 186, 195, 200, 206, 288, 300, 309; **5:** 2 f, 16
- - Diagnostik **7/1:** 175
- - nach Drainageoperationen **3:** 195, 200
- - nach Gastrostomie **3:** 309
- - Herdsanierung **7/1:** 179 ff
- - nach Kardiaresektion **3:** 300
- - nach Magenresektion, distaler **3:** 151, 167
- - - proximaler **3:** 206
- - operatives Vorgehen **5:** 17
- - Relaparotomie **7/1:** 179 ff
- - - Arbeitsschritte **7/1:** 179
- - - Bauchdeckenverschluß, definitiver **7/1:** 182 f
- - - - temporärer **7/1:** 181 f
- - - Komplikation **7/1:** 183
- - - Nekrosektomie **7/1:** 180 f
- - - Technik **7/1:** 180 ff
- - - Vorbereitung **7/1:** 179
- - Therapieziel **5:** 16
- - nach Vagotomie **3:** 186
- - Wundruptur **7/1:** 184
- posttraumatische **5:** 2
- proliferative **5:** 17
- Relaparotomie **5:** 23
- nach selektiver proximaler Vagotomie **7/2:** 200
- Spätkomplikation **5:** 23
- Therapie, chirurgische **5:** 17 ff
- - - additive **5:** 18 f
- - - Indikation **5:** 19
- - - Patientenlagerung **5:** 20
- - - Vorbereitung **5:** 20
- - - Ziel **5:** 23
- - - Zugangsweg **5:** 20 f
- - postoperative **5:** 23
- toxische **5:** 24, 26
- nach trunkulärer totaler Vagotomie mit Pyloroplastik **7/2:** 192
- - Vagotomie mit Seromyotomie **7/2:** 186
- tuberkulöse **5:** 16
- nach Ulkusperforation **7/2:** 178, 182
- umschriebene, bei Dickdarmdivertikulitis **6:** 206
- - fremdkörperbedingte **6:** 369 f
- urinöse **7/1:** 256
- Ursache **5:** 2

Peritonitis-Krankheit **7/2:** 4
Perizystektomie **5:** 116
Pernkopfsche Grenzlamelle **6:** 390, 399
- - Tumorinfiltration **6:** 399

Peronealsehnenluxation, chronische **10/1:** 427
- Versorgung **10/1:** 430

Peroneusloge **10/1:** 280
- Entlastung **10/1:** 298

Perthes-Bankart-Läsion **9:** 96
Pes anserinus **1:** 175, 235; **10/1:** 202
- - dislozierter **10/1:** 212
- - profundus **10/1:** 148; **10/2:**170
- - superficialis **10/1:** 5, 150, 279, 282; **10/2:** 168, 172

Petersensche Hernie **7/1:** 171
Petitsche Hernie s. Hernia lumbalis inferior
Petz-Klemme **3:** 20
Petz-Nahtapparat **3:** 47
Peutz-Jeghers-Polypose **6:** 236
Peyersche Plaques **6:** 28
Pezzer-Katheter **3:** 142
Pfählungsverletzung **7/1:** 274
- Schädel **8:** 206

Pfanne s. Hüftpfanne
Pfeiffer-Weber-Christian-Pannikulitis **5:** 25
Pfeilernähte bei Fundoplastik **3:** 323
Pflastersteinrelief der Magenschleimhaut **3:** 242
Pfortader s. Vena portae Pfortaderaufzweigung, Resektion **4:** 116
Pfortaderdruck **5:** 83, 205
- Abfall **5:** 148

Pfortaderersatz **4:** 116
Pfortaderhochdruck **2:** 99; **3:** 86; **5:** 24, 148, 153, 226; **7/1:** 20; **7/2:** 160
- Anastomosen, portokavale **1:** 279
- Anastomosenoperation **5:** 198 ff
- Chirurgie **5:** 167 ff
- - Methoden **5:** 167
- - Ziel **5:** 167
- hyperkinetischer **5:** 148, 199
- Kollateralkreislauf **5:** 167
- segmentaler **5:** 198
- Umgehungskreisläufe **5:** 150 f
- Ursachenermittlung **5:** 202
- durch Widerstandserhöhung s. Widerstandshochdruck, portaler

Pfortaderkreislauf, Anastomosen **5:** 149
- Anatomie **5:** 149 ff

Pfortaderthrombose **4:** 58; **5:** 105, 148, 198
- partielle, nach portokavaler Anastomose **5:** 207
- nach Splenektomie **5:** 244

Pfortader-Vena-cava-Kreislauf-Anastomose **5:** 39
Pfortaderverschluß **E:** 143
PGS s. Polyglykolsäure Phalanx distalis **10/1:** 375 ff
- - Sagittalschnitt **10/1:** 401
- media **10/1:** 375 ff
- - Sagittalschnitt **10/1:** 402
- proximalis **10/1:** 375 ff
- - Sagittalschnitt **10/1:** 401 f

Phantomschmerz **1:** 255
Phäochromozytom **1:** 264; **7/1:** 227
- Lokalisation, extraadrenale **7/1:** 231
- Operationsvorbereitung **7/1:** 229
- Überwachung, intraoperative **7/1:** 229

Phäochromozytombiopsie, perkutane **E:** 148
Pharynx **1:** 94; **3:** 2, 34 f
Phenolkomplexverätzung **E:** 22
Phentolamin **7/1:** 229
Phlebitis migrans **1:** 293
Phlebochirurgie **E:** 26
Phlebodynamometrie **1:** 289, 299
Phlebographie **1:** 289, 299
- vor Varizenoperation **1:** 293 f

Phlegmasia coerulea dolens **1:** 278, 293
Phlegmone **9:** 438
- mediastinale **2:** 73
- pelvine, chronisch fistelnde **6:** 383
- periartikuläre **8:** 57
- - Stabilisierung **8:** 67
- postoperative **8:** 52
- retroperitoneale **7/1:** 213

Photokoagulation bei hämorrhagischer Gastritis **3:** 241
pHPT s. Hyperparathyroidismus, primärer
Phrygische Mütze **4:** 40
Phykomyzeten **3:** 242
Physiosklerose der Arterie **1:** 89
Physiotherapie **9:** 120, 417, 437
- nach Verbrennung **E:** 84

Phytobezoar **3:** 112
Pia mater **8:** 90
PIDDA-Technik **1:** 244
Pigtail-Katheter **3:** 152
Pigtail-Katheter bei Duodenalkarzinom **6:** 78
Pilonidalsinus **6:** 348 ff, 495 f
- Abszedierung **6:** 348, 495
- Behandlung, offene **6:** 495
- Exstirpation **6:** 348 ff
- Exzision, asymmetrische **6:** 351 ff
- - längsovale **6:** 350 f, 495
- - querovale **6:** 351
- Fishbein-Operationsmethode **6:** 353
- Fistelbildung **6:** 348
- Hautnaht **6:** 350 ff
- Karydakis-Operationsmethode **6:** 352
- Komplikation, intraoperative **6:** 355
- - postoperative **6:** 355, 496
- Marsupialisation **6:** 350
- Operationsindikation **6:** 348
- Operationsmethode **6:** 348, 495 f
- Patientenlagerung **6:** 348
- Primärverschluß **6:** 350 f
- Rezidiv **6:** 496
- Schrägexzision **6:** 495 f
- Wiederholungseingriff **6:** 355
- Wundbehandlung, offene **6:** 350
- Wundheilungsstörung **6:** 496
- Z-Plastik **6:** 354 f
- Zugangsweg **6:** 349

Pilon-tibial-Massiv, Abstützungsosteosynthese **10/1:** 339
- Defektdeckung **10/1:** 303
- Korrekturoperation **10/1:** 342
- Nachsinterung **10/1:** 342
- Osteosynthese, interne **10/1:** 337 ff
- - Komplikation **10/1:** 342
- - Nachbehandlung **10/1:** 342
- Valgusabweichung **10/1:** 340, 342
- Zugang **10/1:** 286
- - vorderer **10/1:** 293

Pilon-tibial-Trümmerfraktur **10/1:** 340 f
Pingpongfraktur, Aufrichtung **8:** 182
Pin-Infektion **8:** 40 f
Pinless-Fixateur **10/1:** 331 f
Pin-tract-Infektion **10/1:** 193, 212
PIP s. Articulatio interphalangealis proximalis
Pipkin-I-Fraktur **10/1:** 28
Pipkin-II-Fraktur **10/1:** 28
- Zugang, hinterer **10/1:** 20

Pipkin-III-Fraktur **10/1:** 28
- Versorgung, operative **10/1:** 31

Pipkin-IV-Fraktur **10/1:** 28
- Zugang, hinterer **10/1:** 20
- - vorderer **10/1:** 17

Pirogoff-Fußamputation **1:** 250 f
Pirogoff-Trigonum **8:** 238
Planta pedis **10/1:** 378 f, 394 f
- - Schicht, epifasziale **10/1:** 394
- - - subfasziale, epitendinöse **10/1:** 394
- - - - intertendinöse **10/1:** 395
- - Venengeflecht **10/1:** 394

Plasminogen-Aktivator-Aktivität **6:** 137
Plastische Chirurgie **E:** 88 ff
- - Aufklärungsgespräch **E:** 88
- - Blutstillung **E:** 90
- - Desinfektion **E:** 90
- - Fadenstärke **E:** 91
- - Indikation **E:** 88
- - Kontraindikation **E:** 88
- - Narkose **E:** 89
- - Operationsrisiko **E:** 88
- - operative Strategie **E:** 88
- - Patientenlagerung **E:** 89 f
- - Planung, präoperative **E:** 89
- - Schnittführung **E:** 89 f
- - Wundreinigung **E:** 90
- - Wundverschluß **E:** 90 f

Platte, breite **10/1:** 108
- duodenopankreatische s. Treitzsches Band
- schmale **10/1:** 324 ff

Plattenlagerinfekt, Revision **8:** 52 ff
Plattenosteosynthese, Arthrodese am Ellbogengelenk **9:** 241
- Finger **9:** 375 f
- Fingergrundgelenkarthrodese **9:** 429
- Fixieren, provisorisches **10/1:** 109
- Handknochenpseudarthrose **9:** 426
- Humerus, distaler **9:** 198 ff
- Humerusschaft **9:** 130, 146 ff
- Implantatbruch **10/1:** 123
- Klavikula **9:** 26 f
- Komplikation **9:** 378

- Korrekturosteotomie am distalen Humerus **9:** 237
- Längenwachstum, überschießendes **10/1:** 124
- Mittelhandknochen **9:** 376 f
- Mittelhandknochen-Trümmerfraktur **9:** 377
- Muskel-Periost-Ablösung, sparsame **10/1:** 108 f
- Radius, distaler **9:** 283 f
- - proximaler **9:** 205
- Radiuspseudarthrose **9:** 297 f
- Radiusschaft **9:** 275 f
- Schulterblattfraktur **9:** 35 f
- Sternumfraktur **9:** 51
- Sternumpseudarthrose **9:** 52
- übungsstabile, Humerusschaft **9:** 144
- Ulna, proximale **9:** 206
- Ulnapseudarthrose **9:** 297 f
- Ulnaschaft **9:** 277
- Ulnaverkürzungsosteotomie **9:** 295 f
- Unterarmschaftfraktur, offene **9:** 278 f

Plattensitzinstrument **10/1:** 39, 11
Plattenspanner **10/1:** 73, 114, 118
Platysma **1:** 25, 50 f, 96; **2:** 287; **9:** 8, 46
Platzbauch **7/1:** 174
- Baucheckenverschluß **7/1:** 184
- Relaparotomie **7/1:** 184
- Risiko, erhöhtes **7/1:** 47

Pleura **2:** 167 ff; **3:** 181; **7/2:** 334
- Berührungswinkel **2:** 168
- costalis **2:** 46, 48, 147, 167; **7/2:** 331 f, 334
- Dekortikation **7/2:** 352 f
- diaphragmatica **2:** 97, 147, 150, 168; **3:** 259
- Eröffnung bei thorakaler transaxillärer transpleuraler Sympathektomie **1:** 202
- mediastinalis **1:** 101, 122, 283; **2:** 35, 40, 42, 61, 83, 147, 150, 168 f; **3:** 12, 43 f, 57, 189 f, 259, 298; **7/2:** 331, 334
- - Eröffnung **5:** 190
- - Inzision bei thorakaler Fundoplastik **3:** 324
- - Lymphdrainage **2:** 60
- parietalis **2:** 119, 150, 167; **3:** 4, 6, 97, 177, 189 f; **7/2:** 327, 334; **9:** 41
- pulmonalis s. Pleura visceralis
- Tunica serosa **2:** 167
- vertebralis **2:** 167
- visceralis **2:** 150, 167
- - Lymphdrainage **2:** 56

Pleurabrasio **7/2:** 326, 360
Pleuraempyem **2:** 264 ff; **3:** 9, 26; **7/2:** 326, 339, 352 ff; **E:** 139
- akutes **2:** 264 f
- chronisches **2:** 264 ff
- Drainage **7/2:** 11
- Pleurahöhlenwiederherstellung **7/2:** 352 f
- nach video-thorakoskopischem Eingriff **7/2:** 347 f
- Zwerchfelldefekt **2:** 114

Pleuraempyemsacklösung **2:** 266
Pleuraerguß nach erweiterter Rechtsresektion der Leber **5:** 139
- nach Hepatikusgabelresektion **4:** 118
- maligner **7/2:** 339, 349 ff
- - Pleurodese, Aufklärung **7/2:** 349
- - - Indikation **7/2:** 349
- - - Komplikation **7/2:** 349, 352
- - - Kontraindikation **7/2:** 349
- - - Patientenlagerung **7/2:** 350
- - - Vorbereitung **7/2:** 349
- bei Mediastinitis **2:** 74
- Punktion **7/2:** 349
- nach selektiver proximaler Vagotomie **7/2:** 200
- nach Vagotomie **3:** 186

Pleurahöhle **2:** 43, 147, 167; **7/2:** 334
- Lavage **7/2:** 352
- Obliteration **7/2:** 348, 352
- Omentum-majus-Transposition **2:** 283

Pleurakuppe **3:** 61
Pleurakuppel **2:** 167
- Topographie **2:** 169

Pleuraresthöhle, infizierte, Inselmuskellappen **2:** 274 ff
Pleurasäcke, Ausdehnung **2:** 39
Pleuraschwarte bei chronischem Empyem **2:** 264 ff
Pleuratalkage, thorakoskopische **7/2:** 360
Pleuraverletzung bei Mediastinoskopie **2:** 67
- bei Vagotomie **3:** 185

Pleuraverwachsung **2:** 179
- Lösung, extrapleurale **2:** 179
- - intrapleurale **2:** 179
- nach Mediastinitis **2:** 78

Pleurektomie **7/2:** 326, 358 ff
- Aufklärung **7/2:** 358
- Indikation **7/2:** 358
- Komplikation **7/2:** 360
- Kontraindikation **7/2:** 358
- parietale, Thorakotomie **2:** 178
- Thorakotomie, Zugangsweg **7/2:** 360
- Umsteigeverfahren **7/2:** 360
- Vorbereitung **7/2:** 358

Pleuritis, bakterielle **7/2:** 352
Pleurodese **7/2:** 326
- Aufklärung **7/2:** 349
- bei Chylothorax **7/2:** 356
- Drainage **7/2:** 351
- Exploration **7/2:** 351
- Indikation **7/2:** 349
- Komplikation **7/2:** 349, 352
- Kontraindikation **7/2:** 349
- Patientenlagerung **7/2:** 350
- Talkierung **7/2:** 351
- thorakoskopische **7/2:** 11
- Vorbereitung **7/2:** 349
- Zugangswege **7/2:** 350

Plexus aorticus abdominalis **1:** 103; **7/1:** 193, 200 f
- - thoracicus **2:** 55
- arterieller, periureteraler **7/1:** 201
- brachialis **1:** 5, 51 f, 58, 94, 98, 284; **2:** 151, 169, 246, 271 f; **8:** 310; **9:** 8; **10/2:** 26
- - Druckschädigung bei Resektion der 1. Rippe **1:** 205
- - Fasciculus lateralis **2:** 122; **9:** 8 f, 44
- - - medialis **2:** 123; **7/2:** 328; **9:**8 f, 45
- - - posterior **2:** 122; **9:** 8 f, 44
- - Irritation bei Herzschrittmacherelektroden-Implantation **E:** 50
- - Läsion bei Subklavia-Stenose-Operation **1:** 190
- - Präparation bei Pancoast-Tumor-Operation **2:** 247
- - Schädigung bei Schultergelenkluxation **9:** 105
- - - bei Schultergelenkprothesenimplantation **9:** 122
- cardiacus **1:** 101, 122, 283; **2:** 41, 46 f, 54 f; **7/2:** 331
- cervicalis **8:** 233, 310
- - Läsion bei Struma-maligna-Operation **1:** 45, 59
- coccygeus **8:** 440
- coeliacus **1:** 105; **2:** 100; **3:** 102 f, 137, 182; **4:** 8, 39, 56, 147; **5:** 102, 231; **6:** 34; **7/1:** 193, 200, 203; **7/2:** 108
- - Präparation bei Lymphadenektomie **3:** 263
- - Resektion zur Schmerztherapie **3:** 302
- entericus **6:** 34
- gastricus **1:** 280; **3:** 102
- - anterior **3:** 102
- - posterior **3:** 102
- gastroduodenalis **5:** 10
- haemorrhoidalis externus **6:** 467
- - internus **6:** 380, 467
- hepaticus **5:** 82, 102; **7/2:** 108
- - anterior **5:** 102
- - posterior **5:** 102
- hypogastricus inferior **7/2:** 275; **8:** 440 f
- - superior **1:** 106, 281; **6:** 276 f; **7/1:** 193; **7/2:** 275; **8:** 315
- - - Läsion bei Aortenaneurysmaoperation **1:** 119, 149
- - - Verletzungsgefahr bei Kolektomie **6:** 216
- iliacus **8:** 441
- lumbalis **8:** 315, 439 f
- lumbosacralis **8:** 427, 434, 439 ff; **10/2:** 157
- mediastinalis **2:** 41
- mesentericus inferior **6:** 172
- - superior **6:** 34, 172; **7/1:** 193
- myentericus **4:** 57; **6:** 34, 172
- nervosus hepaticus **4:** 8, 39
- - - anterior **4:** 56
- - - posterior **4:** 51, 56
- oesophageus **2:** 155, 164 f; **3:** 5, 102, 189; **7/2:** 337
- pampiniformis **7/1:** 53, 60; **7/2:** 311
- - Sickerblutung nach Inguinalhernienoperation **7/1:** 101
- parotideus, Läsion bei Karotisaneurysma-Operation **1:** 138
- - nervi facialis **8:** 233
- pelvinus **7/2:** 275; **8:** 440 f
- phrenicus **2:** 100
- praeaorticus **7/1:** 206
- prostaticus **7/2:** 275
- - Verletzung bei pelviner Dissektion **7/2:** 275
- pudendus **8:** 440
- pulmonalis **2:** 54 f, 152, 164 f; **7/2:** 337
- rectalis internus **6:** 467
- renalis **7/1:** 193, 200 f
- sacralis **8:** 315, 427, 434, 440
- solaris, Resektion **1:** 259
- splenicus **5:** 10, 231
- submucosus **6:** 34, 172
- suprarenalis **7/1:** 203
- thyroideus impar **1:** 5 ff, 15 f, 52, 67, 75, 93 f; **2:** 51, 63, 67, 146, 288, 291 f
- uretericus **8:** 436
- vagalis anterior **3:** 4
- - posterior **3:** 4
- venosus areolaris **2:** 5
- - ductus choledochi **4:** 51, 55
- - - hepatici **4:** 51, 55
- - rectalis **1:** 279; **5:** 149; **8:** 439
- - - externus **6:** 380, 467
- - sacralis **8:** 439
- - subepithelialis oesophagei **5:** 151
- - submucosus oesophagei **1:** 279; **5:** 149, 151
- - vertebralis externus **5:** 150
- - - internus **5:** 150; **8:** 315, 317
- - vesicalis **8:** 439
- vertebralis externus **3:** 35
- vesicoprostaticus **8:** 439

Plexusanästhesie **9:** 274
Plexusblockade, interskalenäre **9:** 88
- - nach Winnie **10/2:** 37

Plica(-ae) alares **10/1:** 144; **10/2:** 165
- arteriae et venae testicularis **7/2:** 310
- caecalis vascularis **5:** 7; **6:** 29, 32
- chordae arteriae umbilicalis **7/1:** 10, 53 f; **7/2:** 308, 310 f
- - - - dextrae **7/1:** 22
- - umbilicalis **7/1:** 11
- - urachi s. Plica umbilicalis mediana
- circulares **6:** 28
- colicae laterales **6:** 275
- ductus deferentis **7/2:** 310
- duodenalis **3:** 107
- - inferior **3:** 163, 274; **6:** 22, 28 f
- - superior s. Treitzsches Band
- epigastrica **7/1:** 10 f, 53 f; **7/2:** 308
- gastropancreatica **3:** 135, 206; **5:**8 1
- - Durchtrennung bei Gastrektomie **3:** 255
- - - bei Kardiaresektion **3:** 297 f
- hepatopancreatica **4:** 49; **5:** 81
- ileocaecalis **3:** 82
- iliocaecalis inferior **5:** 7
- - superior **5:** 7
- longitudinalis duodeni **4:** 8, 45, 47
- mediopatellaris, hypertrophe **10/2:** 206, 233
- - - Knorpelschaden, reaktiver **10/2:** 207
- - Normdarstellung **10/2:** 206
- - Operationsindikation **10/2:** 204
- - Resektion **10/2:** 205 ff
- - verdickte **10/2:** 176
- paracolicae **6:** 169
- pectineofovealis **10/2:** 142
- rectouterinae **6:** 381
- semilunaris **6:** 167 f
- - anuli inguinalis profundi, Präparation **7/2:** 311
- spiralis **4:** 57
- suprapatellaris, hypertrophe **10/2:** 208 f
- - Operationsindikation **10/2:** 204
- - Resektion **10/2:** 208 f
- synovialis anterior **10/2:** 283 f, 287
- - capitulotrochlearis **10/2:** 86, 88
- - dorsomedialis **10/2:** 283
- - infrapatellaris **10/1:** 144; **10/2:** 165, 177
- - posterior **10/2:** 283 f
- - sagittalis **10/2:** 274 f, 283, 285, 287
- transversalis recti **6:** 378
- umbilicalis lateralis **7/1:** 11; **7/2:** 310
- - - dextra **7/1:** 23
- - - sinistra **7/1:** 23
- - media **3:** 80
- - medialis s. Plica chordae arteriae umbilicalis
- - mediana **3:** 80; **7/1:** 10 f, 22 f

- venae cavae superioris sinistrae **2:** 198 f
Plikation, jejunale **3:** 272
- - bei Ösophagojejunostomie **3:** 277
- - - Nähte, jejunojejunale **3:** 278
PLSS s. Schulterschmerzsyndrom, postlaparoskopisches
Plummerung, präoperative **1:** 41
PMMA-Kette **8:** 57
Pneumaskos **5:** 24, 26
Pneumokokken-Polysaccharide **5:** 235, 244
Pneumonektomie **7/2:** 11, 367 ff
- Aufklärung **7/2:** 367
- Bronchusstumpfdeckung **2:** 281 f
- extraperikardiale, linksseitige **2:** 193 ff
- - - Beatmung **2:** 197
- - - Bronchusstumpfdeckung **2:** 197
- - - Gefäßversorgung **2:** 195 ff
- - - bis zum Tracheobronchialwinkel **2:** 197
- - Lymphknotenentnahme **2:** 194
- - rechtsseitige **2:** 219 ff
- - - Bronchusstumpfdeckung **2:** 222
- - - Bronchusstumpfverlagerung **2:** 223
- - - Gefäßversorgung **2:** 220 ff
- - - Lymphknotenausräumung **2:** 222
- - Resektabilitätsprüfung **2:** 196
- Gefäßversorgung, intraperikardiale **2:** 198 ff
- - - Indikation **2:** 198
- Hauptbronchusverschluß **7/2:** 369
- Letalität **2:** 192
- Ligamentum-pulmonale-Durchtrennung **7/2:** 369
- Lungenhilusabsetzung **7/2:** 368 f
- rechtsseitige, Vorhofresektion **2:** 227 f
- Schlußsitus **7/2:** 369
- Segmentvenendurchtrennung **7/2:** 369
- Thoraxdrainage **2:** 174
- Vena-pulmonalis-inferior-Durchtrennung **7/2:** 369
- Vena-pulmonalis-superior-Durchtrennung **7/2:** 368
- Vorbereitung **7/2:** 367
Pneumonektomiehöhle, infizierte **2:** 264, 267
- - mit bronchopleuraler Fistel, Plombierung **2:** 277 ff
- - Inselmuskellappen **2:** 274 ff
- - Spüldrainage **2:** 267
- - Thorakoplastik **2:** 273
Pneumonie nach Pankreasresektion **4:** 217
- postoperative **7/2:** 9 f
Pneumoperitoneum **6:** 91, 192; **7/1:** 147 f; **7/2:** 4, 6 f
- Adhäsiolyse **7/2:** 81 ff
- Anlage **7/2:** 35 ff
- Crohn-Krankheit **6:** 319
- Druckplateau, altersabhängiges **7/2:** 35
- Fehlervermeidung **7/2:** 317
- Gastemperatur **7/2:** 35
- Gasverlust **7/2:** 35, 45
- Hautinzision **7/2:** 36, 39
- Inzisionsstelle, verwachsungsfreie **7/2:** 81, 84
- Kanülenlage, Sicherheitstests **7/2:** 35, 37 f
- Klinik **7/2:** 7
- Komplikation **7/2:** 39 ff
- Pathophysiologie **7/2:** 7
- Vorbereitung **7/2:** 35 f
- Zugangswege **7/2:** 35
Pneumothorax **7/2:** 339; **9:** 55; **10/1:** 489
- nach Enterothoraxoperation **2:** 109
- Lungenverletzung **2:** 188
- nach Mediastinoskopie **2:** 62
- rezidivierender **7/2:** 11
- nach Subklavia-Stenose-Operation **1:** 191 f
- zur video-thorakoskopischen Chirurgie **7/2:** 341, 343
Pneumozystographie, Mammazyste **2:** 10 f
Pneumozyten **2:** 156
Poirier-Raum **9:** 310, 337; **10/2:** 109 f, 112
Polarterie s. Arteria splenica accessoria
Pollerschraube **10/1:** 122
Polnähte **3:** 157
Polya-Gastrojejunostomie **3:** 144
Polyarthritis, chronische **10/2:** 100
Polybutylenterephthalatpolymer **6:** 92
Polydioxanin **6:** 92
Polyglactin **6:** 4, 92
Polyglactin-Kissen, Bruchpfortenverschluß **7/1:** 126
Polyglycolsäure **3:** 123, 190, 275
Polyglyconat-Faden **3:** 275
Polyglykolsäure **6:** 4, 92; **7/2:** 14, 23
Polyglykolsäure-Netz **6:** 11
Polyp, Magen **3:** 232
- Ösophagus **3:** 38
- rektaler, Mikrochirurgie, endoskopische **6:** 518
- sessiler, Ektomie, endoskopische **6:** 516 f
Polypektomie, Blutstillung, endoskopische **6:** 508 f
- endoskopische **3:** 72, 313; **6:** 514 ff
- - Bergen des Polypen **6:** 517 f
- - Einfangen des Polypen **6:** 515
- - Komplikation **6:** 515, 518
- - Komplikationsverhütung **6:** 515
- - Schlingenposition **6:** 516
Polypenstielsklerosierung, prophylaktische **6:** 518
Polypeptid, pankreatisches **4:** 148, 218
Polyposis, adenomatöse, familiäre **6:** 237
- - - Krebsrisiko **6:** 237
- Verlaufskontrolle **3:** 313
Polypropylen **6:** 92
Polytetrafluoräthylen-Netz **7/1:** 45 f
Polytrauma **1:** 92; **7/2:** 354; **10/1:** 484 ff; **E:** 13
- Akutperiode **10/1:** 484, 489 ff
- anatomisches Profil **10/1:** 486
- Blutstillung bei Gesichtsverletzung **8:** 245
- Brustwirbelsäulenstabilisierung **8:** 362
- Definition **10/1:** 484
- Diagnostik **10/1:** 484
- Duodenalverletzung **6:** 53 f
- Femurfraktur **10/1:** 497 f
- Femurschaftfraktur **10/1:** 119, 122
- Fixateur externe **E:** 15
- Frakturbehandlung **10/1:** 484
- Gefäßverletzung **1:** 113 f
- intraabdominale **4:** 149
- Knochengewinnung **E:** 131
- Kompartmentsyndrom **10/1:** 497
- Oberarmschaftfraktur **10/1:** 499
- Operation, lebenserhaltende **10/1:** 484
- Operationsphase, dritte **10/1:** 484
- - erste **10/1:** 484
- - zweite **10/1:** 484
- Pankreaslogendrainage **4:** 149
- Primärphase **10/1:** 484
- Reanimation **10/1:** 491
- Schweregradklassifizierung **10/1:** 485
- mit schwerer Beckenringverletzung **8:** 493
- Score-System **10/1:** 485 ff
- - kombiniertes **10/1:** 486 ff
- - präklinisches **10/1:** 485
- - Ziel **10/1:** 485
- Sekundärphase **10/1:** 484
- bei stumpfem Bauchtrauma **3:** 83, 88
- Tertiärphase **10/1:** 484
- Überlebenswahrscheinlichkeit **10/1:** 486
- Unterarmschaftfraktur **10/1:** 499
- Unterschenkelfraktur **10/1:** 498
- Versorgungsphase **10/1:** 484
Polytraumaschlüssel PTS **10/1:** 487
Polytraumaversorgung, Voraussetzung, infrastrukturelle **10/1:** 484
Polytrimenthylcarbonat **6:** 92
Polyurie, ischämiebedingte **1:** 267
Polyvinylidendifluorid **7/2:** 14, 23
Polyvinyl-Schwammsystem **E:** 67
Popliteaaneurysma, Ausschaltungsligatur **1:** 175
- distales, Zugangsweg **1:** 172
- Operationstechnik **1:** 175 f
- proximales, Zugangsweg **1:** 172
- Veneninterponat **1:** 175 f
- - Lagerung **1:** 171
Poplitealvene, Thrombektomie, Zugangsweg **1:** 294
Poplitealzyste **10/1:** 272 ff
- Exstirpation **10/1:** 273
- - Komplikation **10/1:** 274
- - Nachbehandlung **10/1:** 274
- idiopathische **10/1:** 272
- Operationsidikation **10/1:** 272
- Operationsrisiko **10/1:** 272
- Operationsvorbereitung **10/1:** 272
- Rezidiv **10/1:** 274
Poplitea-Verschluß, isolierter **1:** 237 f
- - Operationsindikation **1:** 237
- - Operationskontraindikation **1:** 238
- - Operationsrisiko **1:** 238
Popliteusecke **10/1:** 148, 150; **10/2:** 170, 172
- Rekonstruktion **10/1:** 219
Popliteussehne **10/1:** 148; **10/2:** 170
- Ersatz, bandplastischer **10/1:** 246 f
- Freilegen **10/2:** 197
- insuffiziente **10/1:** 246
- Refixation **10/1:** 216 f
Popliteussehnenabriß **10/1:** 216 f
Popliteussehnenansatz, intakter **10/2:** 178
Popliteussehnenruptur **10/1:** 214
Porion **8:** 82, 222 f
Porphyrismus **3:** 29
Porta hepatis s. Leberpforte
Portdislokation **E:** 49
Portinfektion **E:** 49
Portkammergröße **E:** 54
Portpunktion **E:** 48 f, 54 f
Portsystem **E:** 44 ff
- geschlossenes **E:** 44
- halboffenes **E:** 44
- Komplikation **E:** 49
- Lagebestimmung, präoperative **E:** 47
Porus papillae s. Papillenporus
Positronen-Emissions-Tomographie **1:** 181
Post-anal-repair **6:** 459
Postcholezystektomiesyndrom **7/2:** 142
Posterior oblique ligament **10/1:** 146; **10/2:** 168
Postthrombotisches Syndrom **1:** 278, 293; **E:** 24
- - Therapie **1:** 298
Postvagotomiesyndrom **7/2:** 200
Potentiale, evozierte, erloschene **E:** 109
- somatisch evozierte **8:** 377
Pouch **6:** 293, 447 f
- bei Colitis ulcerosa **6:** 438
Pouchanastomose nach Rektumresektion **6:** 416
Pouchbildung **6:** 304 ff, 313 f, 447 f
- bei familiärer adenomatöser Polyposis **6:** 237
- nach Kock **6:** 304 ff
- - GIA-Instrument **6:** 306 f
Pouch-Hernie **7/1:** 166, 168
Pouchitis **6:** 294, 317
PP-om **4:** 218
Prämolarenregion, Zugang **8:** 240 f
Präparatradiographie **2:** 20
- bei Mammaquadrantenresektion **2:** 32
Präputialödem **7/1:** 262
Präsakralfaszie, Inzision **6:** 431
Pre-anal-repair s. Levatorplastik, vordere
Precut-Papillotom **4:** 13 f
Precutting-Technik **4:** 14
Prellung **10/1:** 24
- Schultergürtel **9:** 18
Press-fit-Pfanne **10/1:** 52, 54
Press-fit-Technik **10/1:** 229 ff
Preßluftpistole **10/1:** 98
Prevot-Nagel **10/1:** 276, 342, 344
Prilocain **7/1:** 70
- toxische Grenzdosis **7/1:** 71
Primäraffekt, appendizitischer **7/2:** 90
Primbram-Naht **3:** 123
PRIND s. Defizit, neurologisches, ischämisches, reversibles prolongiertes
Pringle-Manöver **5:** 105, 107; **10/1:** 490
Probeexzision, laparoskopisch geführte **7/2:** 63
- thorakoskopische **7/2:** 11
Probeexzisionszange **7/2:** 71
Processus articularis superior **8:** 305
- axillaris **10/2:** 22
- - mammae **2:** 3
- - - arterielle Versorgung **2:** 4
- caudatus **5:** 97
- - Lagebeziehungen **5:** 78, 104
- coracoideus **9:** 4 f, 7, 63 ff, 76; **10/2:** 19 f, 31
- - Transversalschnitt **10/2:** 22

- coronoideus **9:** 164, 258
- - Abrißfraktur **9:** 204
- - Abschlagfraktur **9:** 213
- - ulnae **9:** 258; **10/2:** 84 ff
- lateralis tali **10/1:** 381; **10/2:** 290
- papillaris lobus caudati **5:** 78, 103
- posterior tali **10/1:** 376 ff, 382; **10/2:** 276
- styloideus **1:** 124, 134
- - radii **9:** 249, 258, 309; **10/2:** 107 f, 110, 121
- - - Osteosynthese **9:** 284
- - ulnae **9:** 258, 309; **10/2:** 105, 107 f, 121
- - - Abriß bei Radiusschaftfraktur **9:** 278
- - - Abrißfraktur **10/2:** 128 ff
- - - - Komplikation, postoperative **10/2:** 130
- - - Osteosynthese **9:** 284
- - - Refixation **10/2:** 131
- - - Verletzung **10/2:** 105
- supracondylaris **9:** 164
- uncinatus **3:** 130, 251; **4:** 135, 137; **6:** 39
- - Dissektion bei partieller Duodenopankreatektomie **4:** 187, 194
- - Tumor **4:** 213
- - Verletzung **4:** 149
- vaginalis peritonei **7/1:** 54
- - - Obliteration **7/1:** 54
- - - persistierender **7/1:** 50, 54
- xiphoideus **2:** 120 f; **3:** 50, 64; **7/1:** 3, 5; **9:** 42, 44 f
- - Resektion **3:** 50
Profundaplastik **1:** 222, 229; **E:** 154
- Ausweichverfahren **1:** 233
- Frühverschluß **1:** 233
- Komplikation **1:** 233
- Nachsorge **1:** 233
- Spätverschluß **1:** 233
- Technik **1:** 231 f
Profundaplastik I **1:** 230
Profundaplastik II **1:** 230 f
Profundaplastik III **1:** 229, 231 f
Progesteronrezeptor **2:** 20
Proktektomie bei gutartiger Erkrankung **6:** 437 f
Proktodäaldrüseninfektion **6:** 482
Proktokolektomie **6:** 293 ff, 445; **7/2:** 240
- abdominelle, subtotale **6:** 437
- abdomino-intersphinktäre, primär kombinierte **6:** 387
- mit kontinenter Ileostomie **6:** 293, 304 ff
- - - Arbeitsschritte **6:** 304
- - - Komplikation, postoperative **6:** 308
- - - Operationsrisiko **6:** 294
- - - Patientenlagerung **6:** 304
- kontinenzerhaltende, mit Ileumpouch **6:** 293, 309 ff
- - - Arbeitsschritte **6:** 309
- - - Komplikation, intraoperative **6:** 317
- - - Nachsorge **6:** 317
- - - Operationsrisiko **6:** 294
- restorative **6:** 293
- - Kontraindikation **6:** 293
- mit terminaler Ileostomie **6:** 293 ff
- - - Arbeitsschritte **6:** 295
- - - Komplikation, intraoperative **6:** 303
- - - - postoperative **6:** 303 f
- - - Nachsorge **6:** 304
- - - Operationsrisiko **6:** 294
- - - Patientenlagerung **6:** 295
- - - Zugangsweg **6:** 295, 297
- totale, bei familiärer adenomatöser Polyposis **6:** 23
Proktomukosektomie bei familiärer adenomatöser Polyposis **6:** 237
Prokto-Rektoskopie nach rektaler Fremdkörperentfernung **6:** 371
Prolaps **7/1:** 64
Promontorium **1:** 106
Pronation **9:** 167
Propofol **7/2:** 7 f, 11
Propranolol **7/1:** 229
Propriorezeptor **10/1:** 220
Propriozeptorzerstörung **10/2:** 16
Prostataloge, Blutung **6:** 418
Prosthion **8:** 223 f
Prostigmin **6:** 336
Prothese, velourbesetzte **1:** 228
Prothesendislokation, Angelchik-Prothese **3:** 331
Protheseninfektion nach Aneurysmaoperation an Aortenbogenarterien **1:** 139
- nach Aortenaneurysmaoperation **1:** 148
- Aortenbifurkationsprothese **1:** 149
- Aortenprothese **1:** 163
- arterio-venöser Shunt zur Hämodialyse **1:** 270
- Bypass, axillo-femoraler **1:** 217
- Crossover-Bypass, iliako-femoraler **1:** 225
- Deszendens-Femoralis-Bypass, lateraler **1:** 228
- nach Karotisaneurysma-Operation **1:** 138 f
- nach kruraler Arterienrekonstruktion **1:** 245
- nach Profundaplastik **1:** 233
- Prognose **1:** 228
- Prothese, aortoiliakale **1:** 163
- Therapie **1:** 228
- - antibiotische, lokale **1:** 228, 245
- Y-Prothese, aorto-bifemorale **1:** 213
Protheseninterposition, aortobiiliakale **1:** 153 f
- bei Femoralisaneurysma **1:** 173
- transjugulare, bei Subklaviaaneurysma im II. Segment **1:** 126, 132
Prothesenshunt, schleifenförmiger, am Unterarm **1:** 272
Prothesenverschluß, thorakoabdominaler Bypass **1:** 269
- thrombotischer, Deszendens-Femoralis-Bypass, lateraler **1:** 228
Pruritus, perianaler **6:** 469 f
Pseudarthrose **9:** 52, 297 ff, 424 ff
- atrophe **8:** 38; **9:** 298, 425 f; **10/1:** 355
- - subtrochantäre **10/1:** 134 f
- nach Azetabulumfrakturversorgung **8:** 553
- Beckenring **8:** 495 f
- Femurfraktur, proximale **10/1:** 2
- nach Gesichtsschädelfraktur **8:** 298
- hypertrophe **9:** 297 f, 425 f; **10/1:** 132 f, 357
- - suprakondyläre **10/1:** 136
- hypotrophe **9:** 298
- infizierte **8:** 38
- Komplikation **9:** 299
- Narbengewebe **10/1:** 356
- schmerzhafte **10/1:** 355
- Ursache **10/1:** 123
Pseudodivertikel, Gallenblase **4:** 40
Pseudogicht **10/2:** 117
Pseudolymphom des Magens **3:** 242
Pseudomegakolon s. Pseudoobstruktion des Kolons
Pseudo-Megaösophagus **3:** 76
Pseudo-Meigs-Syndrom **5:** 24
Pseudomyxoma peritonei **5:** 26
- - ex appendice **5:** 4
Pseudoobstruktion des Kolons **6:** 220 ff, 343 f; **E:** 170
- - Dekompression, endoskopische **6:** 221, 511
- - Hemikolektomie **6:** 221
- - Operationsindikation **6:** 220
- - postoperative **E:** 170
- - Ruptur **6:** 220
- - - Ursache **6:** 343
- - Zäkostomie **6:** 221
- nach trunkulärer Vagotomie mit Seromyotomie **7/2:** 186
Pseudozyste **10/1:** 274
- mesenteriale **5:** 25
- Pankreas s. Pankreaspseudozyste
Psoasarkade **2:** 97
Psoas-Hitch-Verfahren **7/1:** 252 ff
PTA s. Angioplastie, perkutane transluminale
PTC s. Cholangiographie, perkutane, transhepatische
PTD s. Drainage, perkutane, transhepatische
PTFE-Prothese **1:** 92, 125; **5:** 214, 216
- bei Arterienverletzung **1:** 116
- Beckenvenenrekonstruktion, direkte **1:** 300
- femoro-popliteale **1:** 234 f
- - Wiederverschlußrate **1:** 237
- Infektion, Behandlung **1:** 228
- bei Palma-Operation **1:** 300
- Shunt, schleifenförmiger, am Unterarm **1:** 272
pTNM-System **3:** 261
Puborektalisschlinge **6:** 380, 388, 466, 468
- Schädigung **6:** 504 f
Pulmo dexter **7/2:** 334
- sinister **7/2:** 334
Pulmonalarterienstamm s. Arteria pulmonalis, zentrale Strecke
Pulmonalisaneurysma, arteriovenöses **2:** 191
Pulmonalisembolektomie **1:** 298
Pulmonaliskatheter bei Interposition einer aorto-bifemoralen Y-Prothese **1:** 209
Pulsionsdivertikel des Dickdarms **6:** 205
- inkomplette **6:** 113
Pulsoximetrie **7/2:** 9, 12; **10/1:** 90
Pulvinar acetabulare **10/2:** 142, 145
- - Venenverbindung **10/2:** 157
- Normalbefund, arthroskopischer **10/2:** 148 ff
Punktionscholangiographie bei Pankreastumoroperation **4:** 186
Punktionskanüle **7/2:** 71
Punktionspankreatikographie bei Pankreastumoroperation **4:** 186
Punktionsschallkopf **E:** 140
Pupillen, weite, lichtstarre **8:** 125
Pupillendifferenz **8:** 126
Purpura, thrombozytopenische, idiopathische **7/2:** 160
Pusher **4:** 27
PVDF s. Polyvinylidendifluorid
PVP-Jod **6:** 334
Pyelographie, intravenöse, präoperative, bei Rektumkarzinom **6:** 401
Pylorektomie, vordere **3:** 194, 300
- - nach Steichen **3:** 194
- - - Gastrotomie **3:** 194
- - - Stapler-Naht **3:** 194
Pyloromyoplastik s. Pyloroplastik
Pyloromyotomie, extramuköse **5:** 188
Pyloroplastik **3:** 53, 63, 176, 191 ff, 225, 235, 239, 296, 300; **7/2:** 175, 182, 191
- Arbeitsschritte **3:** 191
- Indikationen **3:** 225, 239
- - bei Magenquerresektion **3:** 225
- - bei Ösophagusexstirpation **3:** 63
- - bei Ösophagusresektion **3:** 53
- - bei perforiertem Ulcus duodeni **3:** 235
- - bei Pylorusstenose, sekundärer **3:** 239
- - bei Vagotomie **3:** 175
- Komplikationen **3:** 194 f
- - Blutung **3:** 195
- - Hinterwandulkus **3:** 195
- - Nahtbruch **3:** 195
- - Narbenbulbus **3:** 195
- - Stenose **3:** 194
- Methoden **3:** 191 ff
- - nach Aust **3:** 192
- - - Duodenummobilisation **3:** 192
- - - Exzision, ovaläre **3:** 192
- - nach Heineke-Mikulicz **3:** 191 f
- - - Inzision, parapylorische Region **3:** 191
- - - Nahtsicherung durch Netzzipfel **3:** 192
- - nach Horsley **3:** 191
- - nach Richardson **3:** 191
- - nach Wangensteen **3:** 191
- - nach Weber-Ramstedt **3:** 300
- Narkose **3:** 191
- Netzplastik **5:** 46
- Patientenlagerung **3:** 191
- bei Sugiura-Futagawa-Operation **5:** 194 ff
- Zugangsweg **3:** 191
Pylorotomie **3:** 21, 44; **7/2:** 191
- Verschluß **7/2:** 191
Pylorus **3:** 96 ff; **6:** 36, 38 f
- Muskelgefüge **3:** 97 f; **7/2:** 205
- Venen **3:** 108
Pylorushypertrophie beim Erwachsenen **3:** 113, 239
- - primäre **3:** 113, 239
- - sekundäre **3:** 113, 239
Pyloruskaliberweite, Kontrolle **3:** 191
Pyloruskanal **3:** 193 f
- bei Gastroduodenostomie nach Finney **3:** 193
- - nach Jaboulay **3:** 193
Pylorusmuskulatur **3:** 97 f
Pylorusring **3:** 191
- Prüfung bei Vagotomie **3:** 176
Pylorusstenose **3:** 127, 176, 186, 191 ff
- bei Ätzgastritis **3:** 242
- Aufdehnung, intraoperative **3:** 176
- - - Korpusgastrotomie **3:** 176
- benigne **3:** 191
- bei Crohn-Krankheit **3:** 242
- Dehnungsbehandlung, endoskopische **3:** 186
- bei Gastritis **3:** 242
- hochgradige **3:** 127

- - Therapie, chirurgische **3:** 127, 129 ff, 191 ff
- - - - Gastroduodenostomie, laterolaterale **3:** 193 f
- - - - Magenoperation, kombinierte **3:** 136
- - - - Magenresektion **3:** 127, 129 ff
- - - - Pylorektomie **3:** 194, 300
- - - - Pyloroplastik **3:** 191 f, 300
- bei Pylorushypertrophie **3:** 113, 239
- bei Sarkoidose **3:** 242
- nach selektiver proximaler Vagotomie **7/2:** 200
- bei Ulkus **3:** 127, 138, 186
Pylorusvene **3:** 97; **5:** 149
Pyloruswand, nahtfähige **3:** 193
Pyoderma gangraenosum **6:** 294
Pyodermia fistulans sinifica **6:** 494
Pyothorax **3:** 9 Pyramidalfraktur **8:** 273 f
- operative Versorgung **8:** 280

Q

Quadrantenperitonitis **5:** 23
Quadrantenresektion der Mamma s. Mammaquadrantenresektion
Quadratusarkade **2:** 97
Quadrippeldiagnostik **2:** 10 f
Quadrizepsatrophie **10/2:** 251
Quadrizepsreflex **10/2:** 173
Quadrizepssehnenruptur, basisnahe, frische **10/1:** 250 f
- Bewegungsdefizit **10/1:** 251
- Durchflechtungsnaht **10/1:** 249 ff
- intraligamentäre, frische **10/1:** 248 f
- Komplikation, intraoperative **10/1:** 251
- - postoperative **10/1:** 251
- Narbenplatte, insuffiziente **10/1:** 252 f
- U-Naht **10/1:** 249 ff
- veraltete **10/1:** 251 ff
- - Komplikation, postoperative **10/1:** 253
- - Operationsindikation **10/1:** 251
- - Operationsrisiko **10/1:** 251
- - Operationsziel **10/1:** 251
- - Überbrückungsplastik **10/1:** 251 ff
Quadrizepssehnenverletzung, frische **10/1:** 248 ff
- - Operationsrisiko **10/1:** 248
- - Operationsziel **10/1:** 248
Quadrizeps-Streckapparat **10/1:** 149 f; **10/2:** 165, 171 f
Quadrizepstraining **10/1:** 229
Quadrizepswinkel, pathologisch vergrößerter **10/1:** 257
Qualitätsfindung **7/2:** 315
Qualitätskontrolle **10/2:** 3
Qualitätssicherung **7/2:** 315; **10/2:** 3
Querkolon s. Colon transversum
Querschnitt, abdomineller, oberer **6:** 47, 61, 64, 66, 69 f, 73, 258 f
- - - rechtsseitiger **6:** 40 f, 44, 47, 69 f
- - unterer **6:** 227
- bogenförmiger, oberer **7/1:** 28 f
- - - mit aufgesetztem Medianschnitt **7/1:** 32
- - - Wundverschluß **7/1:** 29
- - unterer **7/1:** 28 f
- - - Wundverschluß **7/1:** 29
- suprasymphysärer **7/1:** 269
Querschnittlähmung, Rehabilitation **8:** 300
Quervene **2:** 99
- vor dem Hiatus oesophageus **5:** 99

R

Radialduktion **10/2:** 108
Radiatio, abdominale, Wundheilungsstörung **7/1:** 47
Radical neck dissection **1:** 12
Radiokarpalgelenk **9:** 259, 309
- Kompartiment, radiokarpales **9:** 309
- - ulnokarpales **9:** 309
Radiologie, interventionelle **E:** 138 ff
Radionekrose der Kopfhaut, Netztransplantation, freie **5:** 53
Radiotherapie, interstitielle **6:** 434
- intraoperative, bei Pankreaskarzinom **4:** 215
Radioulnargelenk, distales **9:** 259; **10/2:** 105, 111
- - Anatomie **10/2:** 106 f, 116
- - Artikulation, posttraumatische **9:** 248
- - Gelenkkapsel **9:** 251, 258, 305; **10/2:** 106
- - Instabilität **9:** 289
- - - komplette **10/2:** 128
- - - veraltete **9:** 291 f
- - Kapsel-Band-Verletzung **9:** 288 f
- - Stabilität **10/2:** 106
- - Transfixation, permanente **9:** 296
- - - temporäre **9:** 288
- - Zugang **9:** 337
- - - dorsaler **10/2:** 122
- proximales **9:** 164, 166 f
Radius **9:** 163, 258; **10/2:** 85
- Achsenfehlstellung **9:** 293
- distaler, Osteotomie, aufrichtende **9:** 293 f
- - Zugang, dorsaler **9:** 264
- Facies articularis carpi **10/2:** 108
- Gelenkfläche, distale **9:** 309; **10/2:** 108
- Knochenkeilinterposition **9:** 293 f
- proximaler, Zugang **9:** 263
- Sägeosteotomie **9:** 293 f
Radiusfirst **10/2:** 111, 115
- malazisch veränderter **10/2:** 119
Radiusfraktur, distale **9:** 280 ff
- - AO-Klassifikation **9:** 280 f
- - extraartikuläre **9:** 281
- - Fixateur externe **9:** 285
- - impaktierte **9:** 281
- - intraartikuläre **9:** 281
- - Kirschner-Draht-Spickung **9:** 282 f
- - Korrekturoperation **9:** 293 f
- - Plattenosteosynthese, dorsale **9:** 283 f
- - - palmare **9:** 284
- - Reposition **9:** 282
- intraartikuläre, distale **10/2:** 105, 124 ff
- - - AO-Klassifikation **10/2:** 124 f
- - - Aufklärungsgespräch **10/2:** 124
- - - Behandlung, postoperative **10/2:** 127
- - - Operationsindikation **10/2:** 124
- - - Operationskontraindikation **10/2:** 124
- - - Operationsvorbereitung **10/2:** 124
- - - Reposition **10/2:** 126 f
- - - Versorgung **10/2:** 126 f
- proximale **9:** 203 ff; **10/1:** 499
- - extraartikuläre **9:** 204 f
- - beim Kind (Jugendlichen) **9:** 222
- - Zugang **9:** 204 f
Radiusgelenkfläche **10/2:** 112 f
Radiushals, Schrägfraktur **9:** 224
Radiushalsfraktur **9:** 204
- beim Kind (Jugendlichen) **9:** 222
- bei Processus-coronoideus-Abschlagfraktur **9:** 213
- Versorgung **9:** 214
Radiuskantenabrißfraktur **10/2:** 125
Radiuskantenfraktur, ulnare **10/2:** 126 f
Radiuskeilfraktur **9:** 273
Radiuskopf **10/2:** 84 f, 87, 89
- Beurteilung **10/2:** 95
Radiusköpfchen, abgekipptes **9:** 215
- eingestauchtes **9:** 215
- Luxationstendenz, posttraumatische **9:** 278
- Meißelfraktur **9:** 204
- Reposition bei Monteggia-Verletzung **9:** 278
Radiusköpfchenfraktur beim Kind (Jugendlichen) **9:** 222
- bei Processus-coronoideus-Abschlagfraktur **9:** 213
- Versorgung **9:** 214 ff
- beim Versorgung **9:** 223 f
Radiusköpfchenluxation **9:** 226
- bei Olekranonfraktur **9:** 204
- - beim Kind **9:** 222 f
- - - Röntgenbild, postoperatives **9:** 224
- bei proximaler Ulnafraktur **9:** 204
- - - beim Kind **9:** 223
- Rekonstruktion **9:** 227
- bei Ulnaschaftfraktur **9:** 278
- bei Unterarmumwendbewegung **9:** 278
Radiusköpfchenreluxation **9:** 224
Radiusköpfchenresektion **9:** 224, 239
- Indikation **9:** 236
- Komplikation **9:** 239
- Korrekturoperation **9:** 239
- Nachbehandlung **9:** 239
- Röntgenbild, postoperatives **9:** 239
Radiuspseudarthrose **9:** 297 ff
- hypotrophe **9:** 298
- Komplikation **9:** 299
Radiusschaft, distaler, Zugang **9:** 262
- Zugang, dorso-lateraler, nach Thompson **9:** 261
Radiusschaftfraktur **9:** 273
- Behandlung, konservative **9:** 274
- Biegungskeil **9:** 275 f
- mit distaler radioulnarer Luxation **9:** 278
- Osteosynthese **9:** 275 f
- mit Processus-styloideus-ulnae-Abriß **9:** 278
- Reposition **9:** 276
- Zugang **9:** 275
Radiustransplantat, gefäßgestieltes, freies **8:** 45
Radix inferior ansae cervicalis **1:** 95, 123
- lateralis nervi mediani **10/2:** 32
- mesenterii **5:** 7, 150, 209; **6:** 28 f, 196
- - Ablösung bei partieller Duodenopankreatektomie **4:** 187, 192
- - Entwicklung **6:** 31
- - Exploration **6:** 81
- mesocoli transversi, Absetzung **6:** 252
- superior ansae cervicalis **1:** 86, 93 ff, 122 f, 285
- - - cervicalis **1:** 86, Abtrennung bei Karotisaneurysmaresektion **1:** 134, 136
Rahmenkraniotomie **8:** 182
Rampal-Lig.-teres-Plastik **3:** 329
Ramus(-i) acetabularis arteriae circumflexae femoris medialis **10/1:** 6
- ad fornicem s. Ramus criminalis
- anterior arteriae pancreaticoduodenalis inferioris **4:** 141, 193
- - - renalis **1:** 105
- - - thyroideae superioris **1:** 13; **2:** 290
- - nervi cutanei antebrachii medialis **1:** 99, 101; **10/2:** 87
- - - obturatorii **10/1:** 7
- - venae pulmonalis anterior **2:** 154
- - - thyroideae superioris **1:** 15; **2:** 291
- antrales anteriores **3:** 60, 177; **7/2:** 185, 196
- apicalis arteriae pulmonalis **2:** 154
- - venae pulmonalis superioris **2:** 154
- apicoposterior venae pulmonalis superioris **2:** 154
- ascendens arteriae circumflexae femoris lateralis **10/1:** 6 f, 18, 71
- basalis anterior arteriae pulmonalis **2:** 154
- bronchiales **2:** 54
- calcaneus arteriae peronaeae **10/1:** 397
- - medialis nervi tibialis **10/1:** 281
- cardiaci cervicales **2:** 152
- - - inferiores **2:** 54, 155
- - - superiores **2:** 54
- - thoracici **2:** 54
- circumflexus arteriae coronariae sinistrae **2:** 38
- coeliaci trunci vagalis posterioris **5:** 101
- coeliacus nervi vagi **3:** 175, 182, 185
- - - - Verletzung bei Vagotomie **3:** 185
- colli nervi facialis **1:** 96
- communicans cum nervo mediano **1:** 99
- - peronaeus **10/1:** 281; **10/2:** 174
- cricothyroideus arteriae thyroideae superioris **1:** 13; **2:** 290 f
- criminalis **3:** 137, 175, 181, 185, 187; **7/2:** 175, 177, 185, 193, 195
- - Dissektion **7/2:** 198
- cutanei anteriores **7/1:** 3, 7, 11 ff, 18
- - laterales **7/1:** 3, 12 f
- - posterior **7/1:** 13
- cutaneus anterior nervi femoralis **10/1:** 5, 151; **10/2:** 173
- - cruris medialis **1:** 109, 288

- - - - nervi sapheni **10/1:** 279
- - dorsalis lateralis nervi suralis **10/1:** 281
- - femoris anterior **10/1:** 6 f
- - nervi obturatorii **10/1:** 151; **10/2:** 173
- dexter aberrans, Ast der Arteria mesenterica superior **5:** 85
- - accessorius aus der Arteria mesenterica superior **5:** 85
- - arteriae hepaticae **5:** 82 ff, 87
- - - - Ligatur **5:** 106
- - - - propriae **4:** 43, 49 f, 53 f, 190; **5:** 81
- - - - - Verlauf **4:** 50 f
- - Ast der Arteria hepatica communis **5:** 85
- - venae portae **4:** 49, 136; **5:** 82 ff, 87, 149 f
- - - - Unterbindung **5:** 105
- dorsalis nervi ulnaris **10/2:** 122
- externus nervi accessorii **1:** 5 f, 52 f, 55, 94 f, 123, 134, 285
- - - laryngei superioris **1:** 5, 16 f, 93, 285; **2:** 292
- - - - - Verletzung **1:** 17
- femoralis nervi getinofemoralis **10/1:** 5
- gastrici antrales anteriores nervi vagi **3:** 175, 178
- - - posteriores nervi vagi **3:** 178
- - arterielle **5:** 9 f
- gastricus anterior nervi vagi **3:** 137, 182
- - posterior **3:** 137, 177, 182, 184
- gastro-epiploicus dexter nervi vagi **3:** 175, 184; **7/2:** 175, 193, 195
- - - - - Durchtrennung **7/2:** 198
- - - - - - bei Vagotomie **3:** 175, 184
- Grassi s. Ramus criminalis
- hepatici nervi vagi **3:** 175, 179, 185
- - - Verletzung bei Vagotomie **3:** 185
- hepaticus trunci vagalis anterioris **1:** 280; **4:** 39
- infrapatellaris **1:** 109
- - nervi sapheni **10/1:** 7, 151, 153 f, 270; **10/2:** 173
- - - - Durchtrennung **10/1:** 201
- interganglionares **2:** 55
- internus nervi laryngei superioris **1:** 17, 52, 85; **2:** 292
- lateralis arteriae thyroideae superioris **1:** 13; **2:** 290
- lingularis venae pulmonalis superioris **2:** 154
- lobi medii arteriae pulmonalis **2:** 154
- malleolaris lateralis arteriae fibularis **10/2:** 298
- mammarii laterales arteriae thoracicae lateralis **2:** 3 f
- - - nervorum intercostalium **2:** 3, 6
- - mediales arteriae thoracicae internae **2:** 3 f
- - - nervorum intercostalium **2:** 3, 6
- mandibulae, Zugangsweg **8:** 239
- marginalis mandibulae nervi facialis **1:** 5, 7, 16, 56, 93, 285
- - - - - Darstellung bei funktioneller Neck dissection **1:** 59
- - - - - - bei radikaler Neck dissection **1:** 53 f
- - - - - Läsion bei Struma-maligna-Operation **1:** 45, 59
- - - - - Verlauf **1:** 18, 53
- musculares **7/1:** 15 ff
- muscularis arteriae femoralis **1:** 282
- - nervi tibialis **10/1:** 152, 206
- oesophageales **2:** 53
- omentales, arterielle **5:** 9
- palmaris nervi ulnaris **1:** 100
- - superficialis **1:** 100
- perforantes arteriae intercostales **2:** 4
- pericardiaci **2:** 42
- phrenici der Pars thoracica aortae **2:** 99
- phrenicoabdominales **5:** 102
- posterior arteriae pancreaticoduodenalis inferioris **4:** 136, 141
- - - renalis **1:** 105
- - - thyroideae superioris **1:** 13; **2:** 290
- - nervi cutanei antebrachii medialis **1:** 99; **10/2:** 87, 90
- - - obturatorii **10/1:** 7
- - venae pulmonalis anterior **2:** 154
- - - thyroideae superioris **1:** 15; **2:** 291
- profundus arteriae circumflexae femoris medialis **10/1:** 6, 21
- - nervi radialis **1:** 99
- Rosati s. Ramus gastro-epiploicus dexter nervi vagi
- saphenus arteriae descendentis genicularis **1:** 109
- sinister aberrans, Ast der Arteria gastrica sinister **5:** 85
- - - - - mesenterica superior **5:** 85
- - accessorius aus der Arteria gastrica sinistra **5:** 85
- - arteriae hepaticae **5:** 82 ff, 87
- - - - propriae **4:** 49 f, 53 f, 190; **5:** 81
- - Ast des Truncus coeliacus **5:** 85
- - venae portae **1:** 280; **4:** 49; **5:** 82, 84 f, 87, 149 f
- superficialis arteriae circumflexae femoris medialis **10/1:** 6
- - nervi radialis **1:** 99 f
- superior venae pulmonalis inferioris **2:** 154
- thymici **2:** 41
- thyrohyoideus **1:** 95
- ureterici arteriae renalis **1:** 105
- uretericus arteriae iliacae communis **1:** 281
- - - - internae **1:** 281
- ventrales nervi cervicales II-VII **1:** 93

Rapant-Semifundoplikation **3:** 30 f
Raphe mylohyoidea **1:** 83
Raphe-Fistel s. Pilonidalsinus
Rascetta **9:** 249, 303
Raum, präaortaler, Endoskopie **2:** 66
- retroantraler, Ausspiegeln **7/2:** 70
- retromammärer **2:** 2
- supralevatorischer **6:** 378
Raumforderung, intrakranielle, bei frontobasaler Fraktur **8:** 196
- - posttraumatische, Operationsindikation **8:** 78
Ravitch-Gastrostomie, definitive **3:** 310
- - Stapler-Technik **3:** 310
Ravitch-Trichterbrustoperation **2:** 132 f
Raynaud-Syndrom **7/2:** 339, 374
- sekundäres **1:** 197, 201
- - Sympathektomie, thorakale **1:** 201 ff
- - - - Spätergebnis **1:** 203
Reanimation **10/1:** 491
Rebound-Kompartmentsyndrom **9:** 186; **10/1:** 90, 406, 449
Recessus aorticus pericardii **1:** 283
- axillaris **9:** 65; **10/2:** 20
- caecalis **7/1:** 166
- costodiaphragmaticus **2:** 101, 168
- - Empyemsacklösung **2:** 266
- costomediastinalis **2:** 39, 43, 83, 168; **7/2:** 334
- duodenalis inferior **3:** 163, 274; **5:** 209; **6:** 22, 28 f; **7/1:** 61, 154 f, 162
- - superior **3:** 163, 274; **5:** 209; **6:** 22, 28 f; **7/1:** 154 f, 162
- duodenojejunalis inferior **5:** 7
- - posterior **5:** 7
- - superior **5:** 7
- hepatorenalis **5:** 104
- ileocaecalis inferior **5:** 7; **6:** 29; **7/1:** 61, 154 f, 166
- - superior **5:** 7; **6:** 29; **7/1:** 61, 154 f, 166
- intersigmoideus **5:** 7; **6:** 169; **7/1:** 61, 154 f, 167 f
- - Hernie **7/1:** 154
- mesocolicus **7/1:** 159
- omentalis **3:** 80
- paracolici **5:** 7
- der Peritonealhöhle **7/1:** 154
- piriformis, Halsfistelmündung **1:** 80
- - Lymphabfluß **1:** 4
- pisiformis **10/2:** 111, 113
- popliteus, Gelenkkörper, freier **10/2:** 178
- praestyloideus ulnae **10/2:** 107, 114
- - - Normvariante **10/2:** 111
- retrocaecalis **5:** 7; **6:** 29, 168; **7/1:** 61, 154 f, 166
- retroduodenalis **6:** 29
- retro-oesophageus **2:** 39, 43; **7/2:** 334
- sacciformis superior **10/2:** 85 f
- sigmoideus, Ureterverlauf **7/1:** 201
- splenicus **5:** 227, 233
- subhepaticus **5:** 104 f
- subphrenicus **5:** 227
- - dorsalis dexter **5:** 105
- - - sinister **5:** 105
- - ventralis dexter **5:** 105
- - - sinister **5:** 105
- subpopliteus **10/1:** 144, 150; **10/2:** 165, 172, 186, 196 f, 237
- superior omentalis **5:** 103
- supraacetabularis (perilimbicus) **10/2:** 142 f, 145
- suprapatellaris **10/2:** 175
- - Synovitis **10/2:** 175
- tibiofibularis **10/1:** 381; **10/2:** 281, 299
- ulnaris **10/2:** 107
- vertebromediastinalis **2:** 39, 43, 168; **7/2:** 334
Rechtsaortenbogen s. Arcus aortae dexter
Rechtsherzinsuffizienz **1:** 270; **5:** 106, 148, 219
Rechtsherzüberlastung durch blande Struma **1:** 19
Recklinghausen-Krankheit s. Ostitis fibrosa cystica generalisata
Reclinatio tibiae **10/1:** 284
Rectal wash-out **10/1:** 491
Rectum mobile **6:** 381
Rectus-abdominis-Lappen, myokutaner **7/1:** 41
Redon-Drainage **3:** 24 f, 75; **E:** 62, 66
- Durchzug **E:** 63
Reflux, duodenogastraler **3:** 109, 149, 165, 239; **7/2:** 234
- - Kardiastenose als Folge **3:** 239
- - Krebsrisiko **3:** 109
- - Reduktion durch Enteroenteroanastomose **3:** 165
- enterogastraler **3:** 215
- - nach Roux-Operation **3:** 215
- - - Wiederholungseingriff **3:** 215
- gastroösophagealer **3:** 114, 137, 183 f, 206, 216, 219; **5:** 197
- - nach Billroth-I-Operation **3:** 216
- - nach Billroth-II-Operation **3:** 216
- - bei Magenfehlbildungen **3:** 114
- - beim mehrfach operierten Ulkusmagen **3:** 219
- - - - - Fundoplikation **3:** 219
- - Vermeidung **3:** 137, 183 f, 206, 219
- - nach zirkulärer Myotomie **3:** 137, 183
- - - - Hemifundoplikation **3:** 137, 183 f
- persistierender, nach Nissen-Fundoplikation **7/2:** 209
Refluxausschaltung, komplette **3:** 317 ff
Refluxkrankheit **3:** 317; **7/2:** 202
- Therapie, chirurgische **3:** 317 ff
- - konservative **3:** 317
Refluxösophagitis **3:** 2, 27, 154, 172, 186, 206, 216
- Einteilung nach Savary-Miller **3:** 317
- postoperative **3:** 154, 172, 186, 206, 216
- nach selektiver proximaler Vagotomie **7/2:** 201
- Therapie, chirurgische **3:** 317 ff
- - - Antirefluxprothese **3:** 317, 331
- - - Fundophrenikopexie **3:** 317, 327
- - - Fundoplastik, abdominal **3:** 317, 322
- - - - thorakal **3:** 317, 324 ff
- - - Fundoplikation **3:** 317
- - - Lig.-teres-Plastik **3:** 317, 328 ff
- - - Ösophagofundopexie **3:** 317, 326
- - - Vorderwandfundoplikation **3:** 317 ff
- - konservative **3:** 317
- - - H_2-Rezeptor-Antagonisten **3:** 317
Refluxsperre **3:** 183
Regio abdominalis lateralis **7/1:** 21
- antebrachialis anterior **1:** 100 f; **9:** 249, 252 ff
- - - epifasziale Leitungsbahnen **9:** 252
- - - sufaszialer Raum **9:** 253 ff
- - posterior **9:** 249
- - - epifasziale Leitungsbahnen **9:** 256

- - - sufaszialer Raum **9:** 257
- axillaris **1:** 98, 285; **10/2:** 18
- - Zugang zur Arteria axillaris **1:** 99
- - - - subclavia **1:** 97
- brachialis anterior **1:** 99
- - posterior **9:** 132 f
- buccalis **8:** 223
- carpalis anterior **1:** 100
- cervicalis anterior **1:** 2
- - lateralis **1:** 2; **9:** 3
- cruralis anterior **10/1:** 277, 279 ff
- - - Arterien **10/1:** 281
- - - Nerven **10/1:** 281
- - - Venen **10/1:** 281
- - medialis **1:** 111
- - posterior **1:** 111; **10/1:** 277, 281 ff
- - - Arterien **10/1:** 282 f
- cubitalis **1:** 99, 199
- - anterior **10/2:** 88 ff
- - - Zugang zur Arteria ulnaris **1:** 101
- - inferior **10/2:** 85
- - posterior **10/2:** 90
- deltoidea **9:** 3, 9, 63, 134; **10/2:** 18
- - Zugang zur Rotatorenmanschette **9:** 75 f
- - - zum subakromialen Gleitraum **9:** 75 f
- epigastrica **7/1:** 21
- - dextra **4:** 56
- femoralis anterior **10/1:** 3, 5 ff
- - - Begrenzung **10/1:** 5
- - - Gebilde, epifasziales **10/1:** 5
- - - - subfasziales **10/1:** 5 ff
- - posterior **10/1:** 3, 8 f, 151
- - - Begrenzung **10/1:** 8
- - - Gebilde, epifasziales **10/1:** 8
- - - - subfasziales **10/1:** 8
- femoris anterior **7/1:** 56 f
- frontalis **8:** 81
- - Anatomie, topographische **8:** 236
- - Faszienverhältnisse **8:** 95 f
- genus anterior **10/1:** 151; **10/2:** 173
- - posterior **1:** 107 ff; **10/1:** 151 f; **10/2:** 173 f
- glutaealis **8:** 441
- - superficialis **8:** 442
- hypochondria **7/1:** 21
- infraclavicularis **10/2:** 18
- infraorbitalis **8:** 223
- inguinalis **7/1:** 21, 51 f
- interscapularis dextra **10/2:** 18
- lumbalis dextra **1:** 278 f
- malleolaris lateralis **10/1:** 397; **10/2:** 298
- - medialis **1:** 111, 288; **10/1:** 396; **10/2:** 295
- - posterior **10/1:** 397; **10/2:** 298
- mammaria **10/2:** 18
- mediana cervicis **9:** 3
- - colli s. Halsregion, mittlere
- mentalis **8:** 233
- - Anatomie, topographische **8:** 237 f
- nasalis **8:** 223
- - Anatomie, topographische **8:** 236
- nuchalis **8:** 83
- - Muskelschichten **8:** 96 f
- occipitalis **8:** 83
- oralis **8:** 223
- orbicularis **8:** 236
- orbitalis **8:** 81, 223
- parietalis **8:** 81
- parotideomasseterica **8:** 222
- - Anatomie, topographische **8:** 233 f
- pubica **7/1:** 21
- retromalleolaris medialis **1:** 111
- retromandibularis **8:** 233 f
- sacralis **8:** 442
- scapularis **9:** 3, 9; **10/2:** 18
- sternocleidomastoidea **1:** 2
- - Zugang zur Arteria subclavia **1:** 97
- subinguinalis **7/1:** 21, 56
- - profunda dextra **1:** 107, 282
- submentalis **1:** 7
- suprahyoidea **8:** 233
- suprascapularis **10/2:** 18
- temporalis **8:** 81
- - Anatomie, topographische **8:** 233 f
- - Faszienverhältnisse **8:** 95 f, 226
- - Innervation **8:** 92 f
- thyroidea **1:** 2
- umbilicalis **7/1:** 21
- zygomatica **8:** 81, 223

Region, frontotemporale **8:** 81
Regionalanästhesie **7/2:** 8
- Nachsorge **10/2:** 5
- Operationsdauer **10/2:** 6

Rehbein-Wernicke-Stabilisierungsverfahren nach Trichterbrustoperation **2:** 135
Rehn-Delorme-Sphinkterersatzplastik **6:** 460 ff
Reichel-Gastrojejunostomie **3:** 144, 160
Reich-Ersatzmagenbildung **3:** 270
Reid-Linie **8:** 85
Reißverschluß als Bauchdeckenverschluß **3:** 152 f
- zur Second-look-Operation **6:** 363

Reizzustand, analer **6:** 469, 476, 478
Rekonstruktionsplatte **10/1:** 415
Rekraniotomie bei Epiduralhämatomrezidiv **8:** 143
- bei Subduralhämatomrezidiv **8:** 124

Rektalvenen **5:** 151
Rektopexie **6:** 458; **7/2:** 258 ff
- anteriore **6:** 458
- Aufklärung **7/2:** 259
- Darmvorbereitung **7/2:** 259
- Douglas-Raum-Verkleinerung **7/2:** 265
- endopelviner Befund **7/2:** 265
- Fibrinklebung **7/2:** 32
- Fixierung des inneren weiblichen Genitale **7/2:** 261
- Geräteanordnung **7/2:** 260
- Indikation **7/2:** 258
- Komplikation **7/2:** 259, 266
- Kontraindikation **7/2:** 259
- Netz, nichtresorbierbares **7/2:** 263 ff
- - - Einführung **7/2:** 263
- - - Fixierung **7/2:** 264
- - - Vorbereitung **7/2:** 263
- Operationsteamanordnung **7/2:** 260
- Patientenlagerung **7/2:** 259
- Rektumfixierung am Netz **7/2:** 265
- Rektummobilisation **7/2:** 263
- Vorbereitung **7/2:** 259
- Zugangswege **7/2:** 260

Rektosigmoidperforation, Operationstechnik **6:** 371
Rektosigmoidverletzung, instrumentelle **6:** 371
Rektoskopie, Fremdkörperbergung **6:** 394, 513
- intraoperative **6:** 384
- - bei Kolon-Rektum-Anastomosierung **7/2:** 291
- Rektosigmoidperforation **6:** 371

Rektotomie, Adenomentfernung **6:** 386
- Fremdkörperentfernung **6:** 394
- Verschluß **6:** 394

Rektozele **6:** 460, 502
Rektum **1:** 104, 281; **3:** 81; **6:** 375 ff
- Anastomosen, arterielle **6:** 380
- Anatomie **6:** 377 ff
- Exploration, chirurgische **6:** 384 ff
- - - Indikation **6:** 384 f
- - - - absolute **6:** 384 f
- - - - relative **6:** 385
- - - Kontraindikation **6:** 385
- - - Operationsrisiko **6:** 385
- - - Vorbereitung **6:** 385
- - - Ziele **6:** 384
- Exposition, abdominelle **6:** 385 f
- - posteriore **6:** 387 ff
- Faszien **6:** 381
- Fremdkörperentfernung, endoskopische **6:** 394, 513
- Gefäßversorgung, arterielle **6:** 378 ff
- - - Variationen **6:** 380
- - Strickleitersystem **6:** 380, 467
- Grenzen **6:** 377
- hintere Grenzlamelle **6:** 377
- Innenrelief **6:** 378
- Innervation **6:** 380 f
- - sensible **6:** 380 f
- - viszerosensible **6:** 381
- Lagebeziehungen **6:** 381 f
- Länge **6:** 377
- lokalchirurgische Maßnahme **6:** 387
  Lymphabfluß **5:** 66, 68
- Lymphgefäßsystem, extramurales **6:** 380
- - intramurales **6:** 380
- Lymphknoten **6:** 380
- Manschettenresektion **6:** 387, 392
- Operation, einzeitige **6:** 376
- - mehrzeitige **6:** 376
- - zweizeitige **6:** 376
- Operationsziel **6:** 376
- operative Strategie **6:** 375
- Peritonealverhältnisse **6:** 381
- tiefes, Anastomosennaht **6:** 92
- venöse Gefäße **6:** 380
- Zugang, dorso-posteriorer **6:** 389 ff
- - - nach Mason **6:** 389, 391
- - - osteoklastisches Verfahren **6:** 393
- - - Patientenlagerung **6:** 389
- - - transphinktäres Vorgehen **6:** 389
- - - nach Wölffler **6:** 391, 393
- - intersphinktärer **6:** 387
- - perinealer **6:** 387 f
- - transanaler **6:** 387
- - transvaginaler **6:** 389
- Zugangsweg **6:** 376

Rektumabsetzung **6:** 409
- TEA-Instrument **6:** 301

Rektumadenom **6:** 399, 435 ff
- Behandlung **6:** 435
- - rektoskopisch-mikrochirurgische **6:** 436
- Entartungswahrscheinlichkeit **6:** 435
- Exploration, chirurgische **6:** 385
- Exposition, dorso-posteriore **6:** 391
- Exstirpation **6:** 384
- - transanale **6:** 436 f
- Höhenlokalisation, koloskopische **6:** 386
- - rektoskopische **6:** 386
- Resektion **6:** 436
- - primäre **6:** 384
- therapeutisches Vorgehen **6:** 384
- tubuläres **6:** 435
- tubulo-villöses **6:** 435
- villöses **6:** 386, 435
- Zugang, perinealer **6:** 436
- - posteriorer **6:** 436
- - transanaler **6:** 436

Rektumamputation s. Rektumexstirpation
Rektumanastomose **6:** 409 ff
- Insuffizienz **6:** 419 f
- mit dem Kolon s. Kolon-Rektum-Anastomose
- Nachblutung **6:** 420
- Stenose **6:** 421

Rektumband, seitliches **6:** 381
Rektumchirurgie, Komplikation, urogenitale **6:** 401
- Netzplastik **5:** 51

Rektumdissektion bei Colitis ulcerosa **6:** 301
Rektumduplikatur **6:** 398
Rektumexstirpation **6:** 381, 408, 423 ff; **7/2:** 240
- abdomino-kokzygeale, zweizeitige **6:** 430 ff
- - - Komplikation **6:** 433
- - - Zugang **6:** 430 f
- abdomino-perineale **6:** 400, 423 ff; **7/2:** 267 ff
- - abdominelle Teilschritte **6:** 400, 423
- - Afterumschneidung **6:** 426; **7/2:** 278
- - Arbeitsschritte **6:** 423
- - Arteria-mesenterica-inferior-Absetzung **7/2:** 274
- - Arteria-mesenterica-inferior-Präparation **7/2:** 273
- - Arteria-rectalis-media-Absetzung **7/2:** 276
- - Aufklärung **7/2:** 268
- - Deszendostomaanlage **7/2:** 277
- - Dissektion, pelvine **7/2:** 275 f
- - - des Sigmamesenteriums **7/2:** 273
- - Dissektionsebene des Sigmamesenteriums **7/2:** 272
- - Drainage **7/2:** 279
- - Durchtrennung fetaler Sigmaverklebungen **7/2:** 272
- - Fixierung des inneren weiblichen Genitale **7/2:** 271
- - Geräteanordnung **7/2:** 269
- - Harnröhrenverletzung **6:** 429
- - Indikation **7/2:** 267 f
- - Kolondurchtrennung **7/2:** 274
- - kombinierte **6:** 388
- - Komplikation, intraoperative **6:** 429; **7/2:** 279
- - - postoperative **7/2:** 280
- - - urogenitale **6:** 430
- - - vaskuläre **6:** 430
- - Kontraindikation **7/2:** 268
- - Levatorenabsetzung **6:** 427
- - Mesenteriumdurchtrennung **7/2:** 274
- - als Nachoperation **7/2:** 268

- - Operationsteamanordnung **7/2:** 269
- - palliative **7/2:** 268
- - Patientenlagerung **7/2:** 268 f
- - Peritoneuminzision **7/2:** 276
- - Rektumeinriß **6:** 429
- - Rektumentfernung **7/2:** 278 f
- - Rektummobilisation, dorsale **7/2:** 276
- - Sakralhöhlendrainage **6:** 428
- - Sakralhöhlentamponade **6:** 428
- - Scheidenhinterwandverletzung **6:** 429
- - Sickerblutung aus der Sakralhöhle **6:** 429
- - Sigmaanhebung **7/2:** 273
- - Sigmadurchtrennung **6:** 424
- - Sigmamobilisation **7/2:** 272
- - Spätabszeß **6:** 429
- - Spätkomplikation **6:** 429 f
- - Stomaimplantation **6:** 425
- - Ureterdarstellung **7/2:** 272
- - Vorbereitung **7/2:** 268
- - Zugang **6:** 423
- - Zugangswege **7/2:** 270
- Blutung hinter dem Rektum **6:** 379
- intersphinktäre **6:** 438
- Netzplastik **5:** 51
- Operationsletalität **6:** 400
- synchrone **6:** 428 f
- Zugang, intersphinktärer **6:** 387

Rektumfehlbildung, angeborene **6:** 395 ff

Rektumfistel **6:** 482
- tiefe, Fistuloplastik **6:** 487 ff

Rektumhinterwand, Mangelversorgung, arterielle **6:** 380
- Zerreißung bei Rektumresektion **6:** 419

Rektumkarzinom **6:** 238, 399 ff; **7/2:** 267
- Abstand zur Linea dentata **7/2:** 268
- Antibiotikaprophylaxe, perioperative **6:** 402
- Beckenbodenrezidiv **6:** 435
- Beckenwandrezidiv **6:** 435
- Behandlungsziel **6:** 399
- Darmspülung, orthograde, präoperative **6:** 401
- Diagnostik, präoperative **6:** 401
- Dokumentation **6:** 400
- Exzision, lokale **6:** 434
- - transanale **6:** 434
- inkurables **6:** 399
- Irresektabilität **6:** 404
- - primäre **6:** 402
- Komorbidität **6:** 400
- Kontinenzerhaltung **6:** 400
- Kryotherapie **6:** 434 f
- Lokalrezidiv **6:** 401, 435
- Metastasierung, hämatogene **6:** 399
- - lymphogen-mesorektale **6:**399
- Metastasierungsebenen **6:** 399
- Multiplizität **6:** 401, 417
- Nachbestrahlung **6:** 402
- Nahtlinienrezidiv **6:** 435
- nichtresezierbares **7/2:** 240
- Notfalloperation **6:** 418
- Operationsindikation, absolute **6:** 400
- - relative **6:** 400
- Operationskontraindikation **6:** 400
- - intraoperative **6:** 404
- Operationsradikalität **6:** 400
- Operationsrisiko **6:** 400
- Operationsverfahrenswahl **6:** 400
- Operationsvorbereitung **6:** 401
- Palliativmaßnahmen **6:** 399
- Palliativoperation **6:** 434
- Palliativresektion **6:** 434
- - bewußte **6:** 404 f
- Perforation, gedeckte **6:** 404
- Radiotherapie, interstitielle **6:** 434
- Reduktion, transanale **6:** 434
- Rektumresektion, anteriore s. Rektumresektion, anteriore
- Resektion, kurative **7/2:** 267
- - limitierte **7/2:** 267
- - radikale **7/2:** 267
- Rezidiv **6:** 435
- - lymphonoduläres **6:** 435
- - perikolisches **6:** 435
- Sigmakolostomie **6:** 434
- Stoma, ausschaltendes, Indikation **6:** 434
- Stomaplanung **6:** 401
- Strahlentherapie, adjuvante **6:** 401
- - präoperative **6:** 402
- - - Kontraindikation **6:** 402
- - - Nebenwirkungen **6:** 402
- Therapie, lokale **7/2:** 267
- tiefsitzendes, Lymphabfluß **6:** 380
- TNM-Klassifikation **6:** 400

Rektum-Kolon-Anastomose, Insuffizienz **7/2:** 291

Rektummobilisation bei abdomineller Rektumresektion **6:** 300 f, 407 f
- bei Colon-sigmoideum-Resektion **6:** 277
- bei dorso-posteriorem Zugang **6:** 390
- explorative **6:** 384, 386
- bei Rektumexstirpation **6:** 423
- bei Rektumprolapsoperation **6:** 456 f

Rektumoperation, kontinenzerhaltende **6:** 387 f

Rektumperforation bei Barium-Kontrasteinlauf **6:** 383
- iatrogene, Vorgehen **5:** 31

Rektumpfeiler des Beckenbindegewebes **8:** 430

Rektumprolaps **6:** 381 f, 456 ff, 502; **7/2:** 258
- endopelviner Befund **7/2:** 261
- innerer **7/2:** 258
- Operation, abdominelle **6:** 456 ff
- - posteriore **6:** 459 ff
- Operationsverfahren, abdominelles **7/2:** 258
- - extraabdominelles **7/2:** 258
- Operationsziel **6:** 456
- Post-anal-repair **6:** 459
- Pre-anal-repair **6:** 460
- Sphinkterersatzplastik **6:** 460 ff
- Stomaanlage **6:** 463
- Umkehrplastik **6:** 463
- Verwachsungsprovokation durch Fremdkörper **6:** 457

Rektumresektion, abdominelle **6:** 301, 403 ff
- bei Adenom **6:** 436
- Anastomose, AKA-2-Gerät **6:** 415
- - Klammernaht **6:** 413 f
- - - Komplikation **6:** 419
- - - - postoperative **6:** 419
- - - Nachblutung **6:** 419
- - manuelle **6:** 410 ff
- - termino-laterale **6:** 415 f
- Anastomoseninsuffizienz **6:** 401
- Anastomosenstenose **6:** 401
- Anastomosenwahl **6:** 416 f
- anteriore **6:** 400, 403 ff
- - abdominelle Teilschritte **6:** 400
- - Absetzen der Metastasenstraße **6:** 405 f
- - Arbeitsschritte **6:** 403
- - bei gutartiger Rektumerkrankung **6:** 403
- - Paraproktienabsetzung **6:** 408
- - Rektumauslösung **6:** 407
- - Zugangsweg **6:** 403
- Blasenhinterwandverletzung **6:** 418 f
- Blutungsorte **6:** 418
- Klammeranastomose, endoluminäre **6:** 415 f
- Komplikation, intraoperative **6:** 418 f
- - postoperative **6:** 419 f
- Kompressionsanastomose **6:** 415
- - Komplikation **6:** 419
- Kontinenzstörung **6:** 420 f
- Nachbehandlung **6:** 421
- Nachblutung aus der Darmnaht **6:** 420
- Nahtbruch **6:** 419 f
- Operationsletalität **6:** 400
- palliative **6:** 434
- perineale **6:** 302
- Pouchanastomose **6:** 416
- Spätkomplikation **6:** 420 f
- tiefe, Anastomose **6:** 416
- transperineale **6:** 388
- Transversostomie, protektive, Indikation **6:** 418
- Ureterverletzung **6:** 418
- vordere, Naht **6:** 10 f
- Zerreißung der Rektumhinterwand **6:** 419

Rektum-Scheiden-Fistel **7/2:** 240
- nach Rektumresektion **6:** 420

Rektumschleimhautnekrose **6:** 383

Rektumstenose, rezidivtumorbedingte **E:** 177

Rektumstumpf, Blindverschluß **6:** 342

Rektumstumpfinsuffizienz **6:** 433

Rektumstumpfverschluß **6:** 342, 422 f

Rektumumkehrplastik **6:** 463

Rektumverletzung **6:** 383; **10/1:** 491

Rektumwandabszeß **6:** 383

Rektumwandeinriß bei Rektumexstirpation **6:** 429
- bei Rektumresektion **6:** 419

Rektusdiastase **7/1:** 9, 138, 141; **E:** 97

Rektusscheide **7/1:** 2, 4, 6, 9; **9:** 44
- Hinterwandverstärkung **7/1:** 141
- sensible Versorgung **7/1:** 18
- vordere, Ersatz aponeurotischer Strukturen **7/1:** 41
- - Resektion, Schnittführung **7/1:** 43

Rektusscheidenblatt, hinteres **7/1:** 9; **7/2:** 301
- vorderes **7/1:** 9
- - Eröffnung bei Leistenhernienreparation **7/2:** 301

Rektusscheiden-Desmoid **7/1:** 40

Rektusscheidendoppelung **E:** 98

Rektusschnitt, senkrechter **7/1:** 37

Rekurrensläsion bei Ösophagusoperationen **3:** 38, 41

Rekurrensparese, beidseitige **1:** 20, 31
- chirurgische Maßnahmen **1:** 31
- einseitige **1:** 20
- irreversible **1:** 20
- nach Karotisrekonstruktion **1:** 182
- nach Mediastinoskopie **2:** 62, 67
- nach Nebenschilddrüsenoperation **1:** 72
- nach Parathyroidektomie **1:** 76
- nach Rezidivstrumaoperation **1:** 61
- nach Schilddrüsenresektion bei Hyperthyreose **1:** 43
- Struma **1:** 44
- - maligna **1:** 45
- nach Struma-maligna-Operation **1:** 45, 59
- nach Strumaoperation **1:** 20
- nach Subklavia-Stenose-Operation **1:** 190 f
- nach subtotaler Strumaresektion **1:** 27, 30 f
- - - Therapie **1:** 31

Relaparoskopie nach Nissen-Fundoplikation **7/2:** 209
- nach selektiver proximaler Vagotomie **7/2:** 200

Relaparotomie **6:** 344; **7/1:** 174 ff
- Computertomographie **7/1:** 175
- Diagnostik, präoperative **7/1:** 175
- Dringlichkeit **7/1:** 174
- Indikation **7/1:** 174
- - absolute **7/1:** 174
- - relative **7/1:** 174
- bei intraabdominellem Fremdkörper **6:** 373
- bei intraabdomineller Infektion **7/1:** 179 ff
- Kontraindikation **7/1:** 174
- Laborwerte **7/1:** 175
- Notfalleingriff **7/1:** 184
- Operationsrisiko **7/1:** 174
- paramedian-rektale **7/1:** 178
- Patientenaufklärung **7/1:** 174
- bei postoperativem mechanischem Ileus **7/1:** 184 ff
- bei postoperativer Blutung **7/1:** 187 ff
- - Wundruptur **7/1:** 184
- nach primärer Peritonitistherapie **5:** 23
- Röntgendiagnostik **7/1:** 175
- Sonographie, präoperative **7/1:** 175
- späte **7/1:** 174
- - nach Gallengangeingriff **4:** 82
- bei Stomakomplikation **6:** 451, 454
- Vorbereitung **7/1:** 175
- Ziel **7/1:** 174
- Zugangsweg **7/1:** 175 ff

Relaxatio der Bauchwand nach Beckenarterienrekonstruktion **1:** 218
- diaphragmatica **2:** 101 f, 110 f
- - angeborene **2:** 110
- - erworbene **2:** 110
- - Komplikation, intraoperative **2:** 111
- - - postoperative **2:** 111
- - Operationsmethode **2:** 102
- - Operationstechnik **2:** 110 f
- - partielle **2:** 110

Relaxometrie **7/2:** 8

Rendez-vous-Manöver **7/2:** 140

Rendez-vous-Verfahren bei ERCP **4:** 16

Reninaktivität, Nierenvenenblutentnahme, elektive, seitengetrennte **1:** 264

Replantation **9:** 365, 423
- Indikation **9:** 365

Repositionshilfe **10/1:** 328
Repositionszange **10/1:** 412
Resch-Operation **10/2:** 37 ff
Resektion, multiviszerale, bei Dickdarmkarzinom **6:** 243 ff
- radikale **6:** 244
- - erweiterte **6:** 244
- - herkömmliche **6:** 244
- - multiviszerale **6:** 244
- tubuläre **6:** 244
Residualgallengangstein, endoskopisch nicht entfernbarer **4:** 82
- Papillotomie, operative **4:** 120
Residualgallenstein **4:** 17, 60
Residualtumor **5:** 57, 60; **6:** 157
Resorption, peritoneale **5:** 4
Respiratorische Insuffizienz bei akuter Pankreatitis **4:** 177
- - globale **7/2:** 339
Resthyperthyreose, postoperative **1:** 40, 43
Restpankreatitis, nekrotisierende, nach partieller Duodenopankreatektomie **4:** 216
Restricta **9:** 303
Rete acromiale **9:** 8; **10/2:** 23
- arteriosum coxae **8:** 426, 438
- - malleolare **1:** 112
- - scapulae **1:** 98
- articulare cubiti **10/2:** 88
- - genus **10/2:** 173
- articularis genus **10/1:** 151, 281
- carpale dorsale **9:** 307, 312
- - palmare **9:** 312
- malleolare **10/2:** 294
- - laterale **10/1:** 403
- mirabile **5:** 150
- olecrani **9:** 133; **10/2:** 88
- patellare **10/1:** 6, 151; **10/2:** 173
- scapulare **9:** 9; **10/2:** 23
- venosum calcaneare **10/2:** 294
- dorsale manus **9:** 304, 307
- - - pedis **1:** 287 f
- - Handrücken **1:** 286
- - malleolare **10/2:** 294
- - - mediale **1:** 111
- - plantare **1:** 287 f
Retentionsösophagitis **3:** 29
Rethorakoskopie **7/2:** 348
Rethorakotomie bei früher Bronchusstumpfinsuffizienz **2:** 269
Rethrombose nach iliofemoraler Thrombektomie **1:** 298
Retinaculum extensorum **9:** 252, 255, 307, 309 f, 325, 334 f; **10/2:** 109, 121
- flexorum **1:** 100, 111; **9:** 252, 305, 308 ff, 314, 337; **10/2:** 109
- musculi fibularium/peroneorum **10/2:** 279, 285
- musculorum extensorum **10/2:** 285
- - - inferius **1:** 112, 244; **10/1:** 387, 389, 392 f, 397; **10/2:** 279, 285 f, 297 f
- - - Inzision **10/1:** 441
- - - Spaltung **10/1:** 418, 497
- - - superius **10/1:** 279, 388, 392; **10/2:** 285 f, 297
- - - - Durchtrennung **10/1:** 497
- - flexorum **1:** 110 f; **10/1:** 282, 387 ff, 397; **10/2:** 278 f, 286, 298
- - - Frontalschnitt **10/1:** 399
- - - Stratum superficiale **10/1:** 396; **10/2:** 295
- - peroneorum/fibularium **10/1:** 387
- - - inferius **10/1:** 388, 397
- - - superius **10/1:** 282, 389, 397
- patellae **10/2:** 171
- - Ansatz **10/2:** 171
- - laterale **10/1:** 147; **10/2:** 169, 171
- - - Längsspaltung **10/1:** 160, 204
- - - Verbindung **10/1:** 4
- - - Zusammensetzung **10/1:** 149
- - mediale **10/1:** 147, 266; **10/2:** 169, 171
- - - longitudinale **10/1:** 154, 202
- - - Naht **10/1:** 257
- - - Spaltung **10/1:** 153, 202
- - - transversale **10/1:** 153 f, 202
- - - - Riß **10/1:** 257
- - - Zusammensetzung **10/1:** 149
- peronaeorum, Ruptur **10/1:** 427
Retinakulumruptur, mediale **10/2:** 241 f
Retinakulumspaltung, laterale **10/2:** 228 f
Retroduodenalfaszie **3:** 107
Retroduodenopankreatische Bindegewebsplatte **3:** 106 f, 251, 268
- Pankreaslinksresektion **4:** 174
Retropatellarschmerz **10/1:** 229 f
Retroperitonealprozeß **7/2:** 80
Retroperitonealraum **5:** 4; **7/1:** 191 ff
- Anatomie **3:** 81; **7/1:** 192 ff
- Begrenzung **7/1:** 192
- Gefäße, große **7/1:** 203 f
- Infiltration bei Sigmadivertikulitis **6:** 212
- Kommunikation mit dem Mediastinum **7/1:** 209
- - mit der Peritonealhöhle **7/1:** 209
- - zur unteren Extremität **7/1:** 209
- linker, Zugang zur Niere **7/1:** 243
- Lymphgefäße **7/1:** 200, 205
- Lymphknoten **7/1:** 200, 205
- Nervenstämme **7/1:** 206
- primär retroperitoneal gelegene Gebilde **7/1:** 192
- rechter, seitlicher, Zugang **7/1:** 38
- - Zugang zur Niere **7/1:** 242
- sekundär retroperitoneal gelegene Gebilde **7/1:** 192
- Topographie **7/1:** 193
Retroperitoneostoma, transperitoneales **7/1:** 213 ff
- - Zugang **7/1:** 214
Retroperitoneum, Struktur **5:** 6
Retroperitonitis **5:** 3, 16
- Therapie, chirurgische **5:** 17
- Zugang, operativer **5:** 20 f
Retroposition des Colon transversum s. Colon transversum, Retroposition
Retrosternalraum **3:** 23
Retziussche Venen **5:** 151
Revagotomie **3:** 186
Revised-Trauma-Score **10/1:** 485
Revisionsschaft **10/1:** 65
α-Rezeptoren-Blocker, Operationsvorbereitung bei Phäochromozytom **7/1:** 229
Rezessus, oberer, Gelenkkörper, freier **10/2:** 237
- - Synovitis **10/2:** 217, 225
- radialer **10/2:** 111 f
Rezidivbeckenvenenthrombose, isolierte **1:** 299
Rezidivbursitis **10/1:** 268
Rezidivgallenstein **4:** 60
- endoskopisch nicht entfernbarer **4:** 82
- nach endoskopischer Gallensteinextraktion **4:** 22
- Papillotomie, operative **4:** 120
Rezidivhernie **7/1:** 73, 102, 119 ff; **7/2:** 298, 306 f
- direkte **7/1:** 119
- echte **7/1:** 119
- falsche **7/1:** 119
- indirekte **7/1:** 119
- inguinale **7/1:** 73, 102
- nach Schenkelhernienoperation **7/1:** 118
Rezidivstruma s. Strumarezidiv
Rezidivulkus s. Ulkusrezidiv
Rhabdomuskulo-fibröses System **6:** 382, 468
Rhomboideus-Serratus-Schlinge **9:** 6
Rhomboidlappen, Hebedefekt **E:** 40
Rhomboidlappenplastik, Dekubitalulkusversorgung **E:** 40
Richardson-Pyloroplastik **3:** 191
Richtersche Hernie **7/1:** 64
Riedelscher Leberlappen **5:** 79
Riedel-Strumitis s. Strumitis, eisenharte Rienhoff-Kardiaresektion **3:** 294
Riesendivertikel **6:** 205
- Operationsverfahren **6:** 206
Riesenfalten der Magenschleimhaut **3:** 242
Riesenkondylom **6:** 498
Riesenwuchs **1:** 275
Riesenzellaortitis **1:** 268
Riesenzyste, splenale **7/2:** 166
Rinecker-Danek-Blutsperre, subkardiale, maschinelle **5:** 180 f
Ringdesobliteration, retrograde, Arteria iliaca externa **1:** 222 f
Ringerlösung **10/2:** 9
Ringfixateur **8:** 40 f
- bei chronischer Tibiaosteomyelitis **8:** 68
- nach Ilizarov **10/1:** 276, 332 f
- Montage **8:** 42 ff
Ringknorpel s. Cartilago cricoidea
Ringstripper, Perforation der Iliakabifurkation **1:** 223
- Thrombendarteriektomie der Arteria mesenterica superior **1:** 261 f
Riolansche Anastomose **1:** 105, 208, 259; **6:** 169 f
Rippe **9:** 42 ff
- Besonderheiten **9:** 43
- fehlende **7/1:** 3
- fliegende **7/1:** 3
1. Rippe, Aushülsung **1:** 130
- Resektion bei Subklaviaaneurysmaoperation **1:** 130 f
- - transaxilläre **1:** 204 f
- - - Arbeitsschritte **1:** 204
- - - Indikation **1:** 204
- - - Komplikation **1:** 205
- - - Kontraindikation **1:** 204
- - - Lagerung **1:** 204
- - - Nachsorge **1:** 205
- - - Operationsrisiko **1:** 204
3. Rippe, Resektion bei thorakaler transaxillärer transpleuraler Sympathektomie **1:** 201
8. Rippe **7/1:** 3
10. Rippe **7/1:** 3
12. Rippe, Resektion **7/1:** 238
- Variabilität **7/1:** 3
Rippenauslösung, subperiostale **9:** 60
Rippenbogen **7/1:** 3
Rippenbogenrandschnitt **1:** 165; **3:** 85, 204; **4:** 150; **7/1:** 31, 220
- beidseitiger **4:** 187, 221
- - großer **4:** 210
- großer, rechtsseitiger **4:** 157 f
- links, Splenektomie **5:** 169
- linksseitiger **7/1:** 31
- bei lokalisierter Peritonitis **5:** 20 f
- Milztransposition **5:** 171
- nach oben konvexer, beidseitiger **4:** 207
- - - linksseitiger **4:** 203
- rechts, Anastomose, portokavale, End-zu-Seit **5:** 203 f
- rechtsseitiger **4:** 61; **6:** 40 f, 44, 47; **7/1:** 31
- - oberer **7/1:** 31
- bei Relaparotomie **7/1:** 177
- bei traumatischer Zwerchfellruptur **2:** 112
- Zwerchfellhernienoperation **2:** 104
Rippenfraktur **3:** 91; **9:** 38
Rippenkeilexzision **2:** 127 ff
Rippenplatte **9:** 54 f
Rippenresektat, Längshalbierung **9:** 60
Rippenresektion **9:** 39, 59 f
- zur Obergeschoßplastik **2:** 271 f
- bei Pancoast-Tumor-Operation **2:** 247
- bei thorakaler Sympathektomie **1:** 202 f
- Thorakostoma **2:** 268
- bei Thorakotomie **2:** 174
- zur Thoraxdrainage **2:** 265
Rippenresektionsverfahren bei Trichterbrust **2:** 132 f
Rippentransfer **10/1:** 357
Rippentransplantat, gefäßgestieltes, freies **8:** 45
- Kalottenlückenverschluß **8:** 216
- vaskularisiertes **8:** 18
Ripstein-Rektopexie **6:** 458
Risiko, kardiales, erhöhtes, Diagnostik, präoperative **7/2:** 6
- respiratorisches, erhöhtes, Diagnostik, präoperative **7/2:** 6
Risikoeinschätzung, präoperative **7/2:** 6
Riß-Quetsch-Wunde, frontale **8:** 199
- Kopfschwarte **8:** 103 f
R-Klassifikation **3:** 244
RND s. Neck dissection, radikale
Robinson-Drainage **E:** 62, 66
Rochard-Haken **3:** 14, 30, 44, 177, 318, 322, 326 ff
Rodino-Ersatzmagenbildung **3:** 271
Roeder-Schlinge **7/2:** 14
- Adhäsiolyse, blutige **7/2:** 83, 87
- Appendixstumpfverschluß **7/2:** 323
- Double-Loop-Technik bei Appendektomie **7/2:** 100
- Ductus-cysticus-Verschluß **7/2:** 134
- Fadenlänge **7/2:** 15
- Meckel-Divertikel-Resektion **7/2:** 224 f
- Plazierung bei Appendektomie **7/2:** 96
- vorgefertigte **7/2:** 18 ff
- - Applikation **7/2:** 19
- - Indikation **7/2:** 19
- - Instrumentarium **7/2:** 19
Roeder-Schlingen-Applikator **7/2:** 16 f

Roeder-Schlingen-Knoten, extrakorporal angefertigter **7/2:** 24 f
Röhrenstenose, retropankreatische **4:** 86
Rohrfixateur, unilateraler **10/1:** 120
Rokitanskydo-Fraktur **9:** 380 f
Rollerpumpe, druckgesteuerte **10/2:** 9
Rongeur **10/2:** 13, 309
Röntgendarstellung, intraoperative, Gallengänge **7/2:** 322
Röntgendiagnostik vor Relaparotomie **7/1:** 175
Rosati-Nerv **3:** 175, 184
Rosenmüllerscher Lymphknoten **7/1:** 56 f
Rotationsbewegung des Gehirns **8:** 76
Rotationsfehlstellung, Handknochen **9:** 424 f
Rotationslappen **E:** 95
Rotationstest **7/2:** 35, 37
Rotator-Cuff-Liberator **10/2:** 75
Rotatorenmanschette **9:** 67, 70; **10/2:** 24
- Kalkherd **10/2:** 62 f
- Naht, adaptierende **9:** 116
- - Komplikation **9:** 119
- - tragende **9:** 116
- - transossäre **9:** 116
- Rekonstruktion, Indikation **9:** 110 f
- - Tenodese **9:** 111 f
- Veränderung, entzündliche **10/2:** 60, 64
- Verschluß, primärer **9:** 115
- Zugang **9:** 80, 111, 115
- - Nachbehandlung **9:** 119
Rotatorenmanschettennaht, arthroskopische **10/2:** 66 ff
Rotatorenmanschettennahtzange **10/2:** 69
Rotatorenmanschettenoperation, Komplikation **10/2:** 80
- Zugang **10/2:** 31 Rotatorenmanschettenruptur **9:** 110
- Débridement, subakromiales **10/2:** 76
- inkomplette **10/2:** 60, 64
- bei Komplexverletzung **9:** 119
- Mini-Open-Repair **10/2:** 64, 75 f
- primär nicht schließbare **9:** 117 ff
- - schließbare **9:** 115 f
- bei Schultergelenkluxation **9:** 105
- Schwenklappenplastik **9:** 117
- Verschiebelappenplastik **9:** 117
Rottersche Lymphknoten **2:** 21, 26
Roux-Anastomose **3:** 127, 140, 144, 152, 155, 160, 169, 171 ff, 208 f, 211, 215 f, 220, 236, 291, 306
- Indikationen **3:** 127, 140, 152, 169, 208
- - Ductus-choledochus-Verletzung **3:** 140, 144
- - - biliodigestive Anastomose **3:** 140
- - Duodenalfistel, chronische **3:** 169
- - Magenresektion, distale **3:** 127, 172 ff
- - - - wegen Karzinom **3:** 291
- - Magentumorstenose, distale **3:** 306
- - Nahtbruch nach Billroth-I-Operation **3:** 152
- - Passagestörungen nach Billroth-II-Operationen **3:** 171
- - Refluxösophagitis nach Billroth-II-Operation **3:** 172
- - Ulkusperforation **3:** 236
- - Wiederholungseingriffe am Magen **3:** 208 f, 211 f, 215 f, 220
- Technik **3:** 172 ff
- - Duodenalstumpfverschluß **3:** 172
- - Enteroenteroanastomose **3:** 172 ff
- - - laterolaterale **3:** 174
- - - - Stapler-Naht **3:** 174
- - - terminolaterale **3:** 172 f
- - Gastrojejunostomie **3:** 172 ff
- - - terminolaterale **3:** 174
- - - - Jejunalsegmentüberstand **3:** 174
- - - - Kleinkurvaturnahtdekkung **3:** 174
- - - - Stapler-Naht **3:** 174
- - - terminoterminale **3:** 172 f
- - - - Hinterwandnaht **3:** 173
- - - - Vorderwandnaht **3:** 173
- - Hemifundoplikation **3:** 172
- - Jejunumdurchtrennung **3:** 172
Roux-Ersatzmagenbildung **3:** 221 ff, 270, 273, 281
- Technik **3:** 273, 281
- - Dichtigkeitsprobe **3:** 281
- - Duodenalstumpfverschluß **3:** 281
- - Enteroenteroanastomose **3:** 281
- - - laterolateral **3:** 281
- - - terminolateral **3:** 281
- - Jejunumschlinge, antekolisch **3:** 281
- - - retrokolisch **3:** 281
- - Mesenteriumverschluß **3:** 281
- - Ösophagojejunostomie, terminolaterale **3:** 273, 281
- - Stapler-Naht **3:** 281
Roux-Haken **6:** 177
Roux-Y-Anastomose, Anastomose, bilio-digestive **4:** 86 f
- - - schleimhautadaptierende, nahtlose **4:** 91
- ERCP-Technik **4:** 12
- Gallengangdrainage, äußere, permanente **4:** 105
- Hepatikojejunostomie **4:** 157 ff
- Hepato-Enterostomie **4:** 102 f
- Pankreatikojejunostomie **4:** 153, 163, 165
- Zystojejunostomie **4:** 161
Rückenlage **10/2:** 4
Rückenlagerung, überstreckte **5:**118
Rückenmark, Gefäßversorgung **1:** 104
Rückenmarkdekompression, Brustwirbelsäulenverletzung **8:** 362
- Halswirbelsäulenverletzung **8:** 333
- lumbale, von dorsal **8:** 377 f
- - von ventro-lateral **8:** 379
Rückenmarkschädigung, ischämische, durch Aortenaneurysmaoperation **1:** 141, 148
Rückenmarksschädigung durch Verletzung der A. radicularis magna **3:** 58
Rückenmuskulatur **8:** 318 ff
- autochthone, oberflächliche **8:** 321
- - tiefe **8:** 321 f
- - - lateraler Trakt **8:** 321
- - - medialer Trakt **8:** 321 f
- oberflächliche, eingewanderte **8:** 318 ff
- tiefe **8:** 320 ff
Rückfuß **10/1:** 378
- Amputation **10/1:** 451
- Frontalschnitt, in Höhe des Ligamentum talofibulare posterius **10/1:** 398
- - - des Malleolus lateralis **10/1:** 399
- - - des Vorderrandes der Tibia **10/1:** 400
Rückfußfehlstellung **10/1:** 479
Rucksackverband **9:** 25
Ruheschmerz **1:** 208, 229
- inkurabler **1:** 92
- nach kruraler Arterienrekonstruktion **1:** 245
Ruhr, bakterielle **6:** 218
Rumpflastverteilung im Beckenring **8:** 428
Rumpfwand, dorsale, Nervenverlauf **7/1:** 12
- Leberprojektion **5:** 79 f
Rundblick, diagnostischer **7/2:** 61
Rundherd, pulmonaler **7/2:** 361
Rundnahtgerät s. Klammernahtapparat EEA

S

Sacci alveolares **2:** 156
Saccus lacrimalis **8:** 228
Sägeosteotomie, Radius **9:** 293 f
- Ulna **9:** 295
Sakralhöhlendrainage **6:** 428
Sakralhöhlentamponade **6:** 428
Sakralwirbel **8:** 318
- erster, Lumbalisation **8:** 315 f
Sakroiliakalgelenk s. Iliosakralgelenk Sakrokardinalvene, persistierende **1:** 278
Sakrum (s. auch Kreuzbein) **8:** 318, 416 ff
- Kompressionsfraktur **8:** 472
- Längsfraktur **8:** 473
- Querfraktur **8:** 471, 473
- Schraubenverankerung **8:** 384
Sakrumfraktur **8:** 483
- Fixateur interne **8:** 489
- Klassifikation **8:** 473
- operative Versorgung **8:** 489
- Sakralwurzeldarstellung **8:** 462
- transaläre **8:** 473
- transforaminale **8:** 462, 473, 490ff
- - Computertomographie **8:** 490
- - Distraktionsspondylodese **8:** 484
- zentrale **8:** 473
- Zugang, dorsaler, medialer **8:** 460
- - posterolateraler **8:** 462 f
Saktosalpinx **7/2:** 76
Salbenkompresse **E:** 11
Salem-Drain **5:** 18
Salpingektomie **7/1:** 268
Salpinx s. Tube Salter-1-Läsion **10/1:** 66
Samenblase **6:** 382
Samenstrang, Netzplazierung bei intraperitonealer Hernienreparation **7/2:** 313
Samenstranghülle, äußere **7/1:** 51 f
- innere **7/1:** 51, 53
- mittlere **7/1:** 51
Samenstrangverletzung bei Rezidivhernienoperation **7/1:** 123, 127
Sanduhrtumor **2:** 89
Sandwich-Plastik, kortikospongiöse **9:** 427
Saphenaexhairese **1:** 289 ff
- Arbeitsschritte **1:** 290
- Ausweichmethode **1:** 291
- Zugangsweg **1:** 289
Saphenusneuralgie nach Varizenoperation **1:** 289, 292
Sarkoidose des Magens **3:** 110, 242
Sarkom, duodenales **6:** 73
- mesenteriales **5:** 25 f
Satinsky-Aortenklemme, Abrutschen **1:** 194, 196
Sauerbruch-Kardiaresektion **3:** 297
Sauerstoffkonzentration bei Ein-Lungen-Beatmung **7/2:** 12
- inspiratorische **10/1:** 487
Sauerstoffpartialdruck **10/1:** 487
Saugdrain **E:** 63
Saugdrainage **E:** 66
Saugkompresse, kombinierte **E:** 11
Saug-Spül-Drainage **8:** 58 ff
- Indikation **8:** 58
- Komplikation **8:** 61
- Überwachung **8:** 61
Säule, iliopubische **8:** 445
Saumnaht **7/1:** 27
Säuremagen **3:** 96
Säuremessungen nach Fundoplastik **3:** 322
Säurenverätzung **E:** 22 f, 83
Säurewecker, extragastraler **3:** 127 f, 247
Savary-Miller-Stadieneinteilung bei Refluxösophagitis **3:** 317
Scaphoid s. Os scaphoideum Scapula (s. auch Schulterblatt) **9:** 4 f, 64; **10/2:** 20
- Gleiträume **9:** 7
- Lagebeurteilung **9:** 64
- Zugang **9:** 9, 16, 35
Scarpasche Faszie **7/1:** 56; **E:** 88
Schädel, pneumatisierte Räume **8:** 89
- Projektion des Ventrikelsystems **8:** 100 f
- Schußverletzung **E:** 18
Schädelbasis **8:** 90
Schädelbasisfraktur **8:** 219
- Antibiotikaabschirmung **8:** 205
- Blutung, intraoperative **8:** 123
- Zerreißung der Arteria meningea media **8:** 118, 143
Schädeldach, Knochenentnahme **8:** 293 ff
Schädeldurchschuß, bifrontaler, Ausschußöffnung **8:** 208
- - Débridement **8:** 208 f
- - Einschußöffnung **8:** 208
- - Operation **8:** 207 ff
- - Schußkanalreinigung **8:** 210
Schädelfraktur **8:** 77, 178 ff
Schädelgrube, hintere, Hämatom s. Hämatom der hinteren Schädelgrube
- - Minderdurchblutung **1:** 192
Schädel-Hirn-Verletzung **10/1:** 484
- Anästhesie **8:** 78
- Behandlungsziel **8:** 77 f
- Druck, intrakranieller **8:** 166
- Druckmeßsondenimplantation **8:** 177
- komplexe **8:** 105, 212
- - Epiduralhämatom, akutes **8:** 143
- - Fraktur, frontobasale **8:** 204
- - Hämatom der hinteren Schädelgrube **8:** 158
- - - intrakranielles, extrazerebrales **8:** 143

- - - intrazerebrales, akutes **8:** 151
- - Impressionsfraktur **8:** 195
- - Subduralhämatomevakuation **8:** 122
- Krafteinwirkung, direkte **8:** 77
- - indirekte **8:** 76 f
- Lagerung des Kopfes **8:** 79
- offene **8:** 77, 196
- - Operationsindikation **8:** 78
- Operationsindikation **8:** 78
- operative Strategie **8:** 78 ff
- Patientenlagerung **8:** 79
- Prognose **8:** 79
- Sekundäreingriff **8:** 79
Schädelimpressionsfraktur s. Impressionsfraktur
Schädelverletzung, penetrierende **8:** 206 ff
- - Computertomographie **8:** 206
- - infizierte **8:** 206
- - Komplikationen **8:** 207, 212
- - Operation, Indikation **8:** 206
- - - Kontraindikation **8:** 206
- - Operationsrisiko **8:** 207
Schambein **8:** 417
Schambeinastfraktur **8:** 471 f
- Behandlung **8:** 474
- dislozierte **8:** 472
- Kortikalisschrauben-Osteosynthese **8:** 481 f
- Operationsindikation **8:** 474
- operative Versorgung **8:** 480 ff
- Plattenosteosynthese **8:** 481 f
- Zugang **8:** 480
Schambeinastpseudarthrose **8:** 495
Schambeinfuge s. Symphysis pubica
Schambeinhorn **10/2:** 144
Schanz-Schraube **10/1:** 119 f, 122
- Unterschenkel **10/1:** 447 f
Scharniergelenk **10/1:** 382
Schatzki-Ring **3:** 27
Schede-Naht **3:** 123
Scheibenmeniskus **10/2:** 178, 196
- Teilresektion **10/2:** 197
Scheidenhinterwand, Analkarzinominfiltration **6:** 501
Scheidenstumpf, Verschluß **7/1:** 273
Schenkelhals, Pseudarthrose **10/1:** 70
- Valgisierung **10/1:** 34, 40
Schenkelhals-Antetorsion **10/1:** 35, 38
Schenkelhalsfraktur **10/1:** 26
- dislozierte **10/1:** 33
- eingestauchte **10/1:** 33
- Erstversorgung **10/1:** 2
- mit Femurkopffraktur **10/1:** 27 f
- - Spongiosazugschraubenstabilisation **10/1:** 31
- instabile **10/1:** 33
- - Umstellungsosteotomie **10/1:** 2
- kindliche **10/1:** 2
- laterale **10/1:** 58 ff
- - Hüftschraube, dynamische **10/1:** 60 ff
- - Implantatversagen **10/1:** 66
- - beim Kind **10/1:** 67 ff
- - - Behandlung, postoperative **10/1:** 69
- - - Operationsindikation **10/1:** 67
- - - Operationskomplikation **10/1:** 69
- - - Operationsrisiko **10/1:** 68
- - - Operationsverfahren **10/1:** 68 f
- - - Wiederholungsoperation **10/1:** 69
- - Komplikation, intraoperative **10/1:** 65
- - - postoperative **10/1:** 65
- - Operation, Aufklärungsgespräch **10/1:** 60
- - - Lagerung **10/1:** 60
- - Operationsindikation **10/1:** 60
- - Operationskontraindikation **10/1:** 60
- - Operationsrisiko **10/1:** 60
- - Operationsvorbereitung, spezielle **10/1:** 60
- - Operationsziel **10/1:** 58
- - Winkelplattenosteosynthese **10/1:** 65
- - Zugang **10/1:** 60
- mediale **10/1:** 32 ff
- - Abduktionsfraktur, eingestauchte **10/1:** 33
- - Alloarthroplastik **10/1:** 33
- - AO-Klassifikation **10/1:** 32
- - dislozierte **10/1:** 31
- - Einteilung nach Garden **10/1:** 32 f
- - - nach Pauwels **10/1:** 32 f
- - Endoprothese **10/1:** 41 ff
- - Infektion, postoperative **10/1:** 41
- - instabile **10/1:** 34, 40
- - Komplikation, postoperative **10/1:** 41
- - Korrekturosteotomie-Platte **10/1:** 34
- - Notfalloperation **10/1:** 28
- - Operation, Aufklärungsgespräch **10/1:** 34
- - - Vorbereitung, spezielle **10/1:** 34
- - Operationsindikation **10/1:** 32 f
- - - absolute **10/1:** 33
- - - relative **10/1:** 33
- - Operationskontraindikation **10/1:** 33
- - Operationsrisiko **10/1:** 33 f
- - Operationsziel **10/1:** 32
- - Osteosynthese **10/1:** 34 ff
- - - Arbeitsschritte **10/1:** 34
- - - Femurnagel, unaufgebohrter **10/1:** 35
- - - Hüftschraube, dynamische **10/1:** 34 f
- - - Implantatlockerung **10/1:** 41
- - - Indikation **10/1:** 33
- - - Komplikation **10/1:** 41
- - - Lagerung **10/1:** 34
- - - Nachbehandlung **10/1:** 41
- - - Teilbelastung **10/1:** 41
- - - Zugang **10/1:** 34 f
- - Reposition, geschlossene **10/1:** 34, 39
- - - offene **10/1:** 39
- - Revisionsoperation **10/1:** 41
- - Umstellungsosteotomie, primäre **10/1:** 34 f, 40
- - Winkelplattenosteosynthese **10/1:** 34, 38 f
- - - Komplikation **10/1:** 41
- - - Plattensitzinstrument **10/1:** 39
- - - Rotationsstabilisierung **10/1:** 39 f
- - - Spongiosazugschraube **10/1:** 39
- - Zugschraubenosteosynthese **10/1:** 34 ff
- - - Aufbohrung **10/1:** 37
- - - Führungsdraht **10/1:** 35
- - - Gewindelänge **10/1:** 38
- - - Schraubenlänge **10/1:** 36
- - - Zielgerät **10/1:** 35 f
- - - Zugang **10/1:** 35
- Miss-A-Nail-Verriegelung **10/1:** 107
- proximale, subkapitale **10/1:** 32
- - - dislozierte **10/1:** 32
- - transzervikale **10/1:** 32
- Reposition, offene **10/1:** 17
Schenkelhernie s. Hernia femoralis
Schenkelkanal s. Canalis femoralis
Schenkelkopf s. Femurkopf
Schere **7/2:** 15
- Handhabung, fehlerhafte **7/2:** 138
Schienbein s. Tibia
Schienengleitverband **7/1:** 181 f, 187
- Fixierung **7/1:** 182
Schienung, intramedulläre, Handknochen **9:** 378
Schilddrüse **1:** 5 ff, 12 ff, 93 f, 101, 122, 283, 285; **2:** 43, 49, 146 f, 289 f; **3:** 4 f, 22, 34 f, 73 f
- Anastomosen, arterielle **1:** 13
- Anatomie **1:** 12 ff
- arterielle Versorgung **1:** 13 ff
- Arterien **2:** 290 f
- Bindegewebshülle **2:** 290
- Capsula fibrosa **2:** 286
- Diagnostik **1:** 12
- Eigenkapsel **1:** 13
- Form **1:** 12 f
- Formvarianten **1:** 13; **2:** 288 f
- Größe **2:** 289
- Innervation, vegetative **1:** 16 ff
- Isthmus **2:** 147, 288 f
- Lagebeziehungen **2:** 289
- Lobektomie, extrakapsuläre **1:** 46 f, 49
- - - mit kontralateraler intrakapsulärer Lobektomie **1:** 46 f
- - - Technik **1:** 49
- - fast totale **1:** 12
- - Zugangsweg **1:** 46
- Lobus pyramidalis **2:** 288 f
- Lymphabfluß **1:** 4, 18
- Lymphknoten **1:** 18
- Nerven **2:** 292 f
- Resektion, extrakapsuläre **1:** 12
- - bei Hyperthyreose **1:** 40 ff
- - intrakapsuläre **1:** 12
- - bei Strumarezidiv **1:** 61 ff
- - subtotale **1:** 12, 21 ff
- - - Arbeitsschritte **1:** 21
- - - Arteria-thyroidea-inferior-Ligatur **1:** 27
- - - Blutung, intraoperative **1:** 30
- - - Darstellung der Bindegewebsschicht **1:** 24
- - - Drainage **1:** 29
- - - Durchtrennung der infrahyoidalen Muskeln **1:** 25
- - - Hautverschluß **1:** 30
- - - Isthmusdurchtrennung **1:** 25
- - - Kocherscher Kragenschnitt **1:** 22
- - - Komplikation, intraoperative **1:** 30
- - - - - Therapie **1:** 30
- - - - postoperative **1:** 30 f
- - - - - Therapie **1:** 31
- - - Lagerung **1:** 21
- - - Linea-alba-colli-Durchtrennung **1:** 24
- - - Nachblutung **1:** 31
- - - - subkutane **1:** 31
- - - - Therapie **1:** 31
- - - - in der Tiefe **1:** 31
- - - Nachsorge **1:** 32
- - - Nervus-laryngeus-recurrens-Darstellung **1:** 28
- - - Nervus-laryngeus-recurrens-Läsion **1:** 30, 40
- - - Nervus-laryngeus-superior-Läsion **1:** 31
- - - Parenchymnaht **1:** 29
- - - mit der Schere **1:** 28
- - - Seitenlappenmobilisierung **1:** 26
- - - mit dem Skalpell **1:** 29
- - - Spätkomplikation **1:** 32
- - - Strumamobilisierung **1:** 25
- - - Technik **1:** 22 ff
- - - Tracheotomie, temporäre **1:** 30, 33
- - - Venenligatur **1:** 23
- - - Wiederholungseingriff **1:** 30
- - - Wundheilungsstörung **1:** 32
- Schußverletzung **E:** 18
- Venen **1:** 15 f; **2:** 291 f
Schilddrüsenadenom **1:** 19
- autonomes **1:** 19, 40
- - Resektion, Arbeitsschritte **1:** 42
- isoliertes, Enukleationsresektion **1:** 42 f
- multiples **1:** 40
Schilddrüsenhormon nach subtotaler Strumaresektion **1:** 32
Schilddrüsenhormonparameter, Kontrolle nach Hyperthyreose-Operation **1:** 43
Schilddrüsenhormonsubstitution nach fast totaler Thyroidektomie **1:** 43
Schilddrüseninsel, versprengte **2:** 289
Schilddrüsenknoten, kalter, Enukleation **1:** 12
- - Malignomverdacht **1:** 44
- - solitärer, Indikation **1:** 19
- rasch wachsender **1:** 44
Schilddrüsenmalignom, Behandlungsstrategie **1:** 12
- Fernmetastasen **1:** 12
- Halsquerschnitt **1:** 48
- histologische Klassifizierung **1:** 44
- Lymphknotenmetastasen **1:** 46 ff
- Metastasierung, intrathyroidale **1:** 46
- Muskelinfiltration **1:** 48
- Operationsmethoden **1:** 46
- Organgrenzüberschreitung **1:** 48
- Palliativoperation **1:** 48
- Therapieplan, postoperativer **1:** 60
- Vena-jugularis-interna-Infiltration **1:** 48
- Verdachtskriterien **1:** 44
- WHO-Nomenklatur **1:** 44
Schilddrüsenpol, oberer, Mobilisierung **1:** 26
- unterer, Mobilisierung **1:** 27
Schilddrüsenseitenlappen **2:** 289 f
Schilddrüsenvenen **3:** 22
Schilddrüsenzyste **1:** 19
Schildknorpel s. Cartilago thyroidea Schistosomiasis **5:** 181
Schläfenregion, tiefe, Gefäß-Nerven-Straße **8:** 235
Schlafmedikation **7/2:** 7
Schlaganfall **1:** 181
- bei Karotisaneurysma-Operation **1:** 120, 138
- Rezidivprophylaxe **1:** 182
Schlatter-Ersatzmagenbildung **3:** 270

Schlauchmagenbildung **3:** 20 f, 44, 47 f, 295 f
- bei Kardiaresektion **3:** 295 f
- - Kleinkurvaturklammernaht **3:** 295
- - - Deckung, seromuskuläre **3:** 296
- - Resektionslinie **3:** 295
- bei Ösophagusexstirpation **3:** 20ff, 47f
- - Fundusversorgung, arterielle **3:** 44
- - Gefäßligaturen, Omentum minus **3:** 20, 47
- - Kleinkurvaturklammernaht **3:** 20 f, 47
- - - Deckung, seromuskuläre **3:** 21
- - Kleinkurvaturmobilisation **3:** 20
- - Methode, milzerhaltende **3:** 44
- - Splenektomie **3:** 19
- - Stapler-Naht **3:** 21
Schlauchsystem **10/2:** 13
Schleudertrauma, Halswirbelsäule **8:** 358
Schlingaktstörung **3:** 329
Schlingenabszeß **6:** 173; **7/2:** 292
- nach Appendektomie **6:** 180
- nach rechtsseitiger Hemikolektomie **6:** 189
- Therapie, chirurgische **5:** 22
Schlingenkolostomie **7/2:** 240
- mit Hautbrücke **6:** 444
- nach Maydl **6:** 441
Schlingennaht **9:** 397
Schlingennekrose nach Ersatzmagenbildung **3:** 288
Schlingensyndrom nach Billroth-II-Operation **3:** 171
- - Abflußringerweiterung **3:** 171
- - Dünndarminterposition **3:** 171
- - Enteroenteroanastomose **3:** 171
- - Nachresektion **3:** 171
- nach Gastroenterostomie **3:** 201
Schlingentorquierung nach Gastroenterostomie **3:** 200
Schlitzhammer **10/1:** 113
Schloffer-Ersatzmagenbildung **3:** 270, 280
- Technik **3:** 280
- - Enteroenteroanastomose **3:** 280
- - Ösophagojejunostomie **3:** 280
Schloffer-Graham-Nissen-Ersatzmagenbildung **3:** 221 f, 274 ff
- Technik **3:** 274 ff
Schloffer-Operation **6:** 283
- bei Sigmadivertikulitis **6:** 213 ff
Schluckbeschwerden nach Antirefluxoperation **3:** 318
- Karotisaneurysma **1:** 119
Schlürfdrainage **E:** 68
Schlürftest **7/2:** 35, 38
Schlüsselbein s. Clavicula; s. Klavikula
Schlüssellochplastik, Indikation **9:** 110 f
- Komplikation **9:** 119
- Nachbehandlung **9:** 119
Schmerz **10/1:** 88
- somatischer **4:** 56
Schmerzen bei Pneumoperitoneum **7/2:** 35
- postoperative **7/2:** 12
Schmerzhafter Bogen **9:** 70
Schmerzintensität, postoperative **7/2:** 10
Schmerztherapie, chirurgische **9:** 424, 430 f
- palliative **3:** 77, 302
- - Periduralkatheter **3:302**
- - Plexus-coeliacus-Resektion **3:** 302
- - Vagotomie, trunkuläre **3:** 302
Schmidt-Sphinkterersatzplastik **6:** 447
Schmidt-Umkehrplastik **6:** 463
Schmieden-Gastroduodenostomie **3:** 146
Schmieden-Gastrojejunostomie **3:** 160
Schmieden-Segmentresektion **3:** 226
- Gastrostomie, termino-terminale **3:** 226
Schmierinkontinenz **6:** 469
- nach Analfissuroperation **6:** 481
Schneidegerät, endoskopisches **7/2:** 345
Schnellschnittuntersuchung bei Mastektomie **2:** 22
Schnitt s. Inzision Schnittführung, Organentnahme **E:** 119
- plastische Chirurgie **E:** 89 f
Schnittwunde, Hals **1:** 9
Schock, hämorrhagischer **10/1:** 122
- posttraumatischer **1:** 116
- septischer **2:** 78
- Thoraxtrauma, offenes **2:** 68
Schockbehandlung bei Verbrennung **E:** 76 ff
Schocksymptomatik, postoperative **8:** 73
Schoemaker-Gastroduodenostomie **3:** 144, 146
Schrader-Koslowski-Feine-Konold-Ersatzmagenbildung **3:** 271
Schräg-Längsschnitte **7/1:** 31
Schrägschnitt, lumbaler **7/1:** 38
- - rechtsseitger **7/1:** 38
- thorakoabdomineller n. Heany-Humphrey **4:** 61
Schraube, kriechende **8:** 481 f
Schraubenarthrodese **9:** 428 f
Schraubenosteosynthese, Bennet-Fraktur **9:** 380
- Condylus radialis **9:** 220
- Handknochen **9:** 373 f
- Humerus, distaler **9:** 198 ff
- Os scaphoideum **9:** 383
- Processus styloideus radii **9:** 284
- - - ulnae **9:** 284
- - Radiushals-Schrägfraktur beim Kind **9:** 224
- Radiusköpfchen **9:** 214
Schraubpfanne **10/1:** 52
Schreiber-Eichfuss-Farthmann-Eckert-Ersatzmagenbildung **3:** 282 f
- Technik **3:** 282 f
- - Arkadengefäße **3:** 282
- - Dichtigkeitsprobe **3:** 283
- - Jejunoduodenostomie **3:** 283
- - Jejunoplikation **3:** 282 f
- - Jejunuminterposition **3:** 282
- - Krawatte, jejunale **3:** 283
- - Mesokolonfensterverschluß **3:** 283
- - Mesokoloninzision **3:** 282
- - Ösophagojejunostomie, terminolaterale **3:** 282 f
- - Stapler-Nähte **3:** 283
- - Transit, duodenaler **3:** 282
Schreiber-Farthmann-Gastroduodenostomie **3:** 146, 149
- Technik **3:** 149
Schreiber-Magenwanddissektion **3:** 232
- bei blutenden Magenvarizen **3:** 232
- - - Magenwanddissektion, Vagotomie und Pyloroplastik **3:** 232
Schrumpfgallenblase, Cholezystektomie **4:** 70
- Steinpenetration in die Gallengänge **4:** 70
Schrumpfniere **1:** 263 f
Schubladenphänomen **10/2:** 166
- hinteres **10/1:** 145; **10/2:** 166
- vorderes **10/1:** 145; **10/2:** 166
Schuhaußenranderhöhung **10/1:** 431
Schuhwerkzurichtung **10/1:** 471
Schulter-Arm-Bereich, Arterienverschluß, chronischer **1:** 197 ff
Schulterarthroskopie, Anästhesieverfahren **10/2:** 6
- Blutungsneigung **10/2:** 16
- Extensionsbedingung **10/2:** 4
- Flüssigkeitsdruck **10/2:** 16
- Gelenkspalterweiterung **10/2:** 29f
- Instrumentarium **10/2:** 16
- Lagerung **10/2:** 29 f
- operative Strategie **10/2:** 17
- Optik **10/2:** 12
- Orientierungshilfe **10/2:** 23
- Rückenlagerung **10/2:** 30
- Seitenlagerung **10/2:** 4, 29 f
- Ziel **10/2:** 17
- Zugang, dorsaler **10/2:** 30
- - korakoidaler, anteriorer **10/2:** 31
- - - anterior-inferiorer **10/2:** 31
- - - anterior-superiorer **10/2:** 31
- - oberer **10/2:** 32
- - transsubskapulärer **10/2:** 31 f, 39
- - ventraler **10/2:** 31 f
Schulterblatt (s. auch Scapula) **9:** 4 f, 64
Schulterblattfraktur **9:** 34 ff
- Gelenkbeteiligung **9:** 34
- Lagerung **9:** 16
- Osteosynthese **9:** 35
- Reposition **9:** 35
- Zugang **9:** 16
- - nach Judet **9:** 80
Schulterdach **9:** 67; **10/2:** 21
Schultergelenk **9:** 61 ff; **10/2:** 15 ff
- Abduktor **10/2:** 24
- Anatomie, spezielle **10/2:** 18 ff
- arterielle Versorgung **9:** 67
- Arthrodese **9:** 122, 126 f
- - Komplikation **9:** 127
- - Musculus-deltoideus-Ablösung **9:** 126
- - Nachbehandlung **9:** 127
- - Zugang **9:** 80, 126
- Arthrose **9:** 122 ff
- Außenrotator **10/2:** 24
- Bänder **9:** 67; **10/2:** 21
- Bewegungseinschränkung **9:** 120; **10/2:** 16
- Bursae **10/2:** 23
- Cavitas articularis **10/2:** 23
- Dreisegmentluxationsfraktur **9:** 91
- Einsteifung **9:** 120
- - idiopathische **9:** 120
- - postoperative **9:** 120
- - posttraumatische **9:** 120
- Entzündung **9:** 128; **10/2:** 80
- Faszienverhältnisse **9:** 71
- Gelenkfläche **10/2:** 20
- Gelenkflächen **9:** 64 f
- Gelenkflächeninkongruenz **9:** 85
- Gelenkkapsel **9:** 65 f
- Gelenkkopf **10/2:** 20
- Gelenkpfanne **10/2:** 20
- Gelenkraum **9:** 67
- Gleitbeutel **9:** 67
- Hemiprothese **9:** 122
- Innenrotator **10/2:** 24
- Instabilität **9:** 62
- - atraumatische **9:** 108
- - multidirektionale **9:** 108
- - muskulär induzierte **9:** 108
- - nach Schulterblattfraktur **9:** 36
- - traumatische **9:** 96
- Kapsel-Band-Läsion **9:** 84, 96; **10/2:** 36 ff
- Kapselraffung **10/2:** 56
- Kapselrefixation am Pfannenrand **9:** 96 ff
- Kapselschrumpfung, posttraumatische **9:** 120
- Kapselspanner **10/2:** 24
- Kapsulotomie, T-förmige **9:** 100, 108 f
- - vordere **9:** 120
- Knochenanteile, tastbare **10/2:** 20
- Knorpelverletzung **9:** 84, 122 ff; **10/2:** 36
- Komplexverletzung **9:** 94
- Kompressionsarthrodese **9:** 127
- Luxation **9:** 84, 96 ff; **10/2:** 36 ff
- - Begleitverletzungen **9:** 105
- - hintere, chronisch verhakte **9:** 105 ff
- - - - - Weichteilveränderungen **9:** 107
- - - Nachbehandlung **9:** 108
- - - traumatische **9:** 105
- - bei Komplexverletzung **9:** 105, 119
- - Komplikation, intraoperative **9:** 105
- - Korrekturoperation **9:** 105
- - Nachbehandlung **9:** 105
- - Operationsindikation **9:** 96
- - Rezidiv **9:** 105
- - Rotatorenmanschettenruptur **9:** 105
- - nach Schulterblattfraktur **9:** 36
- - vordere, traumatische **9:** 96
- Mehrfragmentluxationsfraktur **9:** 122
- Membrana fibrosa **10/2:** 20
- - synovialis **10/2:** 20
- Muskulatur **9:** 67 ff
- Nachtschmerz **9:** 120
- Oberflächenanatomie **9:** 63 f
- Operation, Lagerung **9:** 77
- pathomorphologisches Substrat **10/2:** 27 f
- Pfannenfraktur, Zugang **9:** 80
- Pfannenrand, knöcherner, Zerstörung **9:** 101
- Pfannenrandpräparation **9:** 97
- Plica synovialis **10/2:** 22
- Rockwood-Zugang **9:** 106
- Sehnenkappe **9:** 67, 70; **10/2:** 24
- - Gleitlager **9:** 70
- - Naht, adaptierende **9:** 116
- - - Komplikation **9:** 119
- - - tragende **9:** 116
- - - transossäre **9:** 116
- - Rekonstruktion, Indikation **9:** 110 f
- - Ruptur s. Rotatorenmanschettenruptur
- - Tenodese **9:** 117

- - Verschluß, primärer **9:** 115
- - Zugang **9:** 75 f
- Sehnenrekonstruktion **9:** 111 f
- Sehnenruptur **10/2:** 60 ff
- Sehnenverletzung **9:** 84, 110 ff
- Spül-Saug-Drainage **10/2:** 80
- Stabilisierungsoperation **10/2:** 36
- - Aufklärungshinweis **10/2:** 36
- - dorsale, Zugang nach Rockwood **9:** 82
- - Indikation **10/2:** 36
- - Operationsrisiko **10/2:** 36
- - ventrale **10/2:** 31
- - - Zugang **9:** 78
- - Wiederholungsoperat **10/2:** 36
- Topographie, spezielle **10/2:** 24 f
- Totalendoprothesenimplantation **9:** 122 ff
- - Gelenkflächenresektion **9:** 124
- - Glenoidimplantation **9:** 124
- - Kapselabschiebung **9:** 123
- - Komplikation **9:** 127
- - Nachbehandlung **9:** 127
- - Schaftimplantation **9:** 125
- - Subskapularissehnenverschluß **9:** 125
- - Zugang **9:** 123
- Verletzung **10/2:** 36 ff
- - Drei-Punkt-Naht, transglenoidale **10/2:** 45 ff
- Versorgung, arterielle **10/2:** 23
- Weichteilschaden, chronischer **9:** 84
- Weichteilschonung **10/2:** 60
- Weichteilverletzung **9:** 84, 120
- Zerstörung **9:** 122
- Zugang, dorsaler **9:** 73, 80
- - - Lagerung **9:** 77
- - nach Judet **9:** 80 f
- - oberer **9:** 80
- - nach Rockwood **9:** 82
- - ventraler **9:** 71 ff, 78 f
- Zugangsweg **10/2:** 29 ff
Schultergelenkpfanne **9:** 64
Schultergürtel **9:** 1 ff
- Bänder **9:** 4
- Behandlung, konservative **9:** 2
- Faszienverhältnisse **9:** 7
- Fraktur **9:** 2
- Gelenke **9:** 4
- Gleitlager **9:** 7
- Keloidkorrektur **9:** 20 f
- Knochenanteile, tastbare **9:** 4
- Knochenverbindungen **9:** 4
- Komplexverletzung, geschlossene **9:** 19
- Luxation **9:** 2
- Muskulatur **9:** 5 f
- Narbenkorrektur **9:** 20 f
- Oberflächenanatomie **9:** 3
- Operationsziel **9:** 2
- Osteosynthese **9:** 2
- Ruhigstellungszeit **9:** 18
- topographische Anatomie **9:** 7 f
- Versorgungsstraße, dorsale **9:** 9
- Weichteilschaden, chronischer **9:** 20
- Weichteilverletzung **9:** 18 ff
- - geschlossene **9:** 18 f
- - Komplikation **9:** 19
- - Nachbehandlung **9:** 19
- - offene **9:** 19 f
- Zugang, dorsaler, Topographie **9:** 9 ff
- - ventraler, Topographie **9:** 8 f
Schultergürtelarterie, Aneurysma **1:** 119 f
Schultergürtel-Kompressionssyndrom **1:** 204 f
- Komplikation, intraoperative **1:** 205
- - postoperative **1:** 205
- Operationsindikation **1:** 204
- Operationskontraindikation **1:** 204
- Operationsrisiko **1:** 204
- Subklaviaaneurysma, poststenotisches **1:** 125
Schulterschmerzen bei Pneumoperitoneum **7/2:** 35
Schulterschmerzsyndrom, postlaparoskopisches **7/2:** 91, 106
Schultersteife **10/2:** 59 f
Schürzenschnitt **3:** 73
Schußverletzung **E:** 17 ff
- Abdomen **3:** 93; **7/2:** 317; **E:** 19
- - Gasaustritt **3:** 93
- Ausmaß **E:** 17
- Diagnostik **E:** 18
- Dünndarm **6:** 119
- Klassifikation **E:** 18
- kranielle **E:** 18
- Lunge **2:** 188
- Operationsindikation **E:** 18
- Schädel **8:** 206
- thorakale **E:** 18
Schwamm, polymerer **E:** 12, 16
Schwanenhalsdeformität **9:** 434
Schwangerschaft **7/2:** 4, 91
- ektopische **7/1:** 267
- Laparoskopie, Fehlervermeidung **7/2:** 317
Schwangerschaftsstreifen **E:** 97
Schwankschwindel **1:** 192
Schwanzpankreatitis, Kolonbeteiligung **4:** 156
Schweißdrüsenabszeß **E:** 42 f
- axillärer **E:** 42 ff
- - Exzision **E:** 42 f
- Prädilektionsstellen **E:** 42
Schweißdrüsenregion, axilläre, Exzision, radikale **E:** 43 f
Schwenklappen **E:** 95
Schwenklappenplastik bei Mukosaektropium **6:** 477
Schwenkpatch, Arteria femoralis superficialis zur Arteria profunda femoris s. Profundaplastik II
Schwerkraftdrainage **E:** 62, 64
Schwindel, Subklaviastenose **1:** 190
- Vertebralisstenose **1:** 192
Score-System **10/1:** 485 ff
Scribner-Shunt **1:** 270 f
- Arbeitsschritte **1:** 271
- Komplikation **1:** 273
- Operationsrisiko **1:** 270
„Second-look-Operation“ **3:** 302
Second-look-Operation, Reißverschlußanlage **6:** 363
Sedierung **7/2:** 7
Segmentarterienast **5:** 95
Segmentbronchusstumpf, Verschluß **2:** 187
Segmente, bronchopulmonale **2:** 158 f
Segmentfraktur, Unterarm **9:** 277
Segmentgallengang **5:** 95
- Anastomose, bilio-digestive **4:** 112
- Versorgung bei Hepatikusgabelresektion **4:** 111, 113, 115, 117
Segmentgallengangstumpf **4:** 111
Segmenthila, kavale **5:** 98
- portale **5:** 98
Segmentpfortaderast **5:** 95
Segmentresektion **6:** 244
- nach Ferguson **3:** 225
- nach Holle **3:** 225
- nach Largiedère **3:** 225
- der Mamma s. Mammasegmentresektion
- Oberlappen, linker **2:** 207 f
- - rechter **2:** 233 ff
- nach Schmieden **3:** 226
- Unterlappen, linker **2:** 215 f
- - rechter **2:** 241
Segmenttransport **8:** 38 ff
- Behandlungszeit **8:** 40
- biologische Gesetzmäßigkeit **8:** 40
- Fixations-Transport-System **8:** 40 f
- Indikation **8:** 38
- Kontraindikation **8:** 41
- Kortikotomie **8:** 38 f, 42 ff
- Nachbehandlung **8:** 45
- Patientenaufklärung **8:** 41
- Ringfixateur-Montage **8:** 42 ff
Segmentvene **5:** 95
Segmentverschiebung nach Ilizarov **10/1:** 276, 332 f
- - Tibiaschaftdefekt **10/1:** 357
Segond-Fraktur **10/1:** 215
Sehnenbündelung **9:** 407, 415 f
Sehnendurchtrennung, Unterarm **9:** 270
1. Sehnenfach **9:** 325
2. Sehnenfach **9:** 325
- Eröffnung **9:** 335
3. Sehnenfach **9:** 325
- Eröffnung **9:** 335
4. Sehnenfach **9:** 326
- Eröffnung **9:** 335
5. Sehnenfach **9:** 326
6. Sehnenfach **9:** 326
Sehnengleitstörung **9:** 434
Sehnennaht **9:** 393 f, 396 f, 407 ff
- epitendinöse **9:** 396 f
- intratendinöse **9:** 396 f, 413
- primäre, Insuffizienz **10/1:** 473
- - Kontraindikation **10/1:** 469
- transossäre **9:** 116
Sehnennekrose, postoperative **10/1:** 469 f
Sehnenrefixation **9:** 395, 398, 408 ff
- transossäre **9:** 408 f
Sehnenreinsertion **9:** 398, 408
Sehnenrekonstruktion, plantare **10/1:** 469
- Schultergelenkbereich **9:** 111 f
Sehnenscheide, plantare **10/1:** 387 ff; **10/2:** 285 ff
- tarsale **10/1:** 387
- - mediale **10/2:** 285 ff
- - vordere **10/2:** 285 f
Sehnenscheidenentzündung **9:** 272
Sehnenscheidensack, karpaler, ulnarer **9:** 314
Sehnenstichtechnik nach Kirchmayr-Kessler **10/1:** 306
Sehnenstripper **10/1:** 222; **10/2:** 258
Sehnentransfer bei Beugesehnenverletzung **9:** 395 f, 402
- nach Hellmann **9:** 412
- bei Strecksehnenverletzung **9:** 407, 413 f
Sehnentransplantat, Bandplastik, radioulnare **9:** 291 f
- Entnahme **9:** 433
Sehnentransplantateinflechtung **9:** 404
- proximale, nach Pulvertaft **9:** 404
Sehnentransplantation **9:** 395 f, 403 f, 414 f
- bei Beugesehnenverletzung **9:** 403 f
- Fingerendgelenk **9:** 434 f
- nach Fowler II-Nichols **9:** 435
- nach Nichols-Wilhelm **9:** 434 f
- bei Strecksehnenverletzung **9:** 407
Sehnen-U-Naht **9:** 397, 411
Sehnenverkalkung **10/2:** 60 ff
Sehnenverlängerung **9:** 395 f, 401
Sehnenverletzung, Ellbogengelenkbereich **9:** 230 ff
- Folgen **9:** 434 ff
- Hand **9:** 393 ff
- bei Komplexverletzung **9:** 369
- Schultergelenksbereich **9:** 110 ff
- Sekundäreingriff **9:** 434 ff
- - Nachbehandlung **9:** 437
Seitenband s. Ligamentum collaterale
Seitenlage **10/1:** 20; **10/2:** 4
Seitenlagerung **7/1:** 211
Seitenventikel, Pars centralis **8:** 100
Seit-zu-Seit-Anastomose s. Darmanastomose, latero-laterale
Seit-zu-Seit-Gastrojejunostomie **7/2:** 234, 236 ff
Sekretverhaltung, postoperative **8:** 52
Seldinger-Technik **E:** 142
Selektive proximale Vagotomie s. Vagotomie
- totale Vagotomie s. Vagotomie
Semifundoplikation **3:** 30 f
Semimembranosusecke **10/1:** 148; **10/2:** 170
Semitendinosussehne, distal gestielte **10/1:** 223, 228
- - - Ligamentum-patellae-Rekonstruktion **10/1:** 255
Semitendinosussehnenplastik **10/2:** 248, 257 ff
- Bohrkanal, femoraler **10/2:** 259
- Sehnenentnahme **10/2:** 258
- Sehnenlänge **10/2:** 258
- Transplantatfixation **10/2:** 260
- Zugangsweg **10/2:** 257
Semitendinosussehne-Transplantat **10/1:** 229
Semizirkulärschnitt, periareolärer **2:** 12
Senkungsabszeß **8:** 428, 441
Sensibilitätsverlust durch Handverletzung **9:** 417
Seo-Ersatzmagenbildung **3:** 270
Separation, gastrokolische **5:** 13
Sepsis **1:** 246; **7/2:** 10
- bei akuter hämorrhagisch-nekrotisierender Pankreatitis **4:** 177
- bei Appendizitis **6:** 173
- bei Bauchaortenaneurysma **1:** 148
- bei Beckenarterienaneurysma **1:** 148
- bei Crohn-Krankheit **6:** 318 f
- gramnegative **6:** 319
- nach Hepatikusgabelresektion **4:** 118
- pankreatogene, posttraumatische **4:** 149 f
- peritoneale **5:** 16
- puerperale **7/1:** 271
- nach Verbrennung **E:** 82 f
Sepsisparameter **4:** 177
Sepsiszeichen, postoperative **8:** 73
Septische Erkrankung **9:** 438 ff
Septotomie **4:** 119
Septum femorale **7/1:** 56; **7/2:** 308
- fibrosum vesicoumbilicale **7/1:** 10

- intermusculare anterius cruris **10/1:** 278
- - brachii mediale **1:** 100
- - cruris anterius **1:** 110 f
- - - posterius **1:** 110 f; **10/2:** 298
- - laterale **9:** 131, 133, 135, 251; **10/1:** 4, 72, 82
- - mediale **9:** 131 ff, 175 f; **10/1:** 4, 85 f
- - posterius cruris **10/1:** 278 f, 397
- präpylorisches **3:** 113
- radiales marginales **9:** 305 f
- rectoprostaticum **6:** 377, 381, 407
- rectovaginale **6:** 377
- rectovesicale **6:** 381; **7/2:** 275
- ulnares marginales **9:** 305 f
Sequester, freiliegender, Entfernung **8:** 63
- intramedullärer, Entfernung **8:** 65
Sequestrektomie **8:** 64 ff
- Begleitbehandlung **8:** 66
- knöcherne, radikale **8:** 66
Serienschnittuntersuchung bei Mastektomie **2:** 22
Serom **2:** 29, 138; **6:** 180, 189; **E:** 88
- axilläres **2:** 22
- nach extraperitonealer Leistenhernienreparation **7/2:** 306
- nach intraperitonealer Leistenhernienreparation **7/2:** 314
- postoperatives **1:** 20
Seromableitung **E:** 62
Seromyotomie **7/2:** 175, 177, 183 ff
- Verschluß **7/2:** 186
Serosaläsion, Adhäsionsbildung **6:** 137
Serratus-anterior-Lappen **8:** 17 ff
- Anatomie **8:** 17 f
- Gefäßstielpräparation **8:** 18 f
- Hebung **8:** 18
- Markierung **8:** 18
Sesambein **10/1:** 150, 376 f, 386 f, 401
- am Daumenendgelenk **9:** 316 ff
- radiales **9:** 306
- ulnares **9:** 306
Sexualfunktionsstörung (s. auch Impotenz) nach Operation bei Crohn-Krankheit **6:** 319
- nach Proktokolektomie bei Colitis ulcerosa **6:** 294
Shafik-Gastrojejunostomie **3:** 160
Shafik-Magenresektion **3:** 226
Shaver **10/2:** 16, 62
Sheet graft **E:** 80
Shouldice-Inguinalhernienoperation **7/1:** 72, 88, 90 ff
Shouldice-Schenkelhernienreparation **7/1:** 112 ff
Shulman-Syndrom **7/1:** 40
Shunt (s. auch Anastomose), arterio-venöser, Aneurysma **1:** 273
- - externer **1:** 270 f
- - zur Hämodialyse **1:** 270 ff
- - Indikation **1:** 270
- - Komplikation **1:** 273
- - Komplikationsquote **1:** 270
- - Kontraindikation **1:** 270
- - Shunt-Volumen **1:** 270
- - Veränderung der abführenden Vene **1:** 270
- - Verschluß, thrombotischer **1:** 273
- intrakavaler **5:** 107
- intrapulmonaler **7/2:** 11
- porto-systemischer, spontaner **5:** 154
Shunt-Gefäße, Anatomie **5:** 152
Shunt-Therapie (s. auch Anastomosenoperation), peritoneovenöse **5:** 219
- - Indikation **5:** 219
- - Komplikation **5:** 224
- - Kontraindikation **5:** 219
- - Letalität, perioperative **5:** 219
- - Nachsorge **5:** 224
- - Operationsrisiko **5:** 219 f
- - Operationsvorbereitung **5:** 220
- - postoperative Situation **5:** 223
- - Pumpkammer **5:** 222 f
- - Schnittführung, abdominelle **5:** 220
- - - kollare **5:** 220
Shunt-Thrombose bei peritoneovenöser Shunt-Therapie **5:** 224
Shunt-Verbindungen, arteriovenöse, multiple, hämodynamisch wirksame **1:** 275
Shuttle-Suture-Relay **10/2:** 67 f
Sicherheitsgrenzen beim Magenkarzinom **3:** 243, 260
- beim Ösophaguskarzinom **3:** 54, 59
Sicherheitstests **7/2:** 35, 37 f, 318
Sickerblutung bei axillo-femoralem Bypass **1:** 217
- nach Pneumonektomie **2:** 192
Siegelringzellkarzinom **6:** 236, 241
Siewert-Peiper-Jennewein-Waldeck-Ersatzmagenbildung **3:** 271, 273, 285 f
- Technik **3:** 285 f
- - Enteroenteroanastomose, laterolaterale **3:** 285 f
- - Jejunoplikation **3:** 285
- - Nebenschluß, duodenaler **3:** 286
- - Ösophagojejunostomie, terminolaterale **3:** 285
- - - - Hinterwandanheftung **3:** 285
- - - - Hinterwandnaht **3:** 285
- - - - Vorderwandnaht **3:** 285
- - Transit, duodenaler **3:** 286
Sigma (s. auch Colon sigmoideum) **1:** 151; **3:** 65
Sigmaanschlingung **7/2:** 244
Sigmadivertikulitis, komplizierte, Operation, zweizeitige **6:** 209 ff
- Kontinenzresektion **6:** 206 ff
- Operationsverfahren, dreizeitiges **6:** 213 ff
- retroperitoneale Infiltration **6:** 212
- Ureter-Röntgenkontrastdarstellung, präoperative **6:** 212
Sigmaendometriose **7/2:** 282
Sigmakarzinom (s. auch Colon sigmoideum, Karzinom) **7/2:** 282
- Koloskopie **7/2:** 285
- stenosierendes, Zäkumdehnung **3:** 87
Sigmakolostomie **6:** 439, 441 ff; **7/2:** 240
- doppelläufige **6:** 430, 441 ff
- - Arbeitsschritte **6:** 441
- - bei Barium-Extravasation **6:** 383
- - Positionsmarkierung **6:** 442
- - Reiter, flexibler **6:** 443
- - Schlingeneröffnung **6:** 443
- - Schlingenvorluxierung **6:** 442
- endständige **6:** 342, 422
- bei Inkontinenz **6:** 503
- bei pelvirektaler Fistel **6:** 493
- bei Rektumkarzinom **6:** 404, 434
Sigmamobilitätsprüfung **7/2:** 244
Sigmaperforation, iatrogene, Vorgehen **5:** 31
Sigmaresektat, Bergung **7/2:** 287
Sigmaresektion **6:** 229 ff, 247, 274 ff; **7/2:** 240, 282 ff
- Andruckplatte, Einbringung **7/2:** 289 f
- - - Komplikation **7/2:** 289, 291
- Arbeitsschritte **6:** 274
- Arteria-mesenterica-inferior-Darstellung **7/2:** 286
- Aufklärung **7/2:** 282
- Bergebeutel **7/2:** 282, 287 f
- - Einbringen **7/2:** 287
- Darmende, proximales, Eröffnung **7/2:** 289
- Dickdarmvorbereitung **7/2:** 282
- bei Divertikulitis **6:** 206 ff
- Geräteanordnung **7/2:** 283
- geschlossene **7/2:** 282
- Indikation **7/2:** 282
- Klammernahttechnik **7/2:** 282, 287 ff
- Kolon-Rektum-Anastomose **7/2:** 290 f
- Komplikation **7/2:** 282, 291
- bei komplizierter Divertikulitis **6:** 206
- Kontraindikation **7/2:** 282
- Lymphadenektomie **6:** 274, 276 f
- Lymphknotendissektion **7/2:** 286
- mehrzeitige **7/2:** 240
- Mobilisation der linken Kolonflexur **7/2:** 285 f
- Operationspersonalanordnung **7/2:** 283
- Operationsverfahren, dreizeitiges, bei Sigmadivertikulitis **6:** 214
- Patientenlagerung **7/2:** 283
- Präparationsebene **7/2:** 285
- Präparationswege **6:** 278
- Resektatbergung **7/2:** 287
- Resektionsebene **7/2:** 287
- Tabaksbeutelnaht **7/2:** 282, 289 f
- TA-Gerät **6:** 230
- Umsteigen **7/2:** 282, 291
- Vorbereitung **7/2:** 282
- Zugangsweg **6:** 229 f; **7/2:** 284
- Zytostatikuminstillation, intraluminäre **6:** 275, 277
Sigmastoma, doppelläufiges **7/2:** 245
- endständiges **7/2:** 246
Sigmaüberlänge **6:** 456, 502
Sigmaverklebung, fetale **7/2:** 272, 285
Sigmavolvulus **6:** 229 ff, 343
- Dekompression, endoskopische **6:** 229
- Detorsion, endoskopische **6:** 229, 512 f
- Komplikation, septische **6:** 229
- Lagekorrektur, endoskopische **6:** 229
Sigmoidostomie **7/2:** 240
Signaltransduktion, intrazelluläre, Wundheilung **E:** 6
Silastikstab-Implantation **9:** 403
Silber-Trachealkanüle **2:** 299
Silicon-Antirefluxprothese **3:** 317, 331
Silicon-Ballon bei Adipositas permagna **3:** 315
Silicon-Drain **3:** 77
Silikon-Drain **5:** 18
Sinus anales **6:** 378, 466 f
- caroticus **1:** 95 f, 123
- cavernosus **8:** 91
- - Verbindung mit der Vena ophthalmica superior **8:** 92
- coronarius **2:** 38, 51
- durae matris **8:** 90 f
- - - Projektion auf den dorsalen Schädel **8:** 98
- frontalis **8:** 89, 227 f
- - Ausdehnung **8:** 89
- - Eröffnung bei Bohrlochplazierung **8:** 108
- - Hinterwandfraktur **8:** 190 ff, 196, 289
- - Kranialisierung **8:** 192, 205
- - Vorderwandfraktur **8:** 186 ff, 289
- - - Fragmentanhebung **8:** 188
- - - offene **8:** 188
- - - Patientenlagerung **8:** 186
- intercavernosi **8:** 92
- lactiferus **2:** 4
- marginalis **8:** 92
- maxillaris **8:** 89, 227
- occipitalis **8:** 91
- petrosus inferior **8:** 91
- - superior **8:** 91
- pilonidalis s. Pilonidalsinus
- rectus **8:** 91
- renalis **7/1:** 194, 200
- sagittalis inferior **8:** 91
- - superior **8:** 86, 91, 98, 135, 193 f
- - - Verletzung bei Impressionsfraktur **8:** 178
- - - Verschluß bei Impressionsfraktur **8:** 178
- - - zerrissener **8:** 152
- sigmoideus **8:** 91
- - Positionierung **8:** 99
- sphenoidalis **8:** 89, 226 f
- sphenoparietalis **8:** 86
- tarsi **10/1:** 376 f, 382; **10/2:** 276
- transversus **8:** 91
- - pericardii **2:** 160
- - zerrissener **8:** 152
Sinusbildung, endoanale **6:** 348
- perianale **6:** 348
Sinusblutung bei Epiduralhämatomavakuation **8:** 136
Sinus-tarsi-Syndrom **10/1:** 471
- Therapie **10/1:** 475 f
Siphonbildung, Vermeidung bei Koloninterposition **3:** 65, 67
Situs inversus **3:** 113; **6:** 31, 168
- - partialis **6:** 31
- - - inferior **6:** 31, 102
- - - superior **6:** 31, 102
- - partieller **3:** 113
- - totaler **3:** 113
- - totalis **6:** 31, 102
Sitzbeinhöcker **8:** 415
Sitzbeinhorn **10/2:** 144
Sitzbein-Strebepfeiler **8:** 415
Skalenusdreieck **8:** 310
Skalenuslücke **9:** 7 f
- vordere **1:** 284
Skalenuslymphknoten **2:** 58
Skalenussyndrom s. Schultergürtel-Kompressionssyndrom
Skalpell, Griffelhaltung **7/1:** 23 f
- Haltung beim Hautschnitt **7/1:** 23
- - beim Präparieren **7/1:** 23
Skalpierungsverletzung **8:** 102
Skalpverletzung **8:** 102
Skaphoidgelenkfläche **10/2:** 111 f
Skapholunärer Spalt **10/2:** 116
- - verbreiterter **10/2:** 118
- Übergang, malazisch veränderter **10/2:** 119

Skapulalappen, fasziokutaner **8:** 8 ff
- - Gefäßstielpräparation **8:** 10
- - Hebung **8:** 10
- - Markierung **8:** 9
Skapulatransplantat, gefäßgestieltes, freies 8: 45
Skelettmeßpunkte, frontotemporale **8:** 81 f
Skelettmetastasen, Palliativbehandlung **6:** 290
Sklerodermie **7/2:** 339
- Digitalarterienstenose **1:** 197
- intestinale, Blindsacksyndrom **6:** 147
Sklerodermine **3:** 27
Sklerose **10/2:** 225, 234
- Akromion **10/2:** 62
Sklerosierung, endoskopische **6:** 508, 518, 520
- von Ösophagusvarizen **3:** 72
Sklerotherapie s. Ösophagusvarizen, Sklerotherapie
Skrotalemphysem nach extraperitonealer Leistenhernienreparation **7/2:** 298, 306
Skrotalhernie **7/1:** 72; **7/2:** 298
- Reparation, extraperitoneale, Brucksackdurchtrennung **7/2:** 304
Skrotalverletzung **7/1:** 260 f
Skrotumrekonstruktion, sekundäre **7/1:** 261
Slalomtechnik **10/2:** 31 f, 39
Slap-Läsion, pathomorphologisches Substrat **10/2:** 28
- Refixation **10/2:** 50 ff
- - dorsale **10/2:** 53
- - Dübellage **10/2:** 53
- - Komplikation **10/2:** 53
- - Nachbehandlung **10/2:** 53
- - ventrale **10/2:** 53
- - Zugang, transakromialer **10/2:** 50 f
- - - ventraler **10/2:** 50
- Typeneinteilung **10/2:** 28
Smithwick-Gastroduodenostomie **3:** 144
Soleusarkade **1:** 108, 110, 235
- Darstellung, Bypass, femoropoplitealer **1:** 235
- - - - distaler **1:** 238
- - Thrombendarteriektomie des Truncus tibiofibularis **1:** 239
Somatostatin **4:** 148, 218; **5:** 168; **6:** 172
- bei chronischer Duodenalfistel **3:** 169
Somatostatinom **4:** 218
Sonde, dreilumige, endoskopische Einlage **E:** 169
- intraluminäre, enterale **E:** 56 ff
- nasobiliäre, Einlage **4:** 21
- nasopankreatische **4:** 35
Sonnenburg-Abszeßausleitung **6:** 180
Sonnenburg-Schnitt **6:** 175
Sonographie **3:** 41, 88, 201
- intrakavitäre **6:** 80
- intraoperative **5:** 58, 62, 76, 126, 131, 135; **7/2:** 150
- - bei Hepato-Enterostomie **4:** 100 f
- - bei Pankreasrundumfreilegung **4:** 224
- - bei Pankreastumor des endokrinen Gewebes **4:** 219
- - bei Pankreatikojejunostomie **4:** 164
- - bei partieller Duodenopankreatektomie **4:** 186, 189
- vor Relaparotomie **7/1:** 175
Soor-Mykose **3:** 242
Spalt, parakolischer **6:** 168 f
- parietokolischer, linker **5:** 105
- - rechter **5:** 105
Spalthauttransplantat **E:** 80 ff
- Aufbereitung **E:** 81
- Defektverschluß **E:** 93 f
- Entnahme **E:** 80
- Fixierung **E:** 82
Spalthauttransplantation **10/1:** 88; **E:** 10
- Gesichtsdefektdeckung **E:** 94
- Verbrennungswundendeckung **E:** 80 ff
- Wundabdeckungsschema **E:** 82
Spaltlinien **9:** 12; **E:** 89
- Schultergürtel **9:** 19
Spaltnagel **9:** 421
Spaltraum, intersphinktärer **6:** 387, 396, 459, 472, 478
- - Infektion, aszendierende **6:** 482
Span, kortikospongiöser, autogener **8:** 34 ff
- - - Einbringung **8:** 37 f
- - - Entnahmestellen **8:** 34
- - - aus dem hinteren Beckenkamm **8:** 36 f
- - - dem vorderen Beckenkamm **8:** 35 f
- - bei Sternumpseudarthrose **9:** 52
- - trikortikaler **8:** 36
Spannungs-Pneumenzephalus **8:** 160
- Behandlung **8:** 165
Spannungspneumothorax **9:** 55
Spätileus nach Appendektomie **6:** 182
- nach rechtsseitiger Hemikolektomie **6:** 189
Spatium antebrachiale palmare distale **9:** 252
- chirurgicum **1:** 3, 24, 70; **2:** 286, 290
- extraperitoneale **7/1:** 192
- fibrosum paravesicale **8:** 430
- - praerectale **7/2:** 275
- - praevesicale **8:** 430
- - retropubicum **8:** 430
- - retrorectale **7/2:** 275
- interfasciale **1:** 3
- - suprasternale **1:** 24; **2:** 286 f
- palmare medianum **9:** 252
- parathyroideum **1:** 3, 24, 70
- perineum profundum **8:** 432
- pharyngeum **1:** 4
- praecervicale **1:** 96
- praerectale **6:** 386 f, 407 f
- praetracheale **2:** 51, 60
- - Lymphknotengruppen **2:** 61
- praevesicale Retzii s. Spatium retropubicum
- praeviscerale **2:** 60
- rectovesicale **6:** 278
- retroperitoneale s. Retroperitonealraum
- retropubicum **7/1:** 9 f, 192
- retrorectale **6:** 278, 407 f, 432, 456, 459
- - Eröffnung **6:** 386
- - Netzplombe **6:** 424, 426, 429
- sternomastoideum **1:** 63
- subacromiale **9:** 70 f
- subdeltoideum **9:** 71
- subperitoneale **7/1:** 192
- suprasternale **1:** 4, 96
Spätosteomyelitis nach Mediastinitis **2:** 78
Speesche Kurve **8:** 224
Speiche s. Radius Speichenstraße **1:** 100
Speichermagen **3:** 96
Speiseröhre s. Ösophagus
Sperrarterien **2:** 162
Sperroperation bei blutenden Magenvarizen **3:** 232
Sphärozytose, hereditäre **7/2:** 160
Sphincter ani externus **7/1:** 60
- tertius **6:** 378
Sphinkterdoppelung **6:** 392, 505
Sphinkterersatzplastik **6:** 460 ff, 506
- Blutverlust, intraoperativer **6:** 463
- nach Schmidt **6:** 447
Sphinkterotomie (s. auch Papillotomie) bei Analfissur **6:** 478
- dorsale **6:** 481
- laterale **6:** 478 Spieghel-Faszie **7/1:** 128
Spieghel-Hernie **7/1:** 128 ff
- Bruchpforte **7/1:** 128
- - Darstellung **7/1:** 129
- - Verschluß **7/1:** 129 f
- Zugang **7/1:** 128 f
Spieghel-Linie **7/1:** 6
Spika-Verband, Beckenringverletzung beim Kind **8:** 494
Spina bifida **6:** 348 f
- iliaca anterior inferior **8:** 416
- - - superior **7/1:** 3, 5; **8:** 416; **10/1:** 3, 5, 17 f
- ischiadica **8:** 415
- scapulae **9:** 4, 10, 63, 65; **10/2:** 18 ff
Spinalkanal, Einengung **10/1:** 495
- - ventrale, lumbale **8:** 381
- Topographie **8:** 315, 317
Spinalkanal-Clearance **8:** 363, 376
Spinalkanalweite **8:** 305
Spinalnerven **7/1:** 12 f
- lumbale **7/1:** 12
- thorakale **7/1:** 12
Spinalnervenwurzel **8:** 315, 317
Spiral-CT bei Thoraxverletzung **9:** 38 f
Spiralklingenverriegelung **10/1:** 106 f
Spitzfuß **10/1:** 426
- Achillessehnenruptur **10/1:** 305
- Achillessehnenverlängerung **10/1:** 308
- narbenbedingter **10/1:** 408
- paralytischer **10/1:** 304
Spivak-Gastrostomie, definitive **3:** 310
Splanchnikektomie **4:** 184
- transabdominelle **4:** 215
Splenektomie **3:** 19, 42, 60, 256 f; **5:** 169 f, 226, 236 ff; **6:** 271; **7/2:** 160 ff; **10/1:** 490
- Absetzen der Arteria (Vena) splenica **7/2:** 165
- Anämiebehandlung, präoperative **5:** 235
- Aufklärung **7/2:** 160
- Aufklärungshinweise **5:** 234
- dorsale **3:** 256 f
- - Technik **3:** 256 f
- - - Exstirpation, en bloc bei Gastrektomie **3:** 256
- - - - separate bei Gastrektomie **3:** 256
- - - Gefäßvariationen **3:** 256
- - - Lig.-phrenicocolicum-Durchtrennung **3:** 257
- - - Milzluxation **3:** 257
- - - Polgefäßversorgung **3:** 257
- bei Gastrektomie **3:** 256
- Geräteanordnung **7/2:** 161
- Indikation **5:** 169; **7/2:** 160
- - absolute **5:** 234
- - hämatologisch-onkologische **5:** 234 f
- - relative **5:** 234
- bei Kardiaresektion **3:** 294
- Komplikation **7/2:** 160, 165
- - intraoperative **5:** 170, 243; **7/2:** 160, 165
- - postoperative **5:** 170, 244; **7/2:** 160, 165
- - pulmonale, postoperative **5:** 244
- Komplikationen **3:** 257
- - Kolonverletzung **3:** 257
- - Magenwandverletzung **3:** 257
- - Pankreasverletzung **3:** 257
- - Zwerchfellverletzung **3:** 257
- Kontraindikation **5:** 169, 234; **7/2:** 160
- - relative **5:** 235
- laparoskopische **5:** 56, 238
- Letalität **5:** 234
- Milzbänderdurchtrennung **7/2:** 163 f
- Milzbergung **7/2:** 165
- Milzexposition **7/2:** 162
- Nachsorge **5:** 170, 244
- Operationsrisiko **5:** 169, 234
- Operationsteamanordnung **7/2:** 161
- bei ösophagogastraler Diskonnektion **5:** 181 ff
- bei Ösophaguskarzinom **3:** 60
- Patientenlagerung **7/2:** 160 f
- bei Schlauchmagenbildung **3:** 19
- Schnittführung **5:** 169
- bei Staging-Laparotomie **5:** 69 f, 234, 238 f
- bei Sugiura-Futagawa-Operation **5:** 194 ff
- Technik **5:** 236 ff
- technische **7/1:** 246
- Thrombozytenersatz **5:** 235 f
- Thrombozytosebehandlung, präoperative **5:** 235
- Umsteigen **7/2:** 160, 165
- ventrale **3:** 257
- - Technik **3:** 257
- - - Lig.-splenocolicum-Spaltung **3:** 257
- Vorbereitung **5:** 169; **7/2:** 160
- Zugangsweg **5:** 236
- Zugangswege **7/2:** 162
Splenomegalie **5:** 226, 234; **7/2:** 160
- bei Lymphogranulomatose **3:** 86
- Organberstung, intraoperative **5:** 243
- bei portaler Hypertension **3:** 86
Splenopankreatektomie **4:** 203 ff
- Arbeitsschritte **4:** 203
- Ausweichmethoden **4:** 206
- Exploration **4:** 203 f
- Pankreasfreilegung, orientierende **4:** 203 f
- Pankreaslinksresektion, erweiterte **4:** 206
- Pankreasresektion, subtotale **4:** 206
- Pankreasresektionsumfang, Varianten **4:** 206
- bei Pankreasschwanzadenom **4:** 219
- bei Pankreasschwanztumor **4:** 184
- Resektion **4:** 205
- Tumordiagnosesicherung **4:** 203
- typische **4:** 206
- Zugangsweg **4:** 203

Splenoportographie, indirekte **5:** 202
Splitlebertransplantation **5:** 145
Spondylodese **8:** 300; **10/1:** 495
- bisegmentale, lumbale **8:** 380
- lumbale, beim Kind **8:** 409
- ventro-dorsale, zervikale **8:** 357
- - - Komplikation **8:** 358
- zervikale **8:** 331
Spondylolisthesis, traumatische **8:** 398 f
- - Deckplattenentknorpelung **8:** 403
- - Patientenlagerung **8:** 398 f
- - Zugang **8:** 399
Spongiosa-Chips, Entnahme **8:** 36
Spongiosaplastik, autologe, nach Sequestrektomie **8:** 69
- bei Pseudarthrose **9:** 298, 426 f
- subchondrale **10/2:** 234
- Unterarm-Trümmerfraktur **9:** 278
Spongiosatransplantat, autogenes **8:** 34 ff
- - Einbringung **8:** 37 f
- - Entnahmestellen **8:** 34
- - aus dem hinteren Beckenkamm **8:** 36 f
- - dem vorderen Beckenkamm **8:** 35 f
- Pfannenrandrekonstruktion **8:** 528
Spongiosazylinder **10/1:** 50
Spontanfraktur **1:** 70
Spontanpneumothorax, idiopathischer **2:** 191
- - Thorakotomie, interkostale **2:** 178
S-Pouch-Bildung **6:** 314
Sprechkanüle **2:** 299
Sprunggelenk **10/1:** 373 ff; **10/2:** 271 ff
- Achsenfehlstellung **10/1:** 432
- Amputation **1:** 250 f
- - Stumpfrevision **1:** 258
- Amputationslinie **1:** 249
- Anatomie, spezielle **10/1:** 375 ff, 381
- Arthrodese **10/1:** 342, 374
- Bandapparat **10/2:** 277 ff
- - Funktion **10/2:** 280
- - lateraler **10/2:** 279
- - medialer **10/2:** 278
- Bandinsuffizienz **10/1:** 421, 424
- Bandverletzung, knochennahe **10/1:** 422 f
- Bewegungsapparat, aktiver **10/2:** 285 ff
- Bewegungseinschränkung **10/1:** 426
- Distorsion **10/1:** 406
- Double-Arthrodese **10/1:** 480
- Einsteifung **10/1:** 426
- Empyem **10/1:** 424, 433
- Entzündung, postoperative **10/1:** 374, 434
- Gelenkmechanik **10/1:** 391
- Immobilisation **10/1:** 407
- Kapsel-Band-Verletzung **10/1:** 406, 421 ff
- - Aufklärungsgespräch **10/1:** 421
- - Behandlung, postoperative **10/1:** 424
- - Folgen **10/1:** 427 ff
- - Hämatom, postoperatives **10/1:** 424
- - instabile **10/1:** 421
- - - laterale **10/1:** 422 f
- - Komplexverletzung **10/1:** 424
- - Komplikation **10/1:** 424
- - laterale **10/1:** 421 ff
- - Operationsindikation **10/1:** 421
- - Operationskontraindikation **10/1:** 421
- - Operationsvorbereitung **10/1:** 421
- - Operationsziel **10/1:** 421
- - Rekonstruktion, sekundäre **10/1:** 424
- - Taluskippung **10/1:** 421
- - Talusvorschub **10/1:** 421
- - Wiederholungseingriff **10/1:** 424
- Knorpelabsprengung **10/1:** 421
- Knorpelverletzung **10/1:** 421
- Luftkammerschienung **10/1:** 406
- oberes **10/2:** 274 f
- - Abduktion **10/1:** 391; **10/2:** 277
- - Adduktion **10/1:** 391; **10/2:** 277
- - Adhäsiolyse **10/2:** 305 f
- - Anatomie **10/2:** 274 ff
- - - intraartikuläre **10/2:** 281 ff
- - - Arthrodese **10/1:** 408, 431; **10/2:** 273, 308 ff
- - - Ansetzen des Plattensitzinstrumentes **10/1:** 368
- - - Arbeitsschritte **10/1:** 367
- - - Aufklärungsgespräch **10/1:** 361; **10/2:** 307
- - - Distraktion, externe **10/2:** 308 f
- - - Durchbauung, knöcherne **10/1:** 370
- - - Einstauchen des Talus **10/1:** 367 f
- - - Einstellung **10/1:** 367 ff
- - - Fixateur externe **10/1:** 370
- - - Indikation **10/1:** 304, 433
- - - Kleinfragmentwinkelplatte nach Weber **10/1:** 368
- - - Knorpelresektion **10/1:** 367 f
- - - Komplikation **10/1:** 370; **10/2:** 311
- - - Kontraindikation **10/2:** 307
- - - Nachbehandlung **10/1:** 370; **10/2:** 311
- - - Narkose **10/1:** 367
- - - Operationsrisiko **10/1:** 361
- - - Röntgenbild **10/1:** 369; **10/2:** 310 f
- - - Schraubenosteosynthese **10/1:** 369
- - - Zugangsweg **10/1:** 367
- - - Zugschraube, interfragmentäre **10/1:** 368 f
- - Arthrose **10/2:** 273, 302
- - - posttraumatische **10/1:** 412, 419
- - Arthroskopie s. Sprunggelenkarthroskopie
- - Bänder **10/1:** 385 f
- - Bandnaht **10/2:** 302
- - Bewegungseinschränkung **10/2:** 305
- - Distorsionstrauma **10/2:** 302, 305
- - Dorsalflexion **10/1:** 385 f, 391; **10/2:** 277, 281
- - Eröffnen **10/1:** 337, 407
- - Fixateur-externe **10/1:** 340 f
- - Gelenkbinnenraum, hinterer **10/2:** 283
- - - medialer **10/2:** 284
- - - vorderer **10/2:** 283
- - Gelenkdébridement **10/2:** 307 f
- - - Indikation **10/2:** 307
- - - Komplikation **10/2:** 307 f
- - - Kontraindikation **10/2:** 307
- - - Nachbehandlung **10/2:** 308
- - Gelenkdestruktion **10/2:** 307 ff
- - Gelenkkapsel **10/1:** 382; **10/2:** 280 f
- - - Anheftung **10/2:** 280 f
- - - Bandverstärkung **10/2:** 280 f
- - - Innenrelief **10/2:** 282 ff
- - Gelenkkörper **10/2:** 274 ff
- - - distaler **10/1:** 381
- - - freier **10/2:** 291 f, 307
- - - proximaler **10/1:** 381
- - Gelenkspalt **10/2:** 281 f
- - Hämarthros **10/2:** 302
- - Instabilität **10/2:** 302 f
- - - laterale **10/2:** 303
- - Kapsel-Band-Verletzung **10/2:** 302 ff
- - Knorpelbedeckung **10/2:** 275
- - Kompartiment, laterales **10/2:** 290
- - - mediales **10/2:** 289
- - Membrana fibrosa **10/2:** 280
- - - synovialis **10/2:** 280
- - - - hypertrophe **10/2:** 309
- - - - Vorwölbung **10/2:** 282
- - Narbenimpingement, mediales **10/2:** 306
- - Normalbefund, arthroskopischer **10/2:** 289 f
- - Operation, rekonstruktive **10/2:** 273
- - - resektive **10/2:** 273, 308
- - Osteochondrosis dissecans **10/2:** 312 ff
- - Plantarflexion **10/1:** 385 f, 391; **10/2:** 277, 281
- - Pronations-Abduktionsbelastung **10/1:** 411
- - Rearthrodese **10/1:** 370
- - Recessus **10/2:** 281
- - Rotationsinstabilität, anterolaterale **10/1:** 427
- - Stabilität **10/2:** 302
- - Subluxation **10/1:** 419
- - Suppinations-Adduktionsbelastung **10/1:** 411
- - Verrenkungsfraktur **10/1:** 418
- - Versorgung, arterielle **10/2:** 294 f
- - - venöse **10/2:** 294 f
- - Weichteilimpingementsyndrom **10/2:** 291, 305 f
- - Zugang, lateraler **10/1:** 403 f
- - - vorderer **10/1:** 293, 442
- Präarthrose, posttraumatische **10/1:** 432
- Sagittallschnitt **10/2:** 288
- unteres **10/2:** 274
- - Anatomie **10/2:** 276 f
- - Arthrodese **10/1:** 478
- - - Schraubenanordnung **10/1:** 479
- - - Technik **10/1:** 479
- - - Zugang **10/1:** 437
- - Aufbau **10/1:** 381 f
- - Drehbewegung **10/1:** 391
- - Entknorpelung **10/1:** 479
- - Gelenkkapsel **10/1:** 382
- - Pronation **10/1:** 391; **10/2:** 277
- - Supination **10/1:** 391; **10/2:** 277
- Verbindung, tibiofibulare **10/2:** 277 f
- Verletzungsfolge **10/2:** 305
Sprunggelenkarthroskopie, Anästhesieverfahren **10/2:** 6
- Blutsperre **10/2:** 272
- Distraktion **10/2:** 272, 290, 299 f
- - externe **10/2:** 308
- - interne **10/2:** 308
- Exophyt **10/2:** 291
- Gelenkkörper **10/2:** 291 f
- Instrumentarium **10/2:** 272
- Knorpelfraktur **10/2:** 291
- Lagerung **10/2:** 4, 293
- Optik **10/2:** 12
- pathomorphologisches Substrat **10/2:** 291 f
- Technik **10/2:** 299 f
- Zugang **10/2:** 293 ff
- - lateraler **10/2:** 297 f
- - ventraler **10/2:** 296 f
- - ventromedialer **10/2:** 294 f
Sprunggelenkfraktur, Aufklärungsgespräch **10/1:** 412
- Bewegungsübung, postoperative **10/1:** 419
- dislozierte **10/1:** 374, 419
- Epiphysenlösung **10/1:** 419
- beim Erwachsenen **10/1:** 410 ff
- fehlverheilte **10/1:** 432
- beim Kind **10/1:** 374, 419 f
- - Aufklärungsgespräch **10/1:** 419 f
- - Behandlung, postoperative **10/1:** 420
- - Fehlwachstum, posttraumatisches **10/1:** 419
- - Implantat **10/1:** 419
- - Implantatentfernung **10/1:** 420
- - Komplexverletzung **10/1:** 420
- - Komplikation **10/1:** 420
- - Operationsindikation **10/1:** 419
- - Operationsrisiko **10/1:** 419
- - Operationsvorbereitung **10/1:** 420
- - Ruhigstellung, postoperative **10/1:** 419
- - Wiederholungseingriff **10/1:** 420
- Kompartmentsyndrom **10/1:** 418
- Komplikation **10/1:** 419
- nicht dislozierte **10/1:** 419
- Operationsindikation **10/1:** 410 ff
- Operationsrisiko **10/1:** 412
- Operationsvorbereitung **10/1:** 412
- Operationszeitpunkt **10/1:** 410
- Operationsziel **10/1:** 410
- Osteosynthese, stabile **10/1:** 374
- Reposition, geschlossene **10/1:** 418
- Repositionshindernis **10/1:** 410
- Stabilisation, verzögerte **10/1:** 410
- Teilbelastung, postoperative **10/1:** 410
- Weichteilschwellung **10/1:** 418
- Wiederholungseingriff **10/1:** 419
Sprunggelenkgabel, Fraktur, unverschobene **10/1:** 374
- Valgusposition **10/1:** 419
Sprunggelenkinstabilität, Aufklärungsgespräch **10/1:** 427
- Behandlung, postoperative **10/1:** 431
- chronische **10/1:** 427 ff
- Knorpeldestruktion **10/1:** 433
- laterale, Musculus-peronaeus-brevis-Plastik **10/1:** 429
- - Periostlappenplastik **10/1:** 427 f
- - - Komplikation **10/1:** 431
- mediale **10/1:** 427

- Operationsindikation **10/1:** 427
- Operationskontraindikation **10/1:** 427
- Operationsrisiko **10/1:** 427
- Wiederholungseingriff **10/1:** 431
Sprunggelenkregion, hintere **10/1:** 396 f
- Kompartmentsyndrom, posttraumatisches **10/1:** 406
- Narbenbildung, instabile **10/1:** 408 f
- Sehnenverletzung **10/1:** 425
- Weichteilverletzung **10/1:** 374
Sprunggelenkverletzung, Fistelbildung **10/1:** 409
- Fixation, externe **10/1:** 407
- Folgen **10/1:** 426 ff
- Gelenkflächenimpression **10/1:** 421
- komplexe **10/1:** 407, 418 f
- Narbenbildung **10/1:** 426
- Operationsziel **10/1:** 374
- Weichteilschaden, chronischer **10/1:** 409
- - - Aufklärungsgespräch **10/1:** 409
- - - Operationsrisiko **10/1:** 409
- - - Operationsziel **10/1:** 409
- Weichteilverletzung, geschlossene **10/1:** 406 f
- - - Komplikation **10/1:** 407
- - - Operationsziel **10/1:** 406
- - - Revisionsoperation **10/1:** 407
- - offene **10/1:** 407 f
- - - Aufklärungsgespräch **10/1:** 407
- - - Behandlung, postoperative **10/1:** 408
- - - Infektion **10/1:** 408
- - - komplexe **10/1:** 408
- - - Nekrose **10/1:** 408
- - - Operationsindikation **10/1:** 407
- - - Operationskomplikation **10/1:** 408
- - - Operationsrisiko **10/1:** 407
- - - Operationsvorbereitung **10/1:** 408
- - - Operationsziel **10/1:** 407
- - - Wiederholungseingriff **10/1:** 408
Sprunggelenkverrenkungsfraktur **10/1:** 410
Spülanus **8:** 465
Spülflüssigkeit, Abkühlen, präoperatives **10/2:** 16
Spül-Saug-Drainage **E:** 68
Stabilisierung, knöcherne **8:** 67 f
Stabilisierungsverfahren nach Trichterbrustoperation **2:** 134 f
Staging **5:** 56
- bei chirurgischer Tumorbehandlung s. Staging, intraoperatives
- intraoperatives **5:** 56 ff
- - Dokumentation **5:** 57
- - Fernmetastasensuche **5:** 58 ff
- - Lymphknotenexploration **5:** 60
- - N-Klassifikation **5:** 63
- - Primärtumorexploration **5:** 60
- - T-Klassifikation **5:** 61 ff
- beim Magenkarzinom **3:** 243
- beim Ösophaguskarzinom **3:** 40
Staging-Laparoskopie **7/2:** 63, 160
- erweiterte **7/2:** 65 ff
Staging-Laparotomie **5:** 55 ff, 234, 238 f; **7/1:** 266, 269
- Befunddokumentation **5:** 71
- Biopsien **5:** 238 f
- diagnostische **5:** 56, 69 ff
- beim Kind, Befunddokumentation **5:** 73
- - Gewebsentnahme, zusätzliche **5:** 72
- - Indikation **5:** 70
- - Lymphknotenentnahme **5:** 72
- - Technik **5:** 72
- laparoskopische **5:** 56
- bei malignem Lymphom **5:** 69 ff
- Materialentnahme **5:** 70 f
- Milzaufarbeitung **5:** 70
- operative Strategie **5:** 56
- Splenektomie **5:** 69 f, 234, 238 f
- Technik **5:** 70 f
- Ziel **5:** 69
Stamm, Spaltlinien **E:** 89
Stammbronchusdurchtrennung **7/2:** 367
Stammhirn, Minderdurchblutung **1:** 192
Stammvarikosis **1:** 289
Standardkraniotomie **8:** 80, 108 ff
Standardthorakotomie s. Thorakotomie, posterolaterale
Standford-Einteilung der dissezierenden thorakalen Aortenaneurysmen **1:** 140
Stanzbiopsie, perkutane **E:** 146 ff
- - Leberherd **E:** 148
- - Patientenaufklärung **E:** 147
Stapler (s. auch Klammernahtgerät) **5:** 178; **6:** 13
- Blutstillung **7/2:** 344
- linearer **6:** 13
- schneidender, Gefäßdurchtrennung **6:** 127
- zirkulärer **6:** 13
- - Einsatzvoraussetzungen **6:** 99
Stapler-Naht **6:** 13
- Anastomose, ileumpouch-anale **6:** 316
- Indikationsstellung **6:** 13
- Insuffizienz **6:** 419
- J-Pouch-Bildung **6:** 313
- Kolon-Rektum-Anastomose **6:** 413 f
- Komplikation, postoperative **6:** 419
- Nachblutung **6:** 419
- Nachteile **6:** 14
- Vorgehen **6:** 99
- Vorteile **6:** 13
Stärke, Fremdkörperreaktion, peritoneale **5:** 16 f
Status, neurovaskulärer **E:** 7
Stauungsdermatitis **1:** 278
Stauungsekzem **1:** 289
Stauungsleber **5:** 106
Stauungsödem **1:** 289
Stauungsschmerz **1:** 293
Staying Sutures **6:** 315
Steckbohrbüchse **10/1:** 413
Steichen-Gastroduodenostomie mit Stapler-Instrument **3:** 158
Steichen-Pylorektomie **3:** 194
Steichen-Ravitch-Gastrostomie, definitive **3:** 310 f
- - Stapler-Technik **3:** 310
Steinberg-Ersatzmagenbildung **3:** 270
Steineinklemmung **4:** 21
Steinentfernung, endoskopische **3:** 152
Steinmann-Nagel, suprakondylärer **10/1:** 106
Steinschnittlage **6:** 181, 385, 423, 430, 459, 470 f, 478 f, 484 f, 503
Steißbein **8:** 318
- Abmeißelung **6:** 431
- Abtragung nach Kraske **6:** 431
Steißbeinentfernung **6:** 393
Stelzner-Rohr **6:** 339
Stelzner-Varizendissektion **3:** 232
Stenose, kolorektale **7/2:** 248
- peptische bei Refluxösophagitis **3:** 318
Stenosenbougierung **6:** 509 f
Stent **E:** 152
- gecoverter **E:** 152
Stentimplantation **E:** 153 ff
- gastrointestinale **E:** 174 ff
Stentshunt, portosystemischer, intrahepatischer, transjugulärer **5:** 217 f
- - - - Komplikation **5:** 218
- - - - Technik **5:** 217 f
Sterilität, tubare **7/2:** 76
Sternoklavikulargelenk **9:** 4 f, 9, 42, 44
- Bänder **9:** 5
- Beteiligung bei Fraktur **9:** 22
- Bewegungen **9:** 5
- Diagnostik, posttraumatische **9:** 22
- Distorsion **9:** 22
- Gelenkflächen **9:** 4
- Gelenkkapsel **9:** 4
- Luxation **9:** 22
- Mitnahme bei Manubrium-sterni-Tumor-Exstirpation **2:** 141 ff
- Sprengung **9:** 24
- Subluxation **9:** 22
- Zugang **9:** 8, 12
Sternotomie **1:** 66 f
- Brunner-Trichterbrustoperation **2:** 127, 129
- longitudinale, mediane **2:** 71
- - - supraklavikuläre Erweiterung **2:** 71
- mediane **1:** 96, 127; **2:** 170 f; **10/1:** 489
- - bei bronchopleuraler Fistel **2:** 277
- - Erweiterungsmöglichkeit **2:** 170
- - Indikation **2:** 170
- - Lagerung **1:** 121
- - Lungenmetastasenresektion **2:** 249
- - Osteosyntheselockerung **1:** 196
- - Pancoast-Tumor-Operation **2:** 248
- - Querresektion der proximalen thorakalen Trachea **2:** 252 f
- - Thymektomie **2:** 91
- - Verschluß **2:** 171
- Mediastinaltumorexstirpation **2:** 83
- Mediastinumrevision bei Hyperparathyroidismus **1:** 75
- obere mediane longitudinale, partielle **2:** 70
- partielle **1:** 75
- - mit Türflügelschnitt **1:** 124 f
- quere **2:** 71
- Zugang zum Aortenbogen **1:** 102
- - zur Arteria carotis communis sinistra **1:** 96
- - - subclavia sinistra **1:** 97, 124 f
- - zur extrathorakalen Arteria carotis communis **1:** 124
- - zur Pars ascendens aortae thoracicae **1:** 101
- - zum Truncus brachiocephalicus **1:** 124, 194 f
- - zur Vena cava superior **1:** 283
Sternum **2:** 36 f, 120 f; **9:** 42
- Besonderheiten **9:** 43
Sternumaugmentation **2:** 136 ff
- Kunststoffimplantation **2:** 136 f
- Omentum-Plastik **2:** 137 f
Sternumfraktur **9:** 22, 38, 50 ff
- dislozierte, bei Brustwirbelsäulenverletzung **8:** 363
Sternumosteomyelitis **2:** 73, 75
Sternumosteosynthese **9:** 51
Sternumpseudarthrose **9:** 52
- Plattenosteosynthese **9:** 52
Steroidmedikation, Wundheilungsstörung **7/1:** 47
Stichverletzung, Abdomen **3:** 93
- abdominale **7/2:** 63
- Lunge **2:** 188
- Schädel **8:** 206
Stichwunde, abdominale **7/2:** 317
- Hals **1:** 9
Stiftfixation, Humerusfraktur, subkapitale **9:** 90
Stimmlage, veränderte, nach subtotaler Strumaresektion **1:** 30
Stimulationstest, elektromanometrischer bei Vagotomie **3:** 185
Stirnbeinfraktur, operative Versorgung **8:** 289 ff
Stirnbeinpfeiler, Zugangsweg **8:** 242
Stirnhöhle s. Sinus frontalis
Stirnnasenpfeiler **8:** 228, 230
Stockmann-Bypass s. Anterior-Bypass, lateraler
Stockmann-Fistel **1:** 244
Stockmann-PIDDA-Technik **1:** 244
Stoffwechsel, kataboler, Verbrennung **E:** 74
Stoma (s. auch Anus praeter naturalis), ausschaltendes, bei Rektumkarzinom, Indikation **6:** 434
- doppelläufiges **6:** 439
- Einengungsnaht **6:** 451
- endständiges **6:** 439
- Fixation, transluminäre **6:** 452 f
- Hernia permagna **6:** 452
- Komplikation **7/2:** 281
- kontinentes **7/2:** 240
- Lokalisationsprobe **7/2:** 240
- Strikturoplastik **6:** 452
- überdachende Hautfaltenbildung **6:** 452
Stomaanlage **6:** 296, 439 ff; **7/2:** 240 ff
- Aufklärung **7/2:** 240
- definitive **6:** 441
- Gerätepositionierung **7/2:** 242
- Indikation **7/2:** 240
- - absolute **6:** 439
- - relative **6:** 439
- Indikationsfehler **6:** 439
- Komplikation **7/2:** 247
- - akute **6:** 440
- Kontraindikation **6:** 440; **7/2:** 240
- Operationspersonalpositionierung **7/2:** 242
- Operationsrisiko **6:** 440
- passagere **6:** 441
- Patientenlagerung **7/2:** 241
- bei Rektumprolaps **6:** 463
- Spätkomplikation **7/2:** 247
- Vorbereitung **7/2:** 240
- Ziel **6:** 439
- Zugangswege **7/2:** 243
Stomafehlplazierung **6:** 454
Stomakorrekturoperation **6:** 451 ff
- Indikation **6:** 451
Stomamarkierung, präoperative, bei Dickdarmkarzinom **6:** 242
Stomanekrose **6:** 303, 449; **7/2:** 253

Stomaplanung 6: 242, 294 f, 439 ff
Stomaposition, Festlegung 6: 440 f
Stomaprolaps 6: 294, 304; 7/2: 247
- hammerförmiger, Operation 6: 453
- Korrekturoperation 6: 452 f
Stomaretraktion 6: 294, 304, 449
Stomarückverlegung 6: 202, 439, 454 f
Stomastenose 6: 450; 7/2: 247
Stomata 5: 5
- im großen Netz 5: 10
Stomatransposition 6: 454
- subkutane 6: 454
- transabdominelle 6: 454
Stomaversorgung, Patientenunterweisung, präoperative 6: 294
Stoppa-Leistenhernienreparation, innere 7/2: 298
Stoßnaht 3: 121
Stoßwellen-Lithotripsie, extrakorporale, mit chemischer Litholyse 4: 24
- - Gallenstein 4: 17
- - Pankreasgangkonkrement 4: 31 f
- - Sonde, nasobiliäre 4: 21
Straddle-Verletzung 8: 473
- Beckernübersichtsaufnahme 8: 482
Straffung E: 97 f
Strahlenschaden, Dünndarm 6: 122
- Duodenum 6: 58
Strahlensterilisation, Knochentransplantat E: 133 f
Strahlentherapie bei Ösophaguskarzinom 3: 41, 77
- präoperative, bei Rektumkarzinom 6: 402
- - Sandwich-Technik 6: 402
Strahlenulzeration 2: 29
Strangulationsileus 6: 326 f
- Gefährdungspotential 6: 327
- Vorgehen 6: 332
Stratum fibrosum capsulae articularis 10/2: 85 f
Strecksehne, Lengemann-Ausziehdrahtnaht 9: 406 ff, 411 f
- Wiederanheftung 9: 406
Strecksehnenabriß, subkutaner 9: 405
Strecksehnenausriß, knöcherner 9: 407 ff
- - Kirschner-Draht-Osteosynthese 9: 410
- - Osteosynthese, geschlossene 9: 409
Strecksehnennaht 9: 407 ff
- intratendinöse 9: 413
Strecksehnenrefixation 9: 407 ff
- nach Ender-Hintringer 9: 409 f
- transossäre 9: 408 f
Strecksehnenreinsertion 9: 408
Strecksehnenstumpf, Durchflechtungsnaht nach Bunnel 9: 408
Strecksehnenverletzung, geschlossene 9: 405 ff
- - Komplikation 9: 407
- Komplexverletzung 9: 416
- offene 9: 407 ff
- - Begleitbehandlung 9: 416
- - Komplikation 9: 416
- - Nachbehandlung 9: 416
- - Wiederholungseingriff 9: 416
- TI-III 9: 416
- Zone I 9: 406 ff
- Zone II 9: 406, 411
- - Sekundärversorgung 9: 411
- Zone III 9: 406, 411 f
- - Sekundärversorgung 9: 411 f
- Zone IV 9: 406, 413
- Zone V/VI 9: 406, 413
- Zoneneinteilung 9: 406 f
Streptokokken, beta-hämolysierende 8: 72
- hämolysierende 10/1: 371
Streßbelastung 7/2: 10
Streßgallenblase E: 82
Streßulkus 4: 216
- blutendes 3: 128, 228
Streßulkusblutung nach primärer Peritonitistherapie 5: 23
Streuung, septische 8: 66
- - Verhinderung 8: 70
Striae vasculares horizontales 5: 6
Stricture Plastic 6: 319, 322 f
Stridor, inspiratorischer, Struma, blande 1: 19
Strikturoplastik am Stoma 6: 452
Strom, monopolarer 7/2: 322 f
Strömbeck-Mammareduktionsplastik 2: 14
Strömbeck-Schablone 2: 14
Stromschaden, Vermeidung 7/2: 323
Struma, blande 1: 19
- - Aufklärungshinweise 1: 19 f
- - dystope 1: 19
- - Einteilung 1: 19
- - Größe 1: 19
- - Lobus-pyramidalis-Rezidiv 1: 26
- - mediastinale 1: 19
- - multilokuläre 1: 19
- - Operation, Indikation, absolute 1: 19
- - - - relative 1: 19
- - - Kontraindikation, absolute 1: 19
- - - Risiko 1: 19 f
- - - Vorbereitung 1: 20
- - Primärdiagnostik 1: 20
- - Radiojodtherapie 1: 30, 32
- - Resektion, subtotale s. Schilddrüse, Resektion, subtotale
- - Rezidiv 1: 20, 32
- - - Prophylaxe 1: 20, 32
- - Thyroidektomie, primäre 1: 32
- - unilokuläre 1: 19
- derbe, unverschiebliche 1: 44
- endothoracica allieta vera 1: 66
- - falsa s. Struma, substernale, tiefe
- - vera isolata 1: 66
- Halsorganverlagerung 1: 61
- hyperthyreote, Behandlungsstrategie 1: 12
- - mit kaltem Knoten 1: 40
- intrathorakale 1: 66
- - Behandlungsstrategie 1: 12
- - im hinteren Mediastinum 1: 66 f
- - im vorderen Mediastinum 1: 66
- maligna 1: 44 f
- - Behandlungsstrategie 1: 12
- - Diagnostik, präoperative 1: 45
- - Fernmetastasen 1: 59
- - Lobektomie, extrakapsuläre 1: 46 f, 49
- - - - mit kontralateraler intrakapsulärer Lobektomie 1: 46 f
- - - - Technik 1: 49
- - Nachblutung 1: 59
- - Nachsorge 1: 60
- - Neck dissection, funktionelle 1: 46, 57 ff
- - - - radikale 1: 46, 50 ff
- - Operation, Indikation 1: 44
- - - Kontraindikation 1: 44
- - - Letalität 1: 44
- - - Methoden 1: 46
- - - Vorbereitung 1: 45
- - Palliativoperation 1: 59
- - Primärdiagnostik 1: 20
- - Resektionspräparat, makroskopische Begutachtung 1: 47
- - Therapie 1: 44
- - Thyroidektomie 1: 46 ff
- - - beidseitige, extrakapsuläre 1: 46
- - - Risiken 1: 45
- - - totale, Vorbereitung 1: 45
- - - Wiederholungseingriff 1: 59
- multinoduläre, Behandlungsstrategie 1: 12
- ovarii 1: 19
- parenchymatosa juvenilis 1: 19
- substernale, tiefe 1: 65
Strumarezidiv 1: 19, 61
- bei bestehender Rekurrensparese 1: 61
- falsches 1: 61
- hyperthyreotes 1: 40
- - intrathorakales 1: 40
- Kapselinzision 1: 64
- Morcellement, intrakapsuläres 1: 61
- Operationsmethoden 1: 61
- Resektion, intrakapsuläre 1: 64
- - - mit lateraler Arteria-thyroidea-inferior-Ligatur 1: 61 ff
- - klassische 1: 61 f
Strumatuch 1: 22
Strumitis, akute eitrige, Behandlungsstrategie 1: 12
- eisenharte, Behandlungsstrategie 1: 12
- lymphomatosa, Behandlungsstrategie 1: 12
- subakute, Behandlungsstrategie 1: 12
STT-Gelenk 10/2: 122
Stuart-Trevs-Syndrom 2: 21
Stückfraktur, Unterkiefer 8: 252, 264 f, 268, 272
Studie, klinische, kontrollierte 7/2: 315
Stufenbougie nach Buess 3: 71, 76
Stuhlableitung, proximale, komplette, temporäre 7/2: 248
Stuhldrang, imperativer 6: 421
Stuhlentleerung, unvollständige 6: 502
Stuhlentleerungsstörung nach Kontinenzwiederherstellung 6: 506
Stuhlentleerungstraining 6: 503
Stuhlerbrechen 6: 327
Stuhlgang, postoperativer 6: 344
Stuhlinkontinenz bei Rektumprolaps 7/2: 258
Stumpfdeckung, Hautlappen 9: 362 ff
Stumpfkarzinom nach Magenresektion 3: 156, 171
Stumpfnekrose 10/1: 452
Stumpfneurom 9: 361 f, 365
Stumpfrevision 1: 258
Stumpfvereiterung 1: 258
Stütznaht 3: 121
Subakromialraum 10/2: 23 f
- Arthroskopie 10/2: 60 f
- Bursektomie 10/2: 61
- Sekretion, postoperative 10/2: 80
- Verletzung 9: 62
- Zugang, dorsaler 10/2: 33
- - lateraler 10/2: 33, 61
Subarachnoidalraum 8: 90
Subclavian-Steal-Syndrom 1: 190 ff
- Komplikation, intraoperative 1: 191
- Operationsindikation 1: 190
- Operationskontraindikation 1: 190
- Operationsmethode 1: 190
- Operationsrisiko 1: 190
Subduralhämatom 10/1: 494
- akutes 8: 107 ff
- - mit akutem intrazerebralem Hämatom 8: 144
- - Blutungsquelle 8: 107
- - CT-Aspekt 8: 107
- - Evakuation 8: 107 ff
- - - Indikation 8: 107
- - - bei komplexer Schädel-Hirn-Verletzung 8: 122
- - - Komplikation, intraoperative 8: 108, 122 f
- - - - postoperative 8: 108, 124
- - - Kontraindikation 8: 107
- - - Nachbehandlung 8: 124
- - - Operationsrisiko 8: 108
- - - Patientenaufklärung 8: 108
- - - Patientenlagerung 8: 109
- - - Vorbereitung 8: 108
- - - Wundverschluß 8: 120
- - - Ziele 8: 107
- - filmartiges 8: 108
- - fronto-temporales, Evakuation 8: 108 ff
- - Häufigkeit 8: 107
- - infratentorielles 8: 153
- - kompliziertes 8: 107
- - Lokalisation 8: 107
- - Prognose 8: 107
- - Rezidiv 8: 124
- - traumatisch bedingtes 8: 107 ff
- - Wiederholungseingriff 8: 124
- chronisches 8: 159 ff
- - Blutungsquelle 8: 159
- - Computertomographie 8: 159
- - Evakuation 8: 159 ff
- - - Indikation 8: 159
- - - Komplikation 8: 160, 165
- - - Kontraindikation 8: 159
- - - Nachbehandlung 8: 165
- - - Operationsrisiko 8: 160
- - - Ziele 8: 159
- - Hämatomsackdrainage 8: 164 f
- - Häufigkeit 8: 159
- - Kapsel 8: 159
- - Lokalisation 8: 159
- - Prognose 8: 159
- - Rezidiv 8: 165
- subakutes 8: 107
- - Evakuation 8: 122
Subduralraumexploration bei Epiduralhämatomavakuation 8: 130, 136
Subklaviabogen, hoher 9: 7
- überquerende Nerven 1: 97
Subklavia-Entzugssyndrom s. Subclavian-Steal-Syndrom
Subklavia-Stenose 1: 190 ff
- Komplikation, intraoperative 1: 191
- Operationsindikation 1: 190
- Operationskontraindikation 1: 190
- Operationsmethode 1: 190
- Operationsrisiko 1: 190
Subklavia-Truncus-brachiocephalicus-Bypass 1: 196
Subklavia-Venenthrombose bei kostoklavikulärer Enge 1: 204

Subklavia-Verschluß **1:** 190 ff
- Komplikation, intraoperative **1:** 191
- Operationsindikation **1:** 190
- Operationskontraindikation **1:** 190
- Operationsmethode **1:** 190
- Operationsrisiko **1:** 190
- peripherer **1:** 197
- proximaler **1:** 97
- - Kollateralkreislauf **1:** 97
Subklavia-Vertebralis-Bypass **1:** 192 f
Subkostalschnitt **5:** 233, 236
- bilateraler **4:** 109
- organerhaltende Milzchirurgie **5:** 239
Submandibularisloge **8:** 238
Subnasale **8:** 223 f
Subperitonealraum **7/1:** 192
Subskapularissehnentransposition **9:** 118
Substanz P **6:** 172
Substanzdefekt **8:** 4
Subtraktionsangiographie, digitale, Extremität, obere **1:** 194
- - intraarterielle, bei Glomus-caroticum-Tumor **1:** 206
- - - kranielle **1:** 183
- - intravenöse, bei thorako-abdominalem Aortenaneurysma **1:** 141
Subzerebralhämatome **8:** 76
Subziliarschnitt **8:** 243
Succinylcholin **7/2:** 8
Sudeck-Rektopexie **6:** 458
Sudeckscher Anastomosenpunkt **1:** 105
Sugiura-Futagawa-Operation **5:** 173, 194 ff
- abdomineller Akt **5:** 195 f
- Indikation **5:** 194
- Kontraindikation **5:** 194
- Lagerung **5:** 195
- Nachsorge **5:** 197
- Risiken **5:** 195
- Technik **5:** 195 ff
- thorakaler Akt **5:** 196 f
- Vorbereitung **5:** 195
- Zugangsweg **5:** 195
Sulcus(-i) antebrachialis medialis **9:** 249
- arteriae vertebralis **8:** 311
- bicipitalis lateralis **1:** 286; **9:** 134 f; **10/2:** 84
- - medialis **1:** 171; **9:** 133; **10/2:** 84
- capitulotrochlearis **9:** 163 f, 166; **10/2:** 85 f
- carpi **9:** 308
- centralis **8:** 85 f
- coronarius **2:** 160
- costae **2:** 121
- costovertebralis, Empyemsacklösung **2:** 266
- deltoideopectoralis **1:** 286; **9:** 134 f; **10/2:** 18, 26
- - Zugang zur langen Bizepssehne **9:** 111
- - - zur Prothesenimplantation **9:** 123
- glutaealis **10/1:** 8
- inguinalis **7/1:** 53
- intertubercularis **9:** 64 f, 71, 135; **10/2:** 20, 24
- - Verankerung der verknoteten langen Bizepssehne **9:** 112
- lateralis **8:** 85
- ligamenti teretis **5:** 95
- - venosi **5:** 95
- malleolaris **10/1:** 283 ff, 377 f
- nervi radialis **9:** 132 f
- - ulnaris **9:** 164, 175 f, 190, 192; **10/2:** 90
- obturatorius **8:** 417
- olecrani (Lanz) **10/2:** 85
- paracaecalis **7/1:** 166
- paracolici **5:** 7
- popliteus **10/1:** 10 f
- sinus sagittalis superioris **8:** 91
- supraacetabularis **10/1:** 149; **10/2:** 171
- tali **10/1:** 375
- tendinis musculi fibularis longi **10/2:** 285
- - - flexoris hallucis longi **10/1:** 375 ff, 383
- - - peronei/fibularis longi **10/1:** 375 f, 378, 387
- vaginarum tendinum **9:** 258
- venae cavae **1:** 278; **5:** 89, 99
- - - inferioris **5:** 78, 91, 103
Sulfentanil **7/2:** 8
Superkontinenz nach Fundoplikation **3:** 322
Superoxid-Dismutase **1:** 148
Supersphinkter **6:** 395 f
Supination **9:** 167
Supraorbitale **8:** 82
Supraorbitalfraktur **8:** 274
- operative Versorgung **8:** 289 f
Supraperiostalraum **8:** 226
Supraspinatussehne, Gleitlager **9:** 70
- Schädigung **10/2:** 24, 27
- Verlagerung **10/2:** 24
Supraspinatussehnenruptur, Ankernahttechnik nach Snyder **10/2:** 66
- Nahttechnik nach Resch **10/2:** 70 ff
Supravesikalhernie s. Hernie, supravesikale
Suretac-Driver **10/2:** 41
Surfactant **2:** 158
Surgical mobilisation flush **7/1:** 18
Sustentaculum tali **10/1:** 375 ff, 388; **10/2:** 278, 285 f
- - Palpationspunkt **10/1:** 380
- - Sagittalschnitt **10/1:** 401; **10/2:** 288
- - Zugang **10/1:** 437
Sutura frontozygomatica, Zugangsweg **8:** 242
- zygomaticomaxillaris, Zugangsweg **8:** 242
Suture Hook **10/2:** 49
Suture-Punch **10/2:** 43
Suture-Relay **10/2:** 67 f
Syme-Fußamputation **1:** 250 f
Sympathektomie **1:** 88, 92, 201 ff
- lumbale **1:** 208, 244 f
- - Arbeitsschritte **1:** 244
- - bei Beckenarterienrekonstruktion **1:** 218
- - Resektionsstellenmarkierung **1:** 245
- - Zugangswege **1:** 244
- thorakale **1:** 201 f; **7/2:** 11, 326
- - dorsale **1:** 201 f
- - - Arbeitsschritte **1:** 202
- - - Lagerung **1:** 202
- - endoskopische transpleurale **1:** 203
- - - - Lagerung **1:** 203
- - Indikation **1:** 201
- - Komplikation, intraoperative **1:** 203
- - - postoperative **1:** 203
- - Kontraindikation **1:** 201
- - Operationsrisiko **1:** 201
- - Resektionsstellenmarkierung **1:** 202 f
- - Spätergebnis **1:** 203
- - transaxilläre, transpleurale **1:** 201 f
- - - - Arbeitsschritte **1:** 201
- - - - Lagerung **1:** 201
- - - - Zugangsweg **1:** 201
- - Vorbereitung **1:** 201
Sympathikolyse bei Ileus **6:** 328
Symphyse **7/1:** 3
Symphysendiastase **8:** 447, 471
Symphysenruptur **8:** 471 f
- Operationsindikation **8:** 474
- operative Versorgung **8:** 476 ff
- Reposition **8:** 476
- Transfixation **8:** 474, 477 f
Symphysis pubica **8:** 415, 422
- - Biomechanik **8:** 429
- - verhakte **8:** 472
- - Zuggurtung **8:** 478
Synaptophysin **6:** 71
Synchondrosis manubriosternalis **9:** 42, 44
Syndesmose, hintere **10/2:** 274 f, 280
- vordere **10/2:** 274 f, 280 f
- - Normalbefund, arthroskopischer **10/2:** 289 f
Syndesmosenrevision **10/1:** 415
Syndesmosenruptur, intraligamentäre **10/1:** 413
- ossäre **10/1:** 413
Syndesmosenverletzung **10/1:** 411
Syndesmosis costoclavicularis **9:** 5
- tibiofibularis **10/1:** 285, 381
Syndrom der blinden Schlinge **6:** 147 f
- des 5. Tages s. Zäkumdistensionssyndrom
- der Valva ileocaecalis **6:** 227 f
Synostose, radioulnare, proximale **9:** 233
Synovektomie, arthroskopische **10/2:** 3
- - Ellbogengelenk **10/2:** 100
- - Kniegelenk **10/2:** 214 ff
- - Spülung, postoperative **10/2:** 218
- Nachbehandlung **8:** 57
- subtotale **8:** 55 Synovia, Blaufärbung **10/2:** 12
- hyperämische **10/2:** 217
Synovial tuft **10/2:** 111, 113
Synovialisdiagnostik **10/2:** 11 f
Synovialiszotte, schwimmende **10/2:** 9
Synovialitis chondrodetritica **10/2:** 105, 117
- eitrige **10/2:** 117
- hypertrophe **10/2:** 117
- villonodularis pigmentosa **10/2:** 117
Synovialzotte **10/2:** 9
Synovitis **10/2:** 175, 214
- reaktive **10/2:** 188, 217
Syphilis des Magens **3:** 110, 242
Systematic inflammatory response syndrome nach Verbrennung **E:** 82
Systemerkrankungen, hämatologische **3:** 83

T

Tabaksbeutelnaht **3:** 158, 174, 205, 254, 277; **6:** 15, 89, 178
- Hemikolektomie, rechtsseitige **7/2:** 296
- Sigmaresektion **7/2:** 282, 289 f
- Venenverweilkatheter **E:** 51
- bei Zäkalfistel **3:** 269
Tabaksbeutelnahtklemme **7/2:** 282, 288
Tabatière **10/2:** 121 f
- Zugang zum Handgelenk **9:** 334
Taenia libera **3:** 163, 274; **5:** 32, 209; **6:** 29, 167; **7/2:** 241
- mesocolica **5:** 32; **6:** 167; **7/2:** 241
- omentalis **3:** 87; **5:** 32; **6:** 167; **7/2:** 241
TA-Instrument, Deszendosigmoideostomie, latero-laterale **6:** 233 f
- Ileotransversostomie, laterolaterale **6:** 257
- Sigmaresektion **6:** 230
Takayasu-Aortitis **1:** 92, 268
TA-Klammergerät s. Klammernahtgerät TA
Taktik, onkologisch-operative **6:** 243 f
Talkierung, pleurale **7/2:** 351, 360
Talkpleurodese **7/2:** 349 ff, 360
- Aufklärung **7/2:** 349
- bei Chylothorax **7/2:** 356
- Drainage **7/2:** 351
- Exploration **7/2:** 351
- Indikation **7/2:** 349
- Komplikation **7/2:** 349, 352
- Kontraindikation **7/2:** 349
- Patientenlagerung **7/2:** 350
- Talkierung **7/2:** 351
- Zugangswege **7/2:** 350
Talkum **5:** 16
Talus **10/2:** 274
- Anatomie **10/1:** 375 ff
- Außenrotation **10/1:** 411
- Facies articularis calcanea posterior tali **10/1:** 381
- Frontalschnitt **10/1:** 398, 400
- Gelenkfläche, proximale **10/2:** 275 f
- Innenrotation **10/1:** 421
- Knochenbälkchenmuster **10/1:** 375
- Knorpelverletzung **10/1:** 437
- Osteochondrosis dissecans **10/2:** 312 ff
- Pseudarthrose **10/1:** 477
- Sagittalschnitt **10/1:** 401 f
Talusecke, laterale **10/2:** 303
- mediale **10/2:** 289
Talusfraktur **10/1:** 453 ff
- Arthrodese, subtalare **10/1:** 478
- Aufklärungsgespräch **10/1:** 453
- Bildwandlerkontrolle, intraoperative **10/1:** 453
- dislozierte **10/1:** 456
- Operationsindikation **10/1:** 453
- Operationskontraindikation **10/1:** 453
- Operationsrisiko **10/1:** 453
- Operationsziel **10/1:** 453
- Stichinzision, paratendinöse **10/1:** 454
- unverschobene **10/1:** 453 ff
- - beim Kind **10/1:** 466
- Zugang **10/1:** 437
- Zugschraubenpositionierung **10/1:** 455
Talushals **10/2:** 289 f
Talusinnenrotation **10/1:** 421
Talusinstabilität **10/1:** 421
Taluskante, mediale **10/2:** 306
Taluskippung **10/1:** 421
Talusnekrose, posttraumatische **10/1:** 453
Talusprofilquotient nach Riede **10/2:** 275
Talussklerose **10/1:** 370
Talusvorschub **10/1:** 421

Tangentialschuß, Schädel **8:** 211
Tänien **6:** 167
Tanner-Diskonnektion, azygoportale **5:** 179
Tanner-Kleinkurvaturnachbildung **3:** 224
Tarsalplatten, Aufhängeapparat **8:** 228 f
Tarsaltunnel **10/1:** 389; **10/2:** 279
Tarsometatarsalgelenk, Beweglichkeit **10/1:** 391
- Frontalschnitt **10/1:** 400
Tarsus s. Fußwurzel
Tasthakentest **10/2:** 175, 191
Taststab **7/2:** 60 f
Taurolin **6:** 334
Taylorsche Operation **7/2:** 185
T-Drain **3:** 140, 151, 186, 188, 206, 288
- Dislokation, postoperative **4:** 81
- bei Gallengangsdefekt **3:** 140
- bei Nahtbruch nach Billroth-I-Operation **3:** 151
- - nach Ersatzmagenbildung **3:** 288
- - nach Kardiaresektion **3:** 301
- - nach Palliativversorgung einer Ösophagusverletzung **3:** 25
- - nach proximaler Magenresektion **3:** 206
- - nach Vagotomie mit Ösophagusverletzung **3:** 186, 188
- netzumhüllter **5:** 49
- schwer entfernbarer **4:** 81
T-Drainage **E:** 62
- bei bilio-biliärer Anastomose **4:** 86
- nach intraoperativer Choledochusperforation **4:** 80
- nach operativer Gallengangrevision **4:** 78
- bei Pankreatikojejunostomie **4:** 165
TEA s. Thrombendarteriektomie
TEA-Instrument, Rektumabsetzung **6:** 301
Teflonplättchen **5:** 240
- bei Mark-V-Operation **3:** 324
Tela serosa **6:** 94
- - des Dünndarms **3:** 275
- submucosa **6:** 2, 94
- - des Dünndarms **3:** 275
- - oesophagei **5:** 151
- - ventriculi **5:** 151
Telekobalt-Therapie **6:** 402
Teleskophänomen **3:** 318
Teleskopphänomen nach Nissen-Fundoplikation **7/2:** 209
Temporallappen, Resektion bei Hirnschwellung **8:** 123
- vorderer, Hämatom, intrazerebrales, akutes **8:** 145 ff
Tenckhoff-Drain **5:** 18
Tendinosis calcarea **10/2:** 62 f
Tendo calcaneus **10/1:** 278, 282, 396 f; **10/2:** 295, 297 f
- - Sagittalschnitt **10/1:** 401
- capitis longi musculi bicipitis **9:** 65; **10/2:** 21 ff
- conjunctivus s. Falx inguinalis
- musculi adductoris magni **10/1:** 86
- - bicipitis brachii **9:** 181, 250, 258; **10/2:** 85 f
- - - femoris **10/1:** 288, 314
- - extensoris digitorum longi **1:** 244
- - - hallucis **10/1:** 293
- - flexoris digitorum longi **1:** 242
- - plantaris **10/1:** 294, 306 f
- - poplitei **10/1:** 217
- - semimembranosi **10/1:** 202
- - subscapularis **9:** 65; **10/2:** 21
- - supraspinatus **10/2:** 22
- - tibialis anterioris **10/1:** 293, 338
- - tricipitis **10/2:** 87, 90
- - - brachii **9:** 178
Tenodese, Auslockerung **9:** 437
- dynamische **9:** 327
- nach Eaton-Littler-Dolphin **9:** 437
- Fingerendgelenk **9:** 400
- Fingermittelgelenk **9:** 435 f
- nach Littler **9:** 435 f
- nach Littler-Eaton **9:** 437
- Schultergelenkbereich **9:** 111 f
Tenolyse **9:** 395
Tenotomie, palliative **9:** 436 f
Tensor-fasciae-latae-Lappen, faszio-kutaner **7/1:** 41, 45
Tentorium cerebelli **8:** 91
Teres-Plastik **3:** 317, 328 f
Testut-Ligament **10/2:** 110 f, 113, 115
Tetanie, parathyreoprive **1:** 20
- nach subtotaler Strumaresektion **1:** 32
Tetanus **10/1:** 91
Tetanusschutzimpfung, postexpositionelle **E:** 7
TFCC (Triangular fibrocartilage complex) s. Ulnokarpaler Komplex
Thalamus **6:** 381
Thal-Methode bei Ösophagusverätzungsstenose **3:** 28
Thenar, Hautentnahme **9:** 360
Thenarfurche **9:** 303
Thenarlappen **9:** 353
Thenarmuskeln **9:** 318 f, 337
- arterielle Versorgung **9:** 318 f
- Innervation **9:** 318
Thenarraum **9:** 306
Therapeutic Intervention Scoring System **10/1:** 488
Thermische Schädigung bei Appendektomie **7/2:** 102 f
- - bei Sigmaresektion **7/2:** 291
- - bei Vagotomie **7/2:** 186
Thermodesinfektion, Knochentransplantat **E:** 134
Thermokoagulation bei Endometriose **6:** 223
Thermosondenanwendung, Blutstillung, endoskopische **3:** 313
- bei maligner Kardiastenose **3:** 312
- bei Tumorstenose **3:** 301
Thiopental **7/2:** 7
Thomas-Splint **10/1:** 67
Thoracic-inlet-Syndrom **1:** 204
Thoracic-outlet-Syndrom s. Schultergürtel-Kompressionssyndrom
Thorakalmark, arterielle Versorgung **1:** 104
Thorako-Laparotomie bei Aortenaneurysma **1:** 142
- Zugang zur Aorta abdominalis **1:** 104
Thorako-lumbaler Übergang, Kompressionsverletzung **8:** 376
- - Verletzung **8:** 376 ff
- - - Intervention, ventro-laterale **8:** 378 f
- - - Therapieplanung **8:** 376
- - Wirbelberstungsfraktur **8:** 386 ff
- - - Komplikation **8:** 388, 391
- - - Patientenlagerung **8:** 387
- - - Spaneinfügung **8:** 390
- - Wirbelfraktur, veraltete **8:** 405 ff
Thorakoplastik **2:** 264, 270 ff
- bei infizierter Pneumonektomiehöhle **2:** 273
Thorakoskopie **7/2:** 11, 326
- diagnostische **7/2:** 342, 349, 370
- präoperative **2:** 34
Thorakostomaverschluß **2:** 268
Thorakostomie **2:** 267 f
Thorakotomie **3:** 37 f, 40, 54, 57, 59, 188, 204, 297
- anterolaterale **2:** 176 f
- antero-laterale, bei Aortenaneurysma **1:** 142
- - Deszendens-Femoralis-Bypass, lateraler **1:** 227
- - Lagerung **1:** 121; **2:** 176
- bei atypischer Coarctatio aortae **1:** 268
- axilläre **2:** 177 f
- - Lagerung **2:** 177
- Brustwirbel-Berstungsfraktur **8:** 372 f
- explorative **2:** 34; **10/1:** 489
- interkostale, anteriore **2:** 72
- bei Kardiaresektion **3:** 294, 297
- laterale, Lungenmetastasenresektion **2:** 249
- - Zugang zur Arteria subclavia **1:** 97
- linksanterolaterale, bei Subklaviaaneurysma im I. Segment **1:** 124
- linksseitige **3:** 57, 59, 297
- - posterolaterale **3:** 188
- LW-I-Berstungsfraktur **8:** 387 f
- bei Ösophagusoperationen **3:** 12 f, 26, 37, 40, 42, 54, 57, 59
- parasternale, Mediastinoskopie, anteriore **2:** 65
- Perikostalnaht **3:** 13
- postero-laterale **2:** 72, 171 ff; **8:** 387 f
- - bei hinterer Mediastinitis **2:** 77
- - Lagerung **2:** 171
- posterolaterale, linksseitige **5:** 189 f
- postero-laterale Lungendekortikation **2:** 265
- - Manschettenpneumonektomie **2:** 261
- - Mediastinaltumor, hinterer **2:** 87
- - Thoraxeröffnung durch das Bett der 5. Rippe **2:** 174
- - - - der 6. Rippe **2:** 174
- - - interkostale **2:** 173
- - Trachealbifurkationsresektion **2:** 263
- bei proximaler Magenresektion **3:** 204
- rechtsseitige **3:** 12 f, 42
- - posterolaterale **3:** 12, 37
- supraklavikuläre, kollare **2:** 66
- bei thorakaler Vagotomie **3:** 188
- Verschluß **8:** 372
- Zugangsweg zur Pleurektomie **7/2:** 360
Thorax, Schußverletzung **E:** 18 f
- Weichteilverletzung **9:** 49
Thoraxapertur, obere **1:** 8
Thoraxdrainage **2:** 174 ff; **3:** 10, 15, 143, 186, 190, 300; **9:** 38, 55 ff; **10/1:** 489
- bei akutem Pleuraempyem **2:** 264 f
- kompakte **E:** 65
- Komplikation **9:** 58
- bei Lungenverletzung **2:** 188
- bei Pneumonektomiehöhleninfektion **2:** 267
- bei Schußverletzung **E:** 18
- Trokarpunktion **9:** 56
- Zugang **9:** 56
Thoraxkompression, seitliche **9:** 38
- ventrale **9:** 38
Thoraxmagen **7/2:** 211
Thoraxresthöhle, Netzplastik **5:** 51
Thoraxspreizer **3:** 59
Thoraxtrauma, offenes **2:** 68
- stumpfes **2:** 112
- - Lungenverletzung **2:** 188
Thoraxverletzung **9:** 38 ff
- akute **9:** 49
- Diagnostik **9:** 38 f
- bei Klavikulafraktur **9:** 24
- perforierende **9:** 49
- Zugang **9:** 48
Thoraxwand **2:** 118 ff
- Anatomie **2:** 118 ff; **7/2:** 327 f; **9:** 40 ff
- anterolaterale, Lymphdrainage **2:** 55
- Arterien **2:** 124; **9:** 41, 46
- dorsale, Lymphdrainage **2:** 55
- Dreigliederung **7/2:** 327
- Innenansicht **2:** 123
- Instabilität **9:** 38, 53
- Lymphabfluß **2:** 125; **9:** 47
- Muskulatur **9:** 40 ff
- Nervenversorgung **2:** 125; **9:** 47
- Schicht, mittlere **2:** 118, 120; **9:** 40 ff
- - oberflächliche **2:** 118 f; **9:** 40 f
- - tiefe **2:** 118, 120 ff; **9:** 40 ff
- Stabilisation **9:** 53 ff
- Venen **2:** 125; **9:** 41
- - tiefe **9:** 46 f
Thoraxwanddefekt, Deckung **2:** 22, 29, 118, 141
Thoraxwandexstirpation, Netzplastik **5:** 51 f
Thoraxwandinfiltration, tumoröse, Thorakotomie **2:** 175 f
Thoraxwandresektion, partielle **2:** 21 f, 29
- rechts-ventrolaterale, bei Tumor **2:** 139 ff
Thoraxwandtumor **2:** 139 ff
- Operationsrisiko **2:** 139
Thorek-Gastrostomie, definitive **3:** 310
Thrombangiitis obliterans **1:** 92
- - Arterienverschluß, kruraler **1:** 238
- - Oberschenkelarterienverschluß **1:** 229
- - Unterschenkelarterie **1:** 208
- - - Verschluß **1:** 229
Thrombektomie, Arteria ulnaris **9:** 349
- Becken-Bein-Venenthrombose **1:** 298
- Beckenvenen **1:** 293 ff
- Beinvenen, tiefe **1:** 293 ff
- Deszendens-Femoralis-Bypass, lateraler **1:** 228
- mesenteriale **6:** 358
- bei Mesenterialinfarkt **5:** 22
- offene **1:** 293
- Vena cava inferior **1:** 294
- venöse **1:** 293 ff
- - unvollständige **1:** 298
Thrombendarteriektomie **E:** 153 f
- Aortenbifurkation **1:** 219, 221
- bei aorto-iliakalem Verschluß **1:** 216
- aorto-iliako-femorale, halbgeschlossene **1:** 219 ff

- Arteria mesenterica superior **1:** 260 ff
- Extremität, obere **1:** 197
- - untere **1:** 208
- halbgeschlossene **1:** 92
- Iliakalbifurkation **1:** 219, 221 ff
- Karotisbifurkation s. Karotisbifurkation, Thrombendarteriektomie
- offene **1:** 92
- retrograde, halbgeschlossene, Arteria iliaca externa **1:** 218, 222 f
- bei segmentärem aorto-iliakalem Verschluß **1:** 214
- transaortale, der Nierenarterienostien **1:** 264 ff
- Truncus brachiocephalicus **1:** 194 ff
- - tibiofibularis **1:** 239
- mit Venenpatch, Arteria profunda femoris s. Profundaplastik I

Thromboembolie nach Aneurysmaoperation an Aortenbogenarterien **1:** 139
- bei aorto-bifemoraler Y-Prothese **1:** 213
- Armarterie, Thrombosierung, appositionelle **1:** 197
- bei Bauchaortenaneurysma **1:** 148
- bei Beckenarterienaneurysma **1:** 148
- chronisch rezidivierende, bei Extremitätenarterienaneurysma **1:** 171
- bei Extremitätenarterienaneurysma-Operation **1:** 176
- nach Hernienoperation **7/1:** 72
- kardiogene **1:** 92
- - Extremitätenarterienverschluß **1:** 177
- bei Karotisaneurysma-Operation **1:** 138
- Nierenarterie **1:** 263
- nach Pankreasresektion **4:** 216
- nach Splenektomie **5:** 235

Thrombokinaseinhibitor **5:** 220 f

Thrombolyse **1:** 298
- lokale, Unterarmarterien **1:** 199
- - Unterschenkelarterien **1:** 179
- regionale **1:** 92, 177
- systemische **1:** 92

Thrombophlebitis, rezidivierende **1:** 289

Thrombose **10/1:** 220
- nach Aneurysmaoperation an Aortenbogenarterien **1:** 139
- arterielle, akute **1:** 92
- - - periphere **1:** 177
- - nach venöser Thrombektomie **1:** 298
- nach endovaskulärem Eingriff **E:** 164
- bei Karotisaneurysma-Operation **1:** 138
- mesenteriale s. Mesenterialvenenthrombose
- nach mesenterikokavaler Anastomose **5:** 214
- perianale **6:** 469, 476
- - Exzision **6:** 476
- - Stichinzision **6:** 476
- venöse s. Venenthrombose
- Weichteilverletzung **10/1:** 88, 90

Thromboseprophylaxe **10/1:** 58

Thrombozytenersatz bei Splenektomie **5:** 235 f

Thrombozytenzahlbestimmung bei Splenektomie **5:** 170

Thrombozytopenie **5:** 235; **7/2:** 160
- nach primärer Peritonitistherapie **5:** 23

Thrombozytose nach Splenektomie **5:** 170, 235, 244

Thrombus, flottierender **1:** 293

Thymektomie **2:** 91 ff
- Indikation **2:** 91
- Komplikation **2:** 93
- Kontraindikation **2:** 91
- Nachsorge **2:** 93
- Operationsrisiko **2:** 91
- transzervikale **1:** 74 Thymom **2:** 91 ff
- malignes **2:** 91
- Rezidiv **2:** 93 Thymus **1:** 7, 124, 127; **2:** 41, 48
- Anatomie beim Erwachsenen **2:** 41
- - beim Kind **2:** 41
- Durchtrennung bei Truncus-brachiocephalicus-Aneurysma-Operation **1:** 127
- Gefäßversorgung **2:** 41
- Innervation **2:** 41

Thymusdreieck s. Trigonum thymicum

Thymusdrüsenektomie s. Thymektomie

Thymusfettkörper **1:** 96 f; **2:** 36 f, 40 f, 46, 60, 152, 167; **7/2:** 331 f, 334

Thymuskapsel **2:** 41

Thymustumor s. Thymom

Thyroidektomie **1:** 46 ff
- beidseitige, extrakapsuläre **1:** 46
- fast totale **1:** 12
- - - Nervus-laryngeus-recurrens-Läsion **1:** 40
- - - Schilddrüsenhormonsubstitution **1:** 43
- Komplikation **1:** 59
- Lymphknotenentnahme **1:** 47
- Nachblutung **1:** 59
- Nachsorge **1:** 60
- primäre, bei blander Struma **1:** 32
- bei Struma maligna **1:** 46 ff
- totale **1:** 12
- - Risiken **1:** 45
- - Vorbereitung **1:** 45
- Zugangsweg **1:** 46

Thyroiditis De Quervain s. Strumitis, subakute

TIA s. Attacken, zerebralischämische, transitorische

Tibia **10/2:** 277
- Achsenabweichung **10/1:** 342
- Anatomie, spezielle **10/1:** 283 f
- Anhebeosteotomie, mediale **10/1:** 352
- Dekortikation **10/1:** 355 f, 359
- Dorsalverschiebung **10/1:** 145; **10/2:** 166
- Facies articularis inferior **10/1:** 381
- - - malleoli medialis **10/1:** 381
- Frontalschnitt **10/1:** 398 ff
- Gelenkfläche **10/2:** 164
- Halbschaftdefekt **8:** 38
- Kortikotomie **10/1:** 333
- Olekranisation **10/1:** 229
- Plattenlagerinfekt, Revision **8:** 52 ff
- Plattenosteosynthese, dorsomediale **10/1:** 326
- - laterale **10/1:** 325
- - mediale **10/1:** 323 f
- proximale, Kortikotomie **8:** 44
- Querschnitt **10/1:** 277
- Sagitalschnitt **10/1:** 401 f
- Schanz-Schrauben-Plazierung **10/1:** 448
- Subluxation, vordere **10/2:** 172
- Subluxationsschutz **10/1:** 150
- Translation, anteriore **10/1:** 220
- Ventralverschiebung **10/1:** 145; **10/2:** 166
- Zugang, lateraler **10/1:** 286

Tibiadefekt, Fibulatransplantat, vaskularisiertes **8:** 21

Tibiafraktur, distale, AO-Klassifikation **10/1:** 335
- - Aufklärungsgespräch **10/1:** 334
- - Defektauffüllung **10/1:** 334
- - Gelenkflächenimpression **10/1:** 335, 411
- - Gelenktransfixation **10/1:** 334
- - Komplexverletzung **10/1:** 342
- - mehrfragmentäre **10/1:** 335
- - metaphysäre **10/1:** 335
- - Operationsindikation **10/1:** 334
- - Operationsrisiko **10/1:** 334
- - Operationsvorbereitung **10/1:** 336
- - Operationsziel **10/1:** 334
- beim Kind **10/1:** 342
- Marknagelosteosynthese s. Tibiamarknagelung
- proximale **10/1:** 208
- Repositionshilfe **10/1:** 328
- Stabilisierung **10/1:** 122

Tibiahinterkante **10/1:** 326, 404
- Abrißfraktur, dreieckförmige **10/1:** 411
- Zugang **10/1:** 412

Tibiahinterkantenfragment, disloziertes **10/1:** 403 f
- nicht disloziertes **10/1:** 418
- Repositionsmanöver **10/1:** 417
- Versorgung **10/1:** 417 f
- Zugschraubenfixation **10/1:** 418 Tibiakopf, Zugang, lateraler **10/1:** 287, 312
- - medialer **10/1:** 286, 288

Tibiakopfdefekt **10/1:** 301, 365

Tibiakopffraktur **10/1:** 310 ff
- Abstützungsosteosynthese **10/1:** 316
- Aufklärungsgespräch **10/1:** 311
- Defektauffüllung **10/1:** 311 f
- Doppelplattenosteosynthese **10/1:** 313 f
- Fixateur externe **10/1:** 310
- Gelenkzerstörung **10/1:** 311
- beim Kind **10/1:** 343
- Knochendefekt **10/1:** 310
- Komplexverletzung **10/1:** 317
- Kreuzbandverletzung **10/1:** 223
- mediale **10/2:** 245
- Mehrfragmentfraktur **10/1:** 325
- Operationsindikation **10/1:** 310
- Operationskontraindikation **10/1:** 310
- Operationsrisiko **10/1:** 311
- Operationsvorbereitung **10/1:** 311
- Operationsziel **10/1:** 310
- Plattenosteosynthese **10/1:** 311, 325
- - mediale **10/1:** 316
- Wiederholungseingriff **10/1:** 317
- Wundinfektion **10/1:** 311
- Zugang **10/1:** 286
- Zugschraubenosteosynthese **10/1:** 311, 315

Tibiakopfkantenfraktur, laterale **10/2:** 244

Tibiakopfosteophyt **10/2:** 232

Tibiakopfosteosynthese **10/1:** 311 ff; **10/2:** 243 ff
- Arbeitsschritte **10/1:** 311
- Komplikation **10/1:** 317
- Lagerung **10/1:** 311
- mediale **10/1:** 316
- Nachbehandlung **10/1:** 317
- Plattenlagerinfektion **10/1:** 317
- T-Platte, doppelt gewinkelte **10/1:** 313
- Wundverschluß **10/1:** 313
- Zugang, lateraler **10/1:** 311 f
- - medialer **10/1:** 311

Tibiakopfosteotomie closed wedge **10/1:** 348 ff
- - - Röntgenbild **10/1:** 351
- - - Technik, spezielle **10/1:** 350 f
- open wedge **10/1:** 352 f
- - - Röntgenbild **10/1:** 353
- - - Technik, spezielle **10/1:** 352 f

Tibiakopfstückfraktur, laterale **10/2:** 245

Tibiakopfzertrümmerung **10/1:** 332 f

Tibialis-anterior-Sehne, Knickbildung **10/1:** 354

Tibiamarknagelung **10/1:** 318 ff
- Ankörnen der Kortikalis **10/1:** 321
- Arbeitsschritte **10/1:** 319
- aufgebohrte **10/1:** 323
- Belastung, postoperative **10/1:** 334
- Durchleuchtungskontrolle **10/1:** 321
- Einführen des Nagels **10/1:** 321
- Hautinzision **10/1:** 320
- Lagerung **10/1:** 319 f
- bei liegendem Pinless-Fixateur **10/1:** 331
- Markraumeröffnung **10/1:** 320
- Pseudarthrose, hypertrophe **10/1:** 357
- Rotationsstabilität **10/1:** 323
- unaufgebohrte **10/1:** 333
- Verriegelung, distale **10/1:** 320 ff
- - dynamische **10/1:** 322
- - proximale **10/1:** 322
- - statische **10/1:** 323
- Zugang **10/1:** 286, 289, 319

Tibianagel, unaufgebohrter **10/1:** 319 ff

Tibiaosteomyelitis **10/1:** 371
- chronische, Stabilisierung **8:** 68

Tibiaplateau **10/2:** 172
- laterales **10/1:** 311
- - Zugang **10/1:** 286
- Rekonstruktion, primäre **10/1:** 317
- Zerstörung **10/1:** 317

Tibiapseudarthrose, atrophe **10/1:** 356
- distale **10/1:** 355 ff
- hypertrophe **10/1:** 357

Tibiaquerfraktur, hohe **10/1:** 314

Tibiaschaft, distaler, Korrekturosteotomie **10/1:** 354 f
- - - Komplikation **10/1:** 355
- - - Metallentfernung **10/1:** 355
- Korrekturosteotomie **10/1:** 348
- Zugang **10/1:** 286
- - dorsomedialer **10/1:** 286, 291, 326
- - lateraler **10/1:** 289
- - medialer **10/1:** 290, 324

Tibiaschaftdefekt **10/1:** 302 f, 357 ff
- Beckenspan, gefäßgestielter, freier **8:** 46 f

- Fibulatransplantat, gefäßgestieltes, freies **8:** 46 f
- Komplikation, intraoperative **10/1:** 360
- - postoperative **10/1:** 360
- Operation Fibula pro Tibia **10/1:** 357 ff
- Operationsindikation **10/1:** 357
- Operationskontraindikation **10/1:** 357
- Operationsrisiko **10/1:** 357
- Operationsvorbereitung **10/1:** 357

Tibiaschaftfraktur, AO-Klassifikation **10/1:** 318
- Fixateur externe **10/1:** 329 ff
- infizierte, Stabilisierung **8:** 67
- beim Kind **10/1:** 344
- Markraumschienung **10/1:** 344
- Operationsziel **10/1:** 318
- Polytrauma **10/1:** 484
- proximale **10/1:** 325
- - Doppelplattenosteosynthese **10/1:** 311
- - Konsolidierung, ausbleibende **10/1:** 317
- Ringfixateur nach Ilizarov **10/1:** 332 f
- Zangenfixateur externe **10/1:** 331 f
- Zugangsweg **10/1:** 319
- Zugschraube, interfragmentäre **10/1:** 324
- Zweietagenfraktur **10/1:** 323

Tibiaspiralfraktur, distale **10/1:** 324
Tibiaunterfläche **10/2:** 299
- Resektion **10/2:** 310

Tibia-Verriegelungsnagel **9:** 151
Tibiavorderkante **10/2:** 289, 303, 306
- Exophytenbildung **10/2:** 291

Tibiavorderkanten-Impingement-syndrom **10/2:** 307
Tibiazielgerät **10/2:** 262
Tibio-Femoralgelenk, laterales **10/2:** 178
- mediales **10/2:** 177

Tilt fracture **8:** 472, 474
TIPSS s. Stentshunt, portosystemischer, intrahepatischer, transjugulärer
Tiss **10/1:** 488
Titanbolzen **10/1:** 122
Titanorbitaplatte **8:** 287
Titanpin nach Prevot **10/1:** 276, 342, 344
T-Klassifikation, intraoperative **5:** 61 ff
TNM-System **3:** 96, 243, 261; **5:** 57
- duales **3:** 109
- prätherapeutisch **3:** 244
- R-Klassifikation **3:** 244

Todesfeststellung, Organspender **E:** 101, 109 f
Tollwut-Immunprophylaxe, postexpositionelle **E:** 20
Tomoda-Ersatzmagenbildung **3:** 271
Tonsille, Lymphabfluß **1:** 4
Toomey-Spritze **10/2:** 158
Torus mandibulae **8:** 229
TOS s. Schultergürtel-Kompressionssyndrom
Tossy-III-Verletzung **9:** 27 f
Totalendoprothese, Schultergelenk **9:** 122 ff
Totraum, pleuraler **7/2:** 349
Tourniquet-Syndrom **1:** 116
T-Platte **10/1:** 464
- doppelt gewinkelte **10/1:** 313

T-Platten-Osteosynthese, Humerusfraktur, subkapitale, instabile **9:** 89
- Humerusschaftfraktur, proximale **9:** 148 f
- Radius, distaler **9:** 283 f

Trachea **1:** 94, 283 f; **2:** 35 f, 51, 290; **3:** 4, 6 f, 34, 43; **7/2:** 332, 337 f
- Anatomie **2:** 146 ff
- Arterien **2:** 51, 291
- Gefäßversorgung **2:** 51, 291 f
- Innervation **2:** 51
- Lagebeziehungen **2:** 51, 146
- Nerven **2:** 292 f
- Pars cervicalis **2:** 146
- - thoracica **2:** 146
- Strömungswiderstand bei Rekurrensparese **1:** 20
- thorakale, distale, Querresektion **2:** 255
- - Eingriff **2:** 251 ff
- - - Narkose **2:** 251
- - - Zugang **2:** 251
- - Mobilisierung **2:** 252
- - proximale, Querresektion **2:** 252 ff
- Venen **2:** 51, 292
- Verletzung **1:** 9

Trachealarterien, Variabilität **2:** 163
Trachealbifurkation **2:** 147, 156; **3:** 4, 6
- Eingriff **2:** 258 ff
- Hauptbronchusexzision, keilförmige **2:** 197, 223, 258, 262
- - Zugang **2:** 251
- Projektion **2:** 147

Trachealbifurkationslymphknoten **2:** 61
Trachealbifurkationsregion, Resektion **2:** 197 f
Trachealbifurkationsrekonstruktion **2:** 260, 263
Trachealbifurkationsresektion **2:** 260, 263
- Manschettenpneumonektomie, rechtsseitige **2:** 261

Trachealeeinengung, Blutung nach Strumaoperation **1:** 20
- strumabedingte **1:** 19

Trachealintubation nach Tracheaverletzung **1:** 9
Trachealkanüle **2:** 298 f
- Arrosionsblutung **2:** 298

Trachealkanülenwahl **2:** 299
Trachealknorpel **2:** 290; **3:** 74
Trachealknorpelnekrose **1:** 35
Trachealresektion, ausgedehnte, Larynxmobilisierung, suprahyale **2:** 256
Trachealstenose **2:** 252 f
- entzündliche **2:** 251
- bei liegender Trachealkanüle **2:** 298
- Rezidivstruma, hyperthyreote **1:** 40
- nach Tracheostomie **1:** 35

Trachealstent bei Tumoreinbruch **E:** 176
Trachealverschluß, plastischer **1:** 36 ff
- - Hautlappenbildung **1:** 36
- - Hautverschluß **1:** 37 f
- - Mobilisierung der infrahyoidalen Muskeln **1:** 37
- - Technik **1:** 36 ff

Tracheobronchialbaumverletzung, Zugangswege **2:** 189
Tracheobronchialsystem, Verletzung **2:** 68

Tracheoflexkanüle **2:** 299
Tracheomalazie **1:** 30
- bei blander Struma **1:** 19
- Rezidivstruma, hyperthyreote **1:** 40
- Therapie **1:** 30 f

Tracheopexie **1:** 30 f
Tracheostoma **2:** 297; **3:** 75
- Dekanülement **1:** 35
- zu enges **1:** 35
- Trachealverschluß, plastischer **1:** 36 ff

Tracheostomapflege **2:** 299
Tracheostomaverschluß **2:** 300 f
Tracheotomie **1:** 33 ff
- Abschlußsituation **2:** 298
- Arbeitsschritte **1:** 33; **2:** 295
- beim Erwachsenen **1:** 33
- Frühkomplikation **1:** 35
- Hautschnitt **1:** 34
- Indikation **2:** 294
- beim Kind **1:** 33; **2:** 298
- Komplikation **1:** 35; **2:** 298
- Lagerung **2:** 294
- Längsschnitt **2:** 294 ff
- Lokalisation **1:** 33
- mittlere **1:** 33; **2:** 294, 298
- - Arbeitsschritte **1:** 33
- Nachsorge **2:** 299
- Narkose **1:** 33
- obere **1:** 33; **2:** 294, 296 f
- Operationsrisiko **2:** 294
- palliative, bei Struma maligna **1:** 59
- Querschnitt **2:** 294 ff
- bei Schußverletzung **E:** 18
- Spätkomplikation **1:** 35
- Technik **2:** 296 ff
- temporäre **1:** 33
- - bei subtotaler Strumaresektion **1:** 30, 33
- Tracheaexzision **1:** 34
- nach Tracheaverletzung **1:** 9
- untere **1:** 33; **2:** 294, 298
- - Komplikation **2:** 291
- Ziel **2:** 286

Tractus angularis **8:** 233
- - fasciae cervicalis **1:** 122
- iliopubicus **7/2:** 304, 310 f
- - Synonyma **7/1:** 63, 89 f, 92, 95, 108, 117
- iliotibialis **10/1:** 4 f; **10/2:** 166, 171
- - Ansatz **10/1:** 151; **10/2:** 173
- - Funktion, stabilisierende **10/2:** 173
- - Inzision **10/1:** 83
- - Kniegelenkstabilisation **10/1:** 151
- - Naht **10/1:** 15, 219
- - Ruptur **10/1:** 218
- - Spaltung **10/1:** 203
- - Streifenentnahme **10/1:** 245
- intermedius **9:** 325, 327, 340
- lateralis **9:** 325 ff, 340
- - Durchtrennung **9:** 436 f

Tragewinkel **9:** 166
Tragion **8:** 82, 222 f
Trajectorium dentale **8:** 231
Traktionsdivertikel, duodenales **6:** 47
Traktusstreifen, distal gestielter **10/1:** 246 f
Tränenfigur **8:** 446, 520
Transferlappen bei Daumenkuppendefekt **9:** 419
Transfixation, patellotibiale **10/1:** 240 f
- radioulnare, permanente **9:** 296
- - temporäre **9:** 288

Transfixationsligaturen **3:** 232, 267

Transfixationsnaht **3:** 18, 45, 172
Transhaesio intestini **7/1:** 159
Transillumination **10/2:** 189
Translationsbewegung des Gehirns **8:** 76
Translationsverschiebung, Iliosakralfuge **8:** 459
Transplantat, arterio-venöses, gestrecktes **1:** 272 f
- iliako-iliakales **1:** 117
- mikroneurovaskuläres, freies, Fußsohle **8:** 28 f
- osteokutanes **8:** 21 f, 24 ff, 45
- osteomuskuläres **8:** 21
- osteomyokutanes **8:** 45

Transplantatimpingement **10/2:** 254, 256
Transplantatinfektion nach Karotisaneurysma-Operation **1:** 138
Transplantation **9:** 423; **E:** 100 ff
- Koordination **E:** 114
- Koordinierungsstelle **E:** 100
- Öffentlichkeitsarbeit **E:** 114

Transplantationsbeauftragter **E:** 114
Transplantationsgesetz **E:** 100 ff, 105
- Ausland **E:** 102 ff
- Handlungsbedarf **E:** 114

Transplantatthrombose bei Karotisaneurysma-Operation **1:** 138
Transrektalschnitt **4:** 61; **5:** 169, 171; **6:** 175, 184, 273
- bei lokalisierter Peritonitis **5:** 20
- zentraler **7/1:** 29

Transsudat, peritoneales **5:** 4, 24
Transversorektostomie **6:** 247, 272
Transversostoma, doppelläufiges **7/2:** 248
- endständiges **7/2:** 248
- - Rückverlagerung **7/2:** 248

Transversostomie (s. auch Anus praeter naturalis transversus) **6:** 439; **7/2:** 240
- Operationstechnik **6:** 445
- bei pelvirektaler Fistel **6:** 483, 493
- protektive, nach Rektumresektion **6:** 418
- rechtsseitige, bei Rektumkarzinom **6:** 404
- bei Rektumanastomoseninsuffizienz **6:** 420
- bei Rektum-Scheiden-Fistel **6:** 420
- Rückverlagerung **6:** 454 f
- transitorische **7/2:** 240

Transversumspülfistel **6:** 395 f
Transversusaponeurose s. Aponeurosis musculi transversi abdominis
Trauma, abdominales s. Bauchtrauma
- Laparoskopie, Fehlervermeidung **7/2:** 317
- thermisches **E:** 70 ff

Trauma-and-Injury-Severity-Score **10/1:** 486
Trauma-Score **10/1:** 485
Treibgas, Fibrinklebung **7/2:** 34
Treitzsche Hernie **6:** 22, 28
Treitzsches Band **3:** 104, 106 f, 110, 130, 163, 250 f, 268, 274; **4:** 2, 44, 57, 135, 137 f, 161, 169; **5:** 6, 209; **6:** 22 f, 28 f, 38 f; **7/1:** 162
- - Durchtrennung **6:** 38, 74

Trendelenburg-Lagerung **6:** 358
- Appendektomie **7/2:** 93
- Laparoskopie, diagnostische **7/2:** 64, 67

- Leistenhernienreparation, extraperitoneale **7/2:** 299
- - intraperitoneale **7/2:** 309
- Loop-Ileostomie **7/2:** 249
- modifizierte **6:** 295, 304, 309
- Rektopexie **7/2:** 259
- Rektumexstirpation, abdominoperineale **7/2:** 269
- Sigmaresektion **7/2:** 283
- Stomaanlage **7/2:** 241
- Versorgung instrumenteller Kolonperforationen **7/2:** 255

Treppenschnitt, horizontaler **1:** 84
Treppensonde **4:** 122 f, 130
Triangular fibrocartilage complex s. Ulnokarpaler Komplex
Trias, portale **5:** 77, 83 f, 93
- - Versorgungsgebiet, linkes **5:** 84, 88, 90, 95
- - - rechtes **5:** 84, 87, 90, 95
- - Verzweigungsmuster **5:** 84
- - - intrahepatische **5:** 87 f

Trichobezoar **3:** 112
Trichterbrust **2:** 126 ff
- Brustwandventralisation **2:** 127 ff
- Netzplastik **5:** 51
- Operation nach Brunner **2:** 127 ff
- - nach Jung **2:** 130 f
- - nach Ravitch **2:** 132 f
- Operationsindikation **2:** 126
- Operationskontraindikation **2:** 126
- Operationsrisiko **2:** 126
- operative Strategie **2:** 118
- Sternumaugmentation **2:** 136 ff
- - Kunststoffimplantation **2:** 136 f
- - Omentum-Plastik **2:** 137 f
- Umkehrplastik, gestielte **2:** 130 f

Trichterbrustoperation, Komplikation **2:** 135
- Stabilisierungsverfahren **2:** 134 f

Trichterbrustrezidiv **2:** 135
Trifurkatio der Arteria poplitea **1:** 108
Triglycyl-Vasopressin **5:** 168
Trigonum arteriae lingualis **8:** 238
- - vertebralis **8:** 97
- cardiacum **2:** 39
- caroticum **1:** 2, 95 f, 122
- clavipectorale **1:** 199, 216, 286; **9:** 3, 7, 63, 135; **10/2:** 18, 20, 26; **E:** 48
- - fehlendes **9:** 42
- - Zugang zum Schultergelenk **9:** 71
- colli laterale **9:** 3
- - - Einengung **9:** 6
- - - Freilegung bei funktioneller Neck dissection **1:** 57
- - - Lymphabfluß **1:** 3 f
- cystohepaticum s. Calotsches Dreieck
- deltoideopectorale s. Trigonum clavipectorale
- femorale **1:** 282; **7/1:** 57; **10/1:** 6
- lumbale **7/1:** 131
- lumbocostale **1:** 104; **2:** 96, 98 f, 101
- - erweitertes **2:** 101
- omoclaviculare **1:** 2; **9:** 8
- - Zugang zur Arteria subclavia **1:** 97
- pericardiacum **2:** 167
- scaleno-vertebrale **1:** 97
- - Eröffnung bei intrakapsulärer Strumarezidivresektion **1:** 63
- spinae **10/2:** 20
- sternocostale **2:** 96, 98 f, 104
- - Epiplozele **5:** 35
- - erweitertes **2:** 101
- submandibulare **1:** 2, 7; **8:** 233
- - Anatomie, topographische **8:** 237
- submentale **1:** 2, 7
- thymicum **1:** 96 f; **2:** 39, 167

Triple-Arthrodese **10/1:** 480
Tripus Halleri **3:** 60
Triss **10/1:** 486
Trizepssehne **9:** 178
Trizepssehnenruptur **9:** 230 ff
- Nachbehandlung **9:** 232

Trochanter major **10/1:** 10 f
- - Dekubitalulkus **10/1:** 24
- - Freilegung **10/1:** 81
- - Osteotomie **8:** 503; **10/1:** 21, 72
- - Verlagerung **10/1:** 40
- minor **10/1:** 10 f
- - Prominenz, vermehrte **10/1:** 168
- - - verminderte **10/1:** 168
- tertius **10/1:** 10

Trochanterabstützplatte **10/1:** 65
Trochlea humeri **9:** 163 f, 177, 258; **10/2:** 85, 95
- peronealis/fibularis **10/1:** 375, 377 f
- - Palpationspunkt **10/1:** 378
- tali **10/1:** 376; **10/2:** 287
- - dislozierte **10/1:** 456
- - Facies malleolaris lateralis **10/1:** 381
- - - superior **10/1:** 381
- - Fraktur, osteochondrale **10/1:** 467 f
- - Knorpelbedeckung **10/2:** 275
- - Vertiefung, sagittale **10/1:** 381
- - Zugang **10/1:** 443

Trochleafragmente, Reposition **9:** 197
Trochleafraktur, Zugang **9:** 173
Trochleaschraube **9:** 197
Trochoginglymus **10/2:** 165
Trokar **7/2:** 3
- Einbringen **7/2:** 42 ff
- - Komplikation **7/2:** 3, 42, 48 ff
- - - postoperative **7/2:** 52 f
- - Vorbereitung **7/2:** 42
- - Z-Technik **7/2:** 43 f, 323
- - Zugangsweg **7/2:** 42
- erster, Einbringung, Fehleranalyse **7/2:** 319 f
- - Gefäßverletzung **7/2:** 319 f
- Fehlplazierung **7/2:** 50
- Klappenventil **7/2:** 42, 45 f
- Kugelventil **7/2:** 42, 45
- Material **7/2:** 42
- scharfer **7/2:** 321
- Standardgrößen **7/2:** 42
- zu tief eingeführter **7/2:** 49
- Trompetenventil **7/2:** 42 f, 45 f
- Ventildichtung, eingerissene **7/2:** 45
- Ventilmechanismen **7/2:** 42, 45
- verunreinigter **7/2:** 138
- Vorschieben, subkutanes **7/2:** 43
- - transrektales **7/2:** 43
- Y-Anschluß **7/2:** 45

Trokarinzisionsstelle, Hernierung **7/2:** 323
- Nachblutung **7/2:** 73

Trokarplazierung **7/2:** 16
Trokarpunktion **9:** 56
Trolard-Vene **8:** 91 f
Trompetenventil **7/2:** 42 f, 45 f
Tru-Cath **7/2:** 71
Tru-cut-Biopsie, intraoperative, bei Pankreastumor **4:** 186
True-cut-biopsy **E:** 147
Trümmerfraktur, Humeruskopf **9:** 122
- Humerusschaft **9:** 144
- langstreckige, Unterarm **9:** 278
- Mittelhandknochen **9:** 377, 380

Truncus(-i) anterior arteriae pulmonalis **2:** 154, 220
- - - - Präparation bei oberer Bilobektomie **2:** 242
- brachiocephalicus **1:** 8, 67, 75, 93 f, 101 f, 122, 191, 283; **2:** 36, 40, 42 ff, 56, 64, 147, 169, 224, 288, 290; **3:** 43; **7/2:** 328, 334, 338; **9:** 45
- - Anatomie **1:** 102
- - Aneurysma **1:** 126 ff
- - - Protheseninterposition, Arbeitsschritte **1:** 126
- - - - Technik **1:** 127 f
- - - Wiederherstellungsoperation, Lagerung **1:** 121
- - Arrosionsblutung **1:** 35
- - - nach Tracheaquerresektion **2:** 254
- - Äste **2:** 45
- - Blutung durch Trachealkanüle **2:** 298
- - Bypass, Arbeitsschritte **1:** 195
- - distaler, Aneurysma, Operationsmethode, Alternativverfahren **1:** 126
- - - - - Standardverfahren **1:** 126
- - Durchmesser **1:** 124
- - Endarteriektomie **1:** 194 ff
- - hoher **9:** 7
- - Lagebeziehungen **2:** 45
- - Längsarteriotomie **1:** 195
- - - Naht **1:** 196
- - Ostiumstenose **1:** 195
- - Prothesenmanschette **2:** 254
- - proximaler, Aneurysma, Operationsmethode, Alternativverfahren **1:** 126, 128
- - - - - Standardverfahren **1:** 126
- - Querresektion der proximalen thorakalen Trachea **2:** 253
- - Rekonstruktion **1:** 194 ff
- - - Indikation **1:** 194
- - - Komplikation **1:** 196
- - - Kontraindikation **1:** 194
- - - Lagerung **1:** 121
- - - Operationsrisiko **1:** 194
- - - Operationsvorbereitung **1:** 194
- - Stenose s. Trunkus-Syndrom
- - Thrombendarteriektomie **1:** 194 ff
- - - Arbeitsschritte **1:** 195
- - Ursprung **1:** 124
- - - Freilegung **1:** 195
- - Verlauf **1:** 102
- - Verschluß, Kollateralkreislauf **1:** 102
- - Wandaufbau **1:** 88 f
- - Zugang **1:** 124
- bronchomediastinalis dexter **2:** 56
- - sinister **2:** 55 f
- coeliacomesentericus **6:** 31
- coeliacus **1:** 103 f, 145, 156, 259; **2:** 98; **3:** 19, 60, 96; **4:** 8, 49, 137, 140, 144; **5:** 9, 102; **6:** 25, 30; **7/1:** 193, 203; **E:** 118
- - Anastomosierung bei Aortenaneurysmaoperation **1:** 145
- - Äste **1:** 105; **5:** 85
- - Infiltration bei Magenkarzinom **3:** 244
- - Lagebeziehung des Pankreas **4:** 138
- - Operationssitus nach Pankreaslinksresektion **4:** 152
- - - bei partieller Duodenopankreatektomie **4:** 193
- - - bei subtotaler Pankreaslinksresektion **4:** 227
- - Präparation bei Lymphadenektomie **3:** 263
- - Resektion zur palliativen Schmerztherapie **3:** 302
- - - bei regionaler Pankreatektomie **4:** 213
- - Stenose **1:** 259
- - Ursprung **1:** 103, 105
- - Variationen **3:** 254
- - Verletzung **7/1:** 208
- - - bei Fundoplastik **3:** 322
- - Verschluß **1:** 259
- - Wandaufbau **1:** 88
- communis **5:** 94
- costocervicalis **9:** 46
- - Ursprung **1:** 97
- intercostobronchialis **2:** 162
- interlobaris arteriae pulmonalis **2:** 220
- intestinalis **6:** 171; **7/2:** 333
- jugularis **1:** 2, 4; **2:** 57
- lumbalis **7/2:** 333
- - dexter **2:** 58
- - sinister **2:** 58
- lumbosacralis **7/1:** 60; **8:** 459
- - Lokalisierung **8:** 456
- lymphatici intestinales **7/1:** 205
- - lumbales **7/1:** 205
- lymphaticus bronchomediastinalis **2:** 50; **7/2:** 333
- - intestinalis **4:** 57; **6:** 33
- - jugularis **2:** 50; **7/2:** 333
- - Läsion bei Struma-maligna-Operation **1:** 59
- - lumbalis **6:** 33
- - subclavius **2:** 50; **7/2:** 333
- peronaeotibialis anterior **10/1:** 152; **10/2:** 174
- peroneotibialis posterior **8:** 21
- pulmonalis **1:** 101; **2:** 37, 46 f, 159 f, 180; **7/2:** 331
- splenogastro-epiploicus **5:** 228 f
- subclavius **1:** 3 f; **2:** 57
- sympathicus **1:** 8, 94, 96; **2:** 36, 38, 46, 48, 50, 52, 55, 98, 151 f, 169; **3:** 4; **7/1:** 193, 200, 203, 206; **7/2:** 331 ff; **8:** 312 ff, 434 f, 440
- - Äste, laterale **2:** 55
- - - mediale **2:** 55
- - Darstellung **7/2:** 375
- - Eingriff, video-thorakoskopischer **7/2:** 374 f
- - - - Patientenlagerung **7/2:** 374
- - Ganglien **2:** 55
- - lumbaler **1:** 245
- - Lungeninnervation **2:** 165
- - Rami-communicantes-Durchtrennung **7/2:** 375
- - Resektion **7/2:** 375
- - thorakaler **2:** 87
- - Verlauf **7/1:** 206
- - Verletzung bei Arteria-thyroidea-inferior-Ligatur **1:** 45
- thoracocervicalis sinister **9:** 45
- thyrocervicalis **1:** 5 f, 8, 13, 51 f, 58, 93 f, 125; **2:** 67, 169, 288 ff; **3:** 2, 5, 34, 43, 70
- - sinister **7/2:** 328
- - Ursprung **1:** 97
- - Wandaufbau **1:** 88
- tibiofibularis **1:** 237

- - Aneurysma, Zugangsweg **1:** 172
- - Darstellung **1:** 175
- - Thrombendarteriektomie **1:** 239
- vagales **4:** 55
- vagalis **2:** 98; **7/2:** 329
- - anterior **3:** 7, 81, 102 f, 177, 181, 187; **4:** 39, 147; **5:** 101, 175, 177 ff, 231; **7/1:** 193, 206; **7/2:** 108, 175, 185, 189
- - - Darstellung **7/2:** 189
- - - gedoppelter **7/2:** 176
- - - gefächerter **7/2:** 176
- - - HF-Koagulation, bipolare **7/2:** 190
- - - Ramus hepaticus **7/2:** 108
- - - rechtsseitiger **7/2:** 176
- - - Resektion bei trunkulärer Vagotomie **3:** 187
- - - Verletzung bei selektiv proximaler Vagotomie **3:** 185
- - posterior **3:** 7, 102 f, 177, 181 f, 188; **4:** 147; **5:** 101, 231; **6:** 34, 172; **7/1:** 193, 206; **7/2:** 175, 185, 189
- - - betonter **7/2:** 176
- - - Darstellung **7/2:** 190 f
- - - Durchtrennung **7/2:** 185
- - - HF-Koagulation **7/2:** 191
- - - Rami coeliaci **4:** 147; **5:** 231
- - - Resektion bei trunkulärer Vagotomie **3:** 188
Trunkus-Syndrom **1:** 194 ff
- Komplikation, postoperative **1:** 196
- Operationsindikation **1:** 194
- Operationskontraindikation **1:** 194
- Operationsmethode **1:** 194
- Operationsrisiko **1:** 194
- Operationsvorbereitung **1:** 194
T1-Tumor **5:** 61
T3-Tumor **5:** 61
T4-Tumor **5:** 60
Tubargravidität **7/1:** 267
Tube **7/2:** 74
Tubenkeilexzision **7/1:** 268
Tubenruptur **7/1:** 267 f
Tubenverschluß **7/2:** 76
Tuber calcanei **10/1:** 376 ff
- - Processus lateralis **10/1:** 376
- - - medialis **10/1:** 376 f
- - - - Palpationspunkt **10/1:** 379
- ischiadicum **6:** 388; **10/1:** 8, 150
- omentale **5:** 103
Tuberculum adductorium **10/1:** 10 f
- conoideum claviculae **9:** 5
- dorsale radii **9:** 258
- - - (Lister) **10/2:** 106, 108 f, 121
- Gerdy **10/1:** 4, 83; **10/2:** 173
- - Osteotomie **10/1:** 204, 217
- iliacum **8:** 416
- infraglenoidale **9:** 64
- innominatum **10/1:** 36, 40, 72
- laterale tali **10/1:** 376 ff; **10/2:** 276
- majus **9:** 64 ff, 69
- - Abriß **9:** 90
- - Fehlstellung nach Frakturbehandlung **9:** 94
- - Fraktur **9:** 85, 88
- - - Reposition **9:** 88
- - - Zugang **9:** 88
- - humeri **10/2:** 19, 21 f, 24
- - Zuggurtung **9:** 90
- mediale tali **10/1:** 376 ff; **10/2:** 276
- minus **9:** 64 ff
- - Abriß **9:** 90
- - Fraktur **9:** 85
- - humeri **10/2:** 24
- - Transfer **9:** 106
- ossis scaphoidei **10/2:** 110
- pubicum **10/1:** 3, 5
- quadratum **10/1:** 10 f
- supraglenoidale **9:** 64 f, 81; **10/2:** 20
- tractus iliotibialis **10/2:** 173
Tuberculum-majus-Plastik **10/2:** 76
Tuberkulom **2:** 191
Tuberositas deltoidea **9:** 135
- glutaealis **10/1:** 10 f
- iliaca **8:** 417
- ossis cuboidei **10/1:** 375 ff
- - metatarsalis I **10/1:** 376
- - metatarsalis Palpationspunkt **10/1:** 379 f
- - metatarsalis V **10/1:** 280, 376 ff, 397
- - navicularis **10/1:** 282, 375 ff, 387
- - - Palpationspunkt **10/1:** 379 f
- phalangis distalis **10/1:** 376 f
- pronatoria **9:** 253
- radii **9:** 258
- - Bizepssehnenrefixation **9:** 231
- tibiae **10/1:** 144, 283, 287, 289; **10/2:** 165, 171
- - Ausriß, knöcherner **10/1:** 256
- - Medialisierung **10/1:** 257
- - - nach Elmslie und Trillat **10/1:** 260 f
- - - - - Komplikation **10/1:** 261
- - - Indikation **10/1:** 257
- - Medialverlagerung nach Roux/Hauser/Blauth **10/1:** 261 ff
- - - - Komplikation **10/1:** 263
- - - - Nachbehandlung **10/1:** 263
- tractus iliotibialis s. Tuberculum Gerdy
- ulnae **9:** 135, 164, 166, 258
Tubusbolusverschluß **3:** 313
Tubusdislokation **3:** 313
Tubusimplantation, endoskopische **3:** 306, 312
Tubusplazierungsgerät **3:** 71
Tumor, Biopsie, perkutane **E:** 146 ff
- endokriner, Biopsie, perkutane **E:** 148
- gastrointestinaler, maligner, Staging **7/2:** 63
- gutartiger **7/1:** 40
- Ileus **6:** 327
- intrathorakaler **7/2:** 326, 339
- kolorektaler, Lebermetastasen **5:** 76
- kostopleuraler, Thoraxwandresektion, rechts-ventrolaterale **2:** 139 ff
- maligner **7/1:** 41 ff
- - Ausbreitungsstadium **6:** 157
- - Chemoembolisation **E:** 143 ff
- - Lymphknotenbefall, retroperitonealer **7/1:** 225 ff
- - Malignitätsgrad **6:** 157
- - R-Klassifikation **6:** 157
- mediastinaler s. Mediastinaltumor
- mesenterialer, bösartiger **5:** 26
- - Exstirpation **5:** 27 ff
- - gutartiger **5:** 25
- - Komplikation, intraoperative **5:** 31
- - Spätkomplikation **5:** 31
- neuroendokriner **6:** 71
- periampullärer **4:** 183
- perityphlitischer **7/2:** 90
- retroperitonealer **7/1:** 219 ff
- - Behandlungsmethoden **7/1:** 219
- - Behandlungsziel **7/1:** 219
- - Inoperabilität, lokale **7/1:** 219
- - lateraler, Zugangsweg **7/1:** 220
- - Operationsindikation **7/1:** 219
- - Operationsrisiko **7/1:** 219
- - Operationsvorbereitung **7/1:** 219 f
- - operatives Vorgehen **7/1:** 220 ff
- - primärer, Klassifikation **7/1:** 219
- - Rezidiv, lokales **7/1:** 219
- - zentraler, Zugangsweg **7/1:** 220
- - Zugang, operativer **7/1:** 220
- R-Klassifikation **5:** 57 f
- Stanzbiopsie, intraoperative **5:** 60
- TNM-Klassifikation **5:** 57
- TNM/pTNM-Klassifikation **5:** 57
- T1-Tumor **5:** 61
- T3-Tumor **5:** 61
- T4-Tumor **5:** 60
- Verwachsung mit Nachbarorganen **5:** 60 f
Tumorbiologie **3:** 244
Tumorchirugie, Knochentransplantation **E:** 133
Tumorchirurgie, Dokumentation **3:** 244
Tumordokumentation **6:** 157, 238 ff
Tumorklassifikation **5:** 57 f
Tumorkrankheit, Laparoskopie, diagnostische **7/2:** 63 ff
Tumorlokalisierung, koloskopische **7/2:** 285
Tumormarker **4:** 217; **6:** 288, 401
Tumorprothese **10/1:** 76
- modulare **8:** 47
Tumorresektion, video-thorakoskopische **7/2:** 326
Tumorstenose, Endoskopie, therapeutische **6:** 510
Tumorthrombektomie, Vena cava inferior **1:** 297
Tumorzelldissemination, intraoperative **5:** 60
Tumorzellen, Differenzierungsgrad **6:** 157
Tumorzellenaussaat bei diagnostischer Laparoskopie **7/2:** 73
Tumorzellkultur **3:** 109
Tumorzellverschleppung, intraoperative, Verhütung bei Dickdarmkarzinomoperation **6:** 244
Tunica adventitia **5:** 151
- - Arterie **1:** 88 f
- - Vene **1:** 90
- intima, Arterie **1:** 88 f
- - Vene **1:** 90
- media, Arterie **1:** 88 f
- - Vene **1:** 90
- mucosa **6:** 2, 94
- muscularis **6:** 2, 94
- - recti **6:** 378
- serosa **6:** 81
- - Einriß **6:** 120
- - Fadenführung, fortlaufende **6:** 97, 255
- - matte **6:** 81
- - Verletzung bei Adhäsiolyse **7/2:** 89
Tunnelierung, Bypass, axillofemoraler **1:** 216 f
- Kniekehle, Bypass, femoropoplitealer **1:** 235
- Prothesenshunt, schleifenförmiger, am Unterarm **1:** 272
- bei Schlauchmagenhochzug **3:** 50
- - retrosternale **3:** 50
- - subkutane **3:** 50
Tupfer, Fremdkörperreaktion, peritoneale **5:** 17
Tupfer-Faßzange, Handhabung **7/2:** 139
Tupferverlust durch Klappenventil **7/2:** 139
Türflügel-Hautverschiebelappen **1:** 39
Turnbullsche Operation **6:** 447
Twist-Knoten **7/2:** 14, 22, 191
- Fadenlänge **7/2:** 15
Typ-I-Pneumozyten **2:** 156
Typ-II-Pneumozyten **2:** 156

U

Übelkeit, postoperative **7/2:** 12
Überbrückungsosteosynthese **9:** 278
Übergang, duodenojejunaler **6:** 28 f
- ileozäkaler **6:** 29
- interkarpaler **10/2:** 117
- lunotriquetraler **10/2:** 111
- sigmoideo-rektaler, Gefäßtopographie **6:** 171
- skapholunärer **10/2:** 111, 113, 115
- - Normvariante, polsterförmige **10/2:** 115
Übergangswirbel **8:** 315 f
Überlaufrektum **6:** 470
Ubretid **6:** 334
UFN s. Femurnagel, unaufgebohrter
Ulcus cruris **1:** 278
- - hydrostatisches **1:** 289
- - venosum **E:** 24 f
- - - Kompressionstherapie **E:** 25
- - - Operationsriskiko **E:** 26
- - - Patientenaufklärung, präoperative **E:** 26
- - - Therapie, invasive **E:** 26 ff
- - - - konservative **E:** 24 f
- - - Umschneidung **E:** 26
- duodeni **3:** 127, 138, 141, 160 ff, 175 ff, 208, 225, 227 ff; **7/2:** 177
- - blutendes **3:** 227 ff
- - - Arrosionsblutung **3:** 230
- - - Arrosionsblutung A. gastroduodenalis **3:** 230
- - - - gastro-epiploica **3:** 230
- - - - pancreaticoduodenalis **3:** 230
- - - Arrosionsblutung Hemigastrektomie **3:** 230
- - - Aufklärung **3:** 227 f
- - - Duodenum, oberes **3:** 233
- - - - - Arterienligatur **3:** 933
- - - - - Duodenotomie **3:** 233
- - - Forrest-Schema **3:** 227
- - - Hinterwandulkus **3:** 228 f
- - - - Arterienligaturen **3:** 229
- - - - Ductus-choledochus-Verletzung **3:** 229
- - - - Duodenalverschluß, schwieriger **3:** 229
- - - - Duodenotomie **3:** 229
- - - - Pyloroplastik **3:** 229

- - - - Umstechungen, intraluminäre **3:** 228 f
- - - Narkose **3:** 228
- - - Patientenlagerung **3:** 228
- - - Technik **3:** 228 ff, 233
- - - - Hemigastrektomie **3:** 230
- - - - Vagotomie **3:** 230, 233
- - - Therapie, endoskopische **3:** 312
- - - Zugangswege **3:** 228
- - Hinterwandulkus **3:** 138, 141 f
- - - penetrierendes **3:** 138
- - kombiniertes **3:** 238
- - kompliziertes **3:** 127
- - - Billroth-I-Operation **3:** 129 ff
- - - Billroth-II-Operation **3:** 160 ff
- - - Roux-Operation **3:** 171 ff
- - Lokalisation **6:** 39
- - nichtresektionsfähiges **3:** 142
- - perforiertes **3:** 234 ff; **7/2:** 177
- - - Arbeitsschritte **3:** 234
- - - Aufklärung **3:** 234
- - - Blutung, synchrone **3:** 234
- - - Diagnosesicherung **3:** 234
- - - - Luftinsufflation **3:** 234
- - - Indikationen **3:** 234
- - - Komplikationen **3:** 238
- - - - Rezidivulkus **3:** 238
- - - Kontraindikationen **3:** 234
- - - Narkose **3:** 234
- - - Palliativmaßnahmen **3:** 234, 237
- - - Patientenlagerung **3:** 234
- - - Perforation, gedeckte **3:** 234
- - - Therapie, chirurgische **3:** 235 ff
- - - - - Duodenummobilisation **3:** 235
- - - - - Nahtsicherung **3:** 235
- - - - - Nahtverschluß **3:** 235
- - - - - Netzzipfeldeckung **3:** 235
- - - - - palliative **3:** 237
- - - - - - Ballonsondenabdichtung **3:** 237
- - - - - - Drainage **3:** 237
- - - - - Pyloroplastik **3:** 235
- - - - - Ulkusausschneidung **3:** 235
- - - - - Vagotomie **3:** 235
- - - Zugangswege **3:** 234
- - strahlenbedingtes **6:** 58
- - therapierefraktäres **7/2:** 193
- - therapieresistentes **3:** 127
- - Wiederholungseingriffe **3:** 208
- pepticum jejuni **3:** 127, 203, 212 ff, 216, 220; **4:** 217
- - - Wiederholungseingriffe **3:** 212 ff, 216, 220
- ventriculi **3:** 127, 143 ff, 160 ff, 204 ff, 208, 212 ff, 220, 224, 227 ff
- - blutendes **3:** 227 ff
- - - Arbeitsschritte **3:** 228
- - - Aufklärung **3:** 227
- - - Blutungsquelle, nichtulzeröse **3:** 231
- - - - - Umstechungen **3:** 231
- - - - unbekannte **3:** 231
- - - - - Längsgastrotomie **3:** 231
- - - Forrest-Schema **3:** 227
- - - Narkose **3:** 228
- - - Patientenlagerung **3:** 228
- - - subkardiales **3:** 230
- - - - Ulkusexzision **3:** 230
- - - Technik **3:** 230 f
- - - - Magenresektion, distale **3:** 129 ff, 231
- - - - - - Billroth-I-Operation **3:** 143 ff
- - - - - - Billroth-II-Operation **3:** 160 ff
- - - - - - Roux-Operation **3:** 172 ff
- - - Zugangsweg **3:** 228
- - kardianahes **3:** 142 f, 204 ff
- - - Billroth-II-Operation **3:** 143
- - - Hemifundoplikation **3:** 143
- - - Magenresektion, proximale **3:** 204 ff
- - - - - Ösophagogastrostomie **3:** 204 ff
- - - - - Pyloroplastik **3:** 204
- - - - - Stapler-Naht **3:** 206
- - - - - Vagotomie **3:** 204
- - - Resektion, bogenförmige **3:** 142
- - Kleinkurvaturulkus, hochsitzendes **3:** 142
- - - - Resektion, bogenförmige **3:** 142
- - penetrierendes **3:** 143
- - perforiertes **3:** 234 ff
- - - Arbeitsschritte **3:** 234
- - - Aufklärung **3:** 234
- - - Blutung, synchrone **3:** 234
- - - Diagnosesicherung **3:** 234
- - - - Luftinsufflation **3:** 234
- - - Komplikationen **3:** 238
- - - - Rezidivulkus **3:** 238
- - - Kontraindikationen **3:** 234
- - - Narkose **3:** 234
- - - Palliativmaßnahmen **3:** 234
- - - Patientenlagerung **3:** 234
- - - Perforation, gedeckte **3:** 234
- - - Therapie, chirurgische **3:** 235 f
- - - - - Fundoplikation **3:** 237
- - - - - Magenresektion, distale **3:** 236
- - - - - Nahtsicherung **3:** 235, 237
- - - - - Nahtverschluß **3:** 235 ff
- - - - - Netzzipfel **3:** 235
- - - - - Ulkusausschneidung **3:** 234, 236 f
- - - - - Wundverschluß **3:** 236
- - - Zugangsweg **3:** 234
- - Peritonitis **7/2:** 317
- - Wiederholungseingriffe **3:** 208, 212 ff, 220
Ulkus, anales, Crohn-Krankheit **6:** 491
- gastroduodenales, perforiertes **7/2:** 178
- - - Palliativmaßnahmen **7/2:** 178
- - - Übernähung **7/2:** 181
- - - Versorgung **7/2:** 178 ff, 193
- - - - Aufklärung **7/2:** 178
- - - - Komplikation **7/2:** 178, 182
- - - - Kontraindikation **7/2:** 178
- - - - Operationspersonalpositionierung **7/2:** 179
- - - - Patientenlagerung **7/2:** 179
- - - - Vorbereitung **7/2:** 179
- - - - Zugangswege **7/2:** 180
- neuropathisches **E:** 29 f
- - Klassifikation **E:** 30
- im operierten Magen **7/2:** 177
- persistierendes, nach trunkulärer totaler Vagotomie mit Pyloroplastik **7/2:** 192
- plantares, Exzision **E:** 32
- typhöses, perforiertes **6:** 124
Ulkusbildung, peristomale **6:** 454
Ulkusblutung, postoperative **7/1:** 187
- nach Verbrennung **E:** 83
Ulkusgenese **3:** 127
Ulkuskeilexzision **3:** 224, 230, 236
Ulkuskonditionierung **E:** 24
Ulkusmagen, operierter **3:** 208 ff
- - Wiederholungseingriffe **3:** 208 ff
Ulkuspenetration **3:** 132, 139, 143
- Herzbeutel **3:** 143
- Lig. hepatoduodenale **3:** 132
- Mesokolon **3:** 139
- Myokard **3:** 143
- Pankreaskopf **3:** 132
- Zwerchfell **3:** 143
Ulkusperforation **5:** 2 f, 15
- Fibrinklebung **7/2:** 31
- Netzplastik **5:** 45
- präpylorische **7/2:** 182
- Therapie, chirurgische **5:** 22
- bei Zollinger-Ellison-Syndrom **4:** 220
Ulkusrandexzision **7/2:** 178
Ulkusrezidiv **7/2:** 178, 182
- nach Billroth-I-Operation **3:** 128, 154
- nach Billroth-II-Operation **3:** 128, 170
- nach selektiver proximaler Vagotomie **7/2:** 201
- nach trunkulärer totaler Vagotomie mit Pyloroplastik **7/2:** 192
- nach Ulkusperforation **3:** 234, 238
- nach Vagotomie **3:** 186
- - Hemigastrektomie **3:** 186
- - Revagotomie **3:** 186
- Wiederholungseingriffe beim Rezidivulkus **3:** 208 ff
Ulkusumschneidung **E:** 26
Ulna **9:** 163, 258; **10/2:** 85
- Drehfehler **9:** 278
- Gelenkfläche, distale **10/2:** 108
- proximale, Mehrfragmentfraktur **9:** 212
- - Zugang **9:** 171, 263
- Verkürzungsosteotomie **9:** 295 f
Ulnafraktur, distale **9:** 280 ff
- - AO-Klassifikation **9:** 280 f
- - extraartikuläre **9:** 281
- proximale **9:** 203
- - extraartikuläre **9:** 206
- - beim Kind (Jugendlichen) **9:** 222
- - Plattenosteosynthese **9:** 206
- - mit Radiusköpfchenluxation **9:** 204
- - - beim Kind **9:** 223
Ulnakeilfraktur **9:** 273
Ulnaköpfchenresektion **9:** 292, 295
Ulnakopfgelenkfläche **10/2:** 116
Ulna-Minus-Variante **10/2:** 106 f
Ulna-Null-Variante **10/2:** 106
Ulna-Plus-Variante **10/2:** 106 f
Ulnapseudarthrose **9:** 297 ff
- distale, Herstellung **9:** 296
- hypertrophe **9:** 297 f
- Komplikation **9:** 299
Ulnarduktion **10/2:** 108
Ulnaschaft, Zugang **9:** 260, 275
Ulnaschaftfraktur **9:** 273
- Behandlung, konservative **9:** 274
- Osteosynthese **9:** 277
- mit Radiusköfchenluxation **9:** 278
- Röntgenbild **9:** 277
- Zugang **9:** 275
Ulnavorschub, relativer **9:** 293, 296
Ulnocarpal meniscus homologue **10/2:** 106
Ulnokarpaler Komplex **9:** 259, 309, 311 f; **10/2:** 106, 109, 122
- - Bauteile **9:** 312
- - Verletzung **9:** 389
- - Zugang **10/2:** 122
Ultraschallsonde **7/2:** 70
Ultraschalluntersuchung, laparoskopische **7/2:** 71
Ultraschallwasserbad, Knochentransplantatdesinfektion **E:** 134
Umbilicus s. Nabel
Umbilikalfistel s. Ductus omphaloentericus, offener
Umgehungsanastomose bei Pankreaskarzinom **4:** 214
Umkehrplastik, gestielte, bei Trichterbrust **2:** 130 f
- bei Rektumprolaps **6:** 463
Umleitungsoperation bei Dünndarmtumor **6:** 161 ff
Umstellungsosteotomie **10/1:** 2, 34 f, 40
120°-Umstellungsplatte **10/1:** 40
U-Naht **9:** 397, 411
- doppelte **10/2:** 47
- Leberparenchym **5:** 108
- an der Leberrandfläche **5:** 108
Unifix-System **10/1:** 124 f
Universal-Marknagel **10/1:** 101 ff
- Korrekturosteotomie, valgisierende **10/1:** 126 f
- Rotationssicherung **10/1:** 127
Universalzugang **7/1:** 22
Unterarm, Anatomie **9:** 249 ff
- Beugerloge **9:** 251 f
- Brückenkallus **9:** 290 f
- distaler, Komplexverletzungen **9:** 285
- Faszien **9:** 252
- Faszienlogen **9:** 251 f
- Grünholzfraktur **9:** 286
- Hautnaht **9:** 265
- Hautnerven **9:** 252 f
- Kompartmentspaltung **9:** 268 f
- Kompartmentsyndrom **9:** 268
- Komplexverletzungen **9:** 269 f, 277, 292
- Lymphgefäße **9:** 252
- - tiefe **9:** 256
- Nervenunterbrechung **9:** 362
- proximaler, Fraktur, Weichteilverletzung **9:** 204
- - - Zugang **9:** 204, 206 f
- Querschnitt **9:** 249 ff
- Segmentfraktur **9:** 277
- Skelett **9:** 258 f
- Streckerloge, dorsale **9:** 251 f
- - radiale **9:** 251 f
- Trümmerfraktur, langstreckige **9:** 278
- Weichteildeckung **9:** 270, 278
- Weichteilschaden, chronischer **9:** 272
- Weichteilverletzung, Folgen **9:** 290 f
- - geschlossene **9:** 268 f
- - Komplikation **9:** 272
- - offene **9:** 270 f
- Weichteilverschluß **9:** 265
- - präliminarer **9:** 265
Unterarmarterie, Thrombolyse, lokale **1:** 199
Unterarmdrehbeweglichkeit, Einschränkung, posttraumatische **9:** 290, 292 f
Unterarmfaszie s. Fascia antebrachii
Unterarmfraktur **9:** 273 ff
- AO-Klassifikation **9:** 273
- Behandlungsziel **9:** 273
- distale **9:** 280 ff

- - AO-Klassifikation **9:** 280 f
- - Komplikation **9:** 285
- - Korrekturoperation **9:** 285
- - Nachbehandlung
- - beim Kind **9:** 286
- Operation, Indikation **9:** 274
- - Kontraindikation **9:** 274
- - Risiko **9:** 274
- - Vorbereitung **9:** 274
- proximale **9:** 202 ff
- - AO-Klassifikation **9:** 203
- - Begleitverletzungen **9:** 216
- - dislozierte **9:** 204
- - extraartikuläre **9:** 203 f
- - intraartikuläre **9:** 203
- - Komplexverletzung **9:** 215 f
- - Komplikation **9:** 216
- - Korrekturoperation **9:** 216
- - Nachbehandlung **9:** 216
- - Operation, Indikation **9:** 203 f
- - - Kontraindikation **9:** 204
- - - Risiko **9:** 204
- - - Vorbereitung **9:** 204
- - Weichteilschaden **9:** 216
- Reposition **9:** 273
- Retention **9:** 273
Unterarmkompartmentsyndrom **10/1:** 497
Untcrarmphlegmone **9:** 438
Unterarmschaftfraktur **10/1:** 499
- komplette **9:** 277
- Korrekturoperation **9:** 280
- Nachbehandlung **9:** 280
- offene **9:** 278 f
- - Osteosynthese **9:** 278 f
- Osteosynthese **9:** 274, 276 ff
- Zugang **9:** 275
Unterarmstraße, mittlere **9:** 256
- radiale **9:** 254
- ulnare **9:** 254
Unterarmumwendbewegung, Radiusköpfchenluxation **9:** 278
Unterarmverletzung **9:** 248 ff
- Folgen **9:** 290 ff
- Gefäßdurchtrennung **9:** 270
- Nervendurchtrennung **9:** 270
- offene, frische **9:** 265
- Sehnendurchtrennung **9:** 270
- Therapieziel **9:** 248
Unterarmwulst **10/2:** 84 f
Unterbauch, Exploration **7/2:** 61
- - bei Laparoskopie **7/2:** 79
- linker, Inspektion **7/2:** 68
- rechter, Inspektion **7/2:** 67
Unterbauchlaparotomie, mediane **8:** 399
Unterbauchperitonitis bei pelvirektalem Abszeß **6:** 485
Unterbauchschmerz, akuter, nach Appendektomie **7/2:** 106
- umschriebener **7/2:** 78
Unterbauchschnitt, querer, bei Relaparotomie **7/1:** 176
Unterbauchwand, Defektdeckung **7/1:** 41, 44 f
Unterbauchwechselschnitt, rechtsseitiger, Loop-Ileostomie **7/2:** 248
Unterkiefer **8:** 231 f
- Beweglichkeitsprüfung **8:** 218 f
- Drucktrajektorien **8:** 231
- Grenzfläche **8:** 231
- Spannungslinien **8:** 230 f
- - Strang, kondyloalveolärer **8:** 230 f
- - - kondylobasaler **8:** 230 f
- Spongiosaverhältnisse **8:** 231 f
- Zugangsweg **8:** 239 ff
- Zugtrajektorien **8:** 231
Unterkieferdefektfraktur **8:** 252
- Therapie **8:** 264
Unterkieferfraktur **8:** 218, 249 ff
- Behandlung, konservative **8:** 251, 254 ff
- Blutstillung **8:** 245
- Dauerschienung **8:** 254 ff
- doppelte, Therapie **8:** 266 f
- beim Kind, Spätschäden **8:** 297
- Klassifikation **8:** 251
- lamelläre, Therapie **8:** 266
- Notschienung **8:** 254
- Operation **8:** 257 ff
- Operationsindikation **8:** 251
- Operationsziel **8:** 251
- Osteosynthese **8:** 257 ff
- - funktionsstabile **8:** 260 f, 268 ff
- Patientenlagerung **8:** 242
- Plattenosteosynthese **8:** 257 ff
- - Champy-Prinzip **8:** 264
- - beim Kind **8:** 264
- Schienenverband, geteilter **8:** 256
- Schrägflächenfraktur **8:** 265 f
- Schraubenfixation, bikortikale **8:** 258 ff
- - monokortikale **8:** 264
- Schwachpunkte **8:** 249 f
- Stückfraktur **8:** 252
- - Therapie **8:** 264 f, 268, 272
- Trümmerfraktur **8:** 252
Unterkieferhalsfraktur, Therapie **8:** 265, 268
Unterkieferuniversalplatte **8:** 257, 268 f, 272
Unterlappen (s. auch Lobus inferior), linker, Segmentresektion **2:** 8, 216
- - Spitzensegmentresektion **2:** 215 f
- rechter, Segmentresektion **2:** 7, 241
Unterlappenlobektomie **7/2:** 365 ff
- linksseitige **2:** 212 f
- - Bronchusstumpfverschluß **2:** 213
- - Gefäßversorgung **2:** 212 f
- rechtsseitige **2:** 238 f
- - Bronchusversorgung **2:** 239
- - Gefäßversorgung **2:** 238
- - Lymphknotenexstirpation **2:** 239
Unterlappenspitzenresektion, rechtsseitige **2:** 240 f
- - Bronchusstumpfversorgung **2:** 240
- - Gefäßversorgung **2:** 240 f
Unterlappenstammbronchus, Durchtrennung **7/2:** 367
Unterlidinzision, mediane **8:** 243
Unterlippe, Lymphabfluß **1:** 4
Unterschenkel **10/1:** 275 ff
- Achsenfehlstellung **10/1:** 347 ff
- Anatomie, spezielle **10/1:** 277 f
- Beugemuskulatur **10/1:** 298
- Beugerloge **10/1:** 296
- - Entlastung **10/1:** 299
- - tiefe **10/1:** 299
- - Zugang **10/1:** 297
- Bewegungseinschränkung **10/1:** 346
- Décollementverletzung **10/1:** 300
- Dehnungsschmerz **10/1:** 296, 298
- Druckschmerzhaftigkeit **10/1:** 296
- Extensorenloge **10/1:** 280
- Faszie **10/1:** 277 f
- Faszienraum **10/1:** 277 f
- Gelenkdestruktion **10/1:** 361 ff
- - Arthrodese **10/1:** 361 ff
- - Knorpel-Knochen-Transplantation, autogene **10/1:** 361
- - Operationsziel **10/1:** 361
- Grenze, distale **10/1:** 277
- - proximale **10/1:** 277
- Kompartmentloge **10/1:** 298
- Kompartmentspaltung, Arbeitsschritte **10/1:** 297
- - Aufklärungsgespräch **10/1:** 296
- - Entlastungsinzision **10/1:** 298
- - Indikation **10/1:** 296
- - Korsettnaht **10/1:** 299
- - Lagerung **10/1:** 297
- - Nachbehandlung **10/1:** 300
- - Risiko **10/1:** 296
- - Vorbereitung, spezielle **10/1:** 296
- - Zugang **10/1:** 297
- Kompartmentsyndrom **10/1:** 296, 497
- - Druckmessung **10/1:** 296 f
- - Komplikation **10/1:** 209
- - Zeichen **10/1:** 296
- Komplexverletzung **10/1:** 333
- Korrekturosteotomie, Aufklärungsgespräch **10/1:** 348
- - Indikation **10/1:** 348
- - Kontraindikation **10/1:** 348
- - Open-wedge-Technik **10/1:** 352 f
- - Operationsrisiko **10/1:** 348
- - Operationsvorbereitung **10/1:** 348
- Lymphgefäße **10/1:** 281
- Muskellogenseptierung **10/1:** 276
- operative Strategie **10/1:** 276
- Peroneusloge, Entlastung **10/1:** 298
- Pseudarthrose, Aufklärungsgespräch **10/1:** 355
- - Behandlung, postoperative **10/1:** 357
- - Dekortikation **10/1:** 356
- - hypertrophe **10/1:** 357
- - Komplikation, intraoperative **10/1:** 357
- - - postoperative **10/1:** 357
- - Operationsindikation **10/1:** 355
- - Operationsrisiko **10/1:** 355
- - Operationsvorbereitung **10/1:** 355
- - Spongiosaplastik **10/1:** 356
- - Wellenplatte **10/1:** 356
- Querschnitt **1:** 110 f
- Ringfixateur-Montage **8:** 42 ff
- Rotationsabweichung **10/1:** 348
- Sehnenverletzung **10/1:** 305 ff
- Streckerloge **10/1:** 296
- - Entlastung **10/1:** 298
- - Zugang **10/1:** 297
- Streckermuskulatur **10/1:** 298
- Valgusabweichung **10/1:** 347 f
- Varusabweichung **10/1:** 347 f
- Verletzungsfolgen **10/1:** 346 ff
- Weichteil-Knochendefekt, kombinierter **10/1:** 301
- Weichteilmantelrekonstruktion **10/1:** 276
- Weichteilschaden, chronischer **10/1:** 304
- Weichteilverletzung, geschlossene **10/1:** 296 ff
- - - komplexe **10/1:** 299
- - - Komplikation **10/1:** 299
- - - Operationsindikation **10/1:** 296
- - offene **10/1:** 300 ff
- - - Aufklärungsgespräch **10/1:** 300
- - - Behandlung, postoperative **10/1:** 304
- - - Defektdeckung **10/1:** 304
- - - komplexe **10/1:** 304
- - - Komplikation **10/1:** 304
- - - Muskellappenplastik, gestielte **10/1:** 301 ff
- - - Notverband **10/1:** 300
- - - Oberschenkelblutsperre **10/1:** 300
- - - Stabilisierung, knöcherne **10/1:** 304
- - - Versorgung **10/1:** 300 ff
- - - Weichteilrekonstruktion **10/1:** 304
- - - Wiederholungseingriff **10/1:** 304
- - - Wunddébridement **10/1:** 300
- Zugang **10/1:** 279, 286 ff
Unterschenkelamputation **1:** 246, 252 f
- Fischmaullappen **1:** 253
- Komplikation **1:** 253
- Schnittführung **1:** 252 f
- Stumpfrevision **1:** 258
- Ziel **1:** 246
Unterschenkelarterie, Rekonstruktion, Indikation **1:** 229
- - Kontraindikation **1:** 229
- - Operationsrisiko **1:** 230
- Verschluß s. Arterienverschluß, kruraler
Unterschenkelarterienstenose **E:** 158
Unterschenkelfaszie **10/1:** 4; **10/2:** 172
Unterschenkelfraktur, distale **10/1:** 334 ff, 340 f
- - Behandlung, postoperative **10/1:** 334
- - Gelenkflächenrekonstruktion **10/1:** 338 f
- beim Erwachsenen **10/1:** 310 ff
- Fixateur externe **10/1:** 340 f
- - - Dreimodulartechnik **10/1:** 330 f
- - - Montage, unilaterale **10/1:** 329
- - - V-Montage **10/1:** 330
- beim Kind **10/1:** 342 ff
- - Aufklärungsgespräch **10/1:** 343
- - Behandlung, postoperative **10/1:** 345
- - Epiphysenverletzung **10/1:** 342 f
- - Fehlwachstum **10/1:** 345
- - Komplikation **10/1:** 345
- - Markraumschienung **10/1:** 342
- - Operationsindikation **10/1:** 343
- - Operationsrisiko **10/1:** 343
- - Operationsziel **10/1:** 342
- - Wiederholungseingriff **10/1:** 345
- Osteosynthese, Komplikation **10/1:** 333
- Polytrauma **10/1:** 498
- Repositionshilfe **10/1:** 328
- Ringfixateur nach Ilizarov **10/1:** 332 f
- Segmentverschiebung **10/1:** 332 f
- Wiederholungseingriff **10/1:** 333
- Zangenfixateur externe **10/1:** 331 f
- Zweietagenfraktur **10/1:** 327
Unterschenkelknochen **10/1:** 283 ff

Unterschenkelkompartment, Dekompression, parafibulare, unilaterale **10/1:** 209
- laterales **10/1:** 209
- posteriores, oberflächliches **10/1:** 209
- - tiefes **10/1:** 209
- vorderes **10/1:** 209
Unterschenkelmuskulatur, hintere **10/1:** 282
- vordere **10/1:** 279 f
Unterschenkelregion **10/1:** 279 ff
Unterschenkelschaftfraktur **10/1:** 318 ff
- AO-Klassifikation **10/1:** 318
- Aufklärungsgespräch **10/1:** 319
- Fixateur externe **10/1:** 319
- beim Kind **10/1:** 276, 344
- Operationsindikation **10/1:** 318 f
- Operationsrisiko **10/1:** 319
- Operationsvorbereitung **10/1:** 319
- Operationsziel **10/1:** 318
- Osteosyntheseverfahren **10/1:** 318
- Plattenosteosynthese **10/1:** 318
- Titannagel, elastischer nach Prevot **10/1:** 344
- Weichteildefektdeckung **10/1:** 318
Unterschenkelvene, Thrombektomie, Zugangsweg **1:** 294
Unterschenkelvenenthrombose, embolisierende **1:** 293
- - Therapie **1:** 298
Unterschenkelverletzung **10/1:** 296 ff
- Décollementverletzung **10/1:** 296
- Defektrekonstruktion, knöcherne **10/1:** 276
- Entzündung **10/1:** 371
- Infektionsgefahr **10/1:** 276
- Kompartmentsyndrom **10/1:** 276
- Narbenaufbruch **10/1:** 346
- Operationsschritte **10/1:** 276
- Osteosyntheseverfahren **10/1:** 276
- Pseudarthrose **10/1:** 355 ff
Untersuchung, neurologische, Hirntodfeststellung **E:** 109
Upside-down-stomach **7/2:** 211
Urachus **6:** 30
Ureter **1:** 104, 106, 159, 165, 245, 281; **3:** 81 f; **6:** 212, 278, 382; **7/1:** 54, 201
- Anastomosennetz, arterielles **7/1:** 201
- duplex **7/1:** 201
- Durchtrennung **7/1:** 244, 246
- Enge, konstante **7/1:** 201
- Gefäße **7/1:** 201
- Innervation **6:** 382
- Kreuzung mit den Iliakalgefäßen **7/1:** 201
- Lymphgefäße **7/1:** 201
- Nerven **7/1:** 201
- Pars abdominalis **7/1:** 201
- - pelvica **8:** 433 ff
- - pelvina **7/1:** 201
- pelviner, Arterien **6:** 382
- - Verlauf **6:** 382
- Stenosierung bei inflammatorischem Aneurysma **1:** 149
- topographische Beziehungen **7/1:** 201
- venöse Drainage **6:** 382
- Verlauf **E:** 116
- Verletzung bei Bauchaortenaneurysma-Operation **1:** 163
- - bei Operation eines inflammatorischen Aortenaneurysmas **1:** 119
- Verschiebung bei Colon-sigmoideum-Karzinom **6:** 277
Ureterdefekt, prävesikaler **7/1:** 252
Ureterfistel, kutane **6:** 418
Ureterknie **6:** 382; **8:** 436
Ureterokutaneostomie **7/1:** 251 f
- Indikation **7/1:** 251
- Komplikation **7/1:** 252
- Kontraindikation **7/1:** 251
Ureteropelvischer Übergang **7/1:** 201
Ureterostoma, Lage **7/1:** 251
- Strikturierung **7/1:** 252
Ureteroureterostomie **6:** 188; **7/1:** 250
Ureterozystoneostomie **7/1:** 252 ff
- Aufklärungshinweise **7/1:** 252
- Indikation **7/1:** 252
- Komplikation **7/1:** 255
- Kontaindikation **7/1:** 252
- Operationsrisiko **7/1:** 252
- Zugangsweg **7/1:** 252
Ureterscheide **7/1:** 201
Ureterschienung **7/1:** 249 f, 255
- bei Dickdarmkarzinom **6:** 242
- nach intraoperativer Ureterdurchtrennung **6:** 188
- bei Operation wegen Dickdarmdivertikulose **6:** 206, 212
- bei rechtsseitiger Hemikolektomie **6:** 287
Ureterstenose nach abdominoperinealer Rektumexstirpation **7/2:** 281
Ureterstriktur **7/1:** 250
Ureterverletzung **7/1:** 249 ff
- bei abdomino-perinealer Rektumexstirpation **7/2:** 280
- bei Appendektomie **7/2:** 104 f
- Behandlungsziel **7/1:** 249
- bei Dickdarmresektion **6:** 287
- bei Kolektomie **6:** 216
- Korrektur **6:** 418
- bei Proktokolektomie **6:** 303
- bei rechtsseitiger Hemikolektomie **6:** 188, 287
- bei Rektumchirurgie **6:** 401
- bei Rektumresektion **6:** 418
- bei Sigmaresektion **7/2:** 282, 291
Ureterwanddefekt, Versorgung **7/1:** 249 f
Urethraabriß, supradiaphragmaler **7/1:** 257 f
- - Komplikation **7/1:** 258
- - Operationstechnik **7/1:** 257
Urethraverletzung **10/1:** 491
Urinfistel **7/1:** 250
- nach Inguinalhernienoperation **7/1:** 102
Urinkatheter bei Verbrennung **E:** 73
Urinom **7/1:** 248, 256, 258
- infiziertes **7/1:** 258
Uropathie, obstruktive, Crohn-Krankheit **6:** 319
Uterus **6:** 377; **7/2:** 74
- myomatosus **7/2:** 75
- post partum, setischer **7/1:** 271
Uterusperforation **7/1:** 271
Uterusprolaps **6:** 382
Uterusruptur **7/1:** 271
UTN s. Tibianagel, unaufgebohrter
Uveitis **6:** 294

V

Vagina carotica **1:** 3, 24; **9:** 7
- musculi recti abdominis **7/1:** 8
- - - - Lamina anterior **7/1:** 9 ff, 14, 23, 129
- - - - - posterior **7/1:** 8 ff, 14, 17, 23, 54; **7/2:** 308
- synovialis communis musculorum flexorum **1:** 100
- - intertubercularis **9:** 65 ff, 71, 135; **10/2:** 20
- - musculi flexoris pollicis longi **1:** 100
- - tendinis musculi flexoris carpi radialis **1:** 100
- tendinis intertubercularis **10/2:** 21
- - musculi extensoris digitorum pedis longi **10/2:** 285 f
- - - - hallucis longi **10/2:** 285 f
- - - flexoris digitorum pedis longi **10/2:** 286
- - - - hallucis longi **10/2:** 286
- - - tibialis anterioris **10/2:** 285 f, 295
- - - - posterioris **10/2:** 285 f
Vagolytika **3:** 175, 185
Vagorekt-Test **3:** 185
Vagotomie **7/2:** 175 ff
- Fibrinklebung **7/2:** 31
- gastrale, proximale, selektive, bei ösophagogastraler Diskonnektion **5:** 181 ff
- - selektive, totale **6:** 65
- - vordere, proximale **7/2:** 183 ff
- Indikation **7/2:** 177
- Komplikation, intraoperative **7/2:** 176
- Methoden **7/2:** 175
- proximale, selektive, Netzplastik **5:** 47
- selektive proximale **3:** 175 ff; **7/2:** 175, 177, 193 ff
- - - Arbeitsschritte **3:** 175
- - - Durchtrennung der Nerven-Gefäß-Stränge **7/2:** 196 f
- - - Hemifundoplikation **7/2:** 198
- - - Indikationen **3:** 127, 229, 232, 234
- - - - bei Magenvarizenblutung **3:** 232
- - - - bei Myotomie **3:** 31
- - - - bei Ulcus duodeni, blutendem **3:** 229
- - - - - - perforiertem **3:** 234
- - - - - - unkompliziertem **3:** 175
- - - Kleinkurvaturskelettierung **7/2:** 196
- - - Komplikationen **3:** 185 f; **7/2:** 199 ff
- - - - intraoperative **3:** 185; **7/2:** 199 f
- - - - - Leberverletzung **3:** 185
- - - - - Magenverletzung **3:** 185
- - - - - Milzverletzung **3:** 185
- - - - - Ösophagusverletzung **3:** 185
- - - - - Pleuraverletzung **3:** 185
- - - - - Pylorusstenose, belassene **3:** 185
- - - - postoperative **3:** 186; **7/2:** 200
- - - - - Blutungen **3:** 186
- - - - - Magenwandnekrose **3:** 186
- - - - - Mediastinitis **3:** 186
- - - - - Peritonitis **3:** 186
- - - - - Refluxösophagitis **3:** 186
- - - - - Rezidivulkus **3:** 186
- - - Methoden **3:** 175
- - - - nach Amdrup **3:** 175
- - - - nach Griffith **3:** 175
- - - - nach Hart **3:** 175
- - - - nach Hedenstedt **3:** 175
- - - - nach Holle **3:** 175
- - - Narkose **3:** 175
- - - Operationspersonalpositionierung **7/2:** 193 f
- - - Patientenlagerung **3:** 175; **7/2:** 193
- - - Präparation des hinteren Peritonealblattes **7/2:** 197
- - - - ösophagusnahe **7/2:** 197
- - - - der terminalen Ösophagusregion **7/2:** 198
- - - Prinzip **7/2:** 195
- - - Ramus-criminalis-Dissektion **7/2:** 198
- - - Reserosierung der Kleinkurvatur **7/2:** 198
- - - Spätkomplikation **7/2:** 200 f
- - - Technik **3:** 176 ff
- - - - Dissektion, gastrale Fundusfasern **3:** 175 ff
- - - - - - Korpusfasern **3:** 175 ff
- - - - - Ramus criminalis **3:** 175, 181
- - - - - - gastro-epiploicus **3:** 175, 184
- - - - Duodenummobilisation **3:** 175 f
- - - - Funduskuppenskelettierung **3:** 175
- - - - Hemifundoplikation **3:** 183 f
- - - - Kardiaregiondarstellung **3:** 180
- - - - Kleinkurvaturdenervierung **3:** 178 f
- - - - Kleinkurvaturskelettierung **3:** 175, 177 f
- - - - Milzunterpolsterung **3:** 175
- - - - Ösophagusmyotomie **3:** 175, 183 f
- - - - Pylorusringaufdehnung **3:** 176
- - - - Serosierung, Kleinkurvatur **3:** 175, 184
- - - Zugangsweg **3:** 175
- - - Zugangswege **7/2:** 194
- totale **7/2:** 175
- - abdominelle **7/2:** 177
- - thorakale **7/2:** 177
- trunkuläre **3:** 187 ff; **5:** 181
- - abdominelle **3:** 187 f; **7/2:** 187 ff
- - - Komplikationen **3:** 188
- - - - Lebereinriß **3:** 188
- - - - Ösophaguswandnekrobiose **3:** 188
- - - - Stenose **3:** 188
- - - - Ulkuspersistenz **3:** 188
- - - Narkose **3:** 187
- - - Technik **3:** 187 f
- - - - Dissektion, Ramus criminalis **3:** 187
- - - - Ösophagusmobilisation **3:** 187
- - - - Resektion, Truncus vagalis anterior **3:** 187
- - - - - - - posterior **3:** 188
- - - Zugangsweg **3:** 187
- - hintere **7/2:** 175, 177, 183 ff

- - Indikationen **3:** 170 ff, 204, 210, 246, 259, 295, 302
- - - bei Gastrektomie **3:** 246, 259
- - - bei Kardiaresektion **3:** 295
- - - zur palliativen Schmerztherapie **3:** 302
- - - bei proximaler Magenresektion **3:** 204
- - - bei Rezidivulkus nach Billroth-II-Operation **3:** 170
- - - bei Ulcus pepticumjejuni nach Gastroenterostomie **3:** 203
- - - - ventriculi nach Gastroenterostomie **3:** 203
- - - bei Wiederholungsoperationen am operierten Magen **3:** 209 ff
- - Methoden **3:** 187
- - - nach Dragstedt **3:** 187
- - - nach Jaboulay **3:** 187
- - - nach Owens **3:** 187
- - mit Seromyotomie, Komplikation **7/2:** 186
- - - Operationspersonalpositionierung **7/2:** 183 f
- - - Patientenlagerung **7/2:** 183
- - - Zugangswege **7/2:** 184
- - bei Sugiura-Futagawa-Operation **5:** 194
- - thorakale **3:** 188 ff
- - - Komplikationen **3:** 190
- - - - Ösophagusverletzung **3:** 190
- - - Narkose **3:** 188
- - - Patientenlagerung **3:** 188
- - - Technik **3:** 189 ff
- - - - Durchtrennung vagaler Hauptstämme **3:** 190
- - - - Ösophagusmobilisation **3:** 189
- - - - Pleura-mediastinalis-Inzision **3:** 189
- - - - Thorakotomie **3:** 189
- - - Zugangsweg **3:** 188
- - totale, mit Pyloroplastik **7/2:** 187 ff
- - - - Komplikation, intraoperative **7/2:** 192
- - - - - postoperative **7/2:** 192
- - - - Operationspersonalpositionierung **7/2:** 187 f
- - - - Ösophagustorsion **7/2:** 190
- - - - Spätkomplikation **7/2:** 192
- - - - Zugangswege **7/2:** 188
- - - Schema **7/2:** 189
- Voraussetzungen **7/2:** 175
- vordere selektive proximale **7/2:** 175

Vagushauptstämme, Durchtrennung bei Gastrektomie **3:** 259
Vakuumversiegelung **E:** 12, 67
- Weichteilhöhle, infizierte **8:** 58, 60 f

Valgusdeformität, suprakondyläre **10/1:** 130
Valtrac-Ring **6:** 415; **7/2:** 296
- Schließung **7/2:** 296

Valva ileocaecalis **3:** 269; **6:** 86, 168, 227 f
- - Exploration **6:** 196
- - Gangrän **6:** 227
- - Karzinom **6:** 227
- - krankhafte Veränderungen **6:** 227
- - Lipohyperplasie **6:** 154
- - Motorik **6:** 168
- - Passagestörung **6:** 227
- - Schmerzsyndrom **6:** 227

Valvenbildung bei Fundoplastik **3:** 324
Valvula ileocaecalis **7/2:** 248, 251
Valvulae anales **6:** 378
Valvuloplastiken **3:** 317 ff
- Fundoplastik nach Hill **3:** 317, 322 f
- - - Arbeitsschritte **3:** 323
- - - Technik **3:** 323
- - thorakal nach Baue-Belsey **3:** 317, 324 f
- - - - Arbeitsschritte **3:** 324
- - - - Technik **3:** 324 f
- Fundoplikation nach Nissen-Rossetti **3:** 317 ff
- - - Arbeitsschritte **3:** 318
- - - Technik **3:** 319 ff

van-Sonnenberg-Katheter **E:** 140
Varikosis, primäre **1:** 278, 289 ff; **E:** 24
- - Operationsindikation, absolute **1:** 289
- - - relative **1:** 289
- - Operationskontraindikation **1:** 289
- - Operationsrisiko **1:** 289
- - Operationsvorbereitung **1:** 289
- - Therapieziel, primäres **1:** 289
- - - sekundäres **1:** 289

Varizen, Exhairese **1:** 289
- Exstirpation **1:** 278, 289 ff
- gemischte primäre-sekundäre **1:** 289
- Operationsziel **1:** 278
- ösophagogastrische **5:** 153
- primäre **1:** 278
- sekundäre **1:** 278
- Verödung, Air-Block-Methode **1:** 291

Varizenbehandlung, endoskopische, prophylaktische **5:** 156
Varizenblutung **5:** 148, 167 f, 199
- Akutbehandlung **5:** 167
- Behandlung **5:** 199
- - endoskopische **5:** 153 ff
- - - Indikation **5:** 156
- - - Instrumente **5:** 157
- - - Operationsrisiko **5:** 156
- - - Vorbereitung **5:** 157
- - - Ziel **5:** 156
- Blutstillung, akute **5:** 168
- Differentialdiagnose **5:** 148
- Kollateralisationsoperation **5:** 167, 169 ff
- Notshunt **5:** 201
- Obliterationstherapie **5:** 156, 162 ff
- - Vorbereitung **5:** 163
- Venensperroperation **5:** 167, 173 ff

Varizendissektion nach Stelzner **3:** 232
Varizenligatur **5:** 173
Varizensklerosierung mit Äthoxysklerol **3:** 232
Varizenumstechung, transkardioösophageale **5:** 173, 175 f
- transmurale **5:** 173
- - mit Devaskularisation des oberen Magendrittels **5:** 173, 175
- transthorakale **5:** 193
- - extramuköse **5:** 189 f
- - im Ösophagus **5:** 191 f

Varusdeformität, suprakondyläre **10/1:** 128 f
Vasa appendiculares **6:** 168
- circumflexa ilium superficialia **7/1:** 52, 57
- collateralia radialia, Verlauf **9:** 189
- cremasterica **7/1:** 53
- deferentia, Verletzung bei Inguinalhernienoperation **7/1:** 101
- dorsalia pedis **10/1:** 390
- epigastrica inferiora **7/1:** 9, 11, 53 ff; **7/2:** 308
- - superficialia **7/1:** 52
- - - Verletzung bei Rezidivhernienoperation **7/1:** 123
- - Verletzung bei Appendektomie **7/2:** 91, 102
- - - bei intraperitonealer Leistenhernienreparation **7/2:** 314
- - - trokarbedingte **7/2:** 321
- - - - Vermeidung **7/2:** 321
- gastrica brevia **5:** 227
- gastro-epiploica sinistra **5:** 227
- glutealia inferiora **7/1:** 60
- - superiora **7/1:** 60
- iliaca dextra beim Mann **1:** 106
- - externa **7/1:** 54; **7/2:** 308
- intercostalia, Gliederung **9:** 46
- perforantia, Blutung **10/1:** 123
- - Ligatur **10/1:** 83
- privata **2:** 162
- profunda brachii **9:** 131, 133
- publica **2:** 159
- pudenda **6:** 381
- - externa **7/1:** 57
- - interna **7/1:** 58 ff
- splenica **5:** 227
- suprascapularia **9:** 9
- testiculares **6:** 171
- testicularia **1:** 106; **7/1:** 54; **7/2:** 308
- - Isolierung bei Leistenhernienreparation **7/2:** 304
- - Verlauf bei lateraler Leistenhernie **7/2:** 310
- - Verletzung bei intraperitonealer Leistenhernienreparation **7/2:** 314
- vasorum **1:** 89 f

Vasokonstriktion, pulmonale, hypoxische **7/2:** 11
Vasopressin **5:** 168
Vasopressin-Behandlung bei hämorrhagischer Gastritis **3:** 241
Vater Papille s. Papilla duodeni major
V-Band, distales **9:** 310 f; **10/2:** 109 f
- dorsales **9:** 311; **10/2:** 109 f
- proximales **9:** 310 f; **10/2:** 109 f

Vecuronium **7/2:** 8
Vena(-ae) anastomotica inferior **8:** 91 f
- - superior **8:** 91 f
- angularis **8:** 92
- appendicularis **5:** 7; **6:** 177
- arcuata cruris posterior **1:** 288
- axillaris **1:** 98, 199, 284 ff; **9:** 44; **10/2:** 26; **E:** 48
- - Anatomie **1:** 284
- - Zuflüsse **1:** 284
- azygos **1:** 278, 283 f; **2:** 36 ff, 48 ff, 87, 98, 149, 151, 155, 169, 224; **3:** 6, 12, 35, 40, 43; **5:** 149, 154, 197; **7/1:** 204; **7/2:** 329, 332 ff, 337; **8:** 312, 314
- - Anatomie **1:** 284
- - Durchtrennung **5:** 190
- - Lagebeziehungen **2:** 49
- - Zuflüsse **1:** 284; **2:** 49
- basalis **8:** 92
- - communis **2:** 154; **7/2:** 336
- - superior **2:** 154; **7/2:** 336
- basilica **1:** 99 f, 286; **9:** 131, 168 f, 252 f, 307
- - Anatomie **1:** 286
- - antebrachii **9:** 250, 252 f, 256; **10/2:** 84, 87, 90
- - Handwurzel **10/2:** 121
- - Prothesenshunt, schleifenförmiger, am Unterarm **1:** 272
- - Regio cubitalis anterior **10/2:** 89 f
- - Transplantat, arterio-venöses, gestrecktes **1:** 272
- - Zufluß **1:** 286
- brachialis **1:** 99, 199, 286; **9:** 131; **10/2:** 25
- - lateralis **1:** 284
- - medialis **1:** 284
- - Regio cubitalis anterior **10/2:** 87, 89
- - Transplantat, arterio-venöses, gestrecktes **1:** 272
- - Zugang, transsubskapulärer **10/2:** 32
- brachiocephalica **1:** 7 f, 15 f, 67, 75, 127, 283 f; **2:** 169, 291, 294; **3:** 3
- - Arrosionsblutung **1:** 35
- - dextra **1:** 101, 122, 283 f; **2:** 36, 40, 42, 48 f, 147; **3:** 7; **5:** 149; **7/2:** 328, 332 ff; **9:** 45
- - sinistra **1:** 93, 101, 122, 124, 195, 283 f; **2:** 36, 40, 42, 46, 48 f, 83 f, 147; **5:** 149; **7/2:** 328, 331, 333 f; **9:** 45
- - - Querresektion der proximalen thorakalen Trachea **2:** 253
- bronchiales **2:** 151, 155, 162
- bronchialis **7/2:** 337
- caecalis anterior **6:** 250
- cardinalis caudalis **7/1:** 204
- cava inferior **1:** 104, 106, 159, 211, 278 ff; **2:** 151; **3:** 7, 19, 21, 48, 99, 104, 107, 130, 139, 177, 251; **4:** 39, 136, 189; **5:** 78, 81, 83, 89 ff, 93, 99, 102, 121, 149, 152, 217; **6:** 24 f, 33, 37 ff, 56; **7/1:** 193, 199, 202, 204 f, 222, 226; **7/2:** 108, 329, 333; **8:** 315
- - - Anastomose bei Lebertransplantation **5:** 143
- - - Anatomie **1:** 278 f
- - - Anschlingung **5:** 120, 136
- - - Ausklemmen **5:** 110 f
- - - Befestigung im Foramen venae cavae **2:** 97
- - - Blockkatheter, intraoperativer **7/1:** 223
- - - Blutdruck **5:** 99
- - - Blutdrucksteigerung **5:** 148
- - - doppelte **7/1:** 204
- - - Einriß **2:** 68
- - - Entwicklung, embryonale **7/1:** 204
- - - Freilegung bei Colon-sigmoideum-Resektion **6:** 276
- - - - bei rechtsseitiger Hemikolektomie **6:** 253
- - - infrahepatische, Präparation **5:** 204 f, 213
- - - Inzision **5:** 206
- - - Kompression **8:** 439
- - - Lagebeziehungen **7/1:** 204
- - - linke **7/1:** 204
- - - im Lumbalbereich doppelte **1:** 278
- - - Membranstenose, diaphragmale, Sprengung, transthorakale **1:** 297
- - - Nebennierentumorzapfen **7/1:** 230

- - - Okklusion **5:** 105
- - - Operationssitus bei Pankreasrundumfreilegung **4:** 222
- - - Thrombektomie, Technik **1: 296 f**
- - - - Zugangsweg **1:** 294
- - - Tumorthrombektomie **1:** 297
- - - Varietäten **7/1:** 204
- - - Verlaufsstrecke, infrahepatische **5:** 99
- - - - retrohepatische **5:** 95, 99
- - - - suprahepatische **5:** 95, 99
- - - Verletzung **7/1:** 208
- - - - bei Bauchaortenaneurysma-Operation **1:** 163
- - - - bei Liposarkomresektion **7/1:** 223
- - - - Naht **7/1:** 223
- - - - bei portokavaler Anastomose **5:** 207
- - - - bei retroperitonealer Lymphadenektomie **7/1:** 225
- - - - Zugangsweg **1:** 116
- - - Wandaufbau **1:** 90
- - - Wurzeln, parietale **7/1:** 204
- - - - viszerale **7/1:** 204
- - - Zuflüsse **1:** 278
- - - Zugangsweg, Topographie **1:** 278
- - - Zwerchfelldurchtritt **1:** 278; **2:** 98
- - superior **1:** 7, 15, 75, 101, 122, 283 f; **2:** 36 f, 40, 42, 48 ff, 64, 151, 155, 291; **3:** 3 f, 6; **5:** 149; **7/2:** 332 f, 337
- - - Anatomie **1:** 283
- - - doppelte **1:** 283
- - - Lagebeziehungen **2:** 49
- - - Ostium **2:** 38
- - - Präparation, intraperikardiale **2:** 225
- - - Tumorinfiltration **2:** 86, 224 f
- - - Verletzung, Zugangsweg **1:** 116
- - - Wandresektion **2:** 224 f
- - - Zuflüsse **2:** 49 f
- cephalica **1:** 99 f, 284, 286; **9:** 7 ff, 44, 71 f, 131, 134 f, 139, 150, 168 f, 252 f, 256, 307; **10/2:** 25, 87; **E:** 48
- - accessoria **9:** 256, 307
- - Anatomie **1:** 286
- - antebrachii **9:** 250 ff, 256; **10/2:** 84, 89
- - Brescia-Cimino-Shunt **1:** 271
- - Handwurzel **10/2:** 121
- - Regio cubitalis anterior **10/2:** 89
- - Schulterregion **10/2:** 25 f
- - Transplantat bei Brachialisaneurysmaoperation **1:** 173
- - Varianten **9:** 71
- cerebri inferior **8:** 92 f
- - magna **8:** 91 f
- - superior **8:** 91 f
- cervicalis superficialis **9:** 8 f
- circumflexa Durchtrennung bei Saphenaexhairese **1:** 290
- - humeri posterior **1:** 98, 285; **9:** 9, 73; **10/2:** 25, 32
- - ileum profunda **3:** 81
- - iliaca profunda **1:** 281; **8:** 25 f
- - - superficialis **1:** 282, 287; **10/1:** 5
- - ilium superficialis **7/1:** 20
- - scapulae **1:** 98, 285; **2:** 5; **9:** 73 f
- colica **5:** 151
- - dextra **5:** 149 f; **6:** 252 f
- - media **3:** 132, 138 f, 249; **5:** 7, 149 f; **6:** 25, 250, 253, 261; **7/1:** 162
- - - Darstellung bei Gastrektomie **3:** 249
- - - Versorgung bei regionaler Pankreatektomie **4:** 210 f
- - sinistra **5:** 81, 149
- colicae **1:** 279
- collateralis ulnaris superior **1:** 99
- comitans **10/1:** 281
- - nervi ischiadici **10/1:** 8
- - - - Ektasie **10/1:** 8
- comitantes, Extremität, obere **1:** 286
- - - untere **1:** 287
- communicantes, Extremität, obere **1:** 286
- - - untere **1:** 287
- coronaria ventriculi **3:** 256
- - - Absetzung bei Gastrektomie **3:** 256
- cubitalis, Prothesenshunt, schleifenförmiger, am Unterarm **1:** 272
- cystica **1:** 280; **4:** 55; **5:** 85, 149 f; **7/2:** 108
- diploica frontalis **8:** 86 f
- - occipitalis **8:** 86 f
- - temporalis anterior **8:** 86 f
- - - posterior **8:** 86 f
- dorsalis penis superficialis **7/1:** 3
- emissariae **8:** 86 f
- epigastrica inferior **1:** 106, 281 f; **2:** 125; **3:** 80; **5:** 79; **7/1:** 20, 88 f; **7/2:** 304
- - superficialis **1:** 107, 282; **5:** 149, 151; **7/1:** 3, 10, 20, 107; **10/1:** 5
- - superior **2:** 40, 125; **5:** 79
- epiploica inferior **7/1:** 36
- facialis **1:** 5, 53 f, 93, 95, 122 f, 285; **2:** 67, 291
- - communis **1:** 7, 15, 94, 134
- - Durchtrennung bei funktioneller Neck dissection **1:** 59
- - - bei Karotisaneurysmaresektion **1:** 136
- - Verbindung mit der Vena ophthalmica superior **8:** 92
- femoralis **1:** 107, 282, 288, 296; **7/1:** 56 f, 105 f, 108, 133; **7/2:** 308; **10/1:** 5; **10/2:** 153; **E:** 150
- - Anatomie **1:** 282
- - communis **1:** 211
- - Kompression bei Schenkelhernienoperation **7/1:** 118
- - Palma-Operation **1:** 299
- - superficialis **1:** 255
- - Trigonum femorale **10/1:** 6
- - Verlauf **10/1:** 6 f
- - Verletzung bei Azetabulumfrakturversorgung **8:** 553
- - Zuflüsse **1:** 282
- - Zugangsweg **10/1:** 4
- femoropoplitea **1:** 108, 288; **10/1:** 8
- gastrica(-ae) breves **3:** 3, 19, 101; **4:** 137; **5:** 149 f; **7/2:** 163 f
- - - Durchtrennung **5:** 175
- - dextra **1:** 279 f; **3:** 3, 101, 256; **5:** 149 f; **7/2:** 108
- - posterior **4:** 137
- - sinistra **1:** 105, 279 f; **3:** 3 f, 19, 101, 137, 177, 182, 256; **4:** 39, 137 f, 144; **5:** 81, 149 f; **7/2:** 108
- - - Absetzung bei Gastrektomie **3:** 246, 255, 263
- - - - bei Kardiaresektion **3:** 295
- - - Lagevarianten **3:** 255
- - - Mündungsvariationen **3:** 255
- - - Unterbindung **5:** 208, 211
- gastro-epiploica **3:** 131
- - dextra **3:** 19, 101; **4:** 137, 144, 151 f, 191; **5:** 149 f; **6:** 24, 27, 263
- - - Mündungsvarianten **3:** 101
- gastroepiploica dextra Operationssitus nach Pankreaskopf-Pankreaskörper-Resektion **4:** 153
- - - - nach Pankreaslinksresektion **4:** 152
- gastro-epiploica sinistra **3:** 19, 99, 101; **4:** 137; **5:** 149 f, 233
- - - Mündungsvarianten **3:** 101
- - - Unterbindung **5:** 208, 211
- gastro-omentales **5:** 10
- genus descendens **10/1:** 154
- - superior lateralis, Ligatur **10/1:** 83 f
- glutealis inferior **7/1:** 59
- - superior **7/1:** 58 f
- hemiazygos **1:** 284; **2:** 38, 46, 50, 149, 152; **3:** 3 f, 40; **5:** 149, 154, 197; **7/1:** 204; **7/2:** 331, 333; **8:** 312 f
- - accessoria **2:** 36 f, 46, 50, 66; **7/2:** 331, 333; **8:** 312 f
- hepatica(-ae) **1:** 104, 278; **3:** 3, 99; **5:** 77; **7/1:** 193, 204
- - accessoria dextra **5:** 91 f
- - - - Mündungsverhalten **5:** 94
- - - - Tiefstand **5:** 92
- - - media **5:** 89, 91
- - - - Mündungsverhalten **5:** 94
- - - sinistra **5:** 91 f
- - - - Mündungsverhalten **5:** 94
- - - Blutdrucksteigerung **5:** 148
- - dextra **5:** 83 f, 89 ff, 124, 152, 217
- - - Entsorgungsgebiet **5:** 92
- - - Ligatur **5:** 106, 132
- - - Mündungsverhalten **5:** 94
- - - schwache **5:** 92, 94
- - dorsalis **5:** 94, 99
- - inferiores **5:** 81, 84, 95
- - media **5:** 83 f, 89 ff, 124, 217
- - - Entsorgungsgebiet **5:** 92
- - - Mündungsverhalten **5:** 94
- - - Unterbindung **5:** 106
- - posteriores **5:** 95
- - sinistra **5:** 83 f, 89 ff, 124, 152, 217
- - - Entsorgungsgebiet **5:** 92
- - - Mündungsverhalten **5:** 94
- - - Unterbindung **5:** 106, 138
- - superiores **5:** 81, 95
- - Tumorbefall größerer Äste **5:** 62
- - Verlegung **5:** 148
- ileales **5:** 149 f; **6:** 33
- ileocolica **5:** 149 f; **6:** 250, 253
- iliaca communis **1:** 104, 278, 280; **7/1:** 193, 204; **8:** 438
- - - Anatomie **1:** 280
- - - dextra **1:** 280 f; **5:** 149
- - - sinistra **1:** 211; **6:** 276
- - externa **1:** 104, 160, 280 f; **5:** 79; **7/1:** 60; **7/2:** 304; **8:** 438
- - - Anatomie **1:** 281
- - - dextra **1:** 281
- - interna **1:** 104, 280 f; **5:** 151; **8:** 438
- - - dextra **5:** 149
- - - Zuflüsse **1:** 281
- intercostales anteriores **9:** 44, 46
- - posteriores **9:** 47
- intercostalis **2:** 119; **7/2:** 327, 337; **8:** 312 f; **9:** 41
- - anterior **2:** 40, 125; **7/2:** 327 f; **9:** 41
- - posterior **2:** 41, 125; **7/2:** 333
- - posteriores **1:** 284
- - superior dextra **1:** 284; **2:** 48 f; **7/2:** 332
- - suprema sinistra **7/2:** 328
- interlobares **1:** 279
- intermedia antebrachii **1:** 286; **9:** 252
- - cubiti **1:** 100, 286
- - - fehlende **1:** 286
- jejunales **4:** 159, 161; **5:** 149 f; **6:** 33
- jejunalis **6:** 27
- jugularis **1:** 283; **5:** 217
- - anterior **2:** 287, 292; **9:** 8 f
- - externa **1:** 6, 8, 50, 96, 284; **9:** 8
- - interna **1:** 2 ff, 15, 24, 47, 85 f, 93 ff, 101, 122 f, 134, 198, 284 f; **2:** 40, 49, 67, 286, 291; **3:** 3, 11, 22, 34, 49, 70, 73; **7/2:** 333; **8:** 92; **9:** 9
- - - Durchtrennung bei radikaler Neck dissection **1:** 50, 55 f
- - - Freilegung **5:** 221
- - - Kompression durch blande Struma **1:** 19
- - - Lagebeziehung zur Arteria carotis interna **1:** 124
- - - - des Nervus accessorius **1:** 56
- - - Schilddrüsenmalignominfiltration **1:** 48
- - - Verletzung bei Strumaresektion **1:** 62
- - Resektion, beidseitige **1:** 45
- laryngea inferior **2:** 292
- - superior **1:** 15; **2:** 291 f
- lienalis **3:** 80 f, 99, 104, 143, 255, 268
- - Variationen **3:** 256
- - Verletzung bei Gastrektomie **3:** 257
- lobi caudati **5:** 95
- lumbales **1:** 279; **7/1:** 204
- lumbalis **5:** 151
- - ascendens **7/2:** 333; **8:** 312
- - - dextra **1:** 284
- - - major **2:** 98
- - - sinistra **1:** 284
- malleolaris anterior medialis **10/1:** 442
- mediana antebrachii **9:** 253; **10/2:** 84
- - basilica **9:** 253; **10/2:** 84, 89
- - cephalica **10/2:** 84, 89
- - cubiti **9:** 168, 250, 252 f; **10/2:** 84, 87, 89
- mesenterica **5:** 7
- - inferior **1:** 279; **3:** 3, 19, 105, 163, 274; **4:** 144; **5:** 149 ff, 209 f; **6:** 25, 171; **7/1:** 162
- - - Durchtrennung **6:** 275 f
- - - - bei Splenopankreatektomie **4:** 204
- - - Lagebeziehung des Pankreas **4:** 138
- - - Mündungsverhältnisse **4:** 144
- - - Operationssitus nach Pankreaslinksresektion **4:** 152
- - - - bei subtotaler Pankreaslinksresektion **4:** 227

- - superior **1:** 105, 279; **3:** 3, 19, 99, 101, 104 ff, 255; **4:** 3, 49 f, 136, 144; **5:** 10, 85, 149 f; **6:** 23 f, 27, 33, 171, 250; **7/2:** 292
- - - Anastomosierung bei regionaler Pankreatektomie **4:** 210, 212
- - - Darstellung bei Gastrektomie **3:** 249
- - - Durchtrennung bei regionaler Pankreatektomie **4:** 210 f
- - - Einriß bei mesenterikokavaler Anastomose **5:** 214
- - - Freilegung bei rechtsseitiger Hemikolektomie **6:** 253
- - - Lagebeziehung des Pankreas **4:** 138
- - - Mesenterialtumorexstirpation **5:** 28
- - - Operationssitus nach Pankreaslinksresektion **4:** 152
- - - - bei partieller Duodenopankreatektomie **4:** 168, 193 f
- - - - bei subtotaler Pankreaslinksresektion **4:** 227
- - - Präparation **5:** 213
- - - - bei Kolektomie **6:** 216
- - - Verletzung bei Pankreaslinksresektion **3:** 268
- - - Verschluß **6:** 358
- metacarpales dorsales **9:** 307
- musculophrenica **2:** 98; **7/2:** 329
- - dextra **7/2:** 328; **9:** 45
- obturatoria **7/1:** 20, 60, 133; **8:** 437
- - Verlauf **8:** 439
- oesophageales **2:** 53; **3:** 3; **5:** 149
- ophthalmica superior, Verbindung mit dem Sinus caverosus **8:** 92
- ovarica **1:** 265, 296; **4:** 168
- - dextra **1:** 165, 278; **4:** 189; **7/1:** 204, 226
- - - Operationssitus bei Pankreasrundumfreilegung **4:** 222
- - sinistra **1:** 279; **5:** 152, 210; **6:** 212; **7/1:** 226
- pancreatica inferior **4:** 145
- pancreaticae **5:** 149 f
- - Ligatur **5:** 210
- pancreaticoduodenalis **5:** 149 f
- - inferior **3:** 105, 108; **5:** 150
- - - anterior **4:** 137, 144 f, 193; **6:** 25, 27, 252
- - - - Verletzungsgefahr bei rechtsseitiger Hemikolektomie **6:** 251
- - - posterior **4:** 144 f; **6:** 27
- - media anterior **4:** 145; **6:** 28
- - superior **3:** 108; **5:** 150
- - - anterior **4:** 137, 144 f, 192; **6:** 27, 42, 263
- - - posterior **4:** 144 f; **6:** 27
- paraumbilicales **1:** 279; **5:** 81, 149 ff; **7/1:** 11, 20, 22
- - Erweiterung **7/1:** 20
- pectorales **1:** 284
- perforantes s. Perforansvenen
- pericardiacae **2:** 42, 49
- pericardiacophrenica **2:** 36 ff, 40, 42, 46, 48, 52, 98, 147; **7/2:** 328 f, 331 f; **9:** 45
- peronaea **1:** 111, 252; **10/1:** 278
- phrenica dextra **5:** 99
- - inferior **1:** 278; **2:** 99; **7/1:** 204
- - - dextra **5:** 95, 151 f
- - - sinistra **5:** 81, 92, 95, 99, 151 f
- - sinistra **5:** 99
- - superior **2:** 98; **7/2:** 329
- plantaris lateralis **10/1:** 390, 400
- - medialis **10/1:** 390, 399 f
- poplitea **1:** 108 ff, 175 f, 234 f, 254, 288; **10/1:** 8, 144, 152, 206; **10/2:** 165, 174, 202
- - May-Venenbypass **1:** 300
- - Unterschenkelquerschnitt **10/1:** 277
- portae (s. auch Pfortader) **1:** 278 f; **3:** 3, 19, 81, 99, 101, 104 ff, 108, 252, 255, 262, 266; **4:** 3, 39, 43, 49, 136 f, 144, 189; **5:** 6, 77, 81 ff, 90, 121, 126, 147 ff, 217; **6:** 25 f, 33, 37, 171; **7/1:** 222; **7/2:** 108 f
- - Abklemmung, intraoperative, vorübergehende **4:** 74
- - Abknickung durch portokavale Anastomose **5:** 207
- - Absetzen **5:** 121, 141
- - akzessorische **4:** 55
- - Anastomose bei Lebertransplantation **5:** 143
- - Anastomosierung bei regionaler Pankreatektomie **4:** 210, 212
- - Anatomie **1:** 279; **5:** 149 ff
- - Angiographie **5:** 148
- - Aufteilung **4:** 41
- - Bifurkationswinkel **5:** 85
- - Block, intrahepatischer **5:** 173, 198 f
- - - - postsinusoidaler **5:** 148, 198
- - - - präsinusoidaler **5:** 148, 198
- - - - Sugiura-Futagawa-Operation **5:** 194 ff
- - - - Venensperroperationsrisiko **5:** 174
- - - posthepatischer **5:** 198
- - - prähepatischer **5:** 148, 169, 173, 198
- - - - im Kindesalter **5:** 170
- - Blockformen **5:** 148, 198
- - Blutströmung, hepatofugale **5:** 215
- - Darstellung bei Hepatikusgabelresektion **4:** 109
- - Dekompression bei Lebertransplantation **5:** 142
- - Druck, freier **5:** 216
- - - postokklusiver **5:** 215
- - Druckmessung **5:** 215
- - - intraoperative **5:** 205
- - - nach portokavaler Anastomose **5:** 207
- - - - - mit Leberarterialisation **5:** 216
- - Durchtrennung **5:** 205
- - Flowmessung **5:** 215
- - - nach portokavaler Anastomose mit Leberarterialisation **5:** 216
- - Freilegung **5:** 204
- - Gallengangkarzinominfiltration **4:** 95
- - Lagebeziehung des Pankreas **4:** 138
- - Metallmarkierung **5:** 217
- - Operationssitus nach Pankreaslinksresektion **4:** 152
- - - bei Pankreasrundumfreilegung **4:** 222
- - - bei partieller Duodenopankreatektomie **4:** 168, 193 f
- - - bei Splenopankreatektomie **4:** 205
- - - bei totaler Pankreatektomie **4:** 208
- - operative Strategie **5:** 148
- - Plexus hepaticus **5:** 102
- - Präparation bei Gastrektomie **3:** 265
- - Punktion aus der Vena hepatica dextra **5:** 217
- - Ramus dexter **4:** 49
- - - sinister **4:** 49
- - Resektion bei regionaler Pankreatektomie **4:** 210, 212
- - Shunt-Zirkulation, spontane, zu den Venae cavae **5:** 150 f
- - Tetrafurkatio **5:** 85
- - Thrombose s. Pfortaderthrombose
- - Trifurkatio **5:** 85
- - Tumorbefall größerer Äste **5:** 62
- - Unterbindung **4:** 58; **5:** 105 f
- - - bei vorgeschädigter Leber **5:** 106
- - Verletzung bei portokavaler Anastomose **5:** 207
- - Verzweigungsmuster **5:** 84
- - Zuflüsse **1:** 279; **5:** 149 f
- - Zugangsweg, Topographie **1:** 280
- praepylorica **1:** 279; **3:** 97; **5:** 149
- profunda cubiti **9:** 253
- - femoris **1:** 255, 282, 295; **10/1:** 6
- pudenda externa **1:** 107, 282, 287; **7/1:** 3, 105; **10/1:** 5
- - interna **5:** 151; **6:** 380, 467; **7/1:** 20
- pulmonalis(-es) **2:** 37, 151, 155, 159 ff
- - dextrae **2:** 48, 160; **7/2:** 332
- - - Astfolge **2:** 161
- - inferior **2:** 155; **7/2:** 337
- - - dextra **2:** 64, 154; **7/2:** 336
- - - Durchtrennung **7/2:** 366, 369
- - - Ramus superior **7/2:** 336
- - - sinistra **2:** 154; **5:** 197
- - sinistrae **2:** 43, 46, 48; **7/2:** 331
- - - Astfolge **2:** 162
- - superior dextra **2:** 64, 154; **7/2:** 336
- - - Durchtrennung **2:** 204; **7/2:** 368
- - - Präparation bei oberer Bilobektomie **2:** 242
- - - Rami lobi medii **7/2:** 336
- - - Ramus anterior **7/2:** 336
- - - - apicalis **7/2:** 336
- - - - apicoposterior **7/2:** 336
- - - - lingularis **7/2:** 336
- - - - posterior **7/2:** 336
- - - sinistra **2:** 154; **7/2:** 336
- pylorica **3:** 256
- radiales **9:** 254
- radialis **1:** 99 f
- rectalis inferior **6:** 380, 467
- - media **5:** 149; **6:** 378, 380
- - superior **5:** 149; **6:** 380, 467
- - - Durchtrennung **6:** 275
- - - Präparation bei Kolektomie **6:** 216
- renalis **1:** 104, 261, 278 f, 296; **7/1:** 204
- - Absetzen **7/1:** 244, 246
- - Anatomie **1:** 279
- - dextra **1:** 212, 279; **6:** 33; **7/1:** 199
- - - Durchtrennung **7/1:** 246
- - - Mündung, hohe **5:** 99
- - Druckmessung **5:** 208
- - - nach splenorenaler Anastomose **5:** 211 f
- - Nebennierentumorzapfen **7/1:** 230
- - Ramus posterior **7/1:** 200
- - retroaortalis accessoria **1:** 279
- - sinistra **1:** 103, 212, 279; **4:** 189; **5:** 151 f, 210; **6:** 33; **7/1:** 199, 222, 226, 231
- - - Durchtrennung **7/1:** 244
- - - Operationssitus bei Pankreasrundumfreilegung **4:** 222
- - - Präparation **5:** 208, 210
- - - retroaortärer Verlauf **1:** 279
- - Zuflüsse **1:** 279
- - Zugangsweg, Topographie **1:** 279
- retromandibularis **8:** 234
- sacralis media **7/1:** 204
- - mediana **6:** 408
- sacrocardinalis **7/1:** 204
- saphena accessoria lateralis **1:** 287 f; **7/1:** 57; **10/1:** 5
- - - medialis **1:** 287 f; **10/1:** 5
- - magna **1:** 107 f, 110, 282, 287 f, 295; **7/1:** 57; **10/1:** 291, 298 f, 392, 396; **10/2:** 173
- - - Anatomie **1:** 287
- - - Bypass, aorto-renaler **1:** 266
- - - - zur Arteria tibialis posterior **1:** 241 f
- - - - bei chronischem Armarterienverschluß **1:** 197 ff
- - - - bei Vertebralisstenose **1:** 192
- - - Endäste **10/1:** 391 f
- - - Entnahme **5:** 215
- - - Exhairese s. Saphenaexhairese
- - - Freilegung, Arterienrekonstruktion, femoro-popliteale **1:** 233 f
- - - - bei Subclavia-Stenose-Operation **1:** 190
- - - Karotis-Subklavia-Bypass **1:** 191
- - - May-Venenbypass **1:** 300 f
- - - Mobilisierung **10/1:** 290
- - - Mündungsklappeninsuffizienz **1:** 289
- - - Palma-Operation **1:** 299
- - - Patch-Plastik bei Arterienverletzung **1:** 113
- - - - bei Darmarterienverschluß **1:** 260
- - - - bei Karotisschleife **1:** 187f
- - - - nach Queraortotomie **1:** 266
- - - - bei Thrombendarteriektomie der Karotisbifurkation **1:** 183 ff
- - - Retraktion **10/1:** 324
- - - Sprunggelenk **10/2:** 294 ff
- - - Taschenklappen **1:** 288
- - - Tiefenanastomosen **1:** 287 f
- - - Transplantat, zur Arterienrekonstruktion **1:** 92
- - - - arterio-venöses, gestrecktes **1:** 272 f
- - - - bei Brachialisaneurysmaoperation **1:** 173
- - - - bei Glomus-caroticum-Tumorexstirpation **1:** 207
- - - - nach Karotisaneurysmaresektion **1:** 135
- - - - bei Popliteaaneurysmaoperation **1:** 175 f
- - - Unterschenkelquerschnitt **10/1:** 278

- - - Verlauf **10/1:** 151, 404
- - - - Regio cruralis anterior **10/1:** 5, 279 f
- - parva **1:** 108 ff, 175, 287 f; **10/1:** 152, 273, 298, 392, 397; **10/2:** 173 f, 298
- - - Anatomie **1:** 287 f
- - - Einmündung **10/1:** 281
- - - Einmündungsvarianten **1:** 288
- - - Mündungsklappeninsuffizienz **1:** 289
- - - Sprunggelenk **10/2:** 294, 296
- - - Taschenklappen **1:** 288
- - - Unterschenkelquerschnitt **10/1:** 278
- - - Verlauf **10/1:** 206, 281
- sigmoideae **5:** 149
- splenica **1:** 105, 168, 278; **4:** 3, 49 f, 136 f, 144 f; **5:** 81, 85, 149 ff, 229, 233; **6:** 33, 171; **7/2:** 163 f
- - Absetzen **7/2:** 165
- - Darstellung bei regionaler Pankreatektomie **4:** 211
- - Druckmessung **5:** 208, 211
- - - nach splenorenaler Anastomose **5:** 211 f
- - Durchtrennung **5:** 208, 211
- - - bei Splenopankreatektomie **4:** 205
- - - bei subtotaler Pankreaslinksresektion **4:** 227
- - Einriß bei termino-lateraler splenorenaler Anastomose **5:** 211
- - Lagebeziehung des Pankreas **4: 138**
- - Ligatur **5:** 170
- - Operationssitus nach Pankreaslinksresektion **4:** 152
- - - bei partieller Duodenopankreatektomie **4:** 193 f
- - - bei totaler Pankreatektomie **4:** 208
- - Präparation **5:** 208, 210
- - Thrombose s. Milzvenenthrombose
- subcardinalis **7/1:** 204
- subclavia **1:** 5 ff, 93 f, 101, 122, 283 f; **2:** 49, 67, 151, 167, 169; **7/2:** 333; **9:** 9
- - Anatomie **1:** 284
- - sinistra **2:** 40; **7/2:** 328; **9:** 45
- - Thrombose s. Subklavia-Venenthrombose
- submentalis **1:** 54; **8:** 238
- subscapularis **2:** 5; **8:** 12 f
- - Varianten **8:** 13
- supracardinalis **7/1:** 204
- supraorbitalis **8:** 86, 187, 236
- suprarenalis **1:** 265; **7/1:** 193
- - dextra **1:** 278; **5:** 95, 99; **7/1:** 202, 204, 231
- - - Durchtrennung **7/1:** 235, 239
- - sinistra **1:** 279; **5:** 95, 99, 151; **7/1:** 199, 202, 231, 244
- - - Durchtrennung **7/1:** 233
- suprascapularis **9:** 9 ff; **10/2:** 22, 25
- testicularis **1:** 106, 265, 281, 296; **3:** 81; **4:** 168; **6:** 185, 212; **7/1:** 193
- - dextra **1:** 165, 278; **4:** 189; **7/1:** 204
- - - Operationssitus bei Pankreasrundumfreilegung **4:** 222
- - sinistra **1:** 279; **5:** 152, 210; **7/1:** 199
- - Verlauf bei lateraler Leistenhernie **7/2:** 310
- thoracica dextra **2:** 42
- - interna **1:** 122, 124; **2:** 5, 36 ff, 40 f, 49, 98, 123, 125, 169; **5:** 79; **7/2:** 327, 329; **9:** 44 f
- - - dextra **1:** 101, 283
- - - Rami retrosternales **9:** 45
- - - Ramus retrosternalis **7/2:** 328
- - - sinistra **1:** 101, 283; **2:** 147; **7/2:** 328, 334
- - lateralis **1:** 284; **2:** 5, 119, 177; **9:** 41, 44
- - sinistra **2:** 42
- - superior **9:** 44
- thoracoacromialis **1:** 98, 285; **9:** 9; **10/2:** 25
- thoracodorsalis **1:** 98, 285; **2:** 5, 28, 172, 276
- thoracoepigastrica **1:** 284; **2:** 3, 5; **5:** 149, 151; **7/1:** 3, 20
- thymica **1:** 74
- thymicae **2:** 40, 42, 49, 83 f, 147; **7/2:** 334
- thyroidea ima **2:** 45
- - inferior **1:** 8, 15 f, 101, 122, 124, 283; **2:** 40, 42, 49, 51, 60, 63, 147, 291; **3:** 3 f, 35; **7/2:** 328, 333 f; **9:** 45
- - - Querresektion der proximalen thorakalen Trachea **2:** 253
- - media **1:** 5 f, 15, 49 f, 57, 75, 93 f, 285; **2:** 67, 288, 291; **3:** 11, 22, 49
- - - Durchtrennung bei radikaler Neck dissection **1:** 51
- - superior **1:** 15, 29, 49, 52, 95, 123; **2:** 291
- - - Durchtrennung bei radikaler Neck dissection **1:** 52
- tibialis anterior **1:** 110 f, 175, 235, 240, 252; **10/1:** 281, 293, 298, 442
- - - Operation Fibula pro Tibia **10/1:** 359
- - - Unterschenkelquerschnitt **10/1:** 278
- - posterior **10/1:** 278, 298
- - postetior **1:** 110 f, 241 f, 252
- ulnaris **1:** 100
- umbilicalis **5:** 78, 81, 149; **6:** 30
- - Doppelanlage **5:** 81
- - rekanalisierte **5:** 151
- ureterica **1:** 265
- vesicalis superior **7/1:** 254
- xiphoidea mediana **2:** 119; **9:** 41
Vena-saphena-Entnahme **6:** 358
Vena-subclavia-Punktion **E:** 51
Vene, Anatomie **1:** 90
- Blutstromförderung **1:** 90
- Histologie **1:** 90
- operative Strategie **1:** 88
- subkutane **10/1:** 5
Venenanomalie, subkutane **1:** 275
Venenbäumchen, subepitheliale **5:** 151
Venenblutentnahme, selektive, intraoperative, bei Pankreasrundumfreilegung **4:** 219, 225
Venenbypass, aorto-renaler **1:** 266
- bei Armarterienverschluß **1:** 197 ff
- zur Arteria tibialis posterior **1:** 241 f
- femoro-poplitealer, Angiographie, intraoperative **1:** 237
- - Arbeitsschritte **1:** 233
- - Ausweichmethode **1:** 236 f
- - distaler **1:** 238
- - Frühkomplikation **1:** 237
- - Komplikation **1:** 237
- - Nachsorge **1:** 237
- - Spätergebnis **1:** 230
- - Spätkomplikation **1:** 237
- - Technik **1:** 234 ff
- - Verschluß, thrombotischer **1:** 237
- - Wiederverschlußrate **1:** 237
- - Zugangsweg **1:** 233
- iliako-renaler **1:** 267
- - bei Nierenarterienaneurysma **1:** 167
- spleno-renaler **1:** 267
Venendurchtrennung, Unterarm **9:** 270
Veneneinriß bei termino-lateraler splenorenaler Anastomose **5:** 211
Venenexstirpation, Frühkomplikation **1:** 291
- Komplikation **1:** 291 f
- Spätkomplikation **1:** 292
- Wiederholungseingriff **1:** 291
Veneninterponat, aorto-renales **1:** 164 ff
- bei Arterienverletzung **1:** 113, 115
- bei Brachialisaneurysmaoperation **1:** 173
- bei Extremitätenarterienaneurysma **1:** 171 ff
Venenkatheter, zentraler **7/2:** 8
Venenklappen **1:** 90
- tiefe, Insuffizienz, primäre **1:** 289
Venennetz, subepidermales **7/1:** 20
Venenplatte des oberen Mediastinums **2:** 36, 60
Venenplexus hinter dem Kiefergelenk **8:** 234
- paravesikaler **10/1:** 490
- präsakraler **10/1:** 490, 493
- retroösophagealer **3:** 35
- retropharyngealer **3:** 35
- subkutaner, der Mamma **2:** 4 f
Venenruptur bei Ballonkatheterblockung **1:** 298
Venensperroperation **5:** 167, 173 ff
- Indikation **5:** 173
- Kontraindikation **5:** 174
- Leberkomaprophylaxe **5:** 174
- Methode **5:** 173
- Operationsrisiko **5:** 174
- Ösophagoduodenogastroskopie, nachsorgende **5:** 197
- transabdominelle **5:** 173, 175 ff
- transthorakale **5:** 188 ff
- - Indikation **5:** 188 f
- - Kontraindikation **5:** 189
- - Operationsrisiko **5:** 189
- - Vorbereitung **5:** 189
- - Ziel **5:** 188
- Vorbereitung **5:** 174
- Ziel **5:** 173
- Zugangsweg **5:** 174
- Zweihöhleneingriff **5:** 194 ff
Venenstern **10/1:** 5
Venensystem **1:** 278 ff
- operative Strategie **1:** 278
Venenthrombose, akute **1:** 278
- chirurgische Therapie, Angriffspunkte **1:** 278
- embolisierende **1:** 293
- - Therapie **1:** 298
- bei Extremitätenarterienaneurysma **1:** 171
- nach Extremitätenarterienaneurysma-Operation **1:** 176
- femoro-popliteale **1:** 293
- iliofemorale s. Becken-Beinvenen-Thrombose
- okkludierende **1:** 278
- popliteo-tibiale **1:** 293
- bei Portsystem **E:** 49
- septische **1:** 293
- tiefe, akute **1:** 289
- - Computertomographie **1:** 294
- unkomplizierte **1:** 293
Venentransplantat, Aneurysmabildung **1:** 170
- nach Aneurysmaresektion **1:** 125 f
- Arterienrekonstruktion **1:** 125
- Prognose **1:** 197
- Verschlußtendenz **1:** 197
Venenverletzung **1:** 113 ff
- Entstehung **1:** 113
- Komplikation, intraoperative **1:** 117
- - postoperative **1:** 117
- Operationsrisiko **1:** 114
- penetrierende **1:** 113
- stumpfe **1:** 113
- Versorgung **1:** 116
- - Indikation **1:** 113
- - Kontraindikation **1:** 114
Venenverschluß, tiefer **1:** 278
Venenverschlußplethysmographie **1:** 289, 299
Venenverweilkatheter **E:** 51
Venenwinkel s. Angulus venosus
Venous occlusive disease **5:** 198
Venter anterior musculi digastrici **1:** 5, 7, 93, 285
- posterior musculi digastrici **1:** 2, 5 ff, 53 f, 85 f, 93 ff, 123, 134, 285
- - - - Durchtrennung bei radikaler Neck dissection **1:** 55
- superior musculi omohyoidei **1:** 2
Ventilation bei Pneumoperitoneum **7/2:** 7
- präoperativ eingeschränkte **7/2:** 6
- Überwachung **7/2:** 9
Ventilations-/Perfusions-Ungleichgewicht **7/2:** 11
Ventriculus dexter **2:** 38, 147
- sinister **2:** 38
Ventrikel, dritter **8:** 100
Ventrikelaneurysma, posttraumatisches **10/1:** 489
Ventrikelkatheter **8:** 153
- Druckmessung **8:** 166
- Implantation **8:** 167, 170 f
- Revision **8:** 158
Ventrikelsystem, Hinterhorn **8:** 100
- Projektion auf das Gehirn **8:** 100
- - auf den Schädel **8:** 100 f
- Unterhorn **8:** 100
- Vorderhorn **8:** 100
- - Punktion **8:** 170 f
Vepesid **3:** 41
Verätzung **E:** 22 f, 83
Verätzungsstenose, Ösophagus **3:** 28
Verbandsstoff, inaktiver **E:** 11
Verbindung, choledochoduodenale **4:** 3, 44
- - Engsegment **4:** 4
- - Länge **4:** 4
Verbrennung **E:** 70 ff
- Abtiefen **E:** 71 f
- Atemwegereinigung **E:** 73, 78
- Atmung **E:** 78
- Behandlungskonzept **E:** 70

- Behandlungsziel **E:** 70
- chemische **E:** 22
- Dokumentation **E:** 72
- Elektrolytstoffwechsel **E:** 75
- Epidemiologie **E:** 70
- Ergotherapie **E:** 84
- Ernährung **E:** 78
- Erstversorgung **E:** 72
- Flüssigkeitssubstitution **E:** 72, 76 f
- Flüssigkeitsverschiebung **E:** 74
- Gehtraining **E:** 84
- Hämodynamik **E:** 76
- Handflächenregel **E:** 71
- Harnableitung **E:** 73
- Immunsystem **E:** 75
- Infektionsmöglichkeiten **E:** 75
- Intensivstation **E:** 74
- Komplikation **E:** 82 f
- Kühlung **E:** 72
- Metabolismus **E:** 74
- Nachsorge **E:** 84 f
- Nasen-Rachen-Raum-Inspektion **E:** 72
- Netztransplantation, freie **5:** 53
- Neuner-Regel **E:** 71 f
- Operationsfolge **E:** 79
- Operationsstrategie **E:** 84
- Patiententransport **E:** 72
- Phase, klinische **E:** 72 ff
- - präklinische **E:** 72
- Physiotherapie **E:** 84
- Prognose **E:** 70
- Reaktion, lokale **E:** 74
- - systemische **E:** 74
- Rehabilitation **E:** 84 f
- - operative **E:** 85
- - psychische **E:** 85
- Schockbehandlung **E:** 76 ff
- Schockphase **E:** 74
- Schockraummaßnahmen **E:** 72 f
- Sekundärbehandlung, operative **E:** 85
- Therapie **E:** 75 ff
- - medikamentöse **E:** 72
- Wundreinigung **E:** 73
- Zugang, arterieller **E:** 73
- - venöser **E:** 72 f

Verbrennungsausmaß **E:** 70 ff
Verbrennungsbogen **E:** 71, 73
Verbrennungskrankheit, Pathophysiologie **E:** 74 f
Verbrennungsnekrose **E:** 75
Verbrennungsschock **E:** 70
Verbrennungstiefe **E:** 70 ff
Verbrennungswunde, Abtragungstiefe **E:** 79
- Behandlung, konservative **E:** 78 f
- - operative **E:** 79 ff
- Deckung **E:** 80 ff
- Epithelisierung **E:** 79
- Exzision, epifasziale **E:** 79
- - tangentiale **E:** 79
- Folienverband **E:** 79
- Nekrektomie **E:** 79
- Oberflächentherapeutika, antibakterielle **E:** 79

Verbrugge-Zange **10/1:** 109, 114
Verbundosteosynthese **10/1:** 65
- Definition **10/1:** 76
- Osteoporose **10/1:** 123

Vereinigungskern, metakarpophalangealer **9:** 322 f, 326
Veress-Kanüle **7/2:** 35 ff
- CO_2-Absaugung, intraperitoneale **7/2:** 306
- Dünndarmperforation **7/2:** 88
- Einführen **7/2:** 37
- - Fehleranalyse **7/2:** 318 f
- Fehllage **7/2:** 39 ff
- optische **7/2:** 54
- Pneumoperitoneum zur Adhäsiolyse **7/2:** 81 ff
- Testen **7/2:** 37
- zu tiefe Lage **7/2:** 40

Vergrößerung **7/2:** 3, 326
Verkalkung, periartikuläre **9:** 186, 193, 202, 204, 216, 229
Verkürzungsosteotomie, Ulna **9:** 295 f
Verlängerungsosteotomie, subtrochantäre **10/1:** 131
- Verriegelungsnagel **10/1:** 131

Verletzung, chemische **E:** 83
- - intraorale **E:** 83
- Fibrinklebung **7/2:** 32
- innere **6:** 53
- intraabdominelle, bei Pneumoperitoneumanlage **7/2:** 39
- - Zugang **8:** 456
- durch Kaltlichtkabel **7/2:** 49
- maxillo-faziale **8:** 196
- des Mediastinums s. Mediastinum, Verletzung
- retroperitoneale **7/1:** 207 ff
- - Bauchhöhlenexploration **7/1:** 208 f
- - Diagnostik **7/1:** 207 f
- - penetrierende **7/1:** 207 f
- - stumpfe **7/1:** 207 f

Verletzungsfolgen, Weichteile **8:** 555 f
Verletzungszonen, dorsale, der Hand **9:** 406 f
- palmare **9:** 395

Verner-Morrison-Syndrom **4:** 218, 220
Verneuil-Krankheit **6:** 494
Verriegelung, distale **10/1:** 102 ff
- - Komplikation **10/1:** 122 f
- - Rückenlage **10/1:** 104 f
- - Seitenlage **10/1:** 102 ff
- - Winkelgetriebe, strahlendurchlässiges **10/1:** 104
- - Zielgerät, distales **10/1:** 102
- proximale **10/1:** 101

Verriegelungsbolzen, distaler **10/1:** 101, 104
- Längenmessung **10/1:** 104
- proximaler **10/1:** 102, 104
- selbstschneidender **10/1:** 104 f
- verklemmter **10/1:** 122

Verriegelungsloch, proximales **10/1:** 102
Verriegelungsnagel, Humerusschaftfraktur **9:** 151 f
- Humerusschaftpseudarthrose **9:** 153
- retrograder **10/1:** 165
- ungebohrter **10/1:** 93, 106 ff

Verriegelungsnagelung, dynamische **10/1:** 101, 105, 107, 127
- Indikation **10/1:** 101
- bei Komplexverletzung **10/1:** 122
- Rotationsfehler **10/1:** 123
- statische **10/1:** 101, 105, 107 f
- mit UFN **10/1:** 106 ff
- - Indikation **10/1:** 106
- - Verriegelung, distale **10/1:** 107 f
- - - proximale **10/1:** 107 f
- Verlängerungsosteotomie **10/1:** 131

Verschiebelappen, ovalärer **1:** 39
Verschiebelappenplastik **10/1:** 24
- bei ulnarseitiger Mittelhandwunde **9:** 356

Verschiebeplastik bei Komplikation, postoperative **6:** 355
- bei Pilonidalsinus **6:** 353 f
- bei Spätkomplikation **6:** 355
- Tracheostomaverschluß **2:** 301

Verschlußikterus **7/2:** 153, 234
- Gallengang, segmentaler, Unterbindung **4:** 58
- maligner, Galleflußwiederherstellung **4:** 26
- steinbedingter **4:** 60

Verschlußkrankheit, arterielle **1:** 177 ff
- - Arterien, supraaortale **1:** 181 ff
- - Becken-Beinvenen-Thrombose **1:** 293
- - digitale **1:** 201
- - Extremität, untere **1:** 208 ff
- - krurale **1:** 238 ff
- - - Operationsindikation **1:** 238
- - - Operationskontraindikation **1:** 238
- - - Operationsmethode **1:** 238 f
- - - Operationsrisiko **1:** 239
- - periphere **1:** 177 ff
- - Varikosis, primäre **1:** 289

Verschraubung, transartikuläre, zervikale **8:** 339 ff
- translaminäre, zervikale **8:** 349
- transpedikuläre, zervikale **8:** 349

Verschraubungs-System, perkutanes **10/2:** 58
Vertebralisaneurysma **1:** 120
Vertebralisstenose **1:** 192 ff
- Operationsindikation **1:** 192
- Operationsmethode **1:** 192
- Operationsrisiko **1:** 192

Verteilung, intraperitoneale **5:** 6
Vertex **8:** 82
- Faszienverhältnisse **8:** 95

Vertical-shear-Verletzung s. Becken, Vertical-shear-Verletzung
Verwachsung **7/2:** 4, 76
- nach Appendektomie **7/2:** 104
- intraabdominelle s. Adhäsionsbildung
- pericholezystitische, Cholezystektomie **7/2:** 127
- - Lösung **7/2:** 118
- pleurale s. Pleuraverwachsung

Verwachsungsbauch, Dünndarmexploration **6:** 85
- Dünndarmileus **6:** 327
- Exploration **6:** 85 ff
- - laparoskopische **6:** 86
- - Zugang **6:** 85
- maligner **5:** 17; **6:** 84

Vesica biliaris s. Gallenblase
- fellea s. Gallenblase
- urinaria **1:** 104, 281

Vessel loop **10/1:** 299
Vestibulum bursae omentalis **5:** 81
Vier-Konserven-Regel **3:** 186, 200, 288, 301
Vier-Quadranten-Peritonitis **5:** 18
Vierquadranten-Peritonitis **7/2:** 317
Vierstichnaht, vertikale **7/1:** 27
VIP **6:** 172
Vipom **4:** 218
Virchowscher Lymphknoten **2:** 58
Viszeralarterienaneurysma **1:** 164 ff
- embolisierendes **1:** 164
- mykotisches **1:** 164
- Operation, Frühkomplikation **1:** 170
- - Indikation **1:** 164
- - Komplikation **1:** 170
- - - thrombotische **1:** 170
- - Kontraindikation **1:** 164
- - Lagerung **1:** 165
- - Methode, Alternativverfahren **1:** 164
- - Narkose **1:** 164
- - Risiko **1:** 164
- - Spätkomplikation **1:** 170
- - Standardverfahren **1:** 164
- - Technik **1:** 168 f
- - Vorbereitung **1:** 164
- - Ziel **1:** 164
- - Zugangsweg **1:** 165
- Ursachen **1:** 164

Viszeralarteriendoppelstenose **1:** 259
Viszeralarterieninsuffizienz **1:** 259 ff
- Kollateralarterienunterbindung **1:** 260
- Operationsindikation **1:** 259 f
- Operationskontraindikation **1:** 260
- Operationsmethode **1:** 259
- Operationsrisiko **1:** 260
- Operationsziel **1:** 259

Viszeralarterien-Mehrfachrekonstruktion **1:** 260
Viszeralarterienrekonstruktion **1:** 259 ff
- Indikation **1:** 259 f
- Kontraindikation **1:** 260
- Operationsrisiko **1:** 260
- prophylaktische, Indikation **1:** 259
- Vorbereitung **1:** 260
- Ziel **1:** 259

Vitalkapazität, postoperative **7/2:** 9
Vitamin-B_{12}-Mangel, Blindsacksyndrom **6:** 147
- nach Gastrektomie **3:** 290
- Kurzdarmsyndrom **6:** 139 f

Vitamin-K-Mangel, Kurzdarmsyndrom **6:** 139 f
Vlieskompresse **E:** 11
Voelcker-Drainage **3:** 140; **4:** 80 f, 112
Vollhautlappen, Bruchlückenverschluß bei Narbenhernie **7/1:** 149, 152
Vollhauttransplantat **E:** 80
- Defektverschluß **E:** 93 f
- Gesichtsdefektdeckung **E:** 94
- retroaurikuläres **E:** 94

Vollprofilspan, trikortikaler, bei LW-I-Berstungsfraktur **8:** 390 f
Vollschaftdefekt **8:** 33
- langstreckiger **8:** 38

Volumenbedarf, erhöhter, nach primärer Peritonitistherapie **5:** 23
Volumenhochdruck, portaler **5:** 148, 199
Volumenmangel nach Ulkusperforation **5:** 15
Volvulus des Colon sigmoideum s. Sigmavolvulus
- Darmrotationsfehler **6:** 102 ff
- des Dickdarms s. Dickdarmvolvulus
- Ileus **6:** 326 f
- Retroposition des Colon transversum **6:** 106
- des Zäkums **6:** 234

Vorderhorn des rechten Seitenventrikels, Punktion **8:** 170 f
Vorderhornschädigung, Teilresektion **10/2:** 194
Vorfuß **10/1:** 378
- Amputation **10/1:** 451

Vorfußamputation **1:** 246, 249 f
- im Chopart-Gelenk **1:** 249
- im Lisfranc-Gelenk **1:** 249

- Nachteil **1:** 249
- Stumpfrevision **1:** 258
- transmetatarsale **1:** 249 f
- Ziel **1:** 246, 249
Vorfußdeformität, diabetische **E:** 29
Vorfußfraktur **10/1:** 459
- Operationsindikation **10/1:** 459
Vorfußgangrän, Amputation **1:** 250
Vorhofelektrode, Implantation **E:** 50
Vorhofresektion bei Pneumonektomie **2:** 227 f
Vormagen **3:** 113
Vorschiebelappen **E:** 95 f
Vossschulte-Ligaturoperation **5:** 176 f
V-Phlegmone **9:** 438, 441
Vulva, Notfalleingriff **7/1:** 274
V-Y-Plastik **E:** 95

W

Wachstumsfaktorexpression, Wundheilung **E:** 4 f
Wachstumsfuge **10/1:** 185
- Schädigung **10/1:** 186 f
Wachstumsstörung **10/1:** 188, 193
- Risiko, erhöhtes **10/1:** 191
Wafer procedure **10/2:** 105
Walch-Läsion **10/2:** 54
- pathomorphologisches Substrat **10/2:** 27
Walker-Stelzner-Ösophagustranssektion, submuköse, transthorakale **5:** 192 ff
Walske-Gastroduodenostomie **3:** 194
- Technik **3:** 194
- - Magenantrumlappen **3:** 194
Wangenregion, tiefe, Gefäß-Nerven-Straße **8:** 235
Wangenschleimhaut, Lymphabfluß **1:** 4
Wangensteen-Pyloroplastik **3:** 191
Warren-Shunt s. Anastomose, splenorenale, termino-laterale
Warzenhof s. Areola mammae
Wash-out, rektales **8:** 465
Wasserprobe **7/2:** 346
Wassmund-I-Fraktur **8:** 274
Watkins-Kardiaresektion **3:** 294
Weber-A-Fraktur **10/1:** 411
- Zuggurtungsosteosynthese **10/1:** 414
Weber-B-Fraktur **10/1:** 411
Weber-C-Fraktur **10/1:** 411
Weber-Ramstedt-Myotomie **3:** 300
Weber-Syndrom **1:** 275
- Amputation **1:** 275 f
- Gefäßskelettierung **1:** 276
- Katheterembolisation **1:** 276
- Komplikation, postoperative **1:** 276
- Operationsindikation **1:** 275
- Operationskontraindikation **1:** 275
- Operationsvorbereitung **1:** 275
Webster-Gastrostomie, definitive **3:** 310
Wechselschnitt, lateraler, unterer **6:** 175 f
- bei lokalisierter Peritonitis **5:** 20 f
- lumbaler **7/1:** 220
- rechtsseitiger **6:** 108
- bei Relaparotomie **7/1:** 178
- unterer, rechtsseitiger **7/1:** 34 f
- - - Erweiterung **7/1:** 35
- - - Verschluß **7/1:** 35
Wechselstabtechnik der Arbeitstrokareinbringung **7/2:** 47
Weichmacher, Drainmaterial **E:** 61
Weichteildeckung **10/1:** 24
- Amputationsstumpf **9:** 362 ff
- Ellbogengelenk **9:** 186
- Handgelenk **9:** 270
- spannungsfreie **8:** 4
- Unterarm **9:** 270, 278
Weichteildefekt, perianaler, bei Fisteloperation **6:** 487
Weichteile, Verletzungsfolgen **8:** 555 f
Weichteilemphysem nach Tracheobronchialsystemverletzung **2:** 68
Weichteilhöhle, infizierte, Vakuumversiegelung **8:** 58, 60 f
- - - Begleitbehandlung **8:** 61
Weichteilimpingementsyndrom **10/2:** 291, 305
Weichteilinfekt **8:** 50
- nekrotisierender **8:** 72 f; **E:** 33
Weichteilinfektion nach Extremitätenarterienaneurysma-Operation **1:** 176
Weichteilnekrektomie **8:** 63 f
- begrenzte **8:** 63
- radikale **8:** 63 f
- - Rekonstruktionstechnik **8:** 68 f
Weichteilnekrose **10/1:** 209
Weichteilquetschung **1:** 114
Weichteilschaden, chronischer **10/1:** 24
- - Ellbogengelenkbereich **9:** 188 f
- - Handgelenk **9:** 272
- - Schultergelenkbereich **9:** 84
- - Schultergürtel **9:** 20
- - Unterarm **9:** 272
- Vermeidung **10/1:** 2
Weichteiltransplantation, mikrovaskuläre, freie, Aufklärungshinweise **8:** 7
- - - Indikation **8:** 7
- - - Kontraindikation **8:** 7
Weichteilverkalkung, Entfernung **9:** 157 f
- nach Humerusschaftfraktur **9:** 155
Weichteilverknöcherung, posttraumatische **10/1:** 88
- - Entfernung **10/1:** 91
Weichteilverletzung **E:** 13 ff
- Becken **8:** 464 ff; **10/1:** 491
- Ellbogengelenkbereich **9:** 184 ff
- Finger **9:** 341 ff
- bei Fraktur **E:** 13
- frontobasale **8:** 206
- Fuß **10/1:** 446 ff
- Gesichtsschädel **8:** 218, 248
- Hals **8:** 332
- Hand **9:** 341 ff
- Handgelenk **9:** 268 ff
- Klassifikation **E:** 13 f
- Klavikulafraktur **9:** 27
- Kniegelenk **10/1:** 200 ff, 208 ff
- Kopf **8:** 102 ff
- Lagerung, postoperative **E:** 16
- Nachbehandlung **9:** 423; **E:** 16
- Oberarm **9:** 142 f
- Oberschenkel **10/1:** 24, 88 ff
- - Infektionsgefahr **10/1:** 91 f
- offene, Infektionsvermeidung **9:** 270
- Operationsindikation **E:** 14
- Operationsrisiko **E:** 14
- Patientenaufklärung **E:** 14
- bei proximaler Unterarmfraktur **9:** 204, 216
- Schultergelenkbereich **9:** 84, 120
- Schultergürtel **9:** 18 ff
- Sekundäreingriff **9:** 417 ff
- Sprunggelenk **10/1:** 374, 406 ff
- temporale **8:** 206
- thorakale **9:** 49
- Unterarm **9:** 268 ff
- Unterschenkel **10/1:** 296 ff, 300 ff
Weichteilverschluß, Unterarm **9:** 265
Wellenplatte **10/1:** 356
Wellenschnitt **7/1:** 31
Wendel-Kardiaresektion, abdominelle **3:** 294 ff
- - Arbeitsschritte **3:** 295
- - Technik **3:** 295 f
Wendelknoten **7/2:** 14, 23
- Fadenlänge **7/2:** 23
- Indikation **7/2:** 23
- Nahtmeterial **7/2:** 23
Werlhof-Krankheit **7/2:** 160
Whipplesche Operation s. Duodenopankreatektomie, partielle
Whitehead-Schaden s. Mukosaektropium
Widerstandshochdruck, portaler **5:** 148, 198
Wiederherstellungseingriff, Netzplastik **5:** 51
Wiederholungsdébridement **8:** 4
Wiederholungseingriff nach Fundoplikation **3:** 321
- beim Karzinom **3:** 302 ff
- - Arbeitsschritte **3:** 302
- - Komplikationen **3:** 308
- - Magentumorstenose, distale **3:** 306
- - - - Gastroenterostomie, antekolische **3:** 306
- - - - Gastrojejunostomie, Roux-Methode **3:** 306
- - - proximale **3:** 303 ff
- - - - Ösophagogastrostomie **3:** 303 ff
- - - - - Magenschlauchbildung **3:** 303 ff
- - - - - Magenschlauchhochzug **3:** 304
- - - - - Pyloroplastik **3:** 305
- - - - - Stapler-Technik **3:** 304 f
- - Narkose **3:** 302
- - Tumorstenose nach Billroth-II-Operation **3:** 306
- - - - Ernährungstubus **3:** 306
- - - nach Gastrektomie **3:** 307 f
- - - - Jejunuminterposition **3:** 307
- - - - Tubusimplantation **3:** 308
- - Zugangsweg **3:** 302
- am operierten Magen **3:** 207 ff
- - - Arbeitsschritte **3:** 207
- - - Indikationen **3:** 208 ff
- - - - Anastomosenulkus **3:** 212 f, 216
- - - - Dumping-Syndrom **3:** 217
- - - - Enteroenteroanastomose, fehlende **3:** 212 f
- - - - Fistel, gastrojejunokolische **3:** 218
- - - - Gastritis, ulzeröse **3:** 215
- - - - Magenkarzinom **3:** 221 f
- - - - - nach Billroth-I-Operation **3:** 222
- - - - - nach Billroth-II-Operation **3:** 222
- - - - Magenrest, zu kleiner **3:** 210, 219
- - - - Ösophagitis **3:** 216
- - - - Passagestörungen **3:** 219
- - - - Reflux, enterogastraler **3:** 215
- - - - - gastroösophagealer **3:** 216
- - - - Rezidivulkus **3:** 209 ff, 219
- - - - - bei kleinem Restmagen **3:** 210
- - - - Ulcus duodeni **3:** 208
- - - - - kompliziertes **3:** 219
- - - - - pepticum jejuni **3:** 212 ff, 216, 220
- - - - - ventriculi **3:** 208, 212 ff, 220
- - - Narkose **3:** 207
- - - Patientenlagerung **3:** 207
- - - Technik, Reparation **3:** 208 ff
- - - - - Billroth-I-Operation **3:** 208 f, 212, 220
- - - - - mit Dünndarminterposition **3:** 210
- - - - - Billroth-II-Operation **3:** 208 ff, 219 f
- - - - - Ersatzmagenbildung **3:** 221 f
- - - - - Roux-Operation **3:** 208 ff, 215, 219 f
- - - - - mit Fundoplikation **3:** 216
- - - - - Umwandlungsoperation Billroth II in Billroth I **3:** 212, 217
- - - - - Vagotomie, trunkuläre abdominelle **3:** 209 ff, 213 f, 219 f
- - - - - - - thorakale **3:** 209 ff, 213 f, 219 f
- - - - Resektion **3:** 208 ff
- - - - - Gastrektomie **3:** 221 f
- - - - - Hemigastrektomie **3:** 208
- - - - - Magenresektion, distale **3:** 220
- - - - - Nachresektion **3:** 209 ff, 214 ff
- - - - - Resektion, Gastroenterostomie **3:** 212
- - - Voroperationen **3:** 208 ff
- - - - Billroth-I-Operation **3:** 209 f, 222
- - - - Billroth-II-Operation **3:** 212 f, 222
- - - - Gastroenterostomie **3:** 219 f
- - - - kombinierte Magenoperation **3:** 211
- - - - Roux-Operation **3:** 214 f
- - - - Vagotomie, selektive proximale **3:** 208
- - - Zugangsweg **3:** 297
- am Ösophagus **3:** 75 f
- - Wundheilungsstörung **7/1:** 47
Wilms-Gastrojejunostomie **3:** 144
Wilson-Kurve **8:** 224
Windabgang, postoperativer **6:** 344
Winiwarter-Buerger-Krankheit s. Thrombangiitis obliterans
Winiwarter-Naht **3:** 122
Winkelbauer-Gastroduodenostomie **3:** 144, 146
Winkelgetriebe, strahlendurchlässiges **10/1:** 101
Wirbel **8:** 302
- Druckeinwirkung, axiale **8:** 328
- Relativbewegung zueinander **8:** 306
Wirbeldeckplatte, Ablösung, traumatische, beim Kind **8:** 359, 373

- Entknorpelung **8:** 403
Wirbelgelenke **8:** 302 f
- Funktion **8:** 306, 328
Wirbelkanal s. Spinalkanal
Wirbelkörper **8:** 302
- Spaltbruch, frontaler **8:** 381
Wirbelkörperfragment, Spinalkanaleinengung **8:** 381
Wirbelkörperhöhe, hintere **8:** 304
Wirbelsäule, Anatomie, segmentale **8:** 302 ff
- Bandapparat **8:** 306
- Beweglichkeit **8:** 323 ff
- Dorsalflexion **8:** 307, 326
- Dynamik **8:** 328
- Kinematik **8:** 323 ff
- Lateralflexion **8:** 325
- - segmentale **8:** 327
- Mechanik **8:** 323 ff
- Restabilisierung **8:** 300
- Rotation **8:** 325
- - unilaterale **8:** 327
- Stabilität, segmentale **8:** 328
- Statik **8:** 328
- Stoßdämpfungsmechanismus **8:** 328
- Ventralflexion **8:** 307, 326
Wirbelsäulenbewegung, Endstellungen **8:** 306 f
Wirbelsäulenverletzung **8:** 298 ff
- Deformität **8:** 300
- Frühmobilisation, schmerzarme **8:** 300
- instabile **8:** 300; **10/1:** 495
- - Fixateur externe **10/1:** 495
- - Komplikation **10/1:** 495
- neurologische Ausfälle **8:** 300
- Operation, Indikation **8:** 300
- - Kontraindikation **8:** 301
- - Patientenaufklärung **8:** 301
- - Risiko **8:** 301
- operative Strategie **8:** 300
Wirbelverbindung **8:** 306 f
Witzel-Fistel **3:** 2, 53, 152
Witzel-Fistel-Operation **7/2:** 217
Witzel-Prinzip bei Zäkalfistel **3:** 269
Wölfer-Naht **3:** 124
Wolf-Technik **10/2:** 48 f
W-Plastik, Narbenkorrektur **E:** 91
W-Pouch-Bildung **6:** 315
Wundabdeckung, Schema **E:** 82
Wundauflage **E:** 11 f
- aktive **E:** 11
- hydroaktive **E:** 35
- inaktive **E:** 11
Wundbehandlung **E:** 7 ff
- Anästhesie **E:** 8
- inadäquate **E:** 9
- molekularbiologische Technik **E:** 10
- offene **8:** 57 ff; **10/1:** 91, 209; **E:** 8, 11
- - Begleitbehandlung **8:** 61
- - Hautdeckung, sekundäre **10/1:** 209
- - Komplikation **8:** 61
- - Nachbehandlung **8:** 61
- - Vakuumversiegelung **10/1:** 209
- - Wiederholungsoperation **8:** 61
Wundbettreinigung **E:** 10
Wunddauerdrainage **8:** 57 f
Wunddébridement **10/1:** 91; **E:** 8, 10
- Bißwunde **E:** 20 f
- Dekubitalulkus **E:** 38
- enzymatisches **E:** 79
- Schußverletzung **E:** 17
- Ulcus cruris venosum **E:** 24
- Verätzungswunde **E:** 22 f
Wunddehiszenz **7/2:** 10
- Risiko, erhöhtes **7/1:** 47
Wunddrainage **8:** 57 f
- Komplikation **8:** 61
- passagere **8:** 57
Wunde, Ätiologie **E:** 2
- Ausdehnung **E:** 10
- chronische **E:** 9 f
- - Allgemeinerkrankungsbehandlung **E:** 10
- - Definition **E:** 9
- - Diagnostik **E:** 10
- Definition **E:** 7
- infizierte, Korrekturoperation **8:** 61
- - bei liegendem inneren Implantat **8:** 57 f
- - Nachbehandlung **8:** 57 ff
- - Verschluß **8:** 57 ff
- - - Komplikation **8:** 61
- - Wiederholungsoperation **8:** 61
- neurovaskulärer Status **E:** 7
- offene **E:** 7
- - Gelenkbereich **E:** 7
- traumatische **E:** 7 ff
Wundeiterung nach subtotaler Strumaresektion, Therapie **1:** 31
Wundformen **E:** 2
Wundgebietexploration, chirurgische **E:** 7
Wundheilung **E:** 2 ff
- Chemotaxis **E:** 4
- Einflußfaktoren, negative **E:** 9
- Epithelzell-Migration **E:** 6
- Keratinozyten-Migration **E:** 5
- Kollagen-Akkumulation **E:** 5
- nach Oberschenkelarterienrekonstruktion **1:** 230
- Phase, exsudative **E:** 3 f
- - proliferative **E:** 3 ff
- Regenerationsphase **E:** 3, 6
- Signaltransduktion, intrazelluläre **E:** 6
- Störfaktoren **7/1:** 47
- Wachstumsfaktorexpression **E:** 4 f
- zeitlicher Ablauf **E:** 3
- Zell-Matrix-Interaktion **E:** 6
Wundheilungsstörung **7/2:** 53; **10/1:** 471
- nach Appendektomie **7/2:** 104 f
- nach Armarterienrekonstruktion **1:** 200
- nach Hernienoperation **7/1:** 72
- nach kruraler Arterienrekonstruktion **1:** 245
- peristomale **6:** 449
- nach Pilonidalsinusexzision **6:** 496
- nach Proktokolektomie **6:** 319
- nach Relaparotomie bei intraabdomineller Infektion **7/1:** 183
- nach subtotaler Strumaresektion **1:** 32
- nach Venenexstirpation **1:** 292
Wundinfektion **E:** 7 f
- nach abdomino-perinealer Rektumexstirpation **7/2:** 281
- nach Amputation **9:** 361
- nach Azetabulumfrakturversorgung **8:** 553
- inguinale **1:** 209
- nach Inguinalhernienoperation **7/1:** 101
- nach Kontinenzwiederherstellung **6:** 506
- lokale, Wundheilungsstörung **7/1:** 47
- nach Profundaplastik **1:** 233
- Prophylaxe bei Dickdarmkarzinom **6:** 242
- bei Rezidivhernienoperation **7/1:** 123, 127
- nach Thrombendarteriektomie der Karotisbifurkation **1:** 186
- Verbrennungswunde **E:** 82
Wundklammer **7/1:** 28
Wundkonditionierung **E:** 11 f
- Verätzungswunde **E:** 22
Wundkontamination bei Drainage **E:** 66
Wundkontraktion **E:** 5
Wundnaht, Vermeidung von Spannung **E:** 93
Wundrandmobilisierung **E:** 93
Wundrandnekrose **10/1:** 201
- nach femoropoplitealer Arterienrekonstruktion **1:** 237
Wundreinigung, plastische Chirurgie **E:** 90
Wundruptur, postoperative **7/1:** 174
- - Bauchdeckenverschluß **7/1:** 184
- - begünstigende Faktoren **7/1:** 184
- - Relaparotomie **7/1:** 184
Wundschorf **E:** 3
Wundserom **1:** 31
Wundspannung **10/1:** 326
Wundspülung **E:** 8, 10, 16
- bei nekrotisierender Fasziitis **E:** 35
- Verätzungswunde **E:** 22
Wundstarrkrampf **10/1:** 90
Wundverschluß **E:** 8 ff, 88
- über Dauerdrainage **8:** 57 ff
- - - Begleitbehandlung **8:** 61
- Fibrinklebung **7/2:** 30
- mehrschichtiger **E:** 90
- Nachbehandlung **E:** 9
- über passagerer Drainage **8:** 57 ff
- plastische Chirurgie **E:** 90 f
- primärer **E:** 8 f
- - bei Komplexverletzung **9:** 369
Wurfsport **10/2:** 54
Wurmfortsatz s. Appendix vermiformis

X

Xiphoidvene, mediane **7/1:** 20
Xylocain **7/1:** 70
Xyphoid **3:** 85, 177

Y

Yamagishi-Klammergerät **3:** 47
Y-Anastomose bei Mesenterialzyste **6:** 116, 118
Y-Anschluß **7/2:** 45
Yersinia enterocolitica **6:** 190
Y-Prothese, aorto-bifemorale **1:** 208 ff
- - Anastomose, distale **1:** 213
- - - proximale **1:** 212, 215
- - antibiotische Vorbehandlung **1:** 209
- - Arbeitsschritte **1:** 210 ff, 214
- - Blutstrommessung, elektromagnetische **1:** 213
- - Embolisation **1:** 213
- - Endarteriektomie der Nierenarterienostien **1:** 212
- - End-zu-End-Anastomose, proximale **1:** 212
- - End-zu-Seit-Anastomose, distale **1:** 213
- - Indikation **1:** 208, 214
- - Komplikation **1:** 213
- - Kontraindikation **1:** 208, 214
- - Leistengefäße, Darstellung **1:** 210 f
- - Nachteile **1:** 214
- - Nahtausriß **1:** 213
- - Narkose **1:** 209
- - Operationsletalität **1:** 209
- - Operationsrisiko **1:** 209, 214
- - Prothesenschenkelfrühverschluß **1:** 213
- - Prothesenschenkelspätverschluß **1:** 213
- - bei segmentärem aorto-iliakalem Verschluß **1:** 214 f
- - Seit-zu-End-Anastomose, proximale **1:** 215
- - Spätkomplikation **1:** 213
- - Technik **1:** 210 ff, 215
- - technische Fehler **1:** 213
- - Verschluß, thrombotischer, rezidivierender **1:** 216
- - Wundheilung, inguinale, sekundäre **1:** 213
- - Wundinfektion, inguinale **1:** 209
- - Zugangswege **1:** 209, 214
Y-Roux-Anastomose bei aortomesenterialer Duodenalstenose **6:** 62 f
- bei Duodenalkarzinom **6:** 76 f
- bei Megaduodenum **6:** 65
Y-V-Plastik, fortlaufende, Narbenkorrektur **E:** 91 f

Z

Zaaijer-Kardiaresektion **3:** 294
Zackenkranzring **10/1:** 216 f
Zähne, Kaudruckübertragung **8:** 231
Zahneluxation **8:** 249
Zahnfleisch, Lymphabfluß **1:** 4
Zahnfraktur **8:** 249
Zahnluxation **8:** 249
Zahnverletzung **8:** 249
Zäkaldurchmesser, Rupturgefahr **6:** 6327
Zäkalfistel **6:** 344, 439
- Anlage in geschlossener Technik **6:** 338 f
- Dickdarmileusentlastung **6:** 338 f
- selbstheilende **3:** 218, 269, 287
- - bei Dickdarmersatzmagen **3:** 287
- - bei erweiterter Gastrektomie **3:** 269
- - bei gastrojejunokolischer Fistel **3:** 218
- - Technik **3:** 269
Zäkalpolversorgung, offene **7/2:** 323
Zäkalröhrenfistel, selbstheilende **6:** 206, 209
Zäkalulkus **6:** 222
- unspezifisches **6:** 190
Zäkostomie **6:** 220 f, 439; **7/2:** 240
- perkutane, endoskopische **6:** 512
Zäkum (s. auch Caecum) **6:** 29, 81
- Blutversorgung, arterielle **6:** 32 f
- buchtiger Typ **6:** 168
- Entwicklung **6:** 30
- Exploration **6:** 196
- fetaler Typ **6:** 168
- Inspektion bei Laparoskopie **7/2:** 79
- Lage **6:** 168
- Lymphabfluß **5:** 66

- Mobilisation **6:** 251
- Tänienverhältnisse **6:** 167
Zäkumdilatation, idopathische **6:** 221
Zäkumdistensionssyndrom **7/2:** 91, 106
Zäkumhochstand **6:** 168
Zäkumkarzinom, metastasierendes, Umleitungsoperation **6:** 292
- Operationstechnik **6:** 248 ff
- Resektionsradikalität **6:** 245
- Zugangsweg **6:** 248
Zäkumpolnekrose, basisnahe **7/2:** 103
Zäkumtorsion **6:** 343
Zäkumüberdehnung bei Sigmakarzinom **3:** 87
Zäkumvolvulus **6:** 234
Zäkumwandphlegmone **6:** 191
Zancolli-Komplex **9:** 322 f, 326
Zangenfixateur externe **10/1:** 331 f
Zehe **10/1:** 375
- Beugekontraktur **10/1:** 299, 304
- Bewegungseinschränkung **10/1:** 470
- Tenotomie, perkutane **10/1:** 471
Zehenamputation **1:** 246 f; **10/1:** 451
- Stumpfrevision **1:** 258
- Ziel **1:** 246
Zehenballen **10/1:** 378
Zehenbeuger, langer, Insertion **10/1:** 387
Zehenextensor, Dorsalaponeurose **10/1:** 387
Zehenfraktur, dislozierte **10/1:** 459
- beim Kind **10/1:** 466
Zehengelenk **10/1:** 386
- Bewegungseinschränkung **10/1:** 471
- Einsteifung **10/1:** 471
Zehengrundgelenk, Bänder **10/1:** 386
- Zugang **10/1:** 444
Zehenluxation **10/1:** 471
2. Zehenstrahl, Amputation, transmetatarsale **1:** 248
Zehenstrahlamputation **1:** 246, 248
- Restfunktion **1:** 248
- Ziel **1:** 246
Zeigefinger-Gelenkschmerzen, Denervierung nach Wilhelm **9:** 430
Zellkultur, Tumorzellen **3:** 109
Zell-Matrix-Interaktion, Wundheilung **E:** 6
Zellulosefasern, Fremdkörperreaktion, peritoneale **5:** 17
Zementverätzung **E:** 22
Zenker-Divertikel **3:** 33 ff
Zentrierbolzen **10/1:** 53
Zentrierstift **10/1:** 96
Zervikalmark, arterielle Versorgung **1:** 104
Zielbügel **10/1:** 107
Zieldrainage **3:** 151, 167, 186; **5:** 23; **E:** 61 f
Zielgerät **10/1:** 52 f
- distales **10/1:** 101 f
- 130°-Zielgerät **10/1:** 38
Zieltrokar **10/1:** 102
Zimmermann-Inguinalhernienoperation **7/1:** 88 f
Zipfelplastik bei Hepatikojejunostomie **4:** 87 ff, 202
Zirkularstapler, flexibler **7/2:** 292
- Sigmaresektion **7/2:** 289 f
Zirkulation, extrakorporale **1:** 140
- - mit Hypothermie **1:** 128, 148
Zirkulationsstillstand, zerebraler **E:** 109
Zisterne, basale, Eröffnung **8:** 123
- perimesenzephale, Kompression, Epiduralhämatombedingte **8:** 125
Z-Naht **1:** 37
Zöliakographie, selektive, vor Whipplescher Operation **4:** 157
Zollinger-Ellison-Syndrom **3:** 127 f, 247; **4:** 218
- Gastrektomie **3:** 247
- Ulkusperforation **4:** 220
Zona orbicularis **8:** 446
Zottentumor, rektaler **6:** 386, 435
Z-Plastik, fortlaufende, Narbenkorrektur **E:** 91 f
- bei Narbe im Schultergürtelbereich **9:** 20 f
- bei Pilonidalsinus **6:** 354 f
- Tracheostomaverschluß **2:** 301
Z-Technik **7/2:** 43 f, 323
Zuckerkandl-Plexus **4:** 51, 55
Zugang, arterieller, bei Verbrennung **E:** 73
- dorsaler nach Kocher-Langenbeck **10/1:** 29
- nach Hempfling **10/2:** 95
- iliofemoraler, Komplikation **10/1:** 29
- - nach Smith-Peterson **10/1:** 29 f
- nach Lindenfield **10/2:** 94
- transglutäaler nach Bauer **10/1:** 12 ff
- venöser **E:** 51
- - bei Verbrennung **E:** 72 f
Zugangswege, Gallenblase, Topographie **4:** 56
Zügelband, Daumengrundgelenk **9:** 316
- Fingergrundgelenk **9:** 322
- Fingermittelgelenk **9:** 323
Zuggurtung, Akromioklavikulargelenk **9:** 30 ff
Zuggurtungsarthrodese **9:** 428 f
Zuggurtungsosteosynthese, Finger **9:** 372 f
- Klavikula, mediale **9:** 23
- Olecranon **9:** 174, 207 ff
- Tuberculum majus **9:** 90
Zugschraube, interfragmentäre **10/1:** 109
Zugschraubenosteosynthese **9:** 373 f
- Handknochen **9:** 373 f
- Kinnfraktur **8:** 271
- Komplikation **9:** 373
- Skaphoidfraktur **9:** 383
- Unterkieferfraktur, lamelläre **8:** 266
Zugtrajektorien, mandibulare **8:** 231
Zungenbein **1:** 5 ff, 53, 81, 83, 93 f, 285; **2:** 286; **3:** 74
- Resektion bei Exstirpation einer medianen Halszyste **1:** 83
Zungenbeinhorn, großes, Durchtrennung **2:** 257
- kleines, Durchtrennung **2:** 257
Zungengrundstruma **1:** 19, 68
Zungenlähmung nach Struma-maligna-Operation **1:** 45, 59
Zweikammer-Mammaprothese **2:** 16
Zweikammerport **E:** 54
Zwerchfell **1:** 145; **2:** 35, 40, 42 f, 46, 48 f, 96 ff; **3:** 6 f, 59, 97, 101, 107, 177, 259 f, 298; **7/1:** 192 f; **7/2:** 329 ff, 334
- Anatomie **2:** 96 ff
- Centrum tendineum **2:** 52, 57, 96 f, 100
- - - Ruptur **2:** 112
- - - Vulnerabilität **2:** 97
- Crus dextrum **2:** 52
- - sinistrum **2:** 52
- Defekt, Nahtverschluß **3:** 143
- Doppelbildung **2:** 109
- durchtretende Leitungsbahnen **7/2:** 329
- Durchtrittsöffnungen **2:** 98
- Gefäßversorgung **2:** 99
- Innervation **2:** 100
- Kuppel **3:** 189
- Lagebeziehungen **2:** 100 f
- linksseitiges, Funktionsausfall nach thorako-abdominaler Aneurysmaoperation **1:** 141
- Lymphdrainage **2:** 60, 99 f
- Pars costalis **1:** 104; **2:** 50, 96 f, 123; **7/2:** 328 f, 333
- - lumbalis **1:** 104; **2:** 96 f; **7/2:** 329
- - - Crus intermedium **2:** 96
- - - - laterale **2:** 50; **7/2:** 333
- - - - mediale dextrum **2:** 50, 96 f; **7/2:** 333
- - - - - sinistrum **2:** 50, 96 f; **7/2:** 333
- - sternalis **2:** 75, 96 f; **7/2:** 328 f
- Ruptur **3:** 91
- Tumorinfiltration **2:** 114
- Zugang **2:** 96
Zwerchfellähmung, einseitige, nach Struma-maligna-Operation **1:** 45, 59
Zwerchfellaplasie **5:** 35
Zwerchfellbeweglichkeit, paradoxe **2:** 114
Zwerchfelldefekt, angeborener **2:** 101 f, 104 ff
- entzündlich bedingter **2:** 114
- erworbener **2:** 101
- Operationsmethode **2:** 102
- Operationsrisiko **2:** 103
- Operationsziel **2:** 102
- Verschluß **2:** 106, 108
- Zugang, abdominaler **2:** 103
- - thorakaler **2:** 103
Zwerchfellhemiaplasie **2:** 106
Zwerchfellhernie **2:** 101 ff
- Operationsindikation **2:** 102
- Operationsmethode **2:** 102
- Operationsrisiko **2:** 103
- Operationsziel **2:** 102
- Zugang, abdominaler **2:** 103 f
- - thorakaler **2:** 103
Zwerchfellhochstand **7/1:** 47
- nach Narbenhernienoperation **7/1:** 153
Zwerchfellinzision **2:** 115
Zwerchfellkuppeln, Projektion **2:** 101
Zwerchfell-Lücke, Milztransposition **5:** 172
Zwerchfellmuskulatur **2:** 96
Zwerchfellperforation bei Cholezystektomie **7/2:** 137
Zwerchfellruptur **2:** 102; **7/2:** 317
- traumatische **2:** 112 f
- - Eingeweideprolaps **2:** 112 f
- - - chronischer **2:** 113
- - Komplikation, intraoperative **2:** 113
- - - postoperative **2:** 113
- - Zugang **2:** 96, 112
Zwerchfellschlinge **3:** 182, 259 f, 264
- Crus dextrum **3:** 264
- - sinistrum **3:** 264
- klaffende **3:** 182
- muskuläre **3:** 259
Zwerchfelltumor **2:** 114
- maligner **2:** 114
Zwerchfellücke, retrosternale **2:** 101
Zwerchfellvenen **5:** 99
Zwerchfellvenenerweiterung **2:** 99
Zwerchfellverletzung bei Splenektomie **3:** 257
Zwintz-Methode, Defektdeckung am Ösophagus **3:** 39
Zwischenrippenmuskeln s. Interkostalmuskulatur
Zwölffingerdarm s. Duodenum
Zyanose **1:** 293
Zystadenokarzinom **5:** 26
- muzinöses, der Appendix vermiformis **6:** 183
- papilläres, Pankreas **4:** 183
Zyste, mesenteriale **5:** 13, 25; **6:** 107, 115 ff
- - Komplikation, intraoperative **6:** 118
- - - postoperative **6:** 118
- - nicht-resektionsfähige **6:** 116 f
- - Operationsindikation **6:** 115
- - Y-Anastomose **6:** 116, 118
- seröse **6:** 107
Zystoduodenostomie **4:** 161
Zystojejunostomie **4:** 155, 160 ff
- Arbeitsschritte **4:** 160
- Indikation **4:** 155 f
- Zugangsweg **4:** 160